Psiquiatria da Infância e Adolescência
Cuidado Multidisciplinar

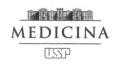

Psiquiatria da Infância e Adolescência
Cuidado Multidisciplinar

Editores
Miguel Angelo Boarati
Telma Pantano
Sandra Scivoletto

2ª edição
Revisada e atualizada

Copyright © Editora Manole Ltda., 2023, por meio de contrato com os editores.

A edição desta obra foi financiada com recursos da Editora Manole Ltda., um projeto de iniciativa da Fundação Faculdade de Medicina em conjunto e com a anuência da Faculdade de Medicina da Universidade de São Paulo – FMUSP.

Logotipos *Copyright* © Faculdade de Medicina da Universidade de São Paulo
Copyright © Hospital das Clínicas – FMUSP
Copyright © Instituto de Psiquiatria do HCFMUSP
Copyright © Hospital Dia Infantil do IPq-HCFMUSP

Capa: Ricardo Yoshiaki Nitta Rodrigues
Imagem da capa: istockphoto.com
Projeto gráfico: Departamento Editorial da Editora Manole
Produção editorial: Juliana Waku
Editoração eletrônica e ilustrações: Formato

CIP-BRASIL. CATALOGAÇÃO NA PUBLICAÇÃO
SINDICATO NACIONAL DOS EDITORES DE LIVROS, RJ

P969
2. ed.

Psiquiatria da infância e adolescência : cuidado multidisciplinar / editores Miguel Angelo Boarati, Telma Pantano, Sandra Scivoletto. - 2. ed. - Santana de Parnaíba [SP] : Manole, 2023.

; 23 cm.

Inclui bibliografia e índice
ISBN 978-65-5576-791-9

1. Psiquiatria infantil. 2. Psiquiatria do adolescente. I. Boarati, Miguel Angelo. II. Pantano, Telma. III. Scivoletto, Sandra.

23-83229

CDD: 618.9289
CDU: 616.89-053.2

Gabriela Faray Ferreira Lopes - Bibliotecária - CRB-7/6643

Todos os direitos reservados.
Nenhuma parte deste livro poderá ser reproduzida,
por qualquer processo, sem a permissão expressa dos editores.
É proibida a reprodução por fotocópia.

A Editora Manole é filiada à ABDR – Associação Brasileira de Direitos Reprográficos.

Editora Manole Ltda.
Alameda América, 876
Tamboré – Santana de Parnaíba – SP – Brasil
CEP: 06543-315
Fone: (11) 4196-6000
www.manole.com.br | https://atendimento.manole.com.br/

Impresso no Brasil | *Printed in Brazil*

Editores

Miguel Angelo Boarati

Médico Psiquiatra da Infância e Adolescência. Formado pela Faculdade de Medicina de Ribeirão Preto da Universidade de São Paulo (FMRP-USP). Especialização em Psiquiatria da Infância e Adolescência pelo Instituto de Psiquiatria do Hospital das Clínicas da Faculdade de Medicina da Universidade de São Paulo (IPq-HCFMUSP). Supervisor de Médicos Residentes em Psiquiatria Geral e Psiquiatria da Infância e Adolescência no IPq-HCFMUSP de 2006 a 2016. Colaborador do Programa de Transtornos Afetivos da Infância e Adolescência (PRATA) do IPq-HCFMUSP. Professor do curso de Pós-graduação em Suicidologia da Faculdade PHORTE e de Psiquiatria da Faculdade CENBRAP.

Telma Pantano

Fonoaudióloga pela Universidade de São Paulo (USP). Especialista em Linguagem pelo CRFA. Especialista em Psicopedagogia pela Pontifícia Universidade Católica de São Paulo. Mestre em Ciências (Fisiopatologia Experimental) pela USP. Doutora em Ciências (Fisiopatologia Experimental) pela USP. *Master* em Neurociências pela Universidade de Barcelona. Pós-doutora em Psiquiatria pelo Hospital das Clínicas da Faculdade de Medicina da Universidade de São Paulo (HCFMUSP). Fonoaudióloga e psicopedagoga do Serviço de Psiquiatria da Infância e Adolescência (SEPIA) do Instituto de Psiquiatria do HCFMUSP. Professora e coordenadora dos cursos de Neurociências e Neuroeducação pelo CEFAC-SP.

Sandra Scivoletto (*in memoriam*)

Professora Assistente de Psiquiatria da Infância e Adolescência do Departamento e Instituto de Psiquiatria do Hospital das Clínicas da Faculdade de Medicina da Universidade de São Paulo (IPq-HCFMUSP). Orientadora de Pós-Graduação do Programa de Psiquiatria da Faculdade de Medicina da USP. Responsável pela execução da orientação acadêmica do Serviço de Psiquiatria da Infância e Adolescência (SEPIA) do IPq-HCFMUSP.

Autores

Adriana Dias Barbosa Vizzotto
Doutora e Mestre em Ciências da Saúde pela Faculdade de Medicina da Universidade de São Paulo (FMUSP). Professora colaboradora do Departamento de Psiquiatria da FMUSP. Supervisora da Especialização de Terapia Ocupacional em Reabilitação Cognitiva Funcional do Hospital das Clínicas da FMUSP (HCFMUSP). Pesquisadora e colaboradora do Programa de Esquizofrenia (PROJESQ) do Instituto de Psiquiatria do HCFMUSP (IPq-HCFMUSP). Terapeuta Ocupacional do Hospital Dia/Unidade de Internação Infantil (SEPIA-HCFMUSP).

Alaíde Aparecida de Oliveira Ramalho
Psicóloga, Gestalt terapeuta e neuropsicóloga. Especialista em Gestalt-Terapia pelo Instituto Sedes Sapientiae. Especialista em Neuropsicologia pelo Serviço de Psicologia e Neuropsicologia do Instituto de Psiquiatria do Hospital das Clínicas da Faculdade de Medicina da Universidade de São Paulo (IPq-HCFMUSP). Psicóloga colaboradora do Hospital Dia Infantil do IPq-HCFMUSP.

Alexandre Saadeh
Psiquiatra Coordenador do Ambulatório Transdisciplinar de Identidade de Gênero e Orientação Sexual do Instituto de Psiquiatria do Hospital das Clínicas da Faculdade de Medicina da Universidade de São Paulo (AMTIGOS). Professor Colaborador do Departamento de Psiquiatria da Faculdade de Medicina da Universidade de São Paulo. Professor Doutor do Curso de Psicologia da Faculdade de Ciências Humanas e da Saúde da Pontifícia Universidade Católica de São Paulo (FaCHS-PUC-SP). Membro da WPATH desde 2018.

Aline Jimi Myung Cho
Médica e psiquiatra pela Faculdade de Medicina da Universidade de São Paulo (FMUSP). Vice-coordenadora clínica do Ambulatório para o Desenvolvimento dos Relacionamentos e das Emoções (ADRE) do Serviço de Psiquiatria da Infância e Adolescência (SEPIA) do Instituto de Psiquiatria do Hospital das Clínicas da FMUSP (IPq-HCFMUSP). Treinadora Oficial de Good Psychiatric Management pelo Gunderson Personality Disorders Institute (McLean Hospital).

Alison Vanessa Morroni Amaral
Pedagoga pela Universidade do Norte do Paraná (UNOPAR), Pós- graduada em Psicopedagogia pela Faculdade Anhanguera, Especialista em Alfabetização e Letramento pelo Instituto Superior de Educação da América Latina (ISAL), Especialista em Neuroeducação pela Universidade Mozarteum (FAMOSP), Pós-graduada em Especialização Multidisciplinar em Psiquiatria Infantil e Adolescência: Formação em Saúde Mental pelo Hospital das Clínicas da Faculdade de Medicina da Universidade de São Paulo (HCFMUSP) e Especialista em Intervenção em ABA para Autista e Deficiência Intelectual pela CBI of Miami. Colaboradora e pesquisadora do Hospital Dia Infantil do Instituto de Psiquiatria do Hospital das Clínicas da Faculdade de Medicina da Universidade de São Paulo (IPq-HCFMUSP).

Allyson de Castro Eccard
Médico pela Universidade Federal Fluminense. Psiquiatria Geral pela Universidade Estadual de Campinas (UNICAMP). Psiquiatra da Infância e Adolescência pelo Instituto de Psiquiatria do Hospital das Clínicas da Faculdade de Medicina da Universidade de São Paulo (IPq-HCFMUSP). Preceptor da Residência de Psiquiatria da Infância e Adolescência do Serviço de Psiquiatria da Infância e Adolescência (SEPIA) do IPq-HCFMUSP (2022).

Ana Camila Ramalho
Psicóloga especialista em Psicoterapia Ambulatorial e Saúde Mental pela Faculdade de Medicina da Universidade Federal de São Paulo (UNIFESP). Psicóloga colaboradora do Hospital Dia Infantil do Instituto de Psiquiatria do Hospital das Clínicas da Faculdade de Medicina da Universidade de São Paulo (IPq-HCFMUSP).

Ana Célia Nunes
Terapeuta ocupacional, Doutora em Terapia Ocupaciona pelal Universidade Federal de São Carlos (UFSCar). Pesquisadora no Laboratório de Atividade e Desenvolvimento (LAD) do Departamento de Terapia Ocupacional da UFSCar.

Ana Claudia Bartolomeu Braz
Graduada em Serviço Social pela Faculdade Paulista de Serviço Social de São Paulo. Especialista em Saúde Mental pelo Departamento de Psiquiatria da Universidade Federal de São Paulo (UNIFESP). Assistente social no Instituto de Psiquiatria do Hospital das Clínicas da Faculdade de Medicina da Universidade de São Paulo (IPq-HCFMUSP) – equipe do Serviço de Psiquiatria da Infância e Adolescência (2008-2013). Especialista em Terapia Familiar Sistêmica pelo CEFATEF. Integrante da equipe do Programa Equilíbrio do IPq-HCFMUSP (2014-2015). Assistente social do Centro de Atenção Psicossocial (CAPS) da UNIFESP.

Ana Claudia Melcop Lacerda de Melo
Psiquiatra da Infância e Adolescência pela Universidade Federal de São Paulo (UNIFESP). Médica assistente da Enfermaria Infantil do Instituto de Psiquiatria do

Hospital das Clínicas da Faculdade de Medicina da Universidade de São Paulo (IPq-HCFMUSP). Coordenadora do Programa de Psicose na Infância e Adolescência (PROPIA) do IPq-HCFMUSP.

Ana Jô Jennings Moraes

Mestre em Ciências pelo Programa de Neurociências e Comportamento do Instituto de Psicologia da Universidade de São Paulo (USP). Especialista em Neuropsicologia pelo Conselho Federal de Psicologia, com aprimoramento em neuropsicologia no contexto hospitalar pelo Instituto de Psiquiatria do Hospital das Clínicas da Faculdade de Medicina da Universidade de São Paulo (IPq-HCFMUSP). Formação em Psicologia Forense pelo Núcleo Forense (NUFOR) do IPq-HCFMUSP. Graduada em Psicologia pela Universidade Estadual Júlio Mesquita Filho (UNESP - Bauru).

Andrea Callonere

Doutora em Psicologia Experimental pela Universidade de São Paulo (USP). Mestre em Distúrbios do Desenvolvimento pela Universidade Presbiteriana Mackenzie. Especialista em Terapia Comportamental pelo Hospital Universitário da USP.

Anne Fonseca Meira Brito

Psiquiatra e Psiquiatra da Infância e Adolescência pelo Instituto de Psiquiatria do Hospital das Clínicas da Faculdade de Medicina da Universidade de São Paulo (IPq-HCFMUSP). Especialização em Psiquiatria Intervencionista pelo IPq-HCFMUSP. Pesquisadora do Serviço Interdisciplinar de Neuromodulação do IPq-HCFMUSP (SIN-IPq). Psiquiatra do Hospital Sírio-Libanês e Hospital Israelita Albert Einstein.

Antônia Elisandra de Aquino Silva

Graduada em Serviço Social pela Universidade de Taubaté. Especialista em Políticas e Práticas em Promoção Social pela Faculdade Paulista de Serviço Social de São Paulo. Especialista em Terapia Familiar Sistêmica pelo CEFATEF. Assistente social no Instituto de Psiquiatria do Hospital das Clínicas da Faculdade de Medicina da Universidade de São Paulo, compondo a equipe do Serviço de Psiquiatria da Infância e Adolescência (2008-2013). Assistente social do Centro de Referência da Infância e Adolescência (CRIA) da Universidade Federal de São Paulo (UNIFESP) e do Tribunal de Justiça do Estado de São Paulo, atuando em Vara da Infância e Varas de Família.

Antonio de Pádua Serafim

Professor do Departamento de Psicologia da Aprendizagem, do Desenvolvimento e da Personalidade e Professor do Programa de Neurociências e Comportamento no Instituto de Psicologia da Universidade de São Paulo (IP-USP). Diretor Técnico de Saúde do Serviço de Psicologia e Neuropsicologia e do Núcleo Forense do Instituto de Psiquiatria do Hospital das Clínicas da Faculdade de Medicina da Universidade de São Paulo (IPq-HCFMUSP) entre 2014 e 2022.

x Psiquiatria da infância e adolescência: cuidado multidisciplinar

Carolina Sophia Vila Zambotto
Psicóloga com formação em Psicanálise Winnicottiana. Colaboradora do Projeto de Ansiedade na Infância e Adolescência (IPq-HCFMUSP). Especialista em Neuropsicologia pela Faculdade de Ciências Médicas da Santa Casa de São Paulo.

Carolina Zadrozny Gouvêa da Costa
Graduação em Medicina pela Fundação Universidade Regional de Blumenau (FURB--SC). Residência em Psiquiatria pela Pontifícia Universidade Católica do Paraná (PUC--PR). Especialização em Psiquiatria da Infância e Adolescência pelo Instituto de Psiquiatria do Hospital das Clínicas da Faculdade de Medicina da Universidade de São Paulo (IPq-HCFMUSP). Mestrado na área de ansiedade na infância e adolescência pela USP. Foi psiquiatra voluntária no projeto de transtornos de ansiedade na infância e adolescência do Serviço de Psiquiatria da Infância e Adolescência (SEPIA) do IPq-HCFMUSP.

Claudia Paula Leicand
Psicóloga, Psicanalista, Terapeuta familiar, Co-coordenadora do curso Introdução à Terapia Familiar no Instituto de Psiquiatria do Hospital das Clínicas da Faculdade de Medicina da Universidade de São Paulo (IPq-HCFMUSP). Colaboradora no HDI IPq-HCFMUSP. Membro efetivo da APTF, membro fundadora da ABPCF.

Cristiana Castanho de Almeida Rocca
Psicóloga Supervisora do Serviço de Psicologia e Neuropsicologia, e em atuação no Hospital Dia Infantil do Instituto de Psiquiatria do Hospital das Clínicas da Faculdade de Medicina da Universidade de São Paulo (IPq-HCFMUSP). Mestre e Doutora em Ciências pela FMUSP. Professora Colaboradora na FMUSP e Professora nos cursos de Neuropsicologia do IPq-HCFMUSP.

Daniel Augusto Mori Gagliotti
Médico Psiquiatra pelo Instituto de Psiquiatria do Hospital das Clínicas da Faculdade de Medicina da Universidade de São Paulo (IPq-HCFMUSP). Pós-graduando do Departamento de Psiquiatria da FMUSP. Psiquiatra do Ambulatório Transdisciplinar de Identidade de Gênero e Orientação Sexual (AMTIGOS) do IPq-HCFMUSP e do Grupo de Apoio Psicológico ao Aluno FMUSP (GRAPAL). Atua também em consultório privado. Membro da World Professional Association for Transgender Health (WPATH), Associação Brasileira de Psiquiatria (ABP) e American Psychiatric Association (APA).

Daniel Martins de Barros
Professor Colaborador do Departamento de Psiquiatria da Faculdade de Medicina da Universidade de São Paulo (FMUSP). Coordenador Médico do Núcleo de Psiquiatria Forense do Instituto de Psiquiatria do Hospital das Clínicas da FMUSP (IPq-HCFMUSP). Doutor em Ciências e Bacharel em Filosofia pela USP. Autor de vários dos principais livros de referência em Psiquiatria Forense do país (*Introdução à psiquiatria forense*; *Manual de perícias psiquiátricas*; *Psiquiatria forense: interfaces jurídicas, éticas e clínicas*). Colunista do jornal *O Estado de São Paulo* e *Rádio Band News FM*.

Autores xi

Daniela Rothschild

Psicóloga clínica, com especialização em terapia de crianças e adolescentes. Especialização em terapia de casal e família. Psicóloga colaboradora do Serviço de Psiquiatria da Infância e Adolescência (SEPIA) do Instituto de Psiquiatria do Hospital das Clínicas da Faculdade de Medicina da Universidade de São Paulo (IPq-HCFMUSP). Terapeuta de família no Ambulatório de Ansiedade na Infância e na Adolescência (AMBULANSIA) do IPq-HCFMUSP. Coordenadora do curso de Terapia de Família ministrado para os R4 da psiquiatria infantil.

Desiree Monteiro Cordeiro

Psicóloga e Psicodramatista. Mestre em Ciências pelo Departamento de Psiquiatria da Faculdade de Medicina da Universidade de São Paulo (FMUSP). Psicóloga voluntária do Ambulatório Transdisciplinar de Identidade de Gênero e Orientação Sexual do Instituto de Psiquiatria do Hospital das Clínicas da FMUSP (AMTIGOS-IPq-HCFMUSP).

Elisa Maria de Mesquita

Psiquiatra da Infância e Adolescência pela Faculdade de Medicina da Universidade de São Paulo. Pós-graduação em Psicopatologia Fenomenológica pela Faculdade de Ciências Médicas da Santa Casa de São Paulo. Psiquiatra das Clínicas Psicológicas do Instituto Sedes Sapientiae e da Universidade Presbiteriana Mackenzie.

Érica da Cruz Santos

Psicóloga Supervisora do Serviço de Psicologia e Neuropsicologia, e em atuação na Enfermaria Infantil do Instituto de Psiquiatria do Hospital das Clínicas da Faculdade de Medicina da Universidade de São Paulo (IPq-HCFMUSP). Especialista em Psicologia Clínica Hospitalar em Cardiologia pelo Instituto do Coração do HCFMUSP.

Eunice Monteiro Labbadia

Psicóloga clínica. Especialização em Terapia Cognitivo-Comportamental pelo Núcleo de Terapia Cognitiva de São Paulo. Psicóloga do Programa de Ansiedade na Infância e Adolescência do Instituto de Psiquiatria do Hospital das Clínicas da Faculdade de Medicina da Universidade de São Paulo (IPq-HCFMUSP).

Evelyn Kuczynski

Médica pela Faculdade de Medicina da Universidade de São Paulo (FMUSP). Pediatra e Psiquiatra da Infância e da Adolescência, com aprimoramento em Terapia Cognitiva Comportamental. Doutora em Medicina pelo Departamento de Psiquiatria da FMUSP. Pesquisadora voluntária do Laboratório de Distúrbios do Desenvolvimento do Instituto de Psicologia da Universidade de São Paulo. Médica assistente do Serviço de Psiquiatria da Infância e Adolescência (SEPIA) do Instituto de Psiquiatria do Hospital das Clínicas da FMUSP (IPq-HCFMUSP), responsável pelo Grupo de Atendimento em Psiquiatria Infantil ao Epiléptico (GAPIE). Psiquiatra da Secretaria de Saúde do Estado de São Paulo, comissionada como psiquiatra interconsultora junto ao Instituto de Tratamento do Câncer Infantil (vinculado ao Departamento de Pediatria da FMUSP).

Fabiana Lambert Zayat

Psicóloga clínica-institucional pela Pontifícia Universidade Católica de São Paulo (PUC-SP). Psicóloga colaboradora do Instituto de Psiquiatria do Hospital das Clínicas da Faculdade de Medicina da Universidade de São Paulo (IPq-HCFMUSP). Formação em terapia dialética comportamental (Dialectical Behavior Therapy, DBT – Intensive Training – Behavior Tech, The Linehan Institute, USA e InTCC, Brasil).

Fabiana Meira Guimarães

Psiquiatra com especialização em Psiquiatria da Infância e Adolescência pelo Instituto de Psiquiatria do Hospital das Clínicas da Faculdade de Medicina da Universidade de São Paulo (IPq-HCFMUSP). Colaboradora do Hospital Dia Infantil do Serviço de Psiquiatria Infantil do IPq-HCFMUSP. Psicanalista formada pelo Instituto Sedes Sapientiae.

Fabiana Saffi

Doutoranda e Mestre em Ciências pela Universidade de São Paulo (USP). Especialista em Psicologia Jurídica pelo Conselho Federal de Psicologia. Especialista em Avaliação Psicológica e Neuropsicológica pelo Serviço de Psicologia do Instituto de Psiquiatria do Hospital das Clínicas da Faculdade de Medicina da USP (IPq-HCFMUSP). Psicóloga perita do Programa de Psiquiatria Forense e Psicologia Jurídica (NUFOR) do IPq--HCFMUSP. Coordenadora do Ambulatório NUFOR – Unidade Pericial.

Fernando Ramos Asbahr

Psiquiatra da Infância e Adolescência. Doutor pelo Departamento de Psiquiatria da Faculdade de Medicina da Universidade de São Paulo (FMUSP). Coordenador do Programa de Ansiedade na Infância e Adolescência do Instituto de Psiquiatria do Hospital das Clínicas da FMUSP (IPq-HCFMUSP).

Flávia M. Sato

Terapeuta ocupacional do Instituto de Psiquiatria do Hospital das Clínicas da Faculdade de Medicina da Universidade de São Paulo (IPq-HCFMUSP). Terapeuta ocupacional da enfermaria do Serviço de Psiquiatria da Infância e Adolescência (SEPIA) e do Programa de Transtorno do Espectro Autista do IPq-HCFMUSP. Supervisora do curso de Aperfeiçoamento em Terapia Ocupacional do IPq-HCFMUSP.

Gustavo Bonini Castellana

Médico Psiquiatra, especialista em Psiquiatria Forense pelo Instituto de Psiquiatria do Hospital das Clínicas da Faculdade de Medicina da Universidade de São Paulo (IPq-HCFMUSP). Colaborador do Núcleo de Psiquiatria Forense (NUFOR) do IPq-HCFMUSP. Doutor em Ciências pela FMUSP. Professor e Coordenador da Pós-graduação em Psiquiatria Forense do IPq-HCFMUSP.

Gustavo Nogueira-Lima
Médico Psiquiatra. Prestador de Serviços na Universidade de São Paulo.

Helen Cristina Bittencourt Lopes
Nutricionista, graduada pelo Centro Universitário São Camilo. Especialista em Nutrição na infância e adolescência pela Universidade Federal de São Paulo (UNIFESP). Aperfeiçoamento em Nutrição Clínica e Geriátrica pelo IAMSPE. Aperfeiçoamento em Transtornos Alimentares pelo AMBULIM do Instituto de Psiquiatria do Hospital das Clínicas da Faculdade de Medicina da Universidade de São Paulo (IPq-HCFMUSP). Mestre em Ciências pela FMUSP. Nutricionista do Programa de Atendimento, Ensino e Pesquisa em Transtornos Alimentares na Infância e Adolescência (PROTAD) do IPq-HCFMUSP e do Serviço de Nutrição e Dietética do IPq-HCFMUSP. Membro da Academy for Eating Disorders.

Izabel Cristina Oliveira Dias
Graduação em Psicologia pela Universidade Paulista (UNIP). Pós-graduação em Neuropsicologia no Centro de Estudos e Pesquisa em Psicologia e Saúde do Hospital das Clínicas da Faculdade de Medicina da Universidade de São Paulo (CEPSIC-HCFMUSP). Psicóloga colaboradora do Programa de Transtornos Afetivos da Infância e Adolescência (PRATA) do Serviço de Psiquiatria da Infância e Adolescência do IPq-HCFMUSP. Fundadora da Psicokids ABC.

Jackeline S. Giusti
Mestre e Doutora em Ciência pela Faculdade de Medicina da Universidade de São Paulo. Psiquiatra supervisora no ambulatório de Adolescentes Impulsivos (uso de drogas e automutilação) no Serviço de Psiquiatria da Infância e Adolescência (SEPIA) do Instituto de Psiquiatria do Hospital das Clínicas da Faculdade de Medicina da Universidade de São Paulo (IPq-FMUSP).

Jacqueline Victoria Nunes Santoro
Enfermeira das unidades do Serviço de Psiquiatria da Infância e da Adolescência (SEPIA) do Instituto de Psiquiatria (IPq-HCFMUSP). Especialista em Saúde Mental e Psiquiatria pela Universidade Federal de São Paulo (UNIFESP) e em Saúde Mental na infância e adolescência pela EEP-HCFMUSP. Bacharela em Enfermagem pela EERP--USP.

Joana Portolese
Neuropsicóloga. Doutoranda pelo Instituto de Psiquiatria do Hospital das Clínicas da Faculdade de Medicina da Universidade de São Paulo (IPq-HCFMUSP). Coordenadora do Programa de Diagnóstico do Ambulatório de Autismo (PROTEA) do Serviço de Psiquiatria da Infância e Adolescência do IPq-HCFMUSP.

Jônia Lacerda Felício

Psicóloga. Doutora em Psicologia Clínica pelo Instituto de Psicologia da Universidade de São Paulo. Supervisora no Serviço de Psicologia e Neuropsicologia do Instituto de Psiquiatria do Hospital das Clínicas da Faculdade de Medicina da USP (IPq-HCFMUSP). Terapeuta Familiar no Serviço de Psiquiatria da Infância e Adolescência (SEPIA) do IPq-HCFMUSP. Professora Universitária das Faculdades Metropolitanas Unidas.

José Gilberto Prates

Enfermeiro Especialista em Saúde Mental, com Mestrado e Doutorado em Ciências da Saúde pela Escola de Enfermagem da Universidade de São Paulo (EEUSP). Enfermeiro no Hospital das Clínicas da Faculdade de Medicina da Universidade de São Paulo (HCFMUSP). Coordenador do Departamento de Educação Permanente da Divisão de Enfermagem do Instituto de Psiquiatria do HCFMUSP. Coordenador Técnico do Programa de Residência Uniprofissional em Enfermagem Psiquiátrica e Saúde Mental do Instituto de Psiquiatria do HCFMUSP. Membro do Grupo de Estudo em Álcool e outras Drogas (GEAD) da EEUSP.

Juliana Souza

Graduação em Psicologia pela Universidade Presbiteriana Mackenzie. Pós-graduação em Terapia Cognitiva Narrativa com Foco em Compaixão no Instituto de Psiquiatria do Hospital das Clínicas da Faculdade de Medicina da Universidade de São Paulo (IPq--HCFMUSP). Especialização Multidisciplinar em Psiquiatria da Infância e Adolescência (IPq-HCFMUSP). Formação em Psicologia Clínica – Terapia Cognitivo-Comportamental (MD – FBTC).

Julio Renó Sawada

Psiquiatra. Graduação em Medicina pela Faculdade de Medicina da Universidade de São Paulo (FMUSP). Residência em Psiquiatria e Ano Adicional em Psiquiatria da Infância e Adolescência pelo Instituto de Psiquiatria do Hospital das Clínicas da FMUSP (IPq-HCFMUSP). Colaborador do Programa Transtornos de Ansiedade na Infância e Adolescência (PROTAIA) do Serviço de Psiquiatria da Infância e Adolescência (SEPIA) do IPq-HCFMUSP.

Karine Schlüter

Médica pela Universidade Federal do Rio Grande do Sul (UFRGS). Especialista em Ginecologia e Obstetrícia pela Federação Brasileira de Ginecologia e Obstetrícia (FEBRASGO). Ex-médica voluntária do Ambulatório Transdisciplinar de Identidade de Gênero e Orientação Sexual (AMTIGOS) do Instituto de Psiquiatria do Hospital das Clínicas da Faculdade de Medicina da Universidade de São Paulo. Médica do Ambulatório de Gênero (AmbGen) da Faculdade de Ciências Médicas (FCM) da Universidade Estadual de Campinas (UNICAMP). Pós-graduanda em Saúde da Criança e do Adolescente – FCM-UNICAMP.

Laura Trevizan Aires Ramos

Médica e Psiquiatra pela Escola Paulista de Medicina da Universidade Federal de São Paulo (EPM-UNIFESP). Psiquiatra da Infância e Adolescência pelo Instituto de Psiquiatria do Hospital das Clínicas da Faculdade de Medicina da Universidade de São Paulo (IPq-HCFMUSP).

Lee Fu-I

Psiquiatra da infância e adolescência. Doutora em Psiquiatria pela Faculdade de Medicina da Universidade de São Paulo (FMUSP). Médica Supervisora do Serviço de Psiquiatria da Infância e da Adolescência do Instituto de Psiquiatria do Hospital das Clínicas da FMUSP. Responsável pelo Programa de Atendimento aos Transtornos Afetivos (PRATA) no mesmo serviço.

Leticia Azevedo Soster

Neurologista Infantil, Neurofisiologista Clínica e Médica do Sono. Doutora em Ciências pela USP. Responsável pelo serviço de Sono Infantil e Supervisora do Programa de Residência Médica do Hospital das Clínicas da USP. Coordenadora da Pós-graduação em Sono – Hospital Israelita Albert Einstein.

Lilian Lerner Castro

Psicóloga clínica e especialista em Terapia Cognitivo-Comportamental pelo Hospital das Clínicas da Faculdade de Medicina da Universidade de São Paulo (HCFMUSP). Psicóloga do Programa de Ansiedade na Infância e Adolescência do HCFMUSP.

Liliane de Oliveira Caetano

Assistente social e especialista em Políticas Públicas e Gestão de Projetos Sociais pela Faculdade Paulista de Serviço Social de São Caetano do Sul. Responsável pelo Serviço Social no Ambulatório Transdisciplinar de Identidade de Gênero e Orientação Sexual (AMTIGOS) do Núcleo de Psiquiatria Forense e Psicologia Jurídica (NUFOR) do Instituto de Psiquiatria do Hospital das Clínicas da Faculdade de Medicina da Universidade de São Paulo (IPq-HCFMUSP). Conselheira suplente do Conselho Nacional de Combate à Discriminação e Promoção dos Direitos de Lésbicas, Gays, Bissexuais, Travestis e Transexuais CNDC-LGBT (2015-2017).

Lívia de Castro Rocha

Psicóloga. Aprimoramento e Especialização em Psiquiatria Infantil e Adolescência pelo Instituto de Psiquiatria do Hospital das Clínicas da Faculdade de Medicina da Universidade de São Paulo (IPq-HCFMUSP). Pesquisadora do Hospital Dia Infantil do IPq-HCFMUSP.

Luciene Stivanin

Diretora do ReEscreva - Clínica Especializada em Aprendizagem. Professora contratada do curso de Fonoaudiologia da Faculdade de Medicina da Universidade de São Paulo (FMUSP), responsável pelo Laboratório de Investigação Fonoaudiológica em Leitura e Escrita, pelo Estágio Supervisionado em Fonoaudiologia Educacional/Programa Escola (2016-2018). Pesquisadora no Instituto de Psiquiatria do Hospital das Clínicas da FMUSP, no ambulatório Programa Equilíbrio, especializado no atendimento a crianças e adolescentes em situação de vulnerabilidade social e vítimas de maus tratos. Professora de cursos de Pós-graduação Latu Sensu do Centro Universitário Faculdades Metropolitanas Unidas (FMU).

Manuela Maniks Diniz de Freitas

Enfermeira das unidades do Serviço de Psiquiatria da Infância e da Adolescência (SEPIA) do Instituto de Psiquiatria do Hospital das Clínicas da Faculdade de Medicina da Universidade de São Paulo (IPq-HCFMUSP). Especialista em saúde mental e psiquiatria pela FMUSP, aprimoramento em Saúde Mental pela FMUSP e em Saúde Mental da Infância e Adolescência pela EEP-HCFMUSP. Bacharela em Enfermagem pela UNICID.

Marcelo José Abduch Adas Brañas

Médico e psiquiatra pela Faculdade de Medicina da Universidade de São Paulo (FMUSP). Cocoordenador e cofundador do Ambulatório para o Desenvolvimento dos Relacionamentos e das Emoções (ADRE) do Serviço de Psiquiatria da Infância e Adolescência (SEPIA) do Instituto de Psiquiatria do Hospital das Clínicas da FMUSP (IPq-HCFMUSP). *Research Fellowship* no Mclean Hospital, Harvard University. Treinador Oficial de *Good Psychiatric Management* pelo Gunderson Personality Disorders Institute (McLean Hospital).

Marcos Signoretti Croci

Médico e Psiquiatra pela Faculdade de Medicina da Universidade de São Paulo (FMUSP). Cocoordenador e cofundador do Ambulatório para o Desenvolvimento dos Relacionamentos e das Emoções (ADRE) do Serviço de Psiquiatria da Infância e Adolescência (SEPIA) do Instituto de Psiquiatria do Hospital das Clínicas da FMUSP (IPq-HCFMUSP). *Research Fellowship* no Mclean Hospital, Harvard University. Treinador Oficial de *Good Psychiatric Management* pelo Gunderson Personality Disorders Institute (McLean Hospital).

Margareth Ramos Mari Dreyer

Psicóloga Mestre em Ciências pela University of South Wales – Reino Unido. Pós-graduada em Psicomotricidade pela Organisation Internationale de Psychomotricité, França/ISPE-Gae e Faculdade de Medicina do ABC. Psicóloga pela Pontifícia Universidade Católica de São Paulo (PUC-SP). Colaboradora do Serviço de Psicologia e Neuropsicologia para o Hospital Dia Infantil do Instituto de Psiquiatria do Hospital das Clínicas da Faculdade de Medicina da Universidade de São Paulo (IPq-HCFMUSP). www.margarethdreyer.com.br.

Maria-Cecilia Lopes

Neuropediatra e especialista na área de Pediatria do Sono. Médica do Sono da Saúde Suplementar do Instituto da Criança e do Adolescente do Hospital das Clínicas da Faculdade de Medicina da Universidade de São Paulo. Lato Sensu em Medicina do Sono pela Escola Paulista de Medicina da Universidade Federal de São Paulo (EPM-UNIFESP). Doutora em Ciências na área de Medicina e Biologia do Sono pela EPM-UNIFESP. Estágio em Medicina do Sono na Stanford University. Pesquisadora sobre interface do sono e psiquiatria infantil do grupo PRATA do Instituto de Psiquiatria do Hospital das Clínicas da Faculdade de Medicina da Universidade de São Paulo (IPq-HCFMUSP).

Maria Martha Costa Hübner

Professora Titular do Instituto de Psicologia da Universidade de São Paulo (USP). Docente subsidiária do Instituto de Psiquiatria do Hospital das Clínicas da Faculdade de Medicina da USP. Chefe da Seção de Psicologia da Divisão de Psiquiatria e Psicologia do Hospital Universitário da USP. Presidente da Association for Behaviour Analysis International (ABAI).

Maria Odila Buti de Lima

Psiquiatra e Psicoterapeuta. Analista junguiana pela Sociedade Brasileira de Psicologia Analítica, filiada à International for Analytical Psychology. Supervisora de residentes do Serviço de Psiquiatria da Infância e Adolescência do Instituto de Psiquiatria do Hospital das Clínicas da Faculdade de Medicina da Universidade de São Paulo (IPq-HCFMUSP). Supervisora de residentes do Serviço de Psicoterapia do IPq-HCFMUSP.

Maria Teresa Ferreira Cortes

Médica pela Faculdade de Ciências Médicas da Universidade Estadual de Campinas (FCM-UNICAMP). Psiquiatra pelo Departamento de Psiquiatria da FCM-UNICAMP e psiquiatra da Infância e Adolescência pelo Instituto de Psiquiatria do Hospital das Clínicas da Faculdade de Medicina da Universidade de São Paulo (IPq-HCFMUSP). Mestranda em Ciências Médicas pela FCM-UNICAMP.

Marisol Montero Sendin

Médica pela Faculdade de Medicina da Universidade de São Paulo (FMUSP). Pediatra e Hebiatra pelo Instituto da Criança e do Adolescente do Hospital das Clínicas da FMUSP. Ludoterapeuta pelo GEPPPI, Psicossomatista Analista pelo Instituto Sedes Sapientiae, Psicanalista pela Sociedade Brasileira de Psicanálise Winnicottiana, Terapeuta Cognitivo-Comportamental pelo Amban-IPqHCFMUSP.

Mauro Victor de Medeiros Filho

Psiquiatra e Psiquiatra Infantil pelo Instituto de Psiquiatria do Hospital das Clínicas da Faculdade de Medicina da Universidade de São Paulo (IPq-HCFMUSP). Médico Assistente do Serviço de Psiquiatria da Infância e Adolescência (SEPIA) do IPq-HCFMUSP.

xviii Psiquiatria da infância e adolescência: cuidado multidisciplinar

Mery Candido de Oliveira

Graduada em Psicologia pela Universidade Metodista de São Paulo. Especialista em Psicologia Clínica de Abordagem Psicodramática de Adultos e Adolescentes pelo Instituto Sedes Sapientiae. Curso de especialização em Psicologia Forense pela Universidade Metodista de São Paulo, supervisora de alunos em Psicodrama pela Federação Brasileira de Psicodrama (FEBRAP). Psicóloga supervisora no Núcleo de Estudos em Psiquiatria Forense e Psicologia Jurídica, do Instituto de Psiquiatria (IPq-HCFMUSP), onde desenvolve pesquisa e coordena o grupo de Assistência a Vítimas e Agressores Sexuais (PIPAS). Perita nomeada no cadastro dos Auxiliares da Justiça do Tribunal de Justiça de São Paulo.

Miguel Angelo Boarati

Médico Psiquiatra da Infância e Adolescência. Formado pela Faculdade de Medicina de Ribeirão Preto da Universidade de São Paulo (FMRP-USP). Especialização em Psiquiatria da Infância e Adolescência pelo Instituto de Psiquiatria do Hospital das Clínicas da Faculdade de Medicina da Universidade de São Paulo (IPq-HCFMUSP). Supervisor de Médicos Residentes em Psiquiatria Geral e Psiquiatria da Infância e Adolescência no IPq-HCFMUSP de 2006 a 2016. Colaborador do Programa de Transtornos Afetivos da Infância e Adolescência (PRATA) do IPq-HCFMUSP. Professor do curso de Pós-graduação em Suicidologia da Faculdade PHORTE e de Psiquiatria da Faculdade CENBRAP.

Paula Approbato de Oliveira

Psicóloga graduada pela Universidade Presbiteriana Mackenzie. Especialista em Neuropsicologia pelo Serviço de Psicologia e Neuropsicologia do Instituto de Psiquiatria do Hospital das Clínicas da Faculdade de Medicina da Universidade de São Paulo (IPq-HCFMUSP). Doutora em Ciências pela FMUSP.

Rafael Natel Freire

Psiquiatra. Professor e Assistente do Núcleo de Estudos e Pesquisas em Psiquiatria Forense e Psicologia Jurídica (NUFOR) e do Programa Ambulatorial Integrado dos Transtornos do Impulso (PRO-AMITI) do Instituto de Psiquiatria do Hospital das Clínicas da Faculdade de Medicina da Universidade de São Paulo (IPq-HCFMUSP). Preceptor de saúde mental do curso de Medicina da Faculdade das Américas. Perito credenciado pelo Tribunal de Justiça do Estado de São Paulo e pelo Tribunal Regional do Trabalho. Especialista em Psiquiatria Forense pelo NUFOR-IPq-HCFMUSP, certificado pela ABP.

Regiane Reis Marinho

Pedagoga e Especialista em Psicopedagogia Clínica e Institucional pela Universidade Nove de Julho, Especialista em Neuroeducação pela Universidade Mozarteum (FAMOSP) e Centro de Estudos em Fonoaudiologia (CEFAC). Especialização Multidisciplinar em Psiquiatria da Infância e Adolescência: Formação em Saúde Mental pelo Hospital das Clínicas da Faculdade de Medicina da Universidade de São Paulo (HCFMUSP). Cursando MBA em Gestão Escolar na Universidade de São Paulo (USP). Professora da Classe Hospitalar e pesquisadora do Hospital Dia Infantil do Instituto de Psiquiatria do Hospital das Clínicas da Faculdade de Medicina da Universidade de São Paulo (IPq-HCFMUSP).

Rejane Lobo Antunes Smith
Psicóloga pela Universidade Paulista (UNIP). Mediadora pelo Ministério Público do Estado de São Paulo (ESMP-SP). Formação em Saúde Mental (HCFMUSP). Pesquisadora voluntária do Hospital Dia Infantil do Instituto de Psiquiatria do Hospital das Clínicas da Faculdade de Medicina da Universidade de São Paulo (IPq-HCFMUSP) e voluntária nos ambulatórios ADRE, PRATA e Equilíbrio do IPq-HCFMUSP.

Rosa Magaly Campêlo Borba de Morais
Médica. Especialista em Pediatria. Psiquiatra da infância e adolescência. Doutoranda pelo Laboratório de Neurociência do Instituto de Ensino e Pesquisa do Hospital Sírio Libanês. Colaboradora do Programa de Diagnóstico do Ambulatório de Autismo (PROTEA) do Instituto de Psiquiatria do Hospital das Clínicas da Faculdade de Medicina da Universidade de São Paulo (IPq-HCFMUSP).

Sandra Scivoletto (*in memoriam*)
Psiquiatra. Doutorado em Psiquiatria pela Faculdade de Medicina da Universidade de São Paulo (FMUSP). Professora de Psiquiatria da Infância e Adolescência do Departamento de Psiquiatria da FMUSP. Chefe do Serviço de Psiquiatria da Infância e Adolescência do Instituto de Psiquiatria do Hospital das Clínicas da FMUSP (IPq-HCFMUSP). Coordenadora do Programa de Residência em Psiquiatria da Infância e Adolescência do IPq-HCFMUSP. Coordenadora do Programa Equilíbrio e Chefe do Ambulatório de Adolescentes do IPq-HCFMUSP.

Sigride Thome-Souza
Pediatra, Neurologista Infantil e neurofisiologista clínica, com especialização em epilepsia. Mestre e Doutora pela Universidade de São Paulo. Supervisora do Laboratório de Neurofisiologia Clínica do Hospital das Clínicas da Faculdade de Medicina da Universidade de São Paulo. Pós-doutorado pelo Boston Children's Hospital (Harvard Medical School).

Silvia Poliana Guedes Alcoforado Costa
Médica pela Universidade de Pernambuco. Psiquiatra pelo Hospital das Clínicas da Universidade Federal de Pernambuco. Psiquiatra da infância e adolescência pelo Instituto de Psiquiatria do Hospital das Clínicas da Faculdade de Medicina da Universidade de São Paulo (IPq-HCFMUSP). Médica Preceptora da residência de Psiquiatria da Infância e Adolescência do IPq-HCFMUSP.

Suelaine Maria Lopes da Silva

Nutricionista, graduada pela Universidade São Judas Tadeu. Gerente de Unidade de Alimentação e Nutrição da empresa terceirizada atuante no Instituto de Psiquiatria do Hospital das Clínicas da Faculdade de Medicina da Universidade de São Paulo.

Sueli Medeiros Lima

Psicóloga pelas Faculdades Metropolitanas Unidas (FMU-SP). Pós-graduada em Psicopedagogia pela Pontifícia Universidade Católica de São Paulo (PUC-SP) e em Terapia Comportamental Cognitiva pelo Instituto de Psiquiatria do Hospital das Clínicas da Faculdade de Medicina da Universidade de São Paulo (AMBAN-IPq-HCFMUSP). Especialista em Neuropsicologia pelo Instituto Central do HCFMUSP.

Tatiane Maria Angelo Catharini

Médica Psiquiatra da Infância e Adolescência. Médica e psiquiatra pela Faculdade de Ciências Médicas da Universidade Estadual de Campinas (UNICAMP). Especialista em Psiquiatria da Infância e Adolescência pelo Instituto de Psiquiatria do Hospital das Clínicas da Faculdade de Medicina da Universidade de São Paulo (IPq-HCFMUSP). Médica colaboradora do Programa de Transtornos Afetivos da Infância e Adolescência (PRATA) do Serviço de Psiquiatria da Infância e Adolescência do IPq-HCFMUSP.

Telma Pantano

Fonoaudióloga e Psicopedagoga do Serviço de Psiquiatria Infantil do Hospital das Clínicas da Faculdade de Medicina da Universidade de São Paulo (HCFMUSP). Vice--coordenadora do Hospital Dia Infantil do Instituto de Psiquiatria do HCFMUSP e especialista em Linguagem. Mestre e Doutora em Ciências e Pós-doutora em Psiquiatria pela FMUSP. Master em Neurociências pela Universidade de Barcelona, Espanha. Professora e Coordenadora dos cursos de Neurociências e Neuroeducação pelo Centro de Estudos em Fonoaudiologia Clínica.

Valdeli Vieira

Psicóloga, psicanalista, neuropsicóloga. Mestre em Ciências pela Escola Paulista de Medicina da Universidade Federal de São Paulo (EPM-UNIFESP). Psicóloga e pesquisadora colaboradora do Hospital Dia Infantil do Instituto de Psiquiatria do Hospital das Clínicas da Faculdade de Medicina da Universidade de São Paulo.

Vanessa Dentzien Pinzon

Psiquiatra coordenadora do Programa de Atendimento, Ensino e Pesquisa em Transtornos Alimentares na Infância e Adolescência (PROTAD) do Instituto de Psiquiatria do Hospital das Clínicas da Faculdade de Medicina da Universidade de São Paulo (IPq--HCFMUSP) desde 2014. Mestre em Ciências pela Faculdade de Medicina da Universidade de São Paulo (FMUSP).

Vanessa Rodrigues Silveira Pereira

Pedagoga, psicóloga e pós-graduada em Psicopedagogia. Professora da Classe Hospitalar do Instituto de Psiquiatria do Hospital das Clínicas da Faculdade de Medicina da Universidade de São Paulo (IPq-HCFMUSP).

Wagner de Sousa Gurgel

Médico formado pela Universidade Federal do Ceará (UFC). Psiquiatra pelo Centro Psiquiátrico Rio de Janeiro (CPRJ). Formação em Terapia Cognitiva e Comportamental pela Central TCC-RJ. Psiquiatra da Infância e Adolescência pelo Instituto de Psiquiatria do Hospital das Clínicas da Faculdade de Medicina da Universidade de São Paulo (IPq-HCFMUSP) com Aprimoramento em Transtornos Alimentares pelo AMBULIM. Coordenador do Programa de Atendimento, Ensino e Pesquisa em Transtornos Alimentares na Infância e Adolescência (PROTAD) do IPq-HCFMUSP.

Dedicatória

Dedico este livro ao Sr. José Irineu de Almeida, um homem sábio e bom, que amava tudo o que criou e que viveu muito a frente do seu tempo.

A meus pacientes e seus familiares, que confiam sua vida e sua história para que possamos juntos atravessar e superar momentos difíceis.

E a todos os membros da equipe multidisciplinar que são essenciais para que o nosso trabalho consiga acontecer.

Miguel Angelo Boarati

Dedicatória

A todos os pacientes e alunos que contribuíram para este livro e a nossa jornada profissional.

Dedico em especial aos profissionais que contribuíram para que esta nova edição fosse atualizada e revisada com toda a experiência e carinho.

Telma Pantano

Durante o processo de edição desta obra, foram tomados todos os cuidados para assegurar a publicação de informações técnicas, precisas e atualizadas conforme lei, normas e regras de órgãos de classe aplicáveis à matéria, incluindo códigos de ética, bem como sobre práticas geralmente aceitas pela comunidade acadêmica e/ou técnica, segundo a experiência do autor da obra, pesquisa científica e dados existentes até a data da publicação. As linhas de pesquisa ou de argumentação do autor, assim como suas opiniões, não são necessariamente as da Editora, de modo que esta não pode ser responsabilizada por quaisquer erros ou omissões desta obra que sirvam de apoio à prática profissional do leitor.

Do mesmo modo, foram empregados todos os esforços para garantir a proteção dos direitos de autor envolvidos na obra, inclusive quanto às obras de terceiros e imagens e ilustrações aqui reproduzidas. Caso algum autor se sinta prejudicado, favor entrar em contato com a Editora.

Finalmente, cabe orientar o leitor que a citação de passagens da obra com o objetivo de debate ou exemplificação ou ainda a reprodução de pequenos trechos da obra para uso privado, sem intuito comercial e desde que não prejudique a normal exploração da obra, são, por um lado, permitidas pela Lei de Direitos Autorais, art. 46, incisos II e III. Por outro, a mesma Lei de Direitos Autorais, no art. 29, incisos I, VI e VII, proíbe a reprodução parcial ou integral desta obra, sem prévia autorização, para uso coletivo, bem como o compartilhamento indiscriminado de cópias não autorizadas, inclusive em grupos de grande audiência em redes sociais e aplicativos de mensagens instantâneas. Essa prática prejudica a normal exploração da obra pelo seu autor, ameaçando a edição técnica e universitária de livros científicos e didáticos e a produção de novas obras de qualquer autor.

Sumário

Prefácio xxxi

Introdução xxxiii

SEÇÃO I – ASPECTOS CLÍNICOS

1 Transtornos do neurodesenvolvimento 2
   Miguel Angelo Boarati, Anne Fonseca Meira Brito, Telma Pantano

2 Transtornos emocionais 35
   *Lee Fu-I, Miguel Angelo Boarati, Gustavo Nogueira-Lima, Tatiane Maria
   Angelo Catharini*

3 Transtornos do comportamento 85
   *Anne Fonseca Meira Brito, Elisa Maria de Mesquita, Mauro Victor de
   Medeiros Filho*

4 Transtornos do pensamento 106
   *Miguel Angelo Boarati, Anne Fonseca Meira Brito, Fernando Ramos Asbahr,
   Telma Pantano, Wagner de Sousa Gurgel, Daniel Augusto Mori Gagliotti*

SEÇÃO II – AVALIAÇÃO MULTIDISCIPLINAR

5 Avaliação psiquiátrica 138
   Fabiana Meira Guimarães, Julio Renó Sawada, Miguel Angelo Boarati

6 Avaliação neuropsicológica e emocional 158
   *Cristiana Castanho de Almeida Rocca, Érica da Cruz Santos,
   Paula Approbato de Oliveira, Antonio de Pádua Serafim*

7 Terapias lúdicas 178
   Marisol Montero Sendin

8 Avaliação fonoaudiológica 213
   Luciene Stivanin, Telma Pantano

xxviii Psiquiatria da infância e adolescência: cuidado multidisciplinar

9 Avaliação psicomotora 233
Margareth Ramos Mari Dreyer

10 Avaliação de terapia ocupacional 250
Adriana Dias Barbosa Vizzotto

SEÇÃO III – INTERVENÇÃO MULTIDISCIPLINAR

11 Classe hospitalar e estratégias de intervenção psicopedagógica em psiquiatria da infância e adolescência 270
Alison Vanessa Morroni Amaral, Regiane Reis Marinho, Telma Pantano

12 Intervenção multidisciplinar em crianças e adolescentes com transtorno do espectro autista e deficiência intelectual 281
Rosa Magaly Campêlo Borba de Morais, Miguel Angelo Boarati, Joana Portolese, Flávia M. Sato, Margareth Ramos Mari Dreyer, Telma Pantano, Jacqueline Victoria Nunes Santoro, Manuela Maniks Diniz de Freitas, Helen Cristina Bittencourt Lopes, Suelaine Maria Lopes da Silva

13 Intervenção multidisciplinar em crianças e adolescentes com déficit de atenção e hiperatividade, transtornos motores e transtornos da comunicação e de aprendizagem 314
Miguel Angelo Boarati, Anne Fonseca Meira Brito, Sueli Medeiros Lima, Margareth Ramos Mari Dreyer, Vanessa Rodrigues Silveira Pereira, Telma Pantano

14 Intervenção multidisciplinar no atendimento de crianças e adolescentes com transtornos de humor 372
Lee Fu-I, Tatiane Maria Angelo Catharini, Wagner de Sousa Gurgel, Maria-Cecilia Lopes, Telma Pantano, Adriana Dias Barbosa Vizzotto, Izabel Cristina Oliveira Dias, Rejane Lobo Antunes Smith, Juliana Souza

15 Intervenção multidisciplinar no atendimento de crianças e adolescentes com transtornos de ansiedade 391
Miguel Angelo Boarati, Anne Fonseca Meira Brito, Carolina Zadrozny Gouvêa da Costa, Ana Jô Jennings Moraes, Telma Pantano, Adriana Dias Barbosa Vizzotto

16 Intervenção multidisciplinar em crianças e adolescentes com transtornos relacionados a traumas e estressores e transtornos da eliminação 416
Miguel Angelo Boarati, Anne Fonseca Meira Brito, Gustavo Nogueira-Lima, Ana Jô Jennings Moraes, Mery Candido de Oliveira, Adriana Dias Barbosa Vizzotto, Telma Pantano

Sumário **xxix**

17 Intervenção multidisciplinar em crianças e adolescentes com transtornos do comportamento e problemas com a lei.............446
Sandra Scivoletto (in memoriam), Fabiana Lambert Zayat, Ana Célia Nunes, Mauro Victor de Medeiros Filho, Antonio de Pádua Serafim, Luciene Stivanin, Jônia Lacerda Felício

18 Intervenção multidisciplinar em crianças e adolescentes com esquizofrenia e outros transtornos psicóticos 482
Silvia Poliana Guedes Alcoforado Costa, Ana Claudia Melcop Lacerda de Melo, Ana Jô Jennings Moraes, Adriana Dias Barbosa Vizzotto, Helen Cristina Bittencourt Lopes, Suelaine Maria Lopes da Silva, Telma Pantano

19 Intervenção multidisciplinar em crianças e adolescentes com transtornos do espectro obsessivo-compulsivo.............510
Fernando Ramos Asbahr, Allyson de Castro Eccard, Carolina Sophia Vila Zambotto, Eunice Monteiro Labbadia, Lilian Lerner Castro

20 Intervenção multidisciplinar em crianças e adolescentes com transtornos alimentares.............533
Wagner de Sousa Gurgel, Vanessa Dentzien Pinzon, Helen Cristina Bittencourt Lopes, Suelaine Maria Lopes da Silva , Jacqueline Victoria Nunes Santoro, Manuela Maniks Diniz de Freitas, José Gilberto Prates

21 Intervenção multidisciplinar em crianças e adolescentes com disforia de gênero 551
Alexandre Saadeh, Daniel Augusto Mori Gagliotti, Desiree Monteiro Cordeiro, Karine Schlüter, Liliane de Oliveira Caetano

22 Intervenção multidisciplinar em crianças e adolescentes com transtornos psiquiátricos e epilepsia.............573
Evelyn Kuczynski, Sigride Thome-Souza, Valdeli Vieira, Telma Pantano, Vanessa Rodrigues Silveira Pereira

23 Intervenção multidisciplinar em crianças e adolescentes com autolesão não suicida 595
Jackeline S. Giusti, Aline Jimi Myung Cho, Marcos Signoretti Croci, Marcelo José Abduch Adas Brañas

24 Avaliação e intervenção multidisciplinar da medicina do sono em crianças e adolescentes com transtornos psiquiátricos 615
Maria-Cecilia Lopes, Leticia Azevedo Soster

25 Avaliação e intervenção multidisciplinar em crianças e adolescentes com doenças crônicas.............650
Allyson de Castro Eccard, Silvia Poliana Guedes Alcoforado Costa, Laura Trevizan Aires Ramos, Maria Teresa Ferreira Cortes

xxx Psiquiatria da infância e adolescência: cuidado multidisciplinar

26 Reabilitação neuropsicológica multidisciplinar
para crianças e adolescentes com transtornos mentais.........................660
Cristiana Castanho de Almeida Rocca, Lívia de Castro Rocha, Telma Pantano

27 Abordagens familiares: terapia familiar e terapia vincular.....................677
Claudia Paula Leicand, Daniela Rothschild, Maria Odila Buti de Lima

28 Abordagem parental: psicoterapia e orientação aos pais........................693
*Alaíde Aparecida de Oliveira Ramalho, Ana Camila Ramalho, Andrea
Callonere, Maria Martha Costa Hübner*

29 Atuação do serviço social na equipe multidisciplinar.............................723
Ana Claudia Bartolomeu Braz, Antônia Elisandra de Aquino Silva

SEÇÃO IV – ASPECTOS JURÍDICOS NO ATENDIMENTO DE CRIANÇAS E ADOLESCENTES

30 Especificidades éticas e jurídicas no atendimento
de crianças e adolescentes...738
Rafael Natel Freire, Gustavo Bonini Castellana, Daniel Martins de Barros

31 Aspectos jurídico-legais do atendimento de crianças e adolescentes
vítimas de maus-tratos e em conflito familiar..757
Fabiana Lambert Zayat, Sandra Scivoletto (in memoriam)

32 Violência e fragilidades nas relações familiares:
aspectos jurídico-legais 779
Antonio de Pádua Serafim, Fabiana Saffi

Índice remissivo...791

Prefácio

E chegamos à segunda edição deste livro cujo conteúdo é produzido pelos profissionais do Serviço de Psiquiatria da Infância e Adolescência do Instituto de Psiquiatria do Hospital das Clínicas da Faculdade de Medicina da Universidade de São Paulo (SEPIA-IPq-HCFMUSP). Entre estes, destaca-se a contribuição dos profissionais com sólida experiência prática no atendimento a crianças e adolescentes do Hospital Dia, que desenvolvem atendimento intensivo e de forma multidisciplinar.

Nesta edição permanece o desejo autêntico de auxiliar equipes multidisciplinares a trabalharem de maneira integrada e coordenada no tratamento de crianças e adolescentes com transtornos mentais.

Os transtornos mentais possuem uma natureza multifacetada e desta forma responsivo a várias abordagens que, se bem aplicadas, podem ter efeito terapêutico cumulativo.

Nesse cenário, destacamos o papel inestimável das equipes multidisciplinares. Profissionais com formações distintas devem, no exercício de suas funções, compreender o papel dos demais membros da equipe, suas perspectivas especializadas, fundamentos teóricos e métodos de intervenção para evitar redundâncias e assegurar sinergia entre as várias abordagens em benefício dos pacientes. Coerente com estas premissas, convidamos, novamente, profissionais de diversas áreas para colaborar e apresentar seus métodos de trabalho e como eles se complementam na formulação terapêutica de cada área.

Desde a última edição, novos avanços ocorreram na nosologia psiquiátrica. Embora ainda distantes de um modelo diagnóstico baseado em marcadores biológicos replicáveis, novas formas de organizar os sintomas clínicos que se expressam em diversos transtornos nos ajudam a encontrar indicações terapêuticas mais eficazes, sem prejuízo da confiabilidade entre observadores. Assim, esta edição incorpora a recém publicada CID-11 e a edição revisada do DSM-5.

Outra nova contribuição foi imposta por uma realidade da qual não podemos escapar. Ou seja, o impacto arrasador da pandemia da Covid-19 na vida das crianças e suas famílias e, com isso, a necessidade de adaptar novos modelos de atendimento especialmente no contexto escolar. A infecção pelo vírus do SARS--CoV-2 impactou a vida de crianças e adolescentes de diferentes formas. Alguns foram vítimas da ação do vírus diretamente no cérebro ou associadas às alterações imunoinflamatórias ligadas à infecção, levando a diferentes respostas do sistema nervoso central e síndromes mentais orgânicas. Estas muitas vezes são tardias (pós-neuro-Covid). Outros infectados pelo vírus sofreram restrições (quarentena) que em si representaram um fator ambiental relevante para a incidência de novos ou exacerbação de transtornos mentais prévios. O efeito global das ameaças (de diferentes fontes) envolvendo a pandemia na vida das famílias de forma geral, a restrição do convívio escolar e as perdas de pessoas queridas impactaram todas as crianças e adolescentes. Portanto, as consequências sobre a saúde mental de crianças e adolescentes desta pandemia ainda não podem ser alcançadas na sua plenitude, mas geram novas reflexões e demandas que precisam ser entendidas nos dias de hoje para corretas formulações diagnósticas e terapêuticas.

Por fim, incluímos uma participação mais aprofundada da equipe multidisciplinar nas adaptações, intervenções e modificações ambientais necessárias nos diversos transtornos mentais.

Por tudo isso, este livro é de interesse para:

- Profissionais que atuam na área de saúde mental.
- Aqueles que trabalham em equipes multiprofissionais em locais como CAPS, CAPS-Is e diferentes unidades da Rede de Atendimento à Infância e Adolescência, ou mesmo dos Programas de Saúde da Família.
- Profissionais envolvidos nos cuidados específicos de crianças e adolescentes (p. ex., fonoaudiólogos) em relação à sua interação com problemas de saúde mental.
- Aqueles atuando em interfaces com setores educacionais e jurídico-sociais.

Para concluir, este livro representa o legado de um dos líderes do nosso serviço e inspiradores desta obra que nos deixou recentemente, a Prof. Sandra Scivoletto. A Prof. Sandra ao longo de toda a sua carreira liderou inúmeros projetos, buscando uma abordagem abrangente para o atendimento em saúde mental para crianças e adolescentes e defendendo uma forte interação e integração de serviços entre profissionais da saúde, educação e assistência social/ proteção especial, Conselhos Tutelares e Vara da Infância e Juventude. Sua influência continua presente neste livro que, de alguma forma, faz todos os membros do SEPIA-IPq-HCFMUSP senti-la viva e perene entre nós.

Prof. Dr. Euripedes Constantino Miguel
Professor Titular e Chefe da Disciplina de Psiquiatria da Infância e
Adolescência do Departamento de Psiquiatria da
Faculdade de Medicina da Universidade de São Paulo

Introdução

Telma Pantano
Miguel Angelo Boarati

O desenvolvimento infantil é um processo complexo que ocorre em diversas áreas, incluindo a física, cognitiva, social e emocional. Um desenvolvimento saudável nessas áreas é crucial para a saúde mental de um indivíduo ao longo de toda a sua vida.

Fatores de risco ambientais, como a exposição à violência, pobreza, negligência e abuso, podem ter efeitos prejudiciais sobre o desenvolvimento infantil e, em conjunto com questões genéticas e biológicas, aumentar a incidência de problemas relacionados à saúde mental na infância e adolescência.

De acordo com a Organização Mundial da Saúde[1], cerca de 10 a 20% das crianças e adolescentes em todo o mundo têm transtornos mentais, dentre estes merecem destaque a atenção, a depressão e a ansiedade. No Brasil, o Ministério da Saúde destacou que 12,9% das crianças entre 5 e 9 anos de idade e 23,9% dos adolescentes entre 13 e 17 anos de idade apresentavam sintomas de ansiedade. Além disso, 8,9% das crianças e 19,8% dos adolescentes apresentavam sintomas de depressão[2,3].

Em 2020 tivemos a pandemia do Covid-19, que trouxe uma situação bastante incomum à população do Brasil e do mundo com relação à saúde mental. O fechamento das escolas, a sociedade em home office, o isolamento social e o medo de contágio trouxe uma realidade as nossas crianças e adolescentes bastante diferente daquela proclamada por profissionais das áreas de saúde mental e educação.

Uma meta-análise realizada em 2021[4] comparando estudos que envolviam mais de 5.000 crianças mostrou que o impacto em crianças e adolescentes que passaram pelo Covid-19 variou em função das condições e do tempo de permanência em que a população esteve exposta ao *lockdown*. Os sintomas ansiosos (1,8-49,5%) e depressivos (2,2-63,8%) foram os que mais se destacaram, assim como o aumento da irritabilidade (16,7 a 73,2%) e raiva (30 a 51,3%). A presença de transtornos mentais anteriores, assim como a grande exposição na mídia, foi relacionada principalmente aos sintomas de ansiedade.

Além do grande estressor ambiental que foi a Covid-19, um estudo brasileiro realizado no Brasil em 20215 demonstrou uma forte associação entre o bullying e o *cyberbullying* e o desenvolvimento de depressão e ansiedade em adolescentes.

Estamos vivendo atualmente um momento em que a saúde mental de crianças e adolescentes deve ser o foco do trabalho integrado de diversos profissionais e diversas equipes de intervenção, trabalhando de forma integrada os diversos aspectos do desenvolvimento humano. As escolas estão na linha de frente dessas questões em conjunto com a família e a formação integrada de diversos profissionais deve ser o foco na atualidade.

▶ OS TRANSTORNOS MENTAIS NA INFÂNCIA E NA ADOLESCÊNCIA

Em qualquer fase da vida é possível que ocorra o desenvolvimento de um ou mais transtornos mentais, sendo que alguns ocorrem mais especificamente em algumas faixas etárias do que em outras. Diferentes fatores podem estar envolvidos em sua ocorrência, dentre eles predisposição genética, traços de temperamento e personalidade, e fatores ambientais. Quando se considera a ocorrência desses transtornos ainda na infância e adolescência, esses fatores precisam ser avaliados considerando também a fase do desenvolvimento que a criança ou o adolescente se encontram, habilidades previamente desenvolvidas e prejuízos inicialmente observados. Isso porque as características clínicas de um mesmo transtorno terão diferenças de acordo com a fase de desenvolvimento da criança. Dessa forma, por causa das aquisições cognitivas e emocionais decorrentes da idade as crianças menores tendem a apresentar sintomatologia mais relacionada a alterações na expressão verbal além de mais sintomas físicos enquanto os adolescentes demonstram maior impacto na esfera social e relacionamentos.

A frequência dos transtornos mentais na infância e adolescência varia entre os estudos em função da metodologia empregada. De forma geral, os estudos demonstram que cerca de um terço das crianças e adolescentes ao redor mundo apresentam algum transtorno mental ao longo da vida, sendo que um quarto delas havia apresentado esse quadro no último ano. Os transtornos de ansiedade são os mais prevalentes, seguidos dos transtornos comportamentais, de humor e de uso de substâncias. Menos da metade receberão atendimento especializado, ficando restrito o tratamento apenas aos casos mais graves[6]. São transtornos que muitas vezes se iniciam na infância e se arrastam durante toda a vida, produzindo sofrimento, incapacidade e redução da qualidade e expectativa de vida.

O crescente interesse na compreensão dos processos psicopatológicos na infância e adolescência é bastante recente, tendo ocorrido principalmente nas últimas duas décadas. É possível se observar um aumento significativo de publicações científicas com ensaios clínicos, estudos fenomenológicos, genética, neuroimagem, abordagens psicoterápicas etc.

Os transtornos do neurodesenvolvimento são os primeiros diagnósticos descritos no Manual Diagnóstico e Estatístico de Transtornos Mentais da Academia Americana de Psiquiatra na revisão recente de sua 5ª edição (DSM-5-TR)[7] e também na Classificação Internacional das Doenças (CID) da OMS em sua 11ª edição (2019), com ênfase na interface que esses transtornos apresentam entre si e com outras condições psicopatológicas que podem surgir ao longo da vida, sendo necessário à observação dos prejuízos marcantes na aquisição de habilidades previstas ao longo do desenvolvimento. Além disso, o DSM-5-TR dá especial destaque à inclusão de um diagnóstico provisório, o transtorno disruptivo da desregulação do humor, tendo por base o preocupante aumento no diagnóstico de transtorno bipolar em crianças e adolescentes, sem deixar de considerar que essas crianças apresentam alterações significativas no humor, necessitando de atenta observação e acompanhamento. Esse diagnóstico não está contemplado na CID-11.

Também foi dado destaque a outros diagnósticos com manifestações na infância e adolescência, como a disforia de gênero, os transtornos relacionados a traumas e estressores e os transtornos de controle de impulso.

A melhor compreensão de aspectos gerais do desenvolvimento com base nas neurociências possibilitou, nos últimos anos, compreender essa fase da vida como um momento de constantes mudanças, em que fatores predeterminados (genética e condições pré e pós-natais) e ambientais determinam as condições desse desenvolvimento, possibilitando ao indivíduo atingir seu potencial ou o desenvolvimento de psicopatologias.

▶ ASSISTÊNCIA NA SAÚDE MENTAL DE CRIANÇAS E ADOLESCENTES

O crescimento de serviços especializados e a implementação de políticas públicas, e também o aumento no número de serviços de formação profissional como residência médica para psiquiatras infantis e cursos de capacitação de psicólogos, terapeutas ocupacionais, fonoaudiólogos, psicopedagogos para atuarem em serviços de saúde mental na infância e adolescência que possibilitariam o maior acesso dessa população para investigação e tratamentos dos múltiplos transtornos não acompanharam os estudos e as pesquisas científicas principalmente no que se refere à infância e adolescência. Dessa forma, os serviços são ainda em número pouco expressivo e concentrado em alguns centros de excelência de grandes cidades. A formação de equipe especializada no atendimento de crianças e adolescentes com transtornos mentais, bem como de seus familiares e da comunidade em geral também é precário.

Segundo dados do IBGE, o Brasil tinha, em 2021 um total de 74 milhões de crianças, adolescentes e jovens até 24 anos (cerca de 35,4% do total da população), sendo 22,4% da população de adolescentes de jovens até 24 anos[8-11].

Dessa forma, quando comparado a outras modalidades médicas voltadas para o atendimento de crianças e adolescentes, os serviços de saúde mental são escassos, pouco articulados com a rede e pautados muitas vezes em questões ideológicas, muitas vezes sem evidências científicas.

Os transtornos mentais causam importante impacto no desenvolvimento global da criança e do adolescente, comprometendo sua funcionalidade e autonomia na vida adulta, afetando sua qualidade de vida e das relações, aumentando a chances de complicações e comorbidades (clínicas e psiquiátricas), além de favorecer a cronificação e refratariedade dos casos. Apesar disso, o investimento em aparelhos especializados na avaliação e no atendimento de crianças e adolescentes com transtornos mentais é ainda bastante escasso, quando comparado a outras condições médicas, mesmo em países desenvolvidos.

A formação de profissionais especializados, especialmente psiquiatras da infância e adolescência, mas também de psicólogos, fonoaudiólogos, psicopedagogos, psicomotricistas etc., com especialização em transtornos mentais é ainda muito escassa. Além disso, a formação desses profissionais que precisam trabalhar em conjunto desde o momento das primeiras avaliações até o acompanhamento longitudinal ocorre de maneira não integrada, sendo que esse padrão se mantém na prática de trabalho.

Uma criança com dificuldade de leitura é encaminhada para avaliação psicopedagógica como se essa dificuldade (ou sintoma) fosse sempre um problema exclusivamente pedagógico. Ao não se observar resposta à abordagem proposta, fica-se a lacuna de como prosseguir no processo. Se, ao contrário, a criança fosse submetida a uma avaliação multidisciplinar mínima que contasse com a presença de um profissional da área da psicologia (que avaliaria aspectos emocionais e cognitivos) e um profissional da área médica (que avaliaria aspectos da saúde física) ou mais especificamente um psiquiatra da infância e adolescência (que avaliaria a possibilidade de um transtorno mental associado, como um transtorno de humor) seria possível ganhar tempo no processo e otimizar o tratamento. Isso também pode se dizer no caso de uma criança com déficit de atenção e hiperatividade que é apenas encaminhada para o psiquiatra para tratamento medicamentoso, não faz a avaliação e o acompanhamento psicopedagógico nos quais os aspectos principais de organização e planejamento de estudo seriam trabalhados e, com isso, tem sua eficiência terapêutica bastante limitada.

Uma das principais dificuldades, além da ausência de estruturas e profissionais para avaliação e atendimento de crianças e adolescentes com diferentes transtornos mentais, é a possiblidade de ocorrer à integração dessas abordagens por falha na comunicação entre os profissionais, em parte por dificuldades pessoais que os profissionais resistem em dividir e integrar o conhecimento e em parte por dificuldades técnicas, pois as formações profissionais são distintas e a linguagem utilizada é própria e não compartilhada (a linguagem médica não é compreendida pela psicopedagoga e vice-versa, por exemplo).

Não existe um modelo assistencial que contemple todos os transtornos mentais ou todas as situações e necessidades. É necessário que existam serviços específicos para o atendimento de condições muito específicas como transtorno alimentar, autismo ou disforia de gênero, assim como serviços de atendimento não intensivo de longo prazo, além de serviços de emergência e intervenção intensiva focal para casos em que ocorreu descompensação clínica ou falência de abordagens ambulatoriais.

Para se definir quantos e quais os serviços que precisam ser desenvolvidos é necessário estudo da população e da prevalência dos principais transtornos naquela determinada população onde esse serviço será instalado. É fundamental que ele tenha um planejamento de funcionamento e uma forma de avaliar a efetividade das avaliações e intervenções realizadas a partir de critérios técnicos. Existem diversas escalas que possibilitam avaliar o resultado das intervenções e medir o impacto do tratamento realizado, para que não se corra o risco de perder o objetivo do tratamento a ser realizado, evitando desperdícios e intervenções que possam ser iatrogênicas.

É nesse contexto que surge a ideia da realização desta obra, com profissionais de diversas áreas de atenção à saúde mental na infância e adolescência, com formações específicas, mas que trabalham juntos dentro de modelos assistenciais, compartilhando seu conhecimento dentro de uma proposta de integração de conhecimento e da utilização de técnicas específicas no tratamento de todos os transtornos mentais que atingem crianças e adolescentes. Outro importante objetivo desta obra é compartilhar a experiência de dois modelos assistenciais de atendimento de crianças e adolescentes, que possuem características próprias dadas à população específica que é atendida, mas que podem e devem ser adaptadas a diferentes realidades existentes no país.

xxxviii Psiquiatria da infância e adolescência: cuidado multidisciplinar

Descrevemos a seguir o modelo e os trabalhos realizados pela equipe multidisciplinar do Serviço de Psiquiatria da Infância e Adolescência (SEPIA) do Instituto de Psiquiatria (IPq) do Hospital das Clínicas da Faculdade de Medicina da Universidade de São Paulo (HCFMUSP), que apresentam especificidades, mas que compartilham como princípio a avaliação e intervenção multidisciplinar, que é o Hospital-Dia Infantil (HDI).

▶ HOSPITAL-DIA INFANTIL

O Hospital-Dia Infantil (HDI) do SEPIA-IPq do HC-FMUSP era uma estrutura de assistência desenvolvido há muitos anos no IPq e que tinha como proposta desenvolvida a atenção terapêutica multidisciplinar de longo prazo (normalmente de seis meses a um ano de atendimento) que em abordagens terapêuticas eram não intensivas. Funcionava como importante suporte ao serviço ambulatorial do SEPIA para casos de difícil manejo que necessitassem de intervenção psicoterápica, psicopedagógica e familiar e a pacientes que recebessem alta da internação integral e que necessitassem manter algumas atividades terapêuticas antes de serem colocados em acompanhamento clínico ambulatorial. Apesar de contarem com uma equipe multidisciplinar, não existia de forma permanente a presença do psiquiatra da infância e adolescência, ficando o acompanhamento clínico a cargo do serviço ambulatorial que poderia ser tanto do SEPIA, como de serviços externos ao IPq.

Em 2011, o HDI sofreu importante modificação estrutural, tendo em vista a criação na região de abrangência do IPq de um CAPS-I. A partir de então, o HDI assumiu o papel primordial de semi-internação breve, focal e intensiva, onde crianças e adolescentes com diferentes diagnósticos clínicos e psicossociais foram encaminhados para avaliação multidisciplinar e intervenção focal. Nesse momento o psiquiatra passou a fazer parte integral da equipe, sendo também criado como estágio para residentes de psiquiatria geral que estivessem em estágio no SEPIA.

O primeiro grande desafio foi definir qual era a população que seria o foco de atenção nesse modelo assistencial e que diferencial haveria em relação aos serviços ambulatoriais multidisciplinares como o CAPS-I. Ficava claro que havia uma lacuna assistencial para casos de acompanhamento ambulatorial – e também nos CAPS-I – que apresentassem falência nas abordagens clínicas e psicoterápicas e também nos casos em que pairava dúvidas referentes à dinâmica familiar, psicopatologia parental e adesão ao tratamento farmacológico. Outro ponto bastante importante seria o de revisão diagnóstica, pois muitos casos com diagnósticos clínicos estabelecidos no acompanhamento ambulatorial apresentavam respostas muito divergentes do que se observava na literatura, podendo levantar a hipótese de que pudesse ocorrer falhas nesse diagnóstico. Sendo assim, fica estabelecido que o HDI iria atender em regime de semi--internação intensiva (diariamente somente o dia) por um período definido em que ocorreria a avaliação multidisciplinar (psiquiátrica, psicológica, neuropsicológica, de terapia ocupacional, fonoaudiológica, psicopedagógica, psicomotricidade, dinâmica familiar e social) e intervenção focal intensiva a partir dos resultados dessas avaliações, incluindo abordagens específicas. A finalidade principal seria a de definir (ou redefinir) o diagnóstico clínico, aspectos cognitivos, emocionais, de linguagem, aprendizagem e social, incluindo a dinâmica ambiental, testar intervenções específicas e avaliar o resultado dessas intervenções no curto e médio prazo e reencaminhar essa criança/adolescente para continuidade do atendimento ambulatorial ou em CAPS, a depender do diagnóstico clínico, grau de comprometimento e fatores de risco associados à realidade dessa criança/adolescente.

Os pais/responsáveis teriam que acompanhar diretamente o processo e a presença de um dos pais (podendo ser a mãe ou pai e em algumas situações, ambos) era fundamental para que se pudesse avaliar a dinâmica de cuidados e conflitos existentes, bem como realizar grupos de orientação. Logo nos primeiros dias de comparecimento no HDI pode-se perceber traços e muitas vezes condições psicopatológicas nunca detectadas nos pais e que muitas vezes estavam no cerne da gravidade do quadro ou da piora clínica apresentada pelos pacientes. Nesse momento, percebeu-se que além de grupos de orientação, seria importante oferecer atendimento psicológico individual aos pais durante a semi-internação no HDI. Esse trabalho, além de proporcionar cuidado e atenção (muitas vezes nunca realizado a esses cuidadores) possibilitava a coleta de dados fundamentais para a melhor compreensão da psicopatologia da criança ou do adolescente. Assim foi criada a Terapia Parental que passou a ser parte integrante e fundamental do processo de semi-internação da criança ou do adolescente, podendo ser realizada em diferentes abordagens psicológicas a depender do profissional que a desempenhasse (Gestalt, terapia cognitivo-comportamental, orientação analítica etc.).

Após 12 anos de funcionamento do HDI nesse modelo de semi-internação multidisciplinar focal intensiva e após o acompanhamento de cerca de 280 crianças e adolescentes (além de suas famílias), foi possível observar resultados bastante satisfatórios com a significativa melhora de diversos casos muito graves tanto do ponto de vista clínico quanto psicossocial.

Também se mostrou fundamental um planejamento terapêutico com reavaliação das estratégias de manejo comportamental assim como as discussões semanais de equipe em que diversos pontos de vista e abordagens são associados xl Psiquiatria da infância e adolescência: cuidado multidisciplinar

para o monitoramento e tratamento do paciente. Foi dessa experiência assistencial que surgiu a ideia inicial dessa obra.

❱ CONCLUSÃO

O atendimento à saúde mental da criança e do adolescente não tem como objetivo apenas o diagnóstico, a remissão e controle dos sintomas a partir de abordagens únicas, mas a intervenção nos agentes causais e de agravamento, envolvendo família, escola e sociedade, além da prevenção de recaídas e cronificação dos casos, assim como a reabilitação. O caráter do atendimento dessa população sempre será multi e interdisciplinar, sendo que em alguns momentos se faz necessário à intervenção de certo profissional e em outros momentos de outros, mas sempre ocorrendo de forma integrada como em uma orquestra, em que todos os instrumentos precisam estar presentes e afinados, sendo acionados de maneira integrada e harmonizada sob o risco de "desafinar".

Essa obra se propõe a trazer essa discussão sobre a temática da saúde mental na infância e adolescência, na visão multidisciplinar, considerando a atualização do DSM-5-TR e da CID-11, bem como as especificidades de alguns quadros quanto às intervenções que deverão ser realizadas.

A proposta é abrir o assunto para discussão, ampliação dos modelos de assistência e pela busca da excelência no cuidado de saúde na fase mais importante da vida.

❱ REFERÊNCIAS BIBLIOGRÁFICAS

1. World Health Organization. ICD-11: International classification of diseases (11th revision). 2019. Disponível em: https://icd.who.int/.
2. Ministério da Saúde. Saúde mental: transtornos de ansiedade; 2019. Disponível em: https://www.gov.br/saude/pt-br/assuntos/saude-de-a-a-z/transtornos-de-ansiedade
3. Ministério da Saúde. (2019). Saúde mental: depressão; 2019. Disponível em: https://www.gov.br/saude/pt-br/assuntos/saude-de-a-a-z/depressao
4. Panchal U, Gonzalo SP, Franco M, Moreno C, Parellada M, Arango C, Fusar-Poli P. The impact of COVID-19 lockdown on child and adolescent mental health: systematic review. Eur Child Adolesc Psychiatry. 2021;1-27.
5. Yokota RTC, Kakepoto BHP, Tanaami AM, Abreu LC. Bullying and associated mental health problems among Brazilian adolescents: A cross-sectional study. Child and Adolescent Psychiatry and Mental Health. 2021;15(1):7.
6. Merikangas KR, Nakamura EF, Kessler RC. Epidemiology of mental disorders in children and adolescents. Dialogues Clin Neurosci. 2009;11(1):7-20.
7. American Psychiatric Association. Diagnostic and statistical manual of mental disorders: DSM-5-TR. Arlington: American Psychiatric Publishing; 2022.
8. Instituto Brasileiro de Geografia e Estatística (IBGE). População brasileira total. Estimativas da população residente no Brasil e unidades da federação com data de referência em 1º de julho de 2021. Disponível em: https://www.ibge.gov.br/estatisticas/sociais/populacao/9103-estimativas-de-populacao.html?=&t=resultados. Acesso em: 02 abr. 2023.

9. Instituto Brasileiro de Geografia e Estatística (IBGE). População de crianças de 0 a 9 anos. Projeção da população; 2021 Disponível em: https://sidra.ibge.gov.br/tabela/7200. Acesso em: 02 abr. 2023.

10. Instituto Brasileiro de Geografia e Estatística (IBGE). População de adolescentes de 10 a 19 anos. Projeção da população; 2021. Disponível em: https://sidra.ibge.gov.br/tabela/7200. Acesso em: 02 abr. 2023.

11. Instituto Brasileiro de Geografia e Estatística (IBGE). População de jovens de 20 a 24 anos. Projeção da população; 2021. Disponível em: https://sidra.ibge.gov.br/tabela/7200. Acesso em: 02 abr. 2023.

Seção I
ASPECTOS CLÍNICOS

1

Transtornos do neurodesenvolvimento

Miguel Angelo Boarati
Anne Fonseca Meira Brito
Telma Pantano

▶ INTRODUÇÃO

Os transtornos do neurodesenvolvimento constituem um grupo cuja característica comum é o fato de estarem presentes desde o início do desenvolvimento da criança. Trata-se do primeiro grupo diagnóstico descrito na última edição do *Manual Diagnóstico e Estatístico de Transtornos Mentais* da American Psychiatric Association edição (DSM-5-TR)[1] e é composto de seis diagnósticos distintos, mas que apresentam algumas características comuns. São eles o transtorno do desenvolvimento intelectual, os transtornos da comunicação, o transtorno do espectro autista (TEA), o transtorno do déficit de atenção e hiperatividade (TDAH), os transtornos específicos de aprendizagem, os transtornos motores do desenvolvimento e outros transtornos do neurodesenvolvimento (Tabela 1).

Vale ressaltar que, na 11ª revisão da Classificação Internacional de Doenças (CID-11)[2], os transtornos do desenvolvimento estão incluídos no capítulo 6, denominado transtornos mentais, comportamentais ou do desenvolvimento e incluem os transtornos especificados na Tabela 1.

É bastante frequente a ocorrência de dois ou mais transtornos do neurodesenvolvimento simultaneamente, ou seja, uma criança com TEA pode apresentar deficiência intelectual (DI), assim como uma criança com TDAH pode apresentar algum transtorno específico de aprendizagem. As duas últimas edições do DSM (DSM-5[3] e DSM-5-TR[1]) permitem que se façam dois ou mais diagnósticos simultaneamente, desde que todos os critérios das duas ou mais condições estejam presentes e ocorram de maneira independente.

1 ■ Transtornos do neurodesenvolvimento 3

TABELA 1 Comparação entre a classificação dos transtornos do desenvolvimento pelo DSM-5-TR[1] e CID-11[2]

DSM-5-TR	CID-11
Transtornos do neurodesenvolvimento	06: Transtornos mentais, comportamentais ou do neurodesenvolvimento 6A: Transtorno do neurodesenvolvimento
Transtorno do desenvolvimento intelectual	6A00: Transtorno do desenvolvimento intelectual
Transtornos da comunicação	6A01: Transtorno do desenvolvimento da fala ou linguagem
Transtorno do espectro autista	6A02: Transtorno do espectro autista
Transtorno do déficit de atenção e hiperatividade	6A05: Transtorno do déficit de atenção e hiperatividade
Transtornos específicos de aprendizagem	6A03 Transtorno de aprendizagem
Transtornos motores	6A04 Transtorno da coordenação motora
	6A06 Transtorno do movimento estereotipado
	6A0Y Outros transtornos especificados do desenvolvimento

Obs.: o transtorno de tique e a síndrome de Tourette encontram-se em transtornos do sistema nervoso.

É condição essencial para a definição do diagnóstico do grupo dos transtornos do neurodesenvolvimento que os sintomas estejam presentes desde o início do desenvolvimento. Entretanto, é possível que algumas alterações somente sejam perceptíveis quando a demanda por determinada habilidade seja exigida, por exemplo, no caso dos transtornos específicos de aprendizagem, pois somente no início da aprendizagem formal é que se torna possível observar os déficits específicos.

Os transtornos do neurodesenvolvimento apresentam características próprias, que precisam ser bem descritas para que o diagnóstico diferencial e os diagnósticos das comorbidades possam ser realizados com precisão.

O impacto sobre o desenvolvimento de habilidades essenciais para o aprendizado, a sociabilização, o comportamento, a autonomia e as atividades de vida diária (AVD) variam de acordo com a gravidade clínica de cada um dos diagnósticos e com a presença simultânea de comorbidades psiquiátricas ou clínicas.

Na Tabela 2, são apresentadas as principais características de cada um dos diferentes transtornos do neurodesenvolvimento, que são explorados em profundidade ao longo deste capítulo.

4 Psiquiatria da infância e adolescência: cuidado multidisciplinar

TABELA 2 Características dos transtornos do neurodesenvolvimento[1]

Diagnóstico	Características centrais do transtorno
Transtorno do desenvolvimento intelectual	Déficits nas capacidades mentais gerais (raciocínio, solução de problemas, planejamento, pensamento abstrato, julgamento, aprendizagem formal e pela experiência)
Transtornos da comunicação	Incluem o transtorno da linguagem, da fala, da comunicação social (pragmática) e da fluência da fala. Os três primeiros envolvem prejuízo no desenvolvimento e no uso da linguagem, da fala e da comunicação respectivamente. O quarto envolve perturbação na fluência normal e produção motora da fala
Transtorno do espectro autista	Déficits persistentes na comunicação social e na interação social em diferentes contextos, além de um padrão restrito e repetitivo de comportamentos, interesses e atividades
Transtorno do déficit de atenção e hiperatividade	Prejuízo de atenção, desorganização e/ou hiperatividade-impulsividade, com dificuldade de manter o foco, atividade motora excessiva e incapacidade de controle inibitório
Transtornos específicos de aprendizagem	O diagnóstico é feito diante de um déficit específico na aquisição de uma habilidade acadêmica básica, como leitura, escrita ou aprendizado da matemática. Esse transtorno se apresenta logo no início da escolarização formal com impacto significativo e persistente ao longo da vida
Transtornos motores do desenvolvimento	Estão incluídos os transtornos do desenvolvimento da coordenação com prejuízo na aquisição e na execução de habilidades motoras coordenadas, os transtornos do movimento estereotipados que envolvem a presença de movimentos motores repetitivos e disfuncionais (p. ex., balançar o corpo, bater a cabeça, morder-se ou machucar-se) e os transtornos de tiques que se caracterizam pela presença de tiques motores ou fônicos que são movimentos ou vocalizações repetitivas, não ritmadas e estereotipadas

Os transtornos do neurodesenvolvimento apresentam abordagens específicas e sempre multiprofissionais, que terão melhores respostas dependendo da gravidade clínica – sobretudo, se estiverem no início, o mais precocemente possível – e do uso de abordagens terapêuticas que apresentem melhores níveis de evidência científica. As abordagens multiprofissionais específicas são abordadas na Seção III deste livro e deverão servir como base para a estruturação do tratamento.

É importante salientar que os transtornos do neurodesenvolvimento são condições fortemente predeterminadas por fatores individuais biológicos (p. ex., genética e intercorrências pré e pós-natais) e nutricionais, entre outros, mas que também sofrem influência de questões emocionais e ambientais, que precisarão ser diagnosticadas durante a avaliação multidisciplinar e abordadas durante o tratamento.

O tratamento multidisciplinar é individualizado por tempo prolongado e exige esforços tanto dos pais, dos professores e dos profissionais, quanto dos pacientes. O foco sempre será a estimulação sobre as deficiências presentes e o desenvolvimento de habilidades globais (p. ex., linguagem, motricidade, aprendizagem, regulação emocional e comportamental, autonomia etc.), e, frequentemente, os resultados são observados após longo período de investimento. As abordagens precisam ser realizadas de maneira sincronizada, com avaliações periódicas dos resultados obtidos, para que o planejamento terapêutico seja revisto e reformulado ao longo do tempo pela equipe multidisciplinar, de acordo com a resposta obtida com as intervenções. É fundamental que os diferentes profissionais envolvidos no processo estejam em contato constante e possam periodicamente se reunir para discutir resultados e definirem juntos novas estratégias. Do contrário, é possível que os resultados não sejam observados e o planejamento terapêutico se perca ao longo do tempo.

A seguir, são descritos os diferentes diagnósticos dos transtornos do neurodesenvolvimento e suas características individuais e compartilhadas com base, sobretudo no DSM-5-TR, a fim de permitir aos diferentes profissionais da equipe multidisciplinar observar as características comuns, independentemente da formação e da abordagem que realizarão.

▶ DEFICIÊNCIAS INTELECTUAIS

No DSM-5-TR[1], os transtornos do desenvolvimento intelectual (DI) compreendem o transtorno do desenvolvimento intelectual e o atraso global do desenvolvimento.

As DI ou transtorno do desenvolvimento intelectual se caracterizam por prejuízo ou déficit nas capacidades mentais genéricas (p. ex., raciocínio, solução de problemas, planejamento, pensamento abstrato, julgamento e crítica, aprendizagem escolar, experiência de vida e compreensão da vida prática) e da função adaptativa da vida diária (o quanto a pessoa consegue alcançar dos padrões de independência social e ocupacional e de assumir responsabilidades sociais quando comparada a outros de sua idade, classe social e cultural), ocorrendo desde o início do desenvolvimento[1].

O diagnóstico é feito com base em avaliação clínica e testes padronizados (avaliação neuropsicológica). É importante ressaltar que no DSM-5[3] ocorreu uma mudança importante, os vários níveis de gravidade são definidos com base no funcionamento adaptativo e não nos escores dos testes de QI, pois é o funcionamento adaptativo que determina o nível de suporte e intervenção que a criança precisará receber.

No Quadro 1, são relacionados os critérios diagnósticos, segundo o DSM-5-TR[1].

6 Psiquiatria da infância e adolescência: cuidado multidisciplinar

QUADRO 1 Critérios diagnósticos do transtorno do desenvolvimento intelectual (deficiência intelectual), segundo o DSM-5-TR[1]

Deficiência intelectual (transtorno do desenvolvimento intelectual) é um transtorno com início no período do desenvolvimento que inclui déficits funcionais, tanto intelectuais quanto adaptativos, nos domínios conceitual, social e prático. Os três critérios a seguir devem ser preenchidos:

A. Déficits nas funções intelectuais, como raciocínio, solução de problemas, planejamento, pensamento abstrato, julgamento, aprendizagem acadêmica e aprendizagem pela experiência, confirmados tanto pela avaliação clínica quanto por testes de inteligência padronizados e individualizados

B. Déficits nas funções adaptativas que resultam em fracasso para atingir padrões de desenvolvimento e socioculturais em relação à independência pessoal e à responsabilidade social. Sem apoio continuado, os déficits de adaptação limitam o funcionamento em uma ou mais atividades diárias, como comunicação, participação social e vida independente, em múltiplos ambientes, como em casa, na escola, no local de trabalho e na comunidade

C. Os déficits intelectuais e adaptativos se iniciam durante o período de desenvolvimento

Nota: o termo diagnóstico de deficiência intelectual equivale ao diagnóstico da CID-11 de transtornos do desenvolvimento intelectual. A literatura médica e científica costuma usar ambos os termos, entretanto, deficiência intelectual é o termo amplamente utilizado por educadores, público leigo e grupos de defesa dos direitos. Nos Estados Unidos, uma lei federal (*Public Law* 111-256, *Rosa's Law*) substitui o termo retardo mental por deficiência intelectual.

Especificar a gravidade atual*

- Nível 1: Requer suporte
- Nível 2: Requer suporte substancial
- Nível 3: Requer muito suporte

*A especificação é feita com base na análise da tabela descritiva que está presente no próprio DSM-5-TR e que não está descrita neste capítulo.

Os déficits no funcionamento adaptativo avaliam o quão funcional o indivíduo é em relação à sua faixa etária e social e envolvem raciocínio adaptativo em três domínios: conceitual, social e prático. Cada um desses domínios exige habilidades diferentes, que, se estiverem associadas, completam o funcionamento global do indivíduo. A Tabela 3 relaciona as competências que cada domínio exige.

A DI possui curso crônico e tem seus primeiros sinais observados, dependendo da gravidade clínica, logo nos primeiros meses de vida, quando a criança demora para atingir os marcos do desenvolvimento neuropsicomotor e do desenvolvimento da linguagem. Casos mais leves e que não apresentam sinais sindrômicos frequentemente apenas poderão ser identificados em fases posteriores do desenvolvimento, quando aumentam as demandas e as exigências sociais, acadêmicas ou de vida prática.

1 ▪ Transtornos do neurodesenvolvimento 7

TABELA 3 Domínios de funcionamento global[1]

Domínio conceitual ou acadêmico	Domínio social	Domínio prático
Memória	Percepção de pensamentos, sentimentos e experiências dos outros	Aprendizagem e autogestão
Linguagem		Cuidados pessoais
Leitura		Responsabilidades profissionais
Escrita	Empatia	Controle do dinheiro
Raciocínio matemático	Habilidades de comunicação interpessoal	Recreação
Aquisição de conhecimentos práticos	Habilidades sociais	Autorregulação emocional
Solução de problemas	Julgamento social	Organização de tarefas escolares
Julgamento em situações novas		

A DI é uma condição heterogênea e multifatorial que pode apresentar condições diversas em sua gênese. A prevalência é de cerca de 1% da população, e casos mais graves e que necessitam de maiores cuidados são os mais raros.

Quando a DI está associada a uma síndrome genética, normalmente encontra-se um padrão de características físicas (síndrome de Down) e/ou sintomáticos (síndrome de Rett). Algumas síndromes têm um fenótipo comportamental, que descreve comportamentos particulares específicos (síndrome de Lesch-Nyhan).

Existem também as formas adquiridas, como as lesões traumáticas ou infecciosas (meningite, encefalite), nesse caso, o início é abrupto e pode ocorrer perda das habilidades cognitivas previamente desenvolvidas. Outras condições médicas, como hipotireoidismo e epilepsia, podem ser os fatores etiológicos principais. Fatores ambientais, como desnutrição e negligência extrema, podem ocorrer e precisam ser avaliados para que se possam realizar as intervenções protetivas. Entretanto, nem sempre é possível determinar a gênese da DI, constituindo-se os casos de etiologia idiopática.

A proporção de gêneros é ligeiramente maior para o masculino nos casos mais graves, o que denota, possivelmente, maior vulnerabilidade do sexo masculino a lesões cerebrais.

As DI precisam ser minuciosamente investigadas quando as crianças apresentam dificuldades globais e específicas na aquisição de habilidades ao longo do desenvolvimento. Outras condições que cursam com atraso também precisam ser pesquisadas, como os transtornos do desenvolvimento motor e de linguagem (que são descritos ao longo deste capítulo), fazendo o diagnóstico diferencial para que se possam realizar intervenções mais específicas.

A DI pode apresentar condições comórbidas com outros transtornos do neurodesenvolvimento e outros transtornos como depressão, ansiedade, psicoses etc. Comumente, as crianças apresentam comportamento opositor, dificuldades de regulação emocional e inabilidades sociais que tendem a piorar ao longo da adolescência, exigindo intervenções medicamentosas, além de abordagens psicoterapêuticas com treino de habilidades sociais, apoio emocional e suporte psicopedagógico ou escolarização especial. Os pais também necessitam de treino de habilidades parentais para promover a estimulação precoce, especialmente durante o período de maior desenvolvimento cerebral, além de aprenderem técnicas de manejo comportamental para situações de estresse e comportamentos inadequados. As abordagens terapêuticas são mais bem exploradas em capítulos posteriores.

O diagnóstico de atraso global do desenvolvimento é reservado para indivíduos abaixo de 5 anos, em que o nível de severidade clínica não tem como ser acessado de forma confiável. Essa categoria é diagnosticada quando o indivíduo falha em atingir os marcos do desenvolvimento esperados em diversas áreas do funcionamento intelectual, incluindo crianças que são muito jovens para participar de testes padronizados. Essa categoria requer reavaliação após um período.

▶ TRANSTORNOS DA COMUNICAÇÃO

Os transtornos da comunicação incluem déficits de linguagem, de fala e de comunicação.

A classificação dos transtornos de linguagem é alvo de muitas críticas e tema de discussões em função das características que estão envolvidas em sua aquisição. Há componentes neurodesenvolvimentais e componentes ambientais envolvidos, e a discriminação desses aspectos gera classificações e nomenclaturas distintas que interferem também no prognóstico dessas alterações[4].

Antes de descrevermos os transtornos, algumas definições tornam-se necessárias. Comunicação vem da palavra latina *communicare* e significa troca, partilha. Sob esse aspecto, ela não é exclusiva da espécie humana, porém a ausência dessa intenção já é uma alteração do neurodesenvolvimento. Para se comunicar, é necessária a utilização de um sistema de símbolos ou signos, que é denominado linguagem.

A capacidade de construção de símbolos e signos é considerada também uma capacidade de neurodesenvolvimento do ser humano. De forma mais específica, trata-se da linguagem de acordo com a forma como ela é emitida pelo emissor. Existem, então, a linguagem oral, escrita, gestual, musical e tantas outras presentes no dia a dia. Entre esses sistemas construídos e elaborados pelo ser humano, a fala e a escrita são dois sistemas linguísticos extremamente utilizados na cultura e na sociedade.

Tanto a linguagem oral (que envolve emissão oral e recepção auditiva) quanto a escrita (que envolve emissão motora e recepção visual) servem para expressar o conhecimento, as sensações e os sentimentos e constituem-se pelas mesmas bases de conhecimento e pelas mesmas habilidades de planejamento. A aquisição e a utilização de signos e símbolos envolvidos nessas formas de linguagem possuem um componente relacionado ao neurodesenvolvimento e um componente ambiental (aprendizagem). Neste capítulo, são abordadas as questões relativas à linguagem oral, enquanto no Capítulo 12 são discutidas as questões referentes à linguagem escrita.

As unidades mais simples da linguagem falada (oral) são os fonemas – sons distintos que, associados com outros sons, formam sílabas e palavras. Existem a percepção, como o processo essencial para o desenvolvimento, e a construção do inventário fonético da criança, a qual permite a organização das representações internas a respeito da língua materna para produzir sons de determinada língua, o que é um processo ativo.

A união desses traços perceptivos dá origem aos fonemas, no caso da expressão oral, e aos grafemas, no caso da escrita (aqui também os processos perceptivos são fundamentais para o reconhecimento e a diferenciação dos traços gráficos). São os fonemas e os grafemas que permitem a elaboração de significantes para representar determinados significados.

Essa associação de um significante (forma oral ou escrita) a um significado (conteúdo) é conhecida como semântica. O léxico torna-se, assim, um armazenamento individual que envolve a relação direta entre os sons dos fonemas, das sílabas e das palavras, a gramática que acompanha determinada palavra e o conteúdo final de significados que os envolve.

O léxico mental precisa ser eficientemente organizado para que o sujeito utilize de forma significativa e contextualizada seu conteúdo. O acesso ao léxico mental se dá por meio de traços auditivos (semelhança fonológica), visuais ou mesmo semânticos (relacionados às condições conceituais para sua utilização). O léxico mental está diretamente relacionado às memórias semânticas e episódicas, já que a atribuição do significado das palavras comumente é realizada pela análise do contexto das situações. Frequentemente, observa-se no léxico mental o "efeito de vizinhança", ou seja, as palavras utilizadas com maior frequência possuem acesso mais rápido, portanto, tendem a ser mais facilmente recordadas.

É dessa forma que são originadas as palavras que, em neurociências[3], são divididas em palavras de vocabulário (as que representam conceitos, objetos, ações, qualidades e lugares, incluindo substantivos, adjetivos e advérbios) e palavras de gramática (relacionadas às noções de tempo, lógica e as relações entre as palavras de conteúdo). Essa divisão torna-se bastante interessante quando ajuda na compreensão das dificuldades percebidas nos alunos e nos pacientes com as palavras de gramática. O aprendizado e a utilização correta dessas palavras são bastante difíceis de serem ensinados.

As palavras se associam para constituir frases de acordo com um conjunto de regras gramaticais denominado sintaxe. Além de estruturar a frase, a sintática é importante porque o significado expresso também se relaciona com a utilização da estrutura sintática. Dessa forma, só são possíveis a expressão e a compreensão de conteúdos semânticos complexos se houver o apoio de regras sintáticas[6].

Shankweiler et al.[7] relatam em seus estudos que o significado de uma sentença não é meramente a soma dos significados das palavras, mas o resultado das relações entre os componentes determinados pela estrutura sintática.

Porém utilizar somente palavras de vocabulário e de gramática e uma estrutura sintática coerente não é suficiente para produzir ou compreender uma frase ou um texto[6]. Para a produção, por exemplo, são necessários o foco atencional bem delimitado, a escolha das palavras corretas, a utilização de regras gramaticais para uni-las de acordo com as regras de determinada língua e os comandos motores para a expressão das ideias. No caso da compreensão, faz-se necessário acionar o sistema atencional e coordenar as informações sensoriais com a gramática e o vocabulário e enviar as informações para os sistemas de memória e raciocínio.

Aspectos não verbais da comunicação também são fundamentais para que a linguagem possa se construir em todo o seu significado. A compreensão de aspectos entonacionais e melódicos, assim como de expressões faciais, corporais e ambientais, é fundamental para que a comunicação se estabeleça de forma integrada e significante.

Assim, a linguagem assume um contexto social e ambiental fundamental para que a comunicação se construa em sua totalidade. Saber quais regras entonacionais, melódicas e corporais podem e devem ser analisadas e/ou utilizadas para propiciar e facilitar ou completar as situações comunicativas é fundamental, e o desenvolvimento dessas habilidades recebe o nome de pragmática.

O diagnóstico dos transtornos de comunicação

A classificação feita pelo DSM-5-TR inclui déficits na linguagem, na fala e nas habilidades comunicativas. É muito importante que também sejam considerados os aspectos culturais e linguísticos envolvidos na aquisição dessas habilidades.

A partir do DSM-5, as nomenclaturas desses transtornos são: transtornos de linguagem, transtorno da fala, transtorno da fluência, transtorno da comunicação social (pragmática) e transtorno da comunicação não especificado.

Transtorno da linguagem

Refere-se, essencialmente, a uma dificuldade persistente na aquisição e no uso da linguagem em suas diversas modalidades (oral, escrita, gestual), envolvendo dificuldades de expressão e/ou compreensão. Diz respeito a crianças que apresentam vocabulário reduzido com relação à compreensão e à expressão, estrutura frasal limitada e prejuízos na construção do discurso.

Observa-se que a criança apresenta redução de sua capacidade linguística, apresentando produções abaixo do esperado para a idade, o que resulta em falhas na comunicação e dificuldades efetivas na participação e na aquisição de habilidades sociais.

As falhas observadas devem ser evidentes na linguagem falada, escrita ou de sinais. Para o diagnóstico, deve-se avaliar as habilidades de linguagem expressivas (produção vocal, gestual, sinais vocais) e receptivas (processo de recebimento e compreensão da linguagem) e suas discrepâncias. Por exemplo, o paciente pode apresentar capacidade expressiva com maior prejuízo do que a compreensiva.

As limitações linguísticas de vocabulário (semântica) e frasais (sintaxe) prejudicam a produção discursiva. É importante que, na situação clínica, o nível textual e/ou discursivo seja avaliado, uma vez que as entrevistas clínicas costumam ser elaboradas com base em perguntas e respostas.

O diagnóstico precisa considerar a história clínica, a observação direta da produção e da compreensão da linguagem e as habilidades comunicativas do indivíduo, conforme escores de testes padronizados. Dificuldades e restrições sociais podem estar associadas ao transtorno de linguagem.

O início é precoce no desenvolvimento, e as dificuldades apresentadas não devem ser atribuíveis à deficiência auditiva ou a outro prejuízo sensorial, déficits intelectuais, disfunção motora ou outra condição médica ou neurológica. É necessário excluir regressões na linguagem (indicativo de outras doenças de ordem neurológica e/ou psiquiátrica).

Pode ser comórbido com outros transtornos do desenvolvimento, transtorno da comunicação social (pragmática), assim como a presença de história familiar para o transtorno de linguagem.

Transtorno da fala

Este diagnóstico envolve a dificuldade na emissão e na produção de fonemas que, se forem combinados, formam-se palavras com significados. Essas dificuldades interferem na aquisição de conhecimentos acadêmicos e na vida social dos indivíduos.

12 Psiquiatria da infância e adolescência: cuidado multidisciplinar

Como os demais transtornos do neurodesenvolvimento, o início deve ser precoce. E as dificuldades não devem ser atribuíveis a condições congênitas ou adquiridas – p. ex., paralisia cerebral, fenda palatina, surdez, perda auditiva ou outras condições médicas ou neurológicas.

A compreensão da fala envolve a percepção auditiva, a sequência do fonema e o acesso às memórias para a significação. Já a expressão da fala envolve a elaboração do pensamento, a sequência dos fonemas e o controle motor para a expressão.

A mesma musculatura utilizada para a produção de fala também é utilizada para funções como mastigação, respiração e deglutição, portanto, o transtorno da fala pode ser comórbido com dificuldades no funcionamento ou na coordenação do movimento dessas funções.

A percepção auditiva envolve um processo ativo de construção do inventário fonético da criança e organização das representações internas a respeito da língua materna para produzir os sons de determinada língua e pode estar diretamente relacionada com a produção.

O diagnóstico é definido quando a produção da fala não ocorre de acordo com a maneira esperada para a idade e o desenvolvimento da criança, quando não justificadas por alterações orgânicas, físicas, neurológicas ou auditivas.

A maior parte das crianças responde bem ao tratamento fonoaudiológico. O prognóstico torna-se mais fechado se estiver associado a transtorno de linguagem.

Transtorno da fluência com início na infância

Trata-se de perturbações na fluência normal e no padrão temporal de fala em descompasso com a idade e as habilidades linguísticas. Caracteriza-se por repetição de sons e sílabas, prolongamentos de consoantes e vogais, interrupções, bloqueios ou circunlocuções (com a intenção de evitar palavras problemáticas), produção de palavras com excesso de tensão física ou repetição de palavras monossilábicas que comprometem o fluxo normal da fala.

A alteração tem início precoce no desenvolvimento e causa ansiedade em relação à fala ou a limitações na comunicação efetiva, por isso interfere na vida social, acadêmica e/ou profissional. Caso o quadro surja tardiamente, o diagnóstico deve ser transtorno da fluência com início na idade adulta.

As dificuldades não devem ser atribuíveis a déficit motor ou sensorial da fala ou a outras condições médicas ou neurológicas. É comum haver agravamento do quadro em situações de tensão física e/ou emocional, como a exposição em público. Em ações que envolvam memórias automáticas de produção de fala (ou seja, não exijam a elaboração completa do processo de produção de fala), como a leitura ou o ato de cantar, essas alterações podem estar ausentes. Socialmente, pode surgir a esquiva a situações em que o falante tem a consciência da tensão ou da exposição, por isso surgem, comumente, estresse e ansiedade. O início, em geral, acontece entre 2 e 7 anos, de forma insidiosa ou brusca sem a consciência do indivíduo, porém, com o passar dos anos, a criança pode desenvolver reações como recusa à fala ou comportamentos motores e emocionais de esquiva ou utilizar de fala reduzida. O risco é maior quando o componente genético é observado.

Transtorno da comunicação social (pragmática)

Este quadro compreende as dificuldades persistentes no uso social da comunicação verbal e da não verbal. Caracteriza-se por prejuízos na capacidade de adaptar a comunicação aos fins sociais, com dificuldade de adaptação ao contexto ambiental e na utilização de regras e convenções sociais pelo uso e pela compreensão de sinais verbais e não verbais. Pode existir também dificuldade na compreensão de conteúdos em sentidos não convencionais ou na realização de inferências em conversações rotineiras.

As alterações devem causar interferência social, acadêmica ou profissional e ter início precoce no desenvolvimento. As dificuldades não são atribuíveis a baixas capacidades na estrutura da palavra e da gramática ou a outras condições médicas ou neurológicas.

Observam-se, comumente, atrasos nos marcos linguísticos, bem como falhas nos aspectos estruturais da linguagem. São comuns o evitamento a situações sociais e/ou a presença de reações inadequadas ou não compreensíveis durante a interação social. Como depende da interação social efetiva e do desenvolvimento da fala e da linguagem para ser diagnosticado, esse transtorno raramente é observado antes dos 4 ou 5 anos, além disso, suas formas mais moderadas podem ser observadas somente na adolescência.

A evolução é variável e, frequentemente, com prejuízos duradouros na vida adulta. Ainda, de acordo com o DSM-5-TR, história familiar de transtorno do espectro autista, outros transtornos da comunicação em geral ou transtorno específico da aprendizagem parecem aumentar a incidência do transtorno da comunicação social.

O diagnóstico e o tratamento precoces estão associados com melhor prognóstico e, quando o transtorno é detectado, faz-se necessária a estimulação intensiva com profissional específico[9]. As avaliações precisam considerar o melhor funcionamento do paciente, procurando proporcionar a estabilidade emocional e cognitiva. Assim, vale a pena evitar testagens longas e intensas e avaliações após atividades cognitivas ou pedagógicas intensas.

▶ TRANSTORNO DO ESPECTRO AUTISTA

Desde o DSM-5[3], o TEA engloba os diagnósticos de autismo infantil, autismo de Kanner, autismo de alto funcionamento, autismo atípico, transtorno pervasivo do desenvolvimento não especificado, transtorno desintegrativo da infância. A síndrome de Rett, por apresentar condição genética bem estabelecida, não é mais considerada parte desse grupo diagnóstico.

O TEA apresentou importante modificação na estrutura dos grupos de sinais e sintomas e que determinam seu diagnóstico. No DSM-IV-R, os sintomas estavam distribuídos em três grupos (tríade) de alterações/prejuízos: comunicação, sociabilidade e comportamentos estereotipados. No DSM-5, os sintomas estão estruturados em dois grupos (díade): déficits persistentes na comunicação social e interação social, e é necessário que todos os sintomas desse grupo estejam presentes, e presença de padrões restritos e repetitivos de comportamentos, interesses ou atividades (são necessários pelo menos dois sintomas desse grupo).

O Quadro 2 apresenta os critérios diagnósticos segundo o DSM-5-TR, e a Figura 1 mostra quais foram as principais mudanças observadas do DSM-IV-R para o DSM-5.

QUADRO 2 Critérios diagnósticos para transtorno do espectro autista, segundo o DSM-5-TR[1]

A. Déficits persistentes na comunicação social e na interação social em múltiplos contextos, conforme manifestado pelo que segue, atualmente ou em história prévia (os exemplos são apenas ilustrativos, não exaustivos; ver o texto):

1. Déficits na reciprocidade socioemocional, variando, por exemplo, de abordagem social anormal e dificuldade para estabelecer uma conversa normal a compartilhamento reduzido de interesses, emoções ou afeto, e dificuldade para iniciar ou responder a interações sociais

2. Déficits nos comportamentos comunicativos não verbais usados para interação social, variando, por exemplo, de comunicação verbal e não verbal pouco integrada a anormalidade no contato visual e linguagem corporal ou de déficits na compreensão e uso de gestos a ausência no contato visual e linguagem corporal ou, ainda, déficits na compreensão e uso de gestos a ausência total de expressões faciais e comunicação não verbal

3. Déficits para desenvolver, manter e compreender relacionamentos, variando, por exemplo, de dificuldade em ajustar o comportamento para se adequar a contextos sociais diversos à dificuldade em compartilhar brincadeiras imaginativas ou em fazer amigos e a ausência de interesse pelos pares

---

(continua)

1 ■ Transtornos do neurodesenvolvimento   15

QUADRO 2   Critérios diagnósticos para transtorno do espectro autista, segundo o DSM-5-TR[1] *(continuação)*

B. Padrões restritos e repetitivos de comportamento, interesses ou atividades, manifestados por pelo menos dois dos seguintes, atualmente ou em história prévia (os exemplos são apenas ilustrativos, não exaustivos; ver o texto):
   1. Movimentos motores, uso de objetos ou fala estereotipados ou repetitivos (p. ex., estereotipias motoras simples, alinhar brinquedos ou girar objetos, ecolalia, frases idiossincráticas)
   2. Insistências nas mesmas coisas, adesão inflexível a rotinas ou padrões ritualizados de comportamento verbal ou não verbal (p. ex., sofrimento extremo em relação a pequenas mudanças, dificuldades com transições, padrões rígidos de pensamento, rituais de saudação, necessidade de fazer o mesmo caminho ou ingerir os mesmos alimentos diariamente)
   3. Interesses fixos e altamente restritivos que são anormais em intensidade ou foco (p. ex., forte apego a objetos incomuns ou preocupação com eles, interesses excessivamente circunscritos ou perseverativos)
   4. Hiper ou hiporreatividade a estímulos sensoriais ou interesse incomum por aspectos sensoriais do ambiente (p. ex., indiferença aparente a dor/temperatura, reação contrária a sons ou texturas específicas, cheirar ou tocar objetos de forma excessiva, fascinação visual por luzes ou movimento)

C. Os sintomas devem estar presentes precocemente no período do desenvolvimento (mas podem não se tornar plenamente manifestos até que as demandas sociais excedam as capacidades limitadas ou poder ser mascarados por estratégias aprendidas mais tarde na vida)

D. Os sintomas causam prejuízo clinicamente significativo no funcionamento social, profissional ou em outras áreas importantes da vida do indivíduo no presente

E. Essas perturbações não são mais bem explicadas por deficiência intelectual (transtorno do desenvolvimento intelectual) ou por atraso global do desenvolvimento. Deficiência intelectual e transtorno do espectro autista costumam ser comórbidos; para fazer o diagnóstico da comorbidade de transtornos do espectro autista e deficiência intelectual, a comunicação social deve estar abaixo do esperado para o nível geral de desenvolvimento

Nota: indivíduos com um diagnóstico do DSM-IV bem estabelecido de transtorno autista, transtorno de Asperger ou transtorno global do desenvolvimento sem outra especificação devem receber o diagnóstico de transtorno do espectro autista. Indivíduos com déficits acentuados na comunicação social, cujos sintomas, porém, não atendem, de outra forma, aos critérios de transtorno do espectro autista devem ser avaliados em relação a transtorno da comunicação social (pragmática)

Especificar a gravidade atual:
■ A gravidade baseia-se em prejuízos na comunicação social e em padrões de comportamento restritivos e repetitivos*

Especificar se:
■ Requer muito suporte
■ Requer suporte substancial
■ Requer suporte

(continua)

QUADRO 2 Critérios diagnósticos para transtorno do espectro autista, segundo o DSM-5-TR[1] (*continuação*)

Especificar se:
- Com ou sem comprometimento intelectual concomitante
- Com ou sem comprometimento da linguagem concomitante

Especificar se:
- Associado a alguma condição médica ou genética ou fator ambiental conhecida (nota para codificação: usar código adicional para identificar a condição médica ou genética associada)
- Associado a outro transtorno do neurodesenvolvimento, mental ou comportamental [nota para codificação: usar código(s) adicional(is) para identificar o(s) transtorno(s) do neurodesenvolvimento, mental ou comportamental associado(s)]
- Com catatonia (consultar os critérios para definição de catatonia associados a outro transtorno mental)

* A especificação é feita com base na análise da tabela descritiva que está presente no próprio DSM-5, mas não está descrita neste capítulo.

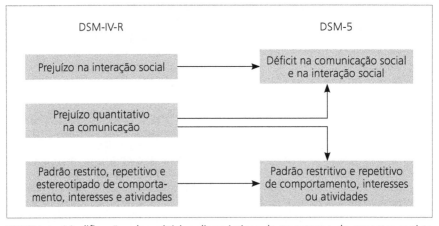

FIGURA 1 Modificações dos critérios diagnósticos do transtorno do espectro autista entre o DSM-IV-R e o DSM-5[2].

O que é essencialmente observado para o diagnóstico do TEA é a presença de prejuízo persistente e marcante na comunicação social e na interação social, na qual se observa importante dificuldade no uso da comunicação verbal e da não verbal com a finalidade de socialização em diferentes contextos. Algumas não desenvolvem a linguagem falada, por isso são chamadas de não verbais. E mesmo em crianças que desenvolveram a fala, o prejuízo da linguagem e da comunicação em diferentes contextos, no momento de expressão de um pensamento ou sentimento, na reciprocidade grupal e socioemocional é marcante.

Elas são literais no contexto da comunicação, por isso não conseguem fazer inferências ou ler nas "entrelinhas" do que está sendo dito por outro interlocutor. Esse prejuízo da comunicação dificulta a interação social.

Essas crianças não conseguem expressar de forma conveniente, em um contexto socialmente apropriado, seus sentimentos, pensamentos, dúvidas ou medos. A interpretação do ambiente se torna hostil e ameaçadora.

A comunicação não verbal também é bastante prejudicada, ou seja, gestos e posturas com funções comunicativas não são lidos ou expressos de forma apropriada. Essas crianças não conseguem fazer leitura de expressões faciais e gestos e fazem contato visual restrito ou bastaste inadequado, além de apresentarem entonação de fala e postura corporal incompatíveis com a situação ambiental e social.

No que se refere aos interesses, comportamentos e atividades, esses são restritos e repetitivos, com dificuldade de manifestação de repertório amplo e global de comportamentos ou interesses. Em crianças de baixo funcionamento (que apresentem DI simultaneamente), podem-se observar movimentos estereotipados, como o de balançar o tronco e as mãos (chamado *flapping*), além do uso não funcional de objetos e brinquedos (preferência por objetos pontiagudos ou que rodam, brincadeiras estereotipadas, como usar um boneco como carro). Nos casos de alto funcionamento (inteligência normal ou superior), observam-se interesses altamente limitados, específicos e restritos por temas pouco usuais, como astronomia, trens, datas históricas e dinossauros. Essas crianças costumam discursar horas sobre esse determinado assunto, independentemente do interesse do interlocutor.

Elas apresentam muita dificuldade em lidar com mudanças na rotina, mesmo aquelas mais simples, como horário do café ou a posição do sofá na sala de estar. Essas crianças costumam apresentar uma hiper ou hiporreatividade a estímulos sensoriais, como sons, luzes ou cheiros. Essa característica diagnóstica foi introduzida no DSM-5, com a observação de que muitas crianças se irritam com determinados sons agudos ou demonstram fascinação extrema por luzes e cores.

Alguns casos apresentam sinais que podem ser observados logo nos primeiros meses de vida, como a ausência de sinais de apego, contato visual, ausência do desenvolvimento da linguagem do bebê (como balbuciar ou imitar sons) ou atraso da fala. As crianças não acompanham com a cabeça e, ao olhar o afastamento da mãe, não apresentam postura antecipatória, como esticar os braços para serem pegas por um adulto de confiança. Entretanto, casos mais leves sem o comprometimento da fala e sem movimentos estereotipados podem passar despercebidos por muitos anos, mas tornam-se evidentes no início da vida escolar, quando a interação com os pares da mesma faixa etária impõe a necessidade de habilidades sociais e comunicativas que a criança não possui e não desenvolverá naturalmente.

Essas crianças tendem a ficar isoladas e a preferir atividades solitárias, que são menos desorganizadoras.

O TEA é mais prevalente em meninos, mas, em amostras clínicas, as pacientes com TEA têm maior incidência de DI, possivelmente porque meninas sem essa condição podem não estar sendo adequadamente diagnosticadas.

Crianças e adolescentes com TEA apresentam maior incidência de diversas doenças orgânicas quando comparados a outras da mesma faixa etária, sendo maior a incidência de transtornos do sono, queixas gastrointestinais, epilepsia e outros transtornos motores, como alteração de marcha, equilíbrio, psicomotricidade fina e coordenação motora. Também é bastante comum a presença de outros transtornos do neurodesenvolvimento, como a DI, TDAH e transtorno de tique. Esses diagnósticos comórbidos também precisam ser avaliados quando se pesquisam os diagnósticos diferenciais.

Alterações comportamentais, desregulação emocional, quadros de humor e ansiedade apresentam incidência maior e precisam ser diagnosticados para que intervenções específicas possam ser realizadas, além de intervenções relacionadas ao prejuízo do TEA.

▶ TRANSTORNO DO DÉFICIT DE ATENÇÃO E HIPERATIVIDADE

O TDAH é um transtorno do neurodesenvolvimento cujo diagnóstico clínico é baseado em um padrão precoce e persistente de sintomas de desatenção, hiperatividade e impulsividade. Estudos populacionais sugerem prevalência de 7,2% em crianças. A prevalência é maior em populações especiais, como em crianças que residem em abrigo ou em famílias acolhedoras[1].

O TDAH se inicia na infância, por isso, é fundamental que parte dos sintomas estejam presentes antes dos 12 anos. Dessa forma, a presença de sintomas que se iniciam depois dos 13 anos, provavelmente, se deve a outro transtorno mental.

Por ter um *core* de sintomas inespecíficos, presentes em muitos outros diagnósticos clínicos, como depressão e transtorno bipolar, é comum que ocorram erros diagnósticos caso o quadro não seja adequadamente investigado e uma avaliação clínica bastante detalhada não seja realizada.

É fundamental que haja prejuízo significativo no desenvolvimento e no funcionamento global da criança e que os sintomas estejam presentes em pelo menos dois ambientes distintos, sendo por isso fundamental a avaliação no ambiente escolar. A avaliação neuropsicológica se mostra muito importante, mas não é ela quem determina o diagnóstico definitivo, pois é necessário que seja observado impacto da presença dos sintomas em ambientes distintos da situação de avaliação.

A etiologia do TDAH está relacionada a uma variedade de fatores que incluem componente genético e ambiental. É uma das condições mais herdadas geneticamente tratando-se de transtornos psiquiátricos. Há concordância maior em gêmeos monozigóticos do que dizigóticos. Irmãos têm duas vezes mais chances de ter TDAH do que a população geral[8].

Existem fatores neurobiológicos já bem estabelecidos na etiologia do TDAH, em que é possível observar alterações neurocognitivas que vão além das dificuldades atencionais, que podem ser constatadas na avaliação neurocognitiva. Estudos apontam redução de receptores dopaminérgicos no lobo pré-frontal de pacientes com TDAH. Também são observadas alterações em neuroimagem funcional, além de fatores genéticos e intercorrências pré e perinatais, como infecções virais durante a gravidez, deficiências nutricionais, exposição ao álcool e ao tabaco durante o período fetal[11-13].

O TDAH é uma doença complexa, com impacto variável em cada criança, dependendo de diferentes fatores, como reserva cognitiva, aspectos de desenvolvimento emocional e questões ambientais, com fatores de proteção e de risco que determinam casos mais leves ou mais graves[14].

O Quadro 3 descreve, segundo o DSM-5-TR[1], os critérios diagnósticos do TDAH.

Uma mudança importante que ocorreu no DSM-5 foi a da idade mínima para que o diagnóstico possa ser definido: mudou de 7 para 12 anos de idade[1]. Isso porque muitas crianças que apresentam bom funcionamento intelectual e que, até a idade dos 12 anos, não apresentam demanda externa que exijam competências necessárias, não apresentariam prejuízos funcionais significativos e, consequentemente, não seriam diagnosticadas como portadoras de TDAH. Isso é particularmente verdadeiro no subtipo desatento, pois até a idade de 12 anos a criança recebe significativo suporte em casa e na escola, mas uma vez que se exija maior autonomia na organização dos estudos, cuidado com o material escolar e execução das tarefas escolares e responsabilidades, as deficiências, principalmente de funções executivas, tornam-se mais evidentes, preenchendo critérios necessários para o diagnóstico de TDAH.

Apesar de ter apresentado aumento em seu diagnóstico, com consequente encaminhamento para tratamento medicamentoso e de outras abordagens terapêuticas, trata-se ainda de uma condição subdiagnosticada e subtratada, especialmente na população adulta[15]. Isso se deve à falta do diagnóstico precoce e à ausência de acesso a serviços especializados, especialmente destinados ao atendimento de crianças e adolescentes.

20 Psiquiatria da infância e adolescência: cuidado multidisciplinar

QUADRO 3 Critérios diagnósticos do transtorno do déficit de atenção e hiperatividade, segundo o DSM-5-TR[1]

A. Um padrão persistente de desatenção e/ou hiperatividade-impulsividade que interfere no funcionamento e no desenvolvimento, conforme caracterizado por (1) e/ou (2):

1. Desatenção: seis (ou mais) dos seguintes sintomas persistem por pelo menos 6 meses em um grau que é inconsistente com o nível do desenvolvimento e têm impacto negativo diretamente nas atividades sociais e acadêmicas/profissionais:
Nota: os sintomas não são apenas uma manifestação de comportamento opositor, mas desafio, hostilidade ou dificuldade de compreender tarefas ou instruções. Para adolescentes mais velhos e adultos (17 anos ou mais), pelo menos cinco sintomas são necessários

   a. Frequentemente, não presta atenção em detalhes ou comete erros por descuido em tarefas escolares, no trabalho ou durante outras atividades (p. ex., negligência ou passar desatenção nos detalhes, trabalho é impreciso)

   b. Frequentemente, tem dificuldade de manter a atenção em tarefas ou atividades lúdicas (p. ex., dificuldade de manter o foco durante as aulas, conversas ou leituras prolongadas)

   c. Frequentemente, parece não escutar quando alguém lhe dirige a palavra diretamente (p. ex., parece estar com a cabeça longe, mesmo na ausência de qualquer distração óbvia)

   d. Frequentemente, não segue instruções até o fim e não consegue terminar trabalhos escolares, tarefas ou deveres no local de trabalho (p. ex., começa as tarefas, mas rapidamente perde o foco e facilmente perde o rumo)

   e. Frequentemente, tem dificuldade para organizar tarefas e atividades (p. ex., dificuldade em gerenciar tarefas sequenciais; dificuldade em manter materiais e objetos pessoais em ordem; trabalho desorganizado e desleixado; mau gerenciamento do tempo; dificuldade em cumprir prazos)

   f. Frequentemente, evita se envolver em tarefas que exijam esforço mental prolongado, não gosta dessas tarefas ou reluta contra elas (p. ex., trabalhos escolares ou lições de casa; para adolescentes mais velhos e adultos, preparo de relatórios, preenchimento de formulários, revisão de trabalhos longos)

   g. Frequentemente, perde coisas necessárias para tarefas ou atividades (p. ex., materiais escolares, lápis, livros, instrumentos, carteiras, chaves, documentos, óculos, celular)

   h. Com frequência, é facilmente distraído por estímulos externos (para adolescentes mais velhos e adultos, pode incluir pensamentos não relacionados)

   i. Com frequência, é esquecido em relação a atividades cotidianas (p. ex., realizar tarefas, obrigações; para adolescentes mais velhos e adultos, retornar ligações, pagar contas, manter horários agendados)

2. Hiperatividade e impulsividade: seis (ou mais) dos seguintes sintomas persistem por pelo menos 6 meses em um grau que é inconsistente com o nível do desenvolvimento e têm impacto negativo diretamente nas atividades sociais e acadêmicas/profissionais:
Nota: os sintomas não são apenas uma manifestação de comportamento opositor, mas desafio, hostilidade ou dificuldade de compreender tarefas ou

(continua)

1 ■ Transtornos do neurodesenvolvimento 21

QUADRO 3 Critérios diagnósticos do transtorno do déficit de atenção e hiperatividade, segundo o DSM-5-TR[1] (continuação)

instruções. Para adolescentes mais velhos e adultos (17 anos ou mais), pelo menos cinco sintomas são necessários

a. Frequentemente, remexe ou batuca as mãos e os pés ou se contorce na cadeira

b. Frequentemente, levanta-se da cadeira em situações em que se espera que permaneça sentado (p. ex., sai do seu lugar em sala de aula, no escritório ou em outro local de trabalho ou em situações que exijam que se permaneça em um mesmo lugar)

c. Frequentemente, corre ou sobe nas coisas em situações em que isso é inapropriado (nota: em adolescentes ou adultos, pode se limitar a sensações de inquietude)

d. Com frequência, é incapaz de brincar ou se envolver em atividades de lazer calmamente

e. Com frequência, "não para", agindo como se estivesse "com o motor ligado" (p. ex., não consegue ficar parado por muito tempo ou se sente desconfortável por ficar assim, como em restaurantes, reuniões; outros podem considerar o indivíduo como inquieto ou difícil de acompanhar)

f. Frequentemente, fala demais

g. Frequentemente, deixa escapar uma resposta antes que a pergunta tenha sido concluída (p. ex., termina frases dos outros, não consegue aguardar a vez de falar)

h. Frequentemente, tem dificuldade para esperar sua vez (p. ex., aguardar em fila)

i. Frequentemente, interrompe ou se intromete (p. ex., intromete-se em conversas, jogos ou atividades; pode começar a usar as coisas de outras pessoas sem pedir ou receber permissão; para adolescentes ou adultos, pode intrometer-se em ou assumir o controle sobre o que os outros estão fazendo)

B. Vários sintomas de desatenção ou hiperatividade-impulsividade estavam presentes antes dos 12 anos de idade

C. Vários sintomas de desatenção ou hiperatividade-impulsividade estão presentes em dois ou mais ambientes (p. ex., em casa, na escola, no trabalho; com amigos ou parentes; em outras atividades)

D. Há evidências claras de que os sintomas interferem no funcionamento social, acadêmico ou profissional ou de que reduzem sua qualidade

E. Os sintomas não ocorrem exclusivamente durante o curso de esquizofrenia ou outro transtorno psicótico e não são mais bem explicados por outro transtorno mental (p. ex., transtorno do humor, transtorno de ansiedade, transtorno dissociativo, transtorno de personalidade, intoxicação ou abstinência de substâncias)

Determinar o subtipo:
- 6A05.0 Apresentação predominantemente desatenta: se o critério A1 (desatenção) é preenchido, mas o critério A2 (hiperatividade-impulsividade) não é preenchido nos últimos 6 meses

(continua)

22 Psiquiatria da infância e adolescência: cuidado multidisciplinar

QUADRO 3 Critérios diagnósticos do transtorno do déficit de atenção e hiperatividade, segundo o DSM-5-TR[1] *(continuação)*

- 6A05.1 Apresentação predominantemente hiperativa/impulsiva: se o critério A2 (hiperatividade-impulsividade) é preenchido, mas o critério A1 (desatenção) não é preenchido nos últimos 6 meses
- 6A05.2 Apresentação combinada: se tanto o critério A1 (desatenção) quanto o critério A2 (hiperatividade-impulsividade) são preenchidos nos últimos 6 meses

Especificar se:
- Em remissão parcial: quando todos os critérios foram preenchidos no passado, nem todos os critérios foram preenchidos nos últimos 6 meses, e os sintomas ainda resultam em prejuízo no funcionamento social, acadêmico ou profissional

Especificar a gravidade atual:
- Leve: poucos sintomas, se existe algum, estão presentes, além daqueles necessários para definir o diagnóstico, e os sintomas resultam em não mais do que pequenos prejuízos no funcionamento social ou profissional
- Moderada: sintomas ou prejuízo funcional entre "leve" e "grave" estão presentes
- Grave: muitos sintomas, além daqueles necessários para definir o diagnóstico, estão presentes, ou vários sintomas particularmente graves estão presentes, ou os sintomas podem resultar em prejuízo acentuado no funcionamento social ou profissional

Uma vez que o TDAH não é diagnosticado e tratado adequadamente, aumentam-se as chances do desenvolvimento de comorbidades psiquiátricas (emocionais ou comportamentais), problemas associados a uso e abuso de substâncias psicoativas, prejuízos escolares (com retenção) e problemas de comportamentos disruptivos (p. ex., transtorno de conduta e envolvimento com práticas delitivas)[16].

Apesar disso, hoje em dia, é muito frequente haver questionamentos da validade diagnóstica do TDAH, especialmente em publicações leigas. Em parte, essa reação se deve à avaliação indiscriminada da observação dos sintomas em crianças com outras dificuldades de comportamento e desenvolvimento erroneamente diagnosticadas com TDAH. A indução ao erro se deve à baixa especificidade dos sintomas e à falta de rigor técnico da avaliação clínica, frequentemente feita por profissionais sem o devido treinamento ou em situação precária de avaliação (consultas rápidas e únicas, sem avaliações complementares). Entretanto, esse tipo de polêmica tem gerado discussões pouco produtivas do ponto de vista científico ou de políticas públicas, o que gera prejuízo no acesso à avaliação e ao atendimento de milhares de portadores de TDAH.

▶ TRANSTORNOS ESPECÍFICOS DE APRENDIZAGEM

Aspectos clínicos dos transtornos de aprendizagem

Assim como na linguagem, a aprendizagem também sofre uma série de interferências intensas do ambiente e, principalmente, da escolarização (ao se considerar a aprendizagem formal). É a interface entre o neurodesenvolvimento e o ambiente que permite a construção do processo de aquisição do conhecimento com flexibilidade e adequação. Sendo assim, as questões ambientais e sociais devem ser consideradas quando o diagnóstico for realizado.

Porém, a questão das definições e dos diagnósticos em relação à aprendizagem é uma das áreas da ciência que enfrenta maiores controvérsias. Talvez uma justificativa para a dificuldade na organização e na utilização de nomenclatura única para esses transtornos seja a existência de diferenças educacionais e metodológicas entre os países, que faz as questões sociais e educacionais influenciarem sobremaneira o neurodesenvolvimento.

É evidente a difícil realidade brasileira com relação às questões do processo de ensino-aprendizagem. O censo escolar, realizado em 2007 por meio do Sistema de Avaliação da Educação Básica (SAEB[17]) e da Prova Brasil[18], de acordo com os resultados fornecidos por Castro[19], mostra que somente 65% das crianças matriculadas na rede pública terminam o ensino fundamental. A avaliação da qualidade da educação no Brasil medida pelo Programa Internacional de Avaliação de Alunos (PISA[20]) demonstra que, entre os 56 países avaliados, o Brasil é o último colocado, apresentando, assim, o pior desempenho com relação à qualidade da educação.

Atualmente, os estudos de neurociência[21,22] confirmam essas inter-relações pela observação das modificações neurológicas e cerebrais decorrentes do processo de aprendizagem desde que o meio possa prover, de forma mínima, esses estímulos e promover a interação reflexiva do sujeito com o objeto da aprendizagem. A escrita e a aprendizagem do cálculo matemático não dependem somente dos aspectos de desenvolvimento. Torna-se fundamental uma aprendizagem efetiva e coerente para o reconhecimento das letras e a conversão grafofonêmica no caso da leitura e a organização do raciocínio matemático e das noções de quantidade para que as quatro operações básicas possam se estabelecer.

Autores como Ciasca[23], Zorzi e Capellini[24], e Pantano e Zorzi[25], que estudam a educação e atuam na área, consideram que as alterações do processo de ensino-aprendizagem devem ser feitas de acordo com os seguintes critérios diagnósticos:

- Dificuldades ou problemas de aprendizagem: falhas decorrentes de condições ambientais inadequadas ou falhas pedagógicas, alterações entre as modalidades de ensino e de aprendizagem.
- Distúrbio de aprendizagem ou transtorno de aprendizagem: alterações resultantes de processos cognitivos intrínsecos ao sujeito da aprendizagem.

Critérios diagnósticos dos transtornos específicos de aprendizagem

Considerando os aspectos desenvolvimentais, ambientais e de aprendizagem dessas habilidades acadêmicas, o DSM-5 propôs a classificação de transtorno específico de aprendizagem para essas alterações desenvolvimentais. Veja no Quadro 4 os critérios diagnósticos da última publicação do DSM (DSM-5-TR).

Essas alterações devem estar de forma substancial e quantitativamente abaixo do esperado para a idade cronológica e causar interferência significativa no desempenho acadêmico, profissional ou em atividades cotidianas confirmadas por desempenho abaixo do esperado em testes padronizados e por avaliação clínica abrangente. No caso de adultos, a avaliação padronizada pode ser substituída pela história documentada.

O diagnóstico de transtorno específico da aprendizagem seria definido como prejuízo na leitura quando as alterações no processo de decodificação da escrita estiverem falhas em razão de imprecisão, falhas na velocidade, na fluência ou na compreensão da leitura.

O transtorno específico da aprendizagem com prejuízo na expressão escrita está presente quando o prejuízo no processo de expressão da escrita estiver alterado por dificuldades na precisão ortográfica, na gramática e na pontuação ou na clareza e organização da expressão escrita.

Cabe ressaltar, mais uma vez, que o desenvolvimento da linguagem oral e escrita requer habilidades de expressão e compreensão da oralidade (fala). Sendo assim, caso essas dificuldades encontrem ressonância nas dificuldades observadas na expressão oral, o diagnóstico deve ser de transtorno de linguagem.

O transtorno específico de aprendizagem com prejuízo na matemática é definido quando o indivíduo apresentar dificuldades em desenvolver senso numérico, memorização de fatos aritméticos, precisão ou fluência de cálculo e precisão no raciocínio matemático.

É importante observar que, assim como acontece no transtorno da leitura e da expressão escrita, no caso do prejuízo na matemática a falha não deve ser atribuída a dificuldades de compreensão de enunciado linguístico.

Uma característica importante desses transtornos é que a dificuldade é persistente mesmo com a escolarização adequada e coerente, uma vez que as habi-

QUADRO 4 Critérios diagnósticos para transtorno específico de leitura segundo o DSM-5-TR[1]

A. Dificuldades de aprendizagem e uso de habilidades acadêmicas, como indicada pela presença de pelo menos um dos sintomas seguintes por pelo menos 6 meses, apesar de estratégias que tenham como alvo essas dificuldades:
1. Leitura inacurada, lenta ou realizada com muito esforço (ex., leitura de palavras isoladas de forma incorreta, lentificada ou hesitante, frequentemente adivinha palavras)
2. Dificuldade de compreender o significado do que está sendo lido (ex., pode ler o texto acurado, mas não se compreende o significado do que está sendo lido)
3. Dificuldade em soletrar
4. Dificuldades com a expressão escrita (ex., faz múltiplos erros gramaticais ou de pontuação)
5. Dificuldades de usar números ou realizar cálculos (ex., pouca compreensão dos números, sua magnitude e relação, conta no dedo números, perde-se em operações aritméticas).
6. Dificuldades em compreender matemática

B. As habilidades acadêmicas estão abaixo da esperada para indivíduos da mesma idade e causa interferências no desempenho acadêmico ou ocupacional e de vida diária. Para pessoas abaixo de 17 anos, uma história detalhada de dificuldades de aprendizado pode ser substituída por testes padronizados.

C. As dificuldades se iniciam nos anos escolares, mas podem não se manifestar totalmente até que as habilidades requeridas excedam o limite de capacidade do indivíduo.

D. As dificuldades acadêmicas não são mais bem explicadas por deficiência intelectual, problemas visuais ou auditivos ou transtornos neurológicos ou psiquiátricos, adversidades sociais, falta de compreensão do idioma ou aprendizado formal inadequado.

Especificar se:
- Com prejuízo de leitura
- Com prejuízo da linguagem escrita
- Com prejuízo em matemática
Nota: discalculia é um termo alternativo usado para dificuldades matemáticas.
Especificar se:
- Leve: algumas dificuldades em habilidades de leitura em um ou dois domínios acadêmicos, mas leve o suficiente que o indivíduo pode compensar em outras áreas ou quando recebe compensação escolar apropriada.
- Moderada: dificuldade marcada na aprendizagem em um ou mais domínios. O indivíduo não é capaz de ficar proficiente sem ensino especializado intensivo.
- Grave: dificuldades severas nas habilidades de aprendizado, afetando inúmeros domínios. O indivíduo é incapaz de aprender as habilidades apesar de ensino especializado intensivo.

lidades dependem de um processo educacional e não são resultantes somente da maturação cerebral.

As dificuldades aqui relatadas interferem no desenvolvimento de outros conteúdos pedagógicos, por isso é comum que o indivíduo apresente dificuldades em outras matérias em função da dificuldade de leitura, escrita ou cálculo. Os sintomas devem ser observados e investigados por meio da aplicação de escalas e de entrevista clínica e são persistentes, o que torna o desempenho acadêmico desses indivíduos bem defasado em relação ao dos colegas.

A interferência e o baixo desempenho escolar costumam ser as características mais comuns, porém implicações sociais, profissionais e nas atividades cotidianas também podem ser observadas. A avaliação e a aplicação de testes padronizados são necessárias para a definição do desempenho abaixo da média com relação às habilidades acadêmicas.

O transtorno de aprendizagem é considerado específico, uma vez que não pode ser atribuído a fatores externos, como questões econômicas, sociais ou educacionais, transtorno do desenvolvimento intelectual e transtornos motores ou deficiências visual ou auditiva. O diagnóstico só pode ser realizado após a entrada da criança na educação formal. Nos anos escolares, é comum a presença de transtornos atencionais, de linguagem ou de habilidades motoras. O componente familiar deve ser considerado nesses transtornos.

▶ TRANSTORNOS MOTORES

Os transtornos motores são formados pelo transtorno do desenvolvimento da coordenação, pelo transtorno do movimento estereotipado e pelos transtornos de tiques, incluindo o transtorno de Tourette[1]. Entre as características principais, está a presença de movimentos involuntários e disfuncionais, associados a um atraso de desenvolvimento motor, sem que exista alteração ou lesão cerebral específica. Alterações motoras decorrentes de intercorrências no parto, anoxia neonatal, desnutrição ou infecções do sistema nervoso central (SNC) que possam estar em sua etiopatogenia não estariam incluídas nesse grupo.

É bastante comum a presença de atrasos do desenvolvimento motor e alterações do movimento nos demais transtornos do neurodesenvolvimento, sendo parte do diagnóstico principal (como acontece com muita frequência nos casos de DI, TDAH, TEA e transtorno de escrita). O transtorno motor somente será diagnosticado como uma condição à parte, ou seja, uma comorbidade se os critérios diagnósticos forem totalmente preenchidos e apresentarem um curso evolutivo independente.

A seguir, são descritos os três transtornos que fazem parte dos transtornos motores.

Transtorno do desenvolvimento da coordenação

No transtorno do desenvolvimento da coordenação, observa-se atraso na aquisição das habilidades motoras com início precoce. A criança não atinge habilidades previstas para cada etapa do desenvolvimento global, e não há relação com afecções que tenham atingido o SNC (p. ex., traumas ou infecções), ou outra doença neurológica e que não possa ser justificada apenas por outro transtorno do neurodesenvolvimento. É fundamental que haja impacto significativo nas habilidades motoras e na aquisição de competências que exijam essas habilidades (p. ex., aquisição da escrita ou habilidades esportivas).

É necessário fazer o levantamento da história de desenvolvimento motor e desenvolvimento escolar, além de exames físico e de neuroimagem e da aplicação de testes padronizados (ver Capítulo 9, "Avaliação psicomotora"). É fundamental para o diagnóstico que a criança não tenha apresentado desenvolvimento normal e por alguma razão tenha ocorrido regressão, do contrário outro agente causal estará envolvido. O Quadro 5 descreve o transtorno do desenvolvimento da coordenação.

QUADRO 5 Critérios diagnósticos do transtorno do desenvolvimento da coordenação, segundo o DSM-5-TR[1]

A. A aquisição e a execução de habilidades motoras coordenadas estão, substancialmente, abaixo do esperado considerando-se a idade cronológica do indivíduo e a oportunidade de aprender e usar a habilidade. As dificuldades manifestam-se por falta de jeito (p. ex., derrubar ou bater em objetos), bem como por lentidão e imprecisão no desempenho de habilidades motoras (p. ex., apanhar um objeto, usar tesouras ou facas, escrever à mão, andar de bicicleta ou praticar esporte)

B. O déficit nas habilidades motoras do critério A interfere, significativa e persistentemente, nas atividades cotidianas apropriadas à idade cronológica (p. ex., autocuidado e automanutenção), causando impacto na produtividade acadêmica/escolar, em atividades pré-profissionais e profissionais, no lazer e nas brincadeiras

C. O início dos sintomas ocorre precocemente no período do desenvolvimento

D. Os déficits nas habilidades motoras não são mais bem explicados por deficiência intelectual (transtorno do desenvolvimento intelectual) ou por deficiência visual e não são atribuíveis a alguma condição neurológica que afete os movimentos (p. ex., paralisia cerebral, distrofia muscular, doença degenerativa)

A prevalência é de cerca de 5 a 8% em crianças de 5 a 11 anos de idade[1], e os indivíduos do sexo masculino são mais afetados.

O curso é bastante variável, pode haver casos mais graves com pior evolução, e cerca de 50 a 70% apresentam o quadro na adolescência.

Os atrasos dos marcos do desenvolvimento motor são observados já no início da infância, mas os prejuízos podem ser notados de forma mais clara somente quando a criança teria de desenvolver maior autonomia (p. ex., tomar banho e se vestir) ou adquirir novas habilidades (p. ex., usar tesoura, andar de bicicleta ou escrever).

Alguns fatores de risco podem ser elencados, como o uso de álcool na gravidez ou baixo peso ao nascer.

As principais consequências relacionadas ao diagnóstico de transtorno do desenvolvimento da coordenação ao longo do desenvolvimento são o prejuízo no desempenho das funções acadêmicas (escrita), social (envolvimento em jogos coletivos), lazer (práticas esportivas), autonomia etc. Crianças e adolescentes com transtorno do desenvolvimento da coordenação apresentam baixa autoestima, com maior risco, ao longo da vida, de apresentarem isolamento social, depressão, transtornos de ansiedade e fraco desempenho acadêmico e profissional.

É importante que seja feito o diagnóstico diferencial com outras condições que cursem com prejuízos na coordenação motora, como prejuízos associados a causas médicas (alterações visuais, problemas neuromusculares e a síndrome da hipermobilidade articular que cursa com hiperextensão das articulações) e outros transtornos do neurodesenvolvimento, como DI e TDAH.

Transtorno do movimento estereotipado

A característica principal deste transtorno é a presença de movimentos estereotipados, ou seja, um comportamento motor repetitivo, direcionado e aparentemente sem propósito. Normalmente, costumam ser ritmados, sem uma função ou objetivo adaptativo e que pode envolver qualquer parte do corpo.

Nas crianças com o desenvolvimento normal (sem a presença de outro transtorno do neurodesenvolvimento), os movimentos poderão ser interrompidos com orientação, quando lhe é dada atenção ou quando são distraídas para realizar outras atividades. Já em crianças que apresentam algum transtorno do neurodesenvolvimento essas medidas costumam surtir pouco efeito.

Cada criança apresenta um padrão de comportamento motor, que é fixo como se fosse sua marca registrada. Nesse ponto, o transtorno do movimento estereotipado se diferencia dos transtornos de tique, porque, além de iniciarem mais precocemente, eles são mais consistentes, fixos em seu padrão e topografia, enquanto os tiques costumam aparecer mais tardiamente e apresentar um padrão mais variável, não ritmado, alternando grupos musculares e diferentes tipos de movimentos.

1 ▪ Transtornos do neurodesenvolvimento   29

Os casos mais graves apresentam comportamentos autolesivos, como bater a cabeça, dar tapas no rosto ou se morder. A frequência e o tempo de ocorrência variam de indivíduo para indivíduo. O Quadro 6 descreve os critérios diagnósticos, segundo o DSM-5-TR, para o transtorno do movimento estereotipado[1].

QUADRO 6   Critérios diagnósticos para transtorno de movimento estereotipado, segundo o DSM-5-TR[1]

A. Comportamento motor repetitivo, aparentemente direcionado e sem propósito (p. ex., apertar as mãos ou abanar, balançar o corpo, bater a cabeça, morder-se, golpear-se)

B. O comportamento motor repetitivo interfere em atividades sociais, acadêmicas ou outras e pode resultar em autolesão

C. O início ocorre precocemente no período do desenvolvimento

D. O comportamento motor repetitivo não é atribuível aos efeitos fisiológicos de uma substância ou à condição neurológica, não sendo mais bem explicado por outro transtorno do neurodesenvolvimento ou mental, p. ex., tricotilomania (transtorno de arrancar o cabelo), transtorno obsessivo-compulsivo

Especificar se:
▪ Com comportamento autolesivo
▪ Sem comportamento autolesivo

Especificar se:
Associado a alguma condição médica ou genética conhecida, transtorno do neurodesenvolvimento ou fator ambiental, p. ex., síndrome de Lesch-Nyhan, deficiência intelectual (transtorno do desenvolvimento intelectual), exposição intrauterina ao álcool

Especificar a gravidade atual:
▪ Leve: os sintomas são facilmente suprimidos por estímulo sensorial ou distração
▪ Moderada: os sintomas exigem medidas protetivas ou modificações comportamentais explícitas
▪ Grave: monitorização contínua e medidas de proteção são necessárias para prevenir lesão grave

Entre os fatores de risco para o desenvolvimento do transtorno do movimento estereotipado, está a presença de um transtorno do neurodesenvolvimento (p. ex., DI grave ou profunda) ou uma síndrome genética específica (p. ex., síndrome de Rett), associados a fatores ambientais, como isolamento social e baixa estimulação sensório-motora. As crianças apresentarão a autoestimulação, que poderá com o tempo evoluir para movimentos estereotipados. A avaliação dos casos precisa ser feita com base em escalas específicas, como o inventário de problemas de comportamento (da sigla em inglês BPI-01), que podem ser importantes auxiliares para detecção precoce em crianças muito pequenas[26].

30 Psiquiatria da infância e adolescência: cuidado multidisciplinar

Essa e outras escalas serão discutidas em profundidade no Capítulo 9, "Avaliação psicomotora".

A prevalência na população, em geral, é em torno de 3 a 4% nos movimentos estereotipados mais complexos, ocorrendo com maior frequência os movimentos mais simples. A prevalência em crianças com DI é maior, entre 4 e 16% em países desenvolvidos. Por outro lado, crianças e adolescentes com maior comprometimento cognitivo apresentarão prevalência de transtorno de movimentos estereotipados significativamente maior, em torno de 82%, e o comportamento autolesivo ficaria em torno de 45%[27].

Os principais diagnósticos diferenciais são transtornos de tiques, TEA, transtorno obsessivo-compulsivo (TOC) e relacionados e outras afecções neurológicas. Crianças típicas podem também apresentar movimentos estereotipados simples no início da vida, mas eles tendem a desaparecer na medida em que elas se desenvolvem.

Transtornos de tique

Tiques são movimentos motores ou vocalizações que surgem de maneira súbita, recorrente, rápida e não ritmada. Podem ser simples ou complexos; os simples têm duração breve e envolvem movimentos ou vocalizações simples (p. ex., piscar o olho ou pigarrear), e os tiques complexos duram mais tempo e envolvem mais grupos musculares (no caso dos tiques motores como movimentar o pescoço e os braços em sequência) ou palavras e frases (p. ex., tiques vocais). Os tiques complexos parecem ter alguma finalidade, mas em alguns casos podem causar situações bastante constrangedoras, como copropraxia (gestos obscenos) ou coprolalia (falar palavrões)[1].

O principal representante dos transtornos de tique é o de Tourette, considerado um quadro com sintomatologia completa (presença de tiques vocais e de tiques motores, não necessariamente simultâneos) e de caráter crônico, diferenciando-o dos transtornos de tique transitório e de tique motor ou vocal persistente.

Em 1885, Gilles de La Tourette descreveu nove casos de transtornos de tiques caracterizados por "incoordenações" motoras ou tiques e "gritos inarticulados acompanhados de palavras articuladas com ecolalia e coprolalia"[28]. O Quadro 7 resume os critérios diagnósticos do transtorno de Tourette, segundo o DSM-5-TR[1].

O que diferencia o transtorno de Tourette do transtorno de tique motor ou vocal persistente (crônico) é que, no segundo grupo, a criança/o adolescente não apresentará ambos os tipos de tiques, ou seja, ou apresentará apenas tiques motores ou apresentará apenas tiques vocais. Então, é possível que essa criança/

QUADRO 7 Critérios diagnósticos de transtorno de Tourette, segundo o DSM-5-TR[1]

A. Presença de múltiplos tiques motores e um ou mais tiques vocais. Eles não precisam ocorrer simultaneamente

B. Os tiques podem aumentar ou diminuir sua frequência e intensidade, mas persistiram por mais de 1 ano desde o início do primeiro tique

C. O início ocorre antes dos 18 anos

D. Os tiques não acontecem por efeitos fisiológicos de uma substância psicoativa (p. ex., cocaína) ou uma condição médica (p. ex., encefalite pós-viral ou doença de Huntington)

adolescente possa receber inicialmente o diagnóstico de transtorno motor ou vocal persistente se apresentar apenas uma qualidade de tique (p. ex., motor), mas, se ao longo de seu desenvolvimento começar a apresentar a outra qualidade (p. ex., vocal), o diagnóstico será modificado para transtorno de Tourette.

Já no caso do transtorno de tique transitório, o que o diferencia do transtorno de Tourette é que a criança apresentará tiques motores e/ou vocais (não necessariamente os dois), mas os tiques persistirão por menos de 1 ano.

Os sintomas do quadro se manifestam de maneira semelhante em todas as faixas etárias, aumentando e diminuindo de intensidade conforme as situações ambientais, os estados emocionais ou o desenvolvimento de outros quadros psicopatológicos. Os sintomas têm início, principalmente, entre 4 e 6 anos de idade, e seu pico de gravidade clínica ocorre no início da adolescência e declina, na maioria dos casos, a partir da adolescência[1]. Os tiques não são totalmente involuntários, mas existe a percepção da necessidade intensa de realização do tique, podendo gerar grande ansiedade durante a tentativa de controle voluntário. A criança ou o adolescente podem relatar sensação premonitória (de que irá apresentar o tique) ou a necessidade de repeti-lo, pois ele não saiu "direito" (chamada de *just right*)[1]. Essas crianças costumam apresentar dificuldades emocionais, comportamentos impulsivos e momentos de explosão emocional que precisam ser diferenciados dos transtornos disruptivos (também uma das principais comorbidades) e os transtornos do humor (transtorno bipolar e o transtorno disruptivo de desregulação do humor).

Situações de estresse, ansiedade, excitação ou exaustão costumam cursar com piora dos tiques, que tendem a melhorar durante períodos mais tranquilos, como férias e passeios agradáveis ou quando a criança está focada em uma atividade de interesse.

A etiopatogenia dos transtornos de tique é bastante complexa e envolve diversas áreas da neurocircuitaria cerebral. Vias distintas do cérebro medeiam a expressão de tiques, ao passo que outras vias estão envolvidas na geração da sensação premonitória, das comorbidades associadas e de outras alterações presentes no quadro clínico. Expressões desses sintomas são controladas por redes adicionais subjacentes de supressão voluntária por parte do paciente ou aqueles que refletem estado comportamental geral. Dessa forma, é descrito o envolvimento de gânglios corticobasais e de sua interação com as áreas motora e sensorial e os sistemas límbico e de conexões executivas[29].

As principais comorbidades dos tiques são TDAH, TOC e transtornos relacionados, transtornos disruptivos, transtornos de humor e de ansiedade e transtorno de uso de substâncias. Já os diagnósticos diferenciais mais importantes são outros distúrbios do movimento, incluindo doenças neurológicas como mioclonias e distonias e discinesias causadas por medicações ou drogas.

Vale ressaltar que na CID-11, a síndrome de Tourette e o transtorno de tique estão categorizados no capítulo de transtornos do sistema nervoso (capítulo 8)[3].

▶ CONSIDERAÇÕES FINAIS

Os transtornos do neurodesenvolvimento congregam um grupo bastante heterogêneo de doenças que se iniciam precocemente na vida do indivíduo, compartilham sintomas (e, por vezes, surgindo em comorbidade), afetam de maneira marcante o desenvolvimento normal e a aquisição de habilidades globais e interferem na aprendizagem, na comunicação, na sociabilidade e no desenvolvimento de autonomia e capacidades na vida adulta. Os diferentes graus de comprometimento dependerão da intensidade e da extensão dos sintomas, da gravidade clínica e da falta de intervenção precoce.

O trabalho a ser desenvolvido com essas crianças e adolescentes exige o diagnóstico correto e precoce e a intervenção multidisciplinar a ser realizada por equipes especializadas nas diferentes formas de abordagem (psicológica, psicopedagógica, psicomotora, da terapia ocupacional e fonoaudiológica). A família e a escola deverão ser sempre incluídas em todos os momentos do processo.

Em várias dessas doenças, o tratamento medicamentoso não será a primeira escolha, já em outras será extremamente necessário e prioritário para controle e manejo dos sintomas, tratamento das comorbidades psiquiátricas e clínicas, possibilitando a intervenção da equipe multidisciplinar (p. ex., o tratamento de criança com significativa hiperatividade e déficit de atenção e que necessite de trabalho psicopedagógico).

É fundamental que a equipe esteja coesa e discuta, periodicamente, as intervenções realizadas. As diferentes abordagens serão discutidas em capítulos posteriores.

Somente o diagnóstico e a intervenção precoces possibilitam a aquisição de habilidades, a autonomia e o desenvolvimento, considerando que esses casos apresentam curso crônico e, frequentemente, incapacitante.

▶ REFERÊNCIAS BIBLIOGRÁFICAS

1. American Psychiatric Association. Diagnostic and statistical manual of mental disorders: DSM-5-TR. American Psychiatric Publishing; 2022.
2. World Health Organization. ICD-11: International classification of diseases, 11th revision. 2019.
3. American Psychiatric Association. Diagnostic and statistical manual of mental disorders: DSM-5. American Psychiatric Publishing; 2013.
4. Miller AR, Mâsse LC, Shen J, Schiariti V, Roxborough L. Diagnostic status, functional status and complexity among Canadian children with neurode-velopmental disorders and disabilities: a population-based study. Disabil Rehabil. 2013;35(6):468-78.
5. Kandel S, Hérault L, Grosjacques G, Lambert E, Fayol M. Orthographic vs. phonologic syllables in handwriting production. Cognition. 2009;110(3):440-4.
6. Van Dijk TA. Handbook of discourse analysis. v.3. Discourse and dialogue. London: Academic Press; 1985.
7. Shankweiler D, Crain S, Katz L, Fowler AE, Liberman AM, Brady SA, et al. Cognitive profiles of reading-disabled children: comparison of language skills in phonology, morphology, and syntax. Psychological Science. 1995;6(3):149-56.
8. Magnus W, Nazir S, Anilkumar AC, et al. Attention Deficit Hyperactivity Disorder. [Updated 2021 Aug 20]. In: StatPearls [Internet]. Treasure Island (FL): StatPearls Publishing; 2022. Disponível em: https://www.ncbi.nlm.nih.gov/books/NBK441838/
9. Miniscalco C, Hagberg B, Kadesjö B, Westerlund M, Gillberg C. Narrative skills, cognitive profiles and neuropsychiatric disorders in 7-8-year-old chil-dren with late developing language. Int J Lang Commun Disord. 2007;42(6):665-81.
10. Nelson HD, Nygren P, Walker M, Panoscha R. Screening for speech and language delay in preschool children: systematic evidence review for the US Preventive Services Task Force. Pediatrics. 2006;117(2):298-319.
11. Thapar A, Martin J, Mick E, Arias Vásquez A, Langley K, Scherer SW, et al. Psychiatric gene discoveries shape evidence on ADHD's biology. Mol Psy-chiatry. 2015.
12. Vloet TD, Marx I, Kahraman-Lanzerath B, Zepf FD, Herpertz-Dahlmann B, Konrad K. Neurocognitive performance in children with ADHD and OCD. J Abnorm Child Psychol. 2010;38(7):961-9.
13. Hammer R, Cooke GE, Stein MA, Booth JR. Functional neuroimaging of visuospatial working memory tasks enables accurate detection of attention deficit and hyperactivity disorder. Neuroimage Clin. 2015;9:244-52.
14. Dias TG, Kieling C, Graeff-Martins AS, Moriyama TS, Rohde LA, Polanczyk GV. Developments and challenges in the diagnosis and treatment of ADHD. Rev Bras Psiquiatr. 2013;35(Suppl 1):S40-50.
15. Ginsberg Y, Quintero J, Anand E, Casillas M, Upadhyaya HP. Underdiagnosis of attention-deficit/hyperactivity disorder in adult patients: a review of the literature. Prim Care Companion CNS Disord. 2014;16(3).
16. Cuffe SP, Visser SN, Holbrook JR, Danielson ML, Geryk LL, Wolraich ML, et al. ADHD and psychiatric comorbidity: functional outcomes in a school-based sample of children. J Atten Disord. 2015.
17. Instituto Nacional de Estudos e Pesquisas Educacionais Anísio Teixeira (INEP). Sistema Nacional de Educação Básica – SAEB, 2005. Disponível em: http://www.inep.gov.br/.
18. Instituto Nacional de Estudos e Pesquisas Educacionais Anísio Teixeira (INEP). Prova Brasil, 2007. Disponível em: http://www.inep.gov.br/.

19. Castro MHG. A nova política educacional do estado de São Paulo. In: 1ª Jornada da Educação do Tribunal de Contas do Estado de São Paulo. São Paulo: Brasilform; 2008.
20. Programa Internacional de Avaliação de Alunos (PISA); 2006. Disponível em: http://www.oecd.org/dataoecd/15/13/39725224.pdf.
21. OECD C.f.E.R.a.I. Preliminary synthesis of the second high level forum and learning sciences and brain research: potential implications for education policies and practices. Brain Mechanisms and Youth Learning. Granada: OECD Report; 2001.
22. Snowling M, Hulme C. The science of reading: a handbook. Oxford: Blackwell; 2005.
23. Ciasca SM. Distúrbios de aprendizagem: proposta de avaliação interdisci-plinar. São Paulo: Casa do Psicólogo; 2003.
24. Zorzi J, Capellini S. Dislexia e outros problemas de aprendizagem. São José dos Campos: Pulso; 2008.
25. Pantano T, Zorzi J. Neurociência aplicada à aprendizagem. São José dos Campos: Pulso; 2009.
26. Hattier MA, Matson JL, Macmillan K, Williams L. Stereotyped behaviors in children with autism spectrum disorders and atypical development as measured by the BPI-01. Dev Neurorehabil. 2013;16(5):291-300.
27. Poppes P, van der Putten AJ, Vlaskamp C. Frequency and severity of chal-lenging behaviour in people with profound intellectual and multiple disabili-ties. Res Dev Disabil. 2010;31(6):1269-75.
28. Leckman JF, Cohen DJ. Transtornos de tique. In: Lewis M (ed.). Tratado de psiquiatria da infância e adolescência. Porto Alegre: Artes Médicas; 1995. p.627-34.
29. Yael D, Vinner E, Bar-Gad I. Pathophysiology of tic disorders. Mov Disord. 2015;30(9):1171-8.

2

Transtornos emocionais

Lee Fu-I
Miguel Angelo Boarati
Gustavo Nogueira-Lima
Tatiane Maria Angelo Catharini

▶ INTRODUÇÃO

Os transtornos emocionais são transtornos que envolvem as queixas internalizantes, ou seja, são transtornos relacionados à vivência afetiva da criança e do adolescente. As dificuldades no manejo e na elaboração das emoções estão no cerne desse grupo de transtornos e interferem de forma variável nas relações interpessoais e na regulação das emoções.

Os transtornos emocionais foram assim agrupados para fins didáticos, a fim de facilitar sua apresentação dada às diversas semelhanças que apresentam entre si. Entretanto, essa não é uma classificação presente dentro dos manuais diagnósticos dos transtornos mentais (DSM ou CID). O grupo dos transtornos emocionais é composto dos transtornos de ansiedade, dos transtornos de humor, dos transtornos relacionados a traumas e estressores e dos transtornos de eliminação.

Os transtornos emocionais são os transtornos psiquiátricos que apresentam maior prevalência na infância e na adolescência. São transtornos que apresentam maiores taxas de suicídio, especialmente o transtorno bipolar e os transtornos depressivos, bem como maior risco de cronificação e de prejuízo no desenvolvimento infantojuvenil. Além disso, são transtornos que, tanto individualmente quanto como comorbidade de outras condições psiquiátricas e médicas em geral, estão mais associados ao uso de substâncias psicoativas, especialmente os quadros de depressão e de ansiedade.

Os transtornos emocionais são condições clínicas cujos tratamentos medicamentosos e psicoterapêuticos já possuem eficácia bem estabelecida na literatura médica. Sabe-se que tal eficácia depende de diversos fatores como a gravidade clínica e o tempo de evolução da doença, bem como a presença de comorbidades. Apesar disso, com um diagnóstico bem realizado e com uma terapêutica bem definida, são altas as chances de recuperação total.

Os transtornos emocionais diferem dos transtornos do neurodesenvolvimento e dos transtornos dos comportamentos, pois costumam ser mais dificilmente detectados. Nos transtornos do neurodesenvolvimento, os sintomas e os prejuízos surgem invariavelmente ao longo do desenvolvimento e, geralmente, são detectados conforme o atraso dos marcos das aquisições esperadas se faz presente. Já nos transtornos do comportamento, os sintomas são expressos em um padrão disfuncional de comportamento externalizante e geram prejuízos claros, tornando o problema facilmente perceptível. Por sua vez, os transtornos emocionais podem passar despercebidos para pais e professores, por causa de seu perfil internalizante.

Sendo assim, esses transtornos exigem observação atenta a sinais muitas vezes discretos de mudança do comportamento e da expressão emocional. Nos critérios diagnósticos não existem, na maioria dos casos, pontos que diferenciem um transtorno de início na infância ou na adolescência daqueles que se iniciam na vida adulta. Para isso, é necessário que o médico tenha experiência clínica no atendimento dessa faixa etária, além de boa experiência no uso dos critérios diagnósticos, para que possa fazer o diagnóstico específico e diferencial.

Com exceção dos transtornos relacionados a traumas e estressores, em que é possível identificar um fator desencadeante, a maioria dos transtornos emocionais pode não apresentar um evento claro para seu início. Mesmo que haja uma situação-problema, a manifestação emocional irá variar de acordo com a idade, com o nível de desenvolvimento intelectual e emocional, com a cultura e o ambiente social. Por exemplo, crianças pequenas podem não conseguir identificar as emoções negativas ou mesmo diferenciá-las entre si, por vezes, a reação é de raiva, quando na verdade a criança está triste ou com medo de algo.

Os transtornos emocionais são comumente encontrados como comorbidades de outros transtornos psiquiátricos ou médicos em geral (por exemplo, doenças crônicas) e como comorbidades entre si. Por isso, é comum que as crianças e os adolescentes desenvolvam transtornos emocionais na vigência de outro grupo de transtornos, por exemplo, um transtorno do neurodesenvolvimento. Além disso, crianças e adolescentes com transtornos de ansiedade podem ao longo dos anos desenvolver um transtorno depressivo ou ficarem mais sujeitas a sofrer abusos e a desenvolver um transtorno ligado ao estresse ou mesmo um transtorno de eliminação. Essas nuances geram dificuldades no diagnóstico e tornam a abordagem do transtorno primário mais difícil.

Assim, o treinamento especializado para a avaliação de crianças e de adolescentes é indispensável para a realização diagnóstica dos transtornos emocionais. É importante lembrar que, apesar de os critérios diagnósticos não serem específicos para cada faixa etária, é indispensável que cada fase do desenvolvimento seja considerada no momento de investigar o quadro clínico. Dessa forma, o diagnóstico poderá ser firmado corretamente, e o plano terapêutico mais adequado poderá ser estabelecido.

A seguir, será discutido cada um dos grupos dos transtornos emocionais, considerando aspectos clínicos e diagnósticos de sua apresentação na infância e na adolescência. Os transtornos serão descritos de forma individualizadas, porém vale lembrar que, na prática clínica, é raro eles ocorrem de forma isolada, sendo mais comum a associação de mais um transtorno emocional ao mesmo tempo.

▶ TRANSTORNOS DE ANSIEDADE

A ansiedade e o medo são emoções que podem ser vivenciadas por todas as crianças e, geralmente, são manifestações consideradas normais ao longo do desenvolvimento infantil. Em geral, os medos e as preocupações são fenômenos apropriados às diferentes fases do desenvolvimento e seguem um padrão de evolução ao longo da infância.

Os bebês, por exemplo, costumam se assustar facilmente com estímulos ambientais como barulhos altos e mudanças bruscas de posições. Entre 6 e 14 meses de idade, as crianças manifestam medo transitório de pessoas estranhas e desconhecidas. Na primeira infância, a partir dos 6 meses de idade até 5 ou 6 anos, as crianças saudáveis podem mostrar intenso sofrimento (ansiedade) durante momentos de separação de seus pais ou de outras figuras de apego. As crianças pequenas podem, ainda, apresentar angústia ou medo de curta duração, como o medo do escuro, de criaturas imaginárias, de tempestades, de animais ou de estranhos[1,2].

Crianças em idade escolar tendem a se preocupar com ferimentos, injúrias físicas, doenças, morte e catástrofes naturais. Nessa faixa etária também é comum a criança ter bastante medo de falhar ou de receber críticas de adultos. Já os pré-adolescentes e adolescentes geralmente experimentam ansiedade em torno do desempenho escolar, do desempenho social e de problemas de saúde[2].

As crianças e os adolescentes que apresentam algum quadro de ansiedade patológica mantêm-se em um estado de "alerta" maior e costumam ser mais "tensos". Esse perfil, no entanto, nem sempre é uma regra, já que alguns podem ser excessivamente "calmos", "tranquilos" e "quietos", apesar das preocupações serem intensas e interferirem nas atividades cotidianas.

Assim, pelo fato de as crianças ansiosas poderem ser quietas e complacentes, além de estarem prontas para agradar os outros, suas dificuldades podem pas-

38 Psiquiatria da infância e adolescência: cuidado multidisciplinar

sar despercebidas. Por isso, pais e cuidadores não devem desconsiderar ou minimizar as queixas de uma criança com muitas preocupações e com muitos medos. É importante que eles estejam alertas aos sinais de ansiedade grave, para que possam identificar e intervir o quanto antes e evitar um possível agravamento e complicações do quadro.

É importante lembrar também de que medos e receios tornam-se problemáticos quando não desaparecem com o tempo ou quando são graves o suficiente para prejudicar o funcionamento do dia a dia e o bem-estar da criança e do adolescente. A ansiedade se torna patológica quando ela começa a interferir nas atividades habituais gerando prejuízos emocionais, sociais, familiares, escolares, entre outros. Nesses casos, pais e cuidadores devem buscar um profissional de saúde mental qualificado para avaliação de crianças e adolescentes. É importante reforçar que os transtornos de ansiedade na infância e na adolescência podem e devem ser tratados, a fim de evitar futuras consequências indesejáveis.

Sinais e sintomas de crianças e adolescentes com transtornos de ansiedade

A evitação é uma das principais característica dos transtornos de ansiedade e, em geral, está associada a emoções como medo, vergonha, angústia e estresse. O comportamento evitativo pode estar relacionado tanto a situações específicas, por exemplo, lugares, estímulos, objetos e animais, quanto a situações mais amplas, nas quais ele aparece de formas menos claras, como hesitação, receio excessivo e incertezas[3]. Outra característica muito comum dos transtornos de ansiedade é a ideia de ameaça, que cursa com preocupações e medos específicos, emoções que crianças e adolescentes podem não perceber como excessivos ou irracionais (p. ex., monstros, animais, provas escolares, interação com pares, tragédias, separação dos pais etc.). Nessa faixa etária, também é comum que a ansiedade apareça por meio de queixas físicas, como dor de estômago, dor de cabeça, náusea ou diarreia.

As características sintomatológicas gerais são semelhantes entre os múltiplos transtornos de ansiedade e o que os diferencia entre si são os conteúdos específicos de cada transtorno. Dessa forma, os profissionais costumam definir o diagnóstico dos transtornos de ansiedade por meio da análise do contexto em que ocorrem os sintomas de uma criança ou de um adolescente. Note-se que todos os tipos de transtornos de ansiedade descritos para adultos, seguindo os critérios do DSM[4] ou CID[5], podem ter início após 20-30 anos de idade, porém alguns iniciam mais frequentemente na infância e na adolescência.

Transtorno de ansiedade generalizada (TAG)

No transtorno de ansiedade generaliza (TAG), crianças e adolescentes expressam continuamente uma ansiedade excessiva sobre várias áreas da vida. As principais características do TAG são a tendência em se preocupar com muitas coisas ao mesmo tempo e a dificuldade de controlar essas preocupações, que costumam estar relacionadas a conteúdos negativos e assustadores.

Além disso, as preocupações do TAG estão presentes na maior parte do tempo e não estão limitadas a um objeto ou a uma situação específica. As preocupações costumam ser constantes, exacerbadas, desproporcionais e de difícil controle, com conteúdos sobre várias áreas da vida, como família, amigos, escola e outras atividades. Outros sintomas característicos do TAG são a ansiedade antecipatória, temores de constrangimento ou de cometimento de erros, irritabilidade, alteração do sono, alteração do apetite e sintomas físicos como falta de ar, aceleração cardíaca, tremor de extremidades, sudorese, dor de cabeça, dor estômago etc. Quanto aos traços temperamentais, crianças com TAG costumam ter baixa autoestima e falta de autoconfiança, por isso costumam ser perfeccionistas e buscam sempre garantir que não estejam fazendo nada de errado[3].

Os critérios diagnósticos do TAG, segundo as classificações da CID-11 e do DSM-5-TR, seguem os mesmos critérios referentes à CID-10 e ao DSM-5, respectivamente. Segundo o DSM-5-TR, para que o diagnóstico seja realizado na infância e na adolescência, a ansiedade e a preocupação crônicas devem estar associadas a pelo menos um dos sintomas a seguir:

- Inquietação ou sensação de estar com os nervos à flor da pele.
- Fatigabilidade.
- Dificuldade de concentração e sensação de branco na mente.
- Irritabilidade.
- Tensão muscular.
- Alterações do sono.

Transtornos de ansiedade de separação

No transtorno de ansiedade de separação, as crianças apresentam medo excessivo de serem separadas de sua casa ou de seus cuidadores. Essas manifestações de ansiedade podem aparecer tanto antes dos momentos da separação quanto durante sua ocorrência e caracterizam-se pelo medo incompatível no nível do desenvolvimento da criança.

Os critérios diagnósticos do transtorno de ansiedade de separação, segundo a CID-11 e o DSM-5-TR, seguem os mesmos critérios referentes à CID-10 e ao

DSM-5, respectivamente. Esses critérios são baseados nos seguintes sinais e sintomas[3]:

- Pensamentos constantes e medos intensos sobre a segurança de pais e cuidadores.
- Preocupações extremas com o ato de dormir fora de casa.
- Comportamento excessivamente grudento.
- Recusa em ir à escola.
- Pânico ou birras em tempo de separação dos pais.
- Queixas físicas no momento da separação, como dor de estômago, náuseas, vômitos e dor de cabeça.
- Dificuldade para dormir ou pesadelos relacionados à separação.

Fobias específicas

A fobia específica é o extremo medo de um objeto ou de uma situação específicos que passam a ser evitados ou que são vivenciados e enfrentados com muito esforço, muita dificuldade e muito sofrimento. A fobia específica normalmente se desenvolve na infância, com idade de início média entre 7 e 11 anos de idade, e a maioria abre o quadro com menos de 10 anos.

Alguns medos específicos, comuns especialmente em crianças pequenas, podem evoluir para um quadro de fobia específica se os sintomas se tornarem significativos o suficiente para resultar em sofrimento extremo e prejuízo nas atividades habituais relacionadas a esse medo. Crianças com fobias específicas tendem a acreditar que o objeto ou a situação da qual têm medo são perigosos e podem levar a danos pessoais.

Os critérios diagnósticos de fobia específica, segundo a CID-11 e o DSM-5-TR, seguem os mesmos critérios referentes ao CID-10 e ao DSM-5, respectivamente. Segundo o DSM-5-TR, os principais tipos de fobia específica são fobia de animais (como cachorros, pássaros, aranhas e insetos), fobia de situações e ambientes naturais (como tempestades, alturas, água), fobias de sangue, de ferimentos, de doenças, de agulhas, de injeções ou de outros procedimentos médicos, fobias situacionais (como elevador, avião e ambiente fechado) e fobias de outras situações, como escuro, palhaços e máscaras[4].

Transtornos de ansiedade social

O transtorno de ansiedade social, também conhecido como fobia social, tem como característica principal a manifestação de medo ou desconforto intenso em um ou mais ambientes sociais. Na infância e na adolescência, o desconforto deve ocorrer também nos contextos em que envolvam interação com os pares[4].

As crianças e os adolescentes com ansiedade social passam a evitar tanto as interações sociais, quanto situações de exposição social, pois acreditam que os outros irão avaliá-los de forma negativa[3]. Essas crianças e esses adolescentes relatam sensação de desconforto, associado com o receio de perda de controle social e com o medo de fazer algo embaraçoso em público. Por isso, eles podem ter dificuldades em responder a perguntas em sala de aula, ler em voz alta, iniciar conversas, falar com pessoas desconhecidas e frequentar festas e eventos sociais.

Os critérios diagnósticos do transtorno de ansiedade social, segundo as classificações da CID-11 e do DSM-5-TR, seguem os mesmos critérios referentes à CID-10 e ao DSM-5, respectivamente. Os principais sintomas de ansiedade social incluem[3]:

- Temores de múltiplas situações sociais que exijam interações com muitas pessoas ou que gerem exposições a terceiros.
- Medo de expressar os sintomas de ansiedade e ser avaliado negativamente.
- Medo de agir de forma inadequada ou errada e ser avaliado negativamente.
- Medo e ansiedade desproporcional ao contexto social.
- Evitação repetida das situações sociais que geram medo e desconforto.

Transtorno de pânico

O transtorno de pânico é caracterizado por episódios recorrentes de crises de pânico, que são associadas a um pico rápido de medo intenso e que ocorrem de maneira súbita e inesperada. A idade média de início é de 20 a 25 anos, porém alguns casos podem ter início durante a infância e a adolescência[4].

Os critérios diagnósticos do transtorno de pânico, segundo a CID-11 e o DSM-5-TR, seguem os mesmos critérios referentes à CID-10 e ao DSM-5, respectivamente. As crises de pânico devem ter caráter episódico, não apresentam um aparente estímulo ou gatilho e devem estar associadas a 4 ou mais dos seguintes sintomas[4,5]:

- Palpitações ou aceleração cardíaca.
- Sudorese.
- Tremores ou abalos.
- Sensação de falta de ar.
- Sensação de asfixia.
- Dor ou desconforto torácico.
- Náusea ou desconforto abdominal.

- Sensação de tontura, instabilidade, vertigem ou desmaio.
- Calafrios ou onda de calor.
- Anestesia ou sensações de formigamento.
- Sensação de irrealidade ou de sensação de estar distanciado de si mesmo.
- Medo de perder o controle ou de enlouquecer.
- Medo de morrer.

Além dos sintomas anteriormente descritos, o medo de novos ataques de pânico e de suas consequências também é uma característica do Transtorno de Pânico, assim como o comportamento evitativo de situações específicas, nas quais os ataques ocorreram anteriormente (agorafobia), gerando grande prejuízo ao indivíduo.

Mutismo seletivo

O mutismo seletivo é caracterizado pela persistência da dificuldade de crianças e adolescentes de falarem, de lerem em voz alta ou de cantarem em situações específicas, como na sala de aula ou em eventos sociais, apesar de terem demonstrado, em outras situações, habilidade verbal adequada para o seu nível do desenvolvimento.

O mutismo seletivo ocorre em aproximadamente 1% das crianças, é mais comum em meninas e está muito associado a outros transtornos de ansiedade. Sabe-se que a maioria das crianças com mutismo seletivo também apresenta sintomas de transtorno de ansiedade social, e alguns pesquisadores sugerem que o mutismo seletivo possa ser um subtipo ou uma manifestação precoce do transtorno de ansiedade social. Em geral, os sintomas melhoram ao longo do desenvolvimento, porém podem persistir na vida adulta[6].

O mutismo seletivo, assim como os demais transtornos psiquiátricos, tem etiologia multifatorial. Algumas situações sociais como mudar de escola ou conhecer pessoas novas podem ser fatores desencadeantes do quadro de mutismo seletivo, além disso, crianças bilíngues são mais acometidas por esse quadro. Aspectos do neurodesenvolvimento infantil também estão relacionados ao mutismo seletivo, que pode estar associado aos transtornos de comunicação, aos transtornos de linguagem, aos transtornos da eliminação, ao transtorno do espectro autista e à deficiência intelectual[5,6].

Os critérios diagnósticos do mutismo seletivo, segundo a CID-11 e o DSM-5-TR, seguem os mesmos critérios referentes à CID-10 e ao DSM-5, respectivamente. Segundo o DSM-5-TR, os sintomas devem persistir por mais de um mês, que não seja o primeiro mês de aula, para a realização do diagnóstico. Segundo a CID-11, o diagnóstico de mutismo seletivo não deve ser realizado em indivíduos com esquizofrenia e com autismo, no entanto, o DSM-5-TR explica que essas condições podem ser comórbidas quando a dificuldade de falar não for justificada exclusivamente pela esquizofrenia e pelo autismo e a criança demonstrar capacidade de falar em algumas situações sociais, por exemplo, no ambiente familiar[4].

Por conta dessas nuances, o diagnóstico do mutismo seletivo é bastante complexo e requer avaliação de profissionais especialistas em saúde mental da infância e da adolescência, especialmente para que os principais diagnósticos diferenciais sejam descartados e para que as principais comorbidades sejam identificadas. Além da avaliação do quadro clínico, para a realização do diagnóstico, uma estratégia recomendada é a gravação com áudio ou vídeo que mostre o desenvolvimento normal da linguagem, demonstrando a fala da criança em pelo menos uma situação ambiental. Essa estratégia pode ser especialmente útil para as crianças com transtornos do neurodesenvolvimento ou com esquizofrenia, pois facilita a percepção da discrepância da habilidade da criança falar em diferentes situações sociais.

Etiologia dos transtornos de ansiedade

Não há uma causa única de transtornos de ansiedade. O desenvolvimento de um transtorno de ansiedade normalmente resulta da interação de fatores de risco biológicos e ambientais que são únicos para cada indivíduo. A genética desempenha papel importante em determinar quem irá desenvolver um transtorno de ansiedade, assim como o temperamento de uma criança ou o estilo de personalidade inata[7].

Estudos mostram, por exemplo, que as crianças que são intrinsecamente cautelosas, silenciosas e tímidas são mais propensas a desenvolver um transtorno de ansiedade. Fatores de risco ambientais, tal como estilo parental, interagem com os fatores de risco biológicos genéticos e com o temperamento para determinar se a criança é mais ou menos propensa a desenvolver um transtorno de ansiedade[7].

Atualmente os resultados de pesquisas sustentam a possibilidade de traço de inibição comportamental como um sinal precoce de risco para ansiedade social na adolescência. Além disso, os estudos também apontam o transtorno de ansiedade materna como fator risco para manifestação de todos os tipos de transtornos de ansiedade em crianças e adolescentes[8].

Epidemiologia

De acordo com diversos estudos epidemiológicos, as prevalências dos transtornos de ansiedade em crianças e adolescentes é em torno de 6 a 20%. Em muitos estudos, a fobia específica é o transtorno de ansiedade mais prevalente nessa faixa etária, sendo o transtorno de ansiedade de separação, o transtorno de ansiedade generalizada e o transtorno de ansiedade social os outros tipos mais comuns[3]. Em geral, os transtornos de ansiedade são mais comuns em meninas do que meninos, mais especificamente a fobia específica, o transtorno do pânico, a agorafobia e o transtorno de ansiedade generalizada.

Os transtornos de ansiedade são os transtornos psiquiátricos de início mais precoce e têm início entre a infância e a metade da adolescência. As estimativas de idade de início variam conforme o tipo de transtorno de ansiedade, por exemplo, a fobia de animais tem início entre 6 e 7 anos de idade, o transtorno de ansiedade de separação tem início entre 7 e 8 anos de idade e o transtorno de ansiedade social aparece entre 11 e 13 anos de idade.

O curso no longo prazo dos transtornos de ansiedade com início na infância e na adolescência ainda permanece controverso. As crianças podem desenvolver algum outro tipo de transtorno de ansiedade, diferente do ocorrido anteriormente, antes mesmo de chegada à adolescência[9]. Sabe-se que os transtornos de ansiedade são um dos quadros psicopatológicos mais permanentes ao longo da vida e apresentam baixa taxa de remissão espontânea. Além disso, estudos longitudinais mostraram que crianças ansiosas apresentam maior risco de desenvolverem transtornos de humor e transtornos externalizantes na adolescência e na vida adulta[3].

▶ TRANSTORNOS DO HUMOR

Os transtornos do humor se caracterizam por uma desregulação global do humor e da atividade psicomotora, bem como por perturbações correlatas ao biorritmo (sono e apetite). Eles ocorrem em todas as faixas etárias, podendo variar quanto à apresentação clínica e quanto à gravidade, a depender da fase do desenvolvimento em que a criança ou o adolescente se encontra. Os transtornos do humor são compostos dos transtornos depressivos, pelo transtorno bipolar e pelo transtorno disruptivo da desregulação do humor.

Os transtornos depressivos são compostos do transtorno depressivo maior e pelo transtorno depressivo persistente e são chamados de transtornos depressivos unipolares, pois apresentam apenas episódios depressivos ao longo de sua evolução. Já o transtorno bipolar é caracterizado pela presença de vários polos sintomáticos ao longo da vida, sendo a oscilação entre as diferentes fases sua principal particularidade. As fases características do transtorno bipolar são as fases depressivas, as fases de mania e hipomania e as fases mistas (quando ocorrem sintomas de mania e de depressão, simultaneamente, em um mesmo episódio). Por fim, o transtorno disruptivo da desregulação do humor, descrito mais recentemente, é caracterizado por irritabilidade grave e persistente associada a crises de explosividade intensas e desproporcionais aos estímulos, que geram importante impacto sobre o desenvolvimento infantil e que se distinguem dos sintomas presentes no transtorno bipolar.

A abordagem do tratamento de cada um dos transtornos do humor, que serão descritos na sequência, será feita no capítulo sobre tratamento multidisciplinar. Porém, é importante salientar, desde já, que será necessária uma avaliação clínica rigorosa para que o tratamento alcance taxas de resposta mais satisfatórias.

Depressão

O reconhecimento da depressão em crianças e adolescentes era, até meados do século XX, considerado improvável por causa da influência da teoria psicanalítica, para a qual a vivência do estado depressivo só se fazia possível com o desenvolvimento completo do superego. Em 1946, Wolf e Spitz descreveram o quadro conhecido como "depressão anaclítica" em crianças muito pequenas que haviam sido afastadas precocemente de seus pais e que apresentavam marcada apatia, expressão facial de tristeza, ausência de resposta a cuidados alternativos e lentificação psicomotora[10]. Apesar disso, até a década de 1970, pouca atenção fora dada na identificação de quadros depressivos na infância, até que, a partir desse período, estudos começaram a ser realizados com crianças que foram institucionalizadas ou que sofriam de doenças crônicas. Os resultados desses estudos mostraram que essas crianças apresentavam sinais e sintomas depressivos semelhantes aos observados em adultos e, desde então, novos estudos têm comprovado a ocorrência de quadros depressivos na infância, mesmo em crianças muito pequenas[11].

Epidemiologia e curso

A prevalência da depressão em crianças é em torno de 2 a 4%, e essa taxa aumenta de 4 a 8% em adolescentes, tendo havido aumento dessa prevalência entre os adolescentes de 8,7% em 2005 para 11,3% em 2014[12]. A taxa de depressão é semelhante entre meninos e meninas, mas na adolescência essa prevalência passa a ser o dobro no gênero feminino. A idade de início do quadro depressivo é variada ao longo da vida, porém quanto mais precoce for a abertura do quadro, maiores serão as consequências da doença na vida adulta. O curso do quadro depressivo na infância e na adolescência caracteriza-se pelo alto índice de recorrência e, por isso, a evolução ocorre como doença crônica caracterizada com períodos de remissões e de recaídas. Sabe-se que os principais preditores de recorrência de episódios depressivos ao longo da vida são: alta gravidade do quadro depressivo, pior resposta ao tratamento, existência de episódios depressivos prévios, cronicidade do episódio depressivo, presença de comorbidades, presença de desesperança, predomínio de estilo cognitivo negativo, presença de problemas familiares, baixo nível socioeconômico e exposição a situações de abuso.

Etiologia e fatores de risco

A depressão tem etiologia multifatorial e resulta de interações complexas entre as vulnerabilidades biológicas e ambientais. Os fatores de risco para depressão na infância e adolescência podem ser classificados em fatores de risco biológicos, psicológicos, familiares e ambientais. Alguns fatores de risco biológicos são história familiar de depressão ou de transtorno bipolar, história pessoal de depressão prévia e de doença crônica, puberdade e gênero feminino. Os fatores de risco psicológicos estão relacionados ao estilo cognitivo e ao temperamento da criança e do adolescente, por exemplo, estilos cognitivos negativos, estilo temperamental hiper-reativo e baixa autoestima. Já os fatores de risco familiares estão relacionados à dinâmica familiar e ao perfil de parentalidade, por exemplo, abuso, negligência e estilos parentais negativos e coercitivos. Por fim, os principais fatores de risco ambientais para depressão na infância e na adolescência são *bullying*, institucionalização, pobreza, fome e guerras[13,14].

Em crianças pequenas, os fatores ambientais são fortemente relacionados aos fatores de risco para o desenvolvimento de episódios depressivos, sendo os principais deles a perda precoce da figura de cuidado e a exposição à violência e à negligência[15]. Já entre os adolescentes, o quadro depressivo está bastante associado a fatores de risco ambientais e individuais (intrínsecos do próprio individuo), que se mesclam entre si[14]. A Tabela 1 resume os principais fatores de risco relacionados à depressão na infância e na adolescência.

Quadro clínico e diagnóstico

A sintomatologia do quadro depressivo na infância e na adolescência pode ser observada de diferentes formas, conforme a fase do desenvolvimento em que a criança e o adolescente se encontram. Essas diferenças fazem a depressão modificar sua apresentação ao longo dos anos, podendo um mesmo paciente apresentar quadros distintos em diferentes fases de sua vida.

Na infância, alguns sintomas comuns são desobediência e crises de birras, tédio e irritabilidade, ansiedade, queixas somáticas, recusa escolar e redução do interesse pelas brincadeiras e pelos pares. Apesar de os sintomas serem seme-

TABELA 1 Principais fatores de risco relacionados à depressão na infância e na adolescência

Fatores de risco para depressão em crianças	Fatores de risco para depressão em adolescentes
Relacionamentos mal-adaptados entre a criança e seus cuidadores principais Perda parental precoce acompanhada de tristeza prolongada Transtorno psiquiátrico materno (modelo comportamental e fatores de resposta biológica de adaptação e de modulação emocional) Exposição à violência e a experiências traumáticas precoces Tratamento constante de doenças graves com risco de morte (crianças constantemente internadas para tratamentos) Dor física crônica	História familiar de transtornos do humor História de transtornos de ansiedade, em especial, fobia social e ansiedade de separação Baixa habilidade social e escolar Abuso de álcool e outras substâncias psicoativas Episódios depressivos prévios e depressão persistente *Bullying* e outras formas de abuso psicológico

Fonte: adaptada de Keren e Tyano, 2006[11].

lhantes ao da vida adulta, as crianças com depressão são mais capazes de esconderem o que estão sentindo e de ficarem animadas momentaneamente com algum evento positivo.

Na adolescência, é comum um quadro mais irritado e disfórico, em que o adolescente passa a ter menor tolerância a frustrações e a apresentar crises de raiva desproporcionais. O adolescente com depressão também costuma apresentar aumento do apetite com ganho de peso e hipersonia, bem como sensibilidade extrema a rejeições e isolamento social. A Tabela 2 resume algumas diferenças sintomatológicas nas apresentações do quadro depressivo durante a infância e durante a adolescência que deverão ser consideradas no momento da avaliação clínica.

Os critérios diagnósticos dos transtornos depressivos, segundo a CID-11[5] e o DSM-5-TR[4], seguem os mesmos critérios referentes à CID-10 e ao DSM-5, respectivamente. Além disso, os critérios diagnósticos para a infância e a adolescência são os mesmos que os descritos para a idade adulta. Para que seja realizado o diagnóstico, é fundamental a presença de pelo menos um dos chamados sintomas cardinais: humor depressivo ou irritável e anedonia. Os sintomas cardinais devem estar associados aos demais sintomas do quadro depressivo como alterações do biorritmo (sono, apetite), queixas físicas (cansaço, dores e fadiga), sintomas cognitivos, como prejuízo na concentração e na memória, pensamentos recorrentes de culpa, menos-valia e desesperança e pensa-

48 Psiquiatria da infância e adolescência: cuidado multidisciplinar

TABELA 2 Diferenças sintomatológicas nas apresentações do quadro depressivo durante a infância e durante a adolescência

Crianças	Adolescentes
Labilidade emocional	Sintomas depressivos mais típicos
Irritabilidade	Irritabilidade
Explosões afetivas	Sintomas ansiosos
Crises de birras	Hipersonia
Baixa tolerância a frustrações	Aumento do apetite
Queixas somáticas	Baixa autoestima
Retraimento social	Dificuldades de concentração
	Risco de suicídio
Sintomas de melancolia	Uso de substâncias psicoativas
Alucinações	Comportamentos de risco
Ideação suicida	Gravidez precoce

Fonte: adaptado de Luby et al., 2009[15], Fu-I e Wang, 2008[14].

mentos suicidas. Por fim, o diagnóstico só pode ser confirmado se esses sintomas tiverem duração de pelo menos duas semanas seguidas e estiverem presentes na maior parte do dia. O Quadro 1 apresenta os critérios diagnósticos para o transtorno depressivo segundo o DSM-5-TR[4].

QUADRO 1 Critérios diagnósticos para o transtorno depressivo segundo o DSM-5-TR[4]

Critérios diagnósticos

A. Cinco (ou mais) dos seguintes sintomas estiveram presentes durante o mesmo período de duas semanas e representam uma mudança em relação ao funcionamento anterior; pelo menos um dos sintomas é (1) humor deprimido ou (2) perda de interesse e prazer

Nota: não incluir sintomas decorrentes nitidamente de outra condição médica

1. Humor deprimido na maior parte do dia, quase todos os dias, conforme indicado por relato subjetivo (p. ex., sente-se triste, vazio, sem esperança) ou por observação feita por outras pessoas (p. ex., parece choroso) (Nota: em crianças e adolescentes, pode ser humor irritável.)

2. Acentuada diminuição do interesse ou do prazer em todas ou quase todas as atividades na maior parte do dia, quase todos os dias (indicada por relato subjetivo ou observação feita por outras pessoas)

3. Perda ou ganho significativo de peso sem estar fazendo dieta (p. ex., uma alteração de mais de 5% do peso corporal em um mês), ou redução ou aumento do apetite quase todos os dias (Nota: em crianças, considerar o insucesso em obter o ganho de peso esperado.)

4. Insônia ou hipersonia quase todos os dias

5. Agitação ou retardo psicomotor quase todos os dias (observáveis por outras pessoas, não meramente sensações subjetivas de inquietação ou de estar mais lento)

(continua)

QUADRO 1 Critérios diagnósticos para o transtorno depressivo segundo o DSM-5-TR[4] (*continuação*)

Critérios diagnósticos

6. Fadiga ou perda de energia quase todos os dias
7. Sentimentos de inutilidade ou culpa excessiva ou inapropriada (que podem ser delirantes) quase todos os dias (não meramente autorrecriminação ou culpa por estar doente)
8. Capacidade diminuída para pensar ou se concentrar, ou indecisão, quase todos os dias (por relato subjetivo ou observação feita por outra pessoa)
   Pensamentos recorrentes de morte (não somente medo de morrer), ideação suicida recorrente sem um plano específico, uma tentativa de suicídio ou plano específico para cometer suicídio

B. Os sintomas causam sofrimento clinicamente significativo ou prejuízo no funcionamento social, profissional ou em outras áreas da vida do indivíduo

C. O episódio não é atribuível aos efeitos fisiológicos de uma substância ou a outra condição médica
Nota: os critérios A-C representam um episódio depressivo maior
Nota: respostas a uma perda significativa (p. ex., luto, ruína financeira, perdas por um desastre natural, uma doença médica grave ou incapacidade) podem incluir os sentimentos de tristeza intensos, ruminação acerca da perda, insônia, falta de apetite e perda de peso observados no critério A, que podem se assemelhar a um episódio depressivo. Embora tais sintomas possam ser entendidos ou considerados apropriados à perda, a presença de um episódio depressivo maior, além da resposta normal a uma perda significativa, também deve ser cuidadosamente considerada. Essa decisão requer inevitavelmente o exercício do julgamento clínico baseado na história do indivíduo e nas normas culturais para a expressão de sofrimento no contexto de uma perda

D. A ocorrência do episódio depressivo maior não é mais bem explicada por transtorno esquizoafetivo, esquizofrenia, transtorno esquizofreniforme, transtorno delirante, outro transtorno do espectro da esquizofrenia e outro transtorno psicótico não especificado

E. Nunca houve um episódio maníaco ou um episódio hipomaníaco
Nota: essa exclusão não se aplica se todos os episódios do tipo maníaco ou do tipo hipomaníaco são induzidos por substância ou são atribuíveis aos efeitos psicológicos de outra condição médica

Fonte: APA, 2022[4].

Avaliação clínica

Apesar de os critérios diagnósticos estarem bem estabelecidos e serem "relativamente" fáceis de se observar na população adulta, o mesmo não ocorre nos indivíduos mais jovens, especialmente em crianças menores. Para a realização do diagnóstico na infância e na adolescência, a habilidade e o treino na entrevista clínica e na observação do comportamento da criança e do adolescente são imprescindíveis. Além disso, é importante o estabelecimento de um vínculo de confiança para que as crianças e os adolescentes possam relatar as queixas, por vezes subjetivas, de mal-estar e de sofrimento psíquico, permitindo melhor eficácia na realização diagnóstica.

É fundamental que os sintomas sejam investigados dentro do contexto em que a criança e o adolescente estão inseridos, por isso, é muito importante avaliá-los levando em consideração o nível do seu desenvolvimento cognitivo e emocional e sua capacidade de compreender os próprios sentimentos e de descrevê-los. Não é incomum que crianças pequenas não entendam o conceito de estar tristes ou com raiva e não consigam descrever se estão diferentes do que eram. A anedonia, que consiste na perda de interesse e de prazer pelas coisas, precisa ser investigada com base naquilo que a criança realmente se interessa em fazer, buscando entender se ela perdeu o interesse por essas atividades em determinado momento.

A queda do rendimento escolar pode ser um parâmetro muito sugestivo de alteração cognitiva secundária a um quadro depressivo, se ela for marcada pelo início de sintomas de humor. Assim, uma criança que apresenta um bom rendimento escolar, ao ficar deprimida, pode passar a demonstrar desinteresse, piora no padrão das notas, recusa em realizar tarefas ou em ir à escola e queixar-se de dificuldades gerais de aprendizado. Sintomas como piora da concentração e da memória podem refletir um quadro depressivo e podem cursar com dificuldades específicas de leitura, escrita ou cálculo.

A presença de pensamentos mórbidos e suicidas sempre deve ser investigada ativamente, apesar de ser um ponto bastante difícil de inserir na entrevista. Uma das dificuldades consiste no fato desse tema ser mais delicado e causar certo constrangimento tanto ao profissional quanto ao paciente e aos familiares.

Além disso, a avaliação é difícil porque a criança pode não ter clareza sobre o desejo de morrer ou de que a morte seja algo definitivo, o que exige que o profissional saiba diferenciar o real constructo dos fenômenos suicidas na infância das ideias de morte fantasiosas, muito comuns nessa faixa etária (por exemplo, quando a criança relata a vontade de encontrar um familiar ou um animal que tenha morrido).

Já os adolescentes apresentam maior clareza sobre a morte, mas apresentam postura ambígua em relação ao desejo de morrer e ao planejamento de suicídio. O risco de suicídio na adolescência se torna significativamente maior quando o adolescente apresenta quadro de depressão associado a outros fatores de risco como uso de substâncias ou presença de algum transtorno de controle de impulso[16].

A correlação temporal entre as alterações produzidas pelos sintomas depressivos (perda de peso, piora do humor, queda no rendimento escolar, isolamento) fornece a ideia do tempo de evolução da doença. Assim, quadros mais graves, como os que apresentam ideação suicida ou queixas somáticas mais significativas, levam os pais a buscarem ajuda especializada. Entretanto, quadros mais leves e mais arrastados, nos quais os prejuízos escolares e as mudanças de comportamento são menos nítidos, costumam não ser detectados e, por isso, são mais negligenciados pelos cuidadores da criança, o que resulta no atraso ou na ausência da busca pelo tratamento adequado.

Esses quadros arrastados são denominados transtorno depressivo persistente, o qual é caracterizado pelo humor depressivo associado a dois ou mais dos seguintes sintomas: alteração do apetite, alteração do sono, baixa energia ou fadiga, baixa autoestima, dificuldade de concentração ou de tomada de decisão e sentimento de desesperança. O transtorno depressivo persistente tem curso crônico com marcados prejuízos em longo prazo, e, segundo o DSM-5-TR, seu diagnóstico deve ser feito se os sintomas persistirem por mais de um ano nas crianças e nos adolescentes e por mais de dois anos nos adultos.

As crianças com transtorno depressivo persistente costumam apresentar comportamento mais isolado, com menor atitude na busca ativa das coisas que possam lhe interessar e com rendimento mediano no contexto escolar, apesar da capacidade inata para um rendimento superior. Além disso, esses pacientes apresentam empobrecimento das relações interpessoais e das habilidades sociais, com menores recursos para manejo de conflitos e com maior restrição social, contribuindo para pior evolução no tratamento clínico e psicoterapêutico, quando comparados a crianças e adolescentes que apresentam episódio isolado de depressão[17,18].

Normalmente, são crianças ou adolescentes que serão levados para tratamento clínico quando apresentarem sintomas mais graves que se enquadrem a um episódio depressivo maior, recebendo então o diagnóstico de depressão dupla, que consiste em um episódio depressivo maior associado a um transtorno depressivo persistente. Dessa forma, é fundamental a avaliação de crianças e adolescentes que, mesmo em intensidade menor, tenham apresentado mudança de seu padrão habitual de humor e comportamento, a fim de garantir o diagnóstico e a intervenção precoces.

Transtorno bipolar

O transtorno bipolar (TB) e os transtornos relacionados foram descritos separados dos transtornos depressivos pela primeira vez no DSM-5. Além disso, eles estão alocados em um capítulo localizado entre o capítulo da esquizofrenia e outros transtornos psicóticos e o capítulo dos transtornos depressivos, visto que esses grupos se intersecionam no quesito psicopatologia, genética e história familiar[4,5].

Segundo o DSM-5-TR, o transtorno bipolar é classificado da seguinte forma:

- TB tipo I: episódios de mania alternados com episódios depressivos.
- TB tipo II: episódios de hipomania alternados com episódios depressivos.
- Ciclotimia: sintomas de hipomania por pelo menos um ano em crianças e adolescentes e dois anos em adultos, que não fecham completamente critérios para um episódio de hipomania, alternados com sintomas depressivos que também não fecham critérios completamente para um episódio depressivo maior.
- TB induzido por substância/medicamento.
- TB em razão de condição médica.
- TB tipo não especificado (anteriormente descrito como "sem outras especificações").

Quadro clínico

Quando o TB se inicia na infância ou na adolescência, é mais frequente a presença de fases mistas e de sintomas psicóticos. Além disso, nessa faixa etária os quadros de humor costumam apresentar ciclagem mais rápida (mudança mais rápida de fases). Sabe-se que, ao longo do desenvolvimento, ocorrem mudanças importantes na apresentação clínica do TB. As crianças mais novas apresentam mais sintomas de agressividade, irritabilidade e psicomotricidade elevada e possuem maior comorbidade com TDAH. Já os adolescentes apresentam quadros com predomínio de sintomas depressivos.

O TB de início precoce também apresenta maior taxa de comorbidades com outros diagnósticos comuns em crianças e adolescentes, como os transtornos de ansiedade, o transtorno do déficit de atenção e hiperatividade (TDAH) e os transtornos externalizantes (transtorno de conduta e transtorno opositor desafiante). Estudos de acompanhamento longitudinal demonstram que cerca de 75% dos adultos que possuem o diagnóstico de TB apresentaram seus primeiros sintomas antes dos 18 anos e aqueles que tiveram o início mais precoce apresentam evolução significativamente pior ao longo do tempo. Essas características peculiares do TB de início na infância e na adolescência interferem de maneira direta na apresentação clínica do quadro[19], tornando o diagnóstico e o tratamento mais complexos.

Diagnóstico

O estabelecimento correto e adequado do diagnóstico de TB em crianças e adolescentes é de extrema importância, visto que é uma condição pouco frequente, porém bastante grave e que exige intervenções medicamentosas e abordagens multidisciplinares específicas.

Os critérios diagnósticos dos transtornos depressivos, segundo a CID-11 e o DSM-5-TR, seguem os mesmos critérios referentes à CID-10 e ao DSM-5, respectivamente. Além disso, os critérios diagnósticos utilizados sãos os mesmos para os quadros de início na infância e na adolescência e para os quadros iniciados na vida adulta, sendo que o marco para o início do TB é a ocorrência do primeiro episódio de mania ou hipomania[4,5].

O diagnóstico de TB tipo I exigirá a presença de pelo menos um episódio de mania, podendo em um primeiro momento não ser observado um episódio depressivo. Já o diagnóstico de TB tipo II exigirá a presença de pelo menos um episódio de hipomania[4,5]. É importante que se observe o padrão de ciclagem do humor, associado a episódios bem estabelecidos. O Quadro 2 apresenta de maneira sucinta a descrição de um episódio de mania e de hipomania.

QUADRO 2 Critérios diagnósticos do episódio de mania e hipomania

Critérios A: período distinto de humor anormal e persistentemente elevado, expansivo ou irritável e aumento anormal e persistente da atividade dirigida a objetivos ou da energia, pelo período de uma semana (ou menos se necessária internação integral) na mania ou quatro dias na hipomania
Critérios B: três (ou mais) dos seguintes sintomas durante o período de perturbação do humor. Serão necessários no mínimo quatro dos seguintes sintomas se o humor for apenas irritado: • Autoestima inflada ou grandiosidade • Redução da necessidade de sono • Mais loquaz que o habitual ou pressão para continuar falando • Fuga de ideias ou ideia subjetiva de pensamentos acelerados • Distraibilidade • Aumento da atividade dirigida a objetivos ou agitação psicomotora • Envolvimento excessivo em atividades com elevado potencial para consequências dolorosas (compras compulsivas, indiscrição sexual etc.)
No episódio de mania: a perturbação do humor é suficientemente grave a ponto de causar prejuízo acentuado no funcionamento social e profissional ou necessitar de internação para prevenir danos a si ou a terceiros ou pela presença de sintomas psicóticos
No episódio de hipomania: o episódio está associado a uma mudança clara no funcionamento que não é característica do indivíduo quando assintomático, sendo a perturbação do humor e a mudança no funcionamento observáveis por outras pessoas e o episódio não é suficientemente grave a ponto de causar prejuízo acentuado no funcionamento social e profissional ou necessitar de internação. Caso ocorram sintomas psicóticos, o episódio necessariamente deverá ser descrito como de mania

Fonte: descrição resumida do DSM-5-TR, 2022[4]; OMS, 2019[5].

Apesar de os critérios diagnósticos serem os mesmos para todas as faixas etárias, existem algumas particularidades que diferenciam o TB de início precoce (antes dos 18 anos) e o TB de início na vida adulta, mas essas particularidades não estão descritas na CID e no DSM. Em crianças e adolescentes, é comum que não sejam observados a quantidade necessária de sintomas ou o tempo mínimo necessário de duração dos sintomas para a definição de um episódio típico de mania ou hipomania. Nesse caso, é utilizada a denominação transtorno bipolar não especificado e a criança ou o adolescente deverá ser acompanhado de perto, com as mesmas condutas terapêuticas e cuidados dispensados nos quadros mais bem estabelecidos.

Nos últimos anos, tem ocorrido aumento no diagnóstico dos subtipos não especificados (os que não fecham todos os critérios para o TB tipo I ou TB tipo II), cujo prognóstico e cuja resposta às terapias são menos satisfatórios. Por sua vez, os estudos epidemiológicos não mostram um padrão de aumento dos quadros típicos (tipos I ou II)[20]. A ausência de critérios mais específicos como humor elado e padrão cíclico favorece a hipótese de que nem todos os diagnósticos de TB subtipo não especificado sejam condições relacionadas ao TB[21]. Por isso, é necessário avaliar os fatores de risco de TB (como história familiar de TB) que estejam associados aos pacientes que apresentem indícios de bipolaridade (mudanças de humor em episódios) e, então, realizar um acompanhamento rigoroso, mas sem a necessidade de fechar um diagnóstico prematuramente.

Para que se desenvolva boa acurácia no diagnóstico de TB em crianças e adolescentes, é fundamental o treinamento do clínico para a avaliação de crianças e adolescentes em seu desenvolvimento normal. É importante considerar que a imaturidade emocional e cognitiva da criança em reconhecer e nomear emoções será um importante dificultador no diagnóstico clínico, principalmente em uma primeira entrevista. Não é raro que sejam necessários meses de observação e acompanhamento clínico para que se possa perceber de maneira clara as flutuações do humor em diferentes momentos e *settings* de avaliação. Entrevistas estruturadas com o uso de escalas específicas com a criança e com os pais, avaliando sutilezas das oscilações do humor poderão ser necessárias. O uso de recursos não verbais, como atividades lúdicas ou desenhos, especialmente em crianças menores, poderá também ser necessário.

É de extrema importância avaliar minuciosamente os episódios depressivos em crianças e adolescentes com fatores de risco para bipolaridade, visto que é possível estar diante de um quadro de bipolaridade cuja abertura se deu primeiramente com um episódio depressivo. O Quadro 3 resume alguns fatores de risco a serem observados em crianças e adolescentes com depressão, para que se atente ao risco de bipolaridade[22].

QUADRO 3 Fatores de risco associados ao transtorno bipolar (TB) em crianças e adolescentes

Depressão de início precoce com sintomas graves
História familiar de transtorno bipolar
Presença de sintomas de ansiedade (ataques de pânico) e sintomas psicóticos
Comportamento disruptivo associado ao quadro depressivo
Sintomas subsindrômicos de mania ou elevação do humor, especialmente com o uso de antidepressivos

Fonte: Päären et al., 2014[22].

Diagnósticos diferenciais e comorbidades

Os principais diagnósticos diferenciais do TB de início na infância e na adolescência são os transtornos mais prevalentes dessa faixa etária como o transtorno depressivo maior (depressão unipolar), o transtorno disruptivo da desregulação do humor (que será descrito a seguir), o TDAH e os transtornos disruptivos (TOD e transtorno de conduta).

Outras condições que comumente se iniciam na idade adulta, como a esquizofrenia e outros transtornos psicóticos, se confundem com o TB, principalmente nos casos de TB tipo I, que pode apresentar sintomas psicóticos na fase de mania. O quadro de desorganização psíquica na mania psicótica é bastante semelhante à esquizofrenia e ao transtorno esquizoafetivo, sendo necessária a observação longitudinal para que o diagnóstico seja elucidado a partir da evolução do quadro[23].

As comorbidades mais comuns ao TB incluem, também, o TDAH e os transtornos disruptivos, bem como os transtornos ansiosos e o uso de substâncias psicoativas. Outras comorbidades presentes, mas com menor frequência, são os transtornos dos tiques, os transtornos alimentares e o transtorno do espectro autista.

Transtorno disruptivo da desregulação do humor

O transtorno disruptivo da desregulação do humor (TDDH) foi inserido pela primeira vez como um diagnóstico nosológico no DSM-5, sendo alocado no capítulo de transtornos depressivos. O TDDH foi introduzido como categoria diagnóstica para descrever a condição de irritabilidade crônica associada a desregulação emocional em crianças e adolescentes. A inclusão do TDDH dentro dos transtornos depressivos é explicada pelo seu curso psicopatológico, pois foi observado que essas crianças, ao longo do desenvolvimento, evoluem frequentemente para um quadro de transtorno depressivo unipolar e/ou para um quadro de transtorno de ansiedade na adolescência e na vida adulta.

56 Psiquiatria da infância e adolescência: cuidado multidisciplinar

A prevalência do TDDH é pouco conhecida por ser uma condição recém-descrita, mas provavelmente está entre 2 e 5% das crianças[4]. O TDDH é uma condição mais comum na infância, e sua prevalência diminui ao longo da adolescência, ocorrendo de maneira inversa ao que acontece no TB, cuja prevalência aumenta ao longo da adolescência, sendo maior no início da vida adulta.

História

Em 2003, o subgrupo de estudo em transtornos do humor na infância e na adolescência do Instituto Nacional de Saúde Mental dos Estados Unidos (National Institute of Mental Health – NIMH), coordenado pela Dra. Ellen Leibenluft, publicou um artigo intitulado "Defining clinical phenotypes of juvenile mania" ("Definindo fenótipos clínicos de mania juvenil")[24], o qual propunha separar o TB de início na infância e na adolescência em quatro grupos distintos de fenótipos clínicos.

O primeiro grupo, também chamado de tipo estreito (*narrow*), seria formado pelos dois quadros clássicos de TB: tipos I e II. Outros dois grupos, os intermediários, foram incluídos na categoria de TB sem outra especificação (SOE). Um dos subtipos fenotípicos dos dois grupos intermediários caracterizava-se pela presença dos sintomas necessários para o diagnóstico de TB, mas com tempo insuficiente (inferior a uma semana para mania ou a quatro dias para hipomania). Já o outro, caracterizava-se pela ausência de humor eufórico, com a presença de irritação cíclica associada aos demais sintomas de um episódio de mania ou hipomania por tempo suficiente para o diagnóstico. Por fim, o quarto grupo, também chamado de tipo amplo (*abroad*), foi classificado como "*severe mood dysregulation*" e foi caracterizado por um quadro de irritabilidade crônica grave, sem característica física, sem presença de humor elado, com explosões desproporcionais de raiva e com muitos prejuízos consequentes[24]. A Tabela 3 resume a descrição dos quatros fenótipos clínicos descritos nesse artigo.

TABELA 3 Fenótipos clínicos de mania juvenil

Estreito (*narrow*)	Critérios do DSM-IV	Tipos I e II
Intermediário I	Critério de sintomas sem o tempo necessário	Tipo SOE
Intermediário II	Subtipo irritado, mantém critério tempo	Tipo SOE
Amplo (*abroad*)	Sem critério tempo e sintomas, contínuos	Desregulação grave do humor e comportamento

Fonte: Leibenluft et al., 2003[24].

Ao longo dos estudos da Dra. Ellen Leibenluft, durante o acompanhamento das crianças que foram classificadas no quarto fenótipo clínico, o chamado tipo amplo, percebeu-se que elas não apresentaram, ao longo de seu desenvolvimento, o padrão de ciclicidade e episodicidade do TB. Além disso, essas crianças não apresentaram, em nenhum momento, humor elado ou os demais sintomas do critério B de mania e hipomania, como grandiosidade ou diminuição da necessidade de sono[25]. Observou-se, ainda, que essas crianças apresentavam maiores chances de desenvolverem quadros de depressão e de ansiedade na vida adulta, em vez de desenvolverem TB, como se imaginava[26].

Os resultados das demais pesquisas que avaliaram a resposta ao tratamento com estabilizadores do humor[27], o perfil cognitivo e a neuroimagem dessas crianças classificadas no quarto fenótipo clínico não eram condizentes com o que era observado em crianças e adolescentes com TB. Assim, concluiu-se que essas crianças não pertenciam ao grupo dos transtornos do espectro bipolar, mas faziam parte de um subgrupo com uma condição clínica que ainda não era totalmente esclarecida.

Dessa forma, com bases nesses estudos, os cientistas retiraram essas crianças do grupo de transtornos bipolares e consideraram o quadro como uma condição clínica própria. A primeira proposta de denominação desse quadro foi o termo desregulação grave do humor (*severe mood dysregulation*), sendo, posteriormente, o diagnóstico definido como transtorno disruptivo da desregulação do humor (TDDH).

Quadro clínico e diagnóstico

A queixa principal no quadro clínico do TDDH é irritabilidade crônica e grave, acompanhada de episódios frequentes de explosões de raiva com descontrole emocional e comportamental extremo. Essa irritabilidade está relacionada a prejuízos na relação com os familiares e com os pares, afetando de maneira significativa a sociabilidade e a escolaridade da criança. Além disso, por apresentarem baixa tolerância a frustrações, essas crianças costumam ser isoladas dos grupos sociais, não participando de brincadeiras ou convites sociais, como aniversários e visitas. Em casos mais graves, com explosões mais frequentes e de intensidade significativa, pode haver associação com comportamentos de risco e com ideação suicida, levando à necessidade de intervenções mais intensivas como semi-internação e hospitalização psiquiátrica.

Os critérios diagnósticos do TDDH, segundo o DSM-5-TR[4], seguem os mesmos critérios do DSM-5. O diagnóstico é feito com base na observação clínica, não havendo ainda escalas de avaliações específicas que tenham sido

58 Psiquiatria da infância e adolescência: cuidado multidisciplinar

validadas para a população brasileira, a exemplo do que ocorre com o transtorno depressivo, o transtorno de ansiedade, o TDAH ou o autismo.

Segundo o DSM-5-TR[4], a característica central do TDDH é a irritabilidade crônica grave, que apresenta duas manifestações principais: explosões de raiva frequentes (ocorrendo pelo menos três vezes na semana e em pelo menos dois ambientes distintos) e humor persistentemente irritável ou zangado (sendo esse padrão de humor característico da criança, presente a maior parte do dia e quase todos os dias). Além disso, essas crises de explosões são incompatíveis com o nível de desenvolvimento da criança ou do adolescente e não apresentam padrão de ciclicidade e episodicidade (sendo descartado TB). Ainda segundo o DSM-5-TR[4], o diagnóstico de TDDH deve ser realizado apenas se os sintomas tiverem início antes dos 10 anos de idade (idade média de início do quadro) e não deve ser realizado antes dos 6 e após os 18 anos de idade.

O Quadro 4 descreve os critérios diagnósticos do TDDH, segundo o DSM-5-TR[4].

Diagnósticos diferenciais e comorbidades

Segundo o DSM-5-TR, são condições excludentes ao TDDH o TB, o TOD e o transtorno explosivo intermitente (TEI), ou seja, se uma condição está presente o outro diagnóstico não é possível. Nesse caso, ocorre o processo de hierarquização diagnóstica, em que a presença de um episódio de mania ou hipomania exclui o diagnóstico de TDDH e define o diagnóstico de TB e a presença simultaneamente de TDDH e TOD definirá o diagnóstico de TDDH. No caso do TEI, não é possível que haja simultaneamente critério para TDDH, pois no TEI a frequência das explosões é menor (apenas três explosões graves em um período de 12 meses), assim como o tempo de sintomas ativos (apenas três meses), além da ausência de humor persistentemente irritável ou zangado entre as explosões[4].

Já outras condições que são consideradas diagnósticos diferenciais também podem ocorrer como comorbidades, por exemplo, no caso do TDAH, do transtorno de conduta, do uso de substâncias psicoativas e do transtorno depressivo (maior e persistente). Para ser considerado comorbidade, é necessário que sejam satisfeitos os critérios tanto do TDDH quanto da condição comórbida e que elas aconteçam de maneira independente, com curso clínico próprio, necessitando de abordagens específicas (p. ex., no caso do TDDH e TDAH, uso de psicoestimulantes, ou no caso do TDDH e depressão, o uso de medicação antidepressiva).

QUADRO 4 Critérios diagnósticos do transtorno disruptivo da desregulação do humor (TDDH)

A. Explosões de raiva recorrentes e graves manifestadas pela linguagem (p. ex., violência verbal) e/ou pelo comportamento (p. ex., agressão física a pessoas ou propriedade) que são consideravelmente desproporcionais em intensidade ou duração à situação ou provocação

B. As explosões de raiva são inconsistentes com o nível de desenvolvimento

C. As explosões de raiva ocorrem, em média, três ou mais vezes por semana

D. O humor entre as explosões de raiva é persistentemente irritável ou zangado na maior parte do dia, quase todos os dias, e é observável por outras pessoas (p. ex., pais, professores, pares)

E. Os critérios A-D estão presentes por 12 meses ou mais. Durante esse tempo, o indivíduo não teve um período que durou três ou mais meses consecutivos sem todos os sintomas dos critérios A-D

F. Os critérios A e D estão presentes em pelo menos 2 de 3 ambientes (p. ex., em casa, na escola, com os pares) e são graves em pelo menos um deles

G. O diagnóstico não deve ser feito pela primeira vez antes dos 6 anos ou após os 18 anos de idade

H. Por relato ou observação, a idade de início dos critérios A-E é antes dos 10 anos

I. Nunca houve um período distinto durando mais de um dia durante o qual foram satisfeitos todos os critérios de sintomas, exceto a duração, para um episódio maníaco ou hipomaníaco

J. Nota: uma elevação do humor apropriada para o desenvolvimento, como a que ocorre no contexto de um evento altamente positivo ou de sua antecipação, não deve ser considerada sintoma de mania ou hipomania

K. Os comportamentos não ocorrem exclusivamente durante um episódio de transtorno depressivo maior e não são mais bem explicados por outro transtorno mental (p. ex., transtorno do espectro autista, transtorno do estresse pós-traumático, transtorno de ansiedade de separação, transtorno depressivo persistente – distimia)

L. Nota: esse diagnóstico não pode coexistir com transtorno de oposição desafiante, transtorno explosivo intermitente ou transtorno bipolar, embora possa coexistir com outros, incluindo o transtorno depressivo maior, transtorno do déficit de atenção e hiperatividade, transtorno de conduta e transtorno por uso de substâncias. Os indivíduos cujos sintomas satisfazem critérios para transtorno disruptivo da desregulação do humor e transtorno de oposição desafiante devem somente receber o diagnóstico de transtorno disruptivo da desregulação do humor. Se um indivíduo já experimentou um episódio maníaco ou hipomaníaco, o diagnóstico de transtorno disruptivo da desregulação do humor não deve ser atribuído

M. Os sintomas não são consequência dos efeitos psicológicos de uma substância ou de outra condição médica ou neurológica

Fonte: APA, 2022[4].

❱ TRANSTORNOS RELACIONADOS A TRAUMAS E ESTRESSORES

As manifestações psicológicas de crianças e adolescentes expostos a um evento estressante ou traumático podem ser significativamente variadas. Apesar de muitos pacientes apresentarem contexto emocional caracterizado principalmente por ansiedade ou medo, em outros casos fica claro uma outra manifestação fenotípica caracterizada por sintomas anedônicos ou disfóricos, raiva externalizante e sintomas agressivos ou até mesmo sintomas dissociativos. Há ainda pacientes que apresentam uma combinação dos sintomas já citados, aumentando a gama de manifestações clínicas.

A pandemia de Covid-19, iniciada no final de 2019, e suas consequências causaram impactos sem precedentes em crianças, adolescentes e suas famílias. Em recente artigo publicado por Cusinato e cols.[28], foram avaliados níveis de estresse, bem-estar e resiliência de 463 crianças e adolescentes italianas entre 5 e 17 anos e suas respectivas famílias. Foi comprovado que, já em maio de 2020 (fim da coleta dos dados), havia sinais de significativo estresse nas crianças e em suas famílias, com maior impacto emocional em famílias uniparentais, maior sofrimento afetivo nas mães e menor resiliência em crianças e adolescentes que previamente já apresentavam dificuldades socioambientais.

Os transtornos incluídos neste capítulo são aqueles que, segundo o DSM-5-TR[4], têm íntima relação com fatores estressores em sua etiopatogenia.

Considerações sobre mudanças da CID-10 para a CID-11

A recém-publicada CID-11[5], que entrou em vigor em 1º de janeiro de 2022 (ainda sem tradução oficial para o português), aproximou-se do DSM-5-TR[4] (APA, 2022), trazendo profundas mudanças na classificação, extinguindo a anterior classe diagnóstica "reações ao estresse grave e transtornos de adaptação" e criando uma categoria chamada "transtornos especificamente associados ao estresse". Nessa mudança, foi extinto o transtorno "reação aguda ao estresse" com a inclusão de novos transtornos como "transtorno de estresse pós-traumático complexo", "transtorno do luto prolongado", "transtorno de apego reativo" e o "transtorno de engajamento social desinibido". Foram mantidos o "transtorno de estresse pós-traumático" e o "transtorno de adaptação".

Na CID-11, tanto nos novos transtornos quanto nos transtornos anteriores mantidos, houve maior detalhamento dos parâmetros diagnósticos com a inclusão dos itens "características clínicas adicionais", "limite com a normalidade", "características do curso", "apresentações durante o desenvolvimento", "características relacionadas a sexo e/ou gênero" e "limites com outros transtornos e condições (diagnóstico diferencial)", que trouxeram valiosas ferramentas na identificação e manejo desses casos.

No caso dos "transtornos especificamente associados ao estresse", as seções "limites com outros transtornos e condições (diagnóstico diferencial)" de cada um dos transtornos trazem oportunas discussões sobre diagnósticos diferenciais com transtornos de outras categorias diagnósticas com apresentação semelhante.

Transtorno de apego reativo

O transtorno de apego reativo de infância ou início da infância é caracterizado por um padrão acentuadamente distorcido e inadequado dos comportamentos de apego. A criança afetada de forma rara ou mínima relaciona uma figura de apego a conforto, apoio, proteção e nutrição. A principal característica do transtorno é a ausência ou o desenvolvimento grosseiro de apego entre a criança e seus cuidadores que está ligado principalmente à negligência persistente em relação às necessidades emocionais ou físicas da criança. Tais dificuldades geralmente geram impacto severo no relacionamento social da criança.

Epidemiologia

Não existem dados epidemiológicos confiáveis. Na população norte-americana, ocorre com mais frequência em crianças que sofreram graves privações antes de serem acolhidas em abrigos ou em crianças e adolescentes que cresceram em instituições. Mesmo em crianças severamente negligenciadas, a ocorrência do transtorno é incomum, menos de 10%[4].

Etiologia

O transtorno está relacionado principalmente aos maus-tratos, incluindo negligência e possível abuso físico. A ênfase no esclarecimento do processo etiológico deve ser unidirecional, ou seja, o cuidador deixa de fazer algum cuidado essencial ou faz atos prejudiciais à criança, gerando incompatibilidade específica da dupla cuidador-criança. Porém existem aspectos individuais na criança e nos cuidadores que influenciam na etiopatogenia:

- Fatores da criança: temperamento da criança, formação deficiente de vínculo (não patológico), atraso no desenvolvimento neuropsicomotor ou deficiências sensoriais.
- Fatores dos cuidadores: presença de retardo mental parental, falta de habilidades parentais pela educação recebida, isolamento social, privação ou falta de oportunidades de treino parental. Paternidade prematura, especialmente no início da adolescência, é um fator determinante.

Diagnóstico

A criança portadora de transtorno de apego reativo apresenta grande impacto sobre a capacidade de realizar apegos seletivos caracterizada pela diminuição do esforço para obter conforto, suporte, alimentação ou proteção dos cuidadores em situações de estresse. Além disso, tais crianças têm dificuldade de se sentirem acalentadas quando acolhidas pelos cuidadores em situações de estresse e não apresentam empatia.

De maneira geral, há grave comprometimento da capacidade de controle emocional nas crianças afetadas com a ocorrência de emoções negativas, como medo, tristeza e irritabilidade sem motivo direto aparente.

O diagnóstico não deve ser feito em crianças incapazes de desenvolver apego seletivo, portanto, não devem ser realizados em crianças abaixo de 9 meses de idade. Devem ser excluídos diagnósticos diferenciais que afetam a capacidade da criança realizar apego seletivo, como transtorno do espectro autista, deficiência intelectual e transtorno depressivo. Os critérios diagnósticos do DSM-5-TR estão relacionados no Quadro 5.

QUADRO 5 Critérios diagnósticos para transtorno de apego reativo, segundo o DSM-5-TR

A. Apresentar um padrão consistente de inibição e afastamento emocional em relação aos cuidadores adultos, manifestado por ambos os itens a seguir:
   1. A criança rara ou minimamente procura conforto quando está angustiada
   2. A criança raramente responde ao consolo ou procura conforto quando está angustiada

B. Um distúrbio social e emocional persistente caracterizado por pelo menos dois dos itens seguintes:
   1. Mínima capacidade de resposta social e emocional com os outros
   2. Limitada capacidade de ser afetada positivamente
   3. Episódios de irritabilidade, tristeza e medo inexplicados, mesmo durante interações ameaçadoras com os cuidadores adultos

C. A criança foi exposta a um padrão extremo de cuidados insuficientes evidenciados por pelo menos um dos itens a seguir:
   1. Negligência social ou privação na forma de ausência persistente na oferta das necessidades básicas de conforto, estímulo e afeição oferecidos pelos cuidadores adultos
   2. Mudanças repetidas dos cuidadores primários que limitam as oportunidades de formar afeto ou apego estáveis
   3. Criação em locais não usuais que limitam gravemente as oportunidades de formar apego seletivo

D. É esperado que o cuidado no critério C seja o responsável pela alteração do comportamento no critério A
   1. Os critérios não cabem no transtorno de espectro autista
   2. O distúrbio é evidente antes dos 5 anos de idade
   3. A criança tem idade de desenvolvimento de pelo menos 9 meses

Deve-se especificar se o transtorno é persistente, ou seja, presente por mais de 12 meses, e deve-se especificar a gravidade

Fonte: APA, 2022[4].

Transtorno do engajamento social desinibido

Trata-se de um transtorno que deriva do antigo "transtorno de apego reativo na infância, subtipo desinibido" do DSM-IV-TR. A inclusão desse transtorno separado do transtorno de apego reativo se deve a diversos indícios de que exista um processo etiológico independente[29].

A principal característica do transtorno é a presença de um comportamento excessivamente familiar com pessoas estranhas, incluindo manifestações verbais e físicas de afeto. Há sempre história de privação e negligência que têm influência na manifestação fenotípica do transtorno e faz parte dos critérios diagnósticos[4].

Epidemiologia

Os dados de prevalência são ainda desconhecidos. Na população norte-americana, esse diagnóstico costuma ser raro, ocorrendo na minoria das crianças, até mesmo naquelas que sofreram grave negligência. Nessa população, o transtorno de engajamento social desinibido é diagnosticado em apenas 20% dos casos[4].

Etiologia

A exemplo do transtorno de apego reativo, os principais aspectos etiológicos estão ligados aos maus-tratos, incluindo negligência severa. No caso do transtorno do engajamento social desinibido, existe a história de negligência grave nos primeiros meses de vida, mesmo antes do transtorno ter sido diagnosticado. Portanto, a privação de afeto ou a negligência nos primeiros meses de vida são as principais causas do transtorno, trazendo à tona importante influência de aspectos psicopatológicos das primeiras etapas do desenvolvimento emocional da criança.

Diagnóstico

A criança portadora do transtorno mostra-se à vontade em excesso com pessoas estranhas, tendo comportamento verbal e motor excessivamente familiar com desconhecidos. Esse comportamento desinibido com estranhos não pode ser relacionado com características socioculturais da família e estão sempre ligados a uma história de negligência grave.

Por causa da associação etiológica compartilhada com a negligência, há ocorrência frequente de atrasos no desenvolvimento, especialmente atrasos cognitivos, de linguagem e ocorrência de estereotipias.

Os sintomas podem persistir em toda a infância e adolescência, principalmente se os fatores socioambientais inadequados persistirem. Quando persistem até fases intermediárias da infância, a criança pode apresentar, além do comportamento excessivamente familiar com desconhecidos, uma expressão dos afetos pouco autêntica, especialmente no contato com adultos. Quando persistem até a adolescência pode desencadear comportamento promíscuo e conflitante com outros adolescentes.

Os critérios diagnósticos do DSM-5-TR estão relacionados no Quadro 6.

QUADRO 6 Critérios diagnósticos para transtorno do engajamento social desinibido segundo o DSM-5-TR

A. Apresentar um padrão de comportamento em que a criança se aproxima e interage ativamente com adultos não familiares e demonstra pelo menos dois dos itens a seguir:
  1. Diminuição ou ausência de reserva em se aproximar e interagir com adultos não familiares
  2. Comportamento verbal ou físico excessivamente familiar que não é compatível com as características culturais e que não é próprio da idade
  3. Diminuição ou ausência na criança do hábito da preocupação com a volta ou a proximidade do cuidador após se afastar, mesmo em situações não familiares
  4. Boa vontade em ser levado por um adulto estranho com a mínima ou ausente hesitação

B. Os comportamentos incluídos no critério A não estão ligados à impulsividade, mas incluem comportamento social desinibido

C. A criança foi exposta a um padrão extremo de cuidados insuficientes evidenciados por pelo menos um dos itens a seguir:
  1. Negligência social ou privação na forma de ausência persistente na oferta das necessidades básicas de conforto, estímulo e afeição oferecidos pelos cuidadores adultos
  2. Mudanças repetidas dos cuidadores primários que limitam as oportunidades de formar afeto ou apego estáveis
  3. Criação em locais não usuais que limitam gravemente as oportunidades de formar apego seletivo

E. É esperado que o cuidado no critério C seja o responsável pela alteração do comportamento no critério A

F. A criança deve ter idade de desenvolvimento compatível de pelo menos 9 meses

Fonte: APA, 2022[4].

Transtorno de estresse pós-traumático e transtorno de estresse agudo

O transtorno de estresse pós-traumático (TEPT) e o transtorno de estresse agudo ocorrem em resposta a um evento traumático grave e inclui três grandes grupos de sintomas centrais: relembrar ou reviver o evento acompanhado de intenso sofrimento, comportamento esquivo em relação às lembranças do evento traumático e hipervigilância ou inquietação. Esses transtornos estão associados à queda do desempenho social e impacto sobre o desempenho escolar que geralmente traz grande sofrimento ao paciente e suas respectivas famílias. O sucesso do tratamento é muitas vezes limitado, levando a um curso crônico ou recorrente dos sintomas.

Diante da constatação de que o TEPT pode ser manifestado de maneiras distintas considerando o estágio de desenvolvimento emocional e a idade da criança, em 1995 Michael Scheeringa e Charles Zeanah propuseram critérios diagnósticos específicos para crianças e adolescentes[30] que, após diversos estudos e reflexões, foram endossados por grande força-tarefa com resultados publicados em 2003. Tais constatações conduziram a criação de uma subcategoria do TEPT chamado transtorno de estresse pós-traumático em crianças de 6 anos ou menos, com manifestações e critérios diagnósticos específicos, tornando-se o primeiro subtipo de um transtorno preexistente que considera claros aspectos de desenvolvimento, representando um passo significativo para a taxonomia do DSM.

Epidemiologia

Estima-se que a prevalência do TEPT seja em torno de 7,8% da população geral, distribuídos em 5,0% dos homens e 10,4% das mulheres[31]. As taxas prevalência são variadas dependendo das características socioculturais, da chance de exposição, da gravidade do evento traumático e da idade dos indivíduos avaliados.

Um estudo francês que fez parte do "Estudo Europeu de Epidemiologia de Doenças Mentais" (ESEMeD) trouxe dados valiosos sobre heterogeneidade dos dados epidemiológicos do TEPT na Europa[32]. Nesse estudo, os dados mostraram que a exposição a qualquer acontecimento traumático durante a vida foi de 72,7%, que pareceu ser mais baixo do que tem sido relatado na Suécia (80,8%), semelhante aos dados da Holanda (71,1%), e maior do que tem sido relatado na Espanha (54,0%), na Itália (56,1%), na Irlanda do Norte (60,6%) ou nos EUA (55,9%). A prevalência de TEPT durante a vida foi de 3,9%, menor do que nos Estados Unidos (7,8%), na Suécia (5,6%) ou na Irlanda do Norte (8,8%), mas maior do que na Espanha (2,2%) ou na Itália (2,4%). Os maiores fatores de risco para o desenvolvimento do TEPT em adultos foram violência física cometida por um par romântico (25,0%), ter um filho com doença grave (23,5%) e estupro (21,5%). A duração média de TEPT foi de 5,3 anos.

No Brasil, infelizmente, o TEPT em crianças e adolescentes é pouco conhecido, raramente diagnosticado e facilmente confundido; são escassas as publicações científicas, e o tema é pouco tratado em eventos especializados. Em um dos poucos trabalhos brasileiros sobre o tema, que avaliou 287 crianças do 2º ano do ensino fundamental do município de São Gonçalo no estado do Rio de Janeiro, mostrou-se a prevalência de sintomas de TEPT em 10,8%, preenchendo critérios diagnósticos de TEPT em 6,5% das crianças avaliadas[33].

Etiologia

Por definição, um evento estressor grave é a principal causa do TEPT e do transtorno de estresse agudo em crianças. Mas nem todas as crianças que são expostas irão desenvolver esses transtornos, portanto, o evento estressor por si só não é suficiente para o desenvolvimento do TEPT e do transtorno de estresse agudo. Devem ser considerados outras variáveis como fatores pré-traumáticos (temperamento, ambiente, fatores bioquímico-cerebrais e genéticos predisponentes), fatores peritraumáticos (tipos situações de estresse) e fatores pós-traumáticos (fatores ambientais e cognitivo-comportamentais) que serão detalhados a seguir.

Fatores pré-traumáticos

Os fatores pré-traumáticos predispõem o indivíduo ao TEPT antes do evento estressor ocorrer. Para fins didáticos, subdividem-se em três subitens:

- Temperamento pré-mórbido:
  - Crianças que mantém problemas emocionais estão mais sujeitas ao TEPT, especialmente as que têm história anterior de exposição a fatos traumáticos, com características externalizantes e temperamento predominantemente ansioso. No caso das crianças e dos adolescentes ansiosos, a ocorrência anterior de transtorno do pânico, depressão ou transtorno obsessivo-compulsivo, aumenta o risco[4].
- Ambiente:
  - Situações ambientais inadequadas têm grande influência na manifestação e no desencadeamento do TEPT e do transtorno de estresse agudo. Presença de baixa renda familiar, baixo nível de escolaridade, características culturais do grupo social, situação de estar em minoria étnica ou racial e presença de pacientes psiquiátricos na família são fatores ambientais de risco[4].

- Fatores bioquímico-cerebrais e genéticos:
  - Considerando os fatores bioquímico-cerebrais, a desregulação de sinalização de norepinefrina e serotonina tem sido repetidamente implicado ao TEPT e ao transtorno de estresse agudo. Alterações na sinalização de aminoácidos (GABA e glutamato), peptídeos (neuropeptídio Y e peptídeos opioides endógenos) e hormônios da tiroide têm sido associados com TEPT[34]. TEPT tem sido correlacionado com hipocortisolismo, embora nem todos os estudos teveram esse fenômeno replicado[35].
  - Considerando os fatores genéticos, os padrões de sintomas de TEPT têm hereditariedade estimada entre 30 e 40%, mas há poucos dados genéticos identificados em pacientes com TEPT[36]. A maioria dos estudos tem focado em achados em polimorfismos de genes associados aos neurotransmissores de dopamina, serotonina e norepinefrina. Também há estudos sobre genes relacionados com o eixo hipotálamo- -hipófise-adrenal (eixo HPA) e fatores neurotróficos[36].

Fatores peritraumáticos

Os fatores peritraumáticos são aqueles que acompanham os fatos traumáticos e influenciam a manifestação do TEPT e do transtorno de estresse agudo. De maneira geral, os fatores peritraumáticos que influenciam sensivelmente a manifestação do transtorno são a intensidade e o tipo do evento estressor.

Fica claro na maioria dos estudos que situações de violência são evidentes causas em crianças[33]. Mas na rotina diária desses pacientes existem outros tipos de estressores graves que comumente levam crianças e adolescentes a preencherem critérios diagnósticos para TEPT.

Michael Scheeringa, em um artigo para o site do Departamento de Assuntos Relacionados à Veteranos de Guerra dos Estados Unidos, apontou abuso físico ou sexual, testemunho de violência interpessoal, participação em acidentes automobilísticos, experiências traumáticas em desastres naturais, experiências traumáticas em regiões de conflito armado, incidentes com mordidas de cães agressivos e procedimentos médicos invasivos, como as principais situações que mais colocam as crianças em situações de risco para o transtorno nos Estados Unidos[37].

Fatores pós-traumáticos

Os fatores pós-traumáticos são aqueles que influenciam o curso e o prognóstico do transtorno e compreendem principalmente aspectos ambientais pós-traumáticos e aspectos cognitivo-comportamentais do indivíduo afetado:

Sobre os aspectos ambientais pós-traumáticos, a exposição subsequente a repetidas situações de estresse, repetidas situações que lembrem o evento desencadeante e dificuldades socioeconômicas costumam ser preditores de mau prognóstico. Estabilidade e suporte familiar, por sua vez, costumam ser preditores de bom prognóstico[4].

Sobre os aspectos cognitivo-comportamentais, no modelo cognitivo as pessoas afetadas não podem processar ou racionalizar o trauma que precipitou o transtorno. Elas continuam a experimentar o estresse e tentam evitá-lo por técnicas de evitação. Por causa de sua capacidade parcial de lidar de forma cognitiva com o acontecimento, podem experimentar períodos alternativos de reconhecer e de bloquear o acontecimento. Estima-se que a tentativa do cérebro em processar grande quantidade de informação provocada pelo traumatismo possa produzir esses períodos alternativos.

No modelo comportamental, o processo etiológico é baseado em duas principais fases comportamentais. Primeiro, o trauma (estímulo não condicionado), que produz a resposta de medo, é associado ao estímulo condicionado (os fatos físicos ou mentais que relembram o trauma, como impressões visuais, odores ou sons) por meio do condicionamento clássico Segundo, pelo aprendizado instrumental, os estímulos condicionados desencadeiam a resposta de medo independentemente do estímulo original não condicionado, e os indivíduos afetados desenvolvem um padrão de evitar tanto o estímulo condicionado quanto o não condicionado. Algumas delas também obtêm ganhos secundários, aumento da atenção e da simpatia ou satisfação de necessidades de dependência. Esses ganhos reforçam o transtorno e sua persistência.

Diagnóstico

Classicamente o TEPT e o transtorno de estresse agudo têm sua manifestação clínica baseada em três grandes grupos de sintomas: relembrar ou reviver o evento acompanhado de intenso sofrimento, comportamento esquivo em relação às lembranças do evento traumático e hipervigilância ou inquietação. Porém, na última edição do DSM-5, uma visão dimensional desses transtornos ficou clara por meio de novos critérios diagnósticos, considerando a heterogeneidade do transtorno e suas características dependendo da fase de desenvolvimento da criança ou do adolescente.

Tanto no TEPT quando no transtorno de estresse agudo, os critérios diagnósticos devem ser os mesmos para adultos, adolescentes e crianças. Mas, especificamente no TEPT, os critérios de adultos devem ser considerados apenas em crianças e adolescentes acima de 6 anos de idade. No caso das crianças abaixo de 6 anos de idade, devem ser considerados os critérios específicos.

As maiores diferenças entre os critérios diagnósticos de TEPT e de transtorno de estresse agudo são relacionados ao tempo de início e à duração dos sintomas. No caso do TEPT, os sintomas podem ocorrer em qualquer idade e começam nos primeiros 3 meses após o trauma, embora possa haver atraso de meses ou mesmo de anos. No caso do transtorno de estresse agudo, os sintomas geralmente se iniciam imediatamente após o evento traumático e devem durar pelo menos de 3 dias a 1 mês após o evento traumático. Portanto, considerando os novos métodos classificatórios, existem as principais características clínicas do TEPT e do transtorno de estresse agudo, combinadas ou isoladas.

Medo baseado na reexperimentação do evento traumático e sintomas emocionais/comportamentais

O acontecimento traumático pode ser reexperimentado de várias maneiras. Comumente, o indivíduo tem um padrão repetido e involuntário de recordações intrusivas do evento que geralmente incluem componentes comportamentais sensoriais, emocionais ou fisiológicas. Antes dos 6 anos de idade, as crianças são mais propensas a manifestar sintomas de reexperimentação por meio de brincadeiras ligados simbolicamente ao trauma.

Problemas com o início e a manutenção do sono são comuns e podem ser associados com pesadelos, preocupações com a segurança ou com a inquietação. O conteúdo dos sonhos costuma ser o evento em si ou temas relacionados com as principais ameaças envolvidas no evento traumático. As crianças pequenas podem relatar uma reagudização de sonhos assustadores que estavam sob controle antes do evento estressor.

Os indivíduos comumente mostram-se esquivos aos estímulos associados ao trauma, fazendo esforços deliberados para evitar pessoas, objetos, atividades, pensamentos, lembranças, sentimentos ou falar sobre o evento traumático. Em crianças pequenas, o comportamento esquivo manifesta-se por meio de restrições de brincadeiras ou restrição do comportamento exploratório em crianças de tenra idade. Em crianças em idade escolar, o comportamento esquivo manifesta-se por participação reduzida em novas atividades e, no caso de crianças mais velhas ou adolescentes, manifesta-se por relutância em buscar oportunidades de interação.

Estados de humor disfóricos, anedônicos e rebaixamento cognitivo

Sintomas como queda de produtividade cognitiva e de humor podem tomar várias formas, incluindo incapacidade de lembrar de um aspecto importante do acontecimento traumático (tal amnésia ocorre em razão de sintomas dissociativos e não é em consequência de lesão cerebral, álcool ou drogas). Dificuldades de concentração, incluindo dificuldade de lembrar de eventos diários ou de manter-se focado nas atividades, são comumente relatadas.

Sensações negativas em relação a aspectos importantes da vida voltadas a si mesmos, aos outros ou às expectativas de vida ocorrem com frequência. Também são percebidos sensação de culpa pelo evento e um estado de humor negativo persistente que começou ou piorou após a exposição ao evento que pode se manifestar por interesse marcadamente diminuído em atividades previamente apreciadas, sentindo-se separado ou afastado de outras pessoas, ou uma incapacidade persistente de sentir emoções positivas, como felicidade, alegria, satisfação, ternura.

Excitação e comportamento reativo ou externalizante

Pacientes podem ter mudanças repentinas do humor, podendo apresentar condutas verbais e/ou físicas agressivas com pouca ou nenhuma provocação. Também pode ocorrer comportamento imprudente ou autodestrutivo, até mesmo comportamento suicida. O comportamento irritável ou agressivo em crianças e adolescentes costuma interferir nas relações interpessoais e no desempenho escolar.

Muitas vezes ocorre elevada sensibilidade a ameaças potenciais, incluindo as que estão relacionadas com a experiência traumática e as que não estão relacionadas. São também muito reativos a estímulos inesperados como ruídos de alto volume ou movimentos inesperados de pessoas e objetos.

Sintomas dissociativos

Os episódios dissociativos ocorrem geralmente por conta de um *continuum* de breves intrusões sensoriais sobre o tema do evento traumático e podem durar de alguns segundos até mesmo dias.

Nesses episódios os componentes do evento são revividos de maneira intensa, e o paciente se comporta como se o evento estivesse ocorrendo naquele momento. Podem ocorrer sem perda de orientação, mas casos graves de completa perda de consciência também são relatados.

Algumas pessoas também experimentam sintomas dissociativos persistentes de desprendimento de seus corpos (despersonalização) ou do mundo ao seu redor (desrealização).

Alterações dos critérios diagnósticos do "transtorno de estresse pós-traumático" na atualização do DSM-5 para o DSM-5-TR

Alguns dos critérios diagnósticos foram atualizados no DSM-5-TR para capturar as experiências e os sintomas das crianças com mais precisão. Os pais desempenharam papel fundamental nesse processo, pois muitos dos critérios do DSM exigem que os sintomas sejam observados por eles ou por outros indivíduos que interagem regularmente com a criança.

Os atuais critérios do DSM-5 foram atualizados no DSM-5-TR para fornecer descrições mais precisas e refletir os avanços científicos e a experiência clínica da última década.

Para crianças de 6 anos ou menos, a observação "o testemunho de fatos traumáticos não inclui meios exclusivamente eletrônicos, mídia eletrônica, televisão, filmes ou fotos" foi removida do critério A.2 por sua redundância, uma vez que o critério A.2 já indica que os eventos que ocorrem com os outros devem ser testemunhados pessoalmente.

Os critérios diagnósticos do DSM-5-TR para a criança de mais de 6 anos ou adolescentes estão no Quadro 7.

QUADRO 7   Critérios diagnósticos para transtorno de estresse pós-traumático – crianças com mais de 6 anos de idade ou adolescentes segundo o DSM-5-TR

A. A exposição à morte real ou ameaça de prejuízo grave ou violência sexual em uma (ou mais) das seguintes maneiras:
  1. Experimentando diretamente o evento traumático
  2. Testemunhando, pessoalmente, o evento traumático, assim como ocorreu com os outros
  3. Ter sabido que o evento traumático ocorreu a um membro próximo da família ou amigo próximo. Nos casos de morte ou ameaça de um membro da família ou amigo, o evento deve ter sido violento ou acidental
  4. Experimentando exposição repetida ou extrema aos detalhes aversivos do evento traumático
Obs.: o critério A4 não se aplica à exposição por meio de mídia eletrônica, televisão, filmes ou imagens, a menos que essa exposição seja intimamente relacionada à rotina da criança

B. Presença de um (ou mais) dos seguintes sintomas intrusivos associados com o evento traumático, começando depois da ocorrência do evento traumático:
  1. Ocorrência de memórias intrusivas angustiantes, recorrentes e involuntárias sobre o evento traumático
Obs.: em crianças com mais de 6 anos, podem ocorrer brincadeiras repetitivas sobre temas ou aspectos do evento traumático
  2. Sonhos recorrentes angustiantes nos quais o teor e o efeito do sonho estão relacionados ao fato traumático
Obs.: em crianças, pode haver sonhos assustadores sem conteúdo reconhecível
  3. Reações de dissociação (p. ex., *flashback*), em que o indivíduo sente ou atua como se o acontecimento traumático fosse recorrente. (Tais reações podem ocorrer em um *continuum*, com a expressão mais extrema de ser uma completa perda de consciência das pessoas presentes ao redor.)
Obs.: em crianças, a reconstituição específica de trauma pode ocorrer durante brincadeiras

(continua)

72 Psiquiatria da infância e adolescência: cuidado multidisciplinar

QUADRO 7 Critérios diagnósticos para transtorno de estresse pós-traumático – crianças com mais de 6 anos de idade ou adolescentes segundo o DSM-5-TR (continuação)

4. Sofrimento psíquico intenso ou prolongado durante a exposição a estímulos internos ou externos que simbolizam ou lembram algum aspecto do evento traumático
5. Importantes reações fisiológicas a estímulos internos ou externos que simbolizam ou lembram algum aspecto do evento traumático

C. Comportamento esquivo persistente aos estímulos associados com o acontecimento traumático, começando após o acontecimento traumático, evidenciado por um ou ambos os itens seguintes:
1. Esquiva ou esforços para evitar memórias angustiantes, pensamentos, sentimentos sobre ou fatos intimamente associados com o evento traumático
2. Esquiva ou esforços para evitar lembretes externos (pessoas, lugares, conversas, atividades, objetos, situações) que despertam memórias angustiantes, pensamentos ou sentimentos associados ao evento traumático

D. Alterações negativas na cognição e no humor associadas ao evento traumático, começando ou piorando após a ocorrência do evento traumático, evidenciadas por dois (ou mais) dos seguintes procedimentos:
1. Incapacidade de lembrar um aspecto importante do acontecimento traumático (tipicamente relacionado à amnésia dissociativa e não a outros fatores, como traumatismo craniano, álcool ou drogas)
2. Crenças ou expectativas sobre si mesmo, os outros ou sobre o mundo persistente e exageradamente negativas (p. ex., "eu sou ruim", "ninguém pode ser confiável", "o mundo é completamente perigoso", "todo o meu sistema nervoso está permanentemente arruinado")
3. Cognições persistentemente distorcidas sobre a causa ou as consequências do evento traumático que levam o indivíduo a culpar a si mesmo ou aos outros
4. Estado emocional persistentemente negativo (p. ex., medo, horror, raiva, culpa ou vergonha)
5. Importante diminuição do interesse ou participação em atividades significativas
6. Sentimentos de distanciamento ou afastamento de outros
7. Incapacidade persistente de experimentar emoções positivas (p. ex., incapacidade de sentir felicidade, satisfação ou sentimentos amorosos)

E. Alterações significativas na excitação e reatividade associada com o acontecimento traumático, começando ou agravando após a ocorrência do fato traumático, evidenciado por dois (ou mais) do seguinte:
1. Comportamento irritável e explosões de raiva (com pouca ou nenhuma provocação) tipicamente expressa como agressão verbal ou física contra pessoas ou objetos
2. Comportamento imprudente ou autodestrutivo
3. Hipervigilância
4. Resposta de sobressalto exagerada
5. Problemas com concentração
6. Perturbação do sono (p. ex., dificuldade de iniciar ou manter o sono ou sono inquieto)

(continua)

QUADRO 7 Critérios diagnósticos para transtorno de estresse pós-traumático – crianças com mais de 6 anos de idade ou adolescentes segundo o DSM-5-TR (continuação)

F. A duração dos sintomas (critérios B, C, D e E) é mais do que 1 mês

G. A perturbação causa sofrimento clinicamente significativo ou prejuízo em áreas sociais, ocupacionais ou outras importantes de funcionar

H. A perturbação não é atribuível a efeitos fisiológicos de uma substância (e de medicamentos, álcool) ou outra condição médica

Especificar se:
Presença de sintomas dissociativos: os sintomas preenchem os critérios para transtorno de estresse pós-traumático, e, além disso, em resposta ao estressor, as experiências individuais persistentes ou sintomas recorrentes de um dos seguintes procedimentos:
1. Despersonalização: experiências persistentes ou recorrentes de dissociação como se fosse um observador externo dos próprios processos mentais ou corporais (p. ex., sentindo como se estivesse em um sonho; sentindo uma sensação de irrealidade própria ou de corpo ou sensação de tempo movendo-se lentamente)
2. Desrealização: experiências persistentes ou recorrentes de irrealidade do ambiente (p. ex., o mundo em torno do indivíduo é vivido como irreal, um sonho distante ou distorcido)
Obs.: para utilizar esse subtipo, os sintomas dissociativos não devem ser atribuídos aos efeitos fisiológicos de uma substância (p. ex., *blackouts*, comportamento durante a intoxicação de álcool) ou outra condição médica (p. ex., crises parciais complexas)

Especificar se:
Com expressão tardia: se os critérios diagnósticos não são preenchidos em até 6 meses após o evento (o início e a expressão de alguns sintomas podem ser imediatos ao evento estressor)

Fonte: APA, 2022[4].

Os critérios diagnósticos do DSM-5-TR para a criança de 6 anos de idade ou menos estão descritos no Quadro 8.

QUADRO 8 Critérios diagnósticos para transtorno de estresse pós-traumático – crianças com 6 anos de idade ou menos segundo o DSM-5-TR

A. Exposição à morte real, à ameaça de prejuízo grave ou à violência sexual em uma (ou mais) das seguintes maneiras:
1. Experimentando diretamente o evento traumático
2. Testemunhando, pessoalmente, o evento traumático, assim como ocorreu com os outros, especialmente com os cuidadores primários
3. Ter sabido que o evento traumático ocorreu aos pais ou a um cuidador próximo

(continua)

74 Psiquiatria da infância e adolescência: cuidado multidisciplinar

QUADRO 8   Critérios diagnósticos para transtorno de estresse pós-traumático – crianças com 6 anos de idade ou menos segundo o DSM-5-TR (*continuação*)

B. Presença de um (ou mais) dos seguintes sintomas intrusivos associados com o evento traumático, começando depois da ocorrência do evento traumático:
  1. Ocorrência de memórias intrusivas angustiantes, recorrentes e involuntárias sobre o evento traumático

Obs.: memórias espontâneas e intrusivas podem não se apresentar necessariamente angustiantes e podem ser manifestadas por alterações da capacidade da criança de brincar

  2. Sonhos recorrentes angustiantes, nos quais o teor e o efeito do sonho estão relacionados ao fato traumático

Obs.: pode não ser possível determinar se o conteúdo assustador dos sonhos está relacionado ao fato traumático

  3. Reações de dissociação (p. ex., *flashback*), em que a criança sente ou atua como se o acontecimento traumático fosse recorrente. (Tais reações podem ocorrer em um *continuum*, com a expressão mais extrema de ser uma completa perda de consciência das pessoas presentes ao redor.)
  4. Sofrimento psíquico intenso ou prolongado durante a exposição a estímulos internos ou externos que simbolizam ou lembram algum aspecto do evento traumático
  5. Importantes reações fisiológicas a estímulos internos ou externos que simbolizam ou lembram algum aspecto do evento traumático

C. Um (ou mais) dos seguintes sintomas deve estar presente, representando esquiva persistente aos estímulos associados ao evento traumático ou alterações negativas em cognições e humor associados ao evento traumático, começando após o evento ou agravando após o evento:
  ▪ Esquiva persistente aos estímulos:
  1. Esquiva ou esforço para evitar atividades, locais ou lembretes físicos que despertem lembranças do evento traumático
  2. Evitar ou esforços para evitar as pessoas, conversas ou interpessoal, situações que provoquem recordações do evento traumático
  ▪ Alterações negativas nas cognições:
  1. Aumento considerável da frequência de estados emocionais negativos (p. ex., medo, culpa, tristeza, vergonha, confusão)
  2. Diminuição acentuada do interesse ou participação em atividades significativas, incluindo jogos infantis
  3. Comportamento socialmente retraído
  4. Redução persistente na expressão de emoções positivas

D. Alterações na excitação e na reatividade associada com o(s) acontecimento(s) traumático(s), começando ou agravando após a ocorrência do acontecimento traumático, evidenciado por dois (ou mais) dos seguintes itens:
  1. Comportamento irritável e explosões de raiva (com pouca ou nenhuma provocação) tipicamente expressa como agressão verbal ou física contra pessoas ou objetos (incluindo comportamento explosivo)
  2. Hipervigilância
  3. Resposta de sobressalto exagerada
  4. Problemas com concentração
  5. Perturbação do sono (p. ex., dificuldade de iniciar ou manter o sono ou sono inquieto)

(continua)

QUADRO 8 Critérios diagnósticos para transtorno de estresse pós-traumático – crianças com 6 anos de idade ou menos segundo o DSM-5-TR (*continuação*)

E. A duração do distúrbio deve ser de mais de 1 mês

F. A perturbação causa sofrimento clinicamente significativo ou prejuízo em áreas sociais, ocupacionais ou outras importantes de funcionar

G. A perturbação não é atribuível aos efeitos fisiológicos de uma substância (e de medicamentos, álcool) ou outra condição médica

Especificar se:
Presença de sintomas dissociativos: sintomas preenchem os critérios para transtorno de estresse pós-traumático e as experiências individuais persistentes ou sintomas recorrentes de um dos seguintes procedimentos:
1. Despersonalização: experiências persistentes ou recorrentes de dissociação como se fosse um observador externo dos próprios processos mentais ou corporais (p. ex., sentindo como se estivesse em um sonho; sentindo uma sensação de irrealidade própria ou de corpo ou sensação de tempo movendo-se lentamente)
2. Desrealização: experiências persistentes ou recorrentes de irrealidade do ambiente (p. ex., o mundo em torno do indivíduo é vivido como irreal, um sonho distante ou distorcido)
Obs.: para utilizar esse subtipo, os sintomas dissociativos não devem ser atribuídos aos efeitos fisiológicos de uma substância ou outra condição médica (p. ex., crises parciais complexas)

Especificar se:
Com expressão tardia: se os critérios diagnósticos não são preenchidos em até 6 meses após o evento (o início e a expressão de alguns sintomas podem ser imediatos ao evento estressor)

Fonte: APA, 2022.

▶ TRANSTORNOS DA ELIMINAÇÃO

Os transtornos de eliminação são caracterizados pela dificuldade de controle ou inadequação da eliminação de urina ou fezes, usualmente diagnosticado em crianças e adolescentes, não relacionados a um componente orgânico ou ao uso de substâncias. Uma criança deve ser considerada portadora do transtorno de eliminação apenas quando ultrapassou, cronológica e evolutivamente, a idade esperada do desenvolvimento do controle voluntário da excreção. Esse grupo inclui duas situações clínicas axiais: a enurese, caracterizada por micções repetidas em locais impróprios, e a encoprese, caracterizada por repetida evacuação de fezes em locais impróprios.

Os transtornos de eliminação têm etiologia complexa, mas envolve prioritariamente questões emocionais. Devem ser levadas em consideração a etapa evolutiva emocional da criança, a maturação fisiológica do controle esfincteriano e o caráter voluntário/involuntário.

Tanto a enurese quanto a encoprese, na última versão do DSM-5, têm seus especificadores e subtipos. No caso da enurese, pode ser classificada como evolução primária ou secundária com subtipos "apenas noturna", "apenas diurna" ou "noturna e diurna". A encoprese pode ser classificada como "com obstipação e incontinência por extravasamento" e "sem obstipação e incontinência por extravasamento". Essa modificação se manteve no DSM-5-TR[4].

Considerações sobre mudanças da CID-10 para a CID-11

A CID-11[5] se aproximou do DSM-5-TR[4] excluindo a enurese e a encoprese da antiga seção da CID-10 "outros transtornos comportamentais e emocionais com início habitualmente durante a infância ou a adolescência", incluindo em um novo grupo diagnóstico independente chamado "transtornos de eliminação". A enurese ganhou uma nova classificação com a adição dos subtipos "enurese noturna", "enurese diurna" e "enurese noturna e diurna" na seção "requisitos diagnósticos", subseção "especificadores para ocorrência noturna ou diurna". A encoprese ganhou nova classificação com a adição dos subtipos "encoprese com constipação e incontinência por transbordamento" e "encoprese sem constipação e incontinência por transbordamento" na sessão "requisitos diagnósticos", subseção "especificadores para a presença de constipação e transbordamento".

A exemplo da nova categoria "transtornos especificamente associados ao estresse", tanto na encoprese quanto na enurese houve maior e valioso detalhamento dos parâmetros diagnósticos com a inclusão dos itens "características clínicas adicionais", "limite com a normalidade", "características do curso", "apresentações durante o desenvolvimento", "características relacionadas a sexo e/ou gênero" e "limites com outros transtornos e condições (diagnóstico diferencial)".

Neste tópico discutiremos os principais aspectos clínicos dessas patologias.

Enurese

O termo enurese começou a surgir na literatura no começo do século XIX e deriva do grego *enourein* pela junção do prefixo latino *en* com substantivo *ouron*, significando "urinar em"[38]. A enurese é basicamente caracterizada por repetidos episódios de micção durante o dia ou a noite nas roupas ou na cama. Deve ser considerada apenas em maiores de 5 anos de idade e, na maioria das vezes, é involuntária, mas ocasionalmente pode ser intencional.

Epidemiologia

As taxas de prevalência variam de 4,5 a 30%, conforme a população estudada, a tolerância dos sintomas em várias culturas e os grupos socioeconômicos. Porém, a taxa de prevalência mais aceita em países ocidentais é de 5 a 10% em pacientes de 5 anos, 3 a 5% em pacientes de 10 anos e 1% em pacientes acima de 15 anos[4]. Em um estudo brasileiro analisando amostra populacional da cidade de São Paulo, houve ocorrência de enurese noturna em 35,4% em pré-escolares e em 11,3% em escolares[39].

Os transtornos mentais estão presentes em apenas 20% das crianças enuréticas, sendo mais comuns em meninas enuréticas, em crianças com sintomas durante o dia e naquelas que mantêm os sintomas até o final da infância[40].

Fisiopatologia

O controle normal da bexiga é adquirido natural e progressivamente com o desenvolvimento e o amadurecimento da criança, é influenciado diretamente pelo desenvolvimento neuromuscular e cognitivo, por fatores socioemocionais, pelo treinamento esfincteriano e por fatores genéticos.

Fatores emocionais e ambientais

Há fortes evidências sobre a influência psicológica na enurese. Mesmo em pacientes com componente orgânico, a correção cirúrgica e/ou a clínica costumam não ser eficazes[41]. Há maior ocorrência em crianças criadas em famílias indiferentes à enurese noturna, em crianças inseguras, que passaram por situações de mudanças abruptas de rotina, criadas em lares desestruturados ou que passaram por situações traumáticas[42].

Fatores fisiológicos

As principais causas fisiopatológicas reconhecidas da enurese são a poliúria noturna por causa da diminuição dos níveis de vasopressina noturnos ou da diminuição da capacidade de armazenamento da bexiga durante a noite, que é frequentemente associada à hiperatividade vesical. Em ambas as situações de distúrbios do sono, pode desempenhar papel importante. Apesar de aumento do limiar de despertar nas crianças que não acordam aos estímulos de plenitude vesical ser o mecanismo mais comumente implicado, vias mais complexas que envolvem o ciclo vigília-sono estão sendo reconhecidos e avaliados[43].

Fatores genéticos

Não há genes específicos identificados, porém, há forte evidência de fatores genéticos. Estima-se que 75% das crianças afetadas apresentam familiares de 1º grau com história de enurese e que, em filhos de enuréticos, a chance da ocorrência de enurese aumenta sete vezes. A taxa de concordância é maior em gêmeos monozigóticos em comparação aos gêmeos dizigóticos[40].

Diagnóstico

A enurese pode ser classificada em dois subtipos quando considerado seu curso: primária, quando o indivíduo nunca estabilizou a continência urinária, e secundária, quando o indivíduo conseguiu estabilizar a continência urinária por um período e voltou a apresentar incontinência.

Tanto na enurese primária quanto na secundária, o paciente pode apresentar três padrões considerando o período do dia em que ocorre prioritariamente: exclusivamente noturna, quando o paciente apresenta episódio miccional à noite e durante o sono, exclusivamente diurna, quando o paciente apresenta episódio miccional exclusivamente em vigília, e noturna e diurna quando há ocorrência dos dois subtipos simultaneamente.

Ainda na enurese exclusivamente diurna, existem dois subgrupos: incontinência de urgência, em que ocorre urgência miccional inesperada e maior ocorrência de instabilidade no músculo detrusor, e micção por adiamento, em que o indivíduo conscientemente adia a micção para gerar incontinência.

Segundo os critérios diagnósticos do DSM-5-TR[4], a criança deve:

- Apresentar episódios repetidos de eliminação de urina nas roupas ou na cama de maneira involuntária ou voluntária.
- Ter impacto clinicamente significativo, com frequência mínima de duas vezes por semana durante pelo menos 3 meses consecutivos, ou apresentar sofrimento clinicamente significativo ou impacto sobre desempenho social, acadêmico, ocupacional ou outras áreas importantes.
- Ter pelo menos 5 anos de idade.
- Ter seu comportamento não atribuído a efeitos fisiológicos de substâncias (p. ex., diuréticos, antipsicóticos) ou a outras condições médicas.

Deve-se sempre levar em consideração a possibilidade de comorbidades clínicas na enurese. Devem ser consideradas patologias geniturinárias estruturais, neurológicas e infecciosas que são mais frequentes em crianças enuréticas. Outros transtornos orgânicos podem causar poliúria e consequentemente enurese, como *diabetes mellitus* e *diabetes insipidus*, alterações da consciência e do sono, como convulsões, intoxicação e sonambulismo.

Encoprese

O termo deriva latim moderno pela junção do prefixo latino *en* com o substantivo *kopros*, significando "estar defecado", "estar em fezes"[38].

A encoprese é caracterizada pela evacuação em horários e lugares indesejados, causando grande prejuízo e angústia para as crianças e suas famílias. Não é incomum crianças portadoras de encoprese permanecerem com odor de fezes ou deixar rastro de fezes em ambientes públicos, o que causa grave constrangimento. Deve ser considerada apenas em crianças acima de 4 anos e, na maioria das vezes, é involuntária, mas ocasionalmente pode ser intencional, especialmente em crianças com problemas de conduta.

Epidemiologia

Há pouca literatura sobre dados epidemiológicos da encoprese. Existe uma estimativa que 1% de todas as crianças de 5 anos de idade tenham encoprese[4], porém existem dados que sugerem prevalência entre 0,3 e 8%, dependendo da população estudada, com maior ocorrência em meninos que em meninas[44].

Fisiopatologia

O processo de defecação típica envolve a integração e a coordenação das funções sensório-motoras do cólon, do reto, do assoalho pélvico e do esfíncter anal externo, normalmente alcançadas até os 4 anos de idade. O desenvolvimento e a permanência de incontinência fecal geralmente envolvem alguma disfunção em um dos processos de defecação com grande influência de questões emocionais ou comportamentais.

Fatores emocionais e ambientais

Teorias psicológicas foram frequentemente levantadas na etiologia da encoprese, no entanto, inúmeras pesquisas têm falhado em suportar essa hipótese, porém vários estudos têm demonstrado a natureza estressante do escape fecal e resultados psicossociais negativos para as crianças afetadas e suas respectivas famílias[45].

Há clara influência dos fatores emocionais no início e no curso da encoprese que pode ocorrer em crianças com controle intestinal adequado, que por raiva, ansiedade, medo ou uma combinação desses fatores não conseguem controlar as fezes de maneira adequada.

Fatores fisiológicos

A maioria dos casos de incontinência fecal ocorre no contexto de constipação e retenção intestinal, com prevalência de constipação em crianças encopréticas entre 80 e 95%[44].

A constipação pode afetar o funcionamento do cólon e do reto de duas principais formas, criando uma situação clínica chamada de "megacólon psicogênico". Primeiramente, grande quantidade de massa fecal aumenta a pressão nas paredes do cólon, reduzindo a capacidade dos músculos de exercerem movimentos peristálticos. Em segundo lugar, a presença frequente de massa fecal em abundância faz as terminações nervosas no cólon se habituarem com a sensação de fezes, diminuindo assim a probabilidade de a criança sentir desejo de defecar. Os processos cólicos podem desencadear escapes fecais sólidos ou líquidos (*soiling*); no caso dos escapes líquidos, o represamento das fezes pode gerar aumento da pressão da cólica a montante, consequentemente aumento do peristaltismo e maior pressão de fezes líquidas sobre a massa fecal represada. Esse aumento da pressão das fezes líquidas sobre as fezes endurecidas causa passagem de fezes líquidas entre a parede do cólon e a massa fecal sólida, gerando escapes de fezes líquidas pelo orifício anal.

Além dos aspectos cólicos, uma proporção significativa de crianças com encoprese tem dinâmica anal inadequada. Geralmente as crianças constipadas têm passagem de fezes volumosas pelo orifício anal com frequência, desenvolvendo resposta anal esquiva, especialmente a contração do esfíncter anal externo. Além do condicionamento aversivo por meio da dor, as crianças que são incontinentes muitas vezes são advertidas ou punidas por sujar-se acidentalmente, o que pode tornar a experiência de evacuar aversiva, piorando a constipação[46].

Fatores genéticos

Não há dados na literatura sobre fatores genéticos específicos da encoprese, porém diversos estudos apontam para maior ocorrência de constipação intestinal em familiares de crianças encopréticas com prevalência de 15 a 60%[47].

Diagnóstico

Quando considerado seu curso, a encoprese pode ser classificada em dois subtipos quando considerado seu curso: encoprese primária, quando o indivíduo nunca estabilizou a continência fecal, e a encoprese secundária, quando o indivíduo conseguiu estabilizar a continência urinária por um período e voltou a apresentar incontinência.

Tanto na encoprese primária quanto na secundária, dois subtipos devem ser considerados:

- Encoprese com obstipação e incontinência por extravasamento, quando paciente apresenta escape fecal de fezes malformadas ou vazamentos de fezes líquidas, que podem ser raras ou até mesmo contínuas, ocorrendo prioritariamente durante o dia e raramente à noite. Apenas parte das fezes é eliminada quando o paciente vai ao banheiro e geralmente apresentam boa resposta com o tratamento da constipação.
- Encoprese sem obstipação e incontinência por extravasamento, quando o paciente apresenta escape de fezes com tendência a ter consistência e forma normais e, quando ocorre escapes líquidos, tendem a ser intermitentes. As fezes tendem a ser depositadas pelo paciente em locais predeterminados, sendo assim frequentemente associado a processos emocionais de masturbação anal ou ligados a transtorno de conduta, transtorno desafiador opositivo.

Segundo critérios diagnósticos do DSM-5-TR[4], a criança deve:

- Apresentar episódios repetidos de eliminação de fezes em locais inapropriados de maneira involuntária ou voluntária.
- Vivenciar pelo menos um episódio por mês por no mínimo 3 meses.
- Ter pelo menos 4 anos de idade ou nível de desenvolvimento equivalente.
- Ter seu comportamento não atribuído a efeitos fisiológicos de substâncias (p. ex., laxantes) ou a outras condições médicas, com exceção de mecanismos que envolvam constipação.

A investigação clínica de casos de encoprese deve sempre ser levado em consideração. Exame físico cuidadoso e exames de imagem gastrointestinais podem ser importantes para detecção de fezes e gases no colón. Testes adicionais como manografia anorretal e enema de bário podem auxiliar na exclusão de diagnósticos diferenciais, por exemplo, a doença de Hirschsprung.

▶ CONSIDERAÇÕES FINAIS

Conforme visto neste capítulo, os transtornos emocionais não são bem delimitados como categoria diagnóstica, mas distribuem-se em categorias distintas que compartilham de modo geral a sensação de sofrimento intenso interno e/ou emocional, que duram, quer contínua quer intermitentemente, meses ou anos.

O diagnóstico definitivo e formal de um transtorno emocional pode ser difícil. Os sintomas, os sinais e o curso de um transtorno emocional em crianças podem ser muito diferentes dos de adultos, no entanto, são raras as pesquisas que analisaram quão apropriadamente os critérios diagnósticos definidos para adultos se aplicam às crianças.

O diagnóstico é ainda mais complicado pelo fato de que as crianças muitas vezes não possuem as habilidades verbais para descrever suas experiências, emoções ou processos de pensamento. O diagnóstico também pode ser complexo, porque as crianças e os adolescentes passam por muitas mudanças biopsicossociais à medida que crescem e se desenvolvem. Sinais ou sintomas como explosões de raiva, irritabilidade, tristeza, timidez e medo são as principais características de certos transtornos emocionais; no entanto, eles também são comportamentos normais da infância, sob certas circunstâncias, ou em certas fases do desenvolvimento.

Muitas crianças com transtornos emocionais apresentam sintomas e sinais que preenchem critério diagnóstico para mais de um transtorno específico, sendo particularmente comum uma combinação de ansiedade e quadros depressivos, podendo algumas vezes estar associado a situações de estresse ambiental ou vivência de violência, abandono ou negligência, como ocorre nos transtornos associados a traumas e estressores. Também não é raro uma criança apresentar um transtorno emocional associado a um transtorno de comportamento ou que a manifestação emocional principal seja alteração no controle das eliminações.

Essa é uma condição bastante frequente no Brasil, sendo de fundamental importância que o clínico esteja habilitado para a investigação dos sintomas e atento aos fatores causais e de risco (como no caso da história familiar ou episódios anteriores de quadros depressivos, ansiosos ou mesmo de sintomas emocionais inespecíficos) para que o diagnóstico preciso e a terapêutica adequada sejam instituídos.

▶ REFERÊNCIAS BIBLIOGRÁFICAS

1. Connolly SD, Bernstein GA; Work Group on Quality Issues. Practice parameter for the assessment and treatment of children and adolescents with anxiety disorders. J Am Acad Child Adolesc Psychiatry. 2007;46(2):267-83.
2. Muris P, Field AP. The normal development of fear in children and adolescents. In: Silverman WK, Field AP, editors. Anxiety disorders in children and adolescents: research, assessment and intervention. 2nd ed. Cambridge: Cambridge University Press; 2012.
3. Rapee RM. Anxiety disorders in children and adolescents: nature, development, treatment and prevention. In: Rey JM, editor. IACAPAP e-Textbook of Child and Adolescent Mental Health. Geneva: International Association for Child and Adolescent Psychiatry and Allied Professions; 2018.

4. American Psychiatric Association. Diagnostic and statistical manual of mental disorders: Fifth Edition Text Revision: DSM-5-TR. Washington: American Psychiatric Publishing, 2022.
5. World Health Organization. International Classification of Diseases for Mortality and Morbidity Statistics Eleventh Revision: ICD-11. Geneva: WHO; 2019.
6. Oerbeck B, Manassis K, Overgaard KR, Kristensen H. Selective mutism. In: Rey JM, Martin A, editos. JM Rey's IACAPAP e-textbook of child and adolescent mental health. Geneva: International Association for Child and Adolescent Psychiatry and Allied Professions; 2019.
7. Hudson JL, Dodd HF, Lyneham HJ, Bovopoulous N. Temperament and family environment in the development of anxiety disorder: two-year follow-up. J Am Acad Child Adolesc Psychiatry. 2011;50(12):1255-1264.e1.
8. Fox NA, Pine DS. Temperament and the emergence of anxiety disorders. J Am Acad Child Adolesc Psychiatry. 2015;51(2):125-8.
9. Cornacchio D, Crum KI, Coxe S, Pincus DB, Comer JS. Irritability and severity of anxious symptomatology among youth with anxiety disorders. J Am Acad Child Adolesc Psychiatry. 2016;55(1):54-61.
10. Spitz R, Wolf K. Anaclitic depression: an inquiry into the genesis of psychiatric conditions in early childhood, II. In: Psychoanalytic study of the child. New York: Yale University Press; 1946. p.313-42.
11. Keren M, Tyano S. Depression in infancy. Child Adolesc Psychiatr Clin N Am. 2006;15(4):883-97.
12. Mojtabai R, Mark Olfson M, Beth Han B. National Trends in the Prevalence and Treatment of Depression in Adolescents and Young Adults. Pediatrics. 2016;138(6):e20161878.
13. Vibhakar V, Allen LR, Gee B, Meiser-Sstedman R. A systematic review and meta-analysis on the prevalence of depression in children and adolescents after exposure to trauma. J Affect Disord. 2019;255:77-89.
14. Fu-I L, Wang YP. Comparison of demographic and clinical characteristics between children and adolescents with major depressive disorder. Rev Bras Psiquiatr. 2008;30(2):124-31.
15. Luby JL, Belden AC, Pautsch J, Si X, Spitznagel E. The clinical significance of preschool depression: impairment in functioning and clinical markers of the disorder. J Affect Disord. 2009;112(1-3):111-9.
16. King CA, Berona J, Czyz E, Horwitz AG, Gipson PY. Identifying adolescents at highly elevated risk for suicidal behavior in the emergency department. J Child Adolesc Psychopharmacol. 2015;25(2):100-8.
17. Asarnow JR, Emslie G, Clarke G, Wagner KD, Spirito A, Vitiello B, et al. Treatment of selective serotonin reuptake inhibitor-resistant depression in adolescents: predictors and moderators of treatment response. J Am Acad Child Adolesc Psychiatry. 2009;48(3):330-9.
18. King CA, Berona J, Czyz E, Horwitz AG, Gipson PY. Identifying adolescents at highly elevated risk for suicidal behavior in the emergency department. J Child Adolesc Psychopharmacol. 2015;25(2):100-8.
19. Yen S, Stout R, Hower H, Killam MA, Weinstock LM, Topor DR, et al. The influence of comorbid disorders on the episodicity of bipolar disorder in youth. Acta Psychiatr Scand. 2015Acta Psychiatr Scand. 2016;133(4):324-34.
20. Kessing LV, Vradi E, Andersen PK. Are rates of pediatric bipolar disorder increasing? Results from a nationwide register study. Int J Bipolar Disord. 2014;2(1):10.
21. Grimmer Y, Hohmann S, Poustka L. Is bipolar always bipolar? Understanding the controversy on bipolar disorder in children. F1000 Prime Rep. 2014;6:111.
22. Päären A, Bohman H, von Knorring L, Olsson G, von Knorring AL, Jonsson U. Early risk factors for adult bipolar disorder in adolescents with mood disorders: a 15-year follow-up of a community sample. BMC Psychiatry. 2014;14:363.
23. Fu-I. Transtorno bipolar e manifestações psicóticas. In: Transtorno bipolar na infância e adolescência: aspectos clínicos e comorbidades. Porto Alegre: Artmed; 2010.
24. Leibenluft E, Charney DS, Towbin KE, Bhangoo RK, Pine DS. Defining clinical phenotypes of juvenile mania. Am J Psychiatry. 2003;160(3):430-7.
25. Stringaris A, Baroni A, Haimm C, Brotman M, Lowe CH, Myers F, et al. Pediatric bipolar disorder versus severe mood dysregulation: risk for manic episodes on follow-up. J Am Acad Child Adolesc Psychiatry. 2010;49(4):397-405.

84   Psiquiatria da infância e adolescência: cuidado multidisciplinar

26. Brotman MA, Schmajuk M, Rich BA, Dickstein DP, Guyer AE, Costello EJ, et al. Prevalence, clinical correlates, and longitudinal course of severe mood dysregulation in children. Biol Psychiatry. 2006;60(9):991-7.

27. Dickstein DP, Towbin KE, Van Der Veen JW, Rich BA, Brotman MA, Knopf L, et al. Randomized double-blind placebo-controlled trial of lithium in youths with severe mood dysregulation. J Child Adolesc Psychopharmacol. 2009;19(1):61-73.

28. Cusinato M, Iannattone S, Spoto A, Poli M, Moretti C, Gatta M, Miscioscia M. Stress, resilience, and well-being in Italian children and their parents during the COVID-19 pandemic. Int J Environ Res Public Health. 2020;17(22):8297.

29. Zeanah CH, Gleason MM. Annual research review: attachment disorders in early childhood – clinical presentation, causes, correlates, and treatment. J Child Psychol Psychiatry. 2015;56(3):207-22.

30. Scheeringa MS, Zeanah CH, Drell MJ, Larrieu JA. Two approaches to the diagnosis of posttraumatic stress disorder in infancy and early childhood. J Am Acad Child Adolesc Psychiatry. 1995;34(2):191-200.

31. Kessler RC, Sonnega A, Bromet E, Hughes M, Nelson CB. Posttraumatic stress disorder in the national comorbidity survey. Arch Gen Psychiatry. 1995;52:1048-60.

32. Husky MM, Lépine JP, Gasquet I, Kovess-Masfety V. Exposure to traumatic events and posttraumatic stress disorder in France: results from the WMH Survey. J Trauma Stress. 2015;28(4):275-82.

33. Ximenes LF, Oliveira RVC, Assis SM. Violência e transtorno de estresse pós-traumático na infância. Ciênc Saúde Coletiva. 2009;14(2):417-33.

34. Sherin JE, Nemeroff CB. Post-traumatic stress disorder: the neurobiological impact of psychological trauma. Dialogues Clin Neurosci. 2011;13(3):263-78.

35. Marinova Z, Maercker A. Biological correlates of complex posttraumatic stress disorder-state of research and future directions. Eur J Psychotraumatol. 2015;6:25913.

36. Cornelis MC, Nugent NR, Amstadter AB, Koenen KC. Genetics of post-traumatic stress disorder: review and recommendations for genome-wide association studies. Curr Psychiatry Rep. 2010;12(4):313-26.

37. Scheeringa MS. PTSD for children 6 years and younger. Available from: https://www.ptsd.va.gov/professional/treat/specific/ptsd_child_under6.asp.

38. Oxford Dictionary. Disponível em: https://www.lexico.com/en/definition/encopresis.

39. Schoen-Ferreira TH, Marteleto MRF, Medeiros E, Fisberg M, Aznar-Farias M. Levantamento de enurese noturna no município de São Paulo. Rev Bras Crescimento Desenvolv Hum. 2007;17(2):31-6.

40. Mikkelsen EJ. Enuresis and encopresis: ten years of progress. J Am Acad Child Adolesc Psychiatry. 2001;40:1456.

41. Gontard A, Baeyens D, Van Hoecke E, Warzak WJ, Bachmann C. Psychological and psychiatric issues in urinary and fecal incontinence. J Urol. 2011;185:1432-6.

42. Caldwell PH, Edgar D, Hodson E, Craig JC. Bedwetting and toileting problems in children. Med J Aust. 2005;182(4):190-5.

43. Maternik M, Krzeminska K, Zurowska A. The management of childhood urinary incontinence. Pediatr Nephrol. 2015;30:41-50.

44. Freeman KA, Riley A, Duke DC, Fu R. Systematic review and meta-analysis of behavioral interventions for fecal incontinence with constipation. J Pediatr Psychol. 2014;39(8):887-902.

45. Bongers ME, Van Dijk M, Benninga MA, Grootenhuis MA. Health related quality of life in children with constipation-associated fecal incontinence. J Pediatr. 2009;154,749-53.

46. Taubman B, Blum NJ, Nemeth N. Stool toileting refusal: a prospective intervention targeting parental behavior. Arch Pediatr Adolesc Med. 2003;157:1193-6.

47. Camargos JR W, Mattos FF, Pinheiro MI. Distúrbios de conduta esfincteriana. In: Assumpção JR FB, Kuczynski E. Tratado de psiquiatria da infância e da adolescência. São Paulo: Atheneu; 2012. p. 487-97.

3

Transtornos do comportamento

Anne Fonseca Meira Brito
Elisa Maria de Mesquita
Mauro Victor de Medeiros Filho

▶ INTRODUÇÃO

Transtornos que englobam sintomas disruptivos possuem alta prevalência na infância e na adolescência e causam prejuízos em diferentes domínios do indivíduo ao longo do desenvolvimento[1]. Esses transtornos, chamados por alguns especialistas de externalizantes ou comportamentais, são constituídos pelo menos em parte por sintomas que se apresentam como comportamentos acentuadamente agressivos, desrespeitadores de regras e antissociais.

Neste capítulo, abordaremos dois grupos nosográficos do *Manual Diagnóstico e Estatístico de Transtornos Mentais* (DSM-5-TR)[2] nos quais os pacientes possuem usualmente sintomas disruptivos. Os "transtornos disruptivos, do controle de impulsos e da conduta" serão descritos na primeira parte enquanto os "transtornos relacionados a substâncias e transtornos aditivos" serão relatados na segunda parte.

Apesar de os sintomas disruptivos terem maior especificidade relacionada a essas nosografias citadas, eles podem ser parte de diversos fenótipos relacionados a condições neuropsiquiátricas e psicossociais e estar presente, por exemplo, em transtornos do neurodesenvolvimento, do humor, do espectro obsessivo-compulsivo e transtornos relacionados a trauma e a estressores[2]. Assim, para a obtenção de um diagnóstico preciso, os sintomas de agressividade, confronto a regras e atos antissociais devem ser investigados com base em uma anamnese que priorize não somente a descrição dos sintomas e os fatores associados a eles, mas também a avaliação dos diferentes domínios do desenvolvimento.

TRANSTORNOS DISRUPTIVOS, DO CONTROLE DE IMPULSOS E DA CONDUTA

Os transtornos deste grupo específico se distinguem de outras categorias pelo fato de os sintomas serem comportamentos persistentes de violar direitos dos outros (como agressividade verbal e física contra pessoas, objetos e propriedade) e/ou estabelecer conflitos contra normas estabelecidas e figuras de autoridade, como pais/responsáveis e educadores. A causa desses comportamentos pode variar consideravelmente, desde dificuldade de autorregulação emocional até a constituição de pobre repertório pró-social.

Nesse grupo, são incluídas três entidades nosográficas: o transtorno explosivo intermitente (TEI), o transtorno de oposição desafiante (TOD) e o transtorno de conduta (TC). Outros transtornos do grupo, como o transtorno da personalidade antissocial, a piromania e a cleptomania, não serão explorados por serem condições predominantemente presentes em adultos.

Epidemiologia

Os transtornos disruptivos, do controle de impulsos e de conduta são mais comuns no sexo masculino, em uma proporção de 2:1 no TEI[3] e 3:1 no TOD e TC[4].

Em alguns estudos epidemiológicos, o TEI não aparece como diagnóstico específico da infância e da adolescência[5]. Apesar disso, sua prevalência anual em estudos com população adulta é de 3,9[6] a 4,1%[7], e a média de início do transtorno varia entre 13 e 21 anos de idade[8], ou seja, durante a fase de desenvolvimento infantil.

O TOD e o TC se iniciam geralmente na infância e na adolescência e possuem significativa prevalência. Em um estudo nacional de crianças entre 7 e 14 anos[4], a prevalência de TOD e de TC foi respectivamente de 3,2 e 2,2%. Há evidência que o TOD e o TC possuem maior prevalência em populações vítimas de maus-tratos e desfavorecidas socioeconomicamente (prevalência de 2,1% em alunos de escolas particulares a 8% em alunos de escolas públicas urbanas)[4].

Fatores etiológicos

A etiologia do TEI, do TOD e do TC é multifatorial, ou seja, diversos fatores podem contribuir para organizar o quadro clínico, mas nenhum deles é obrigatório como fator causal para que o fenótipo ocorra. Para facilitar a compreensão dos agentes correlacionados às três nosografias, optamos por dividir, de forma esquemática, os fatores etiológicos em três grupos: individuais, familiares e ambientais.

Fatores individuais

Em significativa parte das crianças e dos adolescentes com TEI, TOD e TC, observam-se respostas impulsivas (com reações rápidas, intensas e inconsequentes) e irritáveis (com baixo limiar a frustração e alta reatividade na interação com o ambiente) que são associadas a traços temperamentais, ou seja, são observadas desde o início do desenvolvimento[9]. Essas características podem ser herdadas por meio da transmissão genética dos pais biológicos ou ainda serem originadas em um ambiente uterino com estressores gestacionais precoces (infecções, substâncias psicoativas, medicamentos e falta de nutrientes). Complicações perinatais, como nascimento com baixo peso, podem também estar relacionadas à etiologia dos sintomas disruptivos[10].

Além do temperamento, outros fatores biológicos correlacionados a esses sintomas, segundo a literatura científica, são: anormalidade anatômicas em córtex pré-frontal e amígdala e mudanças funcionais como menor variação do nível de cortisol sérico e alterações na reatividade autonômica simpática[11].

No plano cognitivo e emocional, os sintomas disruptivos podem ser relacionados a dificuldade do controle inibitório, ou seja, de contenção de ímpetos em vez do planejamento de estratégias adaptativas para a execução dos desejos em ambiente específico. Alguns modelos propõem que certos pacientes impulsivos possuem aversão à espera, ou seja, não suportam aguardar pelo que desejam, mesmo quando há recompensa determinada em um futuro próximo.

Outros estudos mostram que pacientes com sintomas agressivos possuem gatilhos mais sensíveis para essas respostas, dando maior atribuição hostil e maior resposta emocional negativa a estímulos sociais ambíguos[12]; eles ainda teriam maior labilidade e intensidade nas respostas afetivas[13].

Além disso, parte dos pacientes com sintomas disruptivos podem ter falhas na estruturação do sistema empático, pela exposição precoce a estressores biológicos e ambientais e, com isso, talvez tenham menor estímulo emocional para agir de acordo com as normas sociais[14].

Fatores familiares

Um ambiente familiar caótico e intensamente deficiente está associado à precipitação e à perpetuação de sintomas disruptivos. Essa deficiência pode ser configurada precocemente, por meio da negligência dos cuidados básicos de saúde e alimentação do recém-nascido e dos cuidados no desenvolvimento cognitivo e emocional da criança. Com isso, pode haver uma contribuição para o desenvolvimento de um temperamento mais impulsivo e irritável[15].

Essa deficiência também pode estar ligada à intensa emoção negativa expressa pelos pais, que apresentam rotineiramente reações como agressividade verbal e física e utilizam métodos punitivos (com desqualificações constantes e intenso criticismo) para educar os filhos. Tanto o rigor quanto a permissividade excessiva e a inconsistência do cuidado estão relacionados à sintomatologia disruptiva na infância e na adolescência[16].

As diferentes modalidades de maus-tratos presentes em ambiente domiciliar, incluindo a negligência física e emocional, o abuso físico, moral e sexual são fatores de risco bem documentados para o desenvolvimento de sintomatologia disruptiva. Esses fatores estão em muitos casos relacionados à psicopatologia dos cuidadores, em um ciclo intergeracional que se perpetua em famílias doentes.

Fatores ambientais

A comunidade tem importante influência no desenvolvimento de padrões de interação social e, portanto, de regulação cognitiva e emocional da criança e do adolescente. Para os sintomas disruptivos, o ambiente social no qual a criança vive é muitas vezes um fator de risco, já que os sintomas externalizantes são associados, em diferentes estudos, às desvantagens econômicas e sociais[4].

Dentro desse ambiente social de risco, é possível citar alguns fatores que contribuem para o estabelecimento dos sintomas: associação da criança com outros jovens que perpetuam códigos sociais mais agressivos e antissociais[17], uso comórbido de álcool e drogas ilícitas precocemente, história de insucesso escolar, recursos acadêmicos escassos na comunidade e presença de maus-tratos na história biográfica do indivíduo.

É válido frisar que os fatores mencionados interagem e se reforçam em um círculo vicioso com consequente reforço de comportamentos desviantes e manutenção ou agravamento do quadro clínico ao longo dos anos.

Quadro clínico

A agressividade e a quebra de regra que devem preocupar são aquelas que predominam nas relações da criança e do adolescente com o mundo, de forma persistente e estável, a ponto de o paciente ter atritos rotineiros e dificuldade de manter interações sociais com pares e adultos. Estabelecer um limite "patológico" para os comportamentos externalizantes é sempre tarefa difícil. Avaliar o sofrimento e os prejuízos funcionais do paciente e de terceiros em diferentes ambientes para se comparar ao que está estabelecido para a idade, o gênero e a cultura do indivíduo ajuda a determinar um diagnóstico. Para isso, no mínimo três fontes são buscadas para maior precisão e confiabilidade das informações: a criança ou o adolescente, os pais ou cuidadores e a equipe pedagógica da escola. Sempre quando se avaliam sintomas disruptivos, deve-se, em um primeiro momento, entender com detalhes a demanda da criança e da família. As características dos sintomas devem ser bem exploradas: se a agressividade é física ou verbal e se é dirigida para objetos, ambiente, pares ou adultos, de forma pervasiva ou em situações específicas; se as quebras de regras e comportamentos antissociais são impulsivos e reativos à irritabilidade ou se são bem planejados e arquitetados por vezes até com frieza.

O início, a frequência, a duração e a intensidade dos sintomas são dados valiosos, assim como a compreensão do contexto no qual surgem os sintomas, com fatores precipitantes, perpetuantes e protetores (biológicos, psicológicos, familiares e sociais). Depois de entendido o contexto do surgimento, é vital explorar qual a reação dos cuidadores diante dos sintomas, investigando respostas agressivas e punitivas, confronto físico, indiferença ou permissividade. Perguntas sobre o curso dos sintomas avaliam a cronicidade do quadro clínico, enquanto questionamentos sobre a crítica da família e do paciente indicam como será a aliança terapêutica. Perguntas sobre sintomas comórbidos serão exploradas na seção de comorbidades e diagnósticos diferenciais.

Os sintomas disruptivos devem sempre ser contextualizados de acordo com a fase do desenvolvimento do paciente. Por exemplo, é esperado que a criança de 3 anos morda e chute, por vezes, outras crianças da mesma idade, o que não é comum em crianças de 9 anos. Por sua vez, os sintomas disruptivos em uma criança com autismo e deficiência intelectual serão compreendidos de forma distinta daqueles presentes em um paciente com oposição e agressividade com o domínio neurocognitivo intacto. Assim, obrigatoriamente, é necessário investigar diferentes domínios do desenvolvimento, por meio da descrição e da avaliação da funcionalidade da criança e do adolescente, com informações sobre: ciclo sono-vigília, autocuidado, autonomia nas atividades de vida diária (como higiene, uso de banheiro, refeições e mobilidade), desempenho acadêmico e aprendizado pela experiência, nível de linguagem e socialização com pares e adultos, interesses e atividades realizadas e traços de personalidade.

A investigação dos antecedentes biográficos (incluindo dados gestacionais, perinatais e dos primeiros anos do desenvolvimento, antecedentes clínicos e psiquiátricos) ajuda a organizar fatores predisponentes para a constituição de um padrão mais impulsivo e reativo. Nessa investigação, a exploração de diferentes maus-tratos na família e na comunidade costuma identificar estressores precoces e outros vigentes na rotina do paciente.

Antecedentes familiares sobre transtornos psiquiátricos, uso de drogas e história criminal devem ser perguntados para os cuidadores. Práticas parentais devem ser investigadas, como quais os hábitos para enaltecimento e encoraja-mento para comportamento pós-social da criança, quais os momentos positivos da criança com a família, quais as dificuldades dos cuidados na rotina e quais as práticas punitivas, incluindo agressividade verbal e física.

Diagnóstico

Na descrição diagnóstica do DSM-5-TR[2], as repetidas crises do TEI são episódios impulsivos de agressividade verbal ou física de rápido início e curta duração, com gatilhos desproporcionais às reações emocionais e comportamen-tais e ações que não são premeditadas ou planejadas. Assim, a ênfase é dada na desregulação emocional e no caráter intenso e reativo dos episódios.

Já no TOD, a criança pode ter sintomas de três categorias sintomáticas que compõe a nosografia: humor raivoso/irritável, comportamento questionador/desafiante e índole negativa. Como o diagnóstico pode existir na presença de 4 entre os 8 sintomas, duas crianças com TOD podem ter características distintas apesar da mesma nosografia. As crianças podem se apresentar desde mais irritáveis e impulsivas até com forte oposição a figuras de autoridade e intenso confronto às regras do ambiente, mesmo na ausência de irritabilidade ou impulsividade. Podem ainda ter comportamentos agressivos direcionados aos pares e aos adultos com premeditação e planejamento. Desse modo, o TOD, em relação ao TEI, é uma nosografia que amplia o espectro de sintomatologia disruptiva com comportamentos que não são necessariamente impulsivos. A gravidade, como especificador, está relacionada ao número de ambientes em que os sintomas estão presentes.

Já no TC, a sintomatologia disruptiva adquire gravidade maior em relação ao TOD, sendo violações das normas sociais relevantes e com intensos danos ao ambiente ou a terceiros. Os sintomas são divididos em quatro categorias: agressão a pessoas e animais, destruição de propriedade, falsidade ou furto e violações graves às regras (como fuga do domicílio ou da escola). Geralmente, quando o paciente possui TC, conselhos éticos, administrativos e jurídicos relacionados à escola e à comunidade são envolvidos e, não raro, os casos são dirigidos para o conselho tutelar ou a vara de infância da região habitada pela criança ou pelo adolescente. Pacientes com TC podem ser impulsivos, irritáveis, mas não é uma obrigatoriedade. Um grupo específico de crianças e adolescentes com esse diagnóstico terá emoções pró-sociais limitadas, ou seja, ter menor empatia, menor apego e maior frieza nas relações interpessoais; dessa forma, o baixo desempenho social e os danos a terceiros serão vistos com indiferença e irrelevância pelo próprio paciente. A gravidade, como especificador, está rela-cionada ao número de sintomas.

Na CID-11[18], o TEI encontra-se no capítulo dos transtornos do impulso, enquanto o TOD e o TC são classificados dentro do capítulo de comportamento transtornos do comportamento disruptivo ou antissocial.

Os critérios diagnósticos do TEI, do TOD e do TC, segundo o DSM-5-TR[2], estão descritos nos Quadros 1, 2 e 3, respectivamente.

QUADRO 1 Critérios diagnósticos do transtorno explosivo intermitente (TEI)[2]

A. Explosões comportamentais recorrentes representando uma falha em controlar impulsos agressivos, conforme manifestado por um dos seguintes aspectos:
   1. Agressão verbal (p. ex., acessos de raiva, injúrias, discussões ou agressões verbais) ou agressão física dirigida a propriedade, animais ou outros indivíduos, ocorrendo em uma média de 2 vezes por semana, durante um período de 3 meses. A agressão física não resulta em danos ou destruição de propriedade nem em lesões físicas em animais ou em outros indivíduos
   2. Três explosões comportamentais envolvendo danos ou destruição de propriedade e/ou agressão física envolvendo lesões físicas contra animais ou outros indivíduos e ocorrendo dentro de um período de 12 meses

B. A magnitude da agressividade expressa durante as explosões recorrentes é grosseiramente desproporcional em relação à provocação ou a quaisquer estressores psicossociais precipitantes

C. As explosões de agressividade recorrentes não são premeditadas (i.e., são impulsivas e/ou decorrentes de raiva) e não têm por finalidade atingir algum objetivo tangível (p. ex., dinheiro, poder, intimidação)

D. As explosões de agressividade recorrentes causam sofrimento acentuado ao indivíduo ou prejuízo no funcionamento profissional ou interpessoal ou estão associadas a consequências financeiras ou legais

E. A idade cronológica é de pelo menos 6 anos (ou nível de desenvolvimento equivalente)

F. As explosões de agressividade recorrentes não são mais bem explicadas por outro transtorno mental (p. ex., transtorno depressivo maior, transtorno bipolar, transtorno disruptivo da desregulação do humor, transtorno psicótico, transtorno da personalidade antissocial, transtorno da personalidade *borderline*) e não são atribuíveis a outra condição médica (p. ex., traumatismo craniano, doença de Alzheimer) ou aos efeitos fisiológicos de uma substância (p. ex., droga de abuso, medicamento)

Nota: no caso de crianças com idade entre 6 e 18 anos, o comportamento agressivo que ocorre como parte do transtorno de adaptação não deve ser considerado para esse diagnóstico
Esse diagnóstico pode ser feito em adição ao diagnóstico de transtorno de déficit de atenção/hiperatividade, transtorno da conduta, transtorno de oposição desafiante ou transtorno do espectro

92   Psiquiatria da infância e adolescência: cuidado multidisciplinar

QUADRO 2   Critérios diagnósticos do transtorno de oposição e desafio (TOD)[2]

A. Um padrão de humor raivoso/irritável, de comportamento questionador/desafiante ou índole vingativa com duração de pelo menos 6 meses, como evidenciado por pelo menos 4 sintomas de qualquer das categorias seguintes e exibido na interação com pelo menos um indivíduo que não seja um irmão:
- Humor raivoso/irritável:
  1. Com frequência, perde a calma
  2. Com frequência, é sensível ou facilmente incomodado
  3. Com frequência, é raivoso e ressentido
- Comportamento questionador/desafiante:
  4. Frequentemente questiona figuras de autoridade ou, no caso de crianças e adolescentes, adultos
  5. Frequentemente desafia ou se recusa a obedecer a regras ou pedidos de figuras de autoridade
  6. Frequentemente incomoda deliberadamente outras pessoas
  7. Frequentemente culpa outros por seus erros ou mau comportamento
- Índole vingativa:
  8. Foi malvado ou vingativo pelo menos 2 vezes nos últimos 6 meses

Nota: A persistência e a frequência desses comportamentos devem ser utilizadas para fazer a distinção entre um comportamento dentro dos limites normais e um comportamento sintomático

No caso de crianças com idade abaixo de 5 anos, o comportamento deve ocorrer na maioria dos dias durante um período mínimo de seis meses, exceto se explicitado de outro modo

No caso de crianças com 5 anos ou mais, o comportamento deve ocorrer pelo menos uma vez por semana durante no mínimo seis meses, exceto se explicitado de outro modo

Embora tais critérios de frequência sirvam de orientação quanto a um nível mínimo de frequência para definir os sintomas, outros fatores também devem ser considerados, como se a frequência e a intensidade dos comportamentos estão fora de uma faixa normativa para o nível de desenvolvimento, o gênero e a cultura do indivíduo

B. A perturbação no comportamento está associada a sofrimento para o indivíduo ou para os outros em seu contexto social imediato (p. ex., família, grupo de pares, colegas de trabalho) ou causa impactos negativos no funcionamento social, educacional, profissional ou outras áreas importantes da vida do indivíduo

C. Os comportamentos não ocorrem exclusivamente durante o curso de um transtorno psicótico, por uso de substância, depressivo ou bipolar. Além disso, os critérios para transtorno disruptivo da desregulação do humor não são preenchidos

3 ■ Transtornos do comportamento 93

QUADRO 3 Critérios diagnósticos do transtorno de conduta (TC)[2]

A. Um padrão de comportamento repetitivo e persistente no qual são violados direitos básicos de outras pessoas ou normas ou regras sociais relevantes e apropriadas para a idade, tal como manifestado pela presença de ao menos 3 dos 15 critérios seguintes, nos últimos 12 meses, de qualquer uma das categorias adiante, com ao menos um critério presente nos últimos 6 meses:

Agressão a pessoas e animais
1. Frequentemente provoca, ameaça ou intimida outros
2. Frequentemente inicia brigas físicas
3. Usou alguma arma que pode causar danos físicos graves a outros (p. ex., bastão, tijolo, garrafa quebrada, faca, arma de fogo)
4. Foi fisicamente cruel com pessoas
5. Foi fisicamente cruel com animais
6. Roubou durante o confronto com uma vítima (p. ex., assalto, roubo de bolsa, extorsão, roubo à mão armada)
7. Forçou alguém a praticar atividade sexual

Destruição de propriedade
8. Envolveu-se deliberadamente na provocação de incêndios com a intenção de causar danos graves
9. Destruiu deliberadamente propriedade de outras pessoas (excluindo provocação de incêndios)

Falsidade ou furto
10. Invadiu a casa, o edifício ou o carro de outra pessoa
11. Frequentemente mente para obter bens materiais ou favores ou para evitar obrigações (i.e., "trapaceia")
12. Furtou itens de valores consideráveis sem confrontar a vítima (p. ex., furto em lojas, mas sem invadir ou forçar a entrada; falsificação)

Violações graves de regras
13. Frequentemente fica fora de casa à noite, apesar da proibição dos pais, com início antes dos 13 anos de idade
14. Fugiu de casa, passando a noite fora, pelo menos duas vezes enquanto morava com os pais ou em lar substituto, ou uma vez sem retornar por um longo período
15. Com frequência falta às aulas, com início antes dos 13 anos de idade

B. A perturbação comportamental causa prejuízos clinicamente significativos no funcionamento social, acadêmico ou profissional

C. Se o indivíduo tem 18 anos ou mais, os critérios para transtorno da personalidade antissocial não são preenchidos

Diagnósticos diferenciais e comorbidades

Como a agressividade é um sintoma desenvolvimental inespecífico, ela pode aparecer em diferentes nosografias como sintoma-alvo e reacional. A seguir, estão listados os principais diagnósticos diferenciais e as comorbidades.

Na deficiência intelectual e no transtorno do espectro autista, são muito comuns as birras e os comportamentos agressivos em pacientes com recursos cognitivos e sociais mais escassos. Os sintomas se manifestam por vezes como forma mais primitiva para comunicação e resolução de problemas. A agressividade pode vir como resposta às frustrações, demanda a pedidos ou esquiva às atividades propostas. Se, no entanto, as crises de birra e reações agressivas e antissociais forem desproporcionais para o quadro clínico e merecerem atenção independente, um diagnóstico de TEI ou TC comórbido pode ser feito.

No transtorno depressivo maior e no transtorno bipolar, os pacientes podem apresentar intensa irritabilidade e, por consequência, comportamentos disruptivos. O diagnóstico diferencial é feito estabelecendo temporalmente as fases específicas para a mudança de humor e os sintomas associados. No transtorno disruptivo da desregulação do humor, além das explosões agressivas recorrentes na rotina, a irritabilidade deve persistir durante 12 meses. Dessa forma, a irritabilidade é marcadamente mais grave e crônica.

Nos transtornos relacionados ao uso de substâncias, os sintomas disruptivos são desencadeados pelos efeitos do uso abusivo de drogas e podem aparecer na fase de intoxicação, fissura e abstinência. A relação entre esse grupo e os sintomas disruptivos será mais bem explorada na segunda parte deste capítulo.

No transtorno de adaptação, os episódios disruptivos ocorrem associados temporalmente a um estressor psicossocial (até três meses após o início do estressor), como maus-tratos ou perdas (acidente, separação conjugal, perda de amizades ou relações amorosas, troca de escola ou cidade) e os sintomas não persistem por mais de 6 meses após o término do estressor ou das suas consequências.

O transtorno de déficit de atenção e hiperatividade (TDAH) deve ser investigado como principal comorbidade com os transtornos disruptivos. Os sintomas do domínio da hiperatividade e impulsividade podem contribuir para o aparecimento da agressividade, a quebra de regras e comportamentos antissociais. No TOD, por exemplo, 50% dos pacientes têm como comorbidade o TDAH.

Os transtornos ansiosos são comorbidades comuns do TEI, do TOD e do TC[19]. Sintomas de ansiedade de separação, ansiedade social, fobias específicas e ansiedade generalizada devem ser obrigatoriamente investigados. Por vezes, os sintomas ansiosos são fatores predisponentes e precipitantes de sintomas disruptivos, enquanto em outras situações eles surgem como consequência da repercussão negativa dos sintomas disruptivos.

Os transtornos de linguagem e aprendizagem podem apresentar postura opositora e negativista, mas ocorrem por causa de alterações em processos complexos da comunicação e do processamento central da informação ou da regra. São crianças que apresentam padrão de rigidez cognitiva que contribui para atitudes disruptivas e não ocorrem simplesmente por padrão de quebra sistemática do conjunto de regras de conduta. Esses quadros devem ser investigados por profissional especializado, como fonoaudiólogos e psicopedagogos, pois, quando associados aos sintomas disruptivos, contribuem para limitações acadêmicas e isolamento social.

Há ainda situações em que as queixas não levam a um diagnóstico, ou seja, os comportamentos são normais. Nesses casos, a expectativa de pais, cuidadores ou professores podem ser irreais e fora do padrão desenvolvimental da criança.

▶ TRANSTORNOS DECORRENTES DO USO DE SUBSTÂNCIAS PSICOATIVAS

A adolescência é uma fase de muitas mudanças comportamentais, de curiosidade, de desejo por novidades, de experimentação e de desenvolvimento de papéis nas relações sociais. É também uma fase de emersão da sexualidade, influenciada pelas mudanças corporais e hormonais. O controle dos impulsos e das emoções, as vivências de potência e a predominância do tempo presente se assentam em um cérebro ainda em processo de maturação. Todos esses fatores fazem a adolescência ser uma fase de especial atenção quanto ao uso de drogas.

Os dados epidemiológicos mais recentes indicam que a prevalência de uso de drogas é alta entre os jovens e tem relação estreita com índices igualmente elevados de mortes por causas externas. A experimentação e o consumo regular começam cada vez mais cedo, aumentando a chance de dependência no futuro[20].

A eclosão de transtornos relacionados a substâncias envolve fatores sociais, culturais e econômicos, talvez mais do que para qualquer outro grupo de transtornos mentais. A variação da prevalência desses transtornos, considerando diferentes países ou até mesmo regiões distintas de um mesmo território, sinaliza que as influências ambientais têm um peso importante. Da mesma forma, os diferentes tipos de substâncias e o acesso a elas, faz com que os padrões de consumo, a comercialização e a consequências à saúde variem conforme o contexto considerado.

Fatores neurobiológicos também estão ligados ao desenvolvimento das dependências. Estudos genéticos e de neuroimagem permitiram grande avanço no entendimento da susceptibilidade às drogas, ação dessas no sistema nervoso central e novas possibilidades de intervenção.

O DSM-5-TR[2] divide os transtornos relacionados ao uso de substâncias em dois grupos: transtornos por uso de substâncias (TUS) e transtornos induzidos por substâncias (TIS). Este último inclui os quadros de intoxicação, de abstinência e outros transtornos mentais induzidos por substâncias/medicamentos. O DSM-5-TR abrange os quadros relacionados às seguintes classes de drogas: álcool, cafeína, *cannabis*, alucinógenos, inalantes, opioides, sedativos, hipnóticos ou ansiolíticos, estimulantes e tabaco. Os critérios para intoxicação, abstinência

96 Psiquiatria da infância e adolescência: cuidado multidisciplinar

e TUS são descritos de acordo com cada substância. Um resumo da descrição nosográfica atual dos TUS será apresentado mais adiante.

Já na CID-11 os transtornos relacionados ao uso de substâncias encontram-se no capítulo Transtornos devido ao uso de substâncias ou comportamentos aditivos, dentro da seção Transtornos mentais comportamentais e do desenvolvimento, e são divididos em duas classificações: transtornos por uso de substâncias e transtornos devido ao comportamento aditivo (p. ex., jogo patológico). Neste capítulo, o transtorno por comportamento aditivo não será abordado. Veja o Quadro 4.

QUADRO 4   Transtornos por uso de substâncias de acordo com a CID-11[18]

Transtorno por uso de substâncias
6C40 Transtornos por uso de álcool
6C41 Transtorno por uso de *cannabis*
6C42 Transtorno por uso de canabinoides sintéticos
6C43 Transtorno por uso de opioides
6C44 Transtorno por uso de sedativos, hipnóticos e ansiolíticos
6C45 Transtorno por uso de cocaína
6C46 Transtorno por uso de estimulantes, incluindo anfetaminas ou metanfetaminas
6C47 Transtorno pelo uso de catinonas sintéticas
6C48 Transtorno por uso de cafeína
6C49 Transtorno por uso de alucinógenos
6C4A Transtorno por uso de nicotina
6C4B Transtorno por uso de inalantes voláteis
6C4C Transtorno por uso de MDMA ou drogas correlatas
6C4D Transtorno por uso de drogas dissociativas, incluindo cetamina e feniciclidina
6C4E Transtorno por uso de outra substância psicoativa, incluindo medicações
6C4F Transtorno por uso de múltiplas substâncias psicoativas, incluindo medicações

Epidemiologia

A prevalência dos TUS, ao longo da vida, na população mundial, chega a 14,6%, sendo a prevalência de abuso e dependência de álcool de 13,2%, perdendo apenas para o transtorno depressivo maior[21].

Em 2012, foi realizado um levantamento nacional sobre o uso de substâncias pela população. A porcentagem de adultos que declarou ter experimentado álcool pela primeira vez entre 12 e 14 anos de idade quase dobrou em comparação com os dados de 2006. O mesmo fenômeno foi observado em relação à idade de início de consumo regular de álcool, com aumento da porcentagem de adultos que declarou uso regular antes dos 15 anos. Outro dado relevante foi o aumento do consumo de álcool por meninas[22].

Em outro estudo, realizado com jovens do ensino fundamental e médio, das redes pública e privada das 27 capitais brasileiras, a média de idade para uso experimental de álcool, inalantes e tabaco ficou entre 13 e 14 anos de idade. Para anfetamínicos, maconha, cocaína e *crack*, ficou entre 14 e 15 anos. As drogas mais consumidas foram álcool e tabaco, com prevalência de uso no ano de 41,1 e 9,8%, respectivamente. Para as demais substâncias, os solventes foram os mais usados (4,9%), seguidos pela maconha (3,7%), ansiolíticos (2,1%), cocaína (1,9%) e anfetamínicos (1,6%)[23]. Vale ressaltar que as prevalências são significativamente maiores entre os jovens em situação de rua.

Considerando que o risco de dependência é maior nos primeiros anos de uso de uma substância e quanto mais precoce for esse consumo, conclui-se que os dados epidemiológicos mais recentes são alarmantes[24].

Fatores etiológicos e mecanismos fisiopatológicos

A etiologia dos TUS é multifatorial, isto é, resulta de uma interação complexa entre fatores neurobiológicos e ambientais. Os fatores de risco psicossociais incluem ambientes permissivos ao consumo, pressão de grupo, déficit nas habilidades sociais, defasagem escolar, contexto familiar disfuncional, expectativa e curiosidade quanto aos efeitos da substância, situações de vulnerabilidade como negligência, privação de condições básicas de vida e violência. Pode-se citar ainda a predisposição genética, a capacidade de metabolização, o condicionamento cerebral, o tipo e a via de administração da substância, como fatores biológicos que influenciam o desenvolvimento da dependência de drogas.

Em uma revisão sobre a influência genética nas situações de dependência, em que foram avaliados principalmente estudos com gêmeos, a herdabilidade variou entre 30 e 70%, considerando álcool, nicotina, *cannabis* e outras drogas ilícitas. Ademais, a influência da genética é maior para as situações de uso excessivo. O risco de desenvolver dependência de álcool é quatro vezes maior para filhos de dependentes, ainda que em outro contexto familiar, na ausência de adultos dependentes da substância[25].

Atualmente, sabe-se que a maturação cerebral acontece até a terceira década de vida e que regiões do córtex frontal e temporal são as últimas a completarem o processo. Na adolescência, o cérebro está em plena fase de eliminação do excesso de substância cinzenta, a fim de manter as conexões sinápticas mais eficientes e especializadas. Por esse motivo, o uso de substâncias nesta etapa do desenvolvimento pode acarretar maior comprometimento cognitivo, psíquico e social[26].

A ação das drogas de abuso, de maneira direta ou indireta, altera a neurotransmissão na circuitaria de recompensa do sistema nervoso central, composto primordialmente do núcleo *accumbens* e da área tegmental ventral. Essas regiões estão envolvidas na neurotransmissão de dopamina, por meio das conexões mesolímbicas e mesocorticais. A liberação de dopamina em maior quantidade e frequência hiperativa o circuito de recompensa em resposta a experiências prazerosas. Com o tempo, as estruturas cerebrais envolvidas se adaptam a esse fenômeno e diminuem o número de receptores disponíveis. Quantidades cada vez maiores da droga são necessárias para alcançar o efeito inicial.

Estudos com neuroimagem funcional mostraram reduções significativas nos receptores dopaminérgicos D2 e na liberação de dopamina no sistema de recompensa de indivíduos dependentes de susbstâncias. Os autores do estudo postularam que o estado hipodopaminérgico resultaria em diminuição da sensibilidade aos reforçadores naturais, perpetuando o uso da droga como meio para compensar o déficit e contribuindo para a anedonia e a disforia vistos durante a abstinência[27].

O uso de drogas está associado a uma série de comportamentos de risco, como envolvimento em acidentes, ocorrências violentas, dificuldade de aprendizado e prejuízo no desenvolvimento e na estruturação das habilidades cognitivas. Alguns estudos com testagem neuropsicológica associaram ao abuso e à dependência de substâncias os prejuízos de atenção, memória, controle dos impulsos, análise e síntese visuoespacial, velocidade psicomotora e de tomada de decisões[28].

O Quadro 5 mostra as principais áreas cerebrais e neurotransmissores envolvidos nas três fases do ciclo de dependência descritas por Volkow e Li[27].

QUADRO 5 Principais áreas cerebrais e neurotransmissores envolvidos no ciclo de dependência

Fases do ciclo de dependência	Áreas cerebrais envolvidas	Neurotransmissores e peptídeos
Intoxicação (*Binge/intoxication*)	Núcleo accumbens Área tegmental ventral *Striatum*	Dopamina Peptídeos opioides
Abstinência (*withdrawal/negative affect stage*)	Amígdala estendida	Corticotropina Noradrenalina Dinorfina
Fissura (*preoccupation/ antecipation stage or craving*)	Hipocampo Giro do cíngulo Córtex pré-frontal	Glutamato

Quadro clínico

Em média, o uso de drogas se inicia entre 13 e 15 anos de idade. Alguns jovens passam a consumir a substância de forma eventual, enquanto outros evoluem para consumo frequente e disfuncional.

A questão da "porta de entrada" para as drogas é controversa, pois pode sugerir relações de causalidade que não foram estabelecidas. Para alguns autores, o consumo regular de álcool associa-se ao desenvolvimento de TUS na idade adulta. Entretanto, essa questão complexa envolve outras influências ambientais importantes[28]. No Brasil, por exemplo, o uso precoce e frequente de solventes pelos jovens em situação de rua pode estar associado ao posterior consumo de substâncias como o *crack*. Já nos Estados Unidos, não se sabe quais as consequências que a disseminação atual dos cannabinoides sintéticos, segundo lugar entre as drogas mais consumidas pelos jovens norte-americanos, trará em relação ao contato com outras drogas ilícitas no futuro[29].

Além disso, novas drogas surgem todos os dias, seja pelo comércio ilegal seja na forma de produtos comuns, como incensos, sais de banho, fertilizantes e outros, como meio de burlar as fiscalizações. A população jovem tende a se arriscar na experimentação dessas novidades. Algumas misturas de drogas potencializam os efeitos psicoativos, por exemplo, o uso de anticolinérgicos e drogas alucinógenas, o consumo de bebidas alcoólicas associado a cocaína, *ecstasy* ou quetamina etc.

Diante desse contexto, a anamnese deve incluir substâncias usadas, início e tempo de uso, frequência, quantidade, efeito esperado e experiência real, contextos nos quais a droga é consumida, último uso, vias de administração, modo de obtenção e custeio. A entrevista com pais ou cuidadores deve ser conduzida preservando o vínculo e o sigilo na relação com o adolescente. Informações de outros profissionais envolvidos e da escola podem ser úteis. Por fim, mapeiam-se vantagens e prejuízos relacionados ao uso que são observados pelo adolescente. Muitos deles percebem tais prejuízos, mas não dimensionam temporalmente os riscos.

Os comportamentos disfuncionais decorrentes dos quadros de intoxicação incluem: exposição a situações de risco e violência (comportamento sexual, condução de veículos), prejuízos físicos decorrentes da ação direta das drogas no organismo, alterações cognitivas, dificuldade de controle de impulsos, comportamentos agressivos, labilidade de humor e diversos outros sintomas psiquiátricos, como crises de pânico, alucinações e delírios. No uso crônico e frequente, podem ocorrer prejuízos físicos, defasagem e abandono escolar, perturbação das relações familiares e sociais por comportamentos que vão desde agressividade, oposição e problemas legais até isolamento social e apatia. Alguns transtornos psiquiátricos podem se desenvolver após o uso crônico de

100 Psiquiatria da infância e adolescência: cuidado multidisciplinar

substâncias, como depressão, esquizofrenia e outras psicoses e demência[30]. A associação temporal dos comportamentos disfuncionais com o uso da substância pode ajudar a diferenciar sintomas induzidos pela droga dos sintomas comórbidos previamente existentes.

No Quadro 6, estão descritas algumas características do álcool, da *cannabis*, dos solventes e da cocaína e os principais efeitos da intoxicação aguda por essas substâncias. As situações de intoxicação são geralmente observadas no contexto do pronto atendimento. O tratamento inicial inclui suporte clínico e diminuição dos riscos aos quais os adolescentes podem estar expostos. Apesar da vergonha ou do medo de punição, a abordagem na emergência pode ser uma boa oportunidade para investigação do padrão de uso.

Diagnóstico

Sabe-se que o padrão de consumo de drogas pelos adolescentes não segue a mesma evolução observada em adultos. As informações relativas ao uso de álcool

QUADRO 6 Principais características das substâncias mais usadas por adolescentes e dos respectivos quadros de intoxicação

Substância	Características	Intoxicação
Álcool	O etanol é uma molécula pequena, solúvel em água, com absorção rápida pelo intestino. Os efeitos dependem do nível de álcool no sangue. Em média, alcoolemia acima de 0,5 g/L no sangue produz mudanças no comportamento. Mais de 90% do álcool absorvido é eliminado pelo fígado e cerca de 2 a 5% é excretado sem modificações na urina, no suor e na respiração	Euforia Desinibição Labilidade afetiva Agitação e agressividade Lentificação do pensamento Prejuízo da concentração, do raciocínio, da atenção e do julgamento Fala pastosa e ataxia Letargia, vômitos, rebaixamento da consciência, depressão respiratória
Cannabis	*Cannabis sativa* inclui mais de 60 canabinoides psicoativos Os canabinoides são lipossolúveis e, portanto, a intoxicação pode durar até 24 horas por causa da liberação lenta a partir do tecido adiposo Os efeitos da absorção pulmonar têm início em 5 a 10 minutos	Euforia e agitação Letargia Ansiedade e crise de pânico Ilusões ou alucinações Persecutoriedade Despersonalização/desrealização Taquicardia, hiperemia conjuntival, boca seca, lentificação, incoordenação, midríase, aumento de apetite

(continua)

QUADRO 6 Principais características das substâncias mais usadas por adolescentes e dos respectivos quadros de intoxicação (*continuação*)

Substância	Características	Intoxicação
Cocaína e derivados	Alcaloides extraídos da folha de coca O *crack* e a merla derivam da pasta de coca. A cocaína é produto do refino da mesma pasta Os efeitos dependem da apresentação da substância e da via de consumo (oral, inalatória, endovenosa)	Disforia Hipervigilância Persecutoriedade Agressividade e agitação motora Alucinações Crise de pânico Taquicardia, sudorese, tremor, midríase, espasmos musculares, necroses isquêmicas, convulsões, arritmias
Solventes	Pico plasmático após absorção pulmonar em 15 a 30 minutos O metabolismo de nitratos e hidrocarbonetos aromáticos é hepático Alguns metabólitos ativos são mais potentes que a substância inicial A eliminação é renal e pulmonar	Euforia Desinibição Alucinações Ataxia, fala pastosa, confusão mental, convulsões, depressão respiratória, arritmias

pelos adolescentes sugerem que o consumo disfuncional não segue a transição de abuso para dependência, conforme a descrição no *Manual Diagnóstico e Estatístico dos Transtornos Mentais*, 4ª edição revisada (DSM-IV-TR)[31], mas sim uma sequência composta de sintomas das duas condições.

Vale ressaltar que, no DSM-5-TR[2], não há uma distinção entre abuso e dependência, apenas a descrição de onze critérios, sendo que a presença de dois ou mais é indicativa de TUS, variando entre leve, moderado e grave. O Quadro 7 descreve os critérios diagnósticos do transtorno por uso de substâncias[2]. Ainda não se sabe como tais critérios refletirão o uso de substâncias pela população jovem, pois a modificação classificatória também foi realizada, majoritariamente, com base nos dados relativos à população adulta.

Diagnóstico diferencial

O diagnóstico diferencial dos TUS e TIS deve incluir condições médicas, sugeridas com base nos sintomas observados inicialmente, no uso de medicações e nas mudanças de comportamento decorrentes de outros transtornos psiquiátricos, uso de múltiplas substâncias e presença de novas drogas com efeitos pouco conhecidos. A necessidade de exames complementares será balizada pela anamnese. Os exames toxicológicos, realizados com amostras de sangue

102 Psiquiatria da infância e adolescência: cuidado multidisciplinar

QUADRO 7 Resumo dos critérios diagnósticos dos transtornos por uso de substâncias, de acordo com a classificação do DSM-5-TR[2]

Critérios diagnósticos

Critério A. Padrão problemático de uso da substância, levando a comprometimento e sofrimento significativos, manifestado por pelo menos dois dos seguintes critérios, ocorrendo durante um período de 12 meses:
1. Uso em quantidades maiores ou por mais tempo que o pretendido
2. Desejo persistente ou esforços malsucedidos de controlar o uso
3. Gasto significativo de tempo em atividades para obter a substância, usá-la e/ou se recuperar dos efeitos
4. Fissura intensa
5. Deixar de desempenhar atividades sociais, ocupacionais ou familiares devido ao uso
6. Continuar o uso apesar de apresentar problemas sociais ou interpessoais causados ou exacerbados pelo uso de substância
7. Restrição do repertório de atividades sociais, profissionais e recreativas em função do uso
8. Uso em situações de exposição a risco
9. Manutenção do uso apesar de prejuízos físicos e/ou psicológicos persistentes ou recorrentes
10. Tolerância
11. Abstinência

Gravidade:
- Leve: presença de 2 ou 3 sintomas
- Moderada: presença de 4 ou 5 sintomas
- Grave: presença de 6 ou mais sintomas

Especificadores:
- Em remissão inicial: nenhum dos critérios para TUS foi preenchido durante um período mínimo de 3 meses, porém inferior a 12 meses (com exceção de fissura)
- Em remissão sustentada: nenhum critério para TUS por um período igual ou superior a 12 meses (com exceção de fissura)
- Em ambiente protegido: este especificador adicional é usado se o indivíduo se encontra em um ambiente no qual o acesso à substância é restrito

ou urina, podem ser utilizados mediante aliança terapêutica bem estabelecida, evitando-se instrumentalização de modelos punitivos de controle do uso. Nos casos de intoxicação, a sensibilidade do teste para detecção de drogas na urina é maior nas primeiras 48 horas após o uso. Outros exames laboratoriais e sorologias (HIV, hepatites, sífilis) também podem ser solicitados conforme os dados de anamnese e a ciência do paciente. Avaliações neuropsicológica e psicopedagógica contribuem para a observação das possíveis repercussões cognitivas, após período de abstinência de, ao menos, 30 dias[32].

Comorbidades

Vários transtornos psiquiátricos estão mais frequentemente associados ao uso de drogas. Estima-se que 60 a 90% dos adolescentes com TUS tenham algum diagnóstico psiquiátrico comórbido. Alguns representam condições prévias, que inclusive podem ser fator predisponente para os TUS. Outros podem ser desencadeados pelo uso crônico. Somam-se ainda algumas condições que surgem como consequência dos quadros de intoxicação aguda, mas se atenuam com a abstinência.

Em um estudo com indivíduos entre 9 e 18 anos, a presença de transtornos de ansiedade, transtornos do humor, TOD e TC estava associada ao uso de álcool, tabaco e outras drogas ao longo da vida[33]. Entre os transtornos de humor, a depressão merece destaque pela alta prevalência. Além disso, a associação entre depressão e uso de substâncias está relacionada a maiores taxas de suicídio, e este aparece entre as três principais causas de morte na população jovem, de acordo com dados da Organização Mundial de Saúde (OMS). Quanto aos transtornos ansiosos, a fobia social é a condição mais frequentemente associada aos TUS[34].

Já a associação entre transtorno de déficit de atenção e hiperatividade (TDAH) e uso de substância ainda é controversa. Alguns estudos avaliam que a presença de TDAH não aumenta o risco para desenvolver TUS, salvo quando outros fatores medeiam essa associação. A presença de condições como TC e TOD aumenta o risco do indivíduo desenvolver TUS[35].

▶ CONSIDERAÇÕES FINAIS

Os transtornos disruptivos, do controle de impulsos e da conduta possuem importância significativa dentro da psiquiatria da infância e da adolescência tanto pela frequência epidemiológica quanto pelos prejuízos associados ao indivíduo e ao meio em que ele vive.

A identificação precoce dos sintomas e dos fatores individuais e familiares associados ao quadro clínico, bem como o mapeamento dos domínios desenvolvimentais e das potencialidades do paciente, podem ser ferramentas para a construção de um projeto terapêutico eficaz, que evite a evolução da gravidade e da cronicidade dos sintomas.

Com relação ao desenvolvimento de TUS/TIS na adolescência, é importante considerar que essa é uma condição que sofre influência das características desta fase de vida, de fatores genéticos, neurobiológicos e, também, do contexto familiar, religioso, social, do acesso e da publicidade associados ao consumo. O uso cada vez mais precoce e frequente de drogas aumenta a chance de dependência e outros agravos à saúde no futuro. Programas de prevenção podem ser especialmente úteis para a população jovem.

Esses dois grupos nosológicos apresentam forte relação entre si, sendo frequente o tratamento simultâneo de ambas as condições. Abordagens terapêuticas referentes aos transtornos disruptivos e ao TUS/TIS serão discutidas em outro capítulo do livro.

▶ REFERÊNCIAS BIBLIOGRÁFICAS

1. Copeland WE, Shanahan L, Costello EJ, Angold A. Childhood and adolescent psychiatric disorders as predictors of young adult disorders. Arch Gen Psychiatry. 2009;66:764-72.
2. American Psychiatric Association. Diagnostic and statistical manual of mental disorders: DSM-5-TR. American Psychiatric Association; 2022
3. Coccaro EF, Kavoussi RJ, Berm an M E, Lish JD. Intermittent explosive disorder-revised: development, reliability, and validity of research criteria. Compr Psychiatry. 1998;39:368-76.
4. Fleitlich-Bylick B, Goodman R. Prevalence of child and adolescent psychiatric disorders in southeast Brazil. J Am Acad Child Adolesc Psychyatry. 2004;46(6);727-34.
5. Kessler RC, Avenevoli S, Costello EJ, Georgiades K, Green JG, Gruber MJ et al. Prevalence, persistence, and sociodemographic correlates of DSM-IV disorders in the National Comorbidity Survey Replication Adolescent Supplement. Arch Gen Psychiatry. 2012;69(4):372-80.
6. Kessler RC, Coccaro EF, Fava M, Jaeger S, Jin R, Walters E. The prevalence and correlates of DSM--IV intermittent explosive disorder in the National Comorbidity Survey Replication. Arch Gen Psychiatry. 2006;63(6):669-78.
7. Ortega AN, Canino G, Alegria M. Life time and 12-month intermittent explosive disorder in Latinos. Am J Orthopsychiatry. 2008;78:133-9.
8. Coccaro EF. Intermittent explosive disorder as a disorder of impulsive aggression for DSM-5. Am J Psychiatry. 2012;169(6):577-88.
9. Keenan K, Shaw DS. Starting at the beginning: exploring the etiology of antisocial behavior in the first years of life. In: Lahey B, Moffitt TE, Caspi A (eds.). Causes of conduct disorder and juvenile delinquency. New York: Guilford; 2003. p. 153-81.
10. Brennan PA, Grekin ER, Mednick SA. In: Lahey B, Moffitt TE, Caspi A (eds.). Causes of conduct disorder and juvenile delinquency. New York: Guilford; 2003. p. 319-44.
11. Ortiz J, Raine A. Heart rate level and antisocial behavior in children and adolescents: a meta-analysis. J Am Acad Child Adolesc Psychiatry. 2004;43;154-62.
12. Coccaro EF, Noblett KL, Mc Closkey MS. Attributional and emotional responses to socially ambiguous cues: validation of a new assessment of social/emotional information processing in healthy adults and impulsive aggressive patients. J Psychiatr Res. 2009;43:915-25.
13. McCloskey MS, Lee R, Berman ME, Noblett KL, Coccaro EF. The relationship between impulsive verbal aggression and intermittent explosive disorder. Aggress Behav. 2008;34:51-60.
14. Michalska KJ, Zeffiro TA, Decety J. Brain response to viewing others being harmed in children with conduct disorder symptoms. J Child Psychol Psychiatry. 2015.
15. Burke J, Loeber R, Birmaher B. Oppositional defiant and conduct disorder: a review of the past 10 years, Part II. J Am Acad Child Adolesc Psychiatry. 2002;41:11.
16. Scott S. Conduct disorders in childhood and adolescence. In: Gelder MG, Lopez-Ibor JJ, Andreasen NC, Geddes J (eds.). New Oxford textbook of psychiatry. 2.ed. Oxford: Oxford University; 2008.
17. Vitaro F, Tremblay RE, Bukowski WM. Friends, friendships and conduct disorders. In: Hill J, Maughan B (eds.). Conduct disorders in childhood and adolescence. Cambridge: Cambridge University; 2001. p. 346-76.

3 ▪ Transtornos do comportamento **105**

18. World Health Organization. ICD-11: International classification of diseases. 11th revision. Geneva: WHO; 2019.
19. Bubier JL, Drabick DA. Co-occurring anxiety and disruptive behavior disorders: the roles of anxious symptoms, reactive aggression, and shared risk processes. Clin Psychol Rev. 2009;29(7):658-69.
20. Kaminer Y. Adolescent substance use disorders. Preface: been there, done that, and now what? Adolescent addictive behaviors from etiology to postvention. Child Adolesc Psychiatr Clin N Am. 2010;19:xv-xvi.
21. Kessler RC, Berglund P, Demler O, Jin R, Merikangas KR, Walters EE. Lifetime prevalence and age--of-onset distributions of DSM-IV disorders in the National Comorbidity Survey Replication. Arch Gen Psychiatry. 2005;62(6):593-602.
22. Laranjeira R, Madruga CS, Pinksky I, Caetano R, Mitsuhiro SS. II Levantamento nacional de álcool e drogas (LENAD) – 2012. São Paulo: Instituto Nacional de Ciências e Tecnologia para Políticas Publica de Álcool e Outras Drogas (INPAD)/Unifesp; 2014.
23. Carlini ELA, Noto AR, Sanchez ZM, Carlini CMA, Locatelli DP et al. VI Levantamento Nacional Sobre o Consumo de Drogas Psicotrópicas entre Estudantes do Ensino Fundamental e Médio da Rede Pública de Ensino nas 27 Capitais Brasileiras. São Paulo: Centro Brasileiro de Informações sobre Drogas Psicotrópicas (CEBRID). UNIFESP; 2010.
24. Wagner FA, Anthony JC. From first drug use to drug dependence: developmental periods of risk for dependence upon marijuana, cocaine, and alcohol. Neuropsychopharmacology. 2002;26(4):479-88.
25. Brody GH, Ge X, Katz J, Arias I. A longitudinal analysis of internalization of parental alcohol-use norms and adolescent alcohol use. Appl Dev Sci. 2000;4:71-9.
26. Winters KC, Arria A. Adolescent brain development and drugs. The prevention researcher. 2011;18(2).
27. Volkow, ND, Li TK. Drug addiction: the neurobiology of behaviour gone awry. Nat Rev Neurosci. 2004;5(12):963-70.
28. Scivoletto S, Morishisa RS. Drogas e álcool. In: Assumpção Jr FB, Kuczynski E (orgs.). Tratado de psiquiatria da infância e adolescência. 2.ed. São Paulo: Atheneu; 2012. p. 603-31.
29. Swendsen J, Burstein M, Case B, Conway KP, Dierker L, He J et al. Use and abuse of alcohol and illicit drugs in US adolescents: results of the National Comorbidity Survey–Adolescent Supplement. Arch Gen Psychiatry. 2012;69(4):390-8.
30. Pillon SC, O'Brien B, Piedra Chavez KA. The relationship between drugs use and risk behaviors in Brazilian university students. Rev Latino-Am Enfermagem. 2005;13:1169-76.
31. American Psychiatric Association. Diagnostic and statistical manual of mental disorders. 4.ed. Washington, DC: APA.
32. Center for Substance Abuse Treatment. Substance abuse: clinical issues in intensive outpatient treatment. Rockville: Substance Abuse and Mental Health Services Administration. 2006.
33. Kandel DB, Johnson JG, Bird HR, Canino G, Goodman SH, Lahey BB et al. Psychiatric disorders associated with substance use among children and adolescents: findings from the Methods for the Epidemiology of Child and Adolescent Mental Disorders (MECA) Study. J Abnorm Child Psychol. 1997;25:121-32.
34. World Health Organization. Health for the world's adolescents: a second chance in the second decade. Geneva: WHO; 2014.
35. Wilens TE, Martelon M, Joshi G, Bateman C, Fried R, Petty C, et al. Does ADHD predict substance--use disorders? A 10-year follow-up study of young adults with ADHD. J Am Acad Child Adolesc Psychiatry. 2011;50:543-53.

4

Transtornos do pensamento

Miguel Angelo Boarati
Anne Fonseca Meira Brito
Fernando Ramos Asbahr

Telma Pantano
Wagner de Sousa Gurgel
Daniel Augusto Mori Gagliotti

▶ INTRODUÇÃO

O grupo de transtornos do pensamento, que serão descritos neste capítulo, apresenta como características comuns a distorção do pensamento (forma, estrutura e conteúdo) e da percepção da realidade, alterações relativas à identidade e à noção de *self*. Trata-se de uma divisão didática criada com o intuito de facilitar sua organização e sua apresentação. Essa divisão também permite que sejam discutidas as condições que são semelhantes e aquelas que os diferenciam. Fazem parte desse grupo a esquizofrenia e outros transtornos psicóticos, o transtorno obsessivo-compulsivo (TOC) e os transtornos relacionados, os transtornos alimentares e a disforia de gênero.

São transtornos cujos diagnósticos clínicos, por vezes, são bastante controversos (p. ex., disforia de gênero), exibem semelhanças psicopatológicas (p. ex., TOC e anorexia nervosa) e apresentam interfaces muito próximas que dificultam o diagnóstico diferencial (p. ex., TOC de baixo *insight* e transtorno delirante).

A exemplo do que acontece com os demais grupos diagnósticos (transtornos do neurodesenvolvimento, emocionais e comportamentais), o impacto dos transtornos do pensamento sobre o desenvolvimento normal é significativo. Podem acarretar retrocessos no desenvolvimento, levando a perdas significativas no funcionamento e na autonomia futura do indivíduo, como ocorre na esquizofrenia de início precoce – na infância ou na adolescência.

O diagnóstico de qualquer uma dessas condições é difícil e exige treinamento do profissional e familiaridade com os critérios operacionais de diagnóstico. No entanto, é crucial que ele seja realizado com o máximo de precisão para que as

4 ■ Transtornos do pensamento 107

condutas terapêuticas, que serão abordadas nos capítulos subsequentes, sejam instituídas o mais precocemente possível, com reavaliações constantes da eficácia dessas abordagens, permitindo que se amenize o impacto negativo da presença do transtorno ou de uma intervenção malconduzida.

▶ ESQUIZOFRENIA E OUTROS TRANSTORNOS PSICÓTICOS

A esquizofrenia e outros transtornos psicóticos – que incluem transtorno psicótico breve, transtorno delirante, transtorno esquizoafetivo, transtorno de personalidade esquizotípica, que não será descrito neste capítulo por se tratar de uma condição descrita primariamente em adultos, transtorno esquizofreniforme e os induzidos por substâncias/medicamentos ou condição médica – são condições clínicas de extrema gravidade, principalmente quando se iniciam na infância e na adolescência por seu caráter crônico e degenerativo dentro de seu processo de evolução da doença, com perda das funções cognitivas e das habilidades globais, como capacidade de aprendizagem, interação social e autonomia, além de interferência sobre o desenvolvimento normal.

A esquizofrenia, em especial, possui características de evolução mais avassaladoras, com curso crônico e deteriorante quando comparada aos outros transtornos psicóticos[1]. Pode ocorrer um pródromo, com mudanças importantes no funcionamento do indivíduo (isolamento, alterações de interesse e comportamento). O quadro mais característico se inicia com os primeiros sintomas psicóticos positivos (delírios, alucinações e desorganização do pensamento), associados a sintomas negativos, como embotamento afetivo, alogia, abulia, anedonia, isolamento social e empobrecimento cognitivo. É uma condição relativamente rara na infância e na adolescência, menos de 1% dos casos de esquizofrenia ocorrem antes dos 12 anos e somente 12 a 33% acontecem entre 12 e 18 anos, a maioria dos casos se inicia em adultos jovens[2]. Os outros quadros psicóticos podem ocorrer com maior frequência na infância quando comparados à esquizofrenia, o que pode ser um indicador de risco para seu desenvolvimento no futuro.

Alguns fatores de risco estão relacionados à maior chance de desenvolvimento de psicose infantil, entre eles atrasos no desenvolvimento com alterações motoras, cognitivas, emocionais e comportamentais, fatores genéticos, complicações pré e perinatais, além de vivência precoce de violência e abusos[3-5].

O diagnóstico clínico é bastante complexo, uma vez que existem fatores confundidores, especialmente a diferenciação com outros quadros psiquiátricos que podem cursar com sintomas psicóticos permanentes ou transitórios, como os transtornos afetivos, os transtornos de estresse pós-traumáticos e de ajustamento, os quadros psicóticos breves, os quadros transitórios induzidos por substâncias psicoativas e questões próprias da infância (pensamento mágico e fantasias).

108 Psiquiatria da infância e adolescência: cuidado multidisciplinar

É fundamental a experiência clínica na avaliação de crianças e adolescentes e diagnóstica de quadros psicóticos para que se consiga fazer a adequada avaliação clínica. A avaliação multidisciplinar, em especial a neuropsicológica e a de linguagem, pode fornecer dados importantes sobre falhas do desenvolvimento ou perdas agudas que podem sugerir o início insidioso de um episódio psicótico.

A história da psicose infantil se confunde com a da psiquiatria moderna, por isso é necessário tentar traçar um paralelo entre essas duas correntes históricas para que se possam definir as especificidades de cada uma.

A seguir, são descritos os aspectos históricos da psicose infantil, seguidos pelos aspectos diagnósticos, epidemiológicos, do diagnóstico diferencial e das comorbidades. O tratamento clínico será abordado em capítulo à parte.

História da esquizofrenia na infância

Em 1857, Morel introduziu o termo demência precoce (*dementia praecox*), caracterizando-a como uma parada no desenvolvimento mental e uma "degeneração" que, inevitavelmente, levava à demência. Em 1863, Kahlbaum descreveu a deterioração mental na adolescência, denominando-a parafrenia hebética e, em 1874, descreveu um caso de catatonia. Em 1871, Hecker descreveu, detalhadamente, a hebefrenia como uma enfermidade progressiva da adolescência[6].

Kraepelin, em 1893, distinguiu duas psicoses importantes: a maníaco-depressiva (hoje conhecida como transtorno bipolar) e a demência precoce. Esta última foi dividida em três tipos diferentes, agrupando a catatonia de Kahlbaum, a hebefrenia de Hecker e aquilo que se denominou de vesânia típica, com delírio de perseguição e alucinações auditivas.

Em 1867, Henry Maudsley descreveu, em seu livro *A fisiologia e patologia da mente* (*The physiology and pathology of mind*), a observação feita a um grupo de crianças muito pequenas com transtornos mentais graves que apresentava desvio, atraso e distorção importantes no desenvolvimento. Essas crianças seriam incluídas na categoria de psicose e apresentavam caráter hereditário, indicando predisposição familiar. A partir desse momento, foi proposta uma extensão dos conceitos de "insanidade" para a infância[7].

Em 1906, Sante de Sanctis descreveu uma forma infantil denominada "demência precocíssima", indicando a possibilidade de sinais precoces existirem na infância.

Bleuler, no início do século XX[8], enfatizou os distúrbios emocionais e associativos como as características nucleares e descreveu as funções elementares das esquizofrenias, apontando para os distúrbios das associações de pensamento (associações de ideias perdem a estabilidade), "afetividade enfraquecida" (pacientes sem resposta afetiva) e autismo, no caso de perda do contato com a realidade.

Em 1923, Potter definiu os critérios diagnósticos para esquizofrenia infantil como:

- Retração generalizada de interesses no ambiente.
- Pensar, agir e sentir não realista.
- Distúrbios de pensamento manifestados por meio de bloqueio, simbolização, condensação, perseveração, incoerência e diminuição do pensamento ao ponto de mutismo.
- Defeito no relacionamento emocional.
- Diminuição, rigidez e distorção do afeto.
- Alterações do comportamento com diminuição ou aumento da motilidade, levando à imobilidade ou à hiperatividade com tendência à perseveração ou a estereotipias.

Em 1947, Bender definiu a esquizofrenia infantil como uma entidade clínica de ocorrência antes da idade de 11 anos, revelando doença global do comportamento e de toda área integrativa.

Em 1952, Mahler descreveu a psicose infantil simbiótica, presente no período dos primeiros 5 anos de vida e na qual a representação mental da mãe permaneceria na fusão mãe-filho, participando do delírio de onipotência da criança que apresenta reações de pânico intensas quando separada daquela.

Diagnóstico clínico

Na 11ª Classificação Internacional de Doenças (CID-11)[9], a esquizofrenia está descrita no capítulo 6, Transtornos mentais, comportamentais e de desenvolvimento, na seção denominada Esquizofrenia e outros transtornos psicóticos primários, veja a classificação dessa condição na Tabela 1. Esses transtornos caracterizam-se por comprometimento em testes de realidade e presença de sintomas positivos como delírio, alucinações e alucinações persistentes, comportamento grosseiramente desorganizado e experiências de passividade e controle, sintomas negativos como embotamento afetivo e avolição e alterações psicomotoras. Os sintomas ocorrem com frequência e intensidade que destoa da esperada pelas normas culturais em que o indivíduo está inserido. Esses sintomas não ocorrem como característica de outro transtorno mental (transtorno do humor, *delirium* ou secundário a uso de substâncias). As categorias nesse grupo não devem ser usadas para classificar ideias, crenças e comportamentos de um contexto cultural.

Cada domínio, que contribui significativamente com a apresentação clínica, é classificado em ausente, leve, moderado ou severo. Essa classificação deve ba-

TABELA 1 Classificação da esquizofrenia e outros transtornos psicóticos primários segundo a CID-11[9]

6A20	Esquizofrenia
6A21	Transtorno esquizoafetivo
6A22	Transtorno esquizotípico
6A23	Transtorno psicótico agudo e transitório
6A24	Transtorno delirante
6A2Y	Outras psicoses primárias

TABELA 2 A CID-11[9] traz ainda especificadores para os sintomas dos transtornos psicóticos primários e divide os sintomas em seis domínios

6A25.0	Sintomas positivos
6A25.1	Sintomas negativos
6A25.2	Sintomas de humor deprimido
6A25.3	Sintomas de mania
6A25.4	Sintomas psicomotores
6A25.5	Sintomas cognitivos

sear-se na sintomatologia na última semana. Em caso de múltiplos sintomas em um domínio em particular, a classificação deve basear-se no sintoma mais severo.

Em sua última revisão[1], o *Manual Diagnóstico e Estatístico de Transtornos Mentais* (DSM) da American Psychiatric Association (APA) não apresenta uma classificação distinta para quadros de início precoce ou de início na vida adulta. Ela é considerada doença única, apesar de algumas características clínicas demonstrarem evoluções distintas, sendo que os quadros de início precoce tendem a apresentar maior gravidade clínica, com maior prevalência de sintomas negativos, maiores taxas de recaídas e menos resposta às terapêuticas, com prognóstico pior quando comparado a pacientes que iniciaram o quadro na vida adulta[10,11].

O Quadro 1 descreve detalhadamente os critérios diagnósticos da esquizofrenia segundo o DSM-5-TR[1], e a Tabela 3 apresenta de forma bastante resumida as características dos demais quadros psicóticos.

Normalmente, em crianças e adolescentes que apresentam quadros psicóticos de início precoce, em especial a esquizofrenia, há um período prodrômico, no qual ocorre um processo de deterioração no funcionamento pessoal, que pode acontecer após um período agudo de estresse, uma experiência traumática ou uma doença física. O período prodrômico inclui sintomas cognitivos (com prejuízo na atenção e na memória), dificuldades na expressão emocional e habilidades motoras, comportamentos e ideias incomuns, experiências e percepções bizarras e perturbadas, prejuízo na comunicação, retração social, apatia e diminuição do interesse em atividades comuns do dia a dia que pode durar até um ano antes do início franco da doença, podendo afetar o desempenho social e acadêmico dessa criança ou adolescente. Esse início insidioso da doença poderá atrasar o diagnóstico clínico e, consequentemente, as intervenções necessárias[12].

QUADRO 1 Critérios diagnósticos para esquizofrenia, segundo o DSM-5-TR[1]

A. Dois (ou mais) dos itens a seguir, cada um presente por quantidade significativa de tempo durante o período de um mês (ou menos, se tratados com sucesso). Pelo menos um deles deve ser (1), (2) ou (3):
   1. Delírios
   2. Alucinações
   3. Discurso desorganizado
   4. Comportamento grosseiramente desorganizado ou catatônico
   5. Sintomas negativos (redução da expressão facial ou avolição)

B. Por período significativo desde o aparecimento do quadro, o nível de funcionamento em uma ou mais áreas importantes do funcionamento, como trabalho, relações interpessoais ou autocuidado, está acentuadamente abaixo do nível alcançado antes do início (ou, quando o início se dá na infância ou na adolescência, incapacidade de atingir o nível esperado de funcionamento interpessoal, acadêmico ou profissional)

C. Sinais contínuos de perturbação persistem durante, pelo menos, 6 meses. Esse período deve incluir no mínimo 1 mês de sintomas (ou menos, se tratados com sucesso) que precisam satisfazer ao critério A (i. e., sintomas da fase ativa) e pode incluir períodos de sintomas prodrômicos ou residuais. Durante esses períodos prodrômicos ou residuais, os sinais de perturbação podem ser manifestados apenas por sintomas negativos ou por dois ou mais sintomas listados no critério A presentes em uma forma atenuada (p. ex., crenças esquisitas, experiências perceptivas incomuns)

D. Transtorno esquizoafetivo e transtorno depressivo ou transtorno bipolar com características psicóticas são descartados por: 1) não ocorreram episódios depressivos maiores ou maníacos concomitantemente com os sintomas de fase ativa; ou 2) se episódios de humor ocorreram durante os sintomas de fase ativa, sua duração total foi breve em relação aos períodos ativo e residual da doença

E. A perturbação não pode ser atribuída aos efeitos fisiológicos de uma substância (p. ex., droga de abuso, medicamento) ou a outra condição médica

F. Se há história de transtorno do espectro autista ou de um transtorno da comunicação iniciado na infância, o diagnóstico adicional de esquizofrenia é realizado somente se delírios ou alucinações proeminentes, além dos demais sintomas exigidos de esquizofrenia, estiverem também presentes por pelo menos 1 mês (ou menos, se tratados com sucesso)

Especificar se:
- Os especificadores de curso a seguir devem somente ser usados após 1 ano de duração do transtorno e se não estiverem em contradição com os critérios de curso diagnóstico
- Primeiro episódio, atualmente em episódio agudo: a primeira manifestação do transtorno atende aos sintomas diagnósticos definidos e ao critério de tempo. Um episódio agudo é um período em que são satisfeitos os critérios de sintomas

(continua)

112 Psiquiatria da infância e adolescência: cuidado multidisciplinar

**QUADRO 1 Critérios diagnósticos para esquizofrenia, segundo o DSM-5-TR[1]
(*continuação*)**

- Primeiro episódio, atualmente em remissão parcial: remissão parcial é um período durante o qual é mantida uma melhora após um episódio anterior e em que os critérios definidores do transtorno são atendidos apenas em parte
- Primeiro episódio, atualmente em remissão completa: remissão completa é um período após um episódio anterior, durante o qual não estão presentes sintomas específicos do transtorno
- Episódios múltiplos, atualmente em episódio agudo: múltiplos episódios podem ser determinados após um mínimo de dois episódios (i. e., após um primeiro episódio, uma remissão e pelo menos uma recaída)
- Episódios múltiplos, atualmente em remissão parcial
- Episódios múltiplos, atualmente em remissão completa
- Contínuo: os sintomas que atendem aos critérios de sintomas diagnósticos do transtorno permanecem durante a maior parte do curso da doença, com períodos de sintomas em nível subclínico muito breves em relação ao curso geral
- Não especificado

Especificar se:
- Com catatonia (consultar os critérios para catatonia associada a outro transtorno mental, do DSM-5-TR, para definição)

Especificar a gravidade atual:
- A gravidade é classificada por uma avaliação quantitativa dos sintomas primários de psicose, o que inclui delírios, alucinações, desorganização do discurso, comportamento psicomotor anormal e sintomas negativos. Cada um desses sintomas pode ser classificado quanto à gravidade atual (mais grave nos últimos 7 dias) em uma escala com 5 pontos, variando de 0 (não presente) a 4 (presente e grave)
Nota: o diagnóstico de esquizofrenia pode ser feito sem a utilização desse especificador de gravidade

TABELA 3 Características clínicas dos demais transtornos psicóticos, segundo o DSM-5-TR[1]

Diagnóstico	Características clínicas
Transtorno delirante	Presença de um ou mais delírios por 1 mês ou mais, sem preencher critérios para esquizofrenia. A alucinação, quando presente, não é proeminente, e não ocorre o processo de deterioração observada nos quadros de esquizofrenia
Transtorno psicótico breve	Presença de delírios, alucinações, discurso desorganizado e comportamento grosseiramente desorganizado ou catatônico por pelo menos 1 dia e menos de 1 mês, com retorno completo ao nível de funcionamento pré-mórbido, podendo estar associado ou não a estressores evidentes

(continua)

TABELA 3 Características clínicas dos demais transtornos psicóticos, segundo o DSM-5-TR[1]

Diagnóstico	Características clínicas
Transtorno esquizofreniforme	Mesmos sintomas da esquizofrenia, incluindo o tempo de duração de 1 mês para a presença de sintomas psicóticos (alucinações, delírios e discurso/comportamento desorganizado ou catatônico), mas cuja duração é inferior a 6 meses
Transtorno esquizoafetivo	Um período ininterrupto de doença durante o qual há um episódio depressivo maior ou maníaco concomitante com o critério A da esquizofrenia. Para diferenciar esse quadro do transtorno bipolar ou depressivo com características psicóticas, alucinações e delírios devem estar presentes por pelo menos 2 semanas na ausência de um episódio de humor
Transtorno psicótico induzido por substância/medicamento	Delírios e alucinações relacionadas ao período de intoxicação por uma substância ou fase de abstinência ou após exposição a um medicamento
Transtorno psicótico decorrente de outra condição médica	Alucinações e delírios associados a alguma condição médica bem estabelecida (p. ex., lúpus eritematoso sistêmico)

Para o diagnóstico clínico, é fundamental observar o padrão de mudança comportamental e de interação social, associado a prejuízo cognitivo, de desenvolvimento e de funcionamento em crianças e adolescentes que possuam fatores de risco para o desenvolvimento de transtornos psicóticos, em especial história familiar de esquizofrenia e outros transtornos psicóticos[13].

Em crianças, os delírios e as alucinações tendem a ser menos elaborados do que em adultos, e é mais frequente também a ocorrência de alucinações visuais. Esse é um ponto importante para o diagnóstico diferencial de situações normais das crianças, como jogos e fantasias (p. ex., amigo imaginário)[1].

Diagnóstico diferencial

É importante que se faça o diagnóstico diferencial com outras condições que acometem o pensamento, a crítica, o desenvolvimento e o comportamento de crianças e adolescentes[1]. Por exemplo, prejuízos da comunicação e discurso desorganizado podem ocorrer tanto no transtorno do espectro autista (TEA) como nos transtornos de linguagem e comunicação. Nesse caso, a presença das estereotipias (motoras ou interesses) nos casos de TEA e um padrão muito precoce de comprometimento da comunicação, nos casos de TEA e de transtornos de linguagem, serão considerados para o diagnóstico diferencial. Assim, também em crianças com transtorno do déficit de atenção e hiperatividade (TDAH) mais graves, que podem apresentar comportamento desorganizado e dificuldades sociais, mas que não apresentaram um padrão de deterioração do funcionamento, além de prejuízos no pensamento e no afeto.

Especialmente em crianças, quadros de transtorno do estresse pós-traumático podem cursar com sintomas psicóticos transitórios, quadros catatônicos e revivência da situação traumática (*flashbacks*), o que pode se confundir com alucinação visual. Nesse caso, a história de vivência traumática grave e a presença de sintomas diretamente relacionados a essa vivência serão os critérios para diferenciá-los da esquizofrenia e outras psicoses.

Por fim, outros diagnósticos diferenciais pertencem ao grupo dos transtornos do espectro obsessivo-compulsivo (p. ex., TOC e transtorno dismórfico corporal) e os transtornos alimentares (em especial, a anorexia nervosa) por apresentarem um padrão de rigidez mental, pensamentos intrusivos e disfuncionais e distorção da autoimagem, o que pode ser confundidos com quadros psicóticos. Essas condições não apresentam outras distorções da realidade externa, sendo essa a principal característica para o diagnóstico diferencial.

▶ TRANSTORNOS DO ESPECTRO OBSESSIVO-COMPULSIVO

Desde o DSM-5[14], o transtorno obsessivo-compulsivo (TOC) encontra-se no capítulo denominado transtorno obsessivo-compulsivo e transtornos relacionados e é formado pelos seguintes transtornos: TOC, transtorno dismórfico corporal, transtorno de acumulação, tricotilomania (transtorno de arrancar o cabelo), transtorno da escoriação (*skin-picking*) e TOC e transtornos relacionados causados por outra condição médica, induzidos por substância/medicamento e o não especificado[1]. Essas condições foram agrupadas em um único capítulo por haver crescentes evidências de compartilhamento de sintomas, características diagnósticas, curso clínico, resposta terapêutica, prognóstico e comorbidades comuns. A característica principal desse grupo é a presença de obsessões (pensamentos) e compulsões (ações, rituais, atos mentais ou comportamentos repetitivos) em resposta a essas obsessões. Há forte relação entre os transtornos do espectro obsessivo-compulsivo e os transtornos de ansiedade, mas, atualmente, eles se encontram em grupos diagnósticos distintos.

O diagnóstico clínico, a exemplo do que acontece com os adultos, é bastante difícil, ficando encoberto por anos, considerando características de desenvolvimento ou traços de personalidade. Somente quando os sintomas se tornam significativamente disfuncionais é que o diagnóstico clínico é realizado com assertividade e é quando se consegue estabelecer um planejamento terapêutico

4 ■ Transtornos do pensamento 115

e definir um prognóstico. O curso de qualquer um dos transtornos do espectro obsessivo-compulsivo costuma ser crônico, com períodos de agravamento clínico e a presença de comorbidades associadas. O nível de *insight* determinará a gravidade clínica, pois, em casos de *insight* pobre ou ausente, existirá a interface com aspectos delirantes.

A seguir, serão descritas as características clínicas do TOC e de cada um dos transtornos relacionados, considerando os aspectos peculiares de sua apresentação clínica na infância e na adolescência do transtorno obsessivo-compulsivo.

O TOC apresenta como característica principal para seu diagnóstico a presença de obsessões definidas como pensamentos, impulsos ou imagens recorrentes e persistentes, que surgem de maneira intrusiva e de forma indesejada, provocando

---

QUADRO 2   Critérios diagnósticos do transtorno obsessivo-compulsivo (TOC)[1]

A. Presença de obsessões ou compulsões ou ambas:
Obsessões são definidas por (1) e (2):
1. Pensamentos recorrentes e persistentes, necessidades ou imagens que são experienciadas como intrusivas e indesejadas e que na maioria dos indivíduos causa elevada ansiedade ou estresse
2. O indivíduo tenta ignorar ou suprimir tais pensamentos, necessidades ou imagens ou neutralizá-los com alguma ação (p. ex., fazendo alguma compulsão)
Compulsões são definidas por (1) e (2):
1. Comportamentos repetitivos (p. ex., lavar mãos, ordenar, checar) ou atos mentais (p. ex., rezar, contar, repetir palavras em silêncio) em que o indivíduo se sente obrigado a performar em resposta a alguma obsessão ou de acordo com regras que devem ser aplicadas rigidamente
2. Os comportamentos ou os atos mentais são realizados como forma de prevenir ou reduzir a ansiedade ou o estresse, ou prevenir algum evento ou situação catastrófica, entretanto, esses atos não são conectados de forma realística com o objetivo de reduzir ou controlar a ansiedade ou são claramente excessivos

B. As obsessões ou compulsões consomem tempo (ex: mais de 1hora por dia) ou geram estresse significativo ou comprometimento social, ocupacional ou outras áreas do funcionamento

C. Os efeitos não são atribuídos como efeito de alguma substância ou medicação

D. Os sintomas não são mais bem explicados por outro transtorno mental (p. ex., preocupações excessivas como no transtorno de ansiedade generalizada, preocupações com aparência do transtorno dismórfico corporal)

Especificar se:
■ Com bom *insight*: o indivíduo reconhece que as crenças não são reais
■ Com *insight* pobre: o indivíduo pensa que as crenças são provavelmente reais
■ Com ausência de *insight*/crenças delirantes: o indivíduo é totalmente convencido que as crenças do TOC são reais
Especificar se:
■ Relacionada ao transtorno do tique: o indivíduo tem história de tique presente ou passado

no indivíduo tentativas de controle ou supressão sem sucesso, e a presença de compulsões, que são comportamentos repetitivos ou atos mentais que tentam neutralizar o efeito dessas obsessões, com o intuito de reduzir a ansiedade provocada pela sua presença. Veja os critérios diagnósticos baseado no DSM-5-TR[1].

Em crianças pequenas, é mais difícil detectar as obsessões do que as compulsões por essas serem observáveis. Apesar disso, as crianças podem não ser capazes de explicar o objetivo dessas compulsões dada a própria imaturidade cognitiva[1]. O padrão de sintomas tende a variar nessa fase da vida, mudando o conteúdo das obsessões e das compulsões, provavelmente refletindo os diferentes estágios de desenvolvimento delas (p. ex., conteúdos de cunho religioso ou sexual normalmente aparecerão mais tardiamente, enquanto conteúdos catastróficos podem ocorrer mais precocemente).

As obsessões e as compulsões tendem a se ampliar ao longo do tempo, aumentando o espectro das obsessões e a complexidade das compulsões durante o desenvolvimento. Elas tomam tempo significativo e cada vez maior na vida do indivíduo, comprometendo sua funcionalidade e bem-estar[1].

Por essa razão, o TOC é considerado uma doença crônica, que pode expandir sua gravidade clínica ao longo dos anos, tornando-se extremamente incapacitante. Os primeiros sintomas podem ocorrer ainda na infância e na adolescência, e até 50% dos pacientes adultos relatam o início dos sintomas nessa fase da vida[15].

A prevalência do TOC em crianças e adolescente gira em torno de 2,7 a 3%[15,16], e quadros subclínicos, ou seja, presença de sintomas obsessivo-compulsivos (SOC), que atende todos os critérios do DSM para o diagnóstico, podem chegar perto de 20%[15]. Em um estudo de Valleni-Basile et al.[15], a proporção de gêneros era praticamente a mesma, as meninas relatavam mais sintomas compulsivos e os meninos mais sintomas obsessivos e cerca de metade (55%) da amostra relatava tanto obsessões como compulsões. As compulsões mais comuns eram organização (56%), contagem (41%), coleta (38%) e lavagem de roupa (17%)[15].

Entre os fatores de risco relacionados em crianças e adolescentes, estão a presença de rigidez cognitiva e rituais que surgem muitos anos antes do desenvolvimento da doença, além da presença de tiques durante a infância[17].

O prognóstico é variável, havendo tendência à manutenção de sintomas clínicos e subclínicos ao longo da vida. Em uma revisão sistemática de 22 estudos clínicos com média de acompanhamento (follow-up) de 5,7 anos, observou-se que curso clínico da doença em crianças e adolescentes era de persistência dos sintomas completos de TOC em 41% (em média) e de sinais subclínicos (quadro não completo) em torno de 60%, e altas taxas de persistência aumentam a chance de cronificação da doença, com maiores taxas de internação psiquiátrica na vida adulta[18].

As principais comorbidades presentes são: depressão maior, depressão persistente, quadros fóbicos, ansiedade de separação, transtorno de Tourette e ideação suicida.

Transtorno dismórfico corporal

A característica principal do transtorno dismórfico corporal é a preocupação exagerada ou irreal com possíveis defeitos físicos ou falhas percebidas pelo indivíduo, mas que não são observadas ou estão minimamente presentes[1], sendo comparável a uma "obsessão". Em determinado momento do curso da doença, o indivíduo executou comportamentos repetitivos (compulsão) de verificação, p. ex., olhar-se no espelho, arrumar-se, cutucar a pele, comparar-se com outros etc. Existe o especificador diagnóstico referente à distorção quanto à sensação de apresentar distrofia muscular, em que o indivíduo percebe seu corpo como pequeno e com músculos pouco desenvolvidos[1]. Esse quadro ocorre quase que exclusivamente em homens.

A idade de início dos sintomas subclínicos é em torno de 12 a 13 anos (início da adolescência), e a média da idade do transtorno é de 16 a 17 anos (cerca de dois terços dos casos se iniciam antes dos 18 anos). As transformações físicas que ocorrem nessa fase da vida, aliadas às demandas sociais, podem contribuir para seu surgimento e seu agravamento.

As taxas de suicídio são significativamente altas, sobretudo em adolescentes, quando associadas a comorbidades psiquiátricas, como fobia social, TOC e transtorno de uso de substâncias, e quando não é realizado o tratamento adequado.

Em adultos, é mais comum que haja tentativas de modificação corporal por intermédio de cirurgias plásticas e tratamentos estéticos. Já em crianças e adolescentes, o acesso a esses tratamentos é restrito. Entretanto, principalmente em adolescentes, é comum que eles se tornem altamente solicitantes aos pais para frequentarem academias ou utilizarem suplementos alimentares e vitamínicos[19].

Transtorno de acumulação

O transtorno de acumulação se caracteriza pela dificuldade persistente em se desfazer de objetos e pertences, independentemente da sua utilidade, valor real (financeiro ou sentimental) ou do quanto guardar esse material poderá causar transtornos pessoais e familiares.

Existe importante sofrimento diante de situações nas quais, por diversas razões, como falta de espaço em casa ou no quarto, necessitam se desfazer desses objetos. É comum que os espaços ocupados ultrapassem os limites destinados ao paciente e ocupem espaços de outros membros da família, o que gera importantes conflitos. É fundamental para o diagnóstico que haja prejuízo funcional, profissional e em outras áreas relevantes para o indivíduo.

Trata-se de um quadro muito pouco observado em crianças e adolescentes e mais comum em adultos mais velhos (acima de 55 anos)[1].

Tricotilomania (transtorno de arrancar o cabelo)

A tricotilomania é caracterizada pelo comportamento voluntário, recorrente e compulsivo de arrancar o próprio cabelo[1]. Pode acometer qualquer parte do corpo, sendo as mais comuns o couro cabeludo, as sobrancelhas e os cílios e as menos comuns as axilas e as regiões púbica e perirretal. Pode ocorrer variação das regiões das quais o cabelo é arrancado e de sua frequência. Os pacientes fazem tentativa de reduzir o ato, mas percebem dificuldade no controle. Esse comportamento gera sofrimento e prejuízo funcional, mas pode se observar uma gratificação associada ao ato de arrancar o cabelo.

A prevalência é de 1 a 2% em adultos e adolescentes, sendo mais prevalentes em meninas. Já em crianças, a distribuição por gênero é igual. É comum a comorbidade com transtornos do humor, especialmente a depressão, outros transtornos do espectro obsessivo-compulsivo, como o transtorno de escoriação, e história familiar de tiques e TOC[20].

Transtorno de escoriação (*skin-picking*)

Assim como a tricotilomania, o transtorno da escoriação (*skin-picking*) se caracteriza pelo ato voluntário, recorrente e compulsivo de provocar escoriações (beliscar) em várias partes do corpo. As áreas mais comuns são o rosto, o braço e as mãos. As partes lesadas podem estar previamente intactas ou apresentarem pequenas irregularidades, como espinhas, calosidades ou pequenas cicatrizes e cascas de feridas anteriores. Utiliza-se a unha ou algum objeto, como pinças e alfinetes[1].

Vários estados emocionais podem anteceder o ato de provocar a escoriação, incluindo sintomas ansiosos ou tensão. A prevalência é maior em adultos, mas acontece com alguma frequência em adolescentes e em crianças, sendo o início da puberdade importante marco para seu aparecimento[21].

A comorbidade é maior em indivíduos com TOC[22] ou que tenham familiares de primeiro grau com esse transtorno.

Os indivíduos, assim como os portadores de TOC e outros transtornos do espectro obsessivo-compulsivo, apresentam sofrimento e prejuízo associado ao transtorno, gastando tempo significativo (até 1 hora no dia) beliscando a pele ou pensando em beliscá-la e resistindo a esse impulso[1]. Alguns estudantes relatam faltar às aulas por conta do transtorno. É possível o desenvolvimento de complicações dermatológicas, como infecções e cicatrizes permanentes.

Transtorno obsessivo-compulsivo e transtorno relacionado induzido por substância/medicamento e decorrente de outra condição médica

Estas são condições nas quais o desenvolvimento do TOC ou do transtorno relacionado (beliscar a pele, arrancar o cabelo ou outros comportamentos repetitivos) é decorrente do uso de alguma substância de ação no sistema nervoso central (SNC) ou de uma condição médica bem estabelecida, o que é constatado com base em história clínica, exame físico ou exames laboratoriais. Essa é uma condição que até o DSM-5[14] não era considerada, afinal sintomas psiquiátricos desencadeados por uso de substâncias/medicamentos ou por outra condição médica já excluiriam o diagnóstico do transtorno mental.

No caso do TOC ou outro transtorno relacionado induzido por substância ou medicação, os sintomas podem ocorrer durante ou após intoxicação ou abstinência (no caso de substância psicoativa) ou após exposição a um medicamento. Já no caso do TOC ou outro transtorno relacionado que se desenvolve a partir de outra condição médica, observa-se o começo da sintomatologia obsessivo-compulsiva após o início de uma doença clínica bem estabelecida e como consequência fisiopatológica direta dessa condição médica. É fundamental que essa condição médica já esteja presente quando se iniciam os sintomas de TOC ou transtorno relacionado.

Algumas substâncias psicoativas, como a cocaína e os anfetamínicos e outros psicoestimulantes, estão mais relacionadas à ocorrência de TOC ou outro transtorno relacionado, devendo ser codificado.

É importante que o diagnóstico de TOC ou outro transtorno relacionado decorrente do uso de substância/medicamento ou de outra condição médica não ocorra exclusivamente durante o período de *delirium*.

Os marcadores diagnósticos são as avaliações médicas e os exames laboratoriais, que são necessários para o diagnóstico da condição médica.

Os dados de prevalência são ainda limitados, especialmente na população infantojuvenil.

▶ TRANSTORNOS ALIMENTARES

A classificação dos transtornos alimentares (TA) teve considerável evolução nos últimos dez anos, incluindo a caracterização do transtorno de compulsão alimentar (TCA) e do transtorno alimentar restritivo evitativo (TARE), além de anorexia nervosa (AN), bulimia nervosa (BN) e transtorno alimentar não especificado (TANE), pica e transtorno de ruminação (TR)[1,9].

Os critérios diagnósticos para AN, BN, TCA, TARE, TANE e TR resultam em um esquema de classificação que é mutuamente excludente, de maneira que apenas um desses diagnósticos pode ser atribuído em um mesmo episódio. Exceção ao quadro de pica que pode ser diagnosticada em comorbidade com um dos demais diagnósticos[1].

Enquanto comportamentos alimentares de risco são relatados por até 48% dos adolescentes de ambos os sexos (até 64% das adolescentes do sexo feminino), os TA que preenchem critérios completos afetam cerca de 8% das mulheres e 2% dos homens ao longo da vida[23,43].

Na AN, a faixa etária mais acometida está entre 15 e 19 anos e, na BN, entre 20 e 24 anos[25]. No entanto, esses transtornos também ocorrem em rapazes, adultos e crianças, com relatos a partir dos 7 anos de idade[26]. Isso significa que tais transtornos são muito prevalentes ao longo da transição entre a adolescência e o início da idade adulta, um período crucial do desenvolvimento biopsicossocial[27,28].

Os TA apresentam taxas elevadas de comorbidades clínicas, de comorbidades psiquiátricas e de mortalidade. Dessa forma, ampliar o conhecimento sobre o tema é fundamental para o desenvolvimento de estratégias de prevenção e intervenção precoces[27,29].

Anorexia nervosa

A AN caracteriza-se por distorção da imagem corporal, restrição alimentar ou do consumo de calorias, que causa perda de peso significativa, associada a um medo intenso de ganhar peso[1,9].

O Quadro 3 apresenta as definições de AN segundo o DSM-5-TR e a CID-11.

QUADRO 3 Definições de anorexia nervosa[1,9]

Restrição do consumo energético que causa significativo baixo peso, no contexto de idade, sexo, trajetória do desenvolvimento e saúde física (IMC < 18,5 kg/m² em adultos e IMC/idade abaixo do percentil 5 em crianças e adolescentes)

Medo intenso de ganhar peso ou comportamento persistente que interfere no ganho de peso, mesmo estando com peso significativamente baixo

Perturbação no modo de vivenciar a forma corporal; influência indevida do peso ou forma corporal na autoavaliação ou negação da gravidade do baixo peso atual

Anteriormente, considerava-se perda de peso significativa quando o peso corporal estava abaixo de 85% do esperado. Com a revisão dos critérios diagnósticos, o peso de cada paciente deve ser avaliado individualmente, considerando-se seu próprio histórico e sua constituição física. Além disso, classificações mais antigas consideravam necessário que a paciente apresentasse amenorreia por 3 meses consecutivos para ser diagnosticada com AN. Isso deixou de ser um critério diagnóstico, considerando que existem pacientes que apresentam todos os sintomas nucleares da AN, mas têm ciclos menstruais preservados ou irregulares; bem como, tal critério prejudicava o diagnóstico no sexo masculino, em meninas pré-púberes, em mulheres que usam contraceptivos hormonais e em mulheres pós-menopausa[30].

Em crianças e adolescentes, o quadro clínico da AN é semelhante ao de adultos, mas existem particularidades na apresentação que estão relacionadas à fase de desenvolvimento cognitivo e emocional em que os pacientes se encontram. Quanto mais precoce é o início dos sintomas, maior é a dificuldade de o próprio paciente manifestá-los por meio de palavras. Além disso, como os sintomas frequentemente são egossintônicos, o jovem pode não perceber os prejuízos que eles trazem a seu funcionamento, mas eles são observados indiretamente pelos pais[26].

Nessa população, a perda de peso pode não ser observada em números absolutos, mas manifestar-se por interrupção do crescimento ponderoestatural. Portanto, é necessária a utilização de gráficos de crescimento para avaliação mais adequada da evolução do peso desde o período anterior ao início dos sintomas. Os gráficos de referência mais frequentemente utilizados são os da Organização Mundial da Saúde (OMS) e do Centers for Disease Control and Prevention dos Estados Unidos (CDC-NCHS), que relacionam peso, estatura, índice de massa corpórea (IMC) e idade organizados por faixas de percentis ou Z-escore. O IMC isoladamente não é um bom critério de avaliação de perda de peso em crianças e adolescentes. Considerando a população brasileira, o mais adequado é utilizar como referência os gráficos fornecidos pela OMS[31,32].

Preocupações com peso e forma corporal costumam apresentar-se de forma obsessiva, podendo ser invasivas a ponto de interferirem na funcionalidade e na capacidade de concentração. A distorção de imagem corporal é a vivência de que o próprio corpo apresenta uma forma sentida como incômoda, alterada, grande ou disforme, sem considerar dados da realidade ou o olhar do outro. Em geral, ela se manifesta por uma sensação de acúmulo de gordura em coxas, abdome e quadris, mas também pode relacionar-se a outras partes do corpo, como face e braços. Em rapazes, a sensação pode ser de estarem fracos e sem músculos e pode não haver o desejo de emagrecer, mas de ficarem fortes ou com a musculatura definida[33].

A restrição alimentar pode ser grave e não segue um padrão. Pode começar com um desejo de comer "comidas saudáveis" ou ser vegetariano. Como, normalmente, crianças e adolescentes fazem as refeições em família, eles tendem a esconder comida ou passam a preferir se alimentar longe dos familiares. As crianças podem continuar a ingerir seus alimentos preferidos, como doces e sorvetes, ainda que em pequenas quantidades, e a restringir os demais alimentos. As desculpas relatas para não comer podem não ser relatadas como medo de engordar, mas como sensação de plenitude gástrica, náuseas ou dificuldade na deglutição[32].

Comportamentos com o objetivo de controle do peso podem se associar à restrição alimentar. As atitudes mais frequentes são o aumento da atividade física, seja por exercícios seja por intensificação das atividades cotidianas (p. ex., caminhadas, uso de escadas, tarefas domésticas), e a indução de vômitos. É muito comum que o paciente tente manter essas práticas em segredo, assim como o abuso de laxantes, diuréticos e/ou medicamentos para emagrecer. Para pacientes mais jovens, o acesso a essas substâncias é mais difícil, no entanto, deve-se pesquisar se existe intenção de uso[33].

Os sintomas da AN são classificados como subtipo restritivo quando a perda de peso é atingida essencialmente por meio de dieta, jejum e/ou exercício excessivo. O subtipo compulsão-purgação compreende os pacientes que nos últimos três meses apresentaram episódios recorrentes de compulsão alimentar e/ou purgação (i.e., vômitos autoinduzidos ou uso indevido de laxantes, diuréticos ou enemas)[1,9].

Jovens com AN são frequentemente descritos pelos pais como "crianças perfeitas" antes do início dos sintomas. Perfeccionistas, obedientes e exigentes, sobretudo consigo mesmos, costumam ter regras e objetivos muito rígidos, frustrando-se quando não os atingem. Apresentam pouca flexibilidade e inabilidade em expressar emoções negativas, como raiva e tristeza, o que não significa que não os sintam, mas que são repetidamente contidos. A recusa alimentar e o desejo de serem magros são exemplos dessa busca incessante pelo controle e pela perfeição, mas que nunca é atingida[32,33].

Bulimia nervosa

A BN caracteriza-se por insatisfação com a imagem corporal associada a episódios repetidos de compulsão alimentar, seguidos de sensação de culpa e perda de controle, que leva a busca de comportamentos compensatórios com o objetivo de eliminar as calorias ingeridas[1,9].

O Quadro 4 apresenta as definições de BN segundo o DSM-5-TR e a CID-11.

A BN é rara em crianças e no início da adolescência, sendo mais frequente em adolescentes acima dos 14 anos, com pico de incidência em adultas jovens (faixa entre 20 e 24 anos). No entanto, o início dos sintomas é insidioso e, muitas vezes, jovens que procuram tratamento na vida adulta relatam que os primeiros

QUADRO 4 Definições de bulimia nervosa[1,9]

1. Episódios recorrentes de compulsão alimentar, caracterizando um período determinado durante o qual o indivíduo:
   - Ingere uma quantidade de alimento definitivamente maior do que a maioria dos indivíduos consumiria no mesmo período sob circunstâncias semelhantes
   - Experimenta uma perda subjetiva de controle sobre a alimentação, notadamente diferente do habitual, e se sente incapaz de parar de comer ou limitar o tipo ou a quantidade de alimentos ingeridos

2. A compulsão alimentar é acompanhada por comportamentos compensatórios inadequados recorrentes com o objetivo de evitar o ganho de peso

3. A compulsão alimentar e os comportamentos compensatórios inapropriados ocorrem, em média, no mínimo uma vez por semana durante três meses

4. Autoavaliação é indevidamente influenciada pela forma corporal e pelo peso

5. O transtorno não ocorre, exclusivamente, durante episódios de anorexia nervosa

sinais começaram na adolescência e permaneceram em segredo por anos. O sentimento de culpa faz os pacientes esconderem seus sintomas de forma bastante eficaz, mesmo das pessoas mais próximas. Preocupações a respeito do peso e da forma do corpo ocupam papel central na psicopatologia da BN, o que leva a um sentimento de fracasso na busca do corpo ideal, que nunca é alcançado[32,33].

Os episódios de compulsão alimentar associados a tentativas de controle de peso, por métodos compensatórios, fazem o paciente com BN manter o peso nas faixas de eutrofia ou de sobrepeso, com oscilações durante a evolução do quadro clínico.

O comportamento compensatório mais comum é a indução de vômitos após as compulsões. Entretanto, também podem ocorrer abuso de laxantes ou diuréticos, exercícios físicos excessivos e/ou restrição alimentar na forma de jejuns prolongados após um episódio de compulsão. Crianças e adolescentes mais jovens podem não ter acesso a esses métodos, no entanto, a intenção de executá-los pode ser mais indicativa do quadro psicopatológico do que a frequência desses comportamentos[34].

As primeiras compulsões alimentares podem ser desencadeadas pela insatisfação com a imagem corporal, mas também por outras frustrações ou eventos vitais que contribuem para a autoavaliação negativa. Posteriormente, os pacientes entram em um ciclo de compulsão-compensação, em que os próprios métodos compensatórios atuam como desencadeantes para novas compulsões (p. ex., jejuns prolongados). O conteúdo das compulsões pode ser de alimentos mais calóricos, como doces e carboidratos, mas, em geral, não existe planejamento ou escolha, pois qualquer alimento que estiver disponível é ingerido de forma rápida e caótica[26].

É comum que jovens com BN apresentem comportamentos autolesivos sem intenção suicida, como cortes e arranhões pelo corpo, que podem ser motivados por questões relacionadas a imagem corporal, culpa ou necessidade de autopunição. A impulsividade é um traço de personalidade muito frequentemente associada à BN. Os adolescentes com BN se envolvem mais comumente em comportamentos sexuais de risco e apresentam com maior frequência comorbidades psiquiátricas como transtorno por uso de substâncias e TDAH[37].

Transtorno de compulsão alimentar (TCA)

O TCA é caracterizado por episódios recorrentes de compulsão alimentar com perda subjetiva do controle sobre a alimentação, associados a angústia com relação à alimentação, comer escondido por culpa ou comer mesmo na ausência de fome. Esses episódios não são seguidos de forma regular por comportamentos compensatórios inadequados como na BN[1,9].

Apesar de ser mais comum entre adultos, ocorre também em crianças e adolescentes. A maioria dos estudos revela taxas de prevalência entre 1 e 3%, com cerca de duas vezes mais meninas do que meninos afetados[36].

Crianças e adolescentes que comem na ausência de fome, com sentimento de culpa, ou tentam esconder seus excessos alimentares estão em maior risco de desenvolver o TCA e a obesidade na vida adulta[37]. No diagnóstico da compulsão alimentar em crianças, a perda de controle sobre a alimentação pode ser mais importante do que uma quantidade objetivamente grande de alimentos. Entretanto, até o momento, as classificações diagnósticas utilizam os mesmos critérios em todas as faixas etárias[38].

Transtorno alimentar restritivo/evitativo (TARE)

O TARE é caracterizado pela dificuldade e pela evitação do indivíduo em aceitar determinados tipos de alimentos. Essa dificuldade está relacionada às propriedades sensoriais dos alimentos (textura, aparência e gosto), ao medo de consequências aversivas (engasgar-se, vomitar) e/ou ao desinteresse pela comida. Deve causar prejuízos significativos como perda de peso ou falha no ganho ponderal, deficiências nutricionais, dependência de suplementos alimentares ou problemas psicossociais. Diferentemente da AN, os sintomas não estão associados a distorção da imagem corporal[1,9].

A prevalência do TARE ainda é pouco definida, dados da literatura variam entre 3,2% na população geral e 17,4% em determinadas amostras clínicas[37,38].

O TARE é mais comum no sexo masculino e com início na primeira infância, embora possa ser diagnosticado em qualquer idade. Assim como apresentam taxa elevadas de comorbidades com transtornos ansiosos e transtornos do neurodesenvolvimento. Em todos os casos de dificuldades alimentares que ocorrem na infância, devem ser descartadas causas orgânicas antes de fechar um diagnóstico psiquiátrico[29,41].

Outros transtornos alimentares

Pica

Trata-se da ingestão recorrente de substâncias não nutritivas, como terra ou cimento, que ocorre geralmente em crianças pequenas. Considera-se esse diagnóstico quando a ingestão é inapropriada no nível de desenvolvimento do indivíduo[1,9].

Substâncias tipicamente consumidas por pacientes com pica incluem argila, terra, lascas de gesso ou tinta, barbante, cabelos, tecidos, fezes de animais, pedras e insetos.

Em um raro estudo epidemiológico utilizando os critérios do DSM-5[14] para pica, identificou que 4,98% de uma amostra de crianças alemãs entre 7 e 14 anos preenchiam os critérios para o transtorno[42].

Transtorno de ruminação (TR)

Caracteriza-se por regurgitação repetida de alimento que pode ser remastigado, novamente deglutido ou cuspido. Tal comportamento de regurgitação deve ser frequente (pelo menos, algumas vezes por semana) e sustentado por um período prolongado (pelo menos, algumas semanas). Bem como, a regurgitação não pode ser totalmente explicada por outra condição de clínica (por exemplo, estenose esofágica ou alteração da motilidade do esôfago)[1,9].

O TR é frequentemente subnotificado e não diagnosticado, resultando em pacientes com sintomas prolongados e sem tratamento por longos períodos. Não existe consenso a respeito de seus mecanismos mantenedores e das formas de tratamento[40].

Embora as diferenças metodológicas dificultem a comparação entre os estudos, os dados disponíveis sugerem que, assim como a pica, o TR é relativamente raro na população em geral[41].

▶ DISFORIA DE GÊNERO

Discutir transexualidade requer olhar cuidadoso sobre alguns conceitos, mais precisamente sobre identidade, sexo, gênero e corpo.

Antes mesmo de nascer, já são atribuídas algumas características aos indivíduos. Eles são chamados de menino ou menina da ultrassonografia ao nascimento, o que confirma a crença de que a anatomia genital pode designar a identidade e o gênero. Conforme crescem, são direcionados a acreditar que homens são de um jeito e mulheres de outro, formando assim uma "identidade sexuada". Identidade pode ser entendida como o reconhecimento de um conjunto de características e traços particulares que caracterizam uma pessoa (p. ex., nome, sexo, data de nascimento etc.), assim como também a consciência que uma pessoa tem dela própria tornando-a única, porém com características comuns às de outras pessoas[44]. Já o conceito de identidade de gênero está vinculado ao entendimento de uma pessoa sobre o próprio sexo e gênero, ou seja, sua singularidade e especificidade associadas a aspectos culturais, biológicos, seus desejos, escolhas e afetos[44].

A construção do gênero e da sexualidade representa um processo minucioso no decorrer da vida e ocorre por meio de aspectos biológicos, aprendizagem e vivências ao longo da história. Segundo o DSM-5-TR[1], os termos se diferem em características peculiares: "sexo" é utilizado para classificar a anatomia humana, referindo-se ao dado físico e biológico, assinalado pela presença do aparelho genital que difere o ser humano entre macho ou fêmea[1]; já o gênero refere-se ao contexto social do indivíduo e dá ênfase a todo um sistema de relações formado por uma série de regras, comportamentos e construções corporais não garantidas pela biologia, mas influenciadas por ela, dos quais alguns indivíduos apresentam características e identificações masculinas e femininas diferentes de sua anatomia de nascimento.

Histórico

As pesquisas sobre disforia de gênero (DG) têm início recente, em pleno século XX e com indivíduos adultos. As questões de identidade de gênero em crianças e adolescentes passam a ter relevância quando essas duas fases do desenvolvimento humano se tornam campos de pesquisa e estudo, tanto para a medicina, quanto para a psicologia e outros campos das ciências humanas. A caracterização dessas categorias, diferenciando-as da orientação sexual, tornou-se crucial, apesar dos assuntos na infância e na adolescência ainda se manterem associados e confusos para a maior parte das pessoas.

Outra questão que se torna relevante atualmente é se esse seria um diagnóstico médico-psiquiátrico ou a patologização de um comportamento verdadeiro, uma criação dos tempos modernos e da sociedade caracteristicamente conservadora. Deve-se "patologizar" as crianças e os adolescentes ou aceitá-los, respeitá-los e inseri-los em uma sociedade que luta por mais tolerância à diversidade? Questões éticas e profissionais se fazem presente diante de uma criança ou de um adolescente com manifestações dessa ordem. Buscar evidências científicas e elucidar essas manifestações, psicopatológicas ou não, são objeto de pesquisa atual[45].

Na infância, a incongruência entre as manifestações de gênero e a identidade de gênero da criança costuma ser percebida como transicional ou ligada à superproteção materna. Aparentemente, uma reprimenda ou uma correção de postura, roupa, comportamento e expressividade podem agravar na tentativa de amenizar ou resolver a situação.

Na adolescência e na juventude, essa tensão atinge sua máxima intensidade, gerando conflitos, problemas de relacionamento familiar e consequências importantes para todos. Pesquisas históricas ou transculturais sobre comportamentos ou manifestações transgêneras na infância e na adolescência são um espaço em branco e abrem amplo campo de trabalho no futuro[46].

Atualmente, alem das normatizações do Conselho Federal de Medicina para o processo transexualizador em adultos, existem normativas desse mesmo órgão para o acompanhamento de crianças e adolescentes com incongruência de gênero. A Resolução 2.265/2019 do CFM reconheceu a existência de crianças e adolescentes trans, estipulando as condutas possíveis para essa população, com base na evidência científica existente até o momento[48].

Epidemiologia

Acredita-se que a DG tenha complexa etiologia biopsicossocial. Em países com clínicas específicas para DG na infância e na adolescência, a prevalência é estimada em uma magnitude menor que 1%. Geralmente, ocorre uma estimativa indireta retrospectiva, levando-se em conta que o comportamento *cross-gender* é muito comum na infância de homossexuais adultos masculinos ou femininos. As pesquisas indicam valores próximos a 2-6% em meninos e 2% em meninas[49].

Na fase escolar, apesar da variação da fase pré-púbere para púbere, estudos norte-americanos apresentam resultados muito díspares em comparação com outros países. Desde a pesquisa original de Pauly (1968), na qual a prevalência estimada seria de 1:100.000 em homens e 1:400.000 em mulheres, adultos, ela teria aumentado nos últimos anos: Bélgica (De Cuypere et al., 2003): 1:12.900 homens e 1:33.800 mulheres; Espanha (Gómez et al., 2006): 1:21.031 homens e 1: 48.096 mulheres; Nova Zelândia (Veale, 2008): 1:3.639 homens e 1:22.714 mulheres.

128 Psiquiatria da infância e adolescência: cuidado multidisciplinar

Na maioria dos estudos, DG é mais comum em homens do que em mulheres na proporção de 3:1, com exceção da Polônia e da antiga Checoslováquia, em que a proporção seria de cinco mulheres para cada homem. Esses dados, apesar de não serem específicos para crianças ou adolescentes, sugerem maior número de meninos e jovens do sexo masculino do que de meninas e jovens do sexo feminino.

Uma informação interessante é que nem todas as crianças com DG irão se tornar adultos transexuais. A grande maioria irá se descobrir homossexual. Cohen-Kettenis e Pfäfflin[50] revelam que entre 6-23% das crianças e dos adolescentes com esse transtorno solicitarão cirurgia de redesignação sexual na fase adulta. Tal variação, tão ampla, talvez possa revelar que muitas crianças com DG não contam com o auxílio familiar para sua identificação e busca de auxílio.

Psicopatologia e construção do diagnóstico

O cuidado clínico na realização do diagnóstico e na elucidação dos diagnósticos diferenciais é etapa fundamental para o trabalho médico, psicológico e social que se pretenda fazer, pois a busca de um instrumento objetivo de elucidação diagnóstica ainda não apresentou resultados eficazes.

As manifestações da DG são muito parecidas, sendo a transexualidade uma das possibilidades existentes. Tal fato, pela sua complexidade, acabou gerando terminologias muitas vezes confusas a esse respeito, que sempre aparecem nas diferentes mídias e redes sociais (Tabela 4).

O indivíduo transgênero é aquele que possui uma identidade de gênero oposta ao sexo reconhecido ao nascimento e que procura fazer uma adequação/transição de seu sexo de nascimento para o gênero desejado por meio de assistência médica, psicológica e social, por exemplo, tratamentos hormonais, psicoterapia, alteração de nome em registro civil e cirurgias plásticas e de adequação genital.

Atualmente, em manuais diagnósticos, há duas referências importantes: o DSM-5-TR da American Psychiatric Association[1] e a CID-11 da Organização Mundial de Saúde[9]. Há também um manual de saúde específico para pessoas trans recentemente atualizado pela World Professional Association for Transgender Health (WPATH) que revisa terminologias, condutas multiprofissionais e eticas no acompanhamento dessa população[51].

Na CID-11[9] houve mudanças importantes na classificação e na nomenclatura das questões relacionadas à incongruência de gênero. Ao propor essas mudanças, os especialistas visaram (1) despatologizar e desestigmatizar os indivíduos chamados de transgêneros e (2) facilitar o acesso, a qualidade do tratamento e o acesso a serviços para aqueles que necessitam.

4 ■ Transtornos do pensamento   129

TABELA 4   Os diferentes termos e suas definições

Termo	Definição
Cisgênero	Homem ou mulher cuja identidade de gênero concorda com seu sexo biológico (características físicas) e com seu comportamento ou papel considerado socialmente aceito
Transgênero	Pessoa cuja identidade de gênero e/ou seu papel de gênero (o que uma pessoa diz ou faz publicamente para expressar sua identidade de gênero) é diferente do gênero reconhecido a seu nascimento, geralmente ligado à anatomia da genitália externa. Pode ou não ter realizado hormonioterapia ou procedimentos cirúrgicos, como a cirurgia de adequação genital
Travesti	Usado no Brasil para identificar a pessoa que nasceu com as características físicas do sexo masculino, mas se identifica com o gênero feminino. Vivenciam papéis de gênero femininos, mas não se reconhecem como homens ou como mulheres, mas como membros de um gênero próprio: travesti. Podem recorrer a cirurgias plásticas ou hormonioterapia para adequarem seu físico à sua identidade
Intersexo	Antes chamados de hermafroditas ou pseudo-hermafroditas, são homens ou mulheres que nasceram com alguma malformação genital ou alterações hormonais e por vezes necessitam de hormonioterapia ou cirurgias durante seu desenvolvimento
Não binários/ genderqueer	Não se identificam com o gênero masculino ou o feminino ou transitam entre os dois gêneros
Drag queen	Pessoa que se veste ou usa acessórios como uma mulher estereotipada ou exagerada para shows e performances artísticas
Drag king	Pessoa que se veste ou usa acessórios como um homem estereotipado ou exagerado para shows e performances artísticas

Sendo assim, o nome transexualismo foi substituído por incongruência de gênero na adolescência e na idade adulta, e o transtorno de identidade de gênero na infância foi substituído por incongruência de gênero na infância. Além dessas mudanças, essas condições não mais pertencem ao capítulo dos transtornos mentais e do comportamento, pertencem a um novo capítulo denominado condições relacionadas à saúde sexual[9] (Tabela 5).

TABELA 5   Mudanças entre a CID-10[52] e CID-11[9]

CID-10 ⟶	CID-11
F 64.0 Transexualismo	HA60 Incongruência de gênero na adolescência e na idade adulta
F 64.2 Transtorno de identidade de gênero da infância	HA61 Incongruência de gênero da infância
Era categorizado no capítulo 5: Transtornos mentais e do comportamento	É categorizado no capítulo 17: Condições relacionadas à saúde sexual

QUADRO 5   Critérios diagnósticos, segundo a CID-11[9]

Incongruência de gênero na adolescência e idade adulta

Incongruência de gênero na adolescência e idade adulta (HA60)
- Incongruência persistente entre o sexo biológico e a experiência individual de gênero, que leva a pessoa a desejar transicionar para que possa viver e ser aceita no gênero experienciado por meio de tratamento hormonal, cirurgia ou outros serviços de saúde para alinhar a experiência corporal com o gênero vivenciado
- O diagnóstico não pode ser realizado antes do início da puberdade

Incongruência de gênero na infância (HA61)
- Incongruência persistente entre a experiência ou a expressão de gênero e o sexo biológico em crianças pré-púberes. Inclui forte desejo de ser de um gênero diferente do que o sexo assinalado, rejeita parte de sua anatomia sexual, faz de conta ou brincadeiras, brinquedos, jogos e atividades são típicas do gênero experienciado em vez do biológico
- A incongruência deve ter duração de pelo menos 2 anos

Incongruência de gênero não especificada (HA6Z)

O termo disforia de gênero foi estabelecido no DSM-5, substituindo o transtorno de identidade de gênero, com o intuito de diminuir a estigmatização e ampliar o respeito e o acesso à saúde, uma vez que a não identificação de uma pessoa com seu sexo anatômico não representa uma desordem mental. A mudança também visou englobar a disforia em crianças, adolescentes e adultos. O termo surgiu após uma revisão dos critérios diagnósticos do DSM-IV-TR para transtornos de identidade de gênero, destacando a discordância entre o sexo anatômico e como ele é vivenciado pelo indivíduo, com a presença marcante de angústia e sofrimento clinicamente significativo associado a essa condição. Dessa maneira, a alteração do DSM-5 levou a ênfase da problemática clínica à disforia e não mais ao gênero, essa alteração se manteve no DSM-5-TR[1].

QUADRO 6   Critérios diagnósticos, segundo CID-11[9] e DSM-5-TR[1]

Disforia de gênero no DSM-5-TR[1]

Disforia de gênero nas crianças
A. Uma diferença definida entre gênero experimentado/expresso e o gênero atribuído no nascimento, pelo menos 6 meses de duração, manifestado por pelo menos 6 (obrigatório um deles ser o critério A1) dos seguintes:
   1. Desejo persistente e forte de ser do outro sexo ou insistência que pertence ao outro sexo

(continua)

4 ▪ Transtornos do pensamento **131**

QUADRO 6   Critérios diagnósticos, segundo CID-11[9], DSM-5-TR[1] *(continuação)*

2. Em meninos (gênero designado), uma preferência forte por *cross-dressing* ou preferência por trajes femininos; em meninas (gênero designado), preferência por vestir roupa masculina típica e resistência em vestir roupas femininas típicas
3. Forte preferência por papéis transgêneros em brincadeiras de faz de conta e fantasia
4. Preferência por brinquedos, jogos ou atividades típicas do sexo oposto
5. Forte preferência por brincar com pares do outro gênero
6. Em meninos (gênero designado), forte rejeição de brinquedos, jogos e atividades tipicamente masculinos e forte evitação de brincadeiras agressivas e competitivas
7. Em meninas (gênero designado), forte rejeição de brinquedos, jogos e atividades tipicamente femininas
8. Desagrado com a própria anatomia sexual
9. Desejo intenso de adquirir as características sexuais primárias e/ou secundárias compatíveis com o gênero experimentado

B. A condição está associada ao sofrimento clinicamente significativo ou a prejuízo no funcionamento social, acadêmico ou em outras áreas importantes da vida do indivíduo

Especificar se:
Com um transtorno de desenvolvimento sexual

DG nos adultos e nos adolescentes
A. Uma diferença definida entre gênero experimentado/expresso e o gênero atribuído no nascimento, com pelo menos 6 meses de duração, manifestado por no mínimo dois dos seguintes:

1. Incongruência acentuada entre gênero experimentado/expresso e as características sexuais primárias e/ou secundárias ou, em adolescentes, as características secundárias previstas
2. Forte desejo de livrar-se das características sexuais primárias e/ou secundárias em razão da diferença acentuada entre o gênero experimentado/expresso, em adolescentes jovens desejo de impedir o desenvolvimento das características sexuais secundárias previstas
3. Forte desejo de possuir as características sexuais primárias e/ou secundárias do outro gênero
4. Forte desejo de pertencer ao outro gênero ou algum gênero alternativo diferente do designado
5. Forte desejo de ser tratado como do outro gênero ou algum gênero alternativo diferente do designado
6. Forte convicção de ter sentimentos e reações típicos do outro gênero ou algum gênero alternativo diferente do designado

B. A condição está associada ao sofrimento clinicamente significativo ou prejuízo no funcionamento social, profissional ou em outras áreas importantes da vida do indivíduo

Especificar se:
▪ Com um transtorno de desenvolvimento sexual
Especificar se:
▪ Pós-transição

CID-11: Classificação Internacional de Doenças, 11. ed.; DSM-5-TR: Manual Diagnóstico e Estatístico de Transtornos Mentais, 5. ed. – TR.

Disforia de gênero na infância

Uma criança dizer que não pertence a seu sexo anatômico/papel sexual social ou experimentar roupas, adereços e acessórios do sexo oposto pode simplesmente revelar uma busca por compreender ou entender as diferenças reais entre os dois extremos de identidade (como se sente e se percebe) e expressão de gênero (a maneira como expressa o gênero). Isso pode se revelar uma brincadeira esporádica entre crianças. Configura-se uma disforia quando passa a ser constante e não apenas um acontecimento esporádico. O estabelecimento da noção de ser menino ou menina e de pertencer a essa categoria se dá por volta dos 3 ou 4 anos de idade[53].

Acontecimentos esporádicos podem ter inúmeras variáveis e consequências, desde experimentação, passando por uma posterior homossexualidade, até mesmo a estruturação de uma DG. Esta se estabelece com maior frequência em crianças, tanto meninos quanto meninas, que demonstram desde cedo aversão a roupas, cores, brinquedos, jogos, esportes e maneiras de cada papel sexual estabelecido culturalmente. A DG na infância é mais comum em meninos que em meninas, talvez em razão da maior aceitação social de comportamentos masculinos em meninas[1].

Disforia de gênero na adolescência

Na adolescência, por sua própria característica de ser um período de determinação biológica e consolidação de traços de caráter e comportamentos, a vivência de pertencer ao sexo biológico diferente do seu adquire colorido e temática cruciais ao estabelecimento de uma sexualidade estável e tranquila. Qualquer experimentação ou vivência de gênero trocado, na qual não haja clareza de objetivos lúdicos ou experimentais, pode ser entendida como possível DG.

Geralmente, o processo se iniciou na infância e progrediu insidiosamente até a adolescência. Nesta fase, pelo desenvolvimento sexual secundário – desenvolvimento de pelos, mudança de voz, crescimento de mamas ou pênis, distribuição de gordura e massa muscular, surgimento de manifestações específicas de cada sexo biológico (menstruação, ereção seguida de ejaculação, masturbações etc.) – a noção de não pertencimento ao sexo anatômico designado é vivenciada de forma dramática, pois o que era um desejo, uma esperança ou uma fantasia se torna impossível. A busca pela transformação definitiva se inicia nessa época, e as experiências sociais podem ser marcantes e destrutivas, mas, em certas famílias e ambientes, respeitosas e construtivas. A busca por mudanças corporais pode dar início ao uso intempestivo de hormônios e até mesmo a busca por cirurgia.

Automutilações, depressão e comportamentos violentos podem ocorrer por consequência de sua situação, muitas vezes vivida como insustentável. As primeiras experiências sexuais servem de diretriz para a orientação sexual e a noção de identidade de gênero do adolescente[46].

A necessidade da identificação precoce

Apesar de as novas concepções e práticas da saúde acreditarem que o ser humano deve ser considerado um sujeito biopsicossocial, as dificuldades enfrentadas na vida são inúmeras e não é raro que pessoas com incongruência de gênero vivenciem na infância e na adolescência ambientes hostis que proporcionem situações de conflito, discriminação, opressão, assédio e violência física/moral, objeções em empregos, habitação, educação e acesso restrito aos serviços de saúde, sofrendo abuso físico, em muitas situações, de pessoas próximas ou não. Todas essas situações contribuem para um comportamento de isolamento e, frequentemente, levam a quadros de transtornos psiquiátricos associados, como transtornos de humor, ansiedade, personalidade e dependência de substâncias[54].

O desejo por um corpo que corresponda à própria identidade, em geral, é acentuado na adolescência pelo descontentamento com áreas corporais que revelem o sexo anatômico e sua incongruência com o gênero que sentem pertencer. Existe, então, uma busca pela adequação do corpo a uma identidade, não necessariamente negando sua anatomia sexual e isso pode ocasionar a diminuição na autoconfiança e na resiliência do indivíduo. Diante disso, o desconforto pela discordância entre sexo biológico e o gênero desejado e o sofrimento psíquico vivenciado de longe não representam os únicos impasses enfrentados por essas pessoas.

Um diagnóstico psiquiátrico precoce e correto que objetive cuidado, atenção e proteção é extremamente importante para as crianças e os adolescentes com DG.

▶ CONSIDERAÇÕES FINAIS

Os transtornos do pensamento reúnem um grupo ao mesmo tempo heterogêneo de transtornos, mas com algumas semelhanças de apresentação clínica, dificuldades e controvérsias relativas aos diagnósticos e, consequentemente, a seu manejo. É de fundamental importância o diagnóstico correto e precoce, incluindo das comorbidades clínicas e psiquiátricas e dos fatores de risco, como suicídio, automutilação e uso de substâncias psicoativas.

É nesse grupo de transtornos, quando comparados aos demais, que se observam maior estigma e discriminação, morbidade e mortalidade e cronificação. Mesmo com a melhora dos níveis de orientação e esclarecimento, não é infrequente que crianças e adolescentes com quadros psicóticos, disforia de gênero ou anorexia sejam isolados e hostilizados de seu meio social e familiar, por desconhecimento ou dificuldades na aceitação e no cuidado.

Trata-se de condições que exigem do clínico e da equipe multidisciplinar treinamento específico e experiência clínica na abordagem que se inicia desde o processo diagnóstico até a estruturação do tratamento, não sendo rara a dificuldade de se encontrar serviços especializados.

▶ REFERÊNCIAS BIBLIOGRÁFICAS

1. American Psychiatric Association. Diagnostic and statistical manual of mental disorders: DSM-5-TR. American Psychiatric Publishing; 2022
2. Hafner H, Nowotny B. Epidemiology of early-onset schizophrenia. Eur Arch Psychiatry Clin Neurosci. 1995;245:80-92.
3. Isohanni M, Jones P, Kemppainen L, Croudace T, Isohanni I, Veijola J, et al. Childhood and adolescent predictors of schizophrenia in the Northern Finland 1966 birth cohort: a descriptive life-span model. Eur Arch Psychiatry Clin Neurosci. 2000;250(6):311-9.
4. Horton LE, Tarbox SI, Olino TM, Haas GL. Trajectories of premorbid childhood and adolescent functioning in schizophrenia-spectrum psychoses: a first-episode study. Psychiatry Res. 2015;227(2-3):339-46.
5. Alameda L, Ferrari C, Baumann PS, Gholam-Rezaee M, Do KQ, Conus P. Childhood sexual and physical abuse: age at exposure modulates impact on functional outcome in early psychosis patients. Psychol Med. 2015;45(13):2727-36.
6. Elkis H. A evolução do conceito de esquizofrenia neste século. Rev Bras Psiquiatria. 2000;22(1):23-6.
7. Volkmar FR. Esquizofrenia infantil. In: Tratado de psiquiatria da infância e adolescência. Porto Alegre: Melvin Lewis, Artes Médicas; 1995. p.635-42.
8. Bleuler E. Dementia praecox or the group on schizophrenia. New York: International University Press; 1950.
9. World Health Organization. ICD-11: International classification of diseases (11th revision); 2019.
10. Remberk B, Bażyńska AK, Bronowska Z, Potocki P, Krempa-Kowalewska A, Niwiński P, et al. Which aspects of long-term outcome are predicted by positive and negative symptoms in early-onset psychosis? An exploratory eight-year follow-up study. Psychopathology. 2015;48(1):47-55.
11. Clemmensen L, Lammers Vernal D, Steinhausen HC. A systematic review of the long-term outcome of early onset schizophrenia. BMC Psychiatry. 2012;12:150.
12. National Collaborating Centre for Mental Health (UK). Psychosis and schizophrenia in children and young people: recognition and management. Leicester (UK): British Psychological Society; 2013. p.15.
13. Salokangas RK, McGlashan TH. Early detection and intervention of psychosis. A review. Nord J Psychiatry. 2008;62(2):92-105.
14. American Psychiatric Association. Diagnostic and statistical manual os mental disorders: DSM-5. American Psychiatric Association; 2013.
15. Valleni-Basile LA, Garrison CZ, Jackson KL, Waller JL, McKeown RE, Addy CL, et al. Frequency of obsessive-compulsive disorder in a community sample of young adolescents. J Am Acad Child Adolesc Psychiatry. 1994;33(6):782-91.
16. Rapoport JL, Inoff-Germain G, Weissman MM, Greenwald S, Narrow WE, Jensen PS, et al. Childhood obsessive-compulsive disorder in the NIMH MECA study: parent versus child identification of cases. Methods for the epidemiology of child and adolescent mental disorders. J Anxiety Disord. 2000;14:535-48.
17. Rapoport JL, Shaw P. Obsessive-compulsive disorder. In: Rutter M, Taylor E, Bishop D, et al. (eds.). Rutter's child and adolescent psychiatry. 5th ed. Oxford: Blackwell; 2008.

18. Stewart SE, Geller DA, Jenike M, Pauls D, Shaw D, Mullin B, et al. Long-term outcome of pediatric obsessive-compulsive disorder: a meta-analysis and qualitative review of the literature. Acta Psychiatr Scand. 2004;110:4-13.
19. Varma A, Rastogi R. Recognizing body dysmorphic disorder (dysmorphophobia). J Cutan Aesthet Surg. 2015;8(3):165-8.
20. Malhotra S, Grover S, Baweja R, Bhateja G. Trichotillomania in children. Indian Pediatr. 2008;45(5):403-5.
21. Grant JE, Odlaug BL, Chamberlain SR, Keuthen NJ, Lochner C, Stein DJ. Skin picking disorder. Am J Psychiatry. 2012;169(11):1143-9.
22. Grant JE, Mancebo MC, Eisen JL, Rasmussen SA. Impulse-control disorders in children and adolescents with obsessive-compulsive disorder. Psychiatry Res. 2010;175(1-2):109-13.
23. Bartholdy S, Allen K, Hodsoll J, O'Daly OG, Campbell IC, Banaschewski T, et al. Identifying disordered eating behaviours in adolescents: how do parent and adolescent reports differ by sex and age? Eur Child Adolesc Psychiatry. 2017;26(6):691-701.
24. Erskine HE, Whiteford HA, Pike KM. The global burden of eating disorders. Curr Opin Psychiatry. 2016;29(6):346-53.
25. Hoek HW, Van Hoeken D. Review of the prevalence and incidence of eating disorders. Int J Eat Disord. 2003;34(4):383-96.
26. Bryant-Waugh R, Lask B. Overview of the eating disorders. In: Bryant-Waugh R, Lask B (eds.). Eating disorders in childhood and adolescence. Hove: Routledge; 2007. p.35-50.
27. McClelland J, Robinson L, Potterton R, Mountford V, Schmidt U. Symptom trajectories into eating disorders: A systematic review of longitudinal, nonclinical studies in children/adolescents. Eur Psychiatry. 2020;63(1):1-11.
28. Slane JD, Klump KL, McGue M, Iacono WG. Developmental trajectories of disordered eating from early adolescence to young adulthood: a longitudinal study. Int J Eating Disord. 2014;47(7):793-801.
29. Fisher MM, Rosen DS, Ornstein RM, Mammel KA, Katzman DK, Rome ES, et al. Characteristics of avoidant/restrictive food intake disorder in children and adolescents: a "new disorder" in DSM-5. J Adolesc Health. 2014;55(1):49-52.
30. Attia E, Roberto CA. Should amenorrhea be a diagnostic criterion for anorexia nervosa? Int J Eat Disord. 2009;42(7):581-9.
31. Fleitlich-Bilyk B, Lock J. Eating disorders. In: Rohde T, Banaschewski LA (eds.). Biological child psychiatry: recent trends and developments. Basel: Karger; 2008. p.138-52.
32. Lask B, Bryant-Waugh R. Eating disorders in childhood and adolescence. London: Routledge; 2013.
33. Campbell K, Peebles R. Eating disorders in children and adolescents: state of the art review. Pediatrics. 2014;134(3):582-92.
34. Pinzon VD, Souza JAA de M, Sesana CL, Scomparini LB. Intervenção Multidisciplinar em crianças e adolescentes com transtornos alimentares. In: Boarati MA, Pantano T, Scivoletto S. Psiquiatria da infância e adolescência: cuidado multidisciplinar. Barueri: Manole; 2016. p. 497-519.
35. Golden NH, Katzman DK, Sawyer SM, Ornstein RM, Rome ES, Garber AK, et al. Update on the medical management of eating disorders in adolescents. J Adolesc Health. 2015;56(4):370-5.
36. Smink FRE, van Hoeken D, Oldehinkel AJ, Hoek HW. Prevalence and severity of DSM-5 eating disorders in a community cohort of adolescents. Int J Eat Disord. 2014;47(6):610-9.
37. Fiechtner L, Fonte ML, Castro I, Gerber M, Horan C, Sharifi M, et al. Determinants of binge eating symptoms in children with overweight/obesity. Child Obes. 2018;14(8):510-7.
38. Bohon C. Binge eating disorder in children and adolescents. Child Adolesc Psychiatr Clin N Am. 2019;28:549-55.
39. Kurz S, Van Dyck Z, Dremmel D, Munsch S, Hilbert A. Early-onset restrictive eating disturbances in primary school boys and girls. Eur Child Adolesc Psychiatry. 2015;24(7):779-85.
40. Ornstein RM, Rosen DS, Mammel KA, Callahan ST, Forman S, Jay MS, et al. Distribution of eating disorders in children and adolescents using the proposed DSM-5 criteria for feeding and eating disorders. J Adolesc Health. 2013;53(2):303-5.

136 Psiquiatria da infância e adolescência: cuidado multidisciplinar

41. Thomas JJ, Lawson EA, Micali N, Misra M, Deckersbach T, Eddy KT. Avoidant/restrictive food intake disorder: a three-dimensional model of neurobiology with implications for etiology and treatment. Current psychiatry reports. 2017;19(8):54.
42. Hartmann AS, Poulain T, Vogel M, Hiemisch A, Kiess W, Hilbert A. Prevalence of pica and rumination behaviors in German children aged 7-14 and their associations with feeding, eating, and general psychopathology: A population-based study. Eur Child Adolesc Psychiatry. 2018;27(11):1499-508.
43. Rajindrajith S, Devanarayana NM, Perera BJC. Rumination syndrome in children and adolescents: a school survey assessing prevalence and symptomatology. BMC gastroenterology. 2012;12(1):1-6.
44. Hall S. A identidade cultural na pós-modernidade. 11.ed. Rio de Janeiro: DP&A; 2006. [Tradução: Tomaz Tadeu da Silva e Guacira Lopes Louro.]
45. Oliveira AS, Knöner SF. A construção do conceito de gênero: uma reflexão sob o prisma da Psicologia. Blumenau: Universidade Regional de Blumenau; 2005.
46. Nogueira M. Um novo olhar sobre as relações sociais de gênero. Universidade de Minho; 1996. p.464.
47. Lowy I. Intersexe et transsexualités: les technologies de la médecine et la séparation du sexe social. In: Lowy I, Rouch H. La distinction entre sexe e genre: une historie entre biologie et culture. Paris: Harmattan; 2003. p.81-104.
48. Brasil. Conselho Federal de Medicina. Conselho Federal de Medicina. Resolução CFM n. 2.265/2019. Dispõe sobre o cuidado específico à pessoa com incongruência de gênero ou transgênero e revoga a Resolução CFM n. 1.955/2010. Brasil, 2020.
49. Saadeh A. Transtorno de identidade sexual: um estudo psicopatológico de transexualismo masculino e feminino. 2004. Tese (Doutorado em Ciências). São Paulo: Departamento de Psiquiatria da Faculdade de Medicina, Universidade de São Paulo; 2004.
50. Cohen-Kettenis PT, Pfäfflin F. The DSM diagnostic criteria for gender identity disorder in adolescents and adults. Arch Sex Behav. 2010;39(2):499-513.
51. Coleman E, Radix AE, Bouman WP, et al. Standards of care for the health of transgender and gender diverse people, version 8. Int J Transgend Health. 2022;23(Suppl1):S1-S259.
52. Wells RHC, Bay-Nielsen H, Braun R, Israel RA, Laurenti R, Maguin P, Taylor E. CID-10: classificação estatística internacional de doenças e problemas relacionados à saude. 2011.
53. Korte A, Goecker D, Krude H, Lehmkuhl U, Grüters-Kieslich A, Beier KM. Gender identity disorders in childhood and adolescence. Deustsches Ärzteblatt International. 2008;105(48):834-41.
54. Zucker KJ, Wood H, Singh D, Bradley SJ. A developmental, biopsychosocial model for the treatment of children with gender identity disorder. J Homosex. 2012;59(3):369-97.

Seção II
AVALIAÇÃO MULTIDISCIPLINAR

5

Avaliação psiquiátrica

Fabiana Meira Guimarães
Julio Renó Sawada
Miguel Angelo Boarati

▶ INTRODUÇÃO

A saúde mental se ocupa de transtornos, ou seja, síndromes comportamentais e psicológicas que são desvios do padrão de normalidade. Tanto na psiquiatria geral como na clínica com crianças e adolescentes, depara-se com o fato de que os transtornos psiquiátricos não são avaliados de maneira qualitativa, com valores de corte bem definidos (como a presença de uma glicemia acima de determinado nível) ou com a presença de determinados marcadores (como a presença de uma bactéria identifica uma infecção), e, sim, de maneira quantitativa, ou seja, avaliando o grau de prejuízo causado por queixas que podem ocorrer na grande maioria das pessoas, em maior ou menor frequência.

Estudos evidenciam que a maioria das crianças no Brasil não recebe tratamento em saúde mental adequado, porque os problemas nem sequer são reconhecidos como problemas clínicos[1]. Transtornos na infância podem ter evolução crônica, sobretudo nos casos de comorbidades, e apresentam forte impacto social, familiar e educacional.

Apesar da existência de classificações categóricas, como o DSM e a CID, os transtornos mentais nem sempre se encaixam totalmente dentro dos limites de um único transtorno. Alguns sintomas envolvem múltiplas categorias diagnósticas e podem refletir vulnerabilidades subjacentes comuns a um grupo maior de transtornos[2].

Com o avanço da neurociência, cada vez mais se consegue associar outros métodos diagnósticos no auxílio da investigação clínica, porém a investigação pormenorizada da sintomatologia clínica com seu curso longitudinal ainda é a principal ferramenta de diagnóstico em Psiquiatria.

A avaliação psiquiátrica tem como objetivo formular hipóteses diagnósticas sobre o que está acontecendo com a criança ou o adolescente em questão e averiguar quais fatores estão influenciando seu bem-estar, levando em consideração seu desenvolvimento cognitivo e emocional e seu funcionamento psíquico. É importante salientar que essas hipóteses não são fixas, devendo ser revisadas ao longo do tratamento, na medida em que novas informações forem acrescentadas e com o amadurecimento da criança. A criança, como ser em desenvolvimento, apresentará mudanças em suas manifestações psicopatológicas em razão dos processos de maturação e crescimento[3].

QUADRO 1   Pontos a serem observados na entrevista

Qual é o motivo do encaminhamento?
Qual é a origem do encaminhamento (escola, pais, serviço social)?
Qual é a queixa principal?
Quais sintomas o paciente apresenta?
Quais esferas estão comprometidas (afeto, comportamento, relacionamentos/interação social, desenvolvimento)?

PROPÓSITO DA AVALIAÇÃO E DO ENCAMINHAMENTO

Na grande maioria das vezes, a criança ou o adolescente não vem espontaneamente a uma consulta psiquiátrica. Em geral, o encaminhamento é requisitado por terceiros, podendo vir da família, da escola ou de outros profissionais. Além disso, a demanda de tratamento pode não ser a mesma entre a criança e a família, entre a família e a escola ou até entre os pais ou outros membros da família. Sendo assim, o entrevistador deve perguntar o que se espera esclarecer com a avaliação[4]. Talvez as expectativas do adulto sobre a criança excedam as competências dela, ou a forma como os pais criam a criança resulta em um ajustamento difícil entre os pais e esse filho em particular, procurando os primeiros mudar a criança de forma a atenuar essa situação. Em outros casos, os pais ou os educadores sofrem com seus próprios problemas de saúde mental, que alteram de maneira negativa sua percepção da criança. É necessário considerar tanto a contribuição da criança como a dos adultos para o comportamento problemático que motivou a avaliação.

As crianças podem se sentir amedrontadas ou ansiosas em relação à entrevista psiquiátrica. Podem ter a fantasia de que estão sendo avaliadas porque fizeram algo de errado e que por isso seriam punidas[5].

A maioria das famílias e das crianças se sente intimidada na perspectiva de ser submetida à avaliação psiquiátrica, principalmente se o encaminhamento tiver sido feito pela escola ou por outros profissionais. Os pais também podem

140 Psiquiatria da infância e adolescência: cuidado multidisciplinar

se mostrar apreensivos e estar se sentindo julgados pelo comportamento de seu filho. Podem já ter levado a criança a diversos profissionais, ter tentado outros tratamentos prévios ou estar se sentindo culpados e impotentes.

Alguns esclarecimentos devem ser realizados a fim de facilitar a formação de uma aliança terapêutica com os pais e o paciente. Inicialmente, explique sua formação e área de especialização. Então, explicite o objetivo da avaliação e como ela será realizada, incluindo informações acerca dos custos tanto da avaliação como dos possíveis tratamentos. Por fim, esclareça o que se pode esperar ao final da avaliação[6].

Uma pergunta comum nos atendimentos é como diferenciar os sintomas apresentados pelo paciente de variações da normalidade, como o comportamento mais instável observado na adolescência, as preocupações decorrentes de um mundo cada vez mais globalizado, a mudança cultural apresentada por cada geração, além da influência da tecnologia no modo de vida do ser humano atual.

Na avaliação psiquiátrica, deve-se buscar um entendimento das queixas apresentadas e suas possíveis causas, determinar se esse comportamento está fora do desenvolvimento normal para aquela faixa etária e se o quadro manifestado se trata de um transtorno mental. Uma resposta esperada ou aprovada culturalmente a um estressor não constitui transtorno mental. Para isso, é importante que se tome conhecimento do desempenho e do comportamento da criança em vários domínios, por meio de diversas fontes de informação, para que se possa avaliar de maneira mais completa o funcionamento da criança e suas áreas de dificuldade. Em algumas situações, as expectativas dos pais em relação à criança podem superar as habilidades dela. Em outras, as habilidades parentais e da escola podem ser insuficientes para suprir as necessidades do paciente.

QUADRO 2 Principais objetivos da entrevista com os pais[3]

Esclarecer o motivo do encaminhamento, os problemas manifestados pelo paciente, os impactos desses problemas no ambiente familiar e o entendimento dos pais acerca deles, as expectativas com relação ao tratamento e a motivação para o engajamento no processo terapêutico
Obter informações acerca do desenvolvimento (marcos iniciais de desenvolvimento, percurso escolar, relacionamentos com os pares) e história médica completa, incluindo os tratamentos aos quais já tenha sido submetido
Obter história familiar completa, com ênfase em transtornos psiquiátricos e outras condições que possam estar relacionadas aos problemas manifestados pelo paciente
Avaliar o ambiente familiar e o contexto cultural em que o paciente e a família estão inseridos, atentando às interações entre os membros da família, às formas empregadas pelos pais na educação e os métodos utilizados para disciplinar o paciente e impor limites a ele

A avaliação psiquiátrica de crianças e adolescentes consiste em pelo menos três fases: entrevista e avaliação básica da família ou dos guardiões legais, entrevista e avaliação da criança ou do adolescente e coleta de informações de outras fontes, como escola, pediatra e outros profissionais ligados ao cuidado do paciente[3].

❱ ENTREVISTA COM OS PAIS E AVALIAÇÃO DA FAMÍLIA

O primeiro passo da entrevista é assegurar-se de que os pais confortáveis. Deixar os pais começarem a entrevista, utilizar perguntas para esclarecer melhor os tópicos relatados, tentar não interromper o discurso dos pais são atitudes importantes para uma coleta de informações mais fidedigna.

Sempre que possível, procure se encontrar com ambos os pais e com outros membros da família que participam ativamente do cuidado da criança, como irmãos, tios e avós. No caso de pais divorciados, pode ser necessário encontrar com cada um separadamente. É importante observar como os pais atuam na criação da criança e se o fazem juntos ou não.

A observação da dinâmica familiar fornece dados importantes sobre o meio no qual a criança vive. Uma das maneiras de se conduzir uma entrevista em família é solicitar que cada membro dela fale livremente o que pensa e como sente a situação. No início, é provável que a entrevista tenda a ser centrada na criança e no motivo do encaminhamento. A atitude do médico é de se manter sem críticas ou julgamentos, de forma que a família e o paciente não sintam que o clínico está tomando partido em alguma opinião.

Avaliação de queixas e sintomas e do impacto

O foco inicial deve ser colocado nos sintomas que levaram ao encaminhamento e que geram maior sofrimento ao paciente e à sua família (principal queixa), obtendo-se uma história detalhada do problema.

É importante avaliar se os sintomas acontecem em diversos contextos ou apenas em algum contexto isolado. Quando existem informações contraditórias, deve-se determinar se essa contradição é decorrente de uma diferença no comportamento do paciente em diferentes ambientes ou de uma diferença na avaliação de seu comportamento por parte das pessoas a seu redor. Os professores podem apresentar uma visão diferente da criança em relação aos pais, visto que as demandas na escola e o acesso a atividades estruturadas são diferentes das demandas no ambiente familiar.

O passo seguinte é explorar o impacto desses sintomas no dia a dia da criança e do restante da família: o efeito na qualidade de vida do paciente, nos irmãos, na relação entre os pais, na família estendida, na turma da escola, no rendimento acadêmico, no contato com pares e no desenvolvimento.

QUADRO 3 Pontos a serem considerados na avaliação dos sintomas

Quando começaram os sintomas?

Houve mudança em sua apresentação?

Quais são os fatores de melhora ou piora?

Quem notou o aparecimento dos sintomas?

O que geralmente ocorre antes do aparecimento dos sintomas?

Onde os sintomas mais comumente ocorrem?

Existem outros sintomas que preocupam os pais? Esses sintomas estão associados?

Avaliação do desenvolvimento

O período que engloba a infância e a adolescência é uma fase muito rica e importante do desenvolvimento, caracterizada por um processo dinâmico de maturação. Em cada avaliação de uma criança ou um adolescente, é preciso revisar mentalmente os marcos de desenvolvimento e comparar como o paciente se situa em relação aos indivíduos da mesma faixa etária. Existe ampla variabilidade entre crianças e adolescentes em termos de desenvolvimento. As etapas podem se intercalar, e o paciente pode apresentar atrasos em apenas algumas áreas, sem o comprometimento de outras. Os tratamentos são diferentes para indivíduos em diferentes estágios do desenvolvimento.

Quais foram os antecedentes de gravidez e nascimento? A gestação foi planejada e desejada? A mãe fez pré-natal? Consanguinidade dos pais? Antecedente materno de mortes neonatais prévias ou aborto espontâneo? Uso de técnicas de reprodução assistida? Houve intercorrências durante a gestação? Quais foram as condições do parto e puerpério (idade gestacional ao nascer, peso, índice Apgar)? Existe história de depressão puerperal ou rompimento do vínculo mãe-filho? O paciente foi amamentado? Com que idade a criança começou a sustentar o pescoço, sentar-se com apoio, sentar-se sem apoio, engatinhar, andar, falar as primeiras palavras e formar frases? Já tem controle esfincteriano? Perdeu alguma habilidade já adquirida?

Com que idade iniciou a escola? Como foi a adaptação escolar? Apresentou dificuldades de aprendizado ou de socialização? Precisou de reforço ou atendimento escolar especializado? O paciente é alfabetizado? Reconhece números e cores? Sabe contar? Conhece as quatro operações básicas? Tem dificuldade de leitura e interpretação de textos? Existe história de repetência ou dificuldade em alguma área específica?

O paciente apresenta história de alguma patologia importante, de hospitalizações ou de qualquer outro fator que possa ter apresentado impacto relevante em seu desenvolvimento?

As informações acerca dos relacionamentos do paciente são obtidas por meio de diversas fontes (entrevista com familiares, relatório escolar, entre outros) e pela observação direta das interações familiares durante a avaliação. O sentimento desencadeado pelo paciente durante a entrevista pode dar pistas da reação que desperta em outros ambientes[3,6].

> Em que locais e quando o paciente apresenta dificuldades de socialização? Com crianças ou adultos? Desconhecidos ou pessoas próximas? Apresenta dificuldade de vínculo com os cuidadores? É apegado a apenas um número restrito de pessoas? Qual o tipo de vínculo que estabelece com o entrevistador (seguro, resistente, indiferente, distante, desorganizado)? Mostra-se inábil ou pouco empático? Apresenta-se tímido ou monossilábico? É irritante e grudento? Cansativo? Apresenta dificuldade em fazer ou manter amizades? É convidado para festas de amigos e brincadeiras? Tem contato com os amigos fora do ambiente escolar? Apresenta comportamento de liderança? Inicia as brincadeiras? Procura o contato de amigos? A dificuldade de relacionamento teve início após um evento específico? Existe alguma causa aparente da dificuldade de relacionamento, como deformidade física, diferença de etnia ou classe social em relação aos pares?

Avaliação dos antecedentes pessoais

Diversas doenças podem apresentar sintomas comportamentais. Para isso, é imperativa a exclusão de outras causas orgânicas que podem mimetizar um transtorno psiquiátrico. Em muitos casos, uma avaliação com outros especialistas (pediatra, neurologista infantil, geneticista, oftalmologista, endocrinologista, fonoaudiólogo, neuropsicólogo, entre outros) pode ser necessária, principalmente se o exame físico apresentar alterações sugestivas de doença.

QUADRO 4   Sinais de alerta

- Apresentação atípica de sintomas ou idade de início atípica
- Antecedente de crises convulsivas ou perda de consciência
- Antecedentes de traumatismo cranioencefálico ou infeção do sistema nervoso central
- Atraso no desenvolvimento
- Estar acima do percentil 97 ou abaixo do percentil 3 em qualquer das curvas de crescimento
- Suspeita de abuso na infância ou de perturbação factícia
- Início abrupto de um comportamento novo ou estranho
- Nível de consciência alterado, fadiga grave, alterações cognitivas e sintomas físicos, como dor de garganta, febre, cefaleia, náusea e alterações de peso

Avaliação da história e da dinâmica familiar

A dinâmica familiar é um aspecto relevante no aparecimento e na manutenção de alguns sintomas ligados ao diagnóstico psiquiátrico da criança ou do adolescente.

A maneira como a família molda os comportamentos envolve o reconhecimento de qualidades individuais, mas também pode bloquear um comportamento, restringir a exploração e limitar elementos. Muitas vezes a família pode estar equilibrada em torno de padrões disfuncionais, e o sintoma apresentado por uma criança ou o adolescente pode ser o sinal desse padrão. Por isso, a investigação pormenorizada da história da família e de sua dinâmica é de extrema importância na identificação e no tratamento das queixas que motivaram o encaminhamento. A criança pode ser o paciente identificado, mas talvez outro membro da família é quem necessita de uma intervenção. Talvez o desempenho ou o comportamento da criança não corresponda a expectativa dos pais, não necessariamente sendo patológico ou prejudicial.

QUADRO 5   Principais pontos da avaliação da história familiar

Qual a composição da família?
Existe antecedente de alguma patologia na família? Como a família enxerga essa patologia?
A família apresenta história de eventos significativos, como mortes prematuras, abuso, separações, perdas financeiras ou violência?
Como é a relação da família com a comunidade e com os outros familiares?
O que os membros da família costumam fazer juntos? O paciente participa dessas atividades?
A família frequenta alguma religião?
Quais são as impressões dos membros da família em relação ao paciente? Essas impressões são divergentes?
Quais foram os acontecimentos familiares prévios e concomitantes ao aparecimento das queixas?
Qual a reação de cada membro da família quando algum sintoma ocorre?
Houve mudança nas relações familiares após o início dos sintomas?
Qual o pensamento dos membros da família sobre os sintomas apresentados?
O que cada membro da família acha que poderia ser modificado?

❱ ENTREVISTA COM CRIANÇAS E ADOLESCENTES

Diferentes métodos de coleta de dados devem ser utilizados, variando conforme a idade do paciente. As técnicas podem incluir a observação da relação mãe-bebê em lactentes, a observação lúdica em pré-escolares e crianças mais jovens e a entrevista direta com adolescentes.

Com crianças pequenas, é interessante fazer uma primeira entrevista com os pais e depois avaliar a criança. Crianças menores podem se sentir desconfortáveis na presença de estranhos. Por isso, entrevistas com crianças menores normalmente começam com a presença dos pais. Esse fato também permite a observação da interação delas com seus pais.

A observação da criança brincando em diversos contextos (sozinha, com os pais, com outras crianças) revela o estágio do desenvolvimento em que ela se encontra, bem como é uma excelente maneira de observar seu estado emocional e suas preocupações. As crianças podem ser observadas em uma brinquedoteca ou no consultório.

QUADRO 6 Benefícios de participar na brincadeira da criança

- Aumentar a empatia
- Avaliar seu estado afetivo
- Determinar suas habilidades motoras e de coordenação
- Avaliar a fala e o desenvolvimento da linguagem
- Testar o tempo de atenção
- Compreender sua capacidade de ter pensamentos complexos
- Examinar sua capacidade para jogos interativos e jogos simbólicos
- Recolher informação para o exame do estado mental[14]

Crianças acima de 2 anos de idade podem começar a demonstrar jogo simbólico com os brinquedos, e o uso de bonecos pode revelar informações importantes por intermédio de assuntos trazidos durante a brincadeira. Técnicas como o uso de desenho livre e desenho da família, com perguntas sobre o que foi desenhado, podem ser muito úteis. Brincadeiras com fantoches, jogos e bonecos podem iniciar e facilitar a comunicação.

A escolha da brincadeira e dos brinquedos também pode revelar informações importantes acerca da agressividade, da frustração e da angústia da criança em determinadas situações. A maneira como ela brinca pode ajudar na avaliação de motricidade, linguagem, atenção e humor. A ausência de jogo simbólico e a presença de brincadeiras repetitivas e concretas podem trazer a suspeita da presença de um transtorno invasivo do desenvolvimento.

Crianças são facilmente influenciáveis e, por isso, deve-se privilegiar o uso de questões abertas, evitando o direcionamento da entrevista. Algumas crianças precisam ser encorajadas a expressar as próprias preocupações, em vez de repetir simplesmente as preocupações dos pais ou dos professores. As crianças podem responder algo apenas por achar que é aquilo que o entrevistador espera ou porque dessa maneira não serão advertidas.

Crianças maiores e adolescentes podem ser entrevistados primeiro, a fim de se estabelecer um vínculo de confidencialidade, e pré-adolescentes e adolescentes têm direito à privacidade. O grau de confidencialidade das informações obtidas durante a avaliação está relacionado com a idade do entrevistado. Na maioria das vezes, quase todas as informações específicas relativas a uma criança pequena podem ser compartilhadas com seus pais. Já no caso de crianças a partir da idade escolar e adolescentes, são eles que devem dar permissão para a divulgação de suas informações, salvo em situações em que o entrevistador julgar que possa existir algum risco para eles ou para terceiros. Nesse caso, o paciente será informado que o assunto será compartilhado com adultos e o motivo de tal atitude. A divulgação das informações também deverá ser feita em casos de suspeita de maus-tratos, como abuso sexual ou físico. Nesses casos, é responsabilidade do entrevistador realizar a denúncia às autoridades competentes[5] (mais detalhes são apresentados no Capítulo "Especificidades éticas e jurídicas no atendimento de crianças e adolescentes").

QUADRO 7 Áreas especiais de interesse na entrevista com adolescentes

- Comportamento antissocial ou perigoso
- Identidade e atividade sexual
- Consumo de álcool e substâncias psicoativas
- Ideação ou comportamentos suicidas, incluindo autolesões não suicidas

---

Alguns adolescentes podem se comportar de maneira hostil e opositora, não colaborando com a entrevista no início. É importante que o entrevistador evite se posicionar de maneira crítica, de modo que o adolescente não se sinta julgado por seus pensamentos e por suas atitudes. A entrevista pode ser iniciada com perguntas sobre as atividades cotidianas do adolescente, evitando a abordagem das queixas logo no começo da avaliação. A demonstração de interesse e de curiosidade sobre seu mundo, seus hábitos e seus planos para o futuro podem facilitar a abordagem de assuntos mais difíceis. Deve-se dar oportunidade para o adolescente contar sua versão da história. Uso de substâncias, comportamento de risco, sexualidade e ideação suicida são avaliados por meio do questiona-

5 ■ Avaliação psiquiátrica   147

mento direto, em um momento posterior, quando o adolescente se sentir mais confortável na entrevista e o vínculo estiver sido estabelecido.

> Ao contrário do que habitualmente se acredita, fazer perguntas sobre suicídio não o induz. O entrevistador pode ter sido o único adulto capaz de falar sobre estes pensamentos com o adolescente.

Por fim, deve-se estipular algumas regras desde o início da entrevista, informando que ela será interrompida em caso de comportamento agressivo e disruptivo.

QUADRO 8   Pontos a serem avaliados na entrevista com crianças e adolescentes

Qual é a rotina do paciente? Quem está envolvido nessas rotinas?
Qual a queixa do paciente?
Qual a percepção que o paciente tem acerca da avaliação psiquiátrica?
Como o paciente enxerga o ambiente no qual ele vive? Como esse ambiente é organizado?
Quem está envolvido diretamente nas rotinas do paciente?
Como é um dia típico do paciente? Com quem ele passa o dia? A que horas faz as refeições?
A que horas costuma acordar e dormir?
Gosta de ir à escola?
Existe mais alguma atividade pela qual manifesta interesse?
Dorme sozinho, no próprio quarto?
Qual a percepção do paciente acerca de si mesmo?

▶ EXAME DO ESTADO MENTAL

O objetivo do exame do estado mental (EEM) é descrever de forma objetiva, sem interpretações, a aparência, sintomas, comportamento e funcionamento da criança na forma como ela se manifestou durante a avaliação. Grande parte do EEM é realizada de forma implícita à medida que o profissional se relaciona e observa a criança durante as entrevistas individuais e familiares.

No prontuário, o médico pode se abster de usar termos técnicos na descrição do exame psíquico, valendo-se de descrições pormenorizadas daquilo que percebeu durante a avaliação. Tal postura costuma prover uma descrição mais rica e evitar confusões diagnósticas por uso de termos imprecisos. O mais importante é ser capaz de esboçar um painel aproximado de como está o psiquismo do pa-

148 Psiquiatria da infância e adolescência: cuidado multidisciplinar

ciente no momento da entrevista, lembrando que ela faz um recorte transversal da apresentação, cabendo à anamnese a visão longitudinal do caso.

Apresentação

O exame do estado mental começa desde o primeiro contato com o paciente: a maneira como ele e os pais se apresentam e se comportam desde a entrada no consultório até a elucidação diagnóstica.

> Como o paciente entra na sala? Como ele se veste? Apresenta higiene adequada? Apresenta altura e peso adequados para a idade? Apresenta alguma deformidade física? Escoriações? Sinais de negligência e maus-tratos? Autocuidado prejudicado? Sorri? Explora o ambiente?

Sociabilidade

A qualidade dos relacionamentos varia de acordo com a idade e a etapa do desenvolvimento em que o paciente se encontra. Alguns pacientes podem ter problemas para se relacionar com a maior parte das pessoas (sejam adultas ou crianças, conhecidas ou estranhas). Outros podem apresentar problemas apenas em alguns tipos de relacionamentos sociais (p. ex., relações de amizade ou com cuidadores), enquanto alguns apresentam problemas apenas com alguma pessoa específica. As alterações na socialização são mais evidentes nas interações com adultos ou pares que o indivíduo conhece bem, podendo não ficar tão evidentes no exame inicial.

> Como é o contato com essa criança e com seus acompanhantes? A criança procura os pais ou o entrevistador para brincar? Traz os brinquedos para os pais? Brinca perto dos pais? Evita o contato de algum familiar? Como se relaciona com os pais? Apresenta algum comportamento inibido e emocionalmente retraído em relação ao cuidador ou com algum adulto? Ela apresenta discrição reduzida ou ausente em abordar e interagir com adultos desconhecidos ou inibição excessiva? Apresenta hiper ou hiporreatividade a estímulos sensoriais ou interesse incomum por aspectos sensoriais do ambiente? Apresenta algum comportamento bizarro? Apresenta ausência de imitação do comportamento dos outros (função espelho)? Faz uso reduzido, ausente ou atípico do contato visual? Existe integração do contato visual, gestos, postura corporal, prosódia e expressão facial?
>
> Como é o comportamento dos pais com a criança? Existe hostilidade, desvalorização dos sentimentos, distanciamento afetivo, superproteção, excesso de críticas?

Alguns sintomas podem ser mínimos ou ausentes quando o indivíduo está recebendo recompensas frequentes por comportamento apropriado, está sob supervisão, está em uma situação nova, está envolvido em atividades especialmente interessantes, recebe estímulos externos consistentes ou está interagindo em situações individualizadas.

Consciência, orientação, memória e atenção

O nível de consciência revela o grau de alerta, o quão desperto e funcionante está o sistema nervoso central.

O paciente apresenta-se consciente e vigil?
Mostra-se confuso, com oscilação do nível de consciência ou de atenção?
Apresenta períodos em que fica arresponsivo?

A atenção é a capacidade de focalizar um objeto de maneira intencional. Pode ser de natureza voluntária (ativa), quando se pretende direcionar a atenção a este objeto, ou involuntária (passiva ou espontânea), dirigida a um foco que não é o principal, denotando a capacidade de mudar de foco. A concentração reflete a capacidade de manter a atenção voluntária.

O paciente fica atento ao ambiente? Consegue se focar na entrevista? É necessário repetir a mesma orientação diversas vezes? É necessário retomar o foco na entrevista? O paciente fica atento ao ambiente? Apresenta-se hiperalerta?

A orientação é a capacidade de um indivíduo estimar precisamente o tempo, o espaço e as pessoas, inclusive a si mesmo, em seu ambiente corrente.

A criança sabe o local, a data e o motivo de sua avaliação?
Apresenta algum déficit de orientação? Sabe as informações sobre si mesma, como nome, idade?

A memória pode ser avaliada com testes simples específicos, como gravar palavras ou nomes.

Consegue lembrar o nome do entrevistador? Consegue relatar fatos ocorridos no passado?

Motricidade

A psicomotricidade é a exteriorização comportamental motora dos estados psíquicos. É difícil separar o controle motor e o controle emocional da criança. Não se deve esperar que as crianças em idade pré-escolar se sentem quietas durante toda a entrevista, por isso o entrevistador necessita decidir que materiais deve disponibilizar para a avaliação.

> A criança consegue ficar sentada durante a entrevista? Fica inquieta ou impaciente? Inicia diversas atividades?
> Apresenta comportamento motor desorganizado ou anormal? Apresenta alteração de marcha? Apresenta tremores? Apresenta estereotipias motoras? Tiques?
> Apresenta dificuldade de coordenação motora? Consegue escrever ou desenhar? Consegue andar e correr? Consegue segurar objetos? Derruba as coisas?

Linguagem e discurso

Variações normais do desenvolvimento da linguagem podem ser de difícil distinção antes dos 4 anos de idade, quando as capacidades linguísticas ficam mais estáveis, sendo mais produtivas em relação a resultados posteriores.

Avaliação da capacidade expressiva:
produção de sinais vocálicos, gestuais ou verbais

> A criança apresenta atraso no aparecimento das primeiras palavras e expressões, vocabulário menor e menos variado que o esperado, frases mais curtas e menos complexas, erros gramaticais?
> Problemas para encontrar palavras, definições verbais pobres ou compreensão insatisfatória de sinônimos, múltiplos significados ou jogo de palavras apropriado para a idade e para a cultura?
> Apresenta dificuldade para ensaiar encadeamento de informações verbais e redução da capacidade de fornecer informações adequadas sobre eventos importantes e de narrar uma história coerente?

Avaliação da capacidade receptiva: processo de receber ou compreender mensagens linguísticas

> A criança apresenta dificuldade de seguir instruções? Tem dificuldade em compreender e seguir regras de comunicação verbal e não verbal em contextos naturais e em adaptar a linguagem conforme as necessidades do ouvinte ou na interação social?

Cognição

A avaliação das funções cognitivas demonstra o modo como as crianças internalizam e evocam as informações. Em linhas gerais, pode ser definido como um conjunto de habilidades mentais fundamentais para a obtenção de conhecimento. Elas possibilitam ao sujeito a reflexão sobre as informações adquiridas e sua aplicação no cotidiano. Dificuldades de aprendizagem podem não se manifestar plenamente até os anos escolares mais tardios.

> A criança apresenta desenvolvimento cognitivo compatível com a idade? Consegue entender as regras da brincadeira? Consegue reconhecer cores e números e soletrar? Apresenta leitura exata e fluente? Evita atividades que exigem habilidades acadêmicas, como jogos e perguntas mais complexos? Seu perfil é regular ou irregular de capacidades (p. ex., capacidade acima da média para desenhar, para design e outras capacidades visuoespaciais, mas dificuldades na compreensão da leitura e na expressão escrita)?

Pensamento

A forma do pensamento diz respeito à maneira como as ideias são encadeadas ao longo do raciocínio. O curso, a velocidade e o conteúdo do pensamento também podem ser avaliados pelo discurso. Também é avaliada a alteração das percepções sensórias. As alucinações são definidas como a presença de uma percepção sensorial na ausência de um estímulo real. Nas crianças, delírios e alucinações podem ser menos elaborados que nos adultos.

> O paciente apresenta discurso coerente? Qual o conteúdo? Apresenta preocupações ou angústias? Consegue distinguir fantasia de realidade? É capaz de apresentar jogo simbólico? Apresenta capacidade de abstração? Consegue ser criativo e contar uma história? Consegue falar sobre diferentes assuntos? Apresenta algum interesse específico? Apresenta desorganização do pensamento formal (p. ex., descarrilamento ou afrouxamento das associações, tangencialidade, incoerência, discurso incompreensível, perseveração, fuga de ideias)? Apresenta delírios e/ou alucinações?

Humor e afeto

Afeto é a manifestação da resposta emocional de alguém a eventos internos e externos, pensamentos, ideias, memórias evocadas e reflexões. Mostra o momento do indivíduo. O humor é o todo da vida emocional, a disposição afetiva de fundo. Crianças podem ter dificuldade de identificar e nomear sentimentos. O humor e o afeto podem então ser avaliados por meio do comportamento que o paciente apresenta durante a entrevista, pelo conteúdo de suas brincadeiras e pelo seu discurso. Crianças e adolescentes com depressão também podem apresentar irritabilidade, em vez de humor triste ou deprimido. Em situações especiais, crianças podem demonstrar comportamento mais expansivo, uma felicidade, sem que isso seja considerado um comportamento patológico.

> Qual seu estado emocional? Apresenta ressonância afetiva? Labilidade?
> Apresenta entusiasmo ilimitado e indiscriminado nas interações? Apresenta interesse sexual inadequado para sua etapa do desenvolvimento? Tem aumento da atividade e da energia?
> Apresenta choro fácil? Expressão de tristeza ou apreensão? Mostra desinteresse em relação ao ambiente ou retraimento? Apresenta queixas somáticas? Apresenta desesperança, sensação de vazio, perda do interesse ou do prazer pelas atividades? Demonstra fadiga, cansaço? Externaliza sentimento de culpa ou desvalia, avaliações negativas e irrealistas do próprio valor, preocupações, interpretação errônea de eventos triviais ou neutros do cotidiano ou senso exagerado de responsabilidade pelas adversidades? Pensamentos suicidas?
> Como a criança reage ao ser frustrada ou ao se deparar com algum limite? Obedece às regras da brincadeira? Apresenta comportamento questionador, agressivo, vingativo ou desafiador? A criança ou o adolescente demonstra irritabilidade excessiva? Tem explosões de raiva? Apresenta mudanças bruscas de humor?

Crítica

A capacidade da criança de refletir e discutir seus sentimentos ou experiências é influenciada pela sua maturidade. Isso significa que a criança e o profissional que a avalia estão em níveis diferentes de desenvolvimento e podem ter maneiras diferentes de avaliar e expressar a maneira como as queixas e os sintomas se apresentam e interferem em seu dia a dia.

> A criança apresenta dificuldade para ajustar o comportamento e para se adequar ao contexto? Como é a avaliação e o julgamento da criança em situações hipotéticas sugeridas pelo entrevistador?
>
> Qual o entendimento do paciente em relação a seu estado atual? Como ele vê sua responsabilidade e seu papel no contexto atual? Qual sua atitude em relação ao tratamento?

▶ INSTRUMENTOS COMPLEMENTARES DE AVALIAÇÃO

As escalas de avaliação são instrumentos (realizados com papel e lápis ou informatizados) utilizados para recolher informações sobre a presença (medida qualitativa) e a gravidade (medida quantitativa) de sintomas. As escalas de avaliação podem ser utilizadas como fonte adicional de informação diagnóstica.

Também podem ser utilizadas como ferramentas de triagem e para determinar se a crianças deve ser avaliada de forma mais profunda para perturbações de saúde mental.

Os dois principais tipos de instrumentos de avaliação utilizados tanto por clínicos como por pesquisadores são as entrevistas diagnósticas e os questionários.

As entrevistas diagnósticas podem ser de dois tipos: semiestruturadas ou estruturadas. São realizadas tanto com o paciente como com seus familiares e têm como objetivo auxiliar na coleta de informações acerca dos sintomas e do funcionamento do paciente de maneira sistemática, a fim de determinar se eles preenchem critérios de determinado diagnóstico psiquiátrico.

Os questionários focados na avaliação de sintomas também são chamados de escala de avaliação. Podem abranger grande número de sintomas ou se concentrar em um grupo particular de sintomas.

Entre os instrumentos de avaliação para diagnóstico clínico, podem ser citados o K-SADS (*Kiddie Schedule for Affective Disorders and Schizophrenia for School-Age Children*)[8] e o DISC (*Diagnostic Interview Schedule for Children*)[9], os quais correspondem a entrevistas semiestruturadas frequentemente aplicadas em pesquisas, mas que podem também ser empregadas clinicamente para ajudar no processo de investigação diagnóstica[2].

154 Psiquiatria da infância e adolescência: cuidado multidisciplinar

Outro importante instrumento bastante utilizado para identificar problemas de saúde mental em crianças e adolescentes com base em informações dos pais é o *Checklist* de Comportamentos da Criança (*Child Behaviour Checklist* – CBCL).[12] Ele é bastante útil e de fácil aplicação e possui validação para a população brasileira, possuindo versão para diferentes faixas etárias. Atualmente, está disponível na língua portuguesa em versão para crianças na fase pré-escolar (18 meses a 5 anos de idade) e em versão para crianças e adolescentes de 6 a 18 anos de idade[12,14]. O princípio de construção do CBCL foi totalmente empírico, baseado no tratamento estatístico (análise fatorial) de uma lista de queixas na área de saúde mental, frequentemente presente em prontuários médicos. O CBCL não é utilizado para o diagnóstico clínico, mas é empregado como instrumento auxiliar de identificação de comorbidades e sintomas psiquiátricos sobrepostos.

▶ FORMULAÇÃO DIAGNÓSTICA E PLANEJAMENTO TERAPÊUTICO

A formulação diagnóstica em psiquiatria da infância e da adolescência envolve um processo complexo de integração de informações provenientes de diversas fontes, a fim de se realizar uma síntese que permite o entendimento claro acerca do paciente e de seu comportamento e, com base nisso, elaborar um conjunto de hipóteses que determinam as prioridades iniciais do tratamento. Uma ênfase explícita nos pontos fortes e nas capacidades da criança e de sua família facilita o processo de comunicação de resultados e transmite uma imagem mais realista do paciente como pessoa, em vez de um mero diagnóstico da doença.

A avaliação do sintoma como parte de um transtorno ou apenas uma variação da normalidade esclarece bastante sobre seu impacto. O diagnóstico de um transtorno mental não é equivalente à necessidade de tratamento. A indicação de tratamento está diretamente relacionada à medida de impacto dos sintomas e ao prejuízo causado em suas diferentes áreas de funcionamento.

Uma maneira de realizar a avaliação do impacto dos sintomas é utilizar o modelo de formulação diagnóstica conhecido como 4Ps, que busca descrever a condição em que o paciente se encontra com base em quatro fatores:

- Predisposição: fatores que tornam o paciente vulnerável a um transtorno (história familiar, predisposição genética, antecedentes clínicos e psiquiátricos, estressores sociais crônicos).
- Precipitação: eventos estressores e fatores do desenvolvimento que estão relacionados com o desencadeamento ou com a piora dos sintomas.
- Perpetuação: fatores que contribuem para a manutenção dos sintomas (gravidade do quadro, adesão ao tratamento, persistência de fatores predisponentes e precipitantes não solucionados).

- Proteção: pontos fortes, resiliência e rede de apoio que ajudam a promover o melhor ajustamento e a redução da gravidade dos sintomas[6,11].

O DSM e a CID são sistemas diagnóstico e estatístico de classificação dos transtornos mentais, segundo o modelo categorial, destinado à prática clínica e à pesquisa em psiquiatria.

DSM é a sigla para *Diagnostic and Statistical Manual of Mental Disorders* ou *Manual Diagnóstico e Estatístico de Transtornos Mentais*. Esse documento foi criado pela Associação Americana de Psiquiatria (APA, da sigla em inglês) para padronizar os critérios diagnósticos das desordens que afetam a mente e as emoções. A edição mais recente é a quinta edição revisada (DSM-5-TR)[2].

A estrutura do DSM-5 apresenta a integração de achados científicos das pesquisas mais recentes em genética e neuroimagem, destacando fatores de risco genéticos e fisiológicos, indicadores de prognósticos e alguns potenciais marcadores diagnósticos.

O DMS-5 apresenta atualizações levando em consideração a representação de questões do desenvolvimento relacionados ao diagnóstico, fatores relacionados à idade específicos para o diagnóstico. Os limites entre várias categorias de transtorno são mais fluídos, e vários sintomas atribuídos a um único transtorno podem ocorrer em diferentes níveis de gravidade em outros transtornos evidenciando a busca pela introdução de abordagens dimensionais aos transtornos mentais. As patologias são analisadas no formato de espectro, atribuindo diferentes gradações de acordo com a gravidade dos sintomas. A intensidade dos comportamentos e os impactos sobre a vida do paciente também são consideradas no diagnóstico. Foi também observada uma tentativa de harmonização entre os sistemas DSM e CID em suas últimas edições.

Existe uma correspondência imperfeita entre as descrições diagnósticas puras dadas pelos livros e as apresentações clínicas que se veem na prática. Os profissionais devem estar sempre alerta para os padrões incomuns que não se ajustam às convenções diagnósticas existentes.

Para melhorar a adesão ao futuro tratamento, durante o processo de tomada de decisões, os clínicos devem converter-se em aliados do paciente e de sua família. Na maioria dos casos, é possível ponderar vários tratamentos, com seus riscos e efeitos secundários, e ajudar os pais a decidir com qual deles desejam seguir. O planejamento terapêutico deve ser realizado em conjunto com a família do paciente e a equipe. Não deve ser embasado somente no diagnóstico psiquiátrico, tendo em vista que, na maioria das vezes, as intervenções propostas são voltadas não apenas para o transtorno mental, mas também para outros aspectos relacionados ao meio em que o paciente se encontra inserido (família, escola, entre outros).

Um aspecto importante a ser considerado é a segurança. Ela deve ser levada em conta tanto durante o processo de avaliação do paciente, atentando-se a possíveis situações de negligência e abuso, como na fase de planejamento do tratamento, avaliando-se os riscos e os benefícios das intervenções propostas, além do risco e da ineficácia de alguns tratamentos sem reconhecimento científico.

Outro fator que deve ser considerado durante a elaboração do plano de tratamento são os pontos fortes do paciente. O tratamento deve, sempre que possível, ser estruturado com intervenções que levem em conta os talentos e os interesses do paciente (música, esportes, entre outros). Isso permite que ele se engaje em atividades que lhe sejam prazerosas, as quais podem se tornar uma fonte de reforço positivo para o tratamento. Além disso, essas atividades também podem propiciar maior interação com outras pessoas fora do ambiente familiar e evitar o isolamento do paciente. Podem também ajudá-lo a se manter em sua trajetória de desenvolvimento e a desenvolver sua resiliência diante de situações adversas. Crianças com comportamento opositor podem apresentar espírito de liderança e iniciativa. Crianças mais introspectivas podem revelar grande sensibilidade. Crianças com TDAH têm maiores chances de serem empreendedoras no futuro. Muitas crianças podem apresentar baixo rendimento escolar, mas podem possuir alta criatividade, grandes habilidades motoras ou alto talento artístico. A identificação das vantagens e das desvantagens de determinados comportamentos pode facilitar uma abordagem focada não na supressão de sintomas, mas na redução de suas consequências negativas.

A psicoeducação pode trazer grande contribuição para a eficácia da intervenção. Consiste em fornecer aos familiares informações, assistência e apoio para que possam prover um cuidado com mais qualidade ao paciente e lidar com os desafios presentes no sistema familiar. Idealmente, as informações fornecidas envolvem questões relacionadas ao transtorno mental (etiologia, curso, tratamento e prognóstico) e à ampliação da rede de suporte social.

Por fim, para que o planejamento terapêutico tenha sucesso em sua prática, é importante o trabalho em equipe entre todos os envolvidos no cuidado com o paciente. Para isso, são fundamentais a construção de sólida aliança terapêutica com os familiares e a comunicação eficaz com a escola e com outros profissionais que participam do tratamento[4].

▶ CONSIDERAÇÕES FINAIS

A avaliação psiquiátrica visa averiguar os problemas que estão influenciando o bem-estar da criança ou do adolescente, levando à formulação de hipóteses diagnósticas. Deve-se sempre levar em consideração o desenvolvimento cognitivo e emocional do paciente e seu funcionamento psíquico, além de considerar o ambiente no qual essa criança ou adolescente estão inseridos (família, escola, área de moradia, instituição etc.).

Os resultados da avaliação devem ser expressos de maneira que sejam bem compreendidos pelo paciente, por familiares e por outros profissionais envolvidos no tratamento e relacionados ao paciente. A criação de um ambiente confortável para o estabelecimento do vínculo e da aliança terapêutica com o paciente e seus familiares é essencial para a coleta de informações e para a futura adesão ao tratamento. O trabalho em equipe e a reformulação constante das hipóteses diagnósticas são fundamentais para um desfecho favorável, o que pode diminuir ou até previne a necessidade de intervenções psiquiátricas na idade adulta.

▶ REFERÊNCIAS BIBLIOGRÁFICAS

1. Fleitlich-Bilyk B, GOODMAN R. Prevalence of child and adolescent psychiatric disorders in Southeast Brazil. J Am Acad Child Adolesc Psychiatry. 2004;43:727-34.
2. American Psychiatric Association. Diagnostic and statis-tical manual of mental disorders, 5ed, text revision (DSM-5-TR). Arlington: APA; 2022.
3. Polanczyk GV, Lamberte MTMR (coords.). Psiquiatria da infância e adolescência. Barueri: Manole; 2012.
4. Thapar A, Pine DS, Leckman JF, Scott S, Snowling MJ (eds.). Rutter's child and adolescent psychiatry. 6.ed. West Sussex: John Wiley & Sons; 2015.
5. Stube D. Psiquiatria da infância e adolescência. Porto Alegre: Artmed; 2008.
6. Goodman R, Scott S. Child psychiatry. Oxford: Blackwell Science; 1997.
7. Sadock BJ, Sadock VA. Kaplan & Sadock's concise textbook of child and adolescent psychiatry. Philadelphia: Lippincott Williams & Wilkins; 2009.
8. Brasil HA. Desenvolvimento da versão brasileira da K-SADS-PL (schedule for affective disorders and schi-zophrenia for school age children present and lifetime version) e estudo de suas proprie-dades psicométricas. Tese. [Doutorado em Medicina]. São Paulo: Escola Pau-lista de Medicina da Universidade Federal de São Paulo. 2003.
9. Shaffer D, Fisher P, Lucas CP, Dulcan MK, Schwab-Stone ME. NIMH diagnostic interview schedule for children version IV (NIMH DISC-IV): description, dif-ferences from previous versions, and reliability of some common diagnoses. J Am Acad Child Adolesc Psychiatry. 2000;39(1):28-38.
10. Martin A, Volkmar FR (eds.). Lewis' child and adolescent psychiatry: a comprehensive textbook. 4.ed. Philadelphia: Lippincott Williams & Wilkins; 2007.
11. Achenbach TM, Edelbrock CS. Behavioral problems and competencies reported by parents of normal and disturbed children aged four through sixteen. Monogr Soc Res Child Dev. 1981;46(1):1-82.
12. Bordin IAS, Mari JJ, Caeiro MF. Validação da versão bra-sileira do "child behavior checklist" (CBCL) (inventário de comportamentos da infância e adolescência): dados pre-liminares. Rev ABP-APAL. 1995;17(2):55-6.
13. Duarte CS, Bordin IAS. Instrumento de avaliação. Rev Bras Psiquiatr. 2000;(suppl. 2):55-8.
14. Achenbach TM. Manual of the child behavior checklist 4-18 and 1991 profile. Burlington: University of Vermont Department of Psychiatry; 1991.
15. Tratado de Saúde Mental da Infância e da Adolescência da IACAPAP – E-Textbook of Child and Adolescent Mental Health (edição em português; Dias Silva F, ed.). Genebra: International Association for Child and Ado-lescent Psychiatry and Allied Professions; 2018.

6

Avaliação neuropsicológica e emocional

Cristiana Castanho de Almeida Rocca
Érica da Cruz Santos
Paula Approbato de Oliveira
Antonio de Pádua Serafim

▶ NEUROPSICOLOGIA E AVALIAÇÃO NEUROPSICOLÓGICA

A neuropsicologia, como ciência que estuda o cérebro e o comportamento, integra conhecimentos da psicologia e da neurologia, além de ter como um dos nomes importantes para o desenvolvimento e crescimento dessa área o neuropsicólogo russo Alexander Romanovich Luria, que trouxe para a construção deste conhecimento, o fato de que cada função mental é baseada no funcionamento integrado de diferentes regiões cerebrais unidas em "sistemas funcionais" cerebrais[1].

Seus estudos com base no entendimento de diversas formulações da psicologia e no atendimento com soldados que tinham sofrido lesões em guerras fez com que se dedicasse à explicação de três unidades cerebrais, trabalhadas no livro *Fundamentos da neuropsicologia*, uma obra extremamente referenciada quando se trata de citar a compreensão do funcionamento cerebral sob o enfoque da neuropsicologia. A Tabela 1 apresenta as três regiões cerebrais, apresentando-as em termos de áreas cerebrais envolvidas e funções cognitivas correspondentes[2].

Essa "abordagem de sistema" pressupõe que, em caso de lesionados cerebrais, uma mesma função mental pode ser perturbada em razão do acometimento de diferentes áreas cerebrais, que suportam o funcionamento de vários componentes diferentes de uma mesma função mental. Luria considerou que as funções mentais podem ser perturbadas de forma diferente quando diferentes regiões do cérebro são prejudicadas, sugerindo diferentes papéis no apoio a essa atividade mental. É por isso que a correlação direta entre distúrbios da função mental e localização de regiões cerebrais perturbadas se torna problemática. A

6 ■ Avaliação neuropsicológica e emocional 159

TABELA 1 As três unidades funcionais cerebrais propostas por Luria[2]

Unidade funcional	Área cerebral	Funções cognitivas
Primeira unidade	Tronco cerebral, formação reticular, tálamo e grupos de células monoaminérgicas	Regulação do sono e vigília e dos estados mentais. Manutenção do tônus cortical geral, necessário para o estado de alerta
Segunda unidade	Lobos temporais, parietais e occipitais	Responsável por obter, processar, integrar e armazenar informações sensoriais do ambiente
Terceira unidade	Lobo frontal	Responsável pela seleção, pelo planejamento, pela execução e pela direção do padrão de comportamento de uma pessoa, bem como sua avaliação para autocorreção e automonitoramento

perturbação da mesma função pode ser observada quando diferentes áreas do cérebro são acometidas[1].

Para examinar as funções cognitivas, a neuropsicologia tem como um de seus recursos a avaliação neuropsicológica, procedimento no qual Luria foi o grande nome quanto a mostrar que um exame desse tipo não é marcado apenas pelo uso de instrumentos, mas sim por uma compreensão global sobre o funcionamento mental. Luria desenvolveu métodos próprios para examinar as funções cognitivas, que ainda hoje são muito citados, principalmente, na abordagem de casos neurológicos[3].

Entretanto, nessa área de procedimentos, recursos e instrumentos para avaliação neuropsicológica, é preciso citar Muriel Elaine Deutsch Lezak, neuropsicóloga americana, que tem como obra de grande impacto na área o livro *Neuropsychological assessment*[4], ainda sem tradução para o Brasil.

Todavia, além dos estudos em adultos com lesões cerebrais, alunos de Luria desenvolveram métodos de triagem e baterias completas de avaliação neuropsicológica de crianças. Os autores do livro *Métodos de avaliação neuropsicológica de crianças de 6 a 9 anos* partiram do pressuposto de que a bateria não deveria ser muito grande, mas abrangente[1]. No Brasil, tivemos a tradução deste trabalho no livro: *A prática neuropsicológica fundamentada em Luria e Vygotsky: avaliação, habilitação e reabilitação na infância*[5].

De modo geral, as avaliações neuropsicológicas realizadas com adultos, crianças ou idosos exigem o uso de instrumentos padronizados para avaliar funções cognitivas, comportamento, funcionamento socioemocional (ou seja, humor e personalidade) e, em certos casos, funcionamento adaptativo e desempenho acadêmico. As funções cognitivas podem ser organizadas em domínios principais específicos, como inteligência, atenção/concentração, aprendizagem e memória, linguagem, funções visuoespaciais e perceptivas, funções executivas, velocidade psicomotora e funções sensório-motoras[6].

▶ MODELOS DE ORGANIZAÇÃO COGNITIVA

Ao longo dos séculos, diversos autores tentaram mapear e descrever o funcionamento cerebral. Luria[2] propôs uma divisão das funções cerebrais em três grandes unidades, quais sejam:

- Primeira unidade funcional: regula os estados mentais, a vigília e tônus cortical, e corresponde à área de projeção que abrange a formação reticular.
- Segunda unidade funcional: recebe, processa e armazena informações sensoriais, e corresponde a áreas de projeção e associação parietais, occipitais e temporais primárias e secundárias.
- Terceira unidade funcional: regula e verifica estratégias comportamentais e a própria atividade mental, e corresponde à área de sobreposição que abrange as porções pré-frontais e frontais do cérebro.

As áreas de projeção estão relacionadas à sensibilidade e motricidade, ao passo que as áreas de associação e de sobreposição estão relacionadas às funções psíquicas complexas, como gnosias, linguagem, esquema corporal, memória e emoções. Cada unidade funcional pode ser considerada interdependente e todas atuam em conjunto para a execução de diversas atividades[2].

Lezak et al.[4] relata que a cognição pode ser dividida em quatro categorias:

- Funções receptivas (recepção sensorial e percepção).
- Memória e aprendizagem (armazenamento e recuperação de informações).
- Processamento de informações mentais (organização e reorganização das informações dentro do sistema).
- Funções expressivas (expressão de informações, tais como falar, escrever, gesticular e se expressar através da face).

Paralelamente, há variáveis comportamentais que garantem a eficiência de atividades mentais, entre elas consciência e atenção. Aliado a isso, existem as funções executivas responsáveis pelo sucesso no engajamento em atividades dirigidas e com propósito definido. É a partir da relação entre todas estas funções que o indivíduo se comporta[4].

Em relação à aprendizagem e adaptação ao meio, alguns autores sinalizam que deve haver a integração de diversas funções do sistema nervoso, além da interação entre o indivíduo e o meio por meio de experiências. Na teoria da experiência de aprendizagem mediada criada por Reuven Feuerstein, o estudo de aprendizagem, o funcionamento cognitivo e o processamento de informações podem ser divididos didaticamente em funções de entrada (*input*) e saída (*output*). As primeiras ocorrem através de vias aferentes (visão, visão, audição e somatossensitiva), o que corresponde à percepção sensorial da informação pelo cérebro.

Em seguida, há o processamento, a organização e o armazenamento das informações em áreas corticais e subcorticais perceptivas (gnósicas) e motoras (práxicas). Por fim, o *output*, ou resposta efetora ocorre pelas vias eferentes motoras. Entre comportamentos de *output* estão falar, escrever, desenhar, resolver problemas, entre outros. Apesar das semelhanças com os referenciais citados, ressalta-se que, nesse modelo de aprendizagem, a motivação e os reforços positivos ganham maior destaque. Quanto maior o interesse pela informação, mais fácil sua retenção e resgate. Além disso, pesquisadores e clínicos atuais enfatizam funções denominadas funções de "retroalimentação", o que corresponde a repetir, organizar, controlar e regular o que foi aprendido.

Os pontos em comum baseados nas teorias descritas que norteiam as avaliações neuropsicológicas correspondem o estudo da atenção e a memória como essenciais para a aquisição de novas habilidades (aprendizagem). A atenção seletiva filtra informações relevantes no meio e a atenção sustentada mantém sob foco a informação desejada. Quando há demandas ambientais simultâneas, cabe a atenção alternada manter o foco em estímulos diferentes[7].

Além das funções já descritas acima, quando se estuda transtornos psiquiátricos em todas as etapas do cicrlo vital, grande ênfase é dada às funções executivas do cérebro. Essas funções englobam um sistema responsável pelo controle consciente do pensamento e da ação[8], ou seja, processos cognitivos superiores encarregados de otimizar, coordenar e esquematizar outros processos[9]. Existem diversos processos cognitivos envolvidos nas funções executivas, sendo os principais deles divididos didaticamente na Tabela 2.

Alguns autores dividem as funções executivas citadas acima em "quentes" (associam-se ao córtex órbito frontal e com componentes de afetividade e emoção) e "frias" (associam-se ao córtex pré-frontal dorsolateral e estão relacionadas a problemas abstratos)[10]. A maioria das pesquisas contempla a avaliação de componentes frios, porém, recentemente houve um aumento de interesse pelas funções quentes, especialmente relacionadas à tomada de decisões[11].

As funções "frias" teriam um processamento independente de influências emocionais e poderiam ser mapeadas com testes, nos quais o estímulo é emocio-

TABELA 2 Principais funções executivas analisadas em avaliações neuropsicológicas

Função executiva	Definição
Controle inibitório	Capacidade de inibir respostas inadequadas para o contexto ou então respostas a estímulos distratores que interrompam o curso eficaz de uma ação[12,13]
Memória operacional/ memória de trabalho (*working memory*)	Sistema temporário de armazenamento e monitoração de informações. Responsável por selecionar, analisar, conectar e resgatar as informações que já foram consolidadas, ou seja, que foram aprendidas através da memória de longo prazo[7,13]
Flexibilidade mental	Capacidade de mudança de ações ou pensamentos de acordo com as demandas ambientais[13]
Abstração/categorização	Capacidade de agrupamento de elementos que compartilham determinadas propriedades[13]
Tomada de decisões	Capacidade para realização de escolhas entre uma ou mais alternativas que envolvam algum nível de incerteza ou risco[13]

nalmente neutro. Provas de atenção visual aliadas a velocidade de processamento onde são apresentados símbolos e há símbolos-alvo que precisam ser marcados em detrimento de outros, são exemplos de testes com componentes isentos de aspectos emocionais.

▶ AVALIAÇÃO NEUROPSICOLÓGICA NA ÁREA DA INFÂNCIA E DA ADOLESCÊNCIA

A avaliação neuropsicológica aplicada ao público infantojuvenil fará uso de recursos e procedimentos técnicos que terão por objetivo a obtenção de dados que possibilitem a compreensão de como se organiza o processamento cognitivo nas fases da infância e da adolescência, bem como quais impactos emocionais ou características do temperamento ou do humor podem impactar o comportamento de modo a causar desadaptações na vida prática. Dessa forma, para iniciar essa investigação, é essencial que o profissional conheça as etapas do desenvolvimento infantil, não apenas quanto aos marcos de aquisições psicomotoras, mas também quais necessidades afetivas e expressões emocionais são mais esperadas em cada fase. Antes de ser um profissional que trabalhe com avaliação neuropsicológica e saiba manejar testes, esse profissional teve sua formação em psicologia e especialização na área da neuropsicologia, o que o torna capacitado para relacionar um mapeamento cognitivo e as observações afetivo-emocionais daquela criança ou

6 ▪ Avaliação neuropsicológica e emocional   **163**

adolescente com dados de história e queixa que motivaram o encaminhamento para esse processo. Uma compreensão funcional daquele sujeito é o que se espera de um exame rico em informações, como se faz na avaliação neuropsicológica.

Partindo dessas considerações, a avaliação neuropsicológica deve seguir algumas etapas para que esta coleta de informações e compreensão do caso sejam efetivas. O primeiro passo ocorre no agendamento da entrevista de anamnese com os pais e na realização desta entrevista, na qual dados sobre o desenvolvimento infantil, assim como dinâmicas relacionais precisam ser cuidadosamente alinhadas e descritas[14].

No contato inicial com os pais, será feita a coleta dos dados de identificação (dados de contato, escolaridade, constituição familiar e coleta de relatórios e laudos de diversas especialidades), e a primeira pergunta geralmente se refere à queixa que motivou o pedido de avaliação, o qual é geralmente feito por um clínico (seja ele médico ou profissional da equipe multiprofissional: psicopedagogo, fonoaudiólogo, terapeuta ocupacional etc.), pela escola ou, até mesmo, pela própria família.

Com base na queixa é possível delimitar áreas do desenvolvimento que precisarão ser investigadas com maior especificidade, já que nesse relato sinais de transtornos mentais poderão estar presentes, sendo importante que no decorrer da entrevista o examinador se detenha em aspectos da vida da criança em que esses sinais podem ficar expressos. A história pessoal deve ter foco nos objetivos do exame e idade do paciente, pois é praticamente impossível coletar dados completos da vida de um examinando. Além disto, o contexto biopsicossocial do paciente, incluindo condições clínicas e econômicas, diversidade cultural e diferenças educacionais são importantes pontos a serem considerados[14]. Com base nessa consideração, segue-se a pesquisa sobre os seguintes aspectos:

- Gestação e parto: gestação espontânea ou por tratamentos; intercorrências e intervenções médicas; tipo de parto e problemas durante ou após o procedimento; uso de medicações durante a gestação; peso e medida ao nascer; estado emocional da família nesse período.
- Alimentação: experiência de amamentação, a qual engloba período e condições afetivas; introdução da alimentação pastosa e sólida, anotar principalmente quando há seletividade ou restrição.
- Padrão de sono: horas de sono, sono com interrupções, rotina na hora de dormir e no despertar.
- Desenvolvimento neuropsicomotor: etapas do desenvolvimento motor, da linguagem, do uso da toalete.
- Vida escolar: início da escolarização, adaptação, alfabetização, problemas com matérias específicas ou dificuldades mais gerais, relacionamento

com professores e colegas, necessidade de ajustes ou reprovações.

- Características do comportamento e de temperamento: modo de expressar as emoções, socialização, relacionamento com as figuras parentais e irmãos, compreensão das situações sociais e das emoções expressas, bem como o entendimento de linguagem figurada.
- História clínica: ocorrência de doenças, tratamentos, intervenções específicas na saúde, complicações desde o primeiro ano de vida.
- Antecedentes familiares: histórico de problemas de saúde física e mental na família.

Da entrevista de anamnese, segue-se para a etapa de organização do protocolo de avaliação. Importante considerar a escolha de instrumentos que tenham validação e padronização nacional. O profissional precisa consultar o *site* do Conselho de Psicologia para averiguar se o instrumento escolhido está dentro dos padrões exigidos (https://satepsi.cfp.org.br/testesFavoraveis.cfm).

Sabe-se que os testes psicométricos são considerados uma ferramenta facilitadora de avaliação neuropsicológica, mas esse método requer alguns cuidados[15]. Entre esses cuidados estão a heterogeneidade de meios ou instrumentos para avaliar uma mesma função cognitiva. Da mesma forma, a escolha de um teste isolado não permite generalizações amplas, há complicações quando se faz uso de diferentes procedimentos para pontuar a mesma habilidade, ou uso de baterias de testes neuropsicológicos distintos para detectar o comprometimento causado por patologias distintas. Assim como não é incomum o uso de dados normativos de diferentes amostras. A principal consequência dessa heterogeneidade é que os dados cognitivos podem se tornar pouco comparáveis e, assim, complicar a comunicação entre os profissionais.

Em segundo lugar, é preciso considerar o tempo gasto para a avaliação neuropsicológica, usando testes psicométricos que, em alguns casos, se torna extenso e com necessidade de algumas sessões para esse fim.

Em terceiro lugar, é preciso pensar nas situações nas quais uma avaliação neuropsicológica com testes psicométricos não pode ser realizada, por exemplo, no caso de pacientes com lesão cerebral em fase aguda ou a dificuldade em administrá-la, como no caso de pacientes com deficiência sensorial grave, distúrbios comportamentais importantes ou baixo nível educacional.

Finalmente, um cuidado que se faz muito importante, principalmente na área da infância, são as reavaliações, já que a repetibilidade da aplicação do teste pode ficar comprometida pelo efeito de aprendizado.

Além de testes padronizados, o uso de escalas de comportamento pode fornecer informações valiosas de como o examinando se percebe ou é percebido,

6 ■ Avaliação neuropsicológica e emocional **165**

quando o instrumento é preenchido por um familiar ou outro profissional, por exemplo, o professor[6].

Vale ressaltar que a escolha dos instrumentos inclui a capacitação do profissional não apenas quanto às normas de aplicação e correção dos instrumentos, mas prioritariamente do raciocínio clínico quanto aos dados obtidos. Nesse raciocínio, está embutido o estabelecimento de relações entre os resultados quantitativos e qualitativos (observações do comportamento do examinando nas sessões) com os dados de história de vida, informações advindas da escola e de relatórios anteriores ou de outros profissionais, se houver.

Feita a elaboração do protocolo, é preciso pensar nas sessões com a criança, na adequação na forma de comunicação e no estabelecimento de um *rapport* que garanta que ela se sinta em um ambiente seguro, no qual possa entender o motivo de estar nesse lugar. A avaliação pode ser uma situação ansiogênica, já que envolve provas e tarefas com respostas pontuadas como sendo certas ou erradas. Crianças com atrasos no desenvolvimento ou déficits específicos na fala e nas habilidades sociais podem ter dificuldade em se expressar, e métodos lúdicos podem auxiliar no manejo com elas. Crianças pequenas, antes dos 6 anos, podem não ter a capacidade verbal e social para se expressar de forma coerente, mostrando suas experiências e memórias por comportamentos que podem ser observados durante a brincadeira. Além disso, é preciso atenção para necessidades fisiológicas, como sono, fome e qualquer tipo de desconforto físico, que possa causar angústia e tornar a criança pouco cooperativa durante a avaliação. Com crianças muito pequenas, a avaliação precisa ser agendada em um horário em que estejam acordadas, alertas e cooperativas, aspectos estes que serão interrogados na entrevista de anamnese[16].

Na etapa final, utiliza-se a entrevista de devolutiva, a qual é realizada com os pais e, posteriormente, com o profissional que fez o encaminhamento, considerando em ambos os casos o encerramento desse procedimento com a entrega do laudo. A criança ou o adolescente também deve receber uma devolutiva, de forma simples e que o motive a continuar ou a iniciar intervenções que trarão alguma ajuda em decorrência da queixa inicial.

Na devolutiva, é importante que os envolvidos, pais, profissionais e pacientes, entendam a relação entre os sintomas ou os comportamentos que o filho apresenta, com o que foi evidenciado no mapeamento cognitivo e dos aspectos emocionais. É nessa fase que hipóteses diagnósticas poderão ser confirmadas ou não, mas é fundamental que fique claro que a avaliação neuropsicológica não faz um diagnóstico, seja este psiquiátrico seja neurológico, mas levanta dados para se considere correspondências entre as características levantadas e os sinais que definem determinado transtorno, por exemplo, no caso das avaliações com objetivo de elucidação diagnóstica de uma criança com sinais que podem sugerir uma deficiência mental leve ou um transtorno de aprendizagem. Soma-se a isso, a discussão de encaminhamentos indicados para o perfil daquele paciente, as quais incluem intervenções com foco na cognição (treino cognitivo, estimulação ou reabilitação neuropsicológica) e indicações terapêuticas[14,17].

A Tabela 3 apresenta um resumo das etapas da avaliação neuropsicológica.

TABELA 3   Etapas da avaliação neuropsicológica

Entrevista com pais	Dados de anamnese para compreensão funcional dos problemas
Aplicação de provas cognitivas e escalas de comportamento	Mapeamento do perfil cognitivo e emocional para estabelecimento de relações entre funções cognitivas preservadas ou afetadas com as demandas da vida prática
Entrevista devolutiva	Estabelecimento da relação entre sintomas – cognição/cognição social – e problemas acadêmicos e relacionais
Entrega do laudo	Documentação escrita sobre o resultado do processo avaliativo, que apresenta os dados de identificação do examinando, a queixa (descrição da demanda), a finalidade da avaliação e o procedimento (citar instrumentos utilizados com referências bibliográficas), os dados de história, os resultados, a análise desses resultados e as impressões gerais (conclusão), com sugestões de encaminhamentos (segundo Resolução n. 6/2019 do Conselho Federal de Psicologia)

❱ QUE TIPOS DE PACIENTES PODEM SER SUBMETIDOS A UMA AVALIAÇÃO NEUROPSICOLÓGICA

As queixas que trazem um paciente para uma avaliação neuropsicológica podem dividi-los em três grandes grupos:

- O primeiro grupo abrangeria pacientes que trazem queixas comportamentais e cognitivas que são decorrentes de prejuízos ou de modificações cognitivas, afetivas e sociais, os quais ocorreram em razão de eventos que atingiram primária ou secundariamente o sistema nervoso central, por exemplo, pacientes que sofreram traumatismo cranioencefálico (TCE), tumores cerebrais, epilepsia e acidentes vasculares cerebrais (AVC).
- Um segundo grupo de pacientes seriam aqueles nos quais as queixas se referem a insuficiência do potencial adaptativo no manejo da vida escolar, profissional e social, por exemplo, pacientes com transtorno do espectro autista (TEA), deficiência intelectual, transtornos da comunicação social e transtornos de aprendizagem.
- No terceiro grupo estariam os pacientes que apresentam desregulação bioquímica do cérebro ou problemas decorrentes de fatores etiológicos

desconhecidos. Neste grupo se encaixam diversos transtornos psiquiátricos, por exemplo, os transtornos do neurodesenvolvimento (p. ex., transtorno do déficit de atenção), transtornos do humor (p. ex., transtorno bipolar e depressão), esquizofrenia, transtorno obsessivo-compulsivo) e quadros psicóticos de início na infância, entre outros.

Além dos problemas cognitivos, em todos esses grupos, pode ser possível elencar ainda problemas de ordem emocional e relacional que interferem de forma negativa na adaptação psicossocial dada a expressão comportamental disfuncional ou mesmo disruptiva. Essas questões emocionais precisam ser consideradas e abordadas não apenas na avaliação, mas nas intervenções a serem consideradas com o paciente.

▶ OBJETIVOS DE UMA AVALIAÇÃO NEUROPSICOLÓGICA

A avaliação neuropsicológica pode ter como propósito os seguintes objetivos: auxílio diagnóstico, prognóstico, planejamento da reabilitação, seleção de pacientes para técnicas especiais, perícia, entre outros[18], detalhados a seguir.

Auxílio diagnóstico

Uma avaliação para auxílio diagnóstico tem como finalidade confirmar e/ou refutar hipóteses diagnósticas de determinado caso, quando os sinais e os sintomas apresentados pelo paciente geram dúvidas quanto ao diagnóstico que precisará ser estabelecido para que sejam tomadas as devidas condutas clínicas. Nos transtornos do neurodesenvolvimento, uma demanda comum de auxílio diagnóstico se impõe na necessidade de verificar se as características cognitivas, emocionais e comportamentais de um paciente se relacionam ao quadro de deficiência intelectual ou se trata da configuração compatível a um transtorno de aprendizagem. Para essa tarefa, é preciso cuidado na investigação quanto à presença de atrasos no desenvolvimento e déficits cognitivos que caracterizam a deficiência intelectual ou se as dificuldades cognitivas são específicas, configurando assim um transtorno de aprendizagem.

Prognóstico

Para definir habilidades preservadas ou em bom desenvolvimento e aquelas deficitárias, possibilitando algumas inferências sobre a evolução de um quadro ou para prever como o paciente estará após determinado procedimento, por exemplo, o mapeamento obtido em uma avaliação pós-cirúrgica de um paciente com epilepsia.

Orientação para o tratamento

A identificação de alterações das capacidades e das fragilidades do paciente fornece dados para orientar as intervenções, assim como serve também para auxiliar os próprios pacientes e seus cuidadores ou responsáveis, uma vez que entender o funcionamento de uma pessoa favorece o delineamento dos manejos que se pode ter com ela, por exemplo: se a avaliação mostra uma dificuldade de atenção áudio-verbal, com baixa amplitude e dificuldade na memória operacional, o manejo adotado deve incluir um cuidado com a quantidade de informações transmitidas, além da velocidade de emissão dessas informações e a certificação de que o interlocutor compreende o que está sendo dito.

No caso de crianças e adolescente, essas orientações podem se basear paralelamente a evidências empíricas trazidas pelos pais, por exemplo, informações que permitam manejar comportamentos cotidianos inadequados de forma mais adaptativa, e apontar a ausência de estratégias compensatórias no cotidiano, possibilitando implementar aquelas que seriam mais funcionais. Um exemplo seria a obtenção de dados na avaliação que mostrem que a criança tem potencial cognitivo, mas sua eficiência na vida prática fica comprometida por dificuldades no automonitoramento; então, pode-se traçar estratégias que a auxiliem nesse aspecto.

Auxílio para planejamento da reabilitação

Com base nos dados obtidos na avaliação, torna-se possível traçar um plano de intervenção que terá como foco as dificuldades descritas no laudo, mas que precisará considerar as funções cognitivas que estão em melhor desenvolvimento ou que se mostrem preservadas para que, com base nessas "forças", seja possível elaborar a forma de trabalho. A avaliação neuropsicológica é o primeiro passo para um trabalho de reabilitação.

Seleção de pacientes para técnicas especiais

Certos tipos de cirurgias ou de tratamentos medicamentosos podem oferecer risco para o paciente, podendo trazer algumas mudanças no funcionamento cognitivo e no comportamento de modo geral, sendo então importante estimar de forma objetiva os benefícios e os possíveis prejuízos decorrentes de tais procedimentos. A avaliação neuropsicológica pode auxiliar no processo de triagem de pacientes que seriam elegíveis para esses procedimentos.

Perícia

Os dados relatados em uma avaliação neuropsicológica podem ser de grande valia na tomada de decisão e na elaboração de documentos na área jurídica, por exemplo, nos casos de interdições, quando é preciso solicitar indenização, na absolvição ou na detenção em julgamentos, bem como na admissão ou afastamentos de trabalhadores. A avaliação nesse contexto judicial visa investigar de forma ampla o funcionamento mental de quem está envolvido em algum tipo de ação judicial.

▶ CONTRIBUIÇÃO DA AVALIAÇÃO DA DINÂMICA EMOCIONAL NA COMPREENSÃO DOS DADOS NEUROPSICOLÓGICOS

A literatura científica é vasta sobre o mapeamento cognitivo dos transtornos de neurodesenvolvimento. Todavia, existe uma relação importante entre funcionamento cognitivo e condições emocionais. Todas as atividades que são desempenhadas requerem muito de nossa cognição, mas também mobilizam diferentes estados emocionais, dependendo da representatividade que aquela situação na qual a atividade está inserida tem para o sujeito. Nesse cenário, por exemplo, um trabalho de pesquisa a ser realizado em grupo pode deixar um adolescente muito estimulado se for um assunto de seu interesse ou se a nota for importante, mas para outro aluno pode causar ansiedade, desânimo por ter de lidar com as demandas do grupo quanto ao agendamento de horários ou divisão do trabalho ou, ainda, por não se interessar pelo assunto. O resultado do trabalho pode mobilizar satisfação, mas também frustração, raiva e ansiedade, interferindo em comportamentos futuros do aluno.

Emoção e motivação são fatores determinantes na forma de agir no mundo, isso porque as emoções humanas compreendem interações complexas de sentimentos subjetivos, que acompanham respostas fisiológicas e comportamentais que são especialmente desencadeadas por estímulos externos e subjetivamente percebidos como sendo significativos de forma individual.

A emoção modula praticamente todos os aspectos da cognição, principalmente os processos atencionais, a memória e a aprendizagem, o raciocínio e a capacidade de tomar decisões e de resolver problemas. Os estímulos emocionais parecem, inclusive, consumir mais recursos de atenção que aqueles não emocionais; além disso, podem aumentar ou prejudicar o aprendizado e a retenção da memória em longo prazo.

Além disso, vários processos cognitivos relacionados às funções executivas, como por exemplo a memória operacional, o controle inibitório, o planejamento, a flexibilidade cognitiva, estão sujeitos tanto à regulação afetiva quanto aos traços psicológicos[19].

É fundamental que se considere também o papel da cognição na capacidade de autorregulação emocional, uma vez que os circuitos neurais ligados à regulação emocional são altamente interativos com aqueles associados às funções executivas centrais, quais sejam: memória operacional, controle inibitório e flexibilidade cognitiva. A autorregulação pode ser definida como a capacidade de controlar e gerenciar as emoções, o aparato cognitivo e, portanto, o comportamento, sendo fundamental para a aprendizagem e para o sucesso acadêmico e social[20].

Crianças com transtornos psiquiátricos de início na infância comumente apresentam déficits neurocognitivos e problemas de comportamento. Os problemas de comportamento na infância são geralmente caracterizados por padrões de sintomas internalizantes e externalizantes. No primeiro caso, as crianças apresentam certo controle de emoções, pensamentos e comportamentos, mas não necessariamente conseguem se autorregular, o que causa sofrimento e desadaptação. Os sintomas internalizantes incluem sintomas de abstinência, queixas somáticas, tristeza, medo, depressão e ansiedade. Por sua vez, as crianças com comportamentos externalizantes têm maior dificuldade de controle e de autorregulação. Os sintomas externalizantes abrangem agressividade, hiperatividade, desobediência, impulsividade, reações de raiva e comportamentos disruptivos. Esses problemas podem começar nos anos pré-escolares e podem causar prejuízos sociais, cognitivos e emocionais de curto e médio prazo, como dificuldades sociais, baixa capacidade cognitiva e mau funcionamento acadêmico[21,22].

Há estudos na literatura científica mostrando as relações entre problemas externalizantes e internalizantes com a presença de déficits acadêmicos e/ou cognitivos, mas ainda há falta de consenso sobre a causa dessa relação. Déficits acadêmicos e cognitivos podem desencadear a emissão de comportamento externalizante, mas a presença de problemas de comportamento externalizante interfere no desempenho acadêmico e cognitivo. Paralelamente, é possível considerar o suporte empírico para um modelo recíproco pelo qual os problemas acadêmicos/cognitivos iniciais e o comportamento externalizante afetam um ao outro ao longo do tempo[23]. Já Blanken et al.[24] mostraram que crianças com mais sintomas externalizantes apresentavam desempenho inferior no domínio atenção/funcionamento executivo, enquanto as crianças com mais sintomas internalizantes apresentavam prejuízo na fluência verbal e na memória. Em um grupo mais grave de sintomatologia foi encontrado comprometimento específico no domínio sensório-motor. O estudo ilustrou a inter-relação específica de sintomas internalizantes/externalizantes e cognição em crianças pequenas.

6 ■ Avaliação neuropsicológica e emocional 171

A compreensão de como os problemas de comportamento e de rendimento cognitivo afetam a criança é importante, o que ressalta a necessidade da avaliação neuropsicológica não se centrar apenas em um mapeamento cognitivo, mas também na compreensão do comportamento de modo geral, dados esses que podem ser obtidos na entrevista e em escalas de comportamento como será descrito a seguir. Todavia, é sugerido ainda que se possa obter dados de como a criança entende o ambiente e as relações que a cercam, para isso, o uso de provas projetivas seria aconselhável. Essas provas examinam os padrões de pensamento da criança e a maneira como ela experimenta e lida com suas emoções. Fornecem ainda informações sobre a autoestima e seu modo de interação com os outros, incluindo figuras de autoridade.

O conjunto de dados sobre o mapeamento cognitivo e as características comportamentais e emocionais contribuem para manejos e intervenções apropriados para auxiliar no desenvolvimento do processo de regulação do comportamento.

▶ INSTRUMENTOS QUE PODEM SER UTILIZADOS NA AVALIAÇÃO COGNITIVA

A avaliação neuropsicológica infantil, assim como nas demais especificidades, presume uma investigação clínica com base em um protocolo clínico individualizado que se designe a mapear as funções cognitivas e emocionais, assim como os aspectos comportamentais e afetivos emocionais.

A seguir serão destacados os principais instrumentos utilizados para a avaliação das habilidades cognitivas em crianças e adolescentes.

Inteligência

- Escala Wechsler de inteligência abreviada (WASI): pode ser aplicada em crianças a partir dos 6 anos e adultos até os 89 anos. Os subtestes que a compõe são: vocabulário, semelhanças, cubos e raciocínio matricial. A soma dos escores ponderados obtidos nas provas vocabulário e semelhanças fornece a medida do quociente intelectual verbal, e o somatório das pontuações, também ponderadas, em cubos e raciocínio matricial totalizam o quociente intelectual de execução.
- Escala Wechsler de inteligência para crianças (WISC-IV): instrumento clínico de aplicação individual, que tem como objetivo avaliar a capacidade intelectual de crianças de 6 anos a 16 anos e 11 meses. Esta escala é composta de 15 subtestes, divididos em quatro categorias que mensuram compreensão verbal, organização perceptual, memória operacional e velocidade de processamento. O tempo de aplicação da bateria pode

variar de acordo com o número de subtestes aplicados e é preciso ainda considerar as características individuais da criança ou do adolescente, como idade, motivação, atenção e nível de engajamento.

- Escala Wechsler não verbal de inteligência (WNV): teste psicológico que avalia de modo não verbal a capacidade intelectual de crianças e jovens de 4 anos a 21 anos e 11 meses. Indicado para avaliar de maneira adequada indivíduos que tenham habilidades verbais limitadas, por exemplo, no transtorno específico de linguagem, na deficiência auditiva, na deficiência intelectual e no transtorno do espectro do autismo. Além disso, esse instrumento pode ser utilizado quando os indivíduos possuem outra língua materna que não seja português. Assim como as outras versões das Escalas Wechsler de inteligência, o WNV também é considerado padrão-ouro no contexto internacional para avaliação cognitiva.
- SON-R 2 1/2 a 7 [a]: escala para avaliação geral do desenvolvimento e das habilidades cognitivas, por meio de quatro subtestes agrupados em dois tipos: testes de raciocínio (categorias e situações) e testes de execução com enfoque espacial e visuomotor (mosaicos e padrões). Indicado para crianças entre 2 anos e 6 meses e 7 anos de idade, atendendo tanto crianças típicas, como crianças com diversos tipos de deficiência. Aplica-se também às crianças com necessidades especiais de linguagem, fala ou comunicação, como surdez, autismo e transtornos de desenvolvimento, bem como para imigrantes, cuja primeira língua é diferente da falada no lugar de moradia.
- NEPSY II: bateria neuropsicológica que avalia o desenvolvimento neuropsicológico de crianças de 3 anos a adolescentes de 16 anos. O teste fornece medidas quanto aos aspectos: sensório-motor, linguagem, processamento visuoespacial, memória e aprendizagem, atenção/funções executivas e percepção social, sendo praticamente o único instrumento validado para o Brasil que oferece medidas de teoria da mente e de reconhecimento de emoções, dois constructos da cognição social. Composto de quatro tipos de avaliações: avaliação geral, avaliação completa, avaliação seletiva e avaliação diagnóstica. Essas avaliações possibilitam a escolha do tipo de avaliação a ser aplicada de acordo com os objetivos, com o tempo disponível para a realização da avaliação e com as características do indivíduo respondente.

Memória e aprendizagem

- Teste de aprendizagem auditivo-verbal de Rey (RAVLT): avalia a memória declarativa episódica e fornece informações sobre as medidas de aprendizagem áudio-verbal, índices de interferência, de retenção de informações e memória de reconhecimento. O teste é indicado para detecção de dificuldades relacionadas à memória em transtornos mentais e síndromes neurológicas, incluindo epilepsia, demência, transtorno bipolar, depressão maior, entre outros. Utiliza-se de uma lista de palavras simples, de alta frequência no português brasileiro, com três etapas: evocação imediata, evocação tardia e tarefa de reconhecimento. É apropriado para crianças, adolescentes, adultos e idosos, de 6 a 92 anos. A aplicação é individual, sem limite de tempo, sendo que a maioria das aplicações leva em média 40 minutos.

- Figura complexa de Rey: avalia a capacidade de organização visuoespacial, planejamento, desenvolvimento de estratégias e memória visual, por meio da cópia de figuras complexas formada por elementos geométricos.

Processos atencionais

- Teste d-2 revisado: teste que avalia a atenção concentrada visual e a flutuação atencional, aplicado na faixa etária de 7 a 76 anos. O teste fornece indicadores de rapidez e velocidade de desempenho no teste; a quantidade e a porcentagem de erros que o examinando comete; e a ocorrência de variações, por exemplo, oscilação de velocidade durante o curso da tarefa. Pode ser utilizado nos contextos clínico, neuropsicológico, organizacional, de trânsito e de porte de arma (de acordo com a Resolução n. 1/2022 do Conselho Federal de Psicologia).

- Teste dos cinco dígitos (FDT): teste que explora a disfunção cerebral ao medir a velocidade e a eficiência do indivíduo; utilizando quatro tarefas de conteúdo idêntico e de dificuldade cognitiva crescente para avaliar as reações automáticas e sua capacidade para realizar um esforço cognitivo voluntário. O objetivo é medir a velocidade de processamento cognitivo, a capacidade de focar e de reorientar a atenção e de lidar com interferências (subcomponentes controle inibitório e flexibilidade cognitiva). O instrumento é destinado a crianças a partir dos 6 anos, adolescentes, adultos e idosos. A aplicação é realizada de forma individual, com duração entre 5 e 10 minutos.

- Teste de atenção visual – 4ª edição (TAVIS-4): trata-se de um teste computadorizado de atenção visual que consiste em três tarefas para avaliar as seguintes funções atencionais: seletividade, alternância, sustentação. São utilizadas as seguintes medidas: tempo médio de reação, erros por omissão e erros por ação. É indicado para a identificação de déficits de aprendizagem e disfunções comportamentais. O instrumento é destinado a crianças de 6 anos a adolescentes de 17 anos e 11 meses, com escolaridade de 1º ano ensino fundamental ao 3º ano do ensino médio. O tempo médio é de 12 minutos para crianças de 6 a 11 anos e de 20 minutos para adolescentes de 12 a 17 anos de idade.

- Bateria psicológica para avaliação da atenção (BPA): avalia a capacidade geral de atenção, além de oferecer também a avaliação individualizada dos processos de atenção concentrada, alternada e dividida. Pode ser aplicado a partir dos 6 anos até os 82 anos de forma individual ou mesmo coletiva, dependendo do objetivo da avaliação. A aplicação da bateria completa não excede 20 minutos, já que cada folha tem um tempo relativamente curto (atenção concentrada, 2 minutos; atenção alternada, 2 minutos e 30 segundos; e atenção dividida, 4 minutos).

Flexibilidade mental e formação de conceitos

- Teste Wisconsin de classificação de cartas (WCST): objetiva avaliar a capacidade de raciocínio abstrato e de modificar as estratégias cognitivas em resposta a contingências ambientais mutáveis. Pode ainda sinalizar falhas atencionais durante o curso da tarefa pela medida de perdas de *set*. O WCST é indicado como medida do funcionamento "frontal" ou "pré-frontal"; aplicado entre sujeitos com faixa etária entre 6,5 anos e 89 anos.

Aspectos cognitivos e comportamentais podem também ser investigados por escalas que auxiliam na compreensão da funcionalidade, por exemplo, a Escala de comportamento adaptativo de Vineland (Vineland-3). Trata-se de uma entrevista semiestruturada em formato de questionário que verifica cinco domínios do comportamento adaptativo, quais sejam: comunicação, habilidades cotidianas, socialização, habilidades motoras e comportamentos mal adaptados[25]. Cada domínio possui subdomínios conforme listados a seguir: comunicação (receptivo, expressivo e escrito), habilidades cotidianas (pessoal, doméstica e comunidade), socialização (relacionamentos interpessoais, brincadeira e lazer e habilidades de enfrentamento), Habilidades motoras (coordenação motora grossa e fina), comportamentos mal adaptados (internalizantes e externalizantes).

A Escala Vineland é um instrumento fundamental na avaliação funcional de pacientes com deficiência intelectual, mas também é bastante útil em outros transtornos do neurodesenvolvimento.

Existem ainda questionários ou inventários que avaliam aspectos específicos da cognição e do comportamento, por exemplo, o instrumento MTA-SNAP IV[26], que foi desenvolvido para avaliar sintomas de transtorno de déficit de atenção/hiperatividade em crianças e adolescentes. Pode ser preenchida pelos pais ou por professores, que sinalizarão a presença de sintomas listados no Manual Diagnóstico e Estatístico de Transtornos Mentais (DSM-5). Outros instrumentos também se propõem a esse tipo de investigação:

- Escala de autoavaliação do TDAH – versão para crianças e adolescentes – ETDAH-CriAd[27].
- Escala de avaliação de comportamentos infantojuvenis no TDAH em ambiente familiar versão para pais – ETDAH-PAIS[28].

▶ INSTRUMENTOS QUE PODEM SER UTILIZADOS NA AVALIAÇÃO DOS ASPECTOS AFETIVOS E EMOCIONAIS

- Desenho da casa, árvore e pessoa (HTP): teste projetivo que visa abordar elementos da personalidade e possíveis áreas de conflito.
- Pirâmides coloridas de Pfister: trata-se de uma técnica projetiva que visa investigar aspectos mais estruturais da personalidade, oferecendo uma compreensão dinâmica sobre as vivências emocionais.
- Teste de apercepção temática para crianças (CAT-A): investiga a dinâmica da personalidade e auxilia na compreensão do mundo vivencial da criança, no que tange aos conflitos, relações interpessoais e questões próprias da infância. Consiste em apresentar para o examinando um conjunto de imagens que oferece estímulos animais e solicitar a ele que conte histórias sobre essas imagens. É esperado que ele revele de forma indireta informações sobre suas relações familiares, seus desejos, seus temores, além de outros sentimentos.
- Questionário de personalidade para crianças e adolescentes (EPQ-J): visa mensurar o funcionamento psicológico do indivíduo com base em modelos fatoriais de personalidade, que englobam psicoticismo, extroversão e neuroticismo. São realizadas 60 perguntas com alternativas "sim" ou "não", indicado para crianças a partir de 10 até adolescentes de 16 anos, com escolaridade mínima correspondente ao 4º ano (antiga 3ª série) ou que tenha domínio de leitura. O tempo de aplicação varia entre 15 e 20 minutos e pode ser executada de maneira individual ou coletiva.
- Inventário fatorial de personalidade II (IFP-II): busca traçar o perfil de personalidade do indivíduo, por meio de treze dimensões da personalidade: assistência, intracepção, afago, autonomia, deferência, afiliação, dominância, desempenho, exibição, agressão, ordem, persistência e mudança; baseado na teoria de Henry Murray. Aplicado em até 20 minutos, são feitas 100 afirmações ao examinando, nas quais ele deve classificá-las de 1 a 7 de acordo com a frequência com a qual concorda com

cada uma delas. Pode ser aplicado em pessoas de 14 a 86 anos, com grau de instrução a partir do ensino fundamental, individual ou coletivamente, sem limite de tempo.

- Sistema multimídia de habilidades sociais de crianças de 7 a 12 anos (SMHSC): usado para avaliação e intervenção. Para avaliação, o material pode ser apresentado na versão informatizada ou impressa. A criança faz a autoavaliação, assim como o professor a avalia.

- Inventário de habilidades sociais para adolescentes de 12 a 17 anos (IHSA): inventário de autorrelato que avalia as áreas: empatia, autocontrole, civilidade, assertividade, abordagem afetiva e desenvoltura social.

Existem ainda inventários que auxiliam na compreensão de estados do humor ou de sinais de estresse, por exemplo, a Escala Baptista de depressão infantojuvenil – EBADEP-IJ[22]; e a Escala de estresse, versão infantil e para adolescentes.

❯ CONSIDERAÇÕES FINAIS

O interesse na compreensão dos processos que participam das relações entre cérebro, cognição, emoção e comportamento é uma questão que mobiliza diversas disciplinas ao longo do tempo, como a neuropsicologia. Nesse contexto, insere-se a avaliação neuropsicológica que representa um procedimento de coleta de informações utilizada para várias demandas, como comparar a amostra do comportamento do sujeito com os resultados de outros pertencentes à população geral ou a grupos específicos; testar hipóteses tomando como referência critérios diagnósticos; realizar diagnóstico diferencial; realizar avaliação compreensiva para se examinar potencialidades e limitações, para planejamento de tratamento e fins legais, como nos casos de perícia. Quando integrada ao trabalho de equipe multidisciplinar, torna-se um elemento diferencial ao colaborar com a obtenção de dados que possibilitem o delineamento de manejos clínicos e intervenções apropriadas a cada caso.

❯ REFERÊNCIAS BIBLIOGRÁFICAS

1. Mikadze YV, Ardila A, Akhutina TV. A.R. Luria's approach to neuropsychological assessment and rehabilitation. Arch Clin Neuropsychol. 2019; 34(6):795-802.
2. Luria AR. Fundamentos de neuropsicologia. Tradução de Juarez Aranha Ricardo. Rio de Janeiro: Livros Técnicos e Científicos; São Paulo: Edusp; 1981.
3. Jurado MA, Pueyo R. Doing and reporting a neuropsychological assessment. Int J Clin Health Psychol. 2012;12(1):123-41.
4. Lezak MD, Howieson DB, Bigler ED, Tranel D. Neuropsychological assessment. New York: Oxford; 2012.
5. Glozman J. A prática neuropsicológica fundamentada em Luria e Vygotsky: avaliação, habilitação e reabilitação na infância. Tradução de Carla Anauate. São Paulo: Mennon; 2014.

6 ▪ Avaliação neuropsicológica e emocional   177

6. Schaefer LA, Thakur T, Meager MR. Neuropsychological Assessment. In: StatPearls. Treasure Island: StatPearls; 2022.
7. Siqueira CM, Gurgel-Giannetti J. Mau desempenho escolar: uma visão atual. Rev Assoc Med Bras. 2011;57(1).
8. Zelazo PD, Müller U, Frye D, Marcovitch S, Argitis G, Boseovski J, et al. The development of executive function in early childhood. Monographs of the Society for Research on Child Development. 2003;68(3):vii-137.
9. Rodriguez-Jimenez R, Cubillo A, Jiménez-Arriero MA, Ponce G, et al. Executive dysfunctions in adults with attention deficit hyperactivity dirsorder. Rev Neurol. 2006;43(11):678-84.
10. Kerr A, Zelazo P. Development of "Hot" Executive Function: The Children's Gambling Task. Brain & Cognition. 2004;55:148-57.
11. Mata FG, Neves FS, Lage GM, Moraes PHP, Mattos P, Fuentes D, et al. Avaliação neuropsicológica do processo de tomada de decisões em crianças e adolescentes: uma revisão integrativa da literatura. Rev Psiq Clín. 2011;38(3):106-15.
12. Barkley RA. The executive functions and self-regulation: an evolutionary neuropsychological perspective. Neuropsychol Rev. 2001;11(1):1-29.
13. Malloy-Diniz LF, Sedo M, Fuentes D, Leite WB. Neuropsicologia das funções executivas. In: Fuentes D, Malloy-Diniz LF, Camargo CHP, Cosenza RM (eds.). Neuropsicologia: teoria e prática. Porto Alegre: Artmed; 2008.
14. Cunha JA. Psicodiagnóstico – V. Porto Alegre: Artmed; 2002.
15. Abbate C, Trimarchi PD. Clinical neuropsychologists need a standard preliminary observational examination of cognitive functions. Front Psychol. 2013;4:314.
16. Srinath S, Jacob P, Sharma E, Gautam A. Clinical practice guidelines for assessment of children and adolescents. Indian J Psychiatry. 2019;61(Suppl 2):158-75.
17. Gonçalves HA, Scheffer BE, Fonseca FP. Especificidades do laudo e indagações recorrentes quanto à devolução dos resultados da avaliação neuropsicológica infantil. In: Cardoso CO; Dias NM. Intervenção neuropsicológica infantil: da estimulação precoce-preventiva à reabilitação. São Paulo: Pearson Clinical Brasil; 2019. p. 159-178. Cap. 6.
18. Ramos AA, Hamdan AC. O crescimento da avaliação neuropsicológica no Brasil: uma revisão sistemática. Psicologia: Ciência e Profissão. 2016;36(2):471-85.
19. Serafim AP, Rocca CCA. Avaliação psicológica da personalidade: modelos e instrumentos. In: Louzã MR, Cordás TA (org.). Transtornos da personalidade. 2.ed. Porto Alegre: Artmed; 2020. p. 82-99. v. 1.
20. Diamond A. Executive functions. Ann Rev Psychol. 2013;64(1):135-68.
21. Hoglund WLG, Chisholm CA. Reciprocating risks of peer problems and aggression for children's internalizing problems. Developmental Psychology. 2014;50(2):586-99.
22. Cruz SH et al. Problemas de comportamento em crianças brasileiras de quatro anos de idade. Psicologia: Teoria e Pesquisa. 2021;37:e37301.
23. Metcalfe LA, Harvey EA, Laws HB. The longitudinal relation between academic/cognitive skills and externalizing behavior problems in preschool children. J Educational Psychol. 2013;105(3):88194.
24. Blanken LM, White T, Mous SE, Basten M, Muetzel RL, Jaddoe VW et al. Cognitive functioning in children with internalising, externalising and dysregulation problems: a population-based study. Eur Child Adolesc Psychiatry. 2017;26(4):445-56.
25. Sparrow SS, Cicchetti DV, Saulnier CA. Vineland adaptive behavior scales. 3. ed. (Vineland-3). Bloomington: NCS Pearson; 2016.
26. Matos P, Serra-Pinheiro MA, Rohde LA, Pinto D. Apresentação de uma versão em português para uso no Brasil do instrumento MTA-SNAP-IV de avaliação de sintomas de transtorno do déficit de atenção/hiperatividade e sintomas de transtorno desafiador e de oposição. Revista de Psiquiatria, RS. 2006;3(2):290-7.
27. Benczik EBP. Escala de autoavaliação do TDAH – versão para crianças e adolescentes – ETDAH-CriAd. São Paulo: Mennon; 2016.
28. Benczik EBP. Escala de avaliação de comportamentos infantojuvenis no TDAH em ambiente familiar – versão para Pais – ETDAH-PAIS. São Paulo: Mennon; 2016.
29. Baptista MN. Escala Baptista de Depressão Infanto-Juvenil – Coleção. São Paulo: Hogrefe; 2018.

7
Terapias lúdicas

Marisol Montero Sendin

▶ INTRODUÇÃO

As terapias lúdicas são abordagens terapêuticas que se utilizam das formas não verbais de acesso e trabalho dos conteúdos disponíveis dentro do universo infantil.

Apesar de muito utilizado com crianças pequenas ou com pacientes portadores de importantes limitações no desenvolvimento que comprometam o processo verbal, elas também são úteis em crianças maiores, adolescentes e adultos que apresentam dificuldades emocionais significativas, situações traumáticas ou durante o processo de vinculação, uma vez que essa forma de intervenção permite que a aproximação e o contato entre o profissional e o paciente sejam menos ameaçadores.

As terapias lúdicas apresentam importante papel no processo diagnóstico para avaliar aspectos subjetivos do desenvolvimento simbólico e a capacidade motora e cognitiva do desenvolvido. Além disso, desempenham atuação terapêutica, ao promoverem mudanças internas e a elaboração/resolução de conflitos emocionais.

Elas serão descritas em diferentes modelos e abordagens, mas não se restringem somente a um modelo ou referencial teórico. No entanto, este capítulo segue o referencial psicanalítico para consolidar o fundamento teórico no qual a prática terapêutica desenvolvida foi baseada.

O capítulo está dividido em diferentes abordagens que englobam a prática da ludoterapia, passando da observação lúdica para a ludoterapia não diretiva. Em seguida, descrevem-se a avaliação e a intervenção dirigida aos pais por meio da escala de avaliação das preocupações parentais, a terapia filial e, por fim, o uso de animais no processo terapêutico por intermédio da terapia assistida por **cães**. É fundamental que essas abordagens possam ser consolidas por meio da evidência de resultados por se tratar de importante instrumento diagnóstico e terapêutico em diferentes problemáticas presentes em variadas situações e quadros psicopatológicos.

▶ OBSERVAÇÃO LÚDICA

A observação lúdica é realizada sem ideias preconcebidas, detalhada e minuciosa de cada conduta lúdica assumida pela criança examinada: atitude, postura, movimentos corporais, habilidade psicomotora, brinquedos, desenhos, construções ou qualquer outra atividade artística que realize, verbalizações, cantos etc. Essa observação deve ser transmitida mediante uma discrição o mais completa possível e na ordem cronológica de aparecimento.

É importante que o registro seja feito da forma mais precisa possível e é de suma importância que se diferencie adequadamente o observado das sensações contratransferenciais recebidas.

Deve-se observar a natural inclinação de nos identificarmos com a criança ou com os pais e levar em conta o perigo de a capacidade do observador ver-se obscurecida pela tendência de inferir condutas que não se produziram, o que também é muito comum, pois a situação de observação gera ansiedades para o observador, que se vê forçado a assumir uma atitude passiva e neutra diante da criança, em lugar do intercâmbio social comum.

A sequência cronológica é necessária, pois é muito importante saber em que momento se instala uma regressão ou um aspecto de desorganização ou de desenvolvimento defeituoso.

Durante a observação lúdica, o profissional deve se abster de tomar notas por escrito, pois:

- A criança se expressa melhor por suas condutas motoras que por verbalizações e, portanto, a atenção do observador deve ser mais visual que auditiva.
- Quando se tomam notas na presença da criança, a atenção se dispersa e pode ocorrer perda de percepção das situações emocionais.
- O fato de a pessoa que está atendendo tomar notas desperta no examinado angústias paranoides.
- Tomar notas pode evocar na criança examinada a imagem de alguém que se ocupa de si mesmo e não dela.

- O registro feito ao tomarem-se notas é aparentemente muito detalhista, mas carece de captação afetiva. A atitude emocional, o clima afetivo que se forma durante a observação, as mudanças nesse clima são dados semiológicos de relevante interesse.

Muitos autores consideram que os registros escritos, as filmagens ou as gravações não substituem o processo imponderável que é a elaboração dos conflitos do terapeuta relativos à observação e à compreensão, principalmente se levar em conta que quanto mais se compreende mais se observa e vice-versa.

A aprendizagem da observação desperta intensas angústias, e sua aquisição é gradual. A capacidade de compreensão amplia-se com a exercitação clínica, o que permite a superação progressiva das angústias e o incremento das possibilidades de observar com objetividade. É necessário efetuar uma aprendizagem tanto do desenvolvimento neuropsicomotor e lúdico como da observação de crianças de cada idade para que o registro reconstrua os dados observados da melhor forma possível, respeitando as limitações próprias do processo.

Desenvolvimento do brincar

Quando muito pequenas, as crianças preferem brincar sozinhas ou em pequenos grupos. Podem brincar ao lado de outras crianças sem, contudo, brincarem umas com as outras, mesmo que envolvidas com um mesmo brinquedo. As crianças mais velhas organizam-se em grupos maiores para as brincadeiras e, em geral, brincam de forma a desenvolver atividades iguais ou semelhantes. No decorrer do desenvolvimento, outras formas de brincar aparecem; inicialmente, elas brincam de forma a dominar suas qualidades; por meio dessa prática repetitiva, ela passa a usar o faz de conta, o jogo imaginativo, para se introduzir no mundo dos adultos.

Outro tipo de brincadeira que aparece no decorrer do processo do desenvolvimento é o jogo de regras, que acompanha o ser humano por toda a sua vida. Jogo de regras é fascinante para crianças a partir de 6 anos (forma de aprender e reaprender, pois são jogos de desafio). Os jogos de regras exercitam a atenção e a memória, estimulando o desenvolvimento cognitivo com a criação de novas estratégias na situação de jogo.

A mudança no conteúdo da brincadeira da criança relaciona-se às mudanças em suas atividades de rotina, mudanças quantitativas nas brincadeiras, especialmente do faz de conta social, ocorrem entre as crianças mais velhas e as mais novas (entre 3 e 6 anos).

O faz de conta é a forma mais visível de entrada da criança no mundo dos adultos, está ligado ao jogo simbólico e é bastante comum em crianças na faixa de 4 anos.

O faz de conta é o jogo simbólico, e a simbolização por meio dos objetos funciona como precondição para o aparecimento do jogo de papéis ou sociodramático, considerada o mais alto desenvolvimento do jogo simbólico, que aparece na criança por volta dos 3 anos.

Brincar de boneca, de carrinho, de super-heróis inicia-se como simples repetição de atos rotineiros que a criança observa para transformar-se, posteriormente, em ações individuais que se aproximam dos padrões de expectativa dos adultos, criando relações entre o mundo real e o imaginário. No jogo simbólico, a criança constrói uma ponte entre a fantasia e a realidade.

Para Piaget, nas crianças até 2 anos de idade, fase em que aparece a linguagem, a atividade lúdica caracteriza-se, basicamente, pelo exercício: a criança exercita-se na atividade de brincar pelo simples prazer, repetindo as ações e observando os resultados.

Entre 2 e 7 anos, a atividade lúdica adquire o caráter simbólico: a criança representa seu mundo, e o símbolo serve para evocar a realidade. Os denominados jogos de construção constituem uma espécie de transição entre o jogo simbólico e o jogo de regras: por meio deles a criança começa a se inserir no mundo social e a se desenvolver em direção a níveis mais complexos de cognição. É uma fase de passagem da fantasia para a realidade.

É a partir dos 6 anos que surgem os jogos de regras, que implicam relações sociais: caracterizam-se por ser uma combinação sensório-motora ou intelectual com competição dos indivíduos regulamentadas por um código. Nessa perspectiva, é interessante observar que, em uma situação de livre escolha as crianças vão revelar seus interesses e necessidades, assim como enfrentar os desafios e encontrar formas de superá-los.

De 7 a 11 anos a criança interessa-se, sobretudo, pelos jogos de regras: ludo, dominó, cartas de baralho, Banco Imobiliário®, trilha, dama e xadrez são os preferidos. São jogos que permitem à criança a manipulação de suas forças internas na luta pela adaptação ambiental e pelo manejo do mundo.

Ao se observar a criança brincar, o que escolhe e com o que brinca, poder-se-á obter uma série de informações sobre ela, considerando algumas características da relação criança-brinquedo, tais como:

- Preferência por um ou outro brinquedo.
- Tempo de permanência no brinquedo escolhido.
- Contato com a variabilidade e o número de desafios que o brinquedo proporciona.

182 Psiquiatria da infância e adolescência: cuidado multidisciplinar

- Quantidade de brinquedos com que a criança brinca ao mesmo tempo.
- Material com o qual o brinquedo é construído e sua atratividade sobre a criança.
- Forma como a criança brinca.

Sequência desenvolvimental do brincar

Piaget foi um dos primeiros a descrever a sequência desenvolvimental do brincar infantil, que vai do "brincar prático" ao "jogo simbólico" (fantasia, faz de conta) até o "jogo com regras". Piaget via esses estágios sobrepostos na infância e os correlacionou à sua teoria do desenvolvimento cognitivo. Por brincar prático, ele quis dizer o brincar sensório-motor nas crianças (que é semelhante ao brincar na maioria dos animais). O jogo simbólico torna-se possível quando a função simbólica se desenvolve, ou seja, quando a criança é capaz de representar os objetos do mundo externo internamente. Desse ponto de vista, o jogo simbólico se torna possível ao redor dos 18 meses. Por volta dos 6 anos, o jogo simbólico é suplantado pelo "jogo com regras", em que a atividade é regida por regras públicas (explícitas), que devem ser seguidas, geralmente em jogo cooperativo com outros jogadores.

A divisão entre jogo simbólico e jogo com regras, no entanto, não é abrupta, já que o jogo dramático ou sociodramático tem "minirregras" explícitas, que devem ser seguidas e negociadas.

O jogo prático, entendido como um jogo não simbólico e não governado por regras, que ocorre no período sensório-motor, pode também estar presente de forma modificada, com elementos simbólicos e regras (jogos corporais e jogos de luta).

Sara Smilansky postulou uma sequência desenvolvimental do jogo composta de:

- Jogo funcional: movimentos corporais ou ações com objetos simples (sacudir blocos).
- Jogo de construção: fazer coisas com objetos (construir uma torre de cubos).
- Jogo dramático: desempenhar papéis em um jogo de faz de conta (fingir ser médico).
- Jogo com regras: jogar um jogo com regras explícitas (futebol, Jogo da Vida®).

Smilansky sugere que o jogo de construção é intermediário entre o jogo funcional e o jogo dramático, porém aparentemente o jogo de construção já tem elementos de fantasia na maior parte das crianças e, em geral, coexiste com o jogo dramático ao longo do período pré-escolar.

Mildred Parten observou como crianças pequenas evoluem do brincar isolado (ou solitário) para o brincar paralelo, brincar associativo e brincar cooperativo de grupo. O brincar solitário implica que a criança está por si, engajada em uma atividade. O brincar paralelo se refere a uma criança brincando perto de outra criança, com os mesmos materiais, porém sem uma interação significativa (crianças brincando no tanque de areia). O brincar associativo em grupo implica que as crianças estão brincando juntas, porém fazendo o mesmo tipo de atividade (colocando areia no mesmo balde). O brincar cooperativo em grupo é mais avançado, com as crianças brincando juntas com diferentes papéis (uma pega os baldes, outro enche com areia, outro o leva para fazer uma montanha). Além dessas categorias, Parten coloca os estados "não ocupado", quando a criança não está engajada em nenhuma atividade, e "expectador", quando a criança apenas observa os outros sem se juntar a eles (Quadro 1).

QUADRO 1 Categorias de participação social

Não ocupada: a criança não está engajada em nenhuma atividade
Expectador: a criança apenas observa os outros, não se juntando a eles
Jogo solitário: a criança brinca sozinha, longe dos outros
Jogo paralelo: a criança brinca próxima a outra(s), com os mesmos materiais, mas não interage muito
Jogo associativo: a criança interage com outra(s) na atividade, fazendo tarefas semelhantes
Jogo cooperativo: a criança interage com outra(s) de modo coeso

Rubin, Watson e Jambor juntaram as categorias de Piaget e Smilansky como "formas de hierarquia do brincar" e as combinaram com as categorias de participação social de Parten, gerando o "*Play Observation Scheme* (POS)", em que há outras categorias de brincar, como conversação e outros comportamentos, que estendem a observação para além do brincar com objetos. O POS é uma ferramenta descritiva (Quadro 2).

O jogo simbólico da criança começa durante o segundo ano de vida (entre os 12 e os 15 meses), apresenta um pico nos últimos anos do período pré-escolar e declina durante o período escolar.

Estudos controlados em salas de brincar usadas como laboratório revelam três tendências desenvolvimentais do jogo simbólico:

184 Psiquiatria da infância e adolescência: cuidado multidisciplinar

QUADRO 2 *Play Observation Scheme (POS)*

Nome: _____	Idade _____	Sexo: F ( ) M ( )

Sessão livre de brincar:					Data: _____

Duração	10'	20'	30'	40'	50'	60'

Tipo

Fora da sala

Em trânsito

Não ocupada

Expectador

Comportamento

Jogo solitário
  Funcional
  Exploratório
  Construção
  Dramático
  Jogo com regras

Jogo paralelo
  Funcional
  Exploratório
  Construção
  Dramático
  Jogo com regras

Grupo cooperativo
  Funcional
  Exploratório
  Construção
  Dramático
  Jogo com regras

Conversação
  Monólogo coletivo
  Diálogo

Outros comportamentos
  Ansiedade
  Indecisão
  Agressão
  Jogos corporais
  Jogo de luta

- Descentralização: uma mudança do si mesmo como agente para o outro como agente.
- Descontextualização: o movimento de usar objetos realísticos no brincar para o uso de objetos menos realistas ou imaginários.
- Integração: combinar atos de fantasia para formar sequências e narrativas.

Por volta de 3 anos, o brincar descontextualizado ocorre mais espontaneamente no brincar. As crianças, a partir de 3 a 4 anos e mais comumente entre 6 e 8 anos, começam a incorporar objetos ou ações imaginárias sem a presença de objetos reais ou substituto (p. ex., quando solicitadas a escovar os dentes ou pentear os cabelos, as crianças de 3 a 4 anos usam o dedo e as de 6 a 8 "seguram" uma escova/pente imaginários). A integração é o ato de combinar um número de atos de fantasia, e talvez atores, em uma sequência narrativa (p. ex., a criança põe o ursinho para dormir, acorda-o, dá banho, alimenta-o e talvez outro urso possa vir brincar junto).

O jogo simbólico pode ser solitário, mas na maioria das vezes é social – primeiro com a mãe ou o pai, depois com os pares. Mesmo o brincar simbólico inicial é essencialmente social em seu caráter.

Desenvolvimento social do jogo simbólico

Parece que a mãe ou um parente mais velho, talvez um irmão, tipicamente tem suporte do brincar no início, sugerindo ou demonstrando ações, como a mãe "dá banho no urso" e depois entregá-lo para a criança. Assim, muito do jogo simbólico da criança é imitativo: ela tende a seguir "roteiros" bem estabelecidos ou uma linha de história, como alimentar o bebê ou cuidar do paciente. Propósitos realistas ajudam a manter o jogo simbólico, porém à medida que a criança atinge 3 a 4 anos, elas são menos dependentes dos parceiros mais velhos e dos propósitos realistas, se tornando mais ativas em iniciar o jogo simbólico e adaptando objetos menos realistas ou imaginários, mostrando-se mais conscientes das convenções do brincar, negociando com competência as regras dentro das sequências do jogo.

A partir dos 3 anos, o jogo simbólico comumente envolve sofisticada troca de papéis sociais, tornando um jogo sociodramático, referindo-se ao jogo dramático, isto é, jogo no qual a criança nitidamente encena um papel, e ao jogo social (o jogo dramático pode ser solitário). O jogo sociodramático tem papel muito importante no desenvolvimento.

Crianças com deficiências e transtornos do desenvolvimento não brincam no mesmo nível que as crianças que se desenvolvem normalmente. Em muitos casos o brincar parece se desenvolver na mesma sequência que nas crianças normais, porém a uma velocidade diferente (Tabela 1).

Crianças com transtornos do espectro autista (TEA) geralmente não são interessadas no jogo simbólico e evitam o contato social, mostrando menos jogo simbólico espontâneo que as crianças-controle de mesma idade cronológica e mental. Além disso, o jogo simbólico dessas crianças tende a ser repetitivo e estereotipado. Porém, enquanto o déficit no jogo simbólico espontâneo foi um

186 Psiquiatria da infância e adolescência: cuidado multidisciplinar

TABELA 1 Desenvolvimento do brincar

Tipo	Período	Observações
Jogo de exercício		
Estereotipias rítmicas	Início no nascimento e pico aos 6 meses	Geralmente solitário, pode ser feito na interação entre adulto e criança
Jogo de exercício	Início no final do 1º ano, com pico entre 4 e 5 anos e declínio durante o período escolar	Movimento motor grosso (p. ex., correr e escalar)
Jogo de luta	Predomina entre 3 e 4 anos, com pico entre 6 e 10 anos e declínio aos 13 anos	Interação com os pares da escola
Jogo de construção	Início no período pré-escolar	Resolução de problemas
Jogo simbólico	Início entre 12 e 15 meses, com pico no período pré-escolar e declínio no período escolar	
Jogo solitário		Linha narrativa simples (p. ex., alimentar o bebê)
Jogo social		Linha narrativa mais complexa (p. ex., sequência de alimentar o bebê, banhá-lo e colocá-lo na cama)
Jogo sociodramático	A partir dos 3 anos	Envolve regras sofisticadas do jogo de papéis com pares, com menor dependência de "roteiros" vivenciados no dia a dia (p. ex., ser bombeiro e apagar o fogo, lutar contra monstros e viajar para países estrangeiros) Distinção entre fantasia e realidade
Faz de conta	Pico entre 3 e 8 anos, geralmente desaparece aos 10 anos	Companheiros imaginários

achado consistente, há evidências que crianças com TEA podem apresentar o jogo simbólico, quando eliciado ou solicitado por um adulto.

Evolução do brincar
Materiais: com que a criança brinca?

A identificação do que a criança utiliza para brincar (brinquedos, materiais, objetos) é importante porque fornece informações sobre a acessibilidade e adequação dos itens de brincar aos quais a criança está exposta.

Estágio sensório-motor (0 a 2 anos)

- Brinquedos para experiências sensoriais: chocalhos, mordedores, móbiles, brinquedos sonoros.
- Brinquedos para manipular: bolas, blocos para encaixar, instrumentos musicais, blocos, carros, bonecas, figuras simples.
- Início do jogo simbólico: equipamentos de cozinha, fantoches.

Estágio simbólico e de construção simples (2 a 4 anos)

Brinquedos, objetos realistas, blocos de construção, materiais para manipulação (água, areia, argila, tinta, lápis), pequenas figuras, acessórios para carros e bonecas (como garagens e casinha) veículos e brinquedos de ação.

Estágio dramático e de construção complexa (4 a 7 anos)

Brinquedos, objetos, materiais gráficos (lápis, caneta, tinta), massinha, cola, tesoura, água, argila, blocos para construir, roupas de bonecas, brinquedos de velocidade e coordenação, coleções não seletivas, animais de estimação, jogos de tabuleiro simples, cartas, livros, música.

Estágio do jogo (7 a 12 anos) e estágio da recreação (12 a 16 anos)

- Jogos de regras complexas, jogos de construção complexa, atividades grupais estruturadas, esportes.
- Atividades organizadas em equipe, grupos sociais.

Ação: como a criança brinca?

Uma vez que os materiais foram identificados, verifica-se como a criança lida com eles. A maneira como a criança interage com os brinquedos é indicativa da qualidade das habilidades do brincar em vários domínios, como motricidade grossa e fina, imitação e interação social.

Estágio sensório-motor (0 a 2 anos)

- Motricidade grossa: levantar-se/cair, andar, puxar, sentar-se, subir, abrir/fechar.
- Motricidade fina: tocar, levar à boca, segurar, lançar/pegar, bater, sacudir, carregar, imitação motora de ações domésticas.

Estágio simbólico e de construção simples (2 a 4 anos)

- Motricidade grossa: subir, correr, pular, balançar, arrastar, deixar cair, arremessar.

- Motricidade fina: encher/esvaziar, rabiscar/desenhar, apertar/puxar, combinar/separar, arrumar espacialmente.

Estágio dramático e de construção complexa (4 a 7 anos)

- Motricidade grossa: façanhas ousadas, pulos, cambalhotas, dança.
- Motricidade fina: combinação de materiais, construção e uso de ferramentas, imitação da realidade.

Motivação de domínio

- Em torno dos 4 anos, as crianças mostram preferência por tarefas desafiadoras.
- Motivação das crianças normais de explorar e tentar dominar tanto o ambiente físico (brinquedos) quanto o social (outras pessoas).

Aspectos da motivação de domínio a serem observados:

- Interesse e curiosidade (diminuídos nos transtornos de apego).
- Desejo de se engajar em tarefas que apresentem algum desafio (diminuído em caso de ansiedade, depressão, síndrome pós-traumática, pouca estimulação ambiental e relacionamento familiar precário).
- Persistência em dominar determinada tarefa (diminuída em caso de TDAH e transtornos do controle dos impulsos).
- Satisfação ao concluir a tarefa (diminuída na depressão).

Jogo dramático consiste na imitação da realidade, dos costumes, contação de histórias e é bem desenvolvido em torno dos 5 anos.

Dimensões do desenvolvimento do jogo simbólico:

- Descontextualização: habilidade de se mover entre a realidade e a fantasia por meio da utilização ou não dos brinquedos.
- Tema: indo das atividades diárias a situações totalmente imaginárias.
- Organização dos temas: de ações simbólicas limitadas a um brincar organizado

Estágio do jogo (7 a 12 anos) e estágio da recreação (12 a 16 anos)
- Comportamento ligado a regras. Atividades esportivas.
- Organização em turmas, gangues, clubes informais.
- Atividades em equipes esportivas e grupos sociais.

Pessoas: como a criança brinca com os outros?

A natureza do brincar infantil com outros, sejam os pares ou membros da família, requer uma descrição detalhada para que se possa obter uma representação verdadeira do estilo de brincar daquela criança. Características como espontaneidade e iniciativa devem ser consideradas, tanto no brincar solitário como no interativo.

Estágio sensório-motor (0 a 2 anos)

No início o bebê é apegado à mãe e se fixará permanentemente nela. À medida que o bebê amadurece, a afetividade se centra na família.

Estágio simbólico e de construção simples (2 a 4 anos)

Para as crianças menores, a relação com os pais é frequentemente reproduzida com as bonecas. Há imitação das tarefas domésticas. À medida que a criança cresce ela usufrui o brincar solitário ou paralelo, podendo também entrar em uma conversa de faz de conta com os brinquedos.

À medida que a linguagem se desenvolve, o interesse da criança de brincar com os outros aumenta e ela aprende a dividir os brinquedos como forma de barganha para obter o que quer.

Estágio de jogo dramático e de construção complexa (4 a 7 anos)

A criança de 4 anos se associa a 2 ou 3 crianças. Amigos imaginários também são comuns. O brincar da criança de 5 anos continua sendo paralelo embora estar com outras crianças seja agradável. A criança pode brincar bem com irmãos menores ou maiores, mas prefere brincar com os de sua idade. Compartilha os brinquedos. Versão verbal do jogo paralelo é igual a monólogo coletivo: cada um fala na sua vez, esperando para ouvir o que o outro tem a dizer; os assuntos, porém, têm pouca ou nenhuma relação entre si.

A criança de 6 anos prefere brincar com os amigos a fazê-lo com os irmãos ou mesmo sozinho. Brinca melhor com crianças de sua idade ou mais velhos e não mostra preferência de gênero. Ganhar é importante para ela, e trapaças não são aceitas. Brinca em grupos não organizados.

Estágio do jogo (7 a 12 anos) e estágio da recreação (12 a 16 anos)

- Grupos não organizados, turma, gangues.
- Equipes de esporte, grupos organizados.

Local: onde e como a criança brinca

Estágio sensório-motor (0 a 2 anos)
O local de brincar varia conforme a mobilidade da criança se amplia. Inicialmente a criança brinca no berço ou na cadeirinha. À medida que a criança começa a engatinhar e, posteriormente, andar, o ambiente imediato se torna local para exploração.

Estágio simbólico e de construção simples (2 a 4 anos)
A criança começa a brincar na vizinhança próxima e no *playground*, aumentando suas oportunidades de explorar e sua experiência.

Estágio do jogo dramático e de construção complexa (4 a 7 anos)
As crianças neste estágio gostam de ambientes abertos em que possam praticar suas habilidades motoras grossas. Também gostam de assistir a espetáculos (circo, *show* de fantoches). Elas podem ir sozinhas à casa de vizinhos.

A observação lúdica

A não padronização do material da observação lúdica faz a tarefa se tornar difícil e a produção não ser bem aproveitada. Dessa forma, para uma observação sistemática e coerente, que permita comparar diversos materiais dentro da observação, obter dados e orientar a análise desses dados, possibilitando uma avaliação evolutiva da criança, segue um critério sistematizado de observação, considerando indicadores da hora de jogo diagnóstica.

Possibilidade de se desprender da mãe/pai/cuidador

Tanto o apego intenso e imediato quanto a incapacidade persistente ou a recusa à interação são indicadores de potenciais problemas do apego derivado do estilo parental ou de transtornos do desenvolvimento.

Estilos parentais
Há vários estilos de família, e algumas crianças se sentem mais confortáveis e se desenvolvem melhor em um estilo e não no outro.
Dimensões de paternagem: (1) afeto ou sustentação; (2) nível de expectativa ou demandas de maturidade; (3) clareza e consistência das regras ou controle; (4) comunicação entre pai e filho.

Considerando combinações específicas dessas características, consideram-se os seguintes estilos:

- Permissivo: alto em sustentação, mas baixo em demandas de maturidade, controle e comunicação.
- Autoritário: alto em controle e demandas de maturidade, mas baixo em sustentação e comunicação.
- Democrático: é alto em todos os quatro aspectos.
- Negligente ou não comprometido: ocorre indisponibilidade psicológica de um ou ambos os pais, estilo ao qual resultados mais consistentemente negativos estão associados.

Escolha de brinquedos e brincadeiras

Reação à intrusão ambiental: estilo de apego
( ) Observação a distância (sem participação ativa) – apego de abandono.
( ) Dependente (à espera da indicação do entrevistador) – apego preocupado.
( ) Evitativa (aproximação lenta ou a distância) – apego medroso.
( ) Irrupção brusca sobre os materiais – apego ansioso.
( ) Irrupção caótica e impulsiva.
( ) Aproximação, tempo de reação inicial para estruturar e desenvolver a atividade – apego seguro.

Teoria do apego

Os modelos ou estilos de apego tendem a persistir ao longo da vida e influenciam as expectativas que o indivíduo tem ao lidar com os outros, especialmente com aqueles de quem dependem para suporte ou conselho, como os membros da família, os companheiros e os médicos.

Indivíduos com um estilo de apego seguro geralmente relatam cuidados adequados na infância, têm uma visão positiva de si e dos outros e sentem-se confortáveis quando dependem dos outros. Indivíduos com estilo de apego de abandono geralmente relatam experiências de cuidadores irresponsivos, resultando na necessidade de serem autossuficientes, por não poderem contar com os outros.

Indivíduos com estilo preocupado de apego tendem a relatar cuidadores que não eram consistentemente responsivos às suas necessidades. Essa inconsistência leva a uma autoimagem negativa, de alguém que não merece afeto, juntamente com a expectativa de que os outros são capazes de prover cuidado, mas nem sempre querem. Nunca certos de obterem o que necessitam, esses indivíduos tornam-se hipervigilantes e agarram-se a esforços de obter cuidado dos outros.

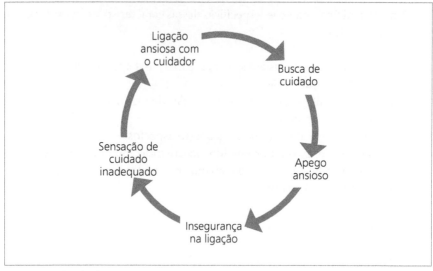

FIGURA 1   Teoria do apego.

Indivíduos com estilo medroso de apego tipicamente relatam experiências de rejeição dos cuidadores, resultando em imagens negativas de si e dos outros. Esses indivíduos buscam proximidade, porém temem a rejeição e assim oscilam entre comportamentos de aproximação e evitação quando buscam cuidado. Apego baseado em ansiedade ou insegurança promove mais comportamento de busca de cuidados, e a resposta interpessoal, tanto das figuras significativas como do profissional médico, pode servir para acalmar os medos de que o cuidado será obtido, bem como para intensificar sua ansiedade e seu comportamento de busca de cuidado. Relações interpessoais saudáveis são caracterizadas por ligações de apego flexíveis, em que as pessoas funcionam tanto como cuidadoras quanto como aquelas que são cuidadas, dependendo das circunstâncias.

Tipo de brinquedo

   a. Fase do desenvolvimento do brincar:
   (   ) Brincar isolado (a partir dos 8 meses).
   (   ) Brincar paralelo (3 a 4 anos).
   (   ) Brincar associado (4 a 4,5 anos).
   (   ) Brincar cooperativo (a partir de 6 a 7 anos).

   b. Fase cognitiva:
   (   ) Sensório-motor (0 a 18 meses).

( ) Simbólica imitativa (a partir de 24 meses).
( ) Simbólica dramática.
( ) Faz de conta (6 a 8 anos).
( ) Jogos de construção (a partir de 3 anos).
( ) Jogos de regras simples (a partir de 6 anos).
( ) Jogos de regras complexas (a partir de 11 anos).

c. Fase afetiva:
( ) Fase oral (alimentar, cuidar, casinha, bebê-mamãe, abrir, fechar, misturar).
( ) Fase anal (mobilidade, controle, ordem, construção), esperada a partir de 2 anos.
( ) Fase genital infantil (jogo de papéis, exibição de habilidades físicas, desafio físico, curiosidade, sexualidade), esperada a partir de 5 anos.
( ) Latência (aptidão para o trabalho, desafio e curiosidade intelectual, prazer no resultado da tarefa, regras implícitas e explícitas), esperada a partir de 7 anos.

d. Uso da linguagem:
( ) Linguagem subjetiva.
( ) Linguagem interna.
( ) Monólogo coletivo (3 a 7 anos).
( ) Diálogo (a partir de 7 anos).

Linguagem subjetiva: a natureza egocêntrica da linguagem da criança resulta da diferenciação insuficiente entre seu mundo interior e o mundo social externo; a criança sente que todos os outros percebem o que ela percebe e compreendem o que ela compreende.

A linguagem interna permite que a criança associe os objetos de seu uso e as pessoas às suas necessidades individuais. Este é o momento em que ela dá aos objetos e às pessoas um significado, estabelece relações e a, partir daí, é capaz de acoplar, do ponto de vista de sua própria compreensão, um significante, um nome para "isto" ou "aquilo", que ela utiliza.

Na linguagem interna, ocorre a predominância do sentido sobre o significado da palavra, fato que a caracteriza como tendo uma função de dirigir-se para si mesma, não assumindo função comunicativa, mas organizadora das ações.

e. Material utilizado:
( ) Casa e acessórios.
( ) Bonecas, família.
( ) Bebê e acessórios.

( ) Animais.
( ) Fantoches.
( ) Fantasias e acessórios.
( ) Veículos.
( ) Armas.
( ) Bola.
( ) Jogos.
( ) Livros.
( ) Computador, celular, *tablet*.
( ) Papel, lápis, tinta.
( ) Massinha, argila.
( ) Outros.

Modalidade de brincadeiras

( ) Plasticidade.
( ) Labilidade.
( ) Rigidez.
( ) Estereotipia e perseveração.

Quando a criança apresenta certa riqueza de recursos, ela mostra plasticamente seu mundo interno de várias maneiras: expressando a mesma fantasia ou defesa por meio de formas diferentes ou utilizando poucos elementos de diversas formas e com diversas funções.

Motricidade

- Comunicação gestual e postural.
- Adequação ou não da motricidade da criança à etapa evolutiva.
( ) Deslocamento no espaço.
( ) Lateralidade.
( ) Motricidade grossa.
( ) Motricidade fina.
( ) Hipocinesia.
( ) Hipercinesia.
( ) Movimentos involuntários.
( ) Movimentos bizarros.

Capacidade simbólica

Capacidade de assumir papéis de forma dramática (personificação). Papéis escolhidos:

( ) Definidos socialmente como meios de expressão da fantasia.
( ) De personagens temidos ou desejados.
( ) Inibição da capacidade de personificação.

Qualidade do conflito: aspecto do conteúdo da capacidade simbólica:

- Reiteração de determinada fantasia? Qual?
- Tipo da personificação: figuras imaginárias como fadas, monstros, bicho--papão e outras.
- Forma de expressão da fantasia: desenho, histórias, fantoches, bonecos, brincar e outras.
- Material utilizado para expressar a fantasia.

Tolerância à frustração

- Possibilidade de desenvolver uma atividade lúdica, enfrentando as dificuldades inerentes à atividade que se propõe a realizar.
- Possibilidade de compreender e de aceitar as instruções, com as limitações que elas impõem.
- Aceitação ou não do enquadramento espaço-temporal (adequação à realidade).

Origem da fonte de frustração:

( ) Mundo externo: tarefa incompatível com as necessidades da criança.
( ) Mundo interno: tarefa incompatível com os desafios autoimpostos pela criança ou com suas habilidades.

Reação ante a frustração:

( ) Encontrar elementos substitutivos: capacidade adaptativa.
( ) Desorganização, irritabilidade, agressividade.

Criatividade

- A criança age sobre os elementos à sua volta para conseguir os fins propostos?
- Há uma organização final bem-sucedida, gratificante e enriquecedora para a criança?
- O resultado está a serviço do ego e tem fins comunicativos?

Por meio da atividade lúdica, a criança expressa seus conflitos. Por meio da observação diagnóstica, bem como da participação nas brincadeiras da criança, pode-se conhecer a normalidade no processo de desenvolvimento.

Na prática diagnóstica, a relação da criança com o adulto é medida pela atividade, portanto, a intervenção se fundamenta na realização de uma tarefa que pressupõe a participação de um adulto, seja incluindo-se nos jogos, seja interpretando a conduta da criança ao jogar.

❱ LUDOTERAPIA NÃO DIRETIVA

Para uma variedade de espécies, incluindo os humanos, o brincar pode ser quase tão importante quanto comer e dormir. A intensa estimulação física e sensória que ocorre com o brincar ajuda a formar os circuitos cerebrais e previne a perda de neurônios.

O brincar é, possivelmente, o meio mais apropriado para construir relações entre adulto e criança, desenvolver o pensamento de causa-efeito (aquisição crítica para o controle dos impulsos), para processar experiências estressantes e aprender habilidades sociais. O brincar dá à criança a sensação de poder e controle, proveniente da resolução de problemas e do domínio de novas experiências.

O brincar pode ajudar a construir o sentimento de confiança e realização. Pelo brincar e pelas intervenções baseadas nesse brincar, a criança pode se comunicar não só verbalmente, mas também de forma simbólica e por meio da ação.

O brincar não é essencial apenas para promover o desenvolvimento normal da criança, mas também tem poderes terapêuticos. Os brinquedos tornam-se as palavras da criança, e o brincar, sua linguagem.

Nos últimos anos, clínicos e pesquisadores olharam mais de perto para as qualidades específicas inerentes ao comportamento lúdico, que o tornam um agente terapêutico emocionalmente seguro. O objetivo é compreender que forças poderosas, resultantes da interação lúdica do terapeuta e da criança, são importantes para ajudar a criança a superar e curar suas dificuldades psicossociais:

- Talvez um dos maiores efeitos terapêuticos do brincar descrito na literatura seja o da comunicação, permitindo a autoexpressão.
- Por meio de brinquedos, jogos e materiais lúdicos, especialmente escolhidos por suas qualidades terapêuticas e por seus estímulos neutros, a criança pode revelar conflitos inconscientes.
- O brincar permite vencer déficits cognitivos e de habilidades.
- Pelo brincar a criança pode reencenar e reviver experiências estressantes e traumáticas, porém com controle sobre elas. A ansiedade antecipatória diante de eventos e mudanças da vida pode ser reduzida pelo brincar o evento com antecedência, levando à prevenção do estresse.
- O brincar permite a liberação de afetos retidos ou impedidos de serem liberados pela expressão emocional (gritar, chorar) ou pela ação (estourar balões, amassar argila, socar bola).
- Enquanto envolvida no brincar, a criança tende a se sentir menos ansiosa ou triste.
- Brincar permite canalizar impulsos inaceitáveis (socar, chutar, bater) para atividades substitutas, que são socialmente aceitáveis.
- O brincar e a brincadeira são associados a aumento da criatividade e mudanças na forma de pensar das crianças
- Observa-se que o brincar facilita a ligação emocional positiva entre pais e crianças, estreitando seu vínculo e seu relacionamento.
- As crianças sentem-se potentes e no controle durante seu brincar. Elas podem criar o mundo da brincadeira, conforme seus desejos e necessidades, em marcado contraste com a impotência que as crianças experimentam em situações traumáticas.
- Como o brincar é a linguagem da criança, ele se torna o meio natural para se comunicar e para estabelecer um inter-relacionamento com a criança.
- A criação espontânea de regras pelas crianças, bem como os jogos com regras, em situações informais e não supervisionadas, é uma experiência crítica para o desenvolvimento do juízo moral maduro.
- Empatia: por meio do jogo de papéis, as crianças podem desenvolver a empatia, habilidade de ver as coisas sob a perspectiva do outro, o que aumenta o altruísmo, bem como sua competência social.
- O brincar não diretivo possibilita à criança ser um indivíduo, com seus próprios direitos.
- O território do brincar é o interjogo entre a realidade psíquica pessoal e a experiência de controle de objetos reais.
- O brinquedo dá à criança prática em lidar com objetos, administrar sua coordenação, suas habilidades e seus julgamentos. Por meio do brincar,

a criança descobre ter um poder limitado de controlar, mas, ao mesmo tempo, descobre o campo de ação ilimitado da imaginação.

- A ludoterapia se baseia no fato de que brincar é o modo natural da criança se expressar.

A ludoterapia pode ser:

- Diretiva: o terapeuta assume a responsabilidade pela orientação e pela interpretação.
- Não diretiva: o terapeuta pode deixar a responsabilidade e a condução para a criança. É baseada na premissa de que o indivíduo tem dentro dele mesmo não só a habilidade para resolver seus próprios problemas satisfatoriamente, mas também um impulso ao crescimento que torna o comportamento maduro mais satisfatório que o imaturo.

A ludoterapia não diretiva (LTND):

- Garante ao indivíduo a possibilidade de ser ele mesmo.
- Aceita o indivíduo completamente, sem avaliação crítica ou pressão para mudança.
- Reconhece e aclara as atitudes emocionalmente expressas como um reflexo do que o cliente expressou.
- Pelo próprio processo não diretivo, oferece ao indivíduo a oportunidade de ser ele mesmo e aprender a se conhecer em seus diferentes aspectos.

A LTND pode, então, ser descrita como uma oportunidade oferecida à criança de experimentar o crescimento sob as mais favoráveis condições (ambiente facilitador).

Na segurança do ambiente facilitador, em que a criança é a pessoa mais importante, ela está no comando da situação e de si mesma, ninguém lhe diz o que fazer, ninguém critica o que faz, ninguém a repreende, instiga ou sugere o que fazer, ninguém indaga ou se intromete em seu mundo privado, a criança sente que pode olhar para si mesma, testar suas ideias e expressar-se completamente. A criança é um indivíduo com seus direitos, pode dizer o que sente, pode brincar com os brinquedos da maneira como quiser, pode amar ou odiar e ser completamente aceita. Pode ser rápida ou lenta sem ser restringida ou apressada.

No ambiente facilitador, a criança não precisa competir com a autoridade do adulto ou dos pares rivais, não se encontra no meio da competição parental, não é o foco das frustrações ou das agressões dos outros.

Por ser de vital importância, o elemento aceitação completa merece um estudo mais aprofundado. É a aceitação da criança e a firme convicção de que ela é capaz de autodeterminação, respeito pela habilidade da criança de ser um ser humano pensante, independente e construtivo. Aceitação também implica a compreensão da tendência permanente rumo à completa autorrealização ou ao completo desenvolvimento do indivíduo, que é psicologicamente autônomo e, assim, pode funcionar em sua capacidade máxima.

O brincar criativo é a expressão do que a criança quer fazer. Ela pode ordenar seu mundo. No brincar criativo, a criança seleciona as coisas mais importantes para si mesma e quando estará pronta para isso. A criança é a fonte do poder que direciona o crescimento dentro de si.

Princípios básicos da ludoterapia não diretiva

- O terapeuta deve desenvolver uma relação amigável e calorosa com a criança na qual um bom *rapport* é estabelecido tão cedo quanto possível.
- O terapeuta aceita a criança exatamente como ela é.
- O terapeuta estabelece um sentido de permissividade na relação, assim a criança se sente livre para expressar seus sentimentos completamente.
- O terapeuta está alerta para reconhecer os sentimentos que a criança expressa e reflete esses sentimentos de volta para que ela obtenha *insight* sobre seu comportamento.
- O terapeuta mantém um respeito profundo na habilidade da criança de resolver seus próprios problemas, desde que tenha a oportunidade para isso. A responsabilidade de fazer escolhas e de instituir mudanças é da criança.
- O terapeuta não tenta dirigir as ações da criança ou seu discurso de nenhuma maneira. A criança lidera, o terapeuta segue.
- O terapeuta não tenta acelerar os resultados. É um processo gradual e assim é reconhecido pelo terapeuta.
- O terapeuta estabelece apenas os limites necessários para ancorar a terapia ao mundo real e para tornar a criança cônscia de sua responsabilidade na relação.

Ludoterapia não diretiva de grupo

A experiência grupal introduz um elemento realista no ambiente terapêutico, pois a criança vive em um mundo com outras crianças e deve considerar a reação dos outros, assim como desenvolver uma consideração com os sentimentos dos outros.

Nos casos em que os problemas da criança se focam nos ajustes sociais, o atendimento em grupo é mais eficaz que o tratamento individual. Por sua vez, nos casos em que os problemas se centram em dificuldades emocionais profundas, a terapia individual parece ser mais eficaz para a criança.

▶ TERAPIA FILIAL

A terapia filial ou ludoterapia filial é única, porque envolve os pais como os provedores primários da terapia para sua própria criança. Os pais são treinados para funcionarem independentemente e no papel de terapeutas. O terapeuta continua a oferecer supervisão durante o curso das sessões de ludoterapia.

A terapia filial foi concebida nos anos 1960 para lidar com problemas emocionais e comportamentais infantis. Baseada na teoria da terapia não diretiva, observou-se que a ludoterapia corria melhor quando os pais davam suporte a seus filhos, apontando também que a falta de suporte parental é um verdadeiro problema para os terapeutas de crianças, podendo resultar em rivalidade entre pais e terapeuta e interrupção prematura do processo terapêutico. Os erros que os pais cometem com as crianças são por falta de conhecimento, basicamente um problema de aprendizagem, pois os pais não são, geralmente, ensinados a serem pais, obtendo orientações da família, de amigos e dos vizinhos, que servem para os problemas do dia a dia, mas não para problemas mais complexos. Fornecer ferramentas lúdicas poderia ser o caminho para que os pais se relacionassem de forma mais positiva e apropriada com suas crianças e, ao mesmo tempo, ofereceria uma terapia efetiva para ambos, permitindo que os fatores positivos do terapeuta sejam transmitidos aos pais e utilizando toda a potencialidade do vínculo entre pais e criança para construir o *rapport* terapêutico. Os laços entre os pais e a criança, a despeito dos problemas que existam, são forças poderosas que mantém a relação entre eles, podendo-se então imaginar que os pais poderiam ser treinados para brincarem terapeuticamente com suas próprias crianças.

Os problemas das crianças podem ser agravados com a falta de conhecimento e habilidade parentais. Brincar com seus filhos em uma situação terapêutica pode ajudar os pais a se relacionar mais apropriadamente com suas crianças e vice-versa, por quebrar o ciclo vicioso das percepções e das falsas percepções dos sentimentos e dos comportamentos dos pais pela criança. A natureza da sessão ludoterapêutica permite à criança, por meio do brincar, comunicar pensamentos, sentimentos e necessidades que não seriam expressos nas situações reais da vida. Ter os pais nesse processo torna a experiência terapêutica para ambos.

Quando é dado aos pais o papel de agentes primários de mudança, eles se tornam auxiliares do processo, o que diminui muito a resistência encontrada quando os pais se sentem ameaçados pela relação do terapeuta com sua criança. Na terapia filial, os pais se veem como agentes vitais no auxílio a seu filho. A relação entre pais e criança é geralmente a mais significativa na vida da criança. Assim, se a criança tem a experiência de expressão, *insight* e aceitação na presença desses adultos tão importantes, qualquer pequeno sucesso que os pais obtêm é potencializado, no papel terapêutico, muitas vezes mais que seria vindo de um terapeuta não parental.

Os objetivos da terapia filial são:

- Reduzir problemas comportamentais nas crianças.
- Favorecer a relação entre pais e criança por meio do brincar e da contação de histórias.
- Aperfeiçoar a adaptação da criança, aumentar suas competências e sua autoconfiança.
- Promover as habilidades parentais.

A abordagem não diretiva não requer que os pais aprendam sobre psicodinâmica ou psicopatologia ou tenham de fazer escolhas de como responder de forma específica, conforme o histórico da criança. A LTND é baseada no aqui e agora, isto é, no que acontece na sessão terapêutica. Essa é uma intervenção interpessoal, com foco na forma como a criança interage com o terapeuta na sessão em si. Como os pais necessitam aprender apenas a responder apropriadamente ao comportamento imediato e/ou às expressões verbais da criança na hora terapêutica, eles podem ser treinados nos princípios terapêuticos e em respostas específicas por meio de estratégias de treinamento de habilidades. A LTND segue três princípios básicos:

- Aceitação da criança como ela é: neste contexto, aceitação significa que o adulto não critica, julga, questiona, aconselha, desafia as ideias da criança, seus desejos ou suas expressões afetivas ou faz qualquer avaliação da criança. A aceitação é plena, exceto para comportamentos que violam alguns limites estabelecidos. O terapeuta transmite a aceitação da criança pelo uso de empatia, conhecimento, respeito e outras expressões de compreensão. Com essa aceitação a criança tem a liberdade de explorar todos os aspectos do si mesmo, de seus sentimentos a respeito das pessoas e experiências, normalmente não expressos. A aceitação do adulto permite à criança o desenvolvimento do *insight* e a aceitação de suas diferentes facetas. A autoaceitação permite que as defesas baixem, defesas essas que geralmente contribuem para os comportamentos desadaptativos e impedem que a criança funcione em todo seu potencial;

- A criança lidera: isto significa que o adulto não tenta dirigir os sentimentos, os pensamentos ou mesmo os comportamentos da criança. O terapeuta permite à criança escolher o que fazer e o que dizer na hora terapêutica, mostrando, assim, sua própria percepção de suas necessidades emocionais e sociais.
- Limites: aqueles que são necessários para ancorar a terapia no mundo da realidade compartilhada e tornar a criança ciente de sua responsabilidade na relação, por exemplo, a criança não pode ferir o terapeuta, não pode se ferir ou destruir o material e o ambiente físico. Esses limites, na verdade, fazem parte das responsabilidades diárias dos pais e levarão a criança a um melhor ajustamento ao cuidado parental.

Os pais são instruídos a usarem suas habilidades de brincar apenas na hora lúdica, não sendo solicitados a desistir de seus papéis parentais diários, embora alguns comportamentos aprendidos possam ser utilizados no dia a dia, como ouvir mais atentamente suas crianças ou usar os limites mais efetivamente.

No método de treinamento dos pais:

- São ensinadas habilidades lúdicas aos pais através de demonstração e observação (modelação). O uso correto das habilidades é reforçado. É oferecido aos pais um pequeno manual básico sobre o brincar.
- Utilizam-se sessões simuladas (*role playing*): os pais lidam com os papéis de terapeuta e da criança, possibilitando novos ângulos de observação dos problemas e de suas soluções.
- Os erros demonstrados pelos pais no papel de terapeutas são meramente observados e seguidos de demonstração, prática e/ou discussão da resposta mais adequada para cada criança em seu nível de desenvolvimento.
- A ênfase é colocada no potencial parental para o sucesso: o progresso da aquisição das habilidades é reforçado.
- O treinamento, especialmente se feito com o casal parental, deve ser agradável, amigável e satisfatório para ambos: deve ser estabelecida uma parceria entre o terapeuta e os pais que favoreça seu funcionamento no papel terapêutico.

Mesmo crianças com diagnósticos muito graves podem ser consideradas, caso a caso, para esse tipo de terapia. A faixa etária tampouco é limitante, pois há recursos lúdicos para adolescentes acima dos 12 anos, o que verdadeiramente importa é a disposição dos pais de continuar a brincar em uma regra terapêutica.

▶ PREOCUPAÇÕES PARENTAIS

O reconhecimento do impacto da problemática emocional dos pais na vida das crianças leva os profissionais de saúde e de educação a proporem diversas ações de formação ou programas de educação parental. É consensual a necessidade de ouvir as pessoas quanto às suas dificuldades, devendo mesmo qualquer intervenção psicológica ser sempre definida com base no que as pessoas sentem, pensam ou mesmo no seu comportamento. Estudos sistemáticos sobre as preocupações parentais de um grupo grande de pais são praticamente inexistentes, o que se torna paradoxal na medida em que sabemos que toda a informação que não é sentida como necessária não é considerada.

A escassez bibliográfica torna-se paradoxal quando se observa uma bibliografia extensa relativa a questões do desenvolvimento infantil em sua relação com as figuras parentais, na área da educação parental ou mesmo na psicopatologia. Nada garante que os pais estejam preocupados com o que os profissionais consideram importante para o desenvolvimento da criança. Corre-se o risco de os profissionais não encontrarem apoio em suas ações formativas e informativas e de os pais não encontrarem apoio para suas queixas, dado que repetidamente com os profissionais de educação e de saúde, os pais obtêm respostas evasivas e de banalização dos problemas colocados. Essas respostas, que objetivam tranquilizar os pais, irão acentuar sentimentos de culpabilidade e de incompetência diante de questões apresentadas na relação com seus filhos.

Desse modo, parece fundamental o desenvolvimento de um instrumento de avaliação que permita analisar as preocupações parentais em uma óptica de aprofundamento dos conhecimentos de todo o processo de construção, manutenção, redução e aumento das preocupações dos pais em sua relação com os filhos e, na sua vertente mais pragmática, servir como um auxiliar simplificado, que permita de forma rápida avaliar a frequência e a intensidade das preocupações dos pais, visando a intervenção em grupos amplos de pais ou de grupos específicos de pais ou de crianças.

Pode-se pensar na preocupação parental como queixa ou inquietação relativa à criança que leva os pais a procurarem ajuda especializada. Os pais, ao se sentirem ansiosos em relação à criança, sentem necessidade de encontrar respostas diante das dificuldades sentidas.

Encontra-se aqui uma dimensão ligada a um estado afetivo ou emocional, sentimento de mal-estar ou mesmo de medo, que conduz a uma queixa, que pode ser associada a uma dimensão cognitiva e consciente e, por último, à procura da solução, ligada à ação.

Segundo essa perspectiva, a definição de preocupação parental aparece associada ao sintoma percebido na criança. Essa forma de análise poderá resolver as dificuldades sentidas pelos pais resultantes de dificuldades específicas das crianças. As preocupações parentais, no entanto, integram-se em um conceito mais abrangente que alguns autores referem como função parental. O funcionamento parental implica a necessidade de desenvolver uma função de pensar parental, que tenha em consideração as necessidades da criança que podem ser antagônicas das necessidades dos pais, enquanto pessoas ou mesmo enquanto casal. A preocupação maternal primária é um conceito descrito por Winnicott que reenvia para um estado de disponibilidade que possibilita a mãe estar atenta às necessidades da criança durante a primeira infância A função parental deverá ser também um processo em desenvolvimento, ou seja, em função das necessidades decorrentes do desenvolvimento da criança.

A preocupação parental parece situar-se na inquietação, na ansiedade ou no medo relativamente à função parental que dependerá não só das dificuldades inerentes ao desenvolvimento infantil, mas também do equilíbrio dos pais.

Ao consultarem uma listagem de preocupações parentais, os pais relatam maior número que aquelas que eles haviam manifestado ter. Este fato pode igualmente ser observado em reuniões de pais em que alguns pais não manifestam preocupações em relação a seus filhos, mas o fazem após um pai ou uma mãe ter referenciado suas dificuldades.

QUADRO 3 Escala de preocupações parentais

As questões que se seguem pedem-lhe a sua opinião acerca do que o/a preocupa atualmente em relação a seu(sua) filho(a).

Responda, por favor, cada uma das questões, marcando (x) a opção que considera mais adequada à sua situação. Se não tiver certeza de como responder a alguma questão, responda o melhor que puder e faça um comentário no espaço livre na margem direita da página.

Se achar que a questão não lhe diz respeito em razão da idade da criança ou por qualquer outra razão, marque a opção "não se aplica".

Nome_____ Registro_____

Idade da criança _____ Anos _____ Meses Sexo da criança: ( ) F ( ) M

Muitíssimo (1) Bastante (2) Razoavelmente (3) Pouco (4) Nada (5) Não se aplica (6)	
1. Preocupa-me o meu filho não dar atenção ao que lhe digo	1 2 3 4 5 6
2. Preocupa-me o meu filho ter pesadelos	1 2 3 4 5 6
3. Preocupa-me o meu filho controlar dificilmente os seus comportamentos	1 2 3 4 5 6
4. Preocupa-me, em caso de separação dos pais, quem deve ficar com a custódia da criança	1 2 3 4 5 6
5. Preocupa-me o meu filho não me obedecer	1 2 3 4 5 6
6. Preocupa-me o que o meu filho deve comer	1 2 3 4 5 6

(continua)

7 ▪ Terapias lúdicas 205

QUADRO 3   Escala de preocupações parentais (*continuação*)

7. Preocupa-me o meu filho comer pouco	1 2 3 4 5 6
8. Preocupa-me os pais não estarem de acordo com as regras e a disciplina	1 2 3 4 5 6
9. Preocupa-me o meu filho ter medo de animais	1 2 3 4 5 6
10. Preocupa-me saber se o meu filho tem o que precisa na escola	1 2 3 4 5 6
11. Preocupa-me saber como preparar o meu filho para mudar de casa	1 2 3 4 5 6
12. Preocupa-me o meu filho entender o que é a morte	1 2 3 4 5 6
13. Preocupa-me o meu filho queixar-se de dores de cabeça	1 2 3 4 5 6
14. Preocupa-me o meu filho ter o sono agitado	1 2 3 4 5 6
15. Preocupa-me o meu filho sujar-se muito	1 2 3 4 5 6
16. Preocupa-me o meu filho fazer birras	1 2 3 4 5 6
17. Preocupa-me a educadora/professora entender o meu filho	1 2 3 4 5 6
18. Preocupa-me os pais discutirem muito	1 2 3 4 5 6
19. Preocupa-me o meu filho não gostar de partilhar	1 2 3 4 5 6
20. Preocupa-me o meu filho ter medo do escuro	1 2 3 4 5 6
21. Preocupa-me o meu filho não querer ir para a cama	1 2 3 4 5 6
22. Preocupa-me o meu filho ser "mandão" e exigente	1 2 3 4 5 6
23. Preocupa-me o meu filho não assumir responsabilidades	1 2 3 4 5 6
24. Preocupa-me o meu filho chorar e/ou gritar muito	1 2 3 4 5 6
25. Preocupa-me o meu filho estar sujeito a maus-tratos	1 2 3 4 5 6
26. Preocupa-me o meu filho mentir	1 2 3 4 5 6
27. Preocupa-me o que deve ser dito à criança em caso de separação dos pais	1 2 3 4 5 6
28. Preocupa-me o meu filho ter medos	1 2 3 4 5 6
29. Preocupa-me o meu filho queixar-se muito	1 2 3 4 5 6
30. Preocupa-me o meu filho queixar-se de dores de barriga	1 2 3 4 5 6
31. Preocupa-me o meu filho entender a morte de alguém próximo	1 2 3 4 5 6
32. Preocupa-me saber se o meu filho está preparado para ir à escola	1 2 3 4 5 6
33. Preocupa-me o meu filho ter dificuldade em adormecer	1 2 3 4 5 6
34. Preocupa-me o meu filho ser muito dependente	1 2 3 4 5 6
35. Preocupa-me o meu filho não comer certos alimentos	1 2 3 4 5 6
36. Preocupa-me o meu filho ter medo do bicho-papão ou de monstros	1 2 3 4 5 6
37. Preocupa-me o meu filho ser muito ativo	1 2 3 4 5 6

Preocupações parentais

I. Subescala de problemas familiares e preocupações escolares: (4), (8), (10), (17), (18), (25), (27), (32)

II. Subescala de desenvolvimento infantil: (2), (6), (7), (13), (14), (30), (33), (35)

III. Subescala de preparação: (11), (12), (31)

IV. Subescala de medos: (9), (20), (28), (36)

V. Subescala de comportamentos negativos: (1), (3), (5), (15), (16), (19), (21), (22), (23), (24), (26), (29), (34), (37)

▶ TERAPIAS ASSISTIDAS POR CÃES

A terapia assistida por cães é dirigida e/ou oferecida por um profissional da saúde com especialização na área e dentro do escopo de sua prática profissional. Os aspectos-chave incluem objetivos específicos e metas para cada indivíduo e avaliação dos progressos obtidos.

É uma intervenção com objetivos definidos na qual um animal, que preenche critérios específicos, é parte integrante de um processo de tratamento.

As terapias assistidas por animais (TAA) podem ser muito importantes pelo potencial de melhorar tanto a aquisição de habilidades quanto a qualidade de vida. Qualidade de vida é um conceito extremamente individual e difícil de quantificar, porém podem-se identificar alguns domínios da qualidade de vida familiar:

- Bem-estar emocional.
- Relacionamentos interpessoais.
- Bem-estar material.
- Desenvolvimento pessoal.
- Bem-estar físico.
- Autodeterminação.
- Inclusão social.
- Direitos.

Eficácia das TAA

Há muitas teorias de como as TAA podem ser úteis. Os possíveis benefícios fisiológicos são:

- Aumentar a disponibilidade de participar da terapia.
- Diminuir os aspectos assustadores do ambiente terapêutico.
- Tornar o terapeuta mais acessível e seguro.
- Aumentar a atenção/concentração e envolvimento do paciente.
- Provisão de suporte social.
- Provisão de facilitação social.
- Aumentar a autoestima.
- Incrementar a motivação para completar as tarefas terapêuticas.
- Provisão de influência tranquilizadora.
- Fomentar a empatia e o apego.

TAA e os transtornos do espectro autista

Alguns estudos sugerem que a presença de animais no processo terapêutico apresenta resultados bastante satisfatórios, especialmente em certas condições especiais, como nos transtornos do espectro autista (TEA), cujo cerne da psicopatologia é o prejuízo na comunicação, na interação, no repertório de interesses e nas estereotipias.

Os principais benefícios relacionando o uso da TAA nos TEA são:

- Tem forte impacto no comportamento disruptivo.
- Aumenta significativamente o comportamento socializado com a consequente diminuição do isolamento.
- Diminui os comportamentos autísticos.
- Aumenta os comportamentos adaptativos.
- Promove a generalização dos comportamentos da terapia para outros ambientes.
- Melhora o estado de humor e a energia da criança.
- Aumenta a atenção ao cão e a concentração nele, com a consequente diminuição da atenção nos distratores ambientais.
- Aumenta a disposição para falar, conversar e trocar de informações.
- Aumenta o engajamento na terapia.

A TAA é o processo de incorporação de animais em protocolos de terapia, fornecendo suporte social e emocional.

A interação homem-animal promove no paciente motivação para aderir ao tratamento, sentimentos de aceitação, contato positivo entre médico, paciente, animal e outras pessoas relacionadas ao animal, aumento da socialização, estímulo à responsabilidade pelo outro (cuidado), aumento da autoestima, da sensação de bem-estar e da disposição para a interação interpessoal.

A comunicação não verbal é, ao menos, tão importante quanto a verbal, particularmente para a expressão e regulação dos estados emocionais. Os sinais não verbais podem ajudar o ouvinte a interpretar a informação fornecida verbalmente, mas podem ser compreendidos também na ausência de comunicação verbal. Quando com animais, usualmente, os meios não verbais de comunicação, como as expressões faciais, gestos, posturas e contato físico, são utilizados para expressar as emoções. Esses sinais não verbais são difíceis de simular ou esconder, por isso é possível observar interações diretas e genuínas entre a criança e o animal, o que permite obter informação diagnóstica significativa sobre a criança. Os cães são particularmente úteis nesse propósito, pois em sua evolução com os humanos eles desenvolveram alto grau de compreensão dos gestos e expressões faciais humanos, capacidade esta maior até que a dos primatas.

A observação das interações das crianças com os animais fornece dados importantes sobre o papel do animal no desenvolvimento social e sobre as habilidades interativas da criança. Vários estudos mostram mudanças comportamentais significativas quando há animais presentes, especialmente cães, como aumento da interação social e diminuição do isolamento, sobretudo em crianças autistas. Com crianças pré-escolares, observou-se que os cães são particularmente úteis como catalisadores sociais. Os animais funcionam como quebra-gelo ou facilitador social durante a interação social, pois, na presença de um animal, as pessoas tendem a sentir-se bem e relaxar. A presença de um animal pode ajudar as pessoas a superarem seu desconforto com as dificuldades de interagir com outra pessoa, levando a uma interação social positiva. Isso é particularmente verdadeiro com crianças.

Muitos autores acreditam que os animais aumentam a motivação. Uma maior percentagem de comparecimento aos procedimentos terapêuticos ocorre quando há animais presentes. O animal pode ser um meio efetivo de diminuir o isolamento, levando o indivíduo a participar de grupos em que ele pode ser mais facilmente acessado e tratado.

Os animais frequentemente recebem os pacientes de maneira calorosa e afetuosa, assim encorajando sua atenção pelo contato afetivo com o animal. Esses encontros iniciais facilitam o início da relação com o terapeuta e enriquecem o ambiente terapêutico, pois é sabido que, para a terapia ter sucesso, o paciente precisa sentir que se encontra em um ambiente seguro. Observar uma relação amorosa entre o animal e o terapeuta pode mostrar que tipo de pessoa gentil e cuidadosa o terapeuta é. Essa observação estimula o desenvolvimento da relação terapêutica.

Os animais parecem diminuir a reserva inicial que as pessoas em geral têm em iniciar uma terapia, "quebrando o gelo" e estimulando a sociabilidade, por fazerem uma ligação entre o terapeuta e o paciente e promoverem uma atmosfera relaxada e amigável. A presença do cão diminui a ansiedade de começar uma terapia e ajuda a estimular a interação nas sessões, além de facilitar a comunicação durante o processo terapêutico.

Princípios básicos da ludoterapia não diretiva assistida por cães

1. O terapeuta deve desenvolver uma relação amigável e calorosa com a criança, na qual um bom *rapport* é estabelecido tão cedo quanto possível.

Ação do cão: mesmo a mais resistente das crianças parece ser desarmada pela presença do cão terapeuta. A mera presença do cão é, muitas vezes, suficiente para que a criança modifique sua percepção do terapeuta humano e se engaje na terapia.

2. O terapeuta aceita a criança exatamente como ela é.

Ação do cão: o cão não julga e aceita incondicionalmente as pessoas. Estabelecer uma relação de confiança com o cão fornece experiência e habilidades de relacionamento interpessoal.

3. O terapeuta estabelece um sentido de permissividade na relação, assim a criança se sente livre para expressar seus sentimentos completamente.

Ação do cão: várias interações caninas podem ajudar a criança a reduzir sua impulsividade e se responsabilizar pela sua segurança assim como pela do cão.

4. O terapeuta está alerta para reconhecer os sentimentos que a criança expressa e reflete esses sentimentos de volta para ela de forma que ela obtenha um *insight* sobre seu comportamento.

Ação do cão: a criança pode aprender a identificar a expressão emocional facial e corporal do cão para determinar como ele está se sentindo. Isso permite que a criança expanda sua consciência das emoções em uma variedade de situações.

5. O terapeuta mantém um respeito profundo na habilidade da criança de resolver seus próprios problemas, desde que tenha a oportunidade para isso. A responsabilidade de fazer escolhas e de instituir mudanças é da criança.

Ação do cão: a criança pode encontrar formas de encorajar o cão a se comportar de determinada maneira, resolvendo os problemas que se apresentam para tal.

6. O terapeuta não tenta dirigir as ações da criança ou seu discurso de nenhuma maneira. A criança lidera, o terapeuta segue.

Ação do cão: a presença e a aceitação do cão estimulam a criança a superar os problemas. Dar comandos básicos de obediência ou treinar o cão aumenta a autoconfiança da criança.

7. O terapeuta não tenta acelerar os resultados. É um processo gradual e assim é reconhecido pelo terapeuta.

Ação do cão: o cão pode ajudar a criança a aproveitar uma série de atividades, aprendendo maneiras seguras de lidar com seu próprio comportamento, assim como com o do cão.

8. O terapeuta estabelece apenas os limites necessários para ancorar a terapia ao mundo real e para tornar a criança cônscia de sua responsabilidade na relação.

Ação do cão: brincar com o cão provê a motivação que a criança precisa para desenvolver maior autocontrole, melhorando também a autoconfiança. As experiências positivas de interação com o cão propiciam uma gama de referências que a criança pode usar em outras situações.

Cães de assistência

O termo cão de assistência se aplica a cães que trabalham com pessoas com incapacidades outras que visuais (cão guia) ou auditivas (cães ouvintes). A primeira motivação para obter um cão de assistência é aumentar a independência e a inclusão social. No entanto, um cão de assistência também provê o humano com suporte social e emocional, aumentando o bem-estar do indivíduo com incapacidades e melhorando as interações e a aceitação sociais.

O cão pode ter forte impacto no comportamento de crianças autistas seriamente comprometidas, levando a um aumento significativo no comportamento pró-social e à correspondente diminuição dos comportamentos autísticos. Essas ações se generalizam em situações em que não há a presença do cão.

Para indivíduos com TEA, o aumento da aceitação e da interação sociais são extremamente significativas. Dependendo de seu treinamento, o cão de assistência para autistas pode também ser utilizado para:

- Manter a criança com autismo segura contra fugas e comportamentos perigosos.
- Alertar os pais sobre comportamentos de fuga ou autoagressão.
- Agir em situações de busca e resgate.
- Funcionar como facilitador da integração sensorial e mediador emocional.
- Ser suporte social e mediador da interação com outras pessoas.

A natureza dos TEA requer que cada treinamento do cão de assistência seja adaptado e individualizado para seu paciente autista, após a avaliação de suas características e de suas necessidades.

▶ CONSIDERAÇÕES FINAIS

Abordagens terapêuticas não verbais possibilitam acessar conteúdos e conflitos que estão além de processos conscientes e em momentos bastante precoces, desde a pequena infância.

O conhecimento e o domínio da técnica, a adequada adaptação dos recursos e dos materiais e a interpretação dos resultados auxiliam tanto o terapeuta como a equipe multidisciplinar na compreensão mais ampla dos processos psíquicos envolvidos. A criança e a família são inteiramente incorporadas dentro desse processo.

É importante que toda essa abordagem das terapias lúdicas esteja integrada ao projeto terapêutico do paciente e que esse projeto seja estruturado de maneira individualizada, considerando os aspectos particulares do paciente, sua história de vida e sua estrutura familiar.

❯ REFERÊNCIAS BIBLIOGRÁFICAS

1. Affonso RML. A análise do procedimento ludodiagnóstico segundo o referencial teórico psicanalítico. In: Affonso RML (ed.). Ludodiagnóstico: investigação clínica através do brinquedo. Porto Alegre: Artmed; 2012.
2. Affonso RML. A técnica ludodiagnóstica. In: Affonso RML. Ludodiagnóstico: análise cognitiva das representações infantis. São Paulo: Novos Temas; 2011.
3. Affonso RML. Avaliação lúdica na psicoterapia infantil. In: Affonso RML (ed.). Ludodiagnóstico: investigação clínica através do brinquedo. Porto Alegre: Artmed; 2012.
4. Affonso RML. O procedimento ludodiagnóstico. In: Affonso RML (ed.). Ludodiagnóstico: investigação clínica através do brinquedo. Porto Alegre: Artmed; 2012.
5. Algarvio S, Leal I. Preocupações parentais: validação de um instrumento de medida. Psicologia, Saúde & Doenças. 2004;5(2).
6. Axline VM. The non-directive play therapy situation and participants. In: Axline VM. Play therapy. New York: Ballantine Books; 1974.
7. Axline VM. The principles of non-directive play therapy. In: Axline VM. Play Therapy. New York: Ballantine Books; 1974.
8. Chandler, CK. Animal assisted group play therapy. In: Chandler CK. Animal assisted therapy in counseling. New York: Routledge; 2005.
9. Cohen D. The logicalchild: Piaget's theory of cognitive development. In: Cohen D. How the child's mind develops. London: Routledge; 2013.
10. Coplan RJ. Assessing nonsocial play in early childhood: conceptual and methodological approaches. In: Gitlin-Weiner K, Sandgrund A, Schaefer C (eds.). Play diagnosis and assessment 2. ed. New York: John Wiley & Sons; 2000.
11. Efron AM, Fainberg E, Kleiner Y, Sigal AM, Woscoboinik A. A hora de jogodiagnóstica. In: Ocampo MLS, Arzeno MEG, Piccolo EG (eds.). O processo psicodiagnóstico e as técnicas projetivas. São Paulo: Martins Fontes; 1999.
12. Guerney L. Filial play therapy. In: Schaefer CE (ed.). Foundations of play therapy. New Jersey: John Wiley & Sons; 2003.
13. Melson GF, Fine AH. Animals in the lives of children. In: Fine AH (ed.). Handbook on animal assisted therapy. 2. ed. San Diego: Elsevier; 2006.
14. Pavlides M. Animal-assisted therapy and activities. In: Animal-assisted interventions for individual with autism. London: Jessica Kingsley; 2008.
15. Pavlides M. Service dogs. In: Animal-assisted interventions for individual with autism. London: Jessica Kingsley, 2008.
16. Rogers C. The therapeutic relationship. In: Kirschenbaum H, Henderson VL (eds.). The Carl Rogers Reader. Boston: Houghton Mifflin; 1989.
17. Smith PK. Object play. In: Smith PK. Children at play. Chichester: Wiley-Blackwell; 2010.
18. Smith PK. Pretend play: theories and functions. In: Smith PK. Children at play. Chichester: Wiley--Blackwell; 2010.
19. Sweeney DS, Landreth GL. Child-centered play therapy. In: Schaefer CE (ed.). Foundations of play therapy. New Jersey: John Wiley & Sons; 2003.
20. Taylor KM, Menarchek-Fetkovich M, Day C. The Play History Interview. In: Gitlin-Weiner K, Sandgrund A, Schaefer C (eds.). Play diagnosis and assessment. 2. ed. New York: John Wiley & Sons; 2000.

21. VanFleet R, Ryan S, Smith S. Filial therapy: a critical review. In: Reddy L, Shaefer CE (eds.). Empirically based play interventions for children. Washington: American Psychological Association; 2005.
22. VanFleet R. Animal emotions and the human-animal bond. In: VanFleet R. Play therapy with kids & canines, benefits for children's developmental and psychosocial health. Sarasota: Professional Resource; 2008.
23. VanFleet R. Canine cotherapists in nondirective and directive play therapy. In: VanFleet R. Play therapy with kids & canines, benefits for children's developmental and psychosocial health. Sarasota: Professional Resource; 2008.
24. VanFleet R. Filial therapy: what every play therapist should know. Play therapy: Magazine of the British Association of Play Therapists. 2011;65.
25. VanFleet, R. Play and play therapy. In: VanFleet R. Play therapy with kids & canines, benefits for children's developmental and psychosocial health. Sarasota: Professional Resource; 2008.

8

Avaliação fonoaudiológica

Luciene Stivanin
Telma Pantano

Nos transtornos psiquiátricos da infância e da adolescência, são extremamente frequentes as queixas relacionadas a alterações na linguagem e na aprendizagem. Normalmente, esse é um dos primeiros aspectos que levam os pais ou a escola a procurar ajuda especializada, porém, até se chegar ao diagnóstico e ao tratamento, muitas vezes ocorrem grandes prejuízos linguísticos, cognitivos e educacionais.

Nesse contexto, Cohen et al.[1] demonstraram que 40% das crianças com alterações psiquiátricas apresentavam também alterações de linguagem, que não eram motivo de queixa por parte dos pais ou da escola, mas estavam relacionadas a alterações cognitivas, semânticas e pragmáticas.

A aprendizagem está diretamente relacionada à motivação, à atenção, à compreensão, à participação e aos interesses de cada indivíduo. Qual seria, então, a melhor forma de educar e auxiliar no processo de aquisição de conhecimentos os indivíduos com doenças psiquiátricas cujas funções estão comprometidas?

De modo geral, a linguagem é um meio bastante fácil para o acompanhamento do desenvolvimento infantil. Faz parte do ser humano a busca pela socialização, pela comunicação e pela interação. Assim, o conhecimento do desenvolvimento infantil e, em especial, da linguagem torna possível acompanhar e reconhecer quaisquer alterações que ocorram nesse processo.

Os principais fatores determinantes do crescimento e do desenvolvimento são a maturação (embora varie de uma criança para outra, sua sequência é constante), a hereditariedade (que é específica de cada indivíduo) e os efeitos ambientais, por exemplo, exposição a produtos teratogênicos, álcool, drogas, dieta e estimulação[2].

É importante destacar que a capacidade sensorial dos bebês é muito maior do que se imaginava há algumas décadas. No nascimento, a maioria dessas habilidades já existe, porém de forma ainda bastante rudimentar. Percepções visuais, auditivas, táteis, olfativas e gustativas já começam a ser praticadas pelo recém-nascido, dando origem posteriormente ao que os cognitivistas denominam de "processamentos sensoriais".

Quase todo o desenvolvimento da criança tem grande influência do desenvolvimento perceptivo. Um exemplo disso é o processo de aquisição da fala, no qual a criança deve, inicialmente, perceber as diferenças entre os sons para selecionar aqueles que farão parte do seu repertório. Um outro caso é o reconhecimento de rostos, processo durante o qual a criança deve estar atenta, perceber, discriminar e memorizar características individuais ou padrões comuns.

O crescimento da criança também determina a experiência e a extensão das suas habilidades e suas capacidades e tem relação direta com o desenvolvimento cognitivo e social. Bee[3] destaca a importância que o desenvolvimento físico exerce sobre as outras categorias de desenvolvimento. As crianças que apresentam maior desenvolvimento estatural e têm aparência menos frágil tendem a sofrer uma sobrecarga emocional, afetiva e de responsabilidade muitas vezes além da sua capacidade.

Para melhor compreensão de alguns processos patológicos que envolvem doenças psiquiátricas, é necessário fazer uma breve introdução às principais etapas do desenvolvimento da linguagem. Essa introdução foi baseada nos estudos de Owens[4] e Deldime e Vermeulen[2].

Muito do que se sabe hoje a respeito do desenvolvimento da linguagem se relaciona com o estudo linguístico dos "erros", ou melhor, das hipóteses linguísticas elaboradas pelas crianças durante as fases de aquisição da linguagem. Segundo essa perspectiva, para que se tenha uma ideia das fases e das idades em que certos padrões linguísticos são adquiridos, considera-se a maturação cerebral e o potencial biológico da criança considerada típica.

Torna-se importante, assim, a compreensão de certos conceitos fundamentais, como linguagem, comunicação, fala e língua. A linguagem é um sistema simbólico, e a sua compreensão envolve noções culturais e sociais, por isso é governada por regras. A comunicação é a intenção e o ato de transmitir determinada mensagem ou informação.

O conceito de fala remete a um tipo específico de comunicação e de linguagem, que é a verbal. Portanto, esse conceito se refere à forma pela qual ocorre o ato comunicativo e como é utilizada a linguagem. Já o conceito de língua envolve um tipo muito particular de símbolos: os signos, que se formam nas

8 ▪ Avaliação fonoaudiológica 215

relações significante-significado e variam de acordo com nível social, regiões, cultura, religião e país[5].

Pode-se dividir o desenvolvimento da linguagem em duas fases. A primeira é denominada pré-linguística e corresponde ao período de desenvolvimento anterior ao surgimento das primeiras palavras. A segunda fase é a linguística, que corresponde à inserção da criança no mundo simbólico e, em especial, ao período de aquisição da fala (aprendizagem de signos).

O desenvolvimento da linguagem[4] tem início ainda na vida intrauterina e prossegue durante toda a vida, uma vez que a ampliação do repertório lexical é contínua, pois sempre se aprendem novos usos e formas de utilização da linguagem (desenvolvimentos lexical, semântico e pragmático).

Após o nascimento, observa-se a primeira forma de comunicação não estruturada do bebê: o choro. Inicialmente, utilizado para representar todo e qualquer desconforto, o choro aos poucos começa a se diferenciar para facilitar e proporcionar maiores e mais rápidos períodos de conforto e prazer. A mãe ou a pessoa que cuida do bebê é quem primeiro percebe essa diferenciação ou, como preferem os linguistas, essa primeira forma de estruturação vocal.

Com 1 ou 2 meses de vida, já é possível observar nos bebês maior atenção e calma quando ouvem sons linguisticamente estruturados, uma vez que eles são extremamente sensíveis a padrões de entonação e melodia da fala (padrões suprassegmentares). O bebê passa a ter prazer na produção vocal, prolongando e conhecendo suas possibilidades vocais. Esse período é conhecido como vocalização.

À medida que conhece as suas possibilidades vocais e começa a coordenar seus órgãos fonoarticulatórios, o bebê passa a provocar obstruções na passagem do fluxo de ar com os lábios e a língua e, com isso, descobre a possibilidade de produção de consoantes (período do balbucio), provocando respostas mais rápidas e, na maioria das vezes, mais afetivas das pessoas ao seu redor.

O bebê começa, então, a selecionar os sons que mais se aproximam dos que ele ouve e, aos 9 ou 10 meses de idade, já é capaz de prolongar sílabas com intenção comunicativa e às vezes até mesmo significativa. Passa, em seguida, a acrescentar gestos a essas produções, visando a facilitar e melhorar ainda mais o processo comunicativo. O desenvolvimento pragmático também tem início nessa fase, com o reconhecimento de faces. A partir de então, o bebê começa a testar diferentes padrões de entonação e melodia, além de comportamentos e atitudes motoras e corporais com as pessoas ao seu redor, construindo formas diferentes de interação com cada indivíduo com quem convive.

É importante destacar que, até esse momento, a capacidade de compreensão do bebê é ainda muito superior à sua capacidade de produção, por questões maturacionais, de coordenação dos órgãos fonoarticulatórios e de estruturação linguística.

Tem-se início, então, a fase linguística, em que começam as produções das primeiras palavras, não necessariamente com as mesmas sequências de sons que os adultos usam, mas já com intenção e correlação significante-significado facilmente observáveis no comportamento e na intenção comunicativa. O bebê, nesse momento, inicia seu processo de aquisição da língua, quando deve aprender regras bastante rígidas, simbólicas e elaboradas.

Quando a relação significante-significado se encontra bastante solidificada, ocorre um período conhecido como "explosão de nomes", durante o qual o bebê é capaz de produzir, aprender e construir palavras e nomes para os objetos ao seu redor. Inicialmente, ele aprende a nomear os substantivos, posteriormente os verbos e, finalmente, aprende a utilizar os adjetivos, de forma predominantemente simbólica e abstrata.

Com o início da produção linguística das palavras que representam ações (verbos), a criança começa a construir sua própria gramática e a reformular suas hipóteses por meio do que ouve, vê e observa. A criança começa, em seguida, a conjugar verbos e a construir suas primeiras frases. Inicialmente, muito ligadas ao contexto físico e perceptual da criança, as palavras e as frases passam a adquirir e a representar pensamentos e desejos cada vez mais abstratos. As frases, no princípio com estruturas bastante simples, vão se tornando cada vez mais complexas até atingir um refinamento expressivo, sendo que a fase final do aprendizado e da compreensão de estruturas sintáticas frasais mais complexas ocorre apenas por volta dos 10 aos 11 anos de idade.

Uma vez estabelecidas as construções e as produções frasais, a criança passa a construir e a desenvolver suas habilidades discursivas. Estas habilidades resgatam e integram as previamente adquiridas e fazem parte de um processo extremamente complexo, que relaciona mecanismos de planejamento, organização, expressão e compreensão, além de memórias de curto e longo prazos, como as memórias lexical, autobiográfica, semântica e episódica.

Durante os anos pré-escolares e escolares, há outro período de explosão do vocabulário, o que é ocasionado principalmente por maior capacidade de coordenação entre processos atencionais, aquisição da linguagem escrita e relações operatórias que permitem à criança nomear grupos e representar intersecções de classes e conjuntos de elementos.

Os desenvolvimentos pragmático e semântico/lexical relacionados à língua materna são continuamente construídos e aperfeiçoados durante toda a vida do indivíduo. Novas aprendizagens ajudam a aperfeiçoar e a refinar tanto as produções verbais quanto a linguagem escrita.

Vale ressaltar que a aprendizagem da linguagem escrita ou, mais especificamente, da língua escrita, motivo de uma das principais queixas relacionadas ao trabalho fonoaudiológico, pedagógico e psicopedagógico, é construída com base em processamentos e maturações neurológicas já preparadas e estruturadas para a linguagem oral[6]. Dessa forma, muitas alterações patológicas que podem ser observadas do ponto de vista verbal podem ocorrer novamente na ocasião do processo de aquisição da escrita.

É importante sempre verificar se o desenvolvimento da criança vem ocorrendo de maneira uniforme e se ocorreram quaisquer "paradas", saltos, atrasos ou regressões por tempos prolongados. O desenvolvimento deve sempre seguir um curso constante e gradual de novas aquisições.

É claro que cada criança tem o seu ritmo e o seu desenvolvimento, e isso deve ser considerado, porém o desenvolvimento deve ser contínuo, sem "saltos" ou paradas bruscas. Essas alterações de desenvolvimento podem ser grandes indicativos de alterações psiquiátricas, como transtornos do humor, transtornos do espectro autista (TEA) e outros transtornos de neurodesenvolvimento, por exemplo, transtorno de déficit de atenção e hiperatividade (TDAH).

Com base no conhecimento do desenvolvimento da linguagem, é importante que o profissional observe como estava sendo estruturada a linguagem antes do aparecimento dos primeiros sintomas da criança, além de quais etapas do desenvolvimento se encontram comprometidas ou podem vir a ser prejudicadas após o início da sintomatologia.

Doenças relacionadas à saúde mental envolvem rebaixamento, atrasos ou paradas do desenvolvimento cognitivo e da linguagem. É importante que se observe também a capacidade expressiva e compreensiva e se a criança faz uso da linguagem oral com uma função de comunicação e interação. Em se tratando de uma criança em desenvolvimento, são necessários a detecção, o acompanhamento, a orientação e o restabelecimento dessas funções o mais precocemente possível.

Dessa forma, crianças e adolescentes com transtornos mentais podem apresentar prejuízos importantes em sua comunicação, linguagem e aprendizado, tanto em compreender seu interlocutor como em elaborar e expressar suas necessidades. Dentro da equipe multidisciplinar que avalia o paciente para o diagnóstico psiquiátrico, a avaliação fonoaudiológica é de suma importância, tanto para caracterizar a comunicação e o aprendizado quanto para identificar possíveis déficits e participar da conduta terapêutica.

O fonoaudiólogo que atua na área de psiquiatria precisa conhecer profundamente os mecanismos cerebrais e ambientais que devem se inter-relacionar para permitir o desenvolvimento das habilidades comunicativas e linguísticas do indivíduo e, assim, permitir a construção do processo de aprendizagem com base em elementos linguísticos eficientes. A comunicação permite a troca de informações do indivíduo com o seu ambiente, e a linguagem é o sistema simbólico que permite a compreensão e a expressão do sujeito.

Assim, para que a comunicação seja eficiente, os indivíduos precisam desenvolver habilidades que permitirão a compreensão do seu interlocutor e a expressão de suas necessidades. É necessário que processem os sons ouvidos (tanto verbais quanto não verbais), associem as palavras aos seus significados, entendam as sentenças conforme a posição de seus elementos gramaticais e interpretem a prosódia linguística e emocional contida na fala do interlocutor. Da mesma forma, para responder ou iniciar espontaneamente uma conversa, o indivíduo recorre às formas dos sons, aos significados, às sentenças e às entonações necessárias para transmitir o conteúdo, eficientemente, por meio da fala ou da escrita. Fatores biológicos e sociais influenciam o curso do desenvolvimento, tornando as pessoas mais ou menos aptas a se comunicarem e interagirem socialmente.

Durante o desenvolvimento, a linguagem tem como uma de suas funções a regulação do comportamento e da emoção, pois permite o processamento de pistas sociais, interpretação das intenções, resolução de problemas, identificação e nomeação do afeto, a antecipação de consequências sociais, a autorreflexão e o planejamento de ações[7].

A linguagem oral, aprendida de forma implícita (não consciente), está intimamente relacionada ao desenvolvimento de habilidades relacionadas à aprendizagem da leitura e da escrita. Estudos sobre o desenvolvimento infantil apontam que a habilidade de compreensão oral aos 3 anos de idade se correlaciona diretamente à compreensão, ao conhecimento fonológico e ao vocabulário aos 4 anos e meio. Essas habilidades entre 4 e 6 anos se correlacionam com a identificação da palavra escrita nos anos iniciais e a compreensão da leitura no 4º ano[8].

Além disso, diferentes domínios linguísticos exercem diferentes papéis: o vocabulário receptivo e as habilidades sintáticas influenciam a aprendizagem, enquanto o vocabulário expressivo e a sintaxe são importantes para o desenvolvimento da comunicação interpessoal[9].

Neste capítulo, é apresentada a avaliação fonoaudiológica de crianças e adolescentes com transtornos mentais. O objetivo é proporcionar aos profissionais de outras áreas o conhecimento sobre os aspectos da comunicação humana e como os dados podem complementar o diagnóstico final de cada paciente.

❱ QUAIS INFORMAÇÕES SÃO IMPORTANTES PARA A AVALIAÇÃO FONOAUDIOLÓGICA?

Vários aspectos devem ser considerados na avaliação de crianças e adolescentes com transtornos mentais ou com queixas comportamentais e emocionais, pois fornecem informações importantes que influenciam na escolha do material a ser aplicado, na observação do comportamento durante as sessões, na análise dos resultados e na condução terapêutica. São eles:

- Características do transtorno mental apresentado.
- Uso de medicação.
- Histórico de transtornos mentais na família.
- Histórico de problemas de comunicação na família.
- Histórico de prematuridade, traumas ao nascimento, otites de repetição.
- Dinâmica familiar.
- Hábitos de letramento.
- Histórico de institucionalização.
- Ocorrência de maus-tratos.
- Idade de início na escola.
- Tipo de escola e método de ensino.
- Comunicação antes do início da fala: contato de olho, procura da fonte sonora, reação à comunicação do outro, forma de satisfazer as necessidades.
- Idade de início da fala.
- Comunicação após início da fala: tipos de palavras, quantidade de palavras, trocas de sons, formação de frases, coerência, entonação, meios mais utilizados (gestual, vocal ou verbal), dificuldades de compreensão, interferência do ruído na compreensão, dificuldades para seguir instruções.
- Características da alfabetização.
- Associação entre comunicação e comportamentos: o que faz para ser compreendido e como reage ao não ser entendido (persistência com outros recursos, isolamento, agitação, agressividade).
- Sentimentos do paciente ao se comunicar.
- Percepção do paciente relativa às suas dificuldades.
- Comunicação e interlocutores: diferenças na interação com familiares, crianças mais novas ou mais velhas, professores e não conhecidos.
- Comunicação e ambiente: diferenças da comunicação em casa, na escola e em ambientes de lazer.

▶ COMO SÃO AVALIADAS AS ÁREAS DA COMUNICAÇÃO?

Além das informações trazidas pelos responsáveis e pelo próprio paciente, o fonoaudiólogo dispõe de testes e da observação das crianças e dos adolescentes em situações menos formais, como a de brincadeiras e dos jogos e durante a conversa. No Brasil, há testes padronizados para a avaliação de várias áreas na

220 Psiquiatria da infância e adolescência: cuidado multidisciplinar

fonoaudiologia, principalmente de crianças. A adolescência é uma fase na qual há poucos estudos e nenhum teste padronizado. Assim, o resultado da avaliação deve levar em conta o tipo de teste aplicado, a padronização e o ambiente de avaliação; e, muitas vezes, o diagnóstico se completa durante a fase terapêutica.

A seguir, são abordadas as áreas envolvidas na avaliação fonoaudiológica, para caracterizar a compreensão, a elaboração e a expressão, tanto oral como escrita, ou as formas utilizadas quando elas não se desenvolvem. A ideia é fazer uma breve apresentação das avaliações em cada área e os tipos de testes que podem ser empregados.

Audição

Para que a criança entenda uma informação durante a comunicação, é importante o desenvolvimento dos sistemas sensoriais; dentre eles, a fonoaudiologia se ocupa da avaliação do sistema auditivo. A avaliação audiológica informa se a criança ou o adolescente identificam os sons em diferentes frequências e intensidades, ou seja, se recebem adequadamente a informação auditiva. A avaliação é realizada em cabine acústica, na qual o paciente deve sinalizar toda vez que ouvir um som, que varia em intensidade e frequência. O limiar auditivo (o normal é abaixo de 25 db) indica que o sistema auditivo está preservado.

Além da avaliação audiológica, que caracteriza o quanto o paciente ouve, a avaliação do processamento auditivo verifica a eficiência e a eficácia com a qual o sistema nervoso central (SNC) utiliza a informação auditiva. Engloba as habilidades auditivas de localizar e lateralizar o som, discriminar e reconhecer padrões sonoros, organizar os aspectos temporais da audição e os sinais acústicos competitivos e interrompidos[36]. A avaliação também é realizada em cabine acústica, e os testes podem ser dióticos (mesmo sinal em ambas as orelhas), monóticos (sinal em uma orelha e competição na mesma orelha) e dicóticos (sinal em uma orelha e competição na outra).

No Brasil, foram elaborados testes de processamento auditivo, como os relatados por Pereira e Schochat[10]. Porém, vários pacientes não conseguem realizar os testes, seja por dificuldade em se manter na cabine acústica (dificuldades comportamentais, como no TDAH e no TEA, ou questões emocionais) ou pela baixa idade.

Para isso e também para complementação diagnóstica, existem, além dos testes comportamentais supracitados, testes objetivos cujos resultados não dependem da resposta do paciente: são os potenciais evocados auditivos (PEA), testes eletrofisiológicos, que avaliam as vias do SNC e as estruturas ativadas por estimulação auditiva. Por meio de eletrodos, são registradas a presença ou a ausência de ondas em diversas estruturas do sistema nervoso auditivo. As res-

8 ■ Avaliação fonoaudiológica 221

postas desses potenciais não dependem de habilidade linguística do sujeito e, com exceção dos potenciais tardios, não demandam nenhum processamento cognitivo do estímulo sonoro[11].

Linguagem

A linguagem oral é um sistema de comunicação por meio do qual os pensamentos e os conhecimentos se convertem em palavras. Tal sistema se constitui de áreas como fonologia (estrutura dos sons), sintaxe (regras gramaticais e ordem das palavras), morfologia (estrutura das palavras), semântica (significado de palavras e frases) e pragmática (regras sociais da comunicação)[12].

Para entender ou expressar um discurso, os sons compõem as palavras (fonologia) e as palavras seguem determinada ordem (sintaxe), apresentando um conteúdo (semântica). O ouvinte, para entender seu interlocutor, analisa os sons das palavras, a ordem das palavras nas frases e acessa os significados correspondentes. Por sua vez, o falante reúne os significados (conteúdo) que deseja emitir, aciona os vocábulos correspondentes, organiza-os segundo regras em sentenças e os articula por meio dos atos motores. Aspectos suprassegmentares da fala como a entonação e a melodia também fazem parte do contexto comunicativo e têm interferência direta na compreensão e na expressão de enunciados, podendo até mesmo modificar o conteúdo expresso e/ou compreendido.

Todas essas áreas se inter-relacionam durante o desenvolvimento, e a aplicação dos testes durante a avaliação deve levar em conta esse aspecto, visando a isolar e a identificar quais estão preservadas e aquelas com déficits.

Durante o desenvolvimento, a aquisição dos sons e das palavras e a formação das frases e das narrativas (p. ex., relatos) estão relacionadas ao desenvolvimento da atenção, da memória operacional, das memórias de longo prazo e das funções executivas, e todas essas habilidades, por sua vez, dependem do tipo de estímulo (linguístico ou não) exposto à criança. Crianças mais novas conseguem armazenar na memória operacional (*working memory*) uma quantidade pequena de unidades sonoras. Por isso, é mais fácil falar "ante" para "elefante", "ado" para "computador". Da mesma forma, utilizar a palavra "aga" para expressar "quero água" indica que a criança se comunica, mas ainda não consegue armazenar e recuperar todas as palavras necessárias para a frase. Quando a criança diz "au-au" para todos os animais, mostra que memorizou este vocábulo para a categoria animais ou, quando diz "opa" para calça, camisa e vestido, generalizou um mesmo vocábulo para todos os itens de vestuário.

Estímulos mais familiares, mais frequentes, com nomes mais curtos e simples são mais facilmente empregados. Conforme a capacidade de armazenagem da memória operacional se desenvolve, as crianças podem armazenar sequências maiores de sons, produzindo palavras maiores e mais complexas. Com o uso constante das palavras e do sistema, as formas fonológicas e os significados ficam mais estabilizados na memória e podem ser mais facilmente recuperados, sendo possível expandir o conhecimento armazenado.

Por isso, é importante o emprego de testes cujos estímulos sejam balanceados linguisticamente, pois eles darão informações sobre o processo de desenvolvimento da linguagem. No Brasil, vários testes foram desenvolvidos e padronizados na última década, alguns comerciáveis e outros disponíveis em artigos publicados[13-22].

A seguir, encontra-se breve explicação sobre as áreas envolvidas na avaliação e os tipos de testes que podem ser aplicados.

Fonologia

O processamento fonológico, ou seja, dos sons da fala é importante tanto para a compreensão e a produção das palavras, quanto para as associações realizadas durante a leitura e a escrita. Por exemplo, ao ouvir a palavra "computador", a criança reúne todos os sons /k-õ-p-u-t-a-d-o-r/ em sua memória operacional e, assim, pode acessar o significado (registrado nas memórias a longo prazo) associado a essa sequência de sons. Já quando a criança quer se referir a esse significado, ela mantém o significado na memória operacional, enquanto acessa as unidades sonoras representativas e as associa aos aspectos motores e articulatórios da palavra. Da mesma forma, para ler, tanto em voz alta quanto em silêncio, a criança associa cada grafema (letra) ao seu som para constituir a palavra. Ao escrever espontaneamente, procura o grafema correspondente a cada som.

No Quadro 1, observam-se as áreas consideradas na avaliação do sistema fonológico.

Semântica

A semântica diz respeito aos significados; uma das formas mais usualmente utilizadas para investigação é a nomeação de figuras:

> Nomear é evocar um vocábulo de uma língua em particular, marcado pela convenção e arbitrariedade, como referência a um objeto, pessoa, evento ou episódio. Reconhecer o significado de uma figura e nomeá-la diz respeito, em grande parte, a experiências sociais prévias e a processamentos de linguagem complexos. As vias pelas quais se processam as entradas – a auditiva e a visual – são responsáveis pela compreensão. A saída comum para

QUADRO 1 Áreas e exemplos de avaliação do sistema fonológico

Sistema fonológico	
Discriminação fonológica	Avalia se a criança reconhece a diferença entre dois sons. Exemplos: • /fila/ e /vila/ são a mesma palavra ou são palavras diferentes? • /pra/ e /pa/ = você ouviu a mesma coisa ou sílabas diferentes?
Consciência fonológica	Verifica a capacidade de manipulação dos sons da fala, em níveis silábico e fonêmico, envolvendo habilidades de segmentação, síntese, rimas, aliteração, inclusão, exclusão, transposição. Habilidade precursora da alfabetização. Exemplos: • Que palavra rima com amor? • Se eu tirar a sílaba /a/ da palavra amar, qual palavra formará?
Memória fonológica	Verifica a capacidade de manutenção e recuperação de itens, isoladamente ou apresentados em sequência. Exemplos: • Repetir cada palavra ou pseudopalavra: jacaré; paripadura • Repetir a sequência de palavras: sapo, casa, boca
Processos fonológicos	São omissões ou substituições de sons na tentativa de falar palavras semelhantes ao modelo adulto. Ocorrem durante o desenvolvimento e devem ser eliminados de acordo com a faixa etária, sendo que até os 7 anos, a criança deve ser capaz de produzir de forma sistemática todos os sons. É avaliado por meio da imitação de palavras, nomeação de figuras e fala espontânea e devem ser diferenciados de trocas na fala por questões de ordem estrutural ou motora (como freio lingual curto ou mordida aberta). Exemplos: • /jacaré/ produzido como /jacaé/ • /prato/ produzido como /pato/

todas essas vias é a fala, encarregada de dizer como a criança compreendeu e integrou as diferentes informações linguísticas e não linguísticas (Scheuer et al., 2004[23]).

As respostas das crianças nesse tipo de teste informam sobre seu desenvolvimento linguístico, apontando em que características ele se apoia: perceptuais (p. ex., nomeia laranja como "bola"), funcionais (p. ex., nomeia laranja como "é para comer"), semânticas (p. ex., nomeia cavalo como "boi") ou sem relações. Stivanin[17] exemplifica que quando uma criança depara-se com a figura de um cabrito, por nunca ter visto ou por ter visto muito pouco esse animal, o tempo de pesquisa ao léxico aumenta e ela pode, então, procurar nomes de animais visualmente semelhantes, como "bezerro". Esses aspectos devem ser cautelosamente analisados na avaliação fonoaudiológica.

Contrapondo-se à nomeação, o teste de vocabulário receptivo analisa o que a criança associa à determinada palavra, sem a necessidade de recorrer à produção fonológica ou motora. No Quadro 2, encontram-se os exemplos.

QUADRO 2 Avaliação das habilidades semânticas

Vocabulário receptivo	Analisa o que a criança associa a determinada sequência de sons, independentemente de sua capacidade para recorrer a sua produção fonológica e sintática. Exemplos: • Em uma prancha com cinco figuras, a criança deve apontar a imagem solicitada: "aponte a figura pato" (dentre outras, como prato, galinha, cisne e chapéu) • Aponte em seu corpo: boca, perna, mão • Em uma prancha com vários campos semânticos (formas, cores, letras, números, objetos, ações), a criança deve apontar a figura solicitada, como o quadrado • Em uma prancha com figuras, a criança deve apontar a imagem após ouvir sua função: "aponte o que serve para escrever"
Vocabulário expressivo	Verifica se a criança recupera os nomes das figuras. Os resultados podem indicar os tipos de categorias semânticas mais desenvolvidas e as mais difíceis para as crianças (meios de transporte, instrumentos musicais, ações, formas, números etc.) Exemplos: • Figuras para a criança nomear
Associação	Analisa se a criança consegue associar dois itens. Mostra como a criança associa e integra as redes semânticas. Exemplos: • O que maçã e pera têm em comum? • O que andar e gritar têm em comum?
Fluência verbal	Verifica a capacidade da criança encontrar palavras, sem apoio visual ou dicas ou com pistas semânticas ou fonológicas. Exemplos: • Fale todos os animais que você conhece • Fale todas as palavras que você conhece que comecem com /p/

Sintaxe

Conforme a criança adquire os vocábulos, ela começa a organizá-los em sequências para melhorar a eficiência de sua comunicação. Além da sequência dos elementos gramaticais, deve haver a concordância entre os vocábulos (p. ex., um peixe, dois peixes; eu andei, nós andamos, eu andarei). É uma área da fonoaudiologia menos estudada, assim como a interferência entre a sintaxe e a influência dos contextos social e linguístico nos quais a criança está inserida. No Quadro 3, são descritos os tipos de testes que podem ser aplicados.

Pragmática

Uma das motivações para a criança adquirir e desenvolver a estrutura e o conteúdo da linguagem é entender o outro e expressar suas necessidades. Por isso, mesmo antes de pronunciar os primeiros sons e palavras, ela já tenta se comunicar, por meio de choro, gestos e ações; e essa necessidade é o impulso

QUADRO 3 Avaliação dos aspectos morfossintáticos

Compreensão de sentenças	Verifica a compreensão da criança ao ouvir sentenças de diversos níveis de complexidade. A criança ouve uma frase e deve apontar a figura correspondente. Exemplos: • "O cachorro segue o menino" • "O cachorro foi seguido pelo menino" • "O cachorro, que estava dentro casa, não seguiu o menino"
Produção espontânea	Caracterização das sentenças produzidas espontaneamente pela criança, verificando tipo de palavras, extensão e complexidade da sentença
Repetição de sentenças	Analisa a capacidade da memória operacional de manter as sentenças. Exemplos: • Repetir a sentença: "minha mãe fez comida ontem" • Repetir a sentença: "o carro que era azul foi levado para a oficina"

para o aprimoramento da linguagem oral e para que a comunicação torne-se mais eficiente. Paralelamente ao desenvolvimento dos aspectos linguísticos, outros não linguísticos são necessários para que ocorra a interação social sem prejuízos, como o reconhecimento de expressões faciais, a compreensão da entonação e da melodia da fala e a compreensão de figuras de linguagem. Por exemplo, segundo Siqueira e Lamprecht[24], a partir de 7-8 anos de idade, a habilidade para compreender metáforas primárias já está plenamente adquirida.

Ligi et al.[25] explicam que as regras pragmáticas dizem respeito à organização e à coerência da conversação (iniciativa, manutenção do tópico, troca de turno, conclusão) e ao reparo de erros (dar e receber *feedbacks*). Problemas nesses quesitos geram dificuldades para interpretar as ações dos outros e/ou expressar adequadamente seus desejos e suas intenções, causando prejuízo nas linguagens expressiva e compreensiva[26].

Essas particularidades devem ser consideradas na avaliação de todas as crianças e todos os adolescentes, mas são particularmente importantes nos indivíduos sem oralidade. Esses aspectos pragmáticos podem ser avaliados por meio de *checklists* respondidos pelos pais, pelos professores e pelo avaliador, conforme descrito no Quadro 4.

Narrativas

Dentre as capacidades que a criança apresenta para dominar a linguagem oral, uma das mais significativas é a de narrar eventos. A criança começa a relatar as próprias experiências ao fazer o encadeamento das palavras e adquirir percepção dos eventos temporais. Essa capacidade aprimora-se, e a criança

QUADRO 4 Avaliação da pragmática

Situação informal	Brincadeiras, jogos e conversas, que podem ser filmados pelo avaliador. Ao assistir aos vídeos, o profissional tem condições de analisar as características da comunicação, como contato de olho, iniciativa para a comunicação, manutenção do tópico, trocas de turno, uso de expressões faciais adequadas, entonação da voz, meio (verbal, vocal ou gestual), funções, pedidos de informação, pedidos de objeto, comentários, protestos (ABFW)
Checklist	Para serem respondidos por pais, professores e avaliadores, como o Children's Communication Checklist-2 (CCC-2), que possui 70 itens para verificar aspectos da comunicação como fala, vocabulário, estrutura da frase e habilidades de linguagem social de crianças e adolescentes que falam por meio de sentenças[27]
Prosódia linguística	Verifica a capacidade do indivíduo para entender, repetir e produzir sentenças com diferentes entonações, como afirmativas, interrogativas e imperativas
Prosódia emocional	Verifica a capacidade do indivíduo para entender, repetir e produzir sentenças com diferentes aspectos emocionais, como alegria, tristeza e raiva
Metáforas	Para verificar a compreensão de sentenças que contenham metáforas. Exemplo: ▪ Choveu canivete

ABFW: teste de linguagem infantil nas áreas de fonologia, vocabulário, fluência e pragmática.

passa a recontar histórias e a criar cenários e personagens fictícios, explorando sua imaginação. Tal recurso contribui para o desenvolvimento das competências sociocognitivas, o processamento da informação social e a compreensão de estados mentais[28,29].

Para a compreensão e a produção de narrativas orais, é necessária a integração de componentes da linguagem, como morfologia, semântica, fonologia, sintaxe e pragmática[30]. A avaliação da narrativa oral fornece dados importantes sobre a linguagem, nos níveis macro e microestrutural. Enquanto a macroestrutura relaciona-se ao nível global de estruturação da narrativa, a avaliação microestrutural informa sobre uma variedade de aspectos linguísticos, como extensão da narrativa, diversidade lexical e complexidade sintática, constituindo forte instrumento de caracterização de dificuldades da linguagem[31].

Das diversas formas de se avaliar a narrativa e analisar os seus dados, obtêm-se importantes informações a respeito das capacidades linguísticas dos indivíduos. A estrutura narrativa pode ser observada por meio de recordação, compreensão, elaboração e produção textual. O Quadro 5 oferece exemplos de tarefas que avaliam diversos componentes, como memória para fatos, memória para as estruturas frasais, acesso aos significados e associações entre a história e os conhecimentos previamente estocados. Enquanto os testes que envolvem questões apontam a quantidade e o tipo de questões corretas (literais ou inferenciais), a produção (reconto ou espontânea) pode indicar características como referência aos eventos contidos na história (centrais e secundários)[28] e coerência textual (sequência e articulação entre os eventos)[32].

QUADRO 5   Avaliação das narrativas orais

Reconto oral	A criança ouve uma história e é solicitada a recontá-la. Para isso, precisa manter as informações relacionadas ao conteúdo e elaborar as sentenças para emiti-las
Respostas a questões abertas	Após ouvir uma narrativa, a criança deve responder a questões. Para isso, precisa recordar-se do conteúdo relacionado aos fatos contidos na história ou realizar inferência, mas sem a necessidade de recontar a história
Respostas a questões de múltipla escolha	A criança ouve uma história, em seguida algumas questões de múltipla escolha e identifica a alternativa correta. Neste teste, a criança precisa recordar e compreender a história, mas não necessita elaborar um discurso, como no reconto oral ou nas questões abertas
Produções narrativas	Verifica como a criança elabora o discurso, como dispõe o conteúdo em sentenças e como elas são formadas. Podem ser solicitadas de várias formas, como com base em figuras, sequência de cenas ou um tema ou, ainda, contar a história que preferir

Leitura

Ler com eficiência envolve a construção do significado de um texto escrito e a identificação fluente da palavra escrita, sua associação com os sons das palavras e os significados correspondentes. A identificação da palavra é um processo de recuperação lexical que requer reconhecimento visual de um conjunto de grafemas e ativação das formas fonológicas correspondentes. Pode ocorrer de forma silenciosa (articulação subvocal) ou em voz alta. A compreensão envolve extrair e integrar o significado das palavras e das sentenças e realizar associações com o conhecimento linguístico e de mundo prévios para entender as ideias e os conceitos explícitos ou implícitos no texto[33].

O modelo de dupla-rota, utilizado para explicar o processo de leitura, concebe que a leitura de palavras é realizada em um sistema coordenado de módulos de processamento, que envolvem duas rotas simultaneamente: semântico-lexical ou fonológica. Ambas as rotas se iniciam com um sistema para análise

228 Psiquiatria da infância e adolescência: cuidado multidisciplinar

QUADRO 6 Avaliação da leitura e da escrita

Conhecimento das letras	A criança é exposta aos grafemas, cujos nomes são solicitados
Leitura de palavras	É solicitado à criança que leia palavras que devem variar em frequência, extensão, regularidade e complexidade. O tipo de leitura que realiza permite identificar os recursos que usa para decodificar
Leitura de pseudopalavras	A criança deve ler pseudopalavras (palavras sem significado), e seu desempenho diz se ela consegue ler via rota fonológica, ou seja, fazendo a conversão entre grafema e fonema, tão importante na leitura de palavras novas
Velocidade de leitura	É calculado o tempo que a criança leva para ler palavras, pseudopalavras ou um texto. É um indicativo sobre a rota utilizada pela criança, os mecanismos que usa para a decodificar e se a velocidade é um aspecto que está prejudicando a compreensão escrita
Compreensão escrita	Após descartar a velocidade de leitura como fator que impacta a compreensão, esta pode ser avaliada por diversas formas: • Leitura de palavra e associação a sua figura: palavra "pato" e várias figuras para identificar o pato ou vice-versa, a figura do pato e várias palavras escritas para identificar a correta • Leitura de sentenças e escolha da cena correspondente: "o cachorro seguiu o menino" • Leitura de texto, cuja compreensão pode ser observada por reconto oral, questões de múltiplas escolha (literais e inferenciais) e questões abertas. Aplicando as diferentes modalidades, é possível caracterizar a compreensão da leitura, sem a necessidade de acesso a outras habilidades, como a produção oral
Ditado de palavras	Ao escrever as palavras ouvidas, as respostas indicam os tipos de estratégias que as crianças utilizam, por exemplo, trocas fonológicas (faca escrita como /vaca/), trocas ortográficas (pássaro escrito como /pasarro/), trocas visuais (pato escrito como /qado/)
Ditado de pseudopalavras	Verifica a escrita sem a interferência do significado, ou seja, se a criança consegue aplicar corretamente as regras de conversão grafofonêmica
Produção escrita	Analisa, além da ortografia, a aplicação de regras como parágrafo, pontuação, organização e coerência, conforme descrito no item produção de narrativas

do *input* visual para a construção das representações grafêmicas. A rota semântico-lexical é usada para a leitura de uma palavra previamente armazenada no léxico. Por meio desse processo, o significado da palavra e suas formas fonológicas são recuperados diretamente do léxico. A leitura realizada pela rota fonológica ou sublexical envolve a conversão grafema-fonema, para uma palavra não estocada na memória. Este processo ocorre de forma seriada, traduzindo grafemas ou grupos de grafemas em fonemas, por meio da aplicação de regras. Ambas as rotas geram um *output* fonológico, que é direcionado a um sistema comum para a produção articulatória da palavra[34].

Utilizando diferentes estímulos linguísticos (familiaridade, frequência, extensão, complexidade, regularidade), pode-se caracterizar como ocorre a leitura de palavras e identificar o tipo de rota mais utilizada por um leitor: a leitura semelhante de palavras regulares e irregulares (ausência do efeito de regularidade) fornece evidências de que o leitor está utilizando a rota lexical, pois pode recuperar diretamente do léxico as unidades ortográficas. Quando ocorre o efeito de regularidade (palavras regulares lidas de forma mais precisa e/ou mais rápida do que as irregulares), supõe-se o uso da rota fonológica, pois, na conversão grafofonêmica, as unidades ortográficas ambíguas não podem ser lidas adequadamente.

Conforme a criança é exposta às relações entre grafemas e fonemas e consegue memorizá-las, essas representações ficam estabilizadas na memória e a recuperação durante a leitura vai sendo cada vez mais rápida. Isso faz com que a leitura fique fluente e o leitor possa dedicar seus recursos cognitivos para a compreensão do texto, buscando em seu conhecimento informações e associando-as com aquelas do material lido. Assim, consegue interpretar o que leu. Por isso e, como já descrito, as representações e a capacidade de manipulação fonológica mental favorecem o processo de leitura e sua velocidade. Além disso, habilidades semânticas e sintáticas são essenciais para a extração dos significados do material escrito.

Para escrever, a criança ouve as formas fonológicas, no caso do ditado, e deve recuperar os grafemas correspondentes. Ao escrever espontaneamente, sem o apoio auditivo, a criança integra o significado que deseja ou precisa escrever, recorda-se das formas fonológicas dos vocábulos e as associa aos atos motores do registro.

▶ COMO DEVE SER REALIZADA A AVALIAÇÃO?

As informações dadas pelos responsáveis e por outros profissionais da equipe e percebidas pelo fonoaudiólogo no primeiro contato com a criança vão guiar o processo de avaliação. Na rotina clínica, o fonoaudiólogo seleciona o tipo de avaliação que irá realizar de acordo com o histórico do paciente, que deve ser obtido com seus responsáveis. Fatores como comportamento e estado emocional também influenciam a forma como a avaliação deve ser feita.

A escolha dos testes depende também da queixa principal e do objetivo principal a ser atingido. Se o paciente possui alterações de comportamento, como agitação e impulsividade, a avaliação pode ser em situação mais lúdica e o fonoaudiólogo avaliar os aspectos fonológicos, semânticos, sintáticos e pragmáticos durante a conversa nesse contexto. Em pacientes com TEA sem oralidade, a avaliação baseia-se na observação dos aspectos pragmáticos e na aplicação de testes que exigem como resposta figuras, desenhos ou ações. Outras vezes, a avaliação do processamento auditivo em cabine acústica só pode ser realizada após uso da medicação em pacientes com TDAH, pois a desatenção afeta o desempenho nos testes.

Muitas vezes, o profissional que trabalha com crianças e adolescentes com transtornos mentais e histórico de maus-tratos, que vivem em instituições de acolhimento (abrigos), não dispõe de dados sobre os genitores, seu desenvolvimento e ocorrências importantes na infância que podem afetar a linguagem e a comunicação. Também nesses casos, frequentemente, a avaliação não é concluída durante o processo diagnóstico inicial com a equipe multidisciplinar, mas sim durante o acompanhamento do paciente.

▶ CONCLUSÃO – POR QUE A AVALIAÇÃO FONOAUDIOLÓGICA É IMPORTANTE?

Os resultados dos diversos testes, quando analisados e integrados, informam sobre as áreas comunicativas preservadas e aquelas com prejuízo, o que é essencial para planejar a conduta terapêutica. A comparação entre linguagem oral e escrita permite detectar se eventuais dificuldades de aprendizagem têm origem linguística. O grau com que as alterações se manifestam indica o quanto elas agravam os problemas emocionais, sociais e de comportamento.

Tão importante quanto detectar as áreas preservadas e alteradas para condução do plano terapêutico multidisciplinar é mostrar ao paciente, mesmo durante a avaliação, como ele escuta, compreende e fala. A percepção que a criança e o adolescente têm de sua comunicação também é uma característica importante durante o processo diagnóstico e pode ser um ponto forte no tratamento. Perceber áreas comunicativas positivas pode auxiliar na mudança de comportamento ou, ao contrário, perceber os déficits cognitivos ajuda a reduzir comportamentos inadequados. Por exemplo, crianças que apresentam discurso coerente e têm amplo vocabulário podem utilizá-los na negociação verbal com as pessoas e diminuir a agressividade verbal. Já adolescentes usuários de drogas que percebem sua voz rouca e sua fala disfluente podem reduzir o uso de drogas para melhorar a comunicação e ter melhor integração social[35].

8 ▪ Avaliação fonoaudiológica 231

▶ REFERÊNCIAS BIBLIOGRÁFICAS

1. Cohen NJ, Barwick MA, Horodezky NB, Vallance DD, Im N. Language, achievement, and cognitive processing in psychiatrically disturbed children with previously identified and unespected language impairments. Journal of Child Psychological and Psychiatry. 1998;39(6):865-77.
2. Deldime R, Vermeulen S. O desenvolvimento psicológico da criança. Bauru: Edusc; 1999.
3. Bee H. A criança em desenvolvimento. 7.ed. Porto Alegre: Artes Médicas; 1996.
4. Owens RE. Language development: an introduction. New York: Macmillan; 1996.
5. Jakobson R. Linguística e comunicação. 5.ed. São Paulo: Cultrix; 1971.
6. Adams MJ. Beginning to read: thinking and learning about print. Massachusetts Institute of Technology. Cambridge, Massachusetts: The MIT Press; 2001.
7. Gallagher TM. Interrelationships among children's language, behavior, and emotional problems. Top Lang Dis. 1999;19(2):1-15.
8. National Institute of Child Health and Human Development (NICHID). Early child care research network. Pathways to reading: the role of oral language in the transition to reading. Developmental Psychology. 2005;41(2):428-42.
9. Sugishita S, Fukushima K, Kasai N, Konishi T, Omori K, Taguchi T, et al. Language development, interpersonal communication, and academic achievement among Japanese children as assessed by the Aladjin. Ann Otol Rhinol Laryngol Suppl. 2012;35-9.
10. Pereira LD, Schochat E. Processamento auditivo central: manual de avaliação. São Paulo: Lovise, 1997. p. 49-60.
11. Schochat E. Potenciais evocados auditivos. In: Carvallo RMM. Fonoaudiologia: informação para a formação. São Paulo: Guanabara Koogan; 2003. p.57-85.
12. Foorman BR, Koon S, Petscher Y, Mitchell A, Truckenmiller A. examining general and specific factors in the dimensionality of oral language and reading in 4th-10th grades. Journal of Educational Psychology. 2015;107(3):884-99.
13. Andrade CRF. Fluência. In: Andrade CRF, Befi-Lopes DM, Fernandes FDM, Wertzner HF (eds.). ABFW: teste de linguagem infantil. Pró-Fono Departamento Editorial; 2000. p.61-76. Cap. 3.
14. Capovilla FC. Teste de vocabulário por figuras USP (TVfusp): normatizado para avaliar compreensão auditiva de palavras dos 7 aos 10 anos. v. 1. São Paulo: Memnon; 2011. p.530.
15. Capovilla FC, Negrão V, Damazio M (org.). Teste de vocabulário auditivo e teste de vocabulário expressivo normatizado e validado. v. 1. São Paulo: Memnon; 2011. p.582.
16. Pantano T. Linguagem em depressão infantil. [Dissertação de Mestrado.] São Paulo: FMUSP; 2001.
17. Stivanin L. Tempo de processamento para a leitura de palavras e para a nomeação de figuras em crianças leitoras e não leitoras. [Tese de doutorado.] São Paulo: Universidade de São Paulo; 2007.
18. Cunha VLO, Capellini SA, Cuetos F. PROHMELE – provas de habilidades metalinguisticas e de leitura. Rio de Janeiro: Revinter; 2009. p.146 .
19. Capellini SA, Oliveira AM, Cuetos F. PROLEC – provas de avaliação dos processos de leitura. Itatiba: Casa do Psicólogo; 2010. p.52.
20. Corso HV, Sperb TM, Salles JF. desenvolvimento de instrumento de compreensão leitora a partir de reconto e questionário. Revista Neuropsicologia Latinoamericana. 2012;4:22-32.
21. Corso HV, Piccolo LR,Mina CS, Salles JF. Normas de desempenho em compreensão de leitura textual para crianças de 1º ano a 6ª série. Psico (PUCRS). 2015;46:68-78.
22. Salles JF, Piccolo LR, Zamo R, Toazza R. Normas de desempenho em tarefa de leitura de palavras/ pseudopalavras isoladas (LPI) para crianças de 1º ano a 6ª série. Estudos e Pesquisas em Psicologia UERJ). 2013;13:1-10.
23. Scheuer CI, Stivanin L, Mangilli LD. Nomeação de figuras e a memória em crianças: efeitos fonológicos e semânticos. Pró-Fono. 2004;16(1):49-56.
24. Siqueira MSG, Lamprecht RR. As metáforas primárias na aquisição da linguagem: um estudo inter linguístico. DELTA. Documentação de Estudos em Linguística Teórica e Aplicada. 2007;23:245-72.
25. Ligi A, Swathi A, Nazla P, Vinitha MG. Pragmatic abilities in juvenile delinquents. Language in India. 2013;13(11):505-21.

232 Psiquiatria da infância e adolescência: cuidado multidisciplinar

26. Ben-Yizhak N, Yirmiya N, Seidman I, Alon R, Lord C, Sigman M. Pragmatic language and school related linguistic abilities in siblings of children with autism. J Autism Dev Disord. 2011;41(6):750-60.
27. Bishop DV, Maybery M, Wong D, Maley A, Hallmayer J. Characteristics of the broader phenotype in autism: a study of siblings using the children's communication checklist-2. Am J Med Genet B Neuropsychiatr Genet. 2006;141B(2):117-22.
28. Verzolla BLP, Isotani SM, Perissinoto J. Análise da narrativa oral de pré-escolares antes e após estimulação de linguagem. J Soc Bras Fonoaudiologia. 2012;24(1):62-8.
29. Edwards CM. Maternal literacy practices and toddlers' emergent literacy skills. J Early Child Literacy. 2014;14(1):53-79.
30. Olszewski A. A longitudinal study of English narrative discourse development in young spanish--english bilinguals. [Dissertação/doutor] Utah: University Logan; 2013.
31. Ebert KD, Scott CM. Relationships between narrative language samples and norm-referenced tests in language assessment of school-age children. 2014;45:337-50.
32. Spinillo AG, Martins RA. Uma análise da produção de histórias coerentes por crianças. Psicologia: Reflexão e Crítica. 1997;10:219-48.
33. Vellutino F, Fletcher JM, Snowling MJ, Scandlon DM. Specific reading disability (dyslexia): What have we learned in the past four decades? Journal of Psychology and Psychiatry. 2004;45(1):2-40.
34. Coltheart M, Rastle K, Perry C, Langdon R, Ziegler J. DRC: a dual route cascated model of visual word recognition and reading aloud. Psychol Rev. 2001;108:204-56.
35. Oliveira CCC, Scheuer CI, Scivoletto S. Autopercepção da comunicação oral no tratamento de adolescentes usuários de drogas. Revista Brasileira de Psiquiatria (São Paulo). 2006; 28:340-1.
36. American Speech-Language-Hearing Association (ASHA). (Central) Auditory Processing Disorders. Working Group on Auditory Processing Disorders; 2005. Disponível em: http://www.asha.org/members/deskref-journals/deskref/default.

9

Avaliação psicomotora

Margareth Ramos Mari Dreyer

▶ INTRODUÇÃO

Este capítulo tem por objetivo dar uma visão geral sobre a avaliação psicomotora, como é feita, seu propósito e sua fundamentação. Além disso, visa enfatizar a importância da investigação das habilidades e coordenações motoras em diferentes quadros psicopatológicos, especificamente na identificação do transtorno do desenvolvimento da coordenação (TDC).

▶ CASO CLÍNICO

João (nome fictício) tem 12 anos e está cursando a 7ª série do ensino fundamental. Pratica esportes e apresenta excelente desempenho nas áreas de coordenação motora grossa e equilíbrio. Seu desempenho acadêmico sempre foi bom em todas as matérias. Foi alfabetizado rapidamente, mas, apesar disso, levou um tempo muito maior que os colegas para aprender a escrever. Seu comportamento em sala de aula é bom, porém os professores relatam que, por vezes, ele se "desliga do contexto". A avaliação neuropsicológica indicou quociente intelectual muito superior e que as capacidades de atenção e abstração não estão relacionadas ao déficit da coordenação motora fina que apresenta. Tornou-se comum para João não copiar a matéria e não anotar as lições de casa por conta de lentidão e falta de agilidade na escrita. Seus cadernos dificilmente estão em ordem, e o prejuízo se reflete em suas notas e na percepção dos pais e dos professores ("É preguiçoso!"). É bastante desorganizado e perde seus pertences.

Para João, as defasagens se manifestam principalmente nas habilidades de coordenação motora fina e na escrita. Os impactos, porém, atingem sua vida acadêmica e geram consequências sociais, emocionais e sobre sua autoestima. Transtornos psicomotores como o caso descrito são bastante comuns na infância e na adolescência. Estima-se que 5 a 6% das crianças entre 5 e 11 anos apresentem distúrbios das habilidades motoras como o descrito no diagnóstico do TDC[1]. Apesar disso, a avaliação dessas habilidades ainda é pouco solicitada pelos clínicos. O fato de esses distúrbios não serem devidamente identificados pelos pais ou pelo sistema educacional pode facilmente ser explicado pela limitada disseminação de informações disponíveis sobre o transtorno e suas implicações. Em crianças e adolescentes com distúrbios psicomotores, particularmente, os prejuízos causados pelos transtornos psicomotores se adicionam aos dos outros transtornos, como os emocionais e de atenção, potencializando-os. Contudo, ainda se subestima seu impacto.

▶ HISTÓRICO

Características da organização psicomotora de crianças e adolescentes que apresentam quadros psiquiátricos são relatadas na literatura científica desde o fim do século XIX. Embora uma quantidade importante e crescente de estudos acerca das investigações das habilidades psicomotoras venha sendo reportada nos últimos vinte anos, na prática clínica, a investigação psicomotora no desenvolvimento infantil é ainda incipiente em certos países.

Em 1909, Dupré, psiquiatra, foi o primeiro a usar o termo psicomotricidade. Ele agrupou características de crianças que apresentavam alterações do tônus muscular, sincinesias, déficits de coordenação motora e descreveu a síndrome da debilidade motora. Observou que esses problemas se apresentavam tanto em crianças com deficiência intelectual como em crianças típicas e intelectualmente superiores. Ao longo da história, esses transtornos foram sendo descritos na literatura sob diferentes nomes, como: síndrome da criança desajeitada ou *clumsy-child syndrome*, disfunção cerebral mínima, disfunção perceptomotora, disfunção sensório-motora, déficit de planejamento motor, dispraxia ou dispraxia do desenvolvimento, distúrbios da coordenação motora ou da habilidade motora e transtornos psicomotores, para citar alguns deles. Enquanto alguns termos foram abandonados, a diversidade terminológica continua sucedendo-se de acordo com a localização geográfica. Contudo, a denominação transtorno do desenvolvimento da coordenação é internacionalmente aceita e foi incluída desde a terceira edição revisada do *Manual Diagnóstico e Estatístico de Transtornos Mentais* (DSM), visando separar o déficit no desenvolvimento da coordenação motora dos demais distúrbios do neurodesenvolvimento. O transtorno do desenvolvimento da coordenação está classificado no DSM-5 pelo código 315-4.

▶ ESCOPO DA AVALIAÇÃO

O comportamento motor pode ser avaliado sob diferentes perspectivas e níveis, como:

- Do funcionamento estrutural, fisiológico, neurológico e neuromuscular.
- De sua velocidade, aceleração e orientação corporal no espaço.
- Dos processos cognitivos e perceptivos que envolvem a ação motora.
- Do desempenho do comportamento motor observável na criança.

Estes últimos constituem os aspectos do comportamento motor que são objeto da avaliação psicomotora.

A avaliação busca investigar, descrever e classificar o desempenho do indivíduo em relação a seus pares em atividades ecológicas ou normatizadas que exigem habilidades de coordenação motora fina e global. Complementarmente, características subjacentes à coordenação também são investigadas. Em outros termos, o nível das habilidades motoras que constituem padrões de movimentos intencionais dirigidos a um objetivo ou dirigidas pela motivação (p. ex., pular, recepcionar uma bola, traçar com lápis) é o objeto da análise.

A avaliação da coordenação motora grossa diz respeito ao desempenho da criança/do adolescente em tarefas que exigem habilidade de usar os grandes músculos para coordenar movimentos globais corporais, como pular, locomover-se ou equilibrar-se. Na avaliação da coordenação motora fina, observa-se a habilidade de usar os pequenos músculos para coordenar movimentos precisos, como desenhar, escrever ou manipular pequenos objetos.

São igualmente avaliados os componentes subjacentes ou as fundações das habilidades motoras que interferem nas coordenações, como tônus muscular, persistência de reflexos indesejados; presença de sinais neurológicos leves; equilíbrio estático e dinâmico; preferências/dominância lateral; esquema e imagem corporal; percepção e organização visual e integração visomotora; organização espacial e rítmica e particularidades sensoriais.

A anamnese, bastante relevante em qualquer tipo de avaliação, deve abranger dados do histórico do desenvolvimento do indivíduo, cobrindo aspectos genéticos, ambientais e funcionais. Também fazem parte da análise a observação livre do comportamento do indivíduo na avaliação, assim como a compreensão dos aspectos cognitivo-afetivo-emocionais, que podem interferir no desempenho e influenciá-lo.

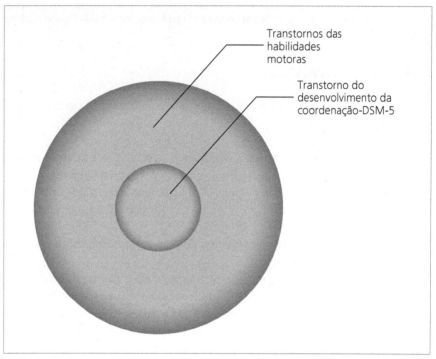

FIGURA 1 Panorama dos transtornos das habilidades motoras.

▶ OBJETIVOS

A investigação da organização psicomotora permite identificar se uma queixa representa mera variação do desenvolvimento psicomotor dentro da normalidade ou configura-se em um quadro de transtorno. Pode ser realizada para vários fins, e seu objetivo é alcançado com base na compreensão não somente das dificuldades do indivíduo, mas também de seus pontos fortes; estes últimos são fundamentais na orientação que poderá ser dada à família ou à escola. Procura-se retratar a imagem mais abrangente possível da criança/do adolescente, entendendo as limitações e as possibilidades da aparelhagem motora, que vão mudando drasticamente com o crescimento. Visa compreender a pessoa em sua dimensão biopsicossocial, contextualizando a criança sob a perspectiva de sua genética, de seu meio ambiente e de suas características psicológicas. Em suma, considerando o indivíduo com suas características cognitivas, emocionais e motoras, dentro de seu contexto imediato e de seu ambiente sociocultural.

QUADRO 1	Objetivos da investigação
Obter a identificação precoce de transtornos por meio de triagem
Auxiliar no diagnóstico psiquiátrico, fonoaudiológico, neuropsicológico, psicopedagógico etc.
Indicar e orientar as acomodações e o suporte educacional adicional
Indicar e orientar adaptações ambientais
Definir necessidade de intervenção e/ou monitoramento
Fazer o planejamento e a definição de diretrizes eficazes para o gerenciamento das intervenções
Protocolos de pesquisa

Auxílio no diagnóstico do transtorno do desenvolvimento da coordenação

O transtorno pode ser diagnosticado na ausência de deficiência intelectual ou visual ou na presença de alguma condição neurológica que afete o movimento, como paralisia cerebral, distrofia muscular ou doença degenerativa[1]. Diante de uma indicação de transtorno antes dos 5 anos, recomenda-se o monitoramento minucioso do desenvolvimento por meio de avaliações periódicas. O DSM-5 não fornece ao clínico recomendações sobre as maneiras de obter informações necessárias para diagnosticar uma criança com o TDC, apesar de relatar que a coordenação motora tem de estar substancialmente abaixo da idade cronológica da criança (ver "Instrumentos de medida").

Embora não recebam o diagnóstico de TDC, os transtornos de coordenação motora presentes em crianças e adolescentes com deficiência intelectual ou quadros neurológicos (p. ex., quadros de epilepsia, paralisia cerebral leve, comuns na clínica psiquiátrica) também devem ser avaliados. Com os prejuízos devidamente mapeados, essas crianças também poderão se beneficiar de intervenções e obter adaptações pedagógicas e orientações no meio familiar.

▶ O PROCESSO DA AVALIAÇÃO

A abordagem psicomotora baseia-se em uma visão holística do indivíduo, e a perspectiva da avaliação é a de um processo multifacetado. O processo acontece a partir do recolhimento de informação sobre as habilidades da criança, não somente a partir de sua avaliação individual, mas de diferentes fontes, como pais/cuidadores, escola, médicos, psicológicos, fonoaudiólogos e demais profissionais. Esse processo envolve ferramentas normatizadas e psicométricas, bem como informações obtidas em entrevistas semiestruturadas e observação clínica. A tomada cuidadosa da história na anamnese e o estudo do contexto ambiental são essenciais. Especificamente no diagnóstico de transtornos psicomotores, o examinador deve pesquisar sobre a exposição e a resposta da criança à atividade física e a diferentes tipos de estimulação; deve poder descrever a participação da criança e a função que ocupa o movimento em sua vida diária, seu impacto na produtividade acadêmica, assim como nos momentos de lazer e nas brincadeiras. Diversos elementos, como visitas à escola, entrevistas e questionários estruturados, irão munir o avaliador de diferentes percepções que contribuirão na compreensão do caso, além de explicar como essa criança está inserida no contexto, de que forma se constitui seu ambiente e como se apresentam os desafios e as oportunidades aos quais está exposta.

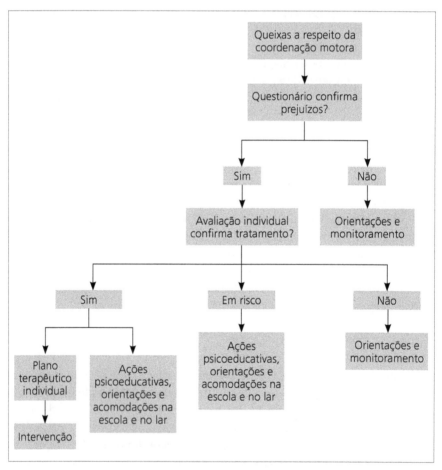

FIGURA 2 Processo de identificação do transtorno psicomotor e da necessidade de intervenção.

▶ A CARACTERIZAÇÃO DO PREJUÍZO

A configuração do transtorno é bastante heterogênea. Os sintomas afetam significativamente a adaptação e o funcionamento do sujeito, enquanto os prejuízos podem se configurar tanto na coordenação motora fina ou grossa quanto em ambas.

Características e alertas de transtornos psicomotores podem ser observados precocemente por meio de atrasos nas primeiras aquisições do desenvolvimento neuropsicomotor ou um pouco mais tarde. Uma vez que interfere no funcionamento acadêmico da criança, a caracterização do transtorno da coordenação a partir da idade pré-escolar é bastante comum. A vivência escolar permite a comparação mais pontual da criança com pares, e professores dispõem de perspectiva privilegiada para detectar discrepâncias em relação aos níveis de desempenho das crianças.

QUADRO 2 Heterogeneidade dos transtornos psicomotores

Quando levantar a bandeira vermelha
Crianças com transtornos psicomotores podem apresentar sintomas tanto nas habilidades de coordenação motora grossa como fina ou mesmo em ambas comparativamente às crianças da mesma idade. Os transtornos podem se apresentar como:
Dificuldades na coordenação motora grossa:
Para andar de bicicleta
Para chutar e lançar bolas ou pular
Acidentar-se muito, batendo em tudo. "Estabanado, tropeça no próprio pé."
Participação reduzida em atividades que exijam coordenação motora, como nas aulas de educação física ou no recreio
Ou na coordenação motora fina: • Abotoar-se, amarrar cadarços • Cortar com garfo e faca • Recortar com tesoura • Ilegibilidade, rapidez ou lentidão extremas na escrita
Ou em ambas

As características da avaliação psicomotora devem levar em conta o estágio de desenvolvimento e das aquisições motoras em relação ao esperado para a idade cronológica da criança/do adolescente. Essa questão tem importância fundamental, já que suscita a necessidade para além da análise e da observação do clínico, de uma definição formal sobre o que se considera um atraso ou um desvio do desenvolvimento, acarretando a necessidade de instrumento específico de avaliação do funcionamento motor em comparação com pares. Como já mencionado, o DSM não fornece orientações sobre como avaliar o desempenho motor em crianças e adolescentes.

Segundo o DSM-5, a prevalência do TDC entre 5 e 11 anos é de 5 a 6%; em crianças de 7 anos, 1,8% é diagnosticada com transtorno da coordenação severo e 3% com provável transtorno da coordenação. O distúrbio afeta três vezes mais meninos que meninas[1].

QUADRO 3 Outras características que podem se manifestar nos transtornos psicomotores decorrentes da superposição dos sintomas do TDC com os de outros transtornos do neurodesenvolvimento

Dificuldade de modulação de respostas emocionais
Aparência de desorganização nas roupas e nos cabelos; sapatos sem amarrar
Desorganização no quarto e na mochila e perda do material escolar
Agitação; é incansável, movimenta-se incessantemente (pernas e/ou braços inquietos)
Confusão no tempo, lentidão para completar tarefas
Dificuldade de orientar-se no espaço
Sonha acordado, aparente falta de motivação

▶ CARACTERÍSTICAS DO PROFISSIONAL AVALIADOR

O profissional que pode auxiliar o clínico no diagnóstico das dificuldades e na identificação dos transtornos psicomotores pode ser oriundo de diferentes áreas. O avaliador necessita de conhecimento da psicologia e do neurodesenvolvimento infantil, bem como dos fundamentos da psicomotricidade, e deve estar apto a realizar anamnese compreensiva. De forma geral, crianças e adolescentes com queixas de transtornos das habilidades motoras que se apresentam na clínica manifestam um conjunto maior de sintomas que pertencem a diferentes categorias diagnósticas. Nesse sentido, o profissional avaliador deve ser capaz de identificar indícios de transtornos comórbidos ou associados. Necessita de conhecimento preciso das associações de sintomas[2], como transtornos do neurodesenvolvimento e demais distúrbios neurológicos, psiquiátricos ou psicológicos que possam estar interferindo na apresentação do quadro.

▶ INSTRUMENTOS DE MEDIDA DAS HABILIDADES PSICOMOTORAS

Além de provas ecológicas e do exame psicomotor clássico envolvendo os aspectos já descritos (ver Escopo da avaliação) e que provem informações qualitativas, utilizam-se instrumentos de medida padronizados. Há escassez de recursos psicométricos normatizados para a população brasileira. Este é o motivo de ainda não existirem estudos sobre a prevalência do TDC na população. Apesar de a análise quantitativa ser fundamental para que se avaliem desvios ou atrasos, não deve se constituir a única base de decisão para indicar a necessidade de intervenção na prática clínica. A natureza do transtorno psicomotor e o prejuízo a ele atrelado na vida da criança devem ser levados em consideração e ponderados pelo avaliador.

Para avaliação na primeira infância, são exemplos as escalas Bayley-III (para crianças de 1 mês a 3 anos e 6 meses), a escala Denver II (para crianças desde o nascimento até os 6 anos de idade) e a Brunet-Lézine (para crianças de 1 a 36 meses). Essas baterias de testes do desenvolvimento infantil compreendem não somente medidas referentes à coordenação motora grossa e fina, como também das habilidades cognitivas, de linguagem e socioadaptativas.

Para as crianças a partir de 4 anos, os testes e os instrumentos existentes tornam-se mais específicos. A seguir, são descritos alguns dos instrumentos disponíveis no país neste momento.

Questionários

Developmental Coordination Disorder Questionnaire (DCDQ)[3]

A adaptação transcultural do questionário de TDC para crianças brasileiras, realizada por Prado e Magalhães com auxílio de Wilson[3], autora do DCDQ, demonstrou bom potencial como instrumento de triagem para diagnóstico do TDC no Brasil. Os itens avaliam o desempenho da criança em diferentes situações que envolvem o controle motor durante a atividade, a motricidade fina/escrita e a coordenação global.

O DCDQ, criado por Wilson, Dewey e Campbell[4], é um questionário parental que foi adaptado para vários países e tem sido usado para comparações de dados epidemiológicos. Em virtude de suas qualidades psicométricas, permite identificar e distinguir com segurança crianças com TDC ou risco para TDC das que não apresentam o transtorno.

Lista de checagem (checklist) – Bateria de Avaliação de Movimento para Crianças – segunda edição MABC-2[14]

O questionário tem por objetivo recolher informações sobre como uma criança gerencia as tarefas diárias que são encontradas em casa e na escola. É destinado a crianças entre 5 e 12 anos de idade. Pode ser completado por um professor, pai ou profissional envolvido com a criança.

242   Psiquiatria da infância e adolescência: cuidado multidisciplinar

Avaliação das habilidades de coordenação motora

Bateria de Avaliação de Movimento para Crianças – segunda edição MABC-2[14]

A bateria de avaliação das habilidades motoras é um instrumento destinado à detecção de distúrbios motores e é dividida em três faixas etárias:

- De 3 a 6 anos de idade.
- De 7 a 10 anos de idade.
- De 11 a 16 anos e 11 meses de idade.

Dentro de cada faixa de idade, oito tarefas são agrupadas em três categorias de subtestes: destreza manual, mirar e pegar e equilíbrio (estático e dinâmico).

Apesar de não existir um padrão-ouro de instrumentos destinados à identificação dos transtornos psicomotores, a bateria frequentemente considerada referência para a avaliação em crianças desde a idade pré-escolar até a adolescência é a MABC. O resultado fornecido pela bateria representa pontos de corte que são geralmente utilizados para detectar o TDC. Visa identificar e descrever a natureza das dificuldades de movimento em crianças e adolescentes. Trata-se de uma ferramenta de avaliação que requer a realização de uma série de tarefas motoras de forma específica e padronizada para medir objetivamente as habilidades de coordenação da criança. A tradução para o português e a validação desse instrumento encontra-se disponível[14].

Avaliação das praxias construtivas e habilidades visomotoras

Teste das figuras complexas de Rey[6]

O teste de Rey visa avaliar a atividade visoperceptiva e o modo como o sujeito apreende, organiza e planeja a reprodução dos dados percebidos. É dividido em duas fases: cópia e reprodução de memória. Pode ser aplicado a partir do quarto até o oitavo ano de idade ou dos 5 anos até os 88 anos de idade.

Teste gestáltico visomotor de Bender[7]

O teste avalia o funcionamento visomotor e a habilidade de percepção visual. Tais habilidades são intimamente relacionadas com a aprendizagem (p. ex., aquisição da escrita). O teste é composto de nove modelos de desenhos a serem reproduzidos. Pode ser administrado em crianças de 6 a 10 anos de idade.

Avaliação da dominância lateral e orientação direita-esquerda

Bateria Piaget-Head de orientação direita e esquerda[8]

A bateria analisa disfunções em nível de orientação espacial e do esquema corporal. Pode-se verificar se há atraso na aquisição das noções de direita esquerda. É destinada a crianças entre 6 e 13 anos de idade.

Avaliação da imagem corporal

Desenho da figura humana[9]

O teste do desenho da figura humana, como concebido por F. Goodenough, tem por objetivo principal avaliar o funcionamento cognitivo de crianças. Revela igualmente aspectos referentes à qualidade do gesto grafomotor. Entretanto, o teste pode ser usado também sob a perspectiva projetiva para avaliação qualitativa dos aspectos referentes à imagem corporal e a aspectos emocionais. É usado para avaliar crianças com idades entre 5 e 10 anos.

▶ IMPORTÂNCIA DA IDENTIFICAÇÃO DOS TRANSTORNOS PSICOMOTORES

As dificuldades podem afetar vários domínios que afetam a vida cotidiana, como atividades escritas, artes, esportes e lazer. Impactam o âmbito social e da autoestima do indivíduo.

Identifica-se que uma das consequências diretas reside em prejuízos na socialização. Por conta das dificuldades de coordenação motora, crianças com TDC enfrentam mais dificuldades de participação nas brincadeiras durante o recreio e acabam sendo excluídas de seu grupo de pares. A participação reduzida em atividades físicas e o menor envolvimento em atividades esportivas do que seus pares são bastante comuns na vida de crianças com TDC. Crianças com TDC, ou que estavam em risco de desenvolver o TDC, evidenciaram alto nível de problemas sociais, assim como apresentaram altos níveis de queixas somáticas[10]. Outra consequência secundária é a de um estilo de vida mais sedentário, que propicia alto risco para obesidade[11], capacidade pulmonar menor[12] e maior risco para a evolução de doenças coronário-vasculares[13] que as crianças de desenvolvimento típico.

A grande lentidão psicomotora pode ser interpretada como preguiça, imaturidade ou sinal de que o indivíduo quer manter dependência do outro.

As implicações do TDC, bastante descritas na infância, também causam prejuízos na vida adulta e são objeto de pesquisas. Evidências mostram que, em vez de melhorar com o tempo, essas dificuldades permanecem estáveis através da adolescência e da vida adulta e tendem a se manifestar como dificuldades na organização e no planejamento.

Observam-se características dos transtornos psicomotores em diferentes níveis de expressão em vários quadros neurológicos, psicopatológicos e síndromes genéticas. A diversidade e a heterogeneidade da expressão dos distúrbios refletem as diferentes características etiológicas[2].

❯ ALTERAÇÕES PSICOMOTORAS ENCONTRADAS EM QUADROS PSICOPATOLÓGICOS

Os estudos indicam alta taxa de comorbidade com quadros psicopatológicos de início na infância, e alguns autores afirmam que os casos de TDC puros são menos frequentes, constituindo mais exceção do que a regra.

Indivíduos com TDC não apresentam apenas dificuldades de movimentos[14]. Observam-se, na prática clínica, dificuldades com organização, em estabelecer rotinas e em aceitar transições. Tais características são comuns e observadas na maioria dos demais transtornos do neurodesenvolvimento. As pesquisas sobre o TDC revelam que a coexistência desse distúrbio, assim como a superposição de sintomas com outros transtornos do neurodesenvolvimento, é bastante comum e relevante.

Especialmente no transtorno do déficit de atenção e hiperatividade (TDAH), relata-se uma porcentagem de comorbidade em torno de 50% dos casos[1]. Nos países escandinavos, um modelo único conjuga déficits de controle motor, de atenção e de percepção[15].

Crianças com deficiência do desenvolvimento psicomotor apresentam também dificuldades de aprendizagem. Uma proporção significativa de crianças com quadros de dislexia tem um desempenho insatisfatório em uma variedade de tarefas motoras[16].

Os sintomas dos transtornos do espectro autista (TEA) estão associados à má coordenação e à presença de lentidão psicomotora. Desde as observações de Kanner, crianças no espectro autista são relatadas como desajeitadas e mais lentas.

Os impactos dos déficits sobre a autoestima e o sentimento de incompetência fazem crianças com TDC apresentarem maior risco de desenvolver problemas emocionais ao longo da vida. Foram encontradas evidências em estudo longitudinal na população britânica de que indivíduos do sexo masculino com transtornos psicomotores apresentavam níveis de ansiedade três vezes maior

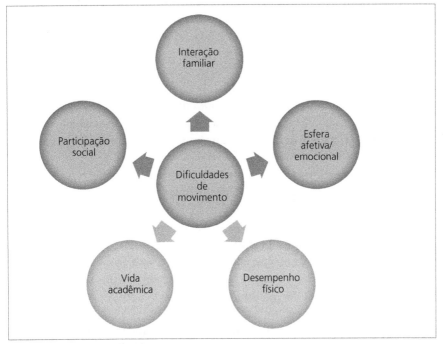

FIGURA 3 Impacto/prejuízo causado pelos déficits psicomotores.

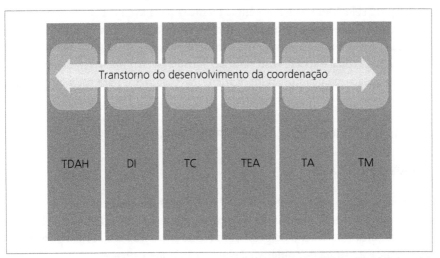

FIGURA 4 Superposição dos sintomas. TDAH: transtorno do déficit de atenção e hiperatividade; DI: deficiência intelectual; TC: transtornos da comunicação; TEA: transtorno do espectro autista; TA: transtornos específicos da aprendizagem; TM: transtornos motores.

246 Psiquiatria da infância e adolescência: cuidado multidisciplinar

entre as idades de 11 e 16 do que crianças que tiveram desenvolvimento psico-motor normal[17].

▶ MENSAGENS IMPORTANTES

Os prejuízos causados pelas dificuldades das habilidades motoras afetam o indivíduo em várias esferas e escalas: da vida acadêmica à social, em seu funcionamento diário, além de serem condição de risco para transtornos afetivo-emocionais.

Em razão da heterogeneidade dos transtornos psicomotores, os déficits podem estar isolados (p. ex., habilidades manuais). É fundamental que a avaliação seja baseada em testes normatizados, porém a pontuação obtida não deve ser o único parâmetro para definir ou não a necessidade de intervenção.

Examinadores devem ter profundo conhecimento da área de desenvolvimento e descrever os diferentes aspectos necessários para o estudo das desordens motoras, que devem incluir a organização de desenvolvimento, cerebral normal e anormal do sistema motor, controle de movimento e aquisição de habilidade e condições clínicas que afetam as crianças.

Os déficits de coordenação motora podem ser apenas uma parte de um universo maior que pode envolver outros transtornos. É fundamental que o examinador possua informações multidisciplinares de todos os familiares e profissionais envolvidos com a criança. Além disso, possua conhecimento suficiente para selecionar as ferramentas técnicas para avaliar funções para além do funcionamento motor e poder assim "tirar uma foto" abrangente da criança com base em diferentes perspectivas, considerando o desenvolvimento psicológico, educacional e social. Esse enfoque permite determinar os tipos e os níveis de intervenção que promoveriam os melhores benefícios para cada uma dessas crianças.

▶ CASO CLÍNICO – AVALIAÇÃO PSICOMOTORA

Dados da história

Gustavo (nome fictício) tem 8 anos e 11 meses de idade e cursa o 4º ano do ensino fundamental. Foi trazido pela mãe para avaliação no Hospital-Dia Infantil, segundo indicação de profissional que o atendia em clínica particular. Essa indicação tinha por objetivo a elucidação diagnóstica.

Apresentava comportamentos disruptivos, como bater nos colegas e xingar as pessoas sem razões aparentes. Aos 7 anos de idade, a mãe era chamada quase diariamente na escola por conta do comportamento agressivo de Gustavo.

Foi convidado a se retirar da escola e ingressou no ensino público, quando, em razão das provocações que irritavam os colegas, começou a ser agredido fisicamente por eles. Segundo relato da mãe, desde a idade de 1 ano e 8 meses, ele se mostrava agitado e impaciente.

Filho único de pais que nunca se casaram, Gustavo sempre morou apenas com sua mãe. A gravidez foi aceita pelos pais, embora não tivesse sido desejada ou planejada, e aconteceu sem intercorrências. O parto, cesáreo, foi realizado com urgência por causa da presença de mecônio. A mãe conta que, quando era bebê, Gustavo nunca dormia bem, mas não era de chorar. Era muito agitado, batia as perninhas e se balançava muito no berço. Quanto aos primeiros marcos do desenvolvimento neuropsicomotor, foi relatado que Gustavo apresentou sucção eficaz, reagia a estímulos visuais e auditivos, sorriu com 15 dias, apresentou controle cervical com 3 meses de idade, sentou com apoio com 7 meses, não engatinhou e andou sem apoio com 1 ano e 3 meses. A mãe conta que Gustavo fez uso de "cercadinho" e de andador. As primeiras palavras foram faladas aos 2 anos de idade, o controle vesical e anal foi adquirido por volta dos 2 anos.

Tem hipermetropia e astigmatismo e faz uso de óculos. Gosta muito de desenhar e assistir várias vezes ao mesmo filme. A avaliação neuropsicológica apontou um quociente intelectual médio, comparado ao da população brasileira.

Durante a semi-internação, foram realizados diversos exames, e o único cujo resultado foi digno de nota foi o exame de EEG, que indicou a presença de "atividade epileptiforme frequente com projeção na região temporal média direita". Segundo a equipe da neurologia, tal achado é comum em indivíduos com TEA, sem necessidade de tratamento, a não ser em caso de crises associadas. O paciente não tem antecedente de crises epilépticas.

Resultados da avaliação psicomotora

Gustavo mostrou entendimento e compreensão das consignas durante a avaliação, porém teve de ser estimulado e sua atenção solicitada continuamente para realizar as atividades da avaliação psicomotora. Apresentou-se muito irrequieto. Sua agitação motora incessante era expressa pelo balanço das pernas, pela mastigação de qualquer coisa que achava e colocava na boca, como um pedaço de adesivo que pegou do chão ou uma peça do teste. Gustavo teve muita dificuldade de cumprir as ordens, mostrou-se pouco flexível, querendo impor e fazer as coisas de seu jeito. Às vezes, dizia que queria dormir. A realização da avaliação foi custosa e finalizada em três encontros.

Os déficits psicomotores encontrados situaram-se principalmente nas áreas de coordenação global, equilíbrio estático e dinâmico. O desempenho foi classificado como muito inferior à média do esperado para crianças da mesma idade em atividades de equilíbrio estáticas. Exibiu dificuldades nas realizações de tarefas de coordenação motora grossa, no controle postural e equilíbrio dinâmico deficitário, mostrando prejuízo nas atividades que exigiam concentração e mira.

Gustavo apresentou excesso de resistência muscular tanto nos membros superiores quanto nos inferiores e dificuldade de relaxamento sob comando. Observaram-se a presença de sincinesias bucais e movimentos involuntários contralaterais.

A coordenação motora fina apresentou-se lenta e pouco ágil, consistente com dificuldades de coordenação visomotora encontradas nas avaliações de outras disciplinas (neuropsicológica e psicopedagógica).

Apresentou dificuldades em provas de dissociação digital e também realizou recorte sem agilidade. O desempenho nas tarefas grafomotoras também está prejudicado, e o controle motor manual é melhor nos desenhos que na escrita, situação em que a pressão do lápis no papel é muito forte (no exame do tônus, essa característica expressou-se por meio da rigidez e extensibilidade muscular reduzida característica de hipertonia). Esse fato talvez seja decorrente da prática repetitiva dos desenhos, que gosta bastante de realizar. A qualidade do desenho da figura humana mostrou-se dentro do esperado para a faixa etária. O desenho foi colorido e contou com riqueza de detalhes. Entretanto, quando Gustavo foi solicitado a fazer outro desenho qualquer, observou-se que esse desenho era um padrão que se repetia e que era reproduzido em série.

Obteve desempenho ruim na reprodução das estruturas rítmicas, confundindo-se mesmo na reprodução das estruturas mais simples. Nessa tarefa, assim como em tarefa grafomotora, apresentou características de impulsividade quando parte da consigna era inibir determinado comportamento.

Apesar de já estar definida a dominância funcional de mãos e pés, Gustavo ainda confunde as noções em si, no outro e em objetos no que diz respeito ao conhecimento de direita e esquerda.

A avaliação psicomotora realizada apontou para quadro consistente com o diagnóstico do transtorno do déficit da coordenação, que talvez pudesse vir a ser considerado, já que segundo a equipe da neurologia os achados neurológicos, normalmente critério de exclusão para o diagnóstico do TDC, são característicos de TEA. Contudo, mesmo que o TDC não pudesse vir a ser diagnosticado como transtorno comórbido, os resultados da avaliação indicaram prejuízo das coordenações motoras. Gustavo recebeu indicação para intervenção psicomotora individual, visando principalmente instrumentalizá-lo para as atividades de coordenação motora global e fina deficitárias.

▶ REFERÊNCIAS BIBLIOGRÁFICAS

1. American Psychiatric Association. Diagnostic and statistical manual of mental disorders: DSM-5. Washington: American Psychiatric Association; 2013.
2. Albaret JM. Les troubles psychomoteurs chez l'enfant. Encyclopédie Médico-Chirurgicale. 2001; Pédiatrie. 4-101-H-30. Psychiatrie. 37-201-F-10.
3. Prado MS, Magalhães LC, Wilson BN. Cross-cultural adaptation of the developmental coor-dination disorder questionnaire for Brazilian children. Rev Bras Fisioter. 2009;13(3):236-43.
4. Wilson BN, Dewey D, Campbell A. Developmental coordination disorder questionnaire (DCDQ). Calgary: Alberta Children's Hospital Research Center; 1998.
5. Henderson SE, Sugden DA, Barnett AL, Smits-Engelsman C. Movement assessment battery for children. London: Psychological Corporation; 1992.
6. Oliveira M, Rigoni M. Figuras complexas de Rey: teste de cópia e de reprodução de memória de figuras geométricas complexas. Manual André Rey. São Paulo: Casa do Psicólogo; 2010.
7. Sisto F, Noronha A, Santos A. Teste gestáltico visomotor de Bender: sistema de pontuação gradual (B-SPG). São Paulo: Vetor; 2005.
8. Toni P. Bateria Piaget-Head de orientação direita e esquerda. São Paulo: Vetor; 2006.
9. Sisto FF. Desenho da figura humana: escala Sisto. Manual. São Paulo: Vetor; 2005. p.153.
10. Dewey D, Kaplan BJ, Crawford SG, Wilson BN. Developmental coordination disorder: as-sociated problems in attention, learning, and psychosocial adjustment. Human Movement Science. 2002;21:905-18.
11. Zhu E, Hadadgar A, Masiello I, Zary N. Augmented reality in healthcare education: an inte-grative review. Peer J. 2014;2:r469.
12. Wu SK, Lin HH, Li YC, Tsai CL, Cairney J. Cardiopulmonary fitness and endurance in chil-dren with developmental coordination disorder. Res Dev Disabil. 2010;31(2):345-9.
13. Faught BE, Hay JA, Cairney J, Flouris A. Increased risk for coronary vascular disease in chil-dren with developmental coordination disorder. J Adolesc Health. 2005;37(5):376-80.
14. Henderson SE, Sugden DA, Barnett AL. Bateria de Avaliação de Movimento para crianças – 2.ed. – MABC-2. São Paulo: Pearson Clinical Brasil; 2019.
15. Gillberg C, Kadesjo B. Why bother about clumsiness? The implications of having develop-mental coordination disorder (DCD). Neural Plasticity. 2003;10:1-2.
16. Fawcett AJ, Nicholson, RI. Persistent deficits in motor skill of children with dyslexia. Journal of Motor Behavior. 1995;27:235-40.
17. Sigurdsson E, Van Os J, Fombonne E. Are impaired childhood motor skills a risk factor for adolescent anxiety? Results from the 1958 U.K. birth cohort and the National Child Devel-opment Study. Am J Psychiatry. 2002;159(6):1044.
18. Cantell MH, Smyth MM, Ahonen TP. Clumsiness in adolescence: educational, motor, and social outcomes of motor delay detected at 5 years. Adapted Physical Activity Quarterly. 1994;11:115-29.
19. Hamilton S. Evaluation of clumsiness in children. American Family Physician. 2002;66(8):1435-40.
20. Toniolo CS, Capellini SA. Transtorno do desenvolvimento da coordenação: revisão de lite-ratura sobre os instrumentos de avaliação. Revista Psicopedagogia. 2010;27(82)109-16.
21. Bayley, N. Bayley III (Kit Completo) – Escalas de desenvolvimento do bebê e da criança pe-quena. São Paulo: Pearson; 2018
22. Frankenburg WK. DENVER II – Teste de Triagem do Desenvolvimento. São Paulo: Hogrefe Cetepp; 2018.
23. Brunet O, Lézine I. Desenvolvimento psicológico da primeira infância. Porto Alegre: Artes Médicas; 1981.

10

Avaliação de terapia ocupacional

Adriana Dias Barbosa Vizzotto

▶ INTRODUÇÃO

A American Occupational Therapy Association (AOTA) e a World Federation of Occupational Therapist (WFOT) definem a prática da terapia ocupacional (TO) como uma profissão da saúde centrada no cliente e que faz o uso de atividades significativas para promover a saúde física e mental e o bem-estar por meio das ocupações[1,2]. O termo "ocupacional" é utilizado para toda relação de uma pessoa com suas áreas de ação, incluindo o trabalho, o jogo e as atividades cotidianas. As relações entre a pessoa, o ambiente e a ação em diferentes contextos são avaliadas e fazem parte dos procedimentos especializados em TO[1]. As ocupações incluem coisas de que as pessoas precisam, que elas querem e devem fazer. O principal objetivo da TO é capacitar as pessoas a participar das atividades da vida diária[2].

A TO, em sua prática clínica, utiliza-se de referenciais teóricos psicodinâmicos, comportamentais e cognitivo-funcionais para avaliar e tratar de sujeitos com transtornos mentais. O foco da TO é detectar possíveis barreiras que estejam impedindo o adequado desempenho ocupacional e a participação social da pessoa. As principais áreas avaliadas são as denominadas atividades básicas de vida diária (ABVD), relacionadas ao autocuidado (higiene pessoal, alimentação e vestuário), sono e repouso; as atividades instrumentais de vida diária (AIVD), consideradas as mais complexas, como preparação de alimentos, organização e manutenção de objetos pessoais e atividades domésticas. As demais atividades de vida diária (AVD) avaliadas são as lúdicas, de lazer, de estudo, sociais e profissionalizantes[3]. A análise das atividades é uma ferramenta importante do terapeuta ocupacional para identificar aspectos motores, sociais, emocionais, cognitivos e sensoriais que podem limitar a participação bem-sucedida em seu meio familiar, escolar e social. Outros elementos dinâmicos também são valorizados na prática clínica da TO, e um deles é a relação triádica, constituída por três elementos: paciente, terapeuta ocupacional e atividades, que se caracteriza por possibilitar e manter uma dinâmica particular de funcionamento, na qual movimentos de ação e reação são determinantes da dinâmica relacional; as atividades definidas como instrumento da TO, sendo considerada o terceiro elemento da relação triádica, têm um triplo domínio de funções: o terapêutico, o educativo e o social. Os aspectos terapêuticos e educacionais apresentam-se como função terapêutica e ação educativa que, por meio do aprender, do ensinar e de realizar atividades no *setting* da TO, pode estender-se para a ampliação de atividades no cotidiano[4].

Com base em pressupostos teóricos e práticos descritos, o objetivo deste capítulo é relatar o processo de avaliação em TO na área da saúde mental de crianças e adolescentes baseados na prática clínica da autora deste capítulo, em estudos baseados em evidências e em *guidelines* internacionais. Em serviços especializados, a TO compartilha sua experiência clínica com a equipe multidisciplinar, responsável pelo cuidado integrado da população infantojuvenil.

▶ AVALIAÇÃO EM TERAPIA OCUPACIONAL

Métodos de avaliação sistemática, desde o surgimento da TO no início do século XX, vêm sendo desenvolvidos por terapeutas ocupacionais da Europa, dos Estados Unidos, do Canadá e da Austrália[5,6]. No Brasil, ainda é escasso o número de avaliações padronizadas na área da TO, principalmente em saúde mental, mas esse cenário está mudando aos poucos, porque cada vez mais, os terapeutas ocupacionais brasileiros têm se dedicado à validação de instrumentos específicos.

Benetton e Marcolino[4] consideram que avaliar um sujeito em TO é, antes de tudo, saber como é seu cotidiano e qual é a repercussão social de suas realizações, ou mesmo o que são consideradas realizações ou ações sem sentido, ou as que apenas dão sentido à sua doença ou deficiência. Os terapeutas ocupacionais consideram múltiplas variáveis no processo de avaliação, sendo um deles de fundamental importância, o raciocínio clínico que servirá para conduzir o tratamento da criança e do adolescente. O raciocínio clínico na TO tem como objetivo organizar ações terapêuticas que possam atender de forma adequada aos interesses ou demandas de cada pessoa, e vai além da investigação diagnóstica. As abordagens atuais do raciocínio clínico na TO integram uma abordagem centrada no cliente, isto é, centrada na perspectiva da pessoa, em uma prática baseada em evidências, para obtermos resultados desejáveis. Tratando-se de crianças e adolescentes, o objetivo da TO é engajá-los nas atividades de vida diária, levando em consideração seu desenvolvimento físico e mental, além de proporcionar bem-estar e participação e engajamento em atividades significativas[7].

Os instrumentos mais utilizados em TO são os que avaliam o perfil e o desempenho (*performance*) ocupacional, descrito na literatura da TO como função ou competência ocupacional. Diferentes referenciais teóricos fundamentam essa avaliação e mensuração de funcionalidade em pacientes em suas atividades em geral[5]. O perfil ocupacional consiste na coleta de informações, no resumo do histórico ocupacional e das experiências, em padrões de vida diária, em prioridades, em interesses, em valores, em necessidades da pessoa, bem como nas características do contexto de vida, considerando as barreiras e os facilitadores do ambiente da pessoa[8]. Já a avaliação do desempenho ocupacional da pessoa avalia, durante o processo terapêutico ocupacional, as demandas atuais que impedem o adequado desempenho, levando em consideração as especificidades das atividades de vida diária, os padrões e contextos do desempenho, assim com as habilidades e as capacidades envolvidas.

As avaliações podem ser por meio de observações, entrevistas e instrumentos de avaliação padronizados e não padronizados. É importante ressaltar que a padronização de instrumentos de avaliação é fundamental, considerando a fidedignidade dos resultados, abrangendo os aspectos culturais de cada país. Os terapeutas ocupacionais estão se conscientizando da necessidade do uso de testes padronizados para a tomada de decisão adequada durante o processo de intervenção da criança e do adolescente. Essas ferramentas padronizadas devem medir as mudanças no nível de desempenho ocupacional, além de capturar outros aspectos relevantes para o bom desenvolvimento físico e emocional da população atendida e formular adequadamente o plano terapêutico[8].

A avaliação é um processo contínuo e não um evento único, e a coleta de dados durante o processo de avaliação da criança e do adolescente ocorre normalmente de três maneiras:

- Entrevista com a criança e/ou adolescente e seus cuidadores.
- Observação do desempenho ocupacional.
- Seleção, administração e interpretação de instrumento de avaliação.

As entrevistas realizadas no processo avaliativo podem ser:

- Estruturada: seguindo uma ordem e padrões estruturados de um questionário ou formulário específico (questionários padronizados).

- Semiestruturada: o roteiro de entrevista não precisa seguir uma ordem estabelecida. O terapeuta pode escolher a maneira como as questões são apresentadas.
- Entrevista aberta: entrevista livre que possibilita uma comunicação mais aberta, facilitando o discurso livre do paciente.

A postura do terapeuta é de escuta ativa, podendo fazer algumas perguntas estruturadas, se necessário. A observação do processo terapêutico é fundamental para a compreensão de outros aspectos, só observados no contexto terapêutico, como comportamentos específicos relacionados aos aspectos corporais, relacionais, cognitivos, emocionais e de desempenho ocupacional.

A observação pode ser informal (livre) ou formal, quando a criança desempenha algumas tarefas em ambientes reais ou simulados, por meio de avaliações padronizadas ou por meio do desempenho de tarefas propostas pelo terapeuta.

A participação do terapeuta ocupacional pode acontecer no processo, dependendo da importância dessa interação no processo de avaliação[8].

A avaliação da TO na população infantojuvenil deve ser ampla e distinta, diferenciando-se dos adultos em certos aspectos, como o nível de compreensão da criança e do adolescente, isto é, ser de acordo com a fase de seu desenvolvimento, a inclusão dos relatos dos pais e a percepção do avaliador.

Classificação Internacional de Funcionalidade

A Classificação Internacional de Funcionalidade, Incapacidade e Saúde (CIF)[9] é um sistema de classificação para múltiplos fins, desenvolvida por meio de colaboração internacional, que codifica a saúde e os aspectos da vida humana relacionados à saúde. Está inserida na família de classificações internacionais da OMS, constituindo o quadro de referência universal para descrever, avaliar e medir a saúde e a incapacidade, quer ao nível individual, quer ao nível da população[9].

A CIF proporciona uma estrutura para o exame sistemático da relação entre as desordens de saúde e a capacidade de incumbir-se de ocupações e interação do indivíduo com o ambiente[9]. Ela pode ser utilizada por vários profissionais da saúde, mas para os terapeutas ocupacionais a CIF passa a ser vista como um meio de facilitar e aprimorar a avaliação, a reabilitação e o apoio às pessoas com déficits cognitivos, sendo uma estrutura biopsicossocial que considera a saúde em relação a atividades, participação, fatores ambientais e outros[10].

As qualidades abrangentes e precisas da CIF proporcionam o potencial para que ela seja utilizada como base para o desenvolvimento de instrumentos precisos de avaliação capazes de mensurar as interações dessa deficiência de um indivíduo com todos os aspectos de sua vida.

A CIF permite descrever situações relacionadas com a funcionalidade do ser humano e suas restrições e serve como enquadramento para organizar essa informação. A estrutura da CIF está dividida em duas partes: (1) funcionalidade e incapacidade; (2) fatores contextuais (Figura 1).

Inicialmente, a CIF apresentava duas versões: a original e a Classificação Internacional de Funcionalidade, Incapacidade e Saúde para Crianças e Jovens (CIF-CJ)[11], que foi desenhada para registrar as características da criança em desenvolvimento e a influência de seu ambiente. Em 2015, houve atualizações da CIF, que foram aprovadas pela OMS e incorporadas à classificação. Entre essas atualizações, a CIF-CJ (implementação da fusão entre CIF e CIF-CJ) deixou de ser publicada e serão incluídas na CIF durante o processo de atualização ou incorporados na estrutura básica da CIF[9]. O uso da CIF na infância e na adolescência foi vista como uma necessidade, cujo objetivo era de atender às necessidades da primeira década de vida da criança, que se caracteriza pelo seu rápido crescimento e desenvolvimento e com relevantes mudanças significativas no funcionamento físico, social e psicológico, e ao contexto da criança.

A estrutura da CIF inclui todas as atividades, tarefas e papéis humanos que se enquadram ao domínio profissional de interesse dos terapeutas ocupacionais. O documento oficial da AOTA[3] (4ª edição), a Estrutura da Prática em TO: Domí-

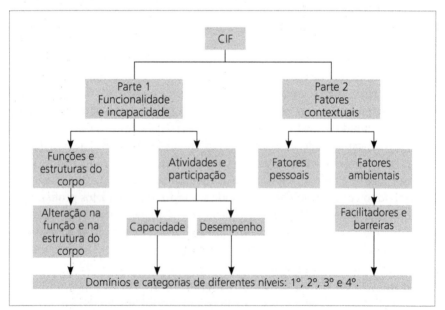

FIGURA 1 Estrutura da Classificação Internacional de Funcionalidade, Incapacidade e Saúde (CIF). Fonte: adaptada da OMS, 2015[9].

nio e Processo (*Occupational Therapy Practice Framework: Domain and Process*), descreve a prática de TO e contribui para o processo de avaliação e intervenção da profissão[3]. Em TO, dois aspectos são importantes para a avaliação: a capacidade e o desempenho do sujeito. Capacidade refere-se à habilidade de uma pessoa, ou seja, seu maior nível de desempenho em um ambiente padronizado (*setting* terapêutico), e desempenho refere-se ao desempenho real de uma pessoa nos contextos de seu ambiente familiar. Destaca-se, dessa forma, a importância de avaliar ambos os componentes das habilidades de um indivíduo, uma vez que a capacidade limitada para determinada atividade não prediz necessariamente um desempenho limitado. Por sua vez, não se pode concluir que o desempenho bem--sucedido de uma atividade indique capacidade normal. Aplicando-se essa questão à prática clínica, um teste neuropsicológico poderia identificar uma limitação nesse processo cognitivo, mas seria necessária uma exploração adicional sobre o ambiente e o contexto habitual da pessoa para determinar a extensão e o impacto do déficit[10]. Com base nos conceitos da CIF e no olhar da TO para o desempenho ocupacional, a avaliação funcional permite uma visão abrangente da capacidade ou incapacidade da pessoa executar suas ocupações. Funcionalidade, portanto, é o resultado da relação entre os fatores intrínsecos da pessoa e o ambiente em que ela está inserida, sendo os fatores intrínsecos: 1. características de saúde com fatores relacionados à idade, aos comportamentos, às mudanças psicológicas e aos fatores de risco, às doenças e lesões, às alterações em homeostase, às síndromes mais amplas; 2. características pessoais e fatores genéticos[9]. O resultado do desempenho de uma pessoa depende da interação de suas capacidades intrínsecas, de suas capacidades físicas, cognitiva, sociais na realização de suas atividades de vida diária em determinado ambiente. O ambiente inclui tanto as relações com os seres vivos, quanto o espaço físico, e, por sua interferência, pode oferecer barreiras ou facilitadores para o desempenho das AVD[12].

Avaliação de TO na área da infância e da adolescência

Um dos objetivos de avaliar a criança e/ou o adolescente com transtornos mentais é identificar e quantificar seu nível de atividade e participação, bem como suas estratégias e limitações. O terapeuta ocupacional deve buscar informações sobre o que a criança e o adolescente fazem em seu dia a dia, ou gostam de fazer, como fazem, com quem fazem, conhecendo suas possibilidades e dificuldades[13]. Segundo a Estrutura da Prática em TO, o passo inicial no processo de avaliação de TO é avaliar o perfil ocupacional do cliente, isto é, seu padrão de vida diária, interesses, valores e necessidade[3]. A análise do desempenho ocupacional é um fator importante no processo de avaliação, em que os problemas do cliente ou potenciais problemas são mais especificamente identificados[3]. O desempenho real, isto é, habilidades de desempenho, padrões de desempenho, contexto ou ambiente, fatores de clientes e demandas de atividades são considerados, mas apenas aspectos selecionados podem ser especificamente avaliados[3]. A Figura 2 descreve o que é importante avaliar em crianças e adolescentes sob a ótica da CIF e da prática clínica da TO baseada na estrutura da prática em TO.

▶ INSTRUMENTOS DE TO

Instrumentos padronizados para terapeutas ocupacionais já estão disponíveis para o uso na área da infância e da adolescência no Brasil. Eles avaliam vários aspectos: cognitivo, funcional, psicomotor, comportamental, lúdico etc. A Tabela 1 descreve os principais instrumentos de avaliação padronizados, não padronizados e tradução transcultural para o uso na infância e na adolescência. É importante ressaltar que na área da infância e da adolescência, o espectro de

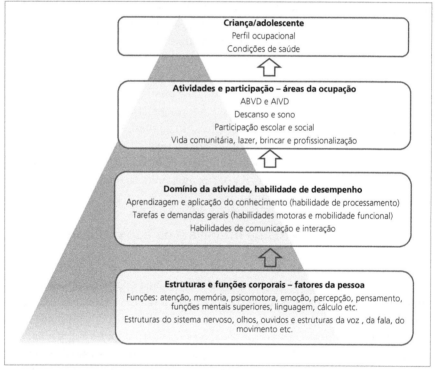

FIGURA 2 Relação entre os componentes da Classificação Internacional de Funcionalidade, Incapacidade e Saúde (CIF) e domínios da terapia ocupacional (TO) utilizados no processo de avaliação com enfoque na infância e na adolescência. Fonte: adaptada de Grieve e Gnanasekaran, 2010[10].

10 ■ Avaliação de terapia ocupacional **257**

avaliações é amplo, considerando as fases do desenvolvimento e a faixa etária entre 0 e 21 anos.

Além de os instrumentos avaliarem o nível funcional, cognitivo, motor, sensorial e social, aspectos comportamentais da criança e do adolescente são

TABELA 1 Instrumentos de avaliação padronizados, traduzidos ou em processo de validação na área da infância e da adolescência

Instrumentos	Objetivos	Faixa etária	Padronização (validação/tradução/ adaptação transcultural)
Avaliação da coordenação e destreza motora (ACOORDEM)	Teste específico para transtornos da coordenação motora	4-8 anos	Tradução e adaptação transcultural e validação por faixa etária[14,15,16]
Avaliação do brincar de faz de conta (ChIPPA)	Avaliação que tem como objetivo avaliar a qualidade da habilidade da criança em autoiniciar o brincar de faz de conta	3 anos	Tradução e adaptação transcultural. Validação para crianças de 3 anos e processo de validação para outras faixas etárias[17,18]
Avaliação cognitiva dinâmica de terapia ocupacional para crianças (D LOTCA-CH)	Avaliação que identifica os pontos fortes e déficits da criança nas diferentes áreas cognitivas, e medida do potencial de aprendizagem, bem como reconhecimento de estratégias de pensamento da criança, utilizando procedimentos dinâmicos	6-12 anos	Tradução e adaptação transcultural[19]
Avaliação baseada no desempenho de crianças (DO-EAT)	Avaliação do desempenho de crianças com transtorno do desenvolvimento da coordenação, transtorno do déficit de atenção e hiperatividade e dificuldades de aprendizagem, tanto verbais quanto não verbais	5-8 anos	Versão traduzida*[20]

(continua)

258 Psiquiatria da infância e adolescência: cuidado multidisciplinar

TABELA 1 Instrumentos de avaliação padronizados, traduzidos ou em processo de validação na área da infância e da adolescência (*continuação*)

Instrumentos	Objetivos	Faixa etária	Padronização (validação/tradução/ adaptação transcultural)
Avaliação pediátrica de incapacidade (*Pediatric Evaluation of Disability Inventory* – PEDI)	1. Entrevista inicial com os pais/cuidadores ou educadores 2. Observação clínica da criança. Desempenho funcional nas áreas: autocuidado, mobilidade e função social e modificações no ambiente para facilitar o desempenho	6 meses - 7 anos e 6 meses	Tradução e adaptação transcultural[21]
Avaliação pediátrica de incapcidade computadorizado (*Pediatric Evaluation of Disability Inventory Computer Adaptive Test* – PEDI-CAT)	Na versão computadorizada, ampliaram-se a idade e os domínios a serem avaliados: atividades diárias, mobilidade, social/cognitivo e responsabilidade	1-21 anos	Tradução e adaptação transcultural (versão computadorizada)[22]
Bayley III (desenvolvimento infantil)	Medida da função cognitiva, motora, habilidades sensoriais, aprendizado, linguagem/ comunicação, comportamento adaptativo 1. A entrevista inicial com os pais/cuidadores 2. Observação clínica da criança	1 mês-3 anos e 6 meses	Validação, tradução, adaptação transcultural[23]
Children Helping out: Responsibilities, Expectations and Supports (CHORES)	Entrevista semiestruturada de 31 itens, divididos em 2 escalas: autocuidado e cuidado familiar, nas quais se avalia se a criança/o adolescente executa determinada atividade e o nível de assistência que precisa para isso	6-14 anos	Tradução e adaptação transcultural[24]

(continua)

10 ■ Avaliação de terapia ocupacional **259**

TABELA 1 Instrumentos de avaliação padronizados, traduzidos ou em processo de validação na área da infância e da adolescência (*continuação*)

Instrumentos	Objetivos	Faixa etária	Padronização (validação/tradução/ adaptação transcultural)
Children's Hand-Use Experience Questionnaire (CHEQ)	Avalia o grau de independência de crianças e adolescentes com comprometimento motor assimétrico para desempenhar atividades de vida diária. Pode ser respondido pela criança ou pelo adolescente acima de 13 anos ou pelos pais e responsáveis	3-18 anos	Tradução e adaptação transcultural[25]
Core-set da CIF	A avaliação é realizada por meio da impressão clínica do terapeuta ocupacional. Avalia as funções mentais (aspectos cognitivos) e de atividades e participação (aprendizagem e aplicação do conhecimento; tarefas e demandas gerais, comunicação e relações e interações interpessoais)	0-21 anos	Versão adaptada* da CIF[9]
Denver II Teste de triagem do desenvolvimento	Escala de rastreio que avalia o atraso do desenvolvimento infantil	0-6 anos	Tradução e adaptação transcultural[26]
Escala lúdica préescolar de Knox	Avaliação que fornece uma descrição evolutiva do comportamento lúdico	0-6 anos	Validação, tradução, adaptação transcultural[27]
1. Avaliação do comportamento lúdico (ACL) 2. Entrevista inicial com os pais (EIP)	1. A avaliação abrange 5 áreas de observação: interesse geral da criança; interesses lúdicos básicos; capacidades lúdicas básicas; atitude lúdica e expressão das necessidades e dos sentimentos	2-6 anos	Tradução, adaptação transcultural[28,29]

(continua)

260 Psiquiatria da infância e adolescência: cuidado multidisciplinar

TABELA 1 Instrumentos de avaliação padronizados, traduzidos ou em processo de validação na área da infância e da adolescência (*continuação*)

Instrumentos	Objetivos	Faixa etária	Padronização (validação/tradução/adaptação transcultural)
	2. A entrevista com os pais abrange 9 áreas avaliadas a respeito de perguntas sobre o comportamento lúdico da criança		
Perfil sensorial II	3. Conjunto de ferramentas padronizadas que tem por objetivo avaliar os padrões de processamento sensorial da criança no contexto da vida cotidiana, além de revelar como esses padrões apoiam e/ou interferem no desempenho funcional em casa, na escola e na comunidade. É formado por 5 questionários: 1. *Infant sensory profile*; 2. para bebês até 6 meses; 3. *Toddler sensory profile 2* – de 7 a 35 meses; 4. *Child sensory e short sensory profile 2* – de 3-14 anos e 11 meses; 5. *School Companion Sensory Profile Profile 2* – de 3-14 anos e 11 meses	0-14 anos e 11 meses	Tradução e adaptação transcultural[30]
Pediatric Activity Card Sort for Children (PACS)	Avaliação centrada no cliente, desenvolvida para capturar o repertório de ocupações de crianças	5-14 anos	Validação, tradução e adaptação transcultural[31]

(continua)

10 ■ Avaliação de terapia ocupacional 261

TABELA 1 Instrumentos de avaliação padronizados, traduzidos ou em processo de validação na área da infância e da adolescência (*continuação*)

Instrumentos	Objetivos	Faixa etária	Padronização (validação/tradução/ adaptação transcultural)
Perceived Efficacy and Goal Setting System (PEGS)	Aplicação feita por meio do uso de figuras, a criança mostra quais as tarefas que apresenta facilidade e dificuldade de executar. Também escolhe as tarefas que gostaria de melhorar ou aprender. Duração 40-50 minutos	6-9 anos	Validacão, traduçao e adaptação transcultural[32]
1. *The Children's Assessment of Participation and Enjoyment* (CAPE) 2. *The Preference for Activities of Children* (PAC)	1. CAPE – Avaliação designada para documentar a criança com ou sem incapacidade de participar em atividades do cotidiano. Determina quais são as atividades de preferência da criança 2. PAC – Avaliação baseada na ocupação, composta de imagens de crianças envolvidas em ocupações e atividades de infância. Determinação dos níveis de desempenho ocupacional, padrões de atividade e engajamento das crianças em atividades de infância	6-12 anos	Traduzido**[33]
The Roll Activities of Life (THE REAL)	Avaliação do desempenho de crianças e adolescentes nas atividades básicas e instrumentais de vida diária (inventário aplicado nos pais/ cuidadores)	2-21 anos	Traduzido**[34]

* Versão da CIF adaptada pela autora[9].
** Tradução da autora para uso na clínica da TO.

fundamentais no processo de avaliação, bem como a combinação de respostas de diferentes informantes, como os pais/cuidadores, professores e a própria criança.

▶ CASO CLÍNICO

Andrea (nome fictício), 13 anos, sexo feminino, cursando o 6º ano do ensino fundamental I, foi encaminhada para a semi-internação em hospital dia (HDI), pela Unidade Básica de Saúde, por apresentar lentificação motora, crises de ausência, irritabilidade, agressividade e um quadro de ansiedade importante. O diagnóstico é de epilepsia. O motivo do encaminhamento foi avaliar comorbidade psiquiátrica ou avaliar se os fatores ambientais e emocionais eram os responsáveis pela intensificação dos sintomas. Andrea foi acompanhada e avaliada pela equipe multidisciplinar pelo período de três meses (média de permanência na semi-internação), participando de uma variedade de intervenções terapêuticas e educacionais (individuais e grupais), por médicos, psicólogos, psicopedagogas, terapeutas ocupacionais, fonoaudióloga, assistente social e enfermagem. Os pais receberam orientação educacional, terapias individuais breves e familiares. A intervenção da TO em Andrea foi por meio da observação do brincar e de seu desempenho em jogos, execução de tarefas expressivas e estruturadas e de orientação de atividades de vida diária com os pais e com a própria adolescente.

A Figura 3 descreve a interação entre os componentes da CIF e o caso clínico apresentado.

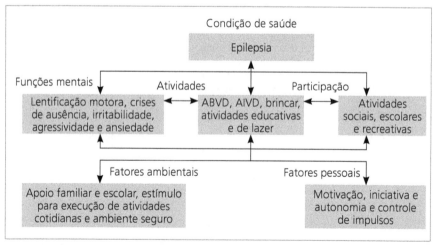

FIGURA 3 Interação entre os componentes da Classificação Internacional de Funcionalidade, Incapacidade e Saúde (CIF) e o caso clínico. Fonte: adaptada da CIF para apresentação do caso clínico[9].

Avaliação da terapia ocupacional

Para a avaliação cognitivo-funcional e o desempenho ocupacional, foram utilizados dois instrumentos no caso de Andrea:

- Avaliação de atividades de vida diária (*The Real*, versão traduzida)[34]: questionário aplicado em um dos cuidadores (mãe). Esta avaliação, embora não padronizada no Brasil, dá uma média da faixa etária em que a paciente se encontra, em relação ao desempenho ocupacional nas ABVD e nas AIVD.
- *Core-set* da CIF[9]: a avaliação é realizada por meio da impressão clínica do terapeuta ocupacional. Avalia as funções mentais (aspectos cognitivos) e de atividades e participação, isto é, aspectos funcionais (aprendizagem e aplicação do conhecimento; tarefas e demandas gerais, comunicação e relações e interações interpessoais).

Perfil ocupacional

O perfil ocupacional de Andrea baseia-se no relato dos pais no grupo de orientação de atividades de vida diária. Andrea era totalmente dependente de cuidados básicos, não realizava nenhuma tarefa doméstica, de lazer e entretenimento. Não realizava as tarefas escolares sozinha e apresentava muita dificuldade de aprendizagem, além de um contato interpessoal restrito com adolescentes da sua faixa etária. No ambiente escolar, irritava-se facilmente com os colegas de sala. Apresenta uma lentificação motora moderada, impedindo-a de desenvolver a iniciativa para execução das tarefas diárias e autonomia.

Desempenho ocupacional

As seguintes áreas da ocupação foram avaliadas pela *The Real* (versão traduzida)[34]:

- ABVD: Andrea apresenta um desempenho ocupacional bem abaixo de sua faixa etária. A maioria das atividades de autocuidado é realizada pela mãe, como lavar o corpo e os cabelos, pentear os cabelos, escolher seu vestuário, abotoar suas roupas e amarrar seus sapatos. Não utiliza os talheres adequadamente (garfo e faca), usando a colher para quase tudo. E, quando realiza alguma das atividades, é bastante lenta. Não foram observados problemas psicomotores relevantes que justificassem o grau de dependência dos pais.

- AIVD: a dificuldade de planejamento e de iniciativa impossibilita que Andrea realize as tarefas diárias adequadamente. Portanto, seu desempenho ocupacional para as AIVD está bastante prejudicado. O fato de a mãe realizar todas as tarefas e manter Andrea dependente dela reforça cada vez mais os prejuízos funcionais.
- Desempenho escolar: Andrea apresenta atraso na escola, por conta de seus prejuízos cognitivos e funcionais e por seu comportamento. Não copia a lição e não tolera frustração, irritando-se facilmente com tudo e com todos. Apresenta dificuldade de leitura e escrita. E, nos últimos tempos, não queria ir à escola, porque achava que os outros faziam "chacota dela".
- Brincadeiras: Andrea foi pouco estimulada durante seu desenvolvimento para as atividades lúdicas. Normalmente, brinca sozinha. Durante a observação lúdica no HDI, observou-se que mesmo em jogos de regras simples precisa ser monitorada. E quando não há compreensão das regras do jogo, ela desiste logo da brincadeira. Nas brincadeiras coletivas, apresenta dificuldade interpessoal, em razão da baixa tolerância à frustração que apresenta.
- Participação social: há pouca participação social, sendo o comportamento de irritabilidade um dificultador das relações sociais. O *Core-set* da CIF[9] avaliou os seguintes aspectos cognitivos-funcionais:
  - Funções mentais: Andrea apresenta prejuízos cognitivos de moderados a grave em memória, atenção, percepção (falta de crítica em certas habilidades sociais) e funções executivas. Há falta de controle dos impulsos (irritabilidade) e lentificação motora. Considerou-se que tais prejuízos são decorrentes do quadro de epilepsia.
  - Atividades e participação: durante as sessões de TO, foi observado que Andrea tem prejuízos funcionais importantes. Seu desempenho ocupacional é comprometido, conseguindo realizar apenas tarefas simples e com orientação do terapeuta. Sua iniciativa precisa ser estimulada, assim como a motivação e a aprendizagem de novas habilidades. Apresenta pouca flexibilidade mental para mudanças, aprendizagem de novas habilidades e solução de problemas. Persevera em um tema ou ações. Na interação grupal, às vezes, não controla seus impulsos para resolver situações conflituosas. Apresenta comportamento pueril.

Propostas de intervenção e orientações

Os pais foram orientados em relação às atividades de vida diária. Após a devolutiva da avaliação *The Real*[34] e do *Core-set*[9], discutiu-se a importância do desenvolvimento da autonomia de Andrea para a execução de tarefas diárias. Receberam orientação de quais tarefas deveriam deixá-la fazer sozinha. Por exemplo: todas as tarefas de autocuidado, como banho, vestir-se, amarrar os sapatos, higiene bucal e íntima deveria ser feitas por ela. Em relação às AIVD, pequenas tarefas domésticas, uso e reconhecimento do dinheiro, cuidado com animais, tarefas escolares etc. devem fazer parte de sua rotina. Outras atividades de entretenimento e lazer com adolescentes de sua faixa etária deveriam ser estimuladas. Discutiu-se o quanto era importante ampliar o cotidiano, com o objetivo de desenvolver habilidades sociais.

Indicações:

- TO individual para o fortalecimento de sua autonomia e para a realização das atividades cotidianas.
- Atividades de coordenação motora fina e global para estimular a lentificação apresentada na realização de tarefas e atividades escolares.

❱ CONSIDERAÇÕES FINAIS

A avaliação de TO é primordial na área da saúde mental da infância e da adolescência e deve ser abrangente, principalmente quando se trata da vida funcional da pessoa. O bom raciocínio clínico e o conhecimento teórico-prático do terapeuta ocupacional é fundamental para a boa avaliação. Os instrumentos devem ser de preferência sensíveis, confiáveis e padronizados para maior fidedignidade dos resultados. Felizmente, os terapeutas ocupacionais brasileiros estão cada vez mais utilizando avaliações para melhorar sua prática profissional e com isso valorizando a importância de validar instrumentos para o uso na população infantojuvenil.

❱ REFERÊNCIAS BIBLIOGRÁFICAS

1. World Federation of Occupational Therapist (WFOT). Definition of occupational therapy 2012. Disponível em: https://wfot.org/resources/definitions-of-occupational-therapy-from-member--organisations. [Acesso em: 11 fev. 2022.]
2. American Occupational Therapy Association (AOTA). Definition of occupational therapy practice for the AOTA Model Practice Act. Disponível em: https://www.aota.org/-/media/Corporate/Files/Advocacy/State/Resour-ces/PracticeAct/OT-Definition-for-AOTA-Model-Practice-Act.pdf. [Acesso em:11 fev. 2022.]
3. American Occupational Therapy Association. (2020). Occupa-tional therapy practice framework: Domain and process (4th ed.). Am J Occup Ther. 2020;74(Suppl. 2).
4. Benetton J, Marcolino TQ. As atividades no método terapia ocu-pacional dinâmica. Cad Ter Ocup UFSCar (São Carlos). 2013;21(3):645-52.
5. Chaves GFS, Oliveira AM, Forlenza OV, Nunes PV. Escalas de avaliação para terapia ocupacional no Brasil. Rev Ter Ocup Univ São Paulo. 2010;21(3):240-6.

6. Benetton MJ. Trilhas associativas: ampliando subsídios metodo-lógicos à clínica da terapia ocupacional. Campinas: Arte Brasil; 2006.
7. Pfeifer LI. Raciocínio clínico da terapia ocupacional na inter-venção junto à criança. In: Pfeifer LI, Sant'Anna MMM (orgs.). Terapia ocupacional na infância: procedimentos na prática clínica. São Paulo: Memnon; 2020. p.10-24.
8. Mancini, MC, Pfeifer, LI, Brandão MB. Processo de avaliação de terapia ocupacional na infância. In: Pfeifer LI, Sant'Anna MMM (orgs.). Terapia ocupacional na infância: procedimentos na prática clínica. São Paulo: Memnon; 2020. p.25-40.
9. Organização Mundial da Saúde (OMS). CIF: Classificação Inter-nacional de Funcionalidade, Incapacidade e Saúde. São Paulo: Edusp; 2015.
10. Grieve J, Gnanasekaran l. Neuropsicologia para terapeutas ocu-pacionais. Cognição no desempenho ocupacional. 3.ed. São Paulo: Santos; 2010.
11. Organização Mundial da Saúde (OMS). CIF-CJ: Classificação In-ternacional de Funcionalidade, Incapacidade e Saúde: versão para crianças e jovens. São Paulo: Edusp; 2011.
12. Buchain PC. Avaliações funcionais em pacientes com transtornos psiquiátricos. In: Loschiavo-Alvares FQ, Wilson BA (orgs.). Rea-bilitação neuropsicológica nos transtornos psiquiátricos: da teoria à prática. Belo Horizonte: Artesã; 2020. p.109-121.
13. Motta MP, Takatori MA. Assistência em terapia ocupacional sob a perspectiva do desenvolvimento da criança. In: De Carlo MMR, Bartalotti CC (orgs.). Terapia ocupacional no Brasil: fundamentos e perspectivas. São Paulo: Plexus; 2001. p.117-36.
14. Cardoso AA, Magalhães LC. Análise da validade de critério da ava-liação da coordenação e destreza motora ACOORDEM para crian-ças de 7 e 8 anos de idade. Rev Bras Fisioter. 2011;16:16-22.
15. Agostini OS, Magalhães LC, Campos AF. Assessment of motor co-ordination and dexterity of six years old children: a psychometric analysis. Motriz Rev Educ Fis. 2014;20(2):167-76.
16. Silva CG da, Van Petten AMVN, Harsányi E, Magalhães L de C. Análise psicométrica dos itens da Avaliação da Coordenação e Destreza Motora (ACOORDEM) em crianças de 4 anos. Rev Ter Ocup Univ São Paulo. 2017;28(1):9-18.
17. Pfeifer LI, Queiroz MA, Santos JL, Stagnitti K. Cross-cultural adaptation and reliability of Child--Initiated Pretend Play Assess-ment (ChIPPA). Can J Occup Ther. 2011;78:187-95.
18. Lucisano RV. Validade da versão brasileira da avaliação do brincar de faz de conta iniciado pela criança (ChIPPA) – para crianças de três anos de idade [dissertação]. Ribeirão Preto: Uni-versidade de São Paulo, Faculdade de Medicina de Ribeirão Preto; 2016.
19. Uchôa-Figueiredo LR, Lima FF, Mendes RS, Marques NCF, Mat-teuci M, Almada HS et al. Adaptação transcultural para a língua portuguesa da Avaliação Cognitiva Dinâmica de Terapia Ocupa-cional para Crianças (DOTCA-Ch)/Cross-cultural adaptation into portuguese of the Dynamic Occupational Therapy Cognitive As-sessment for Children (DOTCA-Ch). Cad Bras Ter Ocup. 2017;25(2):287-96.
20. Josman N, Goffer A, Rosenblum S. Development and standardi-zation of a "do-eat" activity of daily living performance test for children. Am J Occup Ther. 2010;64(1):47-58.
21. Mancini MC. Inventário de avaliação pediátrica de incapacidade (Pedi) manual da versão brasileira adaptada. Belo Horizonte: UFMG; 2005.
22. Mancini, MC. et al. New version of the Pediatric Evaluation of Disability Inventory (PEDI-CAT): translation, cultural adaptation to Brazil and analyses of psychometric properties. Braz J Phys Ther. 2016;20(6):561-570.
23. Madaschi V, Mecca TP, Macedo EC, Paula CS. Escalas Bayley-III de desenvolvimento infantil: adaptação transcultural e proprie-dades psicométricas. Paidéia (Ribeirão Preto). 2016;26(64):189-97.
24. Amaral M, Paula RL, Drummond A, Dunn L, Mancini MC. Tra-dução do questionário Children Helping Out – Responsibilities, Expectations and Supports (CHORES) para o português – Brasil: equivalências semântica, idiomática, conceitual, experiencial e administração em crianças e adoles-centes normais e com paralisia cerebral. Braz J Phys Ther. 2012;16(6):515-22.
25. Brandão M B, Freitas RERM, Oliveira RHS, Figueiredo PRP, Mancini MC. Tradução e adequação cultural do Children's Hand – Use Experience Questionnaire (CHEQ) para crianças e adoles-centes brasileiros. Rev Ter Ocup Univ São Paulo. 2016;27(3):236-45.

26. Sabatés AL, Lamônica DAC, Perissinoto J, Brêtas JS, Silva MGB, Rezende MA, et al. Teste de triagem do desenvolvimento Denver II: adaptação transcultural para a criança brasileira. Com autori-zação do autor Frankenburg WK. São Paulo; 2013.
27. Sposito AMP. Confiabilidade e validação de conteúdo da Escala Lú-dica Pré-Escolar de Knox – revisada para a população brasileira [Tese]. Ribeirão Preto, Escola de Enfermagem de Ribeirão Preto; 2018.
28. Sant'Anna MMM (org.). Instrumentos de avaliação do modelo lúdico para crianças com deficiência física (EIP – ACL): manual da versão brasileira adaptada. São Carlos: ABPEE, M&M Editora; 2015.
29. Sant'Anna MMM, Blascovi-Assis SM, Magalhães LC. Adaptação transcultural dos protocolos de avaliação do modelo lúdico. Rev Ter Ocup Univ São Paulo. 2008;19(1):34-47.
30. Almohalha L. Tradução, adaptação cultural e validação do Infant Sensory Profile 2 e do Toddler Sensory Profile 2 para crianças brasi-leiras de 0 a 35 meses [Tese]. Ribeirão Preto, Escola de Enfermagem de Ribeirão Preto; 2018.
31. Bernardo LD, Pontes TB, Souza KI, Santos SG, Deodoro TMS, Al-meida PHTQ. Adaptação transcultural e validade de conteúdo do Activity Card Sort ao português brasileiro. Cad Bras Ter Ocup. 2020;28(4):1165-79.
32. Ruggio CIB, Missiuna C, Costa AS, Araújo CRS, Magalhães LC. Validity and reliability of the Perceived Efficacy and Goal Setting System (PEGS) for Brazilian children. Cad Bras Ter Ocup. 2018;26(4): 828-36.
33. Ullenhag A, Almqvist L, Granlund M, Krumlinde-Sundholm L. Cultural validity of the children's assessment of participation and enjoyment/preferences for activities of children (CAPE/PAC). Scand J Occup Ther. 2012;19(5):428-38.
34. Roll K, Roll W. The Real. The roll evaluation of activities of life. User's guide: the evaluation of activities of daily living skills (ADLs) and the instrumental activities of daily living skills (AIDLs). Green Valley Drive Bloomington: Pearson; 2013.

Seção III
INTERVENÇÃO MULTIDISCIPLINAR

11

Classe hospitalar e estratégias de intervenção psicopedagógica em psiquiatria da infância e adolescência

Alison Vanessa Morroni Amaral
Regiane Reis Marinho
Telma Pantano

▶ INTRODUÇÃO: APRENDIZAGEM

A aprendizagem relaciona-se diretamente com uma mudança qualitativa nas conexões neuronais, uma vez que se constitui um processo ativo de construção e organização das conexões neuronais em redes cada vez mais estáveis e integradas[1]. Essas conexões envolvem diversas áreas sensoriais que são definidas em função do estímulo a ser aprendido e das redes neuronais associadas às memórias de base já armazenadas. Para que aconteçam processos como atenção, tornam-se essenciais as memórias e as funções executivas.

Diante desse conceito, as classes hospitalares e as intervenções psicopedagógicas têm o intuito de organizar o processo de aprendizagem, favorecendo a construção de estratégias eficientes que favoreçam a aquisição de memórias e/ou redes neuronais associadas à aprendizagem.

▶ CLASSE HOSPITALAR

A classe hospitalar é um ambiente hospitalar que possibilita a continuidade do processo de escolarização para as crianças e os adolescentes que se encontram em internação ou semi-internação, ou seja, impossibilitados de frequentarem a escola. O objetivo maior a ser alcançado nas aulas da classe hospitalar do Hospital Dia Infantil (HDI) no Instituto de Psiquiatria do Hospital das Clínicas da Faculdade de Medicina da Universidade de São Paulo (IPq-HCFMUSP) é a ressignificação da importância dos estudos, da socialização e da relação emocionalmente saudável com o ambiente educacional para crianças e adolescentes com transtornos neuropsiquiátricos.

Essa estrutura é assegurada pelo Ministério da Educação (MEC) e pela Secretária da Educação Especial que ressaltam a importância da continuidade do contexto educacional em ambiente hospitalar ou domiciliar em situação de comprometimento da saúde. Assim, a classe hospitalar possibilita o acompanhamento pedagógico-educacional para que o estudante se mantenha ou possa ser reinserido na escola e no grupo social do contexto educacional. A saúde mental encontra-se também privilegiada nesse direito, uma vez que a escola tem sido referida como ponto importante para estressores sociais e ambientais na nossa população[2].

Mesmo que a legislação brasileira[3] reconheça o direito da criança e do adolescente hospitalizado a receber esse tipo de atendimento pedagógico nos hospitais no período de internação, essa oferta ainda é muito restrita, não contemplando todas as crianças com esse direito, principalmente no que se refere à saúde mental.

Classe hospitalar em semi-internação: psiquiatria da infância e da adolescência

O atendimento em classe hospitalar no HDI em modelo de semi-internação teve início em 2006. O objetivo é oferecer o retorno e a reinserção educacional às crianças e aos adolescentes com alto grau de complexidade em questões relacionadas à saúde mental. O período de permanência de cada paciente é estipulado em três meses com a participação conjunta do paciente e dos acompanhantes no processo terapêutico.

No contexto de semi-internação, o objetivo central é a melhora no desempenho escolar, além de adquirir habilidades como organização e planejamento no contexto pedagógico, favorecendo a (re)inserção escolar. São utilizados diversos recursos, como livros, internet, revistas, brinquedos pedagógicos, música, vídeos, jogos, material dourado, entre outros.

Independentemente do ano escolar em que o estudante se encontra matriculado, é realizada uma sondagem inicial, como avaliação do conteúdo escolar, priorizando os componentes curriculares matemática e português, facilitando a observação de possíveis dificuldades de aprendizagens e elaboração de materiais adaptados de acordo com as necessidades do estudante.

Após essa avaliação inicial, a professora da classe hospitalar inicia o planejamento pedagógico. Na psiquiatria, é fundamental partir do interesse do estudante para que as atividades sejam motivadoras e prazerosas, de modo que

272 Psiquiatria da infância e adolescência: cuidado multidisciplinar

desenvolva e estimule habilidades cognitivas e emocionais necessárias em cada estudante.

O contato com a escola vinculadora é fundamental para que as adaptações de conteúdo pedagógicas e curriculares possam acontecer. Como o tempo de permanência na classe hospitalar é bastante restrito em comparação com a classe regular, é necessária uma adequação inicial com relação a quantidade de material enviado para a classe hospitalar. São necessárias, com a escola vinculada, organização e priorização de um conteúdo mínimo para o período de tratamento na área de saúde. No entanto, se o estudante mostrar desempenho satisfatório, é possível adequar a quantidade de atividades e conteúdos aproximando-a cada vez mais do ensino regular.

As adaptações pedagógicas são realizadas constantemente de forma a incluir o estudante no processo de ensino. Estratégias lúdicas, modificação da apresentação do material enviado pela escola vinculadora, conscientização por parte do estudante da capacidade em realizar a atividade antes mesmo de recebê-la são algumas das estratégias utilizadas. Já a adaptação curricular é realizada quando há diferenças quantitativas e qualitativas importantes entre o conteúdo do ano escolar e a aprendizagem da criança. Nesses casos, a escola é contatada e a adaptação de conteúdo curricular é estabelecida com as prioridades como o processo de alfabetização básico e o ensino das quatro operações sendo prioritários perante o currículo do ano escolar.

São realizados atendimentos em grupos e individuais para crianças de 7 a 17 anos e 11 meses de idade. Para os estudantes em classe hospitalar, o desenvolvimento de funções executivas, como planejamento, automonitoramento e autonomia, é fundamental para a continuidade do processo. Para tanto, são desenvolvidas habilidades que permitam ao estudante conhecer suas dúvidas e solucioná-las de diversas maneiras (pesquisas, questionários, investigação ativa), seleção de conteúdo em função de habilidades específicas e do automonitoramento na aula. É fundamental que a linguagem permeie as adequações às necessidades de aprendizagem específicas para que as adaptações possam ser conscientes e se tornar permanentes fora do ambiente de classe hospitalar.

▶ ATENDIMENTOS EM GRUPOS

São realizados por meio de atividades lúdicas para promover a integração do grupo, a socialização das crianças e o desenvolvimento psicomotor (coordenação motora ampla, fina e visuomotora). O objetivo das atividades escolares é permitir que os estudantes reconheçam suas dificuldades sem que se sintam diferentes dos outros em função das adaptações realizadas. Para tal objetivo, é fundamental desenvolver o espírito de coleguismo, companheirismo e solidariedade dentro do âmbito da socialização, ajudando a criança a perceber as diferenças entre elas.

❱ ATENDIMENTOS INDIVIDUAIS

Os atendimentos individuais visam a estimulação intensa e específica das habilidades escolares por meio de atividades diversificadas, ajudando o estudante a desenvolver a autonomia pela mediação do professor. Busca-se a valorização da relação adulto/criança para o desenvolvimento de suas capacidades cognitivas e emocionais, por exemplo, a metacognição.

❱ EQUIPE MULTIDISCIPLINAR

O professor de classe hospitalar deve trabalhar em conjunto com as equipes que existem nas unidades de semi-internação, mantendo também constante comunicação com os profissionais das áreas. A participação do professor nas reuniões de equipe é fundamental para organizar a rotina e o retorno educacional, assim como estimular de forma cognitiva questões cognitivas necessárias para a participação no contexto educacional. Por esse motivo, é muito importante as reuniões semanais com a equipe médica e multidisciplinar.

No HDI do IPq-HCFMUSP, a equipe multiprofissional trabalha com a família e a escola, organizando atividades semanais e objetivos terapêuticos em conjunto com atividades educacionais.

Para o professor da classe hospitalar em contexto de semi-internação, o contato com os pais e os familiares é intenso. É preciso construir um bom vínculo com os pais e/ou responsáveis e familiares dos estudantes internados, dar orientações de como devem agir e orientá-los com relação ao manejo diante de determinados comportamentos apresentados pelos filhos, sobretudo em situações escolares.

De acordo com a Figura 1, é possível observar a importância de atribuir um olhar mais cauteloso para as crianças e os adolescentes que estão afastados do ambiente escolar por diagnóstico de transtornos mentais graves. A cada ano, observa-se aumento importante do número de atendimentos. Importante destacar que, entre o final do ano de 2015 e os anos de 2016 a 2018, o serviço ficou sem suporte de professor de classe hospitalar, uma vez que não houve inscrições para esse serviço na secretaria estadual de educação. Houve também redução dos atendimentos no período da pandemia em função do afastamento dos professores e do suporte ser exclusivamente *on-line*.

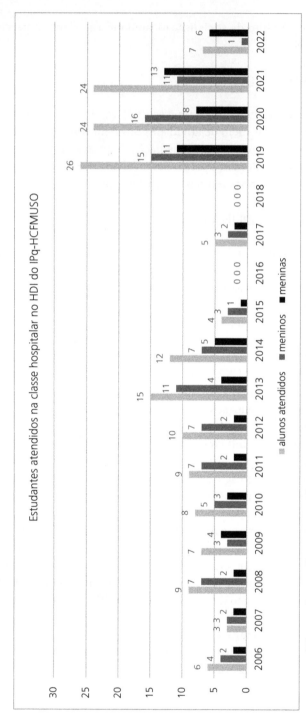

FIGURA 1 Número de atendimentos em classe hospitalar no Hospital Dia Infantil (HDI) do Instituto de Psiquiatria da Faculdade de Medicina da Universidade de São Paulo (IPq-HCFMUSP).

O manejo comportamental é a chave da atuação profissional em saúde mental, e o atendimento e o suporte educacional *on-line* mostraram-se bastante ineficiente.

❯ AVALIAÇÕES

As avaliações se realizam diariamente de modo formativo para que se possa atender as necessidades do estudante e contribuir com as exigências da escola de origem. Cabe ao professor do hospital desenvolver atividades adaptativas e motivadoras para que esse estudante se insira no processo de ensino-aprendizagem e possa ser avaliado durante esse processo.

O erro, na concepção mediadora da avaliação, faz parte do processo de aquisição do conhecimento e é um ponto importante para reorganizar as ações desenvolvidas para o estudante. A correção é o momento de reflexão sobre as hipóteses construídas pelo estudante, não por serem certas ou erradas, mas por meio das intervenções. Esse momento permite estabelecer o diálogo e construir novas possibilidades de intervenção.

❯ INTERVENÇÃO PSICOPEDAGÓGICA

A intervenção psicopedagógica em conjunto com a estrutura de semi-internação e a classe hospitalar tem influência significativa na melhora do desempenho escolar de crianças e adolescentes que apresentam dificuldades na aprendizagem.

Cada vez mais o psicopedagogo está inserido na vida escolar desses jovens, pois a demanda de conteúdo, a exposição excessiva a telas e à internet, a falta de relacionamento social, os diagnósticos, entre outros, permitem que esses jovens apresentem dificuldades com *gaps* pedagógicos importantes, e isso compromete consideravelmente o desempenho deles em todos os âmbitos do desenvolvimento psicossocial e educacional.

Embora a Constituição de 1988 e a Lei de Diretrizes e Bases da Educação Nacional de 1996 assegurem o direito da criança e do adolescente frequentar o sistema regular de ensino, a intervenção psicopedagógica tanto clínica como hospitalar é um diferencial, o que possibilita preparar o paciente para ter autonomia e se tornar mais funcional diante das dificuldades no ambiente escolar, familiar e social.

O tratamento psicopedagógico colabora, também, para que a criança e o adolescente possam ter adaptações ou ajustes pedagógicos/curriculares de acordo com suas dificuldades, e o profissional pode/deve orientar a instituição escolar de acordo com as necessidades do aluno.

Quando se fala em adaptação curricular, fica claro que são os jovens que precisam que o currículo seja revisto e preparado para garantir da melhor forma possível o aprendizado. O Programa Educacional Individualizado (PEI) é umas das formas que favorece a aprendizagem do estudante com maiores comprometimentos nesse processo.

Já os ajustes curriculares envolvem uma organização mais simples, mas que também faz toda a diferença na vida do escolarizando, por exemplo, tempo de prova estendido ou fazer a prova em ambiente separado. Ambas as formas de intervenção escolar contribuem para o vínculo positivo com a aprendizagem e com o ambiente escolar.

Estratégias de intervenção psicopedagógica clínica e hospitalar

A intervenção psicopedagógica pode auxiliar o funcionamento e o planejamento dos demais atendimentos, em especial, a classe hospitalar, potencializando a aprendizagem de forma individualizada por meio de estímulos ao estudante, assim como reorganizando o ambiente.

Segundo Soares e Palermo[4], é uma área que contribui com outros conhecimento como: Pedagogia, Psicologia, Neurologia, Fonoaudiologia, Sociologia, Linguística, Fisioterapia, entre novas descobertas de conhecimentos que poderão favorecer novas relações que poderão ser estabelecidas.

Sabe-se que todo o processo de aprendizagem envolve áreas cerebrais relacionada aos processamentos cognitivos e emocional. A Psicopedagogia se preocupa com essa inter-relação por meio do desenvolvimento das relações entre as funções executivas (automonitoramento, metacognição, controle inibitório, memória operacional e atenção) e a aprendizagem.

Quando se fala em automonitoramento para a aprendizagem, o psicopedagogo deve observar e avaliar cuidadosamente se a criança e/ou o adolescente compreende o que é aprendizagem e seus objetivos diante desse processo. Cabe ao estudante organizar seus objetivos e desenvolver recursos para direcionar os estudos em uma metodologia adequada ao funcionamento individual, assim como estratégias para se manter funcional no contexto educacional.

Para o tratamento psicopedagógico em equipe multidisciplinar, a avaliação é o ponto de partida para se obter informações relacionadas à aquisição de conhecimentos pedagógicos do sujeito e, assim, direcionar o tratamento com estimulação nas áreas que estão em déficit de forma eficiente. A escolha precisa dos recursos para a avaliação define a visão a respeito do estudante e organiza o processo de estimulação da aprendizagem. Por meio da avaliação, é possível detectar o quanto se sentem motivados para aprender e quais são as formas que utilizam para se organizar e cumprir as responsabilidades escolares.

Segundo Pantano[1], a motivação é uns dos aspectos mais importantes que contribui para que a criança e/ou o adolescente permaneçam no processo de aprendizagem. É um processo cerebral que move o aluno em direção a algum objetivo, ou seja, que o faz mover para alcançar suas metas. A autora menciona que a motivação é um processo cerebral que move, conserva e monitora o comportamento que agrega diversas entradas sensoriais, cognitivas e emocionais.

A motivação permite a manutenção de situações cognitivas e emocionais que trazem um conjunto de possibilidade de persistência na aquisição de metas educacionais[1].

Durante a atuação do psicopedagogo, é importante ficar atento à motivação das crianças e/ou dos adolescentes para se manter nas tarefas, porque esse estado emocional impacta também no planejamento e na execução das tarefas e está conectado diretamente no bom funcionamento das funções executivas.

Segundo Marques, Amaral e Pantano[5], todo esse processo de organização de estudos, de motivação escolar e de estratégias de aprendizagem envolve as habilidades cognitivas já mencionadas ;as funções executivas fazem parte e correspondem a um conjunto de habilidades que, de forma integrada, permite ao indivíduo direcionar comportamentos a metas e avaliar a eficiência e a adequação desses comportamentos, assim como abandonar estratégias ineficientes e resolver problemas imediatos em médio e longo prazos.

Os profissionais envolvidos nesse trabalho observam que as crianças e/ou os adolescentes enfrentam tantas dificuldades na aprendizagem quanto nas habilidades socioemocionais em razão da falta de socialização e autonomia para solucionar problemas que envolvem responsabilidades escolares.

Bem se entende que a escola é o primeiro ambiente social fora do convívio familiar em que possibilita o sujeito a aprender habilidades de controlar seus impulsos, bem como ser assertivo, civil e empático referente ao outro.

Essa oportunidade de aprender com outros sujeitos da mesma faixa etária contribui com a aprendizagem de maneira importante, pois favorece para que os sujeitos possam construir critérios e fazer escolhas para a própria vida, sendo possível perceber que o aprender não envolve somente conteúdos pedagógicos, mas também psicossocial.

A importância da organização da rotina escolar, de adaptações e ajustes para a aprendizagem

A aprendizagem, hoje, se tornou um grande desafio para os estudantes por causa das exigências e da gama de atividades que demandam organização e manejo do tempo. Para que isso ocorra de forma harmônica são necessários recursos neurocognitivos, emocionais e comportamentais suficientes para que possam administrar e ampliar seu desempenho acadêmico e facilitar a aprendizagem[5].

Para contribuir com um bom funcionamento escolar, é fundamental estabelecer uma rotina, em conjunto com a escola e a família. Ter uma rotina adequada e funcional faz parte dos modelos necessários para que as funções executivas possam ser (re)organizadas e estimuladas. Da mesma forma, torna-se possível ensinar a planejar as ações necessárias para que o aluno se planeje para seus objetivos escolares.

Para o treinamento cognitivo e a intervenção psicopedagógica na semi-internação, foram desenvolvidos em parceria com o serviço manuais da Série Psicologia e Neurociências (Rocca, Serafim e Pantano – organizadores) que possibilitam trabalhar áreas cognitivas como memória, atenção, funções executivas, emocionais, pragmáticas, tomada de decisão, entre outros, para contribuir com a melhora no desempenho escolar dos pacientes.

Este trabalho foi desenvolvido com o objetivo de instrumentalizar os profissionais das áreas de saúde e de educação com atividades que se organizadas para determinado objetivo terapêutico (a ser definido pela avaliação) visam iniciar o processo de estimulação no contexto educacional. Podem ser utilizados em contexto clínico e hospitalar.

Diagnósticos na aprendizagem

Pantano[1] considera que os estímulos sensoriais são a base dos funcionamentos cognitivo e emocional. Com base nas informações sensoriais de entrada, os estímulos são absorvidos e reconhecidos pelo cérebro, permitindo a reprodução do ambiente em nível mental. Da mesma forma, de tudo o que o cérebro pode processar e organizar, a única resposta que pode oferecer ao ambiente é motora.

No Brasil, as diversidades de metodologias pedagógicas e de conceitos metodológicos implicam diretamente o diagnóstico da aprendizagem. É fundamental diferenciar o que se classifica como problema ou dificuldade para aprendizagem (relacionada a defasagens, componentes emocionais e mudanças pedagógicas no ensino) dos transtornos dos distúrbios de aprendizagem (relacionados a alterações intrínsecas ao sujeito).

Os transtornos específicos de aprendizagem (anteriormente chamados de dislexia, discalculia ou disgrafia) envolvem alterações funcionais do cérebro para a maturação e o uso funcional das vias neuronais associadas aos respectivos aprendizados. Pelo DSM-5[6] são considerados transtornos de neurodesenvolvimento e associados com manifestações comportamentais, fatores genéticos, epigenéticos e ambientais que influenciam a capacidade do cérebro de perceber ou processar informações verbais ou não verbais com eficiência e exatidão.

Ainda segundo o DSM-5[6], os sintomas devem persistir por, pelo menos, 6 meses e não podem ser explicados por deficiência intelectual, visual ou auditiva não corrigida, outros transtornos mentais ou neurológicos, adversidades psicossociais, falta de proficiência na língua de instrução acadêmica ou instrução educacional inadequada.

Os critérios que pontuam as dificuldades estão atrelados às habilidades de leitura, escrita e aritmética. Essas dificuldades comprometem o desempenho das crianças e/ou dos adolescentes nas áreas de matemática, linguagem, compreensão e interpretação do que se lê, portanto, para um diagnóstico, segundo o DSM-5[6], o sujeito tem de apresentar:

- Leitura de palavras de forma imprecisa ou lenta e com esforço; frequentemente adivinha as palavras, tem dificuldade de soletrar.
- Dificuldade para compreender o sentido do que é lido.
- Dificuldade para ortografar.
- Dificuldades com a expressão escrita.
- Dificuldade para dominar o senso numérico, fatos numéricos ou cálculos.
- Dificuldades no raciocínio.

Essas dificuldades aparecem na maioria dos casos nos primeiros anos escolares da criança, mas nada impede de aparecerem em anos escolares mais tardios.

Alguns exemplos de atrasos que se percebem na aprendizagem das crianças e/ou dos adolescentes que têm esse diagnóstico são dificuldades de rimar e contar, de habilidades motoras finas necessárias para a escrita que podem aparecer na primeira infância antes da utilização da escrita formal e, conforme a complexidade do conteúdo escolar, as dificuldades se acumulam e por isso se torna tão importante a detecção precoce e busca de ajuda profissional.

Outros transtornos também estão diretamente relacionados às dificuldades de aprendizagem pelos sintomas que os acompanham no diagnóstico. Porém, é importante destacar que, nem sempre, esses prejuízos são comórbidos com o transtorno específico de aprendizagem. Patologias como transtorno de déficit de atenção e hiperatividade/impulsividade (TDAH), transtorno de espectro autista (TEA), deficiência intelectual, esquizofrenia, entre outros, influenciam diretamente no desempenho cognitivo e trazem prejuízo na aquisição da aprendizagem em vários contextos em que o sujeito está inserido, dependendo dos sintomas-base relacionados ao diagnóstico.

A avaliação e o diagnóstico são a base do tratamento e da intervenção em aprendizagem. Conhecer os sinais e os sintomas da criança e o ambiente em que ela se encontra é a base para desenvolver uma aprendizagem eficaz e, principalmente, funcional aos estudantes.

▶ REFERÊNCIAS BIBLIOGRÁFICAS

1. Pantano T. Desenvolvimento cerebral e aprendizagem. In: Capovilla FC, Relvas M, Baum S, Capellini AS, Pantano T (orgs.). Contribuições da neurociência para uma educação integradora. Rio de Janeiro: Wak; 2022. p.149.
2. Misawa DS. Manual de segurança do paciente. São Paulo: Hospital Municipal e Maternidade Escola Dr. Mário de Moraes Altenfelder Silva; 2016.
3. Brasil. Ministério da Educação e Cultura e Secretaria da Educação do Estado de São Paulo. Classe hospitalar e atendimento pedagógico domiciliar: estratégias e orientações. Brasília: Secretaria de Educação Especial; 2001/2002.
4. Soares AM, Palermo RRO. Em pauta: o processo de avaliação psicopedagógica em uma perspectiva ecológica. In: Soares AM, Capovilla FC, Relvas M, et al. Contribuições da neurociência para uma educação intregradora. Rio de Janeiro: Wak; 2022. p. 241-8.
5. Marques APP, Amaral AVM, Pantano T. Treino de funções executivas e aprendizado. Barueri: Manole; 2020.
6. American Psychiatric Association. Manual diagnóstico e estatístico de transtorno mentais: DSM-5. 5.ed. Porto Alegre: Artmed; 2014.
7. Brasil. Ministério da Educação e do Desporto. Secretaria de Educação Especial. Classe hospitalar e atendimento pedagógico domiciliar: estratégias e orientações. Brasília: MEC; 2002.
8. Brasil. Ministério da Educação e do Desporto. Diretrizes Nacionais para a educação especial na educação básica. Brasília: MEC; 2001.
9. Oliveira TC. Um breve histórico sobre as classes hospitalares no Brasil e no mundo. XI Congresso Nacional de Educação – EDUCERE. 2013. Disponível em: https://educere.bruc.com.br/ANAIS2013/pdf/9052_5537.pdf. Acesso em: 4 set. 2022.
10. Brasil. Conselho Nacional dos Direitos da Criança e do Adolescente. Declaração dos Direitos da Criança e do Adolescente Hospitalizados. Resolução n. 41, de 13 de outubro de 1995. Brasília: Diário Oficial da União; 1995.
11. Brasil. Ministério da Educação. Política Nacional de Educação Especial: um direito assegurado. Livro 1. Brasília: MEC/SEESP; 2002.
12. Brasil. Ministério da Educação. Diretrizes Nacionais para a Educação Especial na Educação Básica: Secretaria da Educação Especial. Brasília: MEC/SEESP; 2001. p.58.
13. Brasil. Senado Federal. Leis de Diretrizes e Bases da Educação Nacional: n. 5.692/71. Brasília: Senado Federal; 1971.
14. Elliot AJ. The hierarchical model of approach-avoidance motivation. Motiv Emot. 2006;30:111-6.
15. Soares AM, Capovilla FC, Relvas M, Baum S, Capellini AS, Pantano T (orgs.). Contribuições da neurociência para uma educação integradora. Rio de Janeiro: Wak; 2022. p.149.
16. Gonçalves LCS, Canal CPP, Missawa DDA. Investigação sobre estresse em crianças com dificuldade de aprendizagem. Construção Psicopedagógica. 2016;24(25).

12

Intervenção multidisciplinar em crianças e adolescentes com transtorno do espectro autista e deficiência intelectual

Rosa Magaly Campêlo Borba de Morais
Miguel Angelo Boarati
Joana Portolese
Flávia M. Sato
Margareth Ramos Mari Dreyer

Telma Pantano
Jacqueline Victoria Nunes Santoro
Manuela Maniks Diniz de Freitas
Helen Cristina Bittencourt Lopes
Suelaine Maria Lopes da Silva

▶ INTRODUÇÃO

Os transtornos do neurodesenvolvimento correspondem a um grupo de alterações psiquiátricas que compartilham bases neurobiológicas, características epidemiológicas e clínicas. Os sintomas se manifestam ainda na primeira infância, mais frequentemente no sexo masculino e a coocorrência entre eles é comum[1]. O transtorno do espectro do autismo (TEA) e o transtorno de deficiência intelectual (TDI), por exemplo, são condições que apresentam altas taxas de comorbidades, e cerca de 75% das crianças com TEA apresentam concomitantemente algum grau de deficiência intelectual (DI), o que torna o quadro clínico e o prognóstico mais graves, com maior possibilidade de intervenções farmacológicas, associadas às abordagens multidisciplinares[2,3].

O TEA é um transtorno do neurodesenvolvimento, com etiologia multifatorial, poligênico, prevalência crescente e início precoce[4]. É mais frequentes no sexo masculino. Entretanto, a proporção entre homens e mulheres oscila se for considerar estudos epidemiológicos (4:1), clínicos (3:1) e mulheres com comprometimento cognitivo grave (2:1)[5,6].

O diagnóstico de TEA ainda é exclusivamente clínico, feito por médico qualificado com subsídio em avaliações de equipe multiprofissional. O início do quadro se dá nos primeiros anos de vida, podendo se apresentar com atraso na aquisição dos marcos de desenvolvimento social, no qual o atraso de fala tende a ser a primeira preocupação dos pais. Em aproximadamente 30% ocorre regressão no segundo ano de vida, com perda de marcos já adquiridos, como a fala, o brincar funcional, o interesse por sociabilização, bem como início de comportamentos repetitivos[7].

A estabilidade do diagnóstico precoce, a utilidade dos instrumentos diagnósticos para crianças e os padrões de mudança de sintomas nos primeiros anos de vida estão entre os desafios dos profissionais que fazem diagnóstico precoce. O TEA pode ser detectado aos 18 meses ou menos. Aos 2 anos, o diagnóstico por um profissional experiente pode ser considerado muito confiável[7]. No entanto, muitas crianças não recebem um diagnóstico até o início da adolescência, esse atraso significa que crianças com TEA podem não obter a ajuda de que precisam para seu desenvolvimento[8].

As características clínicas envolvem alteração na comunicação social, um perfil comportamental repetitivo e estereotipado, além de alterações sensório-motoras. Os critérios de identificação são agrupados em três níveis, baseados no grau de suporte para execução de atividades na vida diária, em leve, moderado e grave. Há dificuldade quantitativas e qualitativas no desenvolvimento de linguagem verbal. A linguagem não verbal, como uso de gestos, contato visual e reconhecimento de microexpressões faciais, também está comprometida. A troca social recíproca com pares é atípica ou ausente. Movimentos estereotipados, sons repetitivos, tendência à mesmice e comportamentos ritualísticos compõem o quadro clínico. As alterações na decodificação dos estímulos do ambiente e a resposta motora a esses estímulos se destacam como sinais de alerta em crianças muito jovens. Além disso, os estudos dos ritmos biológicos, como o ciclo sono-vigília, merecem destaque, apesar de não serem considerados entre os critérios oficiais dos manuais diagnósticos[1].

O transtorno de deficiência intelectual é o grupo de transtornos caracterizados pela deficiência nas capacidades mentais gerais. Esse transtorno associado a atrasos globais do desenvolvimento e da aquisição de competências e habilidades que em diferentes graus compromete a autonomia, a aquisição de conhecimento, a habilidade social e de manejo das emoções e o gerenciamento da vida prática. As crianças com DI apresentam atrasos nos marcos de desenvolvimento motor, desde sustentar a cabeça, passando por se sentar e dar os primeiros passos, até atraso no desenvolvimento da linguagem, na aquisição dos controles esfinctéricos, na regulação emocional, na aquisição de habilidades e no desenvolvimento de autonomia. A funcionalidade da criança é considerada fator muito importante para o diagnóstico da DI[1].

A caracterização clínica desses dois grupos diagnósticos já foi descrita no Capítulo 1, "Transtornos do neurodesenvolvimento". O foco deste capítulo é apresentar e discutir as diferentes abordagens terapêuticas da equipe multidisciplinar. O objetivo é estabelecer um plano de intervenção pautado nos pré-requisitos para desenvolvimento das habilidades esperadas para cada faixa etária – pré-escolares, escolares e adolescentes. Os parâmetros de confiabilidade são intensidade, especialização, individualização, envolvimento familiar, além da abordagem incidental e do foco baseado em resultados. O diagnóstico clínico precoce e o rápido início das intervenções são fundamentais, uma vez que é amplamente reconhecido que os resultados de intervenção precoce possibilitam melhoram o prognóstico[9]. A confiabilidade das intervenções se baseia em parâmetros bem definidos de intensidade, individualização, especialização, atendimento multiprofissional, orientação parental, abordagem incidental e registros de resultados acompanhados regularmente. Os objetivos devem contemplar não só habilidades de comunicação social, mas adaptativas e organizacionais[10]. Há um crescente interesse no desenvolvimento de um corpo teórico e de publicações referentes às abordagens farmacológicas e terapêuticas no tratamento de pacientes com TEA, mas esse crescimento não foi igualmente acompanhado para pacientes que apresentam exclusivamente DI.

O foco de abordagens, especialmente de linha comportamental, voltou-se para a modelação de comportamento, o treino de habilidades sociais, o desenvolvimento dos aspectos práticos e simbólicos da linguagem e da comunicação e as técnicas pedagógicas e do desenvolvimento de autonomia[11]. As abordagens farmacológicas desenvolvidas para crianças com TEA também são válidas para crianças com DI, por isso elas serão apresentadas em conjunto neste capítulo.

❱ TRATAMENTO PSIQUIÁTRICO

Não há tratamento medicamentoso específico para o TEA. É preciso equalizar a demanda dos pais, a necessidade da criança ou do adolescente e o que é passível de modificação pela equipe multiprofissional, antes de se considerar o uso de fármacos. A realização de uma anamnese ampla, com ênfase nos antecedentes familiares, e a investigação de comorbidades merecem destaque. A solicitação de exames complementares deve ser considerada diante da possibilidade de quadros secundários a alterações genéticas ou neurológicas e diagnóstico diferencial. O eletroencefalograma (EEG) poderá ser solicitado tanto no início da investigação como ao longo do tratamento, em razão da alta taxa de quadros epilépticos associados às duas condições e da necessidade de tratamento específico[4,8]. Os instrumentos diagnósticos para o TEA podem fazer parte de uma investigação mais acurada diante de forte dúvida diagnóstica ou necessidade de diagnóstico diferencial para a elaboração de um plano de intervenção sob medida.

▶ ESCALAS DE AVALIAÇÃO CLÍNICA

É grande o desafio da avaliação diagnóstica e do prognóstico dos pacientes com TEA, tanto para a prática clínica como para a atividade de pesquisa. As razões para isso são, entre outras:

- Grande heterogeneidade na apresentação fenotípica do TEA.
- Gravidade dos sintomas comportamentais que interferem nos níveis de funcionamento adaptativo às atividades da vida diária.
- Presença de comorbidades clínicas e psiquiátricas que modificam a apresentação clínica.
- Arquitetura genética complexa, possibilitando mudanças na proposta de acompanhamento clínico e risco de recorrência[12].

Para a avaliação diagnóstica, incluindo diagnósticos diferenciais, e proposta terapêutica individualizada, são necessários equipes multiprofissionais capacitadas e instrumentos traduzidos e validados. No Brasil, há falta de instrumentos validados que possam ser utilizados ampla e gratuitamente pelo serviço público de saúde. A prática recomendada para a avaliação de pré-escolares com TEA envolve a avaliação de múltiplos domínios, incluindo habilidades cognitivas e de linguagem, comportamentos repetitivos, déficits sociais, habilidades adaptativas, medidas de diagnóstico e triagem, além de medidas dimensionais dos sintomas[13].

As ferramentas de diagnóstico geralmente se baseiam em duas fontes principais de informação: descrições dos pais ou dos responsáveis sobre o desenvolvimento do filho e observação de um profissional sobre o comportamento da criança, mas nenhuma ferramenta deve ser usada como base isolada para o diagnóstico. Em alguns casos, o profissional de saúde pode optar por encaminhar a criança e a família a um especialista para avaliação e diagnóstico adicionais. Esses especialistas incluem psiquiatras da infância e da adolescência, pediatras do desenvolvimento, neurologistas infantis, geneticistas, além de programas de intervenção precoce que fornecem serviços de avaliação.

Instrumentos de rastreamento

Algumas ferramentas padronizadas foram desenvolvidas para facilitar a avaliação de riscos em várias idades. Por exemplo, a *Modified Checklist for Autism in Toddlers* (M-CHAT)[14] é um questionário preenchido pelos pais, desenvolvido para identificar crianças com risco de autismo na população em geral. A ASQ[15], também preenchido pelos pais, examina as habilidades de comunicação, motricidade grossa, motricidade fina, resolução de problemas e adaptação pessoal.

Recomenda-se o uso repetido dessas ferramentas para monitorar sinais de risco ao longo do tempo. A M-CHAT deve ser aplicada por pediatras como rotina na prática clínica.

Instrumentos diagnósticos

A *Autism Diagnostic Interview-Revised* (ADI-R)[16], administrada com os pais, é um instrumento de diagnóstico clínico para avaliar o autismo em crianças e adultos. O instrumento foca em três áreas principais: interação social recíproca; comunicação e linguagem; interesses e comportamentos restritos, repetitivos e estereotipados. A ADI-R é apropriada a partir dos 18 meses de idade.

O *Autism Diagnostic Observation Schedule* (ADOS)[17] é uma avaliação semiestruturada e padronizada da interação social, comunicação, brincadeira e uso imaginativo de materiais para indivíduos com suspeita de TEA. A observação consiste em quatro módulos de 30 minutos, cada um projetado para ser administrado a diferentes indivíduos, de acordo com seu nível de linguagem expressiva. É importante ressaltar que tanto o ADOS como a ADI-R só podem ser utilizados por pessoas devidamente capacitadas com treino validado pelos autores. A modificação da forma de pontuação da ADOS-2 também permite a classificação da gravidade do quadro clínico. Atualmente, no Brasil, há pessoas com treino validado para uso em pesquisa.

Instrumentos de avaliação de sintomas

A *Repetitive Behavior Scale-Revised* (RBS-R)[18] pode apresentar oportunidades mais escaláveis para medir essas alterações. É um questionário que avalia o comportamento repetitivo de cinco domínios: comportamento compulsivo, comportamento ritualístico, comportamento restrito, comportamento autolesivo e comportamento estereotipado. A *Social Responsiveness Scale-2* (SRS)[19] é usada para medir os sintomas de TEA, incluindo informações sobre percepção social das crianças, cognição social e motivação social, bem como maneirismos motores.

A *Childhood Autism Rating Scale* (CARS)[20] é um instrumento utilizado para avaliação da gravidade dos sintomas de autismo para uso em crianças a partir de 2 anos de idade. Avalia o comportamento do paciente por meio de um informante (pais ou responsáveis) em 15 domínios que incluem: relações pessoais, imitação, resposta emocional, uso corporal, uso de objetos, resposta a mudanças, resposta visual, resposta auditiva, resposta e uso do paladar, olfato e tato, medo ou nervosismo, comunicação verbal, comunicação não verbal, nível de atividade, nível e consistência da resposta intelectual e impressões gerais do examinador. Escores entre 30 e 36 indicam autismo leve a moderado, e escores acima de 36 evidenciam autismo grave.

Avaliações de desenvolvimento geral

Avaliações complementares são necessárias para avaliar o comprometimento funcional, definir os pontos fortes e fracos da criança para o planejamento educacional e identificar condições associadas (por exemplo, comprometimento intelectual e comprometimento de linguagem). Aproximadamente 45% das pessoas com autismo podem ser não verbais e ter deficiência intelectual (DI), enquanto os outros 55% estão na faixa média ou superior do QI[21]. A avaliação neuropsicológica identifica habilidades cognitivas preservadas e vias de acesso para aprendizagem, bem como áreas comprometidas, contribuindo na elaboração de um programa individualizado de intervenção.

Avaliação do nível de desenvolvimento da linguagem (avaliação fonoaudiológica) é importante já que entre 20 e 25% das pessoas com TEA apresentam um histórico de desenvolvimento de regressão da fala, adquirida anteriormente[11]. Algumas habilidades pré-verbais, como atenção conjunta, resposta à fala, gestos, imitação e jogo simbólico, são consideradas fortes preditoras da comunicação verbal precoce[22]. A identificação de deficiências dessas habilidades é importante para a intervenção, pois representa habilidades fundamentais para a aquisição da linguagem.

A *Mullen Scales of Early Learning* (MSEL), apesar de não ser validada no Brasil, é uma avaliação padronizada como uma medida do desenvolvimento cognitivo, do nascimento até 5,5 anos. Está organizada em cinco subescalas:

- Motor grosso.
- Motor fino.
- Recepção visual (ou resolução de problemas não verbais).
- Linguagem receptiva.
- Linguagem expressiva.

Para crianças pequenas, esse escore composto de aprendizado precoce é considerado equivalente a um escore de inteligência mais tradicional ou a um escore padrão de desenvolvimento. Embora seja mais comumente usado para obter o composto de aprendizado inicial ou a medida da cognição, os subtestes incluídos no MSEL também podem ser usados individualmente para medir as habilidades motoras finas e grossas[24]. Escalas de comportamento adaptativo da Vineland-II (VABS)[25] é utilizada para avaliar comportamentos adaptativos para todas as faixas etárias e inclui os seguintes domínios: comunicação, habilidades de vida diária, socialização e habilidades motoras. A avaliação de habilidades adaptativas ajuda a estabelecer prioridades no planejamento da intervenção; o comprometimento funcional é um dos critérios de diagnóstico para TEA e DI. A VABS II tem sido considerada importante instrumento para avaliar prognóstico de diferentes trajetórias do TEA[26]. A avaliação sensório-motora pode fazer parte das avaliações para planejamento do tratamento, principalmente para as crianças que apresentam muitas alterações sensoriais e para aquisição de atividades de vida diária.

Uma vez estabelecido e confirmado o diagnóstico, deve ser implementado um plano de tratamento baseado nas necessidades, que leve em consideração as deficiências da criança, bem como seus pontos fortes e habilidades cognitivas e comportamentais. Também deve levar em consideração a situação familiar e educacional[27].

Tratamento farmacológico

O tratamento farmacológico tanto no TEA como na DI é estabelecido de acordo com o perfil de comportamentos desadaptativos. Em paralelo, a análise funcional desses comportamentos é imprescindível para ajuste nos fatores ambientais que os desencadeiem ou perpetuem.

A necessidade de uso de fármaco depende de presença de comportamentos frequentes, intensos, que comprometam a segurança do paciente, dos cuidadores, à aprendizagem e/ou ao engajamento nas intervenções. A presença de outros diagnósticos psiquiátricos (como psicose), clínico (como epilepsia) ou na presença de agitação e agressividade inespecíficas também requerem tratamento farmacológico[28].

Crianças com DI associada ao TEA apresentam, com frequência, agitação psicomotora, auto e heteroagressão e piora das estereotipias motoras com maior risco de lesão física. Quadros de dor física (em especial, as queixas de dor abdominal que são bastante frequentes em crianças com TEA)[29], sensação subjetiva de desconforto físico, crises epilépticas parciais, dificuldades na comunicação e flutuações do humor por mudanças no ambiente podem estar relacionados à piora do comportamento. A avaliação clínica é determinante na pesquisa da etiologia da agitação e da agressividade e confere maior eficácia e segurança para a prescrição médica.

Comorbidades psiquiátricas e clínicas

Cerca de 70% dos pacientes com TEA têm outro diagnóstico associado. O perfil de comorbidades depende da idade e do gênero[4]. Entre crianças, o achado mais comum são os quadros de ansiedade e transtorno de déficit de atenção e hiperatividade. Entretanto, o delineamento clínico apresenta características atípicas, provavelmente associadas ao TEA ou modificadas por sua presença (p. ex., o desconforto social não ocorre por medo da avaliação social negativa; a fobia específica é voltada para objetos não usuais etc.)[30]. O tratamento com inibidores seletivos da recaptura de serotonina (ISRS) apresenta dados bastante limitados, sendo observada alguma resposta positiva ao citalopram e negativa à fluvoxamina[31]. É importante se avaliar o risco-benefício do uso desse grupo, considerando as maiores chances de ativação comportamental nesses pacientes[32]. Existe a proposta de tratamento somente de sintomas-alvo nos quadros de ansiedade, sem atingir o quadro todo, por exemplo, com o uso de propranolol em quadros de ansiedade situacional ou da clonidina em sintomas de hiperexcitação fisiológica[31].

Crianças com TEA também apresentam alta prevalência de transtornos neurológicos, como epilepsia, transtornos motores e transtornos do sono. Cada um desses transtornos, com seus subtipos específicos, precisa ser investigado, avaliado e corretamente tratado[33]. Os quadros de epilepsia são bastante prevalentes, em torno de 30%, com dois picos de incidência (um na infância e outro na adolescência)[34]. Não existe um padrão único de epilepsia associado ao TEA, sendo 44% focal, 12% generalizado e 42% misto[35]. Alguns fatores de risco estão relacionados com maior incidência de epilepsia no TEA, como presença de DI, paciente do gênero feminino e síndrome genética associada ao TEA[36]. Entretanto, mesmo em pacientes de alto funcionamento, observam-se mais quadros de epilepsia que na população-controle[37].

Não existe nenhum esquema especial para o tratamento de quadros epilépticos no TEA e na DI, por isso são utilizados os mesmos esquemas de antiepilépticos adotados para crianças e adolescentes com epilepsia primária[38].

Os transtornos motores mais comuns são alterações da marcha e da coordenação, praxia, atraso do desenvolvimento motor e movimentos repetitivos (estes últimos também fazem parte dos critérios diagnósticos do TEA).

A importância de se avaliar as alterações motoras, em casos de suspeita de TEA, é que sinais motores são quantificáveis e podem ser medidos de maneira objetiva. O desenvolvimento motor está intimamente ligado a outros aspectos críticos do desenvolvimento global, como linguagem, interação social e aprendizagem, de forma que a investigação das alterações motoras permitiria o diagnóstico precoce, possibilitando realizar intervenções terapêuticas que geram melhores resultados funcionais e comportamentais. Não existe nenhuma abordagem psicofarmacológica para os transtornos motores do TEA, de modo que se deve priorizar as abordagens de psicomotricidade, que serão apresentadas mais adiante neste capítulo.

Os transtornos do sono ocorrem com alta prevalência no TEA, em torno de 40 a 86% dos pacientes. Os pacientes apresentam alterações subjetivas e objetivas, como iniciar ou manter o sono durante a noite (insônia inicial e intermediária). A avaliação é feita por meio de questionários com os pais sobre o padrão de sono (p. ex., hábitos e presença de parassonias) e mais objetivamente com o actígrafo e a polissonografia[39]. Em avaliações objetivas (polissonografia), observa-se que crianças com TEA apresentam mais alterações da arquitetura do sono com menor tempo total de sono e menor sono REM. A etiologia pode estar relacionada a problemas comportamentais próprias do TEA e a comorbidades, como os transtornos afetivos[40]. A principal consequência relacionada à presença de transtornos do sono no TEA é a piora dos comportamentos autísticos – estereotipias e comportamentos repetitivos[39]. Como o sono é importante modulador do processamento cerebral das emoções e dos afetos, sua privação tende a piorar a reatividade emocional e as dificuldades na interpretação de pistas sociais não verbais[41]. O contrário também é verdadeiro, pois estudos mostram que crianças que apresentam piora dos comportamentos autísticos também apresentavam pior padrão de sono, com alterações de diversos aspectos da arquitetura do sono avaliados pela polissonografia (latência de sono prolongada, menor tempo total de sono, latência de sono REM e maior tempo de vigília)[42].

Sendo assim, é importante o tratamento dos transtornos de sono para o controle dos sintomas autísticos, evitando regressão dos progressos obtidos e piora do padrão sintomático. O tratamento envolve intervenções comportamentais para regularizar o ritmo circadiano, com rotina e higiene do sono, e funcionou em mais de 70% dos casos estudados[43]; além disso, utilizou-se a melatonina, que está aprovada pela Food and Drug Administration (FDA), disponível no Brasil, na dose de 1 a 3 mg[44]. A clonidina também pode ser útil no tratamento, mas os hipnóticos aprovados para tratamento de insônia não são recomendáveis.

Indicações gerais e específicas para o tratamento farmacológico no TEA

Além das comorbidades, quadros gerais de desregulação emocional, com irritabilidade e episódios de agressividade, intensos e frequentes, corroboram o uso de medicação antipsicótica para o transtorno do espectro do autismo, sendo a risperidona e o aripiprazol aprovados para esse fim[45].

A risperidona é liberada para o tratamento de irritabilidade em TEA pela FDA[45], desde 2006, para crianças acima de 5 anos. É bem estudada nessa população, no que diz à eficácia, à tolerabilidade e à segurança na administração em longo prazo. Em estudo naturalístico de Aman et al.[46], foram avaliadas a eficácia, a segurança e a tolerabilidade da risperidona em crianças e adolescentes de 5 a 17 anos com TEA, durante o período de 1 a 2 anos de uso contínuo. A dose média utilizada foi de 2,47 mg/dia durante 21,4 meses, sendo a principal indicação no tratamento da irritabilidade e outros comportamentos disruptivos associados ao TEA. Outro ponto relevante nesse estudo é a manutenção da melhora clínica, mesmo entre os que tiveram a medicação retirada.

O aripiprazol também é liberado para o tratamento de irritabilidade em TEA pela FDA[45], desde 2009, para crianças acima de 6 anos. Assim como no caso da risperidona, há evidências robustas que comprovam sua eficácia, sua tolerabilidade e sua segurança no uso em longo prazo. Em um estudo duplo-cego, controlado por placebo, Marcus et al. investigaram 208 crianças e adolescentes com TEA, entre 6 e 17 anos, com uso de doses fixas do aripiprazol (5, 10 ou 15 mg/dia), por oito semanas. O uso do fármaco foi superior ao placebo, com melhora nos parâmetros utilizados para avaliar irritabilidade, crises comportamentais e agressividade na *Aberrant Behavior Checklist* (ABC), em todas as doses[47].

Os efeitos adversos mais comuns observados na vigência do uso da risperidona são enurese e aumento de apetite, de prolactina e de peso. Os sintomas extrapiramidais, ainda que infrequentes, podem estar presentes e são dose-dependentes[48,49].

O aripiprazol está mais associado à sedação e à acatisia. O ganho de peso acontece em menor intensidade, e a dosagem sérica da prolactina não apresenta alterações significativas[50].

Um cuidado adicional deve ser considerado no controle de parâmetros de síndrome metabólica tanto no uso de risperidona como no uso do aripiprazol. É necessário acompanhamento dos exames laboratoriais de rotina e necessidade de avaliação física, com ênfase na circunferência abdominal[48,49]. Outras medicações antipsicóticas, como os antipsicóticos de primeira geração (p. ex., haloperidol e pimozida) ou estabilizadores do humor (como lítio), também podem ser utilizadas em situações específicas de irritabilidade ou agressividade, e as evidências são baseadas na prática clínica e não tanto em ensaios clínicos recentes[50]. O uso de hormônios como ocitocina[51], vasopressina[52] e melatonina[53], produzidos e armazenados pelo sistema hipotálamo-pineal-hipófise, tem sido estudado para o enfretamento de disfunções na comunicação social recíproca e, o último, no controle de ritmos circadianos em indivíduos com TEA. Entretanto, metodologias mais robustas e necessidade de seguimento dos resultados ainda são pontos que merecem atenção antes de se estabelecer uma indicação formal.

A adoção de dietas específicas e o uso de suplementos vitamínicos, à luz do conhecimento atual, são classificados como tratamento alternativo e complementar e não devem ser consideradas intervenções específicas para o TEA[54]. Muito tem se falado sobre o uso de canabidiol (CBD), componente não intoxicante da *cannabis*, em vários transtornos neuropsiquiátricos, inclusive para o tratamento dos sintomas do autismo e suas comorbidades[55]. Entretanto, a ação neural do canabidiol e seu real potencial terapêutico para o TEA ainda são desconhecidos. Uma das possibilidades é que o CBD module a atividade eletrofisiológica de baixa frequência e o perfil de conectividade cerebral em adultos com transtorno do espectro autista[56]. Há também evidências de redução de atividade no sistema endocanabinoide de modelos animais e estudos demonstrando que crianças com TEA têm níveis plasmáticos periféricos mais baixos de endocanabinoides[57]. Uma revisão sistemática recente encontrou 425 artigos relacionados ao uso de canabis e canabinoides para tratamento de TEA. Porém, só nove publicações preenchiam critérios para seleção. Desses, apenas um, com 34 participantes adultos, era randomizado, duplo-cego, cruzado e utilizou parâmetros objetivos de avaliação (ressonância magnética espectroscópica comparando glutamato e níveis de GABA após o uso de placebo e canabidivarin)[58]. Mais estudos, com metodologia robusta, são necessários para esclarecer os achados sobre os efeitos de *cannabis* e seus canabinoides em indivíduos com TEA.

O tratamento medicamentoso apresenta limitações de uso, riscos associados de efeitos paradoxais e deve ser utilizado em situações de comorbidades psiquiátricas e clínicas, assim em sintomas bem específicos, com permanente avaliação custo-benefício. Entretanto, essa abordagem terá sua efetividade bastante reduzida se as intervenções psicológicas, fonoaudiológicas, psicopedagógicas, de terapia ocupacional e outras não forem instituídas simultaneamente.

❭ TRATAMENTO PSICOLÓGICO

As abordagens psicológicas são estruturadas de maneira individualizada, sendo importante a avaliação do perfil cognitivo obtido pela avaliação neuropsicológica. Com base na definição dos recursos e das deficiências que o paciente apresenta é que se pode ter maior clareza das principais técnicas psicológicas a serem utilizadas.

Avaliação do nível de desenvolvimento de habilidades intelectuais

Dificuldades cognitivas estão presentes no TEA e são importantes na determinação da capacidade funcional global, embora a gravidade e a amplitude dos déficits cognitivos em indivíduos variam muito no espectro[59]. Além disso, é importante para o diagnóstico diferencial de DI, observado em até 70% dos casos[60]. Mesmo entre indivíduos com TEA leve, em virtude de pontuação dentro da faixa normal de medidas completas de QI de escala, os testes neuropsicológicos revelam disfunção cognitiva, particularmente em funções executivas e cognição social, como flexibilidade mental, planejamento, controle inibitório e prejuízos da teoria da mente[6].

Abordagens terapêuticas

Treinamento dos pais

A participação dos pais e dos familiares é essencial para os programas de intervenção de crianças com autismo. O pressuposto básico do treinamento comportamental dos pais é que o comportamento das crianças é aprendido e mantido por meio de contingências dentro do contexto familiar, e que os pais podem ser ensinados a mudar essas contingências para promover e reforçar o comportamento adequado.

Evidências com envolvimento de crianças apoiam a recomendação de treinamento para os pais como método efetivo para o aumento de habilidades sociais. No entanto, a maneira com a qual os pais são incorporados ao processo de intervenção é importante, assim como a individualização do programa de educação parental para se considerar diferentes circunstâncias e necessidades familiares; nem todos os pais se beneficiam dos programas de educação parental comportamental tradicionais. A educação parental parece funcionar melhor com adultos altamente motivados e com bom funcionamento, que não estejam lidando com estresses de vida ou estresses psicológicos adicionais, o que interfere na aquisição e na implementação de estratégias parentais positivas[61-63].

Análise aplicada do comportamento

A análise aplicada do comportamento (ABA – *applied behavior analysis*) é a ciência da mudança de comportamento, na qual procedimentos dos princípios da aprendizagem operante são aplicados para melhorar o comportamento socialmente adaptável e a aquisição de novas habilidades por meio de práticas intensas e reforço direcionado[64]. O ABA utiliza um processo que começa com o desenvolvimento de planos de tratamento, mostrando o motivo e a função de excessos e as deficiências de comportamento, seleção de técnicas apropriadas, modificação e avaliações contínuas do tratamento por meio da coleta sistemática de dados. As avaliações funcionais de comportamento são um conjunto de análises de estratégias que fornecem informações sobre as variáveis associadas com um comportamento específico. As técnicas de aprendizado operantes usadas na intervenção da ABA para crianças com TEA são:

- Reforço positivo: uso de prêmio, lanche, comida, brinquedos para aumentar comportamentos desejáveis.
- Moldagem: recompensa por aproximações ou componentes de um comportamento desejável, até que o comportamento almejado seja alcançado.
- Desvanecimento: redução de instruções para aumentar a independência.
- Extinção: remoção de reforço, mantendo um problema comportamental.
- Punição: aplicação de estímulo indesejável para reduzir problemas comportamentais.
- Reforço diferencial: reforço de alguma alternativa socialmente aceitável ou a falta de um comportamento.

Programas de intervenção baseados na ABA são atualmente considerados tratamentos de primeira linha para o TEA no início da infância. Tanto o modelo UCLA/Lovaas como o *Early Start Denver Model* (ESDM), que são programas amplos na intervenção precoce criados na estrutura da ABA, possuem relatórios de pesquisas de alta qualidade que documentam sua eficácia, especialmente na melhoria do desempenho cognitivo, de habilidades linguísticas e do comportamento adaptativo[65]. A intervenção comportamental intensiva precoce (EIBI – *early intensive behavioral intervention*), que é uma estratégia utilizada nos estudos Lovaas, é o modelo ABA com o suporte empírico mais forte até o momento[66]. A EIBI utiliza abordagens de ensino operantes para reduzir problemas comportamentais e formação de julgamento discreta para desenvolver novas habilidades, como atenção, imitação, recepção/expressão de discurso e competências para a vida. As principais características do EIBI são:

- Foco no desenvolvimento precoce: crianças com menos de 5 anos de idade.
- Intensidade: instruções individuais ou em pequenos grupos, de 20 a 40 horas por semana.
- Métodos direcionados a adultos.
- Abordagem sistemática: dividindo habilidades em componentes básicos.
- Caráter abrangente: p. ex., os objetivos incluem comunicação, socialização, comportamentos adaptativos e comportamentos problemáticos.

Tratamento e educação para crianças autistas e crianças com déficits relacionados com a comunicação (TEACCH)

O *Treatment and Education of Autistic and Related Communication Handicapped Children* (TEACCH) é um serviço clínico e um programa de treinamento profissional baseado na sala de aula, desenvolvido na Universidade da Carolina do Norte, em Chapel Hill, e iniciado em 1972 por Eric Schopler. O programa tem sido amplamente incorporado aos contextos educativos norte-americanos e tem contribuído significativamente para uma base concreta de intervenções do autismo. A abordagem TEACCH é chamada de estrutura de ensino, porque tem como base a evidência e a observação de que indivíduos com autismo compartilham um padrão de comportamentos, como as formas que os indivíduos pensam, comem, vestem-se, compreendem seu mundo e comunicam-se. Os mecanismos essenciais da estrutura de ensino consistem na organização do ambiente e das atividades de maneira que possam ser compreendidas pelos indivíduos; no uso dos pontos fortes dos indivíduos em habilidades visuais e interesse em detalhes visuais para suprir habilidades relativamente mais fracas; no uso dos interesses especiais dos indivíduos para engajá-los no aprendizado; e no apoio ao uso de iniciativa própria em comunicação significativa. Essa estrutura prioriza a organização do ambiente, o uso de pistas visuais e o trabalho com base nas habilidades prévias da criança, em vez de focar na tentativa de superar os principais déficits do autismo[67].

Terapia cognitivo-comportamental (TCC)

Um crescente número de relatórios começou a fornecer evidências da eficácia da abordagem da TCC em crianças em idade escolar e jovens adolescentes com TEA. Melhoras na ansiedade, na autoajuda e nas habilidades do dia a dia têm sido relatadas, com 78% das crianças de 7 a 11 anos no grupo tratado com a TCC classificadas com uma resposta positiva em um teste. Tais descobertas encorajam a consideração de abordagens da TCC modificadas para abordar a ansiedade em crianças com TEA que tenham alto nível funcional, o que é importante, considerando que de 30 a 40% das crianças com TEA relatam níveis altos de sintomas relacionados à ansiedade[68].

Picture Exchange Communication System (PECS)

O PECS[69] é um exemplo de como uma criança pode exercer papel ativo utilizando velcro ou adesivos para indicar o início, as alterações ou o final das atividades[40]. O sistema facilita tanto a comunicação como a compreensão, quando se estabelece a associação entre atividade e símbolos[41]. Aponta-se que, ao focar em formas alternativas de comunicação, as crianças podem ser encorajadas a utilizar a fala. Ao mesmo tempo, encontrou-se que o uso da sinalização pelas crianças autistas segue o mesmo padrão daquele encontrado em programas de treinamento verbal, ou seja, os sinais são raramente utilizados para compartilhar experiências, para expressar sentimentos/emoções ou para comunicar-se reciprocamente.

Para crianças e jovens capazes de falar algumas palavras ou emitir sons espontaneamente, programas de linguagem individualizados são importantes para melhorar a compreensão e a complexidade da fala. Chamou-se a atenção para a necessidade de os pais utilizarem estratégias efetivas e consistentes para encorajar a fala e desenvolver as habilidades imaginativas. As habilidades imaginativas podem ser encorajadas, por exemplo, focando-se nos interesses estereotipados da criança, porém expandindo os tópicos de interesse, em vez de simplesmente eliminar os primeiros. A técnica conhecida como "comunicação facilitada" envolve o uso de apoio físico para mãos, braços ou pulsos, a fim de auxiliar as crianças a utilizar cartões de comunicação de vários tipos, melhorando dessa forma as habilidades de linguagem. Dispositivos de comunicação computadorizados também têm sido especialmente projetados para crianças com autismo. Em geral, a intenção é ativar a alternância dos interlocutores e encorajar a interação[9].

Treino de habilidades sociais

Em relação ao comportamento social de crianças com maior comprometimento, os comportamentos inapropriados, como gritar, despir-se ou masturbar-se em público, podem ser razão de preocupação. Já as menos comprometidas têm como principal fonte de preocupação os sintomas como dificuldades em desenvolver empatia, compreensão social e interações recíprocas, que parecem ser os déficits nucleares no autismo. Ainda que o estabelecimento de regras claras para lidar com essas dificuldades seja útil[70], saber como fazer amigos, entender os sentimentos e os pensamentos das demais pessoas não são habilidades baseadas em regras aprendidas por meio do ensino. O treinamento de habilidades sociais é mais eficaz quando realizado em uma situação específica, pois cada situação exige resposta social diferente. O resultado das intervenções em grupos de habilidades sociais tende a ter efeito mais limitado, em razão das dificuldades da criança em generalizar as habilidades adquiridas.

Aprender como interagir com crianças da mesma idade é uma tarefa árdua para crianças autistas. Há alguns estudos que planejaram intervenções com o uso de técnicas de encorajamento constante por parte dos professores até intervenções mais livres em grupos que envolvem crianças com desenvolvimento típico. Novamente, nas diferentes intervenções planejadas, ainda que houvesse melhora na frequência da interação, foi difícil manter a cooperação dos colegas por períodos mais longos[6]. De toda forma, a interação necessita de reciprocidade, já que as crianças com desenvolvimento típico têm de adaptar seu comportamento às crianças autistas de acordo com as diretrizes de outra pessoa (p. ex., o professor). Oferecer oportunidades para as crianças observarem ou interagirem espontaneamente (mesmo com limitações) com outras crianças parece ser ainda a melhor estratégia[60].

Recomenda-se que programas de intervenção para esse grupo enfoquem inicialmente habilidades mais básicas, como iniciar e responder a interação social, cumprimentar os outros e fazer perguntas, e só posteriormente deve ser iniciado o ensino das mais complexas. As intervenções baseadas nos princípios do método ABA têm produzido fortes evidências de efetividade em programas educacionais e terapêuticos para indivíduos com autismo[70], e as habilidades sociais e/ou os problemas de comportamento concorrentes podem ser seguramente delineados como comportamentos-alvo em tais programas. Outra abordagem de intervenção que tem se mostrado promissora e efetiva para a aquisição e a generalização de habilidades sociais e de comunicação em crianças com autismo é a videomodelação, em que a criança assiste a uma demonstração em vídeo e é então incentivada a imitar o modelo do comportamento[71].

Com base nos relatos dos pais, os comportamentos mais difíceis das crianças com TEA são limite baixo para frustrações, distração, irritabilidade, falta de atenção, hiperatividade, repetição compulsiva, isolamento, instabilidade de humor e movimentos de mãos estereotipados.

▶ TRATAMENTO PELA TERAPIA OCUPACIONAL

Um dos focos da terapia ocupacional (TO) é estimular a independência nas atividades básicas de vida diária (ABVD) e instrumentais de vida diária (AIVD), as quais podem ser classificadas conforme mostra a Tabela 1[72].

TABELA 1 Exemplos de atividades básicas e instrumentais de vida diária

Atividades básicas de vida diária (ABVD)	Autocuidados (higiene pessoal, vestuário, alimentação), sono
Atividades instrumentais de vida diária (AIVD)	Preparação de alimentos, organização, manutenção e uso de objetos pessoais (materiais escolares, eletrônicos, brinquedos), atividades domésticas, uso de meios de transporte

Nota-se que as AIVD são tarefas mais complexas se comparadas às ABVD. Além dessas, ainda há as atividades de lazer, lúdicas e profissionalizantes.

Para melhores resultados da intervenção da TO na aquisição, na manutenção e na generalização das atividades de vida diária, as intervenções sensoriais e comportamentais são trabalhadas em conjunto[73], pois muitos prejuízos nas tarefas de vida diária, como as de autocuidado, podem estar relacionados com dificuldades sensório-motoras.

É importante que as crianças tenham uma rotina estruturada e dinâmica e que elas possam compreender as atividades que acontecerão no dia/na semana para se tornarem participativas. De acordo com cada nível de compreensão da criança, é possível utilizar recursos que facilitem o aprendizado e a noção temporal, espacial e de sequenciamento de cada atividade. Entre os recursos bastante utilizados com essa população estão as pistas visuais (p. ex., fotos e figuras) que indicam cada atividade da rotina, de forma sequenciada, para fazer com que a criança aprenda a distinguir e a antecipar qual será a próxima tarefa. Isso poderá evitar comportamentos improdutivos.

As principais intervenções de TO a serem utilizadas em crianças e adolescentes com TEA são: a integração sensorial e outras intervenções sensoriais, as intervenções baseadas nas relações interpessoais, a intervenção desenvolvimentista, o treino parental, o treino de habilidades sociais e a intervenção comportamental[74,75].

A intervenção em integração sensorial (IS) foi desenvolvida por Jean Ayres, em 1972, e tem como objetivo melhorar a modulação de respostas e de dificuldades no processamento sensorial, por meio de mudanças neurológicas. É um método muito utilizado em crianças com TEA, pois se sabe que elas apresentam hiper ou hiporresposta a estímulos visuais, auditivos, táteis, vestibulares, proprioceptivos, olfativos e ao paladar[76]. Há uma diferença entre a intervenção proposta por Ayres e outras que são baseadas no estímulo sensorial, pois podem utilizar o mesmo tipo de equipamento e *setting*[77], porém a IS ocorre em *setting* clínico, com ambiente específico, enquanto outras intervenções acontecem em ambientes naturais com estímulos aplicados de forma dirigida por um adulto, com o objetivo de produzir um efeito em curto prazo na autorregulação, na atenção, na organização ou no comportamento[78].

A IS apresenta resultados positivos nas áreas de interação social, brincadeira funcional e respostas sensoriais[74].

O modelo desenvolvimentista como intervenção para crianças com TEA envolve vários profissionais de áreas diferentes e é baseado em dois métodos: modelo de Denver, desenvolvido por Sally Rogers, em 1991, e o TEACCH, desenvolvido por Schopler e Reichler, em 1971. O modelo Denver é uma intervenção comportamental realizada com crianças pequenas, em idade pré-escolar, e é aplicado em ambiente natural (como a casa) por meio de brincadeiras com pares, atenção compartilhada e comunicação não verbal; além disso, ele conta com a participação de pais/cuidadores e apresenta resultados positivos no comportamento adaptativo, cognitivo e de linguagem, quando utilizado com frequência intensiva. Já o TEACCH usa pistas visuais como estratégia para a criança antecipar e sequenciar as atividades e as tarefas seguintes e pode ser utilizado tanto em sala de aula como pelos pais.

O treino parental tem como objetivo melhorar o desempenho das crianças em tarefas e em comportamentos adaptativos. Os pais e/ou os responsáveis passam grande parte do tempo com os filhos e podem contribuir com um ambiente que facilite o aprendizado das crianças em ambiente natural. A TO ajuda no manejo de comportamentos-problema, habilidades sociais, atividades do dia a dia e organização da rotina.

De acordo com Greene (apud Case-Smith e Arbesman[77]), o treino de habilidades socais para crianças e adolescentes com TEA ensina sobre as etapas envolvidas em uma interação social, por exemplo, troca de turno, atenção compartilhada, contato visual, comunicação não verbal e linguagem.

A intervenção comportamental intensiva é muito aplicada em crianças e adolescentes com TEA e é a que apresenta mais resultados positivos baseados em evidência. Por meio de análise funcional de um comportamento-problema, é possível identificar um ou mais fatores antecedentes e consequentes a ele, possibilitando técnicas comportamentais de reforço, além de modificação do ambiente para prevenir antecedentes e eliminar consequências que reforcem comportamentos-problema[74], diminuindo a frequência com que ocorrem e promovendo melhora nos comportamentos adaptativos.

Avaliação da terapia ocupacional

Antes de iniciar um programa de intervenção, a TO avalia a criança por meio de observação direta, entrevista semiestruturada com os pais e/ou cuidadores e aplicação de instrumentos padronizados. A reavaliação deve ser feita para acompanhamento da evolução, monitoramento das respostas da criança à intervenção e desenvolvimento de novos programas. A escolha de cada instrumento é baseada no foco de intervenção. No Brasil, não há muitos instrumentos validados ou específicos da TO (ver maiores detalhes no Capítulo 10, "Avaliação de terapia ocupacional").

O Quadro 1 apresenta os principais instrumentos utilizados pela TO para avaliar crianças com TEA[78,79].

Em resumo, a intervenção de TO desempenha papel de fundamental importância no conjunto das abordagens multidisciplinares, tendo em vista sua atuação direta na ampliação de habilidades e de independência nas tarefas do dia a dia, considerando o nível de desenvolvimento que a criança ou o adolescente se encontra, seu comportamento adaptativo, fatores sensoriais, emocionais, as influências ambientais, as habilidades e as potencialidades individuais.

12 ■ Intervenção multidisciplinar em crianças e adolescentes com TEA **299**

QUADRO 1 Principais instrumentos e escalas utilizados na avaliação de crianças e adolescentes com transtorno do espectro autista (TEA) para intervenção de terapia ocupacional (TO)

Ayres Clinical Observations (A. J. Ayres, 1981)

Childhood Autism Rate Scale – BR (Pereira, 2007). Desenvolvida por Schopler, Reichler & Renner, 1988

Pediatric Evaluation of Disability Inventory, Self-Care Scale (Haley et al., 1992)

Sensory Profile (Dunn, 1999)

Infant/Toddler Sensory Profile (Dunn, 2002)

Developmental Test of Visual-Motor Integration (Beery, Buktenica & Beery, 2010)

Peabody Developmental Scales (Folio & Fewell, 2000)

Bayley Scales of Infant and Toddler Development (Bayley, 2006)

First Step Developmental Screening (Miller, 1993)

Scales of Independent Behavior – Revised (SIB-R; Bruininks, Woodcock, Weatherman & Hill, 1997)

Self-Care Checklist (Rogers & D'Eugenio, 1981)

Occupational Self-Assessment (Baron, Kielhofner, Iyenger, Goldhammer & Wolenski, 2006)

Vineland Adaptive Behavior Scales (Sparrow, Ball & Cicchetti, 1984)

❱ TERAPIA PSICOMOTORA

A abordagem psicomotora visa a ajudar a criança ou o adolescente a melhorar suas competências motoras globais e finas e habilidades grafomotoras. Trata-se de um tipo de remediação mediada pelo corpo, cujas sessões consistem em contribuir com a integração de uma função motora e seu significado cognitivo e emocional por meio de técnicas terapêuticas diversificadas.

No panorama dos TEA, além dos sintomas fundamentais para o diagnóstico clínico, como dificuldades de interação social e de comunicação, interesses circunscritos e comportamentos repetitivos, observa-se também que as crianças têm experiências de dificuldades de coordenação motora e sensoriais, causando prejuízo em sua vida diária.

A prática psicomotora se interessa pelo indivíduo único, com seus aspectos motores, cognitivos e afetivos, no ambiente em que se encontra. O objetivo de reduzir o déficit motor não é o único interesse da abordagem de reeducação psicomotora. Também é foco da intervenção a representação mental, ou como o indivíduo percebe suas dificuldades e/ou a carga emocional atribuída a seus desafios, o que constitui, frequentemente, os maiores obstáculos e as resistências encontradas na prática terapêutica.

Com relação aos quadros de DI, é importante lembrar que o desenvolvimento dessas crianças é sempre acompanhado de deficiências das habilidades sensório-motoras. Os casos de *debilité motrice* de Dupré[80] foram, inicialmente, observados nos pacientes que apresentavam movimentos como sincinesias ou movimentos contralaterais involuntários.

Na DI, o padrão observável desde as primeiras aquisições do neurodesenvolvimento situa-se abaixo da média. Deficiências ligadas ao tônus muscular (em geral insuficiente) são comuns e se apresentam pela dificuldade do controle cervical ou da posição sentada. O controle postural é deficitário nessas crianças, causando dificuldades de equilíbrio. As percepções e as medidas sensoriais apresentam-se distorcidas, o que afeta a execução dos movimentos. A insegurança diante da gravidade faz com que reações de medo apareçam, o que, por sua vez, impede que se explore o mundo e empobreça as experiências de aprendizagem de maneira global. Geram, em um círculo vicioso, mais ansiedade. Consequentemente, a tendência comportamental é de isolamento.

Assim como nas demais abordagens multidisciplinares, nas DI a precocidade das intervenções permite ganhos mais importantes, por isso o termo reeducação perde seu significado. Principalmente no caso de deficiências profundas, a educação psicomotora é uma terapia-chave, uma vez que a linguagem corporal, mais concreta, é a via que permite que a criança desenvolva maior controle sobre suas ações e sobre si mesmo, promovendo autonomia mesmo que circunscrita em certos aspectos da vida diária. Nas deficiências moderadas e leves, a abordagem psicomotora pode ser auxiliar na reconstrução ou no fortalecimento dos alicerces que constituem as bases cognitivas, facilitando a integração à vida escolar e objetivando progressos quantitativos.

Ao longo do desenvolvimento infantil de ambos os casos de TEA e DI, em níveis diferentes, a intervenção psicomotora é uma opção terapêutica bastante pertinente. A intervenção por meio de educação ou reeducação psicomotora permite melhorar a adaptação do indivíduo, instrumentalizando-o pelo uso de estratégias e atividades com o corpo. Especialmente nos quadros de DI e TEA, estimular a participação familiar, escolar e comunitária, com orientação e ações psicoeducativas, é fundamental na abordagem psicomotora.

❯ TERAPIA FONOAUDIOLÓGICA E PSICOPEDAGÓGICA

A intenção e as habilidades comunicativas são características do desenvolvimento humano, porém a comunicação precisa vir acompanhada de um sistema simbólico, denominado linguagem, que contribua com a manifestação e as trocas entre os indivíduos. A linguagem pode ser definida, então, como um processo mental de manifestação do pensamento e de natureza essencialmente consciente, significativa e orientada para o contato interpessoal.

A linguagem pode se apresentar em diversas modalidades: verbal, escrita, gestual, musical ou visual (imagens). A linguagem oral e a escrita são as mais comumente empregadas e possuem estrutura composta de fonemas (linguagem oral) ou grafemas (linguagem escrita), sintaxe (estrutura frasal), semântica (estruturação do vocabulário e relação entre o significante – nome – e o significado), pragmática (uso funcional) e textual (envolve a temporalidade do relato dos fatos).

Uma vez que a linguagem envolve processos cognitivos, como percepção, atenção e memória, além da estruturação das funções executivas, utiliza com maior ênfase esse funcionamento cognitivo quanto maior a estruturação e a utilização de componentes linguísticos associados. Dessa forma, doenças que envolvam falhas ou prejuízos no funcionamento cognitivo afetam também o desenvolvimento e a organização dos elementos linguísticos, causando prejuízos importantes no processamento da linguagem.

A aprendizagem envolve a aquisição ou a modificação de conhecimentos que devem ser estruturados, organizados e traduzidos em conceitos linguísticos para que o significado seja atribuído. Dessa forma, a linguagem e a aprendizagem se relacionam intimamente e se inter-relacionam; e, frequentemente, alimentam-se de maneira mútua na aquisição e na interação com o ambiente.

Dessa forma, em doenças como o TEA, há prejuízos na interação, no reconhecimento e na leitura ambiental nos mais diversos graus, ocasionando dificuldades na aquisição e na estruturação tanto da linguagem como consequentemente da aprendizagem em seus aspectos formais e informais.

O desconhecimento das características que envolvem a doença prejudica a atuação profissional e a adaptação de recursos para a inclusão e a estimulação correta dessas crianças. Os prejuízos funcionais e desenvolvimental podem variar muito de criança para criança dentro do diagnóstico de TEA e qualquer tentativa de estruturar a avaliação e/ou a intervenção dentro de possibilidades pré-estruturadas tende a fracassar. Só uma avaliação individualizada e cuidadosa pode fornecer indícios certos para as melhores estratégias de intervenção.

Uma das características centrais é a dificuldade de fazer da comunicação um instrumento eficiente para expressar necessidades, desejos e vontades por meios verbais e não verbais (p. ex., gestos, expressões faciais e olhar), assim como compreender a intenção do interlocutor para manejar o contexto comunicativo. Trata-se de uma alteração qualitativa da comunicação que, comumente, é pouco valorizada e observada pelos profissionais.

O desenvolvimento da linguagem tende a apresentar padrão mais lento e particularidades que envolvem lacunas desenvolvimentais ou "saltos" nos estágios normais de aquisição. Problemas de representação ou de simbolização do objeto ausente e o fascínio por atividades que envolvam movimentos, luzes e perseveração são fatores presentes que prejudicam a aquisição do conhecimento, da aprendizagem, da linguagem e da comunicação.

A intervenção em linguagem envolve, predominantemente, aspectos simbólicos e inter-relacionais. Devem-se considerar também as estimulações cognitivas fundamentais para a aprendizagem, como o reconhecimento de expressões faciais, as emoções decorrentes de ações, as noções de que diferentes objetos podem ser vistos sob diferentes perspectivas, a previsão de ações e o jogo simbólico.

O propósito da terapia fonoaudiológica é ampliar não somente as limitações comunicativas, mas os conceitos de comunicação que envolve o uso de funções cognitivas e interativas, permitindo o aumento na comunicação social pela melhora qualitativa das relações sociais. A terapia não deve enfatizar somente a expansão do vocabulário, o refinamento semântico, sintático e morfológico e a clareza articulatória, uma vez que precisa compreender os limites do processo comunicativo desses indivíduos e focar no funcionamento verbal e não verbal da linguagem e suas funções cognitivas – expansão e melhoria das habilidades comunicativas.

O trabalho fonoaudiológico deve envolver a contextualização dos atos comunicativos e a compreensão do significado da comunicação. Tradicionalmente, a terapia fonoaudiológica no TEA envolve linhas pragmática, cognitiva e educacional.

Na linha pragmática, é fundamental avaliar as possibilidades comunicativas da criança e definir as funções mais utilizadas para a comunicação. Deve-se distinguir a função comunicativa (finalidade) da intenção comunicativa (início), já que a criança autista realiza atos de fala com funções não convencionais.

Deve-se, sobretudo, promover e estimular a utilização de elementos não verbais na comunicação e compreender que comportamentos aberrantes têm função comunicativa e podem refletir estados internos ou mudanças ambientais. Para tanto, é necessária a inclusão do contexto comunicativo nas abordagens terapêuticas para a significação dos atos comunicativos, que podem ser verbais, vocais ou gestuais.

Já a estimulação na linha cognitiva procura estruturar as funções cognitivas conjuntamente com as habilidades linguísticas, já que a linguagem se estrutura com base em processos cognitivos, como sensação, percepção, atenção e memórias. Dessa forma, ao se conhecer o nível de funcionamento cognitivo do indivíduo, as bases para o desenvolvimento da linguagem tornam-se conhecidas (e vice-versa). Habilidades como permanência de objetos, contato visual e comportamentos contextualizados estão diretamente relacionadas ao desenvolvimento da linguagem, frequentemente precedendo-o.

12 ■ Intervenção multidisciplinar em crianças e adolescentes com TEA 303

A terapia deve ser construída em um contexto altamente estruturado de rotinas previsíveis, sendo assim possível estimular a realização de predições sobre as próprias ações e as ações dos outros. Deve-se aprender a utilizar-se de situações interativas por meio da antecipação previsível de sequências de eventos não necessariamente por recursos verbais. É necessário enfatizar o uso de gestos naturais e comunicações não verbais.

É muito importante observar e monitorar, regularmente, o comportamento linguístico da criança por meio de sua expressão comunicativa – uso de expressões criativas *versus* ecolálicas, análise estrutural e as estratégias discursivas utilizadas (conhecimento de convenções sociais) e da ação receptiva – estratégias utilizadas para a resposta e a compreensão linguística nos níveis lexical e sintático-semântico e a complexidade cognitiva envolvida.

O comportamento social-interativo também deve ser monitorado em diversos ambientes por meio do contato e do relato de pais e professores e precisa envolver a iniciação de tópicos, respostas a tópicos de terceiros, trocas de turno e o comportamento não verbal (postura corporal, olhar e comportamentos de aproximação). As alterações comportamentais devem ser analisadas, e as alterações linguísticas, verificadas.

O terapeuta precisa utilizar uma linguagem mais simples, relevante e redundante pelo estabelecimento de estratégias individuais que visem a ajustar a estrutura e o conteúdo de fala no nível linguístico aos interesses da criança. A utilização de variações entonacionais e melódicas também precisa ser estimulada, assim como o uso de gestos, toques e demonstrações reais. Deve-se tomar o cuidado de nunca punir ou ignorar a criança pelo uso de linguagem criativa e espontânea.

No contexto educacional, é necessário implementar ações educativas que visem à integração entre escola e profissionais pela análise do programa das disciplinas e por temas que valorizem a "diferença" e que se articulem diretamente com a temática prevista nos programas, além da busca de tempos adequados e de modalidades de trabalho oportunas para o envolvimento dos alunos.

A escola regular precisa se estruturar para receber a criança com TEA. Os processos de inclusão sociais e pedagógicos devem ser o foco e, portanto, recomendam-se escolas menores com número reduzido de alunos em sala. Outras sugestões comumente implementadas são a presença de, no máximo, dois alunos em processo de inclusão, e a colocação de carteiras em posições que favoreçam o relacionamento interpessoal. A presença de um professor de apoio na classe é recomendável para auxiliar a estimulação, a colaboração na interação e a execução de atividades.

O professor deve ser orientado a utilizar-se de uma riqueza de estratégias pedagógicas tanto individuais como em grupo, dando sempre prioridade para

304 Psiquiatria da infância e adolescência: cuidado multidisciplinar

atividades em grupo com suporte e intermediação profissional. Os procedimentos de avaliação devem ser compatíveis com o planejamento e envolver avaliação contínua e/ou coletiva. Nas avaliações, é fundamental que o sujeito seja parâmetro de si mesmo com relação aos ganhos pedagógicos e, em casos de dificuldades extremas, é importante que seu desempenho individual não seja comparado ao do grupo.

A utilização de propostas educacionais e estimulações específicas, como o ABA, o TEACCH e o PECS, também deve ser considerada desde que aplicada e utilizada inicialmente por profissionais específicos e com formação para o método em questão.

▶ INTERVENÇÃO DA EQUIPE DE ENFERMAGEM

Para avaliação e atuação da enfermagem com crianças e adolescentes com TEA e DI, o ambiente terapêutico é um aspecto importante a ser ressaltado[86]. Esses pacientes demandam um ambiente favorável a seu tratamento para promoção e desenvolvimento de recursos para reabilitação biopsicossocial. Considera-se que as pessoas, o local, a estrutura física e o clima emocional do ambiente estão envolvidos na evolução da terapêutica. Deve-se considerar para a construção do ambiente terapêutico a integridade do paciente, o estímulo de sua autonomia, a promoção de sua privacidade, o acolhimento e o respeito à sua individualidade.

O paciente deve estar ciente das expectativas para seu comportamento e deve se responsabilizar por suas escolhas. Uma relação enfermeiro-paciente de qualidade possibilita a avaliação de aspectos funcionais e a implementação de estratégias de cuidado individualizadas e assertivas. O estabelecimento de limites e o acolhimento são viáveis apenas após essa avaliação. Entre as estratégias de apoio estão: ajudar o paciente a identificar os comportamentos adequados, reconhecer seu progresso e validar seu esforço na tentativa de superar obstáculos e dificuldades. Também faz parte do relacionamento terapêutico o estabelecimento de limites. Por meio dos limites, o indivíduo vivencia experiências que o ajudam na autorregulação emocional e no controle do próprio comportamento. Para se atingir esses objetivos, o enfermeiro pode utilizar técnicas de abordagem que consistem na análise funcional do comportamento com uso de reforços, moldagem, extinção, sendo importante formação específica para sua aplicação.

A rotina é importante dentro das intervenções relativas ao ambiente. Os pacientes normalmente encontram dificuldade de adaptação e flexibilização do cotidiano, demandando mais cuidado no planejamento das ações. Nos casos com maior comprometimento cognitivo, o enfermeiro pode utilizar técnicas de comunicação visual (*Picture Exchange Communication System* – PECS), usando fotos e imagens reais para auxiliar na assimilação das tarefas. Desenhos necessitam de maior grau de abstração, que pode estar comprometida nesses quadros. A fala também pode ser adaptada, de acordo com a faixa etária e o nível de comprometimento. É recomendado o uso de frases claras e objetivas. Nem sempre é fácil compreender a fala, os gestos ou os maneirismos, sendo assim, as famílias podem auxiliar a equipe multiprofissional em sua interpretação, uma vez que já estão habituadas ao paciente[85].

A participação da família[86,87] é fundamental para o sucesso das intervenções. O comportamento das crianças é aprendido e mantido por meio de contingências dentro do contexto familiar, e os pais podem ser ensinados a mudá-las A ideia é promover e reforçar comportamentos mais apropriados. Ao tornarem-se cuidadoras, essas famílias são confrontadas com cargas objetivas, psicológicas e estigmas, assim, elas tendem a recorrer a mecanismos de adaptação insatisfatórios (isolamento social, sintomas depressivos, ansiosos etc.) para lidar com o estresse. A maneira como os pais são incorporados ao projeto de intervenção deve contemplar diferentes circunstâncias e necessidades desse núcleo familiar.

O programa de psicoeducação deve incluir treino de habilidades sociais, ensinando como agir frente a comportamentos inapropriados, para além do estabelecimento de limites. Diante dos atrasos e das dificuldades na funcionalidade, muitas famílias se acomodam e não insistem em encaminhar a criança para atividades propostas no tratamento. Comportamentos como esses são justificados pela falta de informação e orientação, além do estresse do cuidador. Por consequência, as crianças que mais precisam dessa interação são privadas das situações que mais a ajudariam a desenvolver seus recursos e habilidades. O enfermeiro pode auxiliar toda a família nesse processo, pois, essencialmente, é o profissional que permanece mais tempo nos serviços. No cotidiano, o profissional pode oferecer oportunidades para as crianças e os pais observarem e interagirem espontaneamente (mesmo com limitações) com o meio e outros núcleos, usando a análise dessas situações para realizar a psicoeducação. Dessa forma, abre-se um caminho para que a família se empodere e seja capaz de comprometer-se com o tratamento.

▶ TRATAMENTO NUTRICIONAL

Crianças que não possuem TEA normalmente passam a conhecer vários tipos de alimentos, com texturas, cores e sabores diferentes, mas as crianças com TEA são muito seletivas e, geralmente, não aceitam mudanças[88]. Essa seletividade pode levar ao consumo exagerado de alimentos industrializados e ao baixo consumo de alimentos fontes de vitaminas e minerais, resultando em risco de sobrepeso, obesidade e deficiências nutricionais[89].

306 Psiquiatria da infância e adolescência: cuidado multidisciplinar

Essa seletividade ou recusa alimentar pode ser resultado da falta de estímulos no ambiente em que vivem ou por problemas no processo sensorial, acarretando o desenvolvimento de uma sensibilidade exagerada ou escassa, levando a uma alimentação monótona e sem variedade[90].

As crianças com TEA sofrem frequentemente de distúrbios gastrointestinais, como dor abdominal, constipação, diarreias, flatulência, intolerâncias, vômitos e ganho de peso. Esses pacientes possuem redução na produção de enzimas intestinais, causando inflamações, sendo fator para o agravamento dos sintomas[91].

Algumas intervenções como a exclusão de caseína e glúten da alimentação são adotadas, por causa da disfunção da permeabilidade intestinal, e a deficiência da digestão do glúten e da caseína pode causar aumento da atividade do sistema nervoso central e originar sintomas comuns observados nas crianças com TEA, como irritabilidade e inquietação[88].

Em relação aos medicamentos utilizados para o tratamento de comorbidades no TEA, alguns podem causar sobrepeso ou obesidade, como é o caso dos antipsicóticos, dos estimulantes, dos antidepressivos e/ou dos antiepiléticos[92]. Em contrapartida, outros medicamentos podem levar à redução do apetite[93]. Na Tabela 2, encontram-se as principais interações medicamentosas e seus possíveis efeitos colaterais.

TABELA 2 Medicamentos utilizados para o tratamento de comorbidades no transtorno do espectro autista e suas interações relacionadas à nutrição

Antipsicóticos	Estimulantes	Antidepressivos	Estabilizantes de humor
Aumento do apetite e do peso	Diminuição do apetite	Aumento do apetite e do peso	Aumento do apetite e do peso
Anemia	Náusea	Constipação ou diarreia	Constipação ou diarreia
Hipertensão	Vômito	Anorexia	Náusea
Anorexia	Boca seca	Náusea	Diminuição do apetite
Constipação	Hipertensão	Vômito	

Fonte: Kachani e Cordás[94].

Conduta dietoterápica

Para que haja um bom resultado na educação nutricional é necessário entender as limitações e as dificuldades de aprendizagem do paciente e dos responsáveis. Deve-se orientar a rotina, realizando um plano educacional com atividades práticas e explicativas para que possam obter conhecimento necessário e aderir às mudanças dos hábitos alimentares dos filhos[90,91]. Nesse âmbito, cabe ressaltar que tais condutas se assemelham às empregadas no tratamento de esquizofrenia. Na Tabela 3, são descritos os principais objetivos do tratamento nutricional.

TABELA 3 Principais objetivos do tratamento nutricional

Objetivos	Observações
Avaliar o consumo alimentar	Realizar um inquérito alimentar e identificar excessos ou deficiências nutricionais
Realizar plano alimentar individualizado	Respeitar as limitações de cada paciente, dinâmica familiar, recursos e interações medicamentosas.
Proporcionar autonomia e independência nas escolhas alimentares	Se possível, desenvolver a autonomia da criança, sem causar estresse no momento das refeições.
Introduzir novos alimentos e com consistências diferentes	Orientar para que a família ofereça novos alimentos em momentos diferentes, em ambientes agradáveis, em que o paciente se sinta acolhido.
Estimular hábitos de vida saudáveis	Apresentar novos alimentos e formas de preparo, incentivar atividade física ao ar livre, sempre que possível

Fonte: adaptado: Kachani e Cordás, 2021

Dietoterapia: restringir ou introduzir?

Há consenso de que crianças com TEA apresentam padrões alimentares seletivos, neofobia alimentar, repertório alimentar limitado e problemas sensoriais. Embora a ingestão inadequada de micronutrientes, mas adequada de macronutrientes seja cada vez mais relatadas, há resultados inconsistentes sobre a extensão e o tipo de deficiências nutricionais[95]. Isso é ainda atenuado por restrições alimentares (como dietas sem glúten, lactose ou caseína) impostas pelos pais/responsáveis como ferramenta terapêutica com o objetivo de melhorar o comportamento e/ou sintomas gastrointestinais[96].

Silva et al.[88] apontam em seu estudo que a adesão a uma dieta restrita em caseína e glúten apresenta resultados positivos na melhora de alguns sintomas, mas não houve a extinção desses sintomas.

Embora as crianças com TEA consumam uma dieta menos variada, dar-lhes alimentos fortificados em vez de vitaminas ou suplementos alimentares pode ajudar a suprir suas necessidades nutricionais. Além disso, como a dieta dos pais influencia a escolha alimentar da criança, o ambiente doméstico deve ser abordado e mais variedade deve ser incorporada à refeição em família[97].

Apesar de o uso de probióticos ser promissor e apresentar bons resultados nos sintomas gastrointestinais e comportamentais, a literatura ainda necessita de mais estudos para realizar indicações e dosagens para essa alternativa de tratamento[98,99].

Contudo, a restrição alimentar pode afetar negativamente a socialização desses pacientes, uma vez que os afasta do convívio social e, por isso, é indicado que a restrição alimentar seja realizada com diagnóstico confirmado de doença celíaca, intolerância a glúten não celíaco, alergia alimentar ou alguma intolerância e hipersensibilidade[93].

Avaliação nutricional

Embora o estado nutricional de pacientes com TEA tenha sido amplamente estudado, existem muitas lacunas na literatura. A falta de avaliações antropométricas diretas, ensaios bioquímicos padronizados, pequeno tamanho das amostras e disparidades de idade entre os grupos são algumas das limitações da literatura publicada atualmente.

O reconhecimento precoce da variação, se houver, nas medidas antropométricas de pacientes com TEA comparada com a população saudável servirá como método barato, não invasivo e objetivo de avaliação do estado nutricional[100,101].

▶ CONSIDERAÇÕES FINAIS

O TEA e a DI (em diagnósticos isolados ou em comorbidades) são transtornos do neurodesenvolvimento que determinam prejuízos globais ao indivíduo e comprometem, dependendo da gravidade clínica, o desenvolvimento de habilidades, a capacidade de interação social, a comunicação e a autonomia, por isso exigem avaliação e intervenção multidisciplinar especializada.

Intervenções psicológicas, pedagógicas, psicomotoras e de linguagem e terapia ocupacional, além de outras abordagens terapêuticas não descritas neste capítulo (como musicoterapia, equoterapia, terapia de educação física etc.), devem ser iniciadas o mais precocemente possível, de forma integrada, visando a objetivos de curto, médio e longo prazos.

Também é fundamental que essas abordagens estejam embasadas em técnicas que apresentem maior nível de evidência e que elas sejam implementadas tão logo os diagnósticos clínico e das comorbidades médicas e psiquiátricas sejam realizados. Por essa razão, a avaliação médica é fundamental em todo o período do processo, não devendo se iniciar abordagens isoladas sem que seja feita a investigação das alterações do neurodesenvolvimento (com exames de neuroimagem, estudo genético, avaliação clínica).

O tratamento farmacológico não será necessário em muitas situações, mas, quando adequadamente indicado (principalmente com diagnósticos comórbidos e sintomas específicos), deve ser realizado com assertividade, controlando sintomas-alvo e monitorando efeitos adversos. É muito importante que o médico esteja totalmente integrado à equipe multidisciplinar.

Trata-se de quadros de evolução crônica, e alguns pacientes manterão prejuízos consideráveis ao longo do desenvolvimento, o que gera estresse emocional à família. Sendo assim, todo o trabalho da equipe multidisciplinar deverá sempre contemplar suporte, orientação e, frequentemente, envolvimento dos familiares no tratamento.

A escola também é parte importante do processo, uma vez que os pacientes entrarão em programas de educação especial. Por isso, é necessário que os professores e os educadores sejam convidados a participar de todo o processo terapêutico.

▶ REFERÊNCIAS BIBLIOGRÁFICAS

1. American Psychiatric Association – APA. Manual diagnóstico e estatístico de transtornos mentais: DSM-5. Porto Alegre: Artmed; 2014.
2. Buck TR, Viskochil J, Farley M, Coon H, McMahon WM, Morgan J, et al. Psychiatric comorbidity and medication use in adults with autism spectrum disorder. J Autism Dev Disord. 2014;44(12):3063-71.
3. Politte LC, Henry CA, McDougle CJ. Psychopharmacological interventions in autism spectrum disorder. Harv Rev Psychiatry. 2014;22(2):76-92.
4. Lord C, Elsabbagh M, Baird G, Veenstra-Vanderweele J. Autism spectrum disorder. Lancet. 2018;392(10146):508-20.
5. Joshi G, Institute 7. Oral Communications. American Academy of Child & Adolescent Psychiatry (AACAP). 2019.
6. Milner V, McIntosh H, Colvert E, et al. A qualitative exploration of the female experience of autism spectrum disorder (ASD). J Autism Dev Disord 2019;49:2389-402.
7. Lord C, Risi S, DiLavore PS, Shulman C, Thurm A, Pickles A. Autism from 2 to 9 years of age. Arch Gen Psychiatry. 2006;63(6):694-701.
8. Hyman SL, Levy SE, Myers SM; Council on Children with Disabilities, Section on Developmental and Behavioral Pediatrics. Identification, evaluation, and management of children with autism spectrum disorder. Pediatrics. 2020;145(1):e20193447.
9. Osterling JA, Dawson G, Munson J. Early recognition of 1-year-old infants with autism spectrum disorder versus mental retardation. Dev Psychopatol. 2002;14:239-51.
10. Holmes AS. Early intervention can make a difference utilizing appropriate and effective approaches. Autism advocate, 2.ed. 2009.
11. Lai MC, Lombardo MV, Baron-Cohen S. Autism. Lancet. 2014;383(9920):896-910.
12. Amaral D, Anderson GM, Bailey A, Charman T. Gaps in current autism research: the thoughts of the autism research editorial board and associate editors. Autism Res. 2019;12(5):700-14.
13. Havdahl KA, Bal VH, Huerta M, Pickles A, Øyen AS, Stoltenberg C, et al. Multidimensional influences on autism symptom measures: implications for use in etiological research. J Am Acad Child Adolesc Psychiatry. 2016;55(12):1054-63.
14. Robins DL, Fein D, Barton ML, Green JA. The Modified Checklist for Autism in Toddlers: an initial study investigating the early detection of autism and pervasive developmental disorders. J Autism Dev Disord. 2001;31:131-44.
15. Berument SK, Rutter M, Lord C, Pickles A, Bailey A. Autism screening questionnaire: diagnostic validity. Br J Psychiatry. 1999;175:444-51

310 Psiquiatria da infância e adolescência: cuidado multidisciplinar

16. Lord C, Rutter ML, Le Couteur A. Autism diagnostic interview- revised: a revised version of a diagnostic interview for caregivers of individuals with possible pervasive developmental disorders. J Autism Dev Disord. 1994;24:659-85.
17. Lord C, Rutter M, Dilavore P, Risi S. The autism diagnostic observation schedule: manual. Los Angeles: Western Psychological; 1999.
18. Lam K S, Aman MG. The Repetitive Behavior Scale-Revised: independent validation in individuals with autism spectrum disorders. J Autism Develop Disord. 2007;37(5), 855-66.
19. Bölte S, Poustka F, Constantino JN. Assessing autistic traits: Cross-cultural validation of the social responsiveness scale (SRS). Autism Res 2008;1(6):354-63.
20. Schopler E, Reichler RJ, DeVellis RF, Daly K. Toward objective classification of childhood autism: Childhood Autism Rating Scale (CARS). J Autism Dev Disord. 1980;10:91-103.
21. Belardinelli C, Raza M, Taneli T. Comorbid behavioral problems and psychiatric disorders in autism spectrum disorders. J Child Dev Disord. 2016;2:11.
22. Lord C, Shulman C, DiLavore P. Regression and word loss in autistic spectrum disorders. J Child Psychol Psychiatry. 2004;45:936-55.
23. Paul R, Chawarska K, Fowler C, Cicchetti D, Volkmar F. Listen my children and you shall hear: auditory preferences in toddlers with autism spectrum disorders. J Speech Lang Hear Res. 2007;50:1350-64.
24. Mullen EM et al. Mullen scales of early learning. Circle Pines, MN: AGS; 1995.
25. Sparrow SS, Cicchetti DV, Balla DA, Doll EA. Vineland adaptive behavior scales: Survey forms manual. American Guidance Service; 2005.
26. Bussu G, Jones EJH, Charman T, et al. Latent trajectories of adaptive behaviour in infants at high and low familial risk for autism spectrum disorder. Molecular Autism; 2019;10:13.
27. Lord C, Brugha TS, Charman T, Cusack J, Dumas G, Frazier T, et al. Autism spectrum disorder. Nat Rev Dis Primers. 2020;6(1):1-23.
28. Politte LC, Henry CA, McDougle CJ. Psychopharmacological interventions in autism spectrum disorder. Harv Rev Psychiatry. 2014;22(2):76-92.
29. Fulceri F, Morelli M, Santocchi E, Cena H, Del Bianco T, Narzisi A, et al. Gastrointestinal symptoms and behavioral problems in preschoolers with Autism Spectrum Disorder. Dig Liver Dis. 2016;48(3):248-54.
30. Kerns CM, Kendall PC, Berry L, Souders MC, Franklin ME, Schultz RT, et al. Traditional and atypical presentations of anxiety in youth with autism spectrum disorder. J Autism Dev Disord. 2014;44(11):2851-61.
31. Vasa RA, Carroll LM, Nozzolillo AA, Mahajan R, Mazurek MO, Bennett AE, et al. A systematic review of treatments for anxiety in youth with autism spectrum disorders. J Autism Dev Disord. 2014;44(12):3215-29.
32. Vasa RA, Mazurek MO. An update on anxiety in youth with autism spectrum disorders. Curr Opin Psychiatry. 2015;28(2):83-90.
33. Jeste SS. The neurology of autism spectrum disorders. Curr Opin Neurol. 2011;24(2):132-9.
34. Mouridsen SE, Rich B, Isager T. A longitudinal study of epilepsy and other central nervous system diseases in individuals with and without a history of infantile autism. Brain Dev. 2011;33(5):361-6.
35. Parmeggiani A, Barcia G, Posar A, Raimondi E, Santucci M, Scaduto MC. Epilepsy and EEG paroxysmal abnormalities in autism spectrum disorders. Brain Dev. 2010;32:783-9.
36. Amiet C, Gourfinkel-An I, Bouzamondo A, Tordjman S, Baulac M, Lechat P, et al. Epilepsy in autism is associated with intellectual disability and gender: evidence from a meta-analysis. Biol Psychiatry. 2008;64(7):577-82.
37. Pavone P, Incorpora G, Fiumara A, Parano E, Trifiletti RR, Ruggieri M. Epilepsy is not a prominent feature of primary autism. Neuropediatrics. 2004;35(4):207-10.
38. Depositario-Cabacar DF, Zelleke TG. Treatment of epilepsy in children with developmental disabilities. Dev Disabil Res Rev. 2010;16:239-47.
39. Malow BA, Marzec ML, McGrew SG, Wang L, Henderson LM, Stone WL. Characterizing sleep in children with autism spectrum disorders: a multidimensional approach. Sleep. 2006;29:1563-71.

40. Xue M, Brimacombe M, Chaaban J, Zimmerman-Bier B, Wagner GC. Autism spectrum disorders: concurrent clinical disorders. J Child Neurol. 2008;23:6-13.
41. Gujar N, McDonald SA, Nishida M, Walker MP. A role for REM sleep in recalibrating the sensitivity of the human brain to specific emotions. Cereb Cortex. 2011;21(1):115-23.
42. Giannotti F, Cortesi F, Cerquiglini A, Vagnoni C, Valente D. Sleep in children with autism with and without autistic regression. J Sleep Res. 2011;20(2):338-47.
43. Weiskop S, Richdale A, Matthews J. Behavioural treatment to reduce sleep problems in children with autism or fragile X syndrome. Dev Med Child Neurol. 2005;47:94-104.
44. Andersen M, Kaczmarska J, McGrew SG, Malow BA. Melatonin for insomnia in children with autism spectrum disorders. J Child Neurol. 2008;23(5):482-5.
45. US Food and Drug Administration. http://www.fda.gov/.
46. Aman M, Rettiganti M, Nagaraja HN, Hollway JA, McCracken J, McDougle CJ, et al. Tolerability, safety, and benefits of risperidone in children and adolescents with autism: 21-month follow-up after 8-week placebo-controlled trial. J Child Adolesc Psychopharmacol. 2015;25(6):482-93.
47. Marcus RN, Owen R, Kamen L, Manos G, McQuade RD, Carson WH, et al. A placebo-controlled, fixed-dose study of aripiprazole in children and adolescents with irritability associated with autistic disorder. J Am Acad Child Adolesc Psychiatry. 2009;48(11):1110-9.
48. Fung LK, Mahajan R, Nozzolillo A, Bernal P, Krasner A, Jo B, et al. Pharmacologic treatment of severe irritability and problem behaviors in autism: a systematic review and meta-analysis. Pediatrics. 2016;137(suppl 2):S124-35.
49. Minjon L, van den Ban E, de Jong E, Souverein PC, Egberts TCG, Heerdink ER. Reported adverse drug reactions in children and adolescents treated with antipsychotics. J Child Adolesc Psychopharmacol. 2019;29(2):124-32.
50. Roke Y, van Harten PN, Boot AM, Buitelaar JK. Antipsychotic medication in children and adolescents: a descriptive review of the effects on prolactin level and associated side effects. J Child Adolesc Psychopharmacology. 2009;19(4):403-14.
51. Owen R, Sikich L, Marcus RN, Corey-Lisle P, Manos G, McQuade RD, et al. Pediatrics. 2009;124:1533-40.
52. Huang Y, Huang X, Ebstein RP, Yu R. Intranasal oxytocin in the treatment of autism spectrum disorders: A multilevel meta-analysis. Neurosci Biobehav Rev. 2021;122:18-27.
53. Hendaus MA, Jomha FA, Alhammadi AH. Vasopressin in the amelioration of social functioning in autism spectrum disorder. J Clin Med. 2019;8(7):1061.
54. Lalanne S, Fougerou-Leurent C, Anderson GM, Schroder CM, Nir T, Chokron S, et al. Melatonin: from pharmacokinetics to clinical use in autism spectrum disorder. Int J Mol Sci. 2021;22(3):1490.
55. Sathe N, Andrews JC, McPheeters ML, Warren ZE. Nutritional and dietary interventions for autism spectrum disorder: a systematic review. Pediatrics. 2017;139(6):e20170346.
56. Treves N, Mor N, Allegaert K, Bassalov H, Berkovitch M, Stolar OE, Matok I. Efficacy and safety of medical cannabinoids in children: a systematic review and meta-analysis. Sci Rep. 2021;11(1):23462.
57. Pretzsch CM, Voinescu B, Mendez MA, Wichers R, Ajram L, Ivin G, et al. The effect of cannabidiol (CBD) on low-frequency activity and functional connectivity in the brain of adults with and without autism spectrum disorder (ASD). J Psychopharmacol. 2019;33(9):1141-8.
58. Aran A, Harel M, Cassuto H, Polyansky L, Schnapp A, Wattad N, Shmueli D, Golan D, Castellanos FX. Cannabinoid treatment for autism: a proof-of-concept randomized trial. Mol Autism. 2021;12(1):6.
59. Silva EAD Jr, Medeiros WMB, Torro N, Sousa JMM, Almeida IBCM, Costa FBD, et al. Cannabis and cannabinoid use in autism spectrum disorder: a systematic review. Trends Psychiatry Psychother. 2022;44.
60. Frith U, Frith CD. Development and neurophysiology of mentalizing. Philos Trans R Soc Lond B Biol Sci. 2003;358:459-73.
61. Fombonne E. Epidemiology of pervasive developmental disorders. Pediatr Res. 2009;65:591.
62. Sun J, Buys N. Early executive function deficit in preterm children and its association with neurodevelopmental disorders in childhood: a literature review. Int J Adolesc Med Health. 2012;24:291-9.

63. Wetherby AM, Woods J, Allen L, Cleary J, Dickison H, Lord C. Early indicators of autism spectrum disorders in the second year of life. J Autism Dev Disord. 2004;34:473-93.
64. Wetherby AM, Woods J. Developmental approaches to treatment. In: Chawarska K, Klin A, Volkmar FR (eds.). Autism spectrum disorders in infants and toddlers. New York: Guilford; 2008. p.170-206.
65. Dawson G, Rogers S, Munson J, Smith M, Winter J, Greenson J, et al. Randomized, controlled trial of an intervention for toddlers with autism: the Early Start Denver Model. Pediatrics. 2010;125:e17-23.
66. Cooper JO, Heron TE, Heward WL. Applied behavior analysis. 2.ed. Upper Saddle River: Pearson Education; 2007.
67. Lovaas OI. Behavioral treatment and normal educational and intellectual functioning in young autistic children. J Consult Clin Psychol. 1987;55:3-9.
68. Virues-Ortega J, Julio FM, Pastor-Barriuso R. The TEACCH program for children and adults with autism: a meta-analysis of intervention studies. Clin Psychol Rev. 2013;33(8):940-53.
69. Wood JJ, Drahota A, Sze K, Har K, Chiu A, Langer DA. Cognitive behavioral therapy for anxiety in children with autism spectrum disorders: a randomized, controlled trial. J Child Psychol Psychiatry. 2009;50:224-34.
70. Bondy AS, Frost LA. The picture exchange communication system. Semin Speech Lang. 1998;19(4):373-88.
71. Foxx, Richard M. Applied behavior analysis treatment of autism: the state of the art. Child Adolesc Psychiatr Clin N Am. 2008;17(4):821-34.
72. Freitas LC, Del Prette ZAP. Habilidades sociales de niños com diferentes necessidades educativas especiales: evaluación e implicaciones para la intervención. Avances en Psicología Latinoamericana/ Bogotá (Colombia). 2013;31(2):344-62.
73. American Occupational Therapy Association. Occupational therapy practice framework: domain and process. 3.ed. Am J Occup Ther. 2014;68(Suppl.1):S1-S48.
74. Weaver LL. Effectiveness of work, activities of daily living, education, and sleep interventions for people with autism spectrum disorder: a systematic review. Am J Occup Ther. 2015;69(5):6905180020p1-11.
75. Case-Smith J, Arbesman M. Evidence-based review of interventions for autism used in or of relevance to occupational therapy. Am J Occup Ther. 2008;62(4):416-29.
76. Matsukura TS, Soragni M. Terapia ocupacional e autismo infantil: identificando práticas de intervenção e pesquisa. Revista Bahiana de Terapia Ocupacional. 2013;2(1):29-40.
77. Ayres J, Tickle LS. Hyper-responsivity to touch and vestibular stimuli as a predictor of positive response to sensory integration procedures by autistic children. Am J Occup Ther. 1980;34(6):375-81.
78. Parham LD, Roley SS, May-Benson TA, Koomar J, Brett-Green JP, et al. Development of a fidelity measure for research on the effectiveness of the Ayres Sensory Integration* intervention. Am J Occup Ther. 2011;65:133-42.
79. Watling R, Hauer S. Effectiveness of Ayres Sensory Integration* and sensory-based interventions for people with autism spectrum disorder: a systematic review. Am J Occup Ther. 2015;69(5): 6905180030p1-6905180030p12.
80. American Occupational Therapy Association. The scope of occupational therapy services for individuals with an autism spectrum disorder across the life course. Am J Occup Ther. 2010;64(6):S125-36.
81. Dupré E. Pathologie de l'imagination et de l'emotivité. Paris: Pavot; 1925.
82. Picq L, Vayer P. Educação psicomotora e retardo mental. 5.ed. São Paulo: Manole; 1988.
83. Henderson SE, Sugden, DA, Barnett, AL, Smits-Engelsman C. Movement assessment battery for children. London: Psychological; 1992.
84. Sengupta K, Lobo L, Krishnamurthy V. Educational and Behavioral Interventions in Management of Autism Spectrum Disorder. Indian J Pediatr. 2017;84(1):61-67.
85. Wilson NJ, Pracilio A, Kersten M, Morphet J, Buckely T, Trollor JN, Griffin K, et al. Registered nurses' awareness and implementation of reasonable adjustments for people with intellectual disability and/ or autism. J Adv Nurs. 2022;78(8):2426-35.
86. Beauvois L, Kverno K. Challenges in treating children with autism spectrum disorder: implications for psychiatric-mental health nurse practitioners. J Psychosoc Nurs Ment Health Serv. 2020;58(12):7-12.

87. Galera SAF, Gaioli CCLO, Badagnan HF, Zanetti ACG. Inclusão da família no cuidado a pessoas com transtornos mentais e o papel da equipe de enfermagem. In: Silva LA, Santos I (org.). Cuidar em enfermagem e em saúde mental. –v.I – Aspectos históricos, fundamentos para o cuidar e saúde mental infantojuvenil. Curitiba: Appris; 2017. p.179-94.
88. Neupane KG. Autism spectrum disorder: the parental experience. J Psychosoc Nurs Ment Health Serv. 2020;58(2):14-9.
89. Silva SDS, Santos RP. Terapia de exclusão de glúten e caseína em indivíduos com transtornos do espectro autista: um olhar crítico sobre o tema. Res Soc Develop. 2022;11(1): e20111124734-e20111124734.
90. Santos P, Pereira R, Nérias S, Almeida A, Coutinho DJG. Avaliação nutricional em crianças com autismo: revisão bibliográfica. Revista Ibero-Americana de Humanidades, Ciências e Educação. 2021; 7(10): 921-49
91. Magagnin T, Silva MA, Nunes RZS, Ferraz F, Soratto J. Aspectos alimentares e nutricionais de crianças e adolescentes com transtorno do espectro autista. Physis:. 2021;31.
92. Barbosa AB, Figueiró R. Autismo: como amenizar os sintomas através da alimentação e contribuir no processo ensino-aprendizagem. Res Soc Develop 2021;10(6):e25510615704-e25510615704.
93. Setta BRS, Novaes MRL, Loureiro LH, Cardoso MDT, Alcoba Jr RS. Sobrepeso e obesidade em portadores do transtorno do espectro autista (TEA). Cadernos UniFOA. 2021;16(46).
94. Sociedade Brasileira de Pediatria (SBP). Transtorno do espectro do autismo. 2019;(5):1-24. Disponível em: https://www.sbp.com.br/fileadmin/user_upload/21775d-MO_-_Transtorno_do_Espectro_do_Autismo__2_.pdf. Acesso em: 18 set. 2022.
95. Kachani AT, Cordás TA. Nutrição em psiquiatria. 2.ed. Santana de Parnaíba: Manole; 2021.
96. Ranjan S, Nasser JA. Nutritional status of individuals with autism spectrum disorders: do we know enough?. Advances Nutrition. 2015;6(4):397-407.
97. Srinivasan P. A review of dietary interventions in autism. Ann Clin Psychiatry. 2009;21:237-47.
98. Emond A, Emmett P, Steer C, Golding J. Feeding symptoms, dietary patterns, and growth in young children with autism spectrum disorder. Pediatrics. 2010;126:e337-42.
99. Cupertino M C, Resende MB, Veloso IF, Carvalho CA, Duarte VF, Ramos GA. Transtorno do espectro autista: uma revisão sistemática sobre aspectos nutricionais e eixo intestino-cérebro. ABCS Health Sciences. 2019; 44(2):120-30.
100. Gonçalves CMR, Macedo HS, Fernandes LNM, Araújo RPC, Carvalho JF. O uso probiótico no transtorno do espectro autista e na esquizofrenia: revisão narrativa da literatura. Rev Ciênc Méd Biol, 2020;19(4):606-19.
101. Curtin C, Bandini LG, Perrin EC, Tybor DJ, Must A. Prevalence of overweight in children and adolescents with attention deficit hyperactivity disorder and autism spectrum disorders: a chart review. BMC Pediatr. 2005;5:48.
102. Chen AY, Kim SE, Houtrow AJ, Newacheck PW. Prevalence of obesity among children with chronic conditions. Obesity (Silver Spring). 2010;18:210-3.

13

Intervenção multidisciplinar em crianças e adolescentes com déficit de atenção e hiperatividade, transtornos motores e transtornos da comunicação e de aprendizagem

Miguel Angelo Boarati
Anne Fonseca Meira Brito
Sueli Medeiros Lima

Margareth Ramos Mari Dreyer
Vanessa Rodrigues Silveira Pereira
Telma Pantano

▶ INTRODUÇÃO

Esse segundo grupo de transtornos do neurodesenvolvimento engloba os transtornos do déficit de atenção e hiperatividade (TDAH), os transtornos motores do desenvolvimento, os transtornos da comunicação e os transtornos específicos de aprendizagem. Esses transtornos constituem um grupo bastante heterogêneo, mas que compartilham características comuns, cujos prejuízos são significativos e percebidos, tanto no ambiente familiar quanto no ambiente escolar.

É na escola que as dificuldades formais de aprendizagem são observadas de modo predominante, assim como os problemas de comportamento, as dificuldades na sociabilização e principalmente a aprendizagem de conteúdos pedagógicos.

É fundamental que, diante de crianças sem alterações de desenvolvimento intelectual ou de sinais que sugiram transtorno do espectro autista (TEA), mas que apresentem dificuldades marcantes e persistentes, que se acentuem à medida que a criança cresce e não atinge os objetivos de desenvolvimento escolar, seja proposta a avaliação multidisciplinar. Dessa forma, será possível considerar a possibilidade de haver algum déficit específico no desenvolvimento e realizar intervenções diretivas que visem diminuir o *gap* pedagógico e de desenvolvimento que se instalará a partir de então. Ou seja, a criança que não consegue ficar parada em sala de aula, que não aprende matemática ou não consegue ler adequadamente, que permanece a maior parte do tempo desatenta, com atrasos de linguagem ou que apresente dificuldades na coordenação motora fina (que é fundamental para o processo de escrita) deve ser encaminhada para avaliação médica e de outros profissionais para, assim, evitar as dificuldades emocionais e sociais em decorrência das falhas apresentadas.

Muitas vezes, os pais resistem em buscar tratamento por não observar as dificuldades da mesma forma que é possível a observação no ambiente escolar pelas propostas pedagógicas e sociais. Frequentemente, os pais acabam por considerar esse comportamento ou dificuldade apresentada pelos professores sem importância, pois no ambiente familiar as dificuldades não se apresentam de forma relevante. Não se pode esquecer que, na escola, são necessárias as habilidades motoras, linguísticas e comportamentais de forma integrada e contínua, assim como o controle das habilidades cognitivas de forma focal e específica para que o processo de aprendizagem formal possa se concretizar. Portanto, essas dificuldades se tornam mais relevantes no ambiente escolar, apresentando-se de modo crescente e prejudicando outros aspectos do desenvolvimento da criança, como sociabilidade, autopercepção e autoestima.

Este capítulo se propõe a discutir a abordagem multidisciplinar desses transtornos, que são significativamente comuns na infância e na adolescência. Apesar da elevada prevalência, são pouco compreendidos e, muitas vezes, não diagnosticados ou diagnosticados de forma errônea. Esses transtornos apresentam importante impacto ao longo da vida do indivíduo, cuja avaliação e intervenções devem ocorrer o mais cedo possível, com chances de boa resposta às abordagens terapêuticas. Algumas abordagens são específicas de determinada doença, como o tratamento farmacológico, e outras podem ser utilizadas de forma semelhante em diferentes doenças, como é o caso do tratamento de psicomotricidade.

O papel da escola nesse processo é fundamental, pois os resultados estão diretamente relacionados à melhora do desempenho acadêmico e social nesse ambiente ampliado da criança.

▶ TRANSTORNO DO DÉFICIT DE ATENÇÃO E HIPERATIVIDADE

Estudos populacionais apontam uma prevalência de 7,2% em crianças e adolescentes[1] e manifesta três apresentações clínicas distintas (tipo desatento, tipo hiperativo-impulsivo e tipo misto). Apresenta diferente impacto, especialmente no período escolar, em que as funções executivas, atencionais e de controle inibitório são requisitadas. É comum que crianças com o subtipo desatento passem despercebidas até o início da escola ou quando o suporte escolar (professora única) ou familiar (ajuda nas lições de casa) diminui para que a criança possa adquirir autonomia e responsabilidade.

Existe um conceito bastante inadequado no senso comum de que o tratamento se restringe ao uso de medicação (no caso, os psicoestimulantes e outras classes que serão descritas a seguir). É verdade que os sintomas de hiperatividade, impulsividade e especialmente os de desatenção não melhoraram sem o uso de medicação, sobretudo no início do tratamento. Mas o TDAH é uma doença bastante complexa, que envolve alterações cognitivas importantes, com prejuízo na organização, no planejamento e no controle motor, além de dificuldades em modulação emocional e de sociabilização, dependendo da intensidade dos sintomas presentes. Por essa razão, o tratamento sempre será multimodal, envolvendo pelo menos três profissionais distintos, sendo um clínico (psiquiatra infantil ou neuropediatra), um psicólogo (para trabalhar questões emocionais e reabilitação neurocognitiva, além de treino de habilidades sociais e orientação familiar) e um profissional da área da educação e linguagem (psicopedagogo e/ou fonoaudiólogo para trabalhar dificuldades no processo de aprendizagem). A composição da equipe dependerá da intensidade dos sintomas, do grau de prejuízos e da extensão das dificuldades observadas.

As diferentes modalidades de abordagem serão descritas a seguir.

Tratamento psiquiátrico

O atendimento psiquiátrico envolve o processo do diagnóstico clínico, considerando os diagnósticos diferenciais e o diagnóstico das comorbidades, além do tratamento clínico com o uso de medicações específicas.

Os sintomas-chave do TDAH, que são hiperatividade, impulsividade e desatenção, são altamente inespecíficos, podendo estar presentes em muitos diagnósticos psiquiátricos e mesmo em crianças típicas. Por essa razão, o diagnóstico deve ser feito de maneira muito cuidadosa, ponderando os critérios diagnósticos do *Manual Diagnóstico e Estatístico de Transtornos Mentais – 5ª edição – texto revisado* (DSM-5-TR)[1], em especial a presença de sintomas em mais de um ambiente com impacto significativo no desenvolvimento e na aquisição de habilidades globais, sociais e acadêmicas.

Os medicamentos utilizados para tratar essa condição dividem-se em psicoestimulantes e não psicoestimulantes. O principal grupo de medicamentos utilizados no tratamento clínico do TDAH são os psicoestimulantes. Eles recebem esse nome pela ação no sistema nervoso central (SNC) de "estimularem" a liberação dopaminérgica, especialmente em córtex pré-frontal, região responsável pela atenção, planejamento e controle de impulsos.

Os principais psicoestimulantes são o metilfenidato e os compostos anfetamínicos (e o único comercializado no Brasil é a lisdexanfetamina).

Um número robusto e crescente de estudos clínicos randomizados foram conduzidos para estudar eficácia a curto prazo e segurança em crianças, adolescentes e adultos e demonstraram que o uso dessas medicações é o tratamento mais efetivo para TDAH a curto prazo, com benefícios agudos, que permanecem até a sua metabolização completa[2]. Evidências também apontam que são medicações seguras e bem toleradas.

A resposta inicial é bastante significativa em termos de resultados nos déficits de atenção e comportamento hiperativo e impulsivo, porém alguns estudos são necessários para determinar a resposta em longo prazo, principalmente considerando o neurodesenvolvimento[3].

Os efeitos colaterais também estão bem estabelecidos. A Tabela 1 apresenta um resumo das medicações psicoestimulantes utilizadas no Brasil, dose e nome comercial. A Tabela 2 mostra os efeitos adversos principais, raros e controversos, bem como o manejo principal.

TABELA 1 Medicações psicoestimulantes utilizadas no Brasil

Medicação	Nome comercial	Dose (mg)
Metilfenidato	Ritalina®	10
	Ritalina LA®	10, 20, 30 e 40
	Concerta®	18, 36 e 54
Lisdexanfetamina	Venvanse®	30, 50 e 70*

* No Brasil, não são comercializadas as apresentações de 10 e 20 mg.

TABELA 2 Principais efeitos adversos

Efeitos adversos dos psicoestimulantes	Manejo
Principais • Perda de apetite • Insônia • Dor abdominal • Cefaleia	• Iniciar com baixas doses e realizar aumento lento e gradual • Não administrar antes das principais alimentações (em casos dos psicoestimulantes de longa ação, utilizar somente após o desjejum) • Evitar a dose no final da tarde • Uso de clonidina à noite • Utilização de medidas de suporte para o caso de dores (abdominal e cefaleia), pois tendem a ser autolimitadas
Raros • Piora dos tiques em pacientes com Tourette • Virada maníaca em pacientes bipolares • Alucinações em pacientes com predisposição a transtornos psicóticos	• Monitorar tiques que tendem a ser autolimitados e uso de clonidina • Estabilizar o humor antes de iniciar o tratamento com psicoestimulante • Ajuste da dose do antipsicótico
Controversos • Prejuízo no crescimento • Risco de suicídio • Morte súbita	• Realizar curva de crescimento e ganho de peso nas consultas • Avaliar comorbidade com transtornos de humor • Avaliação cardíaca quando houver histórico pessoal de síncopes e história familiar de morte súbita

Como descrito na Tabela 2, os principais efeitos adversos observados, em especial no início do tratamento e em crianças com pré-disposição a apresentá-los, são perda de apetite, insônia, cefaleia e dor abdominal. É importante que os pais sejam informados sobre eles, propondo um início lento e gradual da medicação, a fim de minimizar a ocorrência e a intensidade. Uma vez esclarecidos, os pais terão mais segurança ao iniciar o tratamento e maior confiança na abordagem.

Apesar da eficácia e do perfil de tolerabilidade dos psicoestimulantes, uma parcela considerável dos pacientes (aproximadamente um terço) não responde adequadamente ou não tolera o tratamento. Essa heterogeneidade de resposta e eventos adversos pode ser explicada por fatores genéticos, conforme demonstra alguns estudos farmacogenômicos[2].

Uma resposta insatisfatória ou a necessidade de associação ocorrerá sempre que se estiver diante de um caso com outra comorbidade psiquiátrica (p. ex., TDAH + transtorno bipolar ou transtorno de ansiedade) ou quando os efeitos adversos se tornarem muito significativos (p. ex., perda excessiva de apetite e peso, com comprometimento do ganho ponderoestatural).

Quanto às medicações não psicoestimulantes utilizadas para o tratamento do TDAH estão os alfa-agonistas (clonidina e guanfacina), atomoxetina, modafenil, bupropiona, antidepressivos tricíclicos (imipramina) e antipsicóticos de segunda geração[2]. Sendo os alfa-agonistas e a atomoxetina aprovadas pelo Food and Drug Administration (FDA) para o tratamento dessa condição, porém, dessas, apenas a clonidina é disponível no Brasil.

A clonidina e guanfacina podem ser utilizadas em monoterapia ou associadas à medicação psicoestimulante, tanto no controle dos sintomas de TDAH como coadjuvantes e também nos efeitos adversos dos psicoestimulantes (caso da insônia e tiques)[3]. Eles apresentam como principais efeitos adversos sonolência, hipotensão e hipertensão-rebote (na retirada). Sua introdução deve ser lenta e gradual.

Algumas medicações utilizadas, apesar de não possuírem aprovação definitiva, são os antidepressivos e os antipsicóticos de segunda geração (APSG). Entre os antidepressivos, são utilizadas a imipramina (antidepressivo tricíclico) e a bupropiona (inibidor da recaptura de dopamina e noradrenalina).

Já entre os APSG, o mais estudado é a risperidona, em especial quando associada a quadros de agressão. Um grande estudo patrocinado pelo Instituto Nacional de Saúde Mental dos Estados Unidos (da sigla em inglês NIMH, National Institute of Mental Heath) avaliou crianças de 6 a 12 anos que apresentavam TDAH e um comportamento disruptivo associado e observou que a risperidona, associada ao psicoestimulante e ao treino parental, melhorou o comportamento agressivo[4], e nesse caso os efeitos adversos de ambas as medi-

13 ▪ Interv. mult. em crianças e adolesc. com déficit de atenção e hiperatividade   319

cações (risperidona e psicoestimulantes) se contrapõem, pois enquanto uma aumenta o apetite e causa sonolência a outra reduz o apetite e diminui o sono. A Tabela 3 apresenta um resumo dessas outras medicações que podem ser associadas no tratamento farmacológico, as orientações de uso e o manejo dos efeitos adversos.

TABELA 3   Outras medicações

Outras classes medicamentosas	Doses utilizadas	Principais indicações	Manejo nos efeitos adversos
Alfa-agonistas		Sintomas de	Para evitar hipotensão
• Clonidina	0,1-0,4 mg	hiperatividade	ou hipertensão-rebote,
		Prejuízo do sono	a medicação deve ser
• Guanfacina (não	1-4 mg	Tiques	introduzida e retirada
disponível no			lentamente
Brasil)			
• Atamoxetina	Iniciar com 1,2 mg/kg/dia, duas vezes ao dia	Quadros refratários Quadros comórbidos com: ▪ Ansiedade ▪ Depressão ▪ Tiques ▪ Comportamentos disruptivos ▪ Abuso de substâncias	Raros casos de hepatite foram relatados Casos leves de aumento da irritabilidade e ideação suicida foram relatados em ensaios clínicos Observação atenta da evolução clínica
Antidepressivos		Quadros refratários	Realizar ECG antes de
• Imipramina	25-125 mg	Enurese	iniciar a imipramina
• Bupropiona		Abuso de substâncias	Observar sinais de ativação com uso de antidepressivos Início lento e gradual
APSG		Associação com	Monitorar ganho de
• Risperidona	1-6 mg/dia	comportamentos disruptivos (transtorno opositor ou de conduta) Agressividade	peso, alteração metabólica e aumento de prolactina
• Aripiprazol	5-30 mg/dia	Tourette	

APSG: antipsicóticos de segunda geração; ECG: eletrocardiograma.

Existem outros esquemas em estágios experimentais cuja evidência é bastante inicial e que necessitarão de mais estudos de eficácia e segurança antes de passarem pelo processo de aprovação para uso.

É importante reforçar que o uso da medicação é fundamental no controle sintomático e que ela deverá ser feita de maneira adequada, com manejo dos efeitos adversos e ajustes permanentes na dose e suas associações. Entretanto, sem o tratamento multidisciplinar (ex.: terapia individual e/ou familiar, abordagens psicopedagógicas), o resultado será insuficiente.

Tratamento psicológico

Psicoterapia (individual e em grupo) e intervenções familiares (treinamento parental)

Após o diagnóstico de TDAH estabelecido e as possíveis comorbidades avaliadas, pode-se avaliar a adequação do paciente à intervenção cognitivo-comportamental.

Os autores que investigam os processos psicopatológicos, neurobiológicos e neuropsicológicos em portadores de TDAH sugerem que uma disfunção no córtex pré-frontal e suas conexões com a circuitaria subcortical e com o córtex parietal seriam responsáveis pelo seu quadro clínico[6] e resultariam em um déficit do comportamento inibitório e das funções executivas, incluindo memória de trabalho, planejamento, autorregulação da motivação, do limiar para uma ação dirigida a um objetivo e da fala internalizada[7].

As características básicas do transtorno são os déficits do comportamento inibitório e das funções executivas, ou seja, falta de controle e aderência comportamental, falta de motivação para terminar tarefas, falta de aderência às regras, além de respostas pobres a estímulos associados a recompensas tardias ou inconsistentes[6].

Diversas recomendações para o tratamento de crianças e adolescentes com TDAH têm sido propostas ao longo do tempo, e a psicoterapia é uma das abordagens possíveis. As intervenções devem contemplar todos os ambientes em que esses indivíduos estão inseridos, ou seja, o lar, a sala de aula e a comunidade[6]. A maioria dos casos de TDAH exige uma combinação de tratamentos que, além da medicação, inclui o desenvolvimento de habilidades pessoais, a capacitação para os pais e as adaptações psicoeducacionais.

O terapeuta deve orientar-se segundo a etiologia do transtorno, como ele se apresenta clinicamente ao longo do desenvolvimento e os resultados das pesquisas acerca de tratamentos utilizados como sugestão de uso. Nesse sentido, a terapia cognitivo-comportamental (TCC) tem se mostrado um processo terapêutico bastante eficaz no tratamento do TDAH com as especificidades comportamentais dos seus portadores[8].

A característica mais marcante dessa abordagem consiste na ênfase dada aos processos cognitivos e sua relação com o ambiente (incluindo a história de vida), a biologia, as emoções e o comportamento. Por meio da modificação de padrões cognitivos distorcidos ou disfuncionais, pode-se então alterar os outros aspectos e assim obter melhora no funcionamento global do indivíduo[9].

Os princípios da TCC relacionam-se à adaptação do indivíduo na sua relação diante das situações, dos pensamentos, das emoções e dos comportamentos, além é claro do estabelecimento de uma boa relação terapêutica e da participação ativa do paciente e do terapeuta.

Quando se trabalha com crianças, é preciso considerar pelo menos dois enfoques interdependentes: a intervenção realizada diretamente com a criança e a intervenção realizada com a família. É importante também a orientação aos professores, assim como às principais pessoas envolvidas nas relações com a criança em diferentes situações do cotidiano. Dessa forma, asseguram-se na intervenção com o paciente, o conhecimento do transtorno, a consistência e a constância no manejo dos sintomas e o reforçamento dos comportamentos adequados[10]. Além disso, é fundamental que o terapeuta tenha em mente que a capacidade de entendimento do modelo proposto, assim como as técnicas a serem utilizadas na reestruturação cognitiva da criança, deverão estar de acordo com o nível de desenvolvimento cognitivo do paciente[11]. A integração das abordagens cognitiva e comportamental tem ajudado as crianças a reconhecerem seus padrões de pensamentos deformados e comportamentos disfuncionais e a modificá-los por meio de discussões sistemáticas e tarefas comportamentais cuidadosamente estruturadas[12].

A terapia em grupo tem se mostrado alternativa bastante utilizada nos centros de atendimento à saúde mental, pela possibilidade de atendimento à grande demanda de pacientes, com prazos e custos reduzidos. Além disso, possibilita a interação e a identificação dos componentes do grupo, assim como o respeito às diferenças individuais. O fornecimento de modelos sociais e respostas mais adaptativas ao ambiente são esperados nesse procedimento para todos os integrantes, permitindo que os pacientes se relacionem com pessoas que apresentem as mesmas dificuldades e validando suas experiências, fornecendo apoio e compartilhando estratégias entre os membros.

Abordagem cognitivo-comportamental

Pesquisas recentes[13] indicam que as intervenções com base em estratégias cognitivo-comportamentais são as que promovem os melhores resultados para o controle dos sintomas do TDAH. Entretanto, essas estratégias são úteis, embora não possam cobrir todos os aspectos e a demanda da criança ou do jovem com a doença. Atualmente, parece existir uma tendência à integração de diversos pontos de vista em atendimentos psicológicos que visam a aumentar a abrangência e a consistência dos tratamentos[11,14,15].

A terapia deve se adequar a cada indivíduo, entretanto existem determinados princípios centrais da TCC que servem para todos os pacientes, conforme descreve Judith S. Beck[8]:

- A TCC está baseada em uma formulação em desenvolvimento contínuo dos problemas do paciente em termos cognitivos.
- A TCC requer uma aliança terapêutica sólida.
- A TCC enfatiza a colaboração e a participação ativa.
- A TCC é orientada para os objetivos e focada nos problemas.
- A TCC enfatiza inicialmente o presente (o aqui e o agora).
- A TCC é educativa, tem como objetivo ensinar o paciente a ser seu próprio terapeuta e enfatiza a prevenção de recaída.
- A TCC visa a ser limitada no tempo, mas alguns pacientes necessitam de um tempo mais longo até a estabilização.
- As sessões de TCC são estruturadas (introdução, intermediária e final).
- A TCC ensina os pacientes a identificar e a avaliar os seus pensamentos e crenças disfuncionais e a responder a eles.
- A TCC usa uma variedade de técnicas para mudar o pensamento, o humor e o comportamento (questionamento socrático e a descoberta guiada/ experimentos comportamentais, por exemplo, técnicas de resolução de problemas e habilidades sociais).

A formulação de casos

A formulação de casos, ou seja, da situação ou dos problemas trazidos pelo paciente é de suma importância quando se utiliza a TCC, pois possibilita o planejamento de estratégias e procedimentos para atingir os objetivos esperados, ou seja, a modificação de pensamentos e crenças disfuncionais. Isso possibilita também maior adesão do paciente ao tratamento, uma vez que a sua participação ativa no "plano de ação" promove uma relação terapêutica positiva.

Quando se trata de crianças, é preciso considerar a idade e as características de seu desenvolvimento, uma vez que a queixa e a compreensão do problema e do ambiente podem não estar claras para elas, o que exigirá maior habilidade do terapeuta na condução do processo terapêutico. Conte[16] e Conte e Regra[17] apontam a necessidade de se variar as fontes e os métodos de coleta de informação, que devem abranger entrevista com os pais, observação da criança em casa e na escola, coleta de dados nas sessões por meio de desenhos, redações, inventários e informações de outros profissionais que acompanham a criança.

O Quadro 1 apresenta um exemplo de estruturação para a formulação de caso, conforme sugerem Beck et al.[18].

QUADRO 1 Conceituação cognitiva

Identificação do paciente
História de vida
Lista de problemas (queixas)
Fatores precipitantes e situações ativadoras (situações estressoras)
Crenças centrais e intermediárias (sobre si mesmo e sua relação com o ambiente)
Origem e desenvolvimento das crenças (incidentes e circunstâncias passadas)
Medidas padronizadas e complementares (registros, avaliações, inventários)
Hipóteses diagnósticas e de trabalho (após a compreensão do funcionamento do paciente)
Metas e intervenções (orientam o trabalho cognitivo-comportamental e avaliam o progresso e os problemas da terapia)

A formulação do caso não é uma estratégia fechada, uma vez que é revisada ao longo de toda a terapia, com o objetivo de promover a participação ativa do paciente, comentando, avaliando, confirmando ou não a eficácia do tratamento.

Segundo Barkley[6], a maioria dos casos de TDAH exige uma combinação de tratamentos, ou seja, medicação, capacitação de pais e adaptações psicoeducacionais, buscando, dessa forma, maior probabilidade de tratar os sintomas do TDAH e suas comorbidades[7].

Psicoeducação

As intervenções psicoeducativas sobre o transtorno são fundamentais, tanto para a criança ou o adolescente quanto para a família e a escola, objetivando a compreensão dos sintomas e dos prejuízos decorrentes dele e para desfazer certos rótulos que porventura possam acompanhar esses pacientes no decorrer de sua vida. Tem-se constatado a melhora na autoestima desses pacientes quando compreendem os impactos negativos do TDAH em suas vidas. Existem alguns materiais disponíveis que podem ser utilizados nessa primeira fase de intervenção, por exemplo[7,19].

Autoinstrução

Assim como as crianças e os adolescentes aprendem a controlar seus comportamentos por meio de instruções verbais dos adultos, essa estratégia um pouco modificada é utilizada no treino de autoinstrução, inicialmente com uso de uma conversa consigo mesma e em um segundo momento mantendo essa conversa internalizada no plano do pensamento (p. ex., "você não pode fazer isso!" ou "agora preste bem a atenção!").

Registro de pensamentos disfuncionais

Utilizando o registro, os pacientes tendem a reconhecer as relações entre as situações do ambiente (ativadoras), os pensamentos (disfuncionais), os sentimentos (que ele aprende a observar em si) e os comportamentos (muitas vezes impulsivos) que resultam em falhas de estratégia. Se as crianças e os adolescentes puderem perceber que essas etapas (situação ativadora → pensamento → sentimento → comportamento) podem ser modificadas antes de tomarem certas atitudes ou realizarem certos comportamentos, serão beneficiados à medida que evitam o retorno negativo de suas ações.

Resolução de problemas

Esta estratégia visa a atuar sobre o comportamento inibitório deficitário, comumente encontrado em crianças e adolescentes com TDAH, levando-os a agirem sem pensar ou avaliar as possibilidades. Nesse treino, ensina-se o acompanhamento de cinco passos antes de agir:

- Reconhecimento do problema.
- Geração de alternativas possíveis.
- Exame das consequências possíveis em cada alternativa.
- Escolha de uma alternativa.
- Implementação e avaliação dos resultados.

Automonitoramento e autoavaliação

As crianças e os adolescentes com TDAH têm muita dificuldade para monitorar e avaliar seus próprios comportamentos (tolerância à frustração, necessidade de gratificação imediata, capacidade de se manter em tarefas por longo tempo, controle da atenção, hiperatividade, impulsividade e respeito ao turno de conversação), por isso poderão ser treinados a avaliar seu comportamento e suas atitudes ao final de cada sessão, atribuindo notas de 1 a 10. O mesmo será feito pelo terapeuta, e ao término do atendimento as notas serão comparadas e comentadas, principalmente se houver discrepância significativa entre os dois resultados. Esse exercício visa aumentar no paciente a capacidade de se observar e autocontrolar.

Um instrumento especializado desenvolvido para facilitar a autorregulação é o *biofeedback* de resposta galvânica da pele, que, utilizado em conjunto com a TCC, tem reduzido significativamente os sintomas de vários transtornos, incluindo os encontrados nos pacientes com TDAH e suas comorbidades[20]. Exemplos de *biofeedback* são: emWave Desktop Software Kit (HeartMath), Quantum Intech (Inc., 2010) Cardio Emotion (NPT, 2011).

Planejamento e cronogramas

A dificuldade para planejar eventos e tarefas futuras está muito presente nos pacientes com TDAH, principalmente quando não se trata de atividades prazerosas ou de seu interesse imediato. Para diminuir o impacto negativo, sobretudo na escola, utiliza-se a estratégia da antecipação, ou seja, as crianças e os adolescentes são estimulados a utilizarem calendários semanais de atividades, construídos por eles mesmos com a ajuda de um adulto ou do próprio terapeuta, contendo as atividades de estudo e outros compromissos, procurando estabelecer uma rotina previsível, que facilitará a memorização e a realização das tarefas nas datas previstas.

Modelação e dramatizações

Estas técnicas visam principalmente a oferecer modelos e estratégias de ação para o paciente com base em demonstrações de resolução de problemas. O terapeuta deve ficar muito atento às situações que surjam durante as sessões, aproveitando para mostrar possibilidades de atuação, utilizando a autoinstrução ou a resolução de problemas. Outra estratégia possível e complementar é a dramatização durante as sessões, oferecendo a princípio situações-problema hipotéticas e depois, com o andamento do tratamento, utilizar situações do dia a dia do paciente e encená-las, buscando trabalhar também os componentes emocionais em jogo.

Sistema de fichas

Esta intervenção comportamental visa a premiar as respostas e as atitudes adequadas dos pacientes, ou seja, introdução de reforçadores para o comportamento esperado[19]. Essa estratégia estimula as crianças e os adolescentes que apresentam dificuldade para realizar tarefas repetitivas ou que as considerem desagradáveis ou pouco prazerosas, pois o sistema de motivação intrínseca desses pacientes não funciona adequadamente. O material utilizado são fichas ou cédulas com pontos ou valores definidos, que estarão disponíveis durante as sessões. Cada tarefa valerá pontos, conforme acordo preestabelecido no início entre o paciente e terapeuta, que poderão ser trocados pela recompensa ao final da sessão ou acumulados para obter uma recompensa maior em outra ocasião. A vantagem adicional desse sistema é a possibilidade de se trabalhar as questões relativas à impulsividade, já que esta característica é bastante marcante nas pessoas com TDAH, ou seja, apresentam dificuldade de adiar a gratificação.

Os resultados serão mais efetivos e duradouros se a técnica for implantada também em casa pelos pais, com base em orientação do terapeuta a respeito da utilização adequada do sistema de fichas. Vale lembrar que outros reforçadores devem ser aplicados em casa, como tempo adicional nos fins de semana com os pais na atividade favorita, ida ao cinema com os pais ou ao restaurante preferido, tempo adicional no computador ou de assistir ao programa predileto na TV.

Vários estudos têm demonstrado que estratégias comportamentais com base em contingências com reforço positivo são mais eficazes do que estratégias baseadas em punição[21].

Custo de resposta

Além do reforço positivo, são importantes também as estratégias que atribuam um custo à resposta inadequada, ou seja, quando a criança ou o adolescente apresentam comportamentos inaceitáveis, o manejo deve ser a retirada de pontos. Os pais são orientados a procederem da mesma forma quando seus filhos apresentarem tais comportamentos em casa.

Punições

Para os comportamentos muito perturbadores ou disruptivos, pode ser necessário utilizar a punição, como um tempo fora do ambiente ou do grupo de trabalho.

Exercícios de casa

As tarefas de casa são parte da TCC e não opcionais[22] e essenciais no atendimento de crianças e adolescentes com TDAH. Funcionam como exercícios de generalização das atividades trabalhadas nas sessões em outros ambientes e devem ser associadas a reforçadores do comportamento.

Treino em habilidades sociais

As crianças e os adolescentes com TDAH podem apresentar dificuldades na iniciação e na manutenção de amizades e relacionamentos interpessoais nos diversos ambientes que frequentam. Comumente, queixam-se de incompreensão e isolamento por parte dos colegas; entretanto, não conseguem perceber que seu modo de agir contribui para isso[11].

Gordon (1991 *apud* Rangé [2001])[11] propõe algumas ideias para facilitar o relacionamento interpessoal dos portadores de TDAH, como ajudá-los a discriminar pistas sociais, orientá-los sobre como iniciar uma conversação, como pedir permissão para participar de um grupo, como partilhar a conversa, respeitando o turno do interlocutor etc. Contudo, devem aprender a expressar adequadamente seus próprios sentimentos e suas necessidades, promovendo maior empatia e tolerância dos outros aos comportamentos inadequados associados ao transtorno[11].

Uma técnica muito utilizada para treinar comportamentos mais adequados é o ensaio de papéis, em que o terapeuta e o paciente representam diferentes situações, nas quais são discutidos exemplos de comportamentos mais adequados para cada situação e suas consequências. Recentemente, foi lançado o baralho das habilidades sociais[23].

Lange (1981 *apud* Caballo [2011])[24] considera que há quatro etapas do treinamento em habilidades sociais (THS) a se considerar, que podem não ser necessariamente sucessivas, mas adequadas às necessidades do sujeito, que são:

- O desenvolvimento de um sistema de crenças que mantenha grande respeito pelos próprios direitos pessoais e pelos direitos dos outros.
- A distinção entre comportamentos assertivos, não assertivos e agressivos.
- A reestruturação cognitiva da forma de pensar em situações concretas.
- O ensaio comportamental de respostas assertivas em determinadas situações.

Reestruturação cognitiva

Frequentemente, as crianças e os adolescentes com TDAH experimentam sentimentos de inadequação, insegurança e desamparo, sejam pelas exigências do sistema educacional, de certa forma punitivo para elas, ou familiar, com críticas constantes em relação às suas falhas e aos insucessos, que geram sentimentos de baixa autoestima. Em virtude da dificuldade em fazer avaliações precisas de seu desempenho, tendem a apresentar alto nível de exigência, permanecendo insatisfeitos com suas conquistas.

Por isso devem ser estimulados a desenvolver a capacidade de avaliar seus comportamentos e a recompensar a si mesmos quando alcançarem os padrões esperados. Dessa forma, concentrados em seus sucessos e qualificações, vivenciam sentimentos positivos e o aumento da autoestima e da motivação para o tratamento. A compreensão da importância de seus pensamentos na determinação dos seus próprios sentimentos e comportamentos e de que o aprendizado de alternativas para a modificação deles pode aumentar seu controle sobre o resultado de suas atitudes.

Estratégias para estimulação da atenção

Os déficits em relação à atenção verificados nos portadores de TDAH podem ser diminuídos com a utilização de intervenções específicas como o treinamento da capacidade atentiva. Um exemplo de tarefa foi sugerido por Weiss[25], utilizando material computadorizado; apresenta-se um conjunto de estímulos em sequência e solicita-se ao paciente que responda, seletivamente, a cada um deles. Por exemplo, o computador apresenta várias letras sucessivamente e o paciente deve apertar seletivamente o *mouse* toda vez que aparecer a letra-alvo, determinada previamente. Vários exercícios para estimular a atenção estão descritos em manuais para o tratamento do TDAH, principalmente os que envolvem tarefas de cancelamento com busca visual. Análise dos erros (atenção aos detalhes) também é exemplo de treinamento da atenção.

Terapia cognitivo-comportamental em grupo

A TCC em grupo pode complementar a terapia individual, pois permite ao paciente, principalmente aos adolescentes, relacionar-se com pessoas com as mesmas dificuldades, compartilhando suas experiências e favorecendo um sentimento de inclusão, fornecendo apoio e compartilhamento de estratégias que se mostraram eficazes para melhora dos sintomas em cada um dos participantes. Recriando situações-problemas e solucionando-as em conjunto, essa modalidade de intervenção permite o treinamento de habilidades deficitárias, como esperar a vez para falar, prestar atenção ao que os demais estão falando e lidar com limites. Além disso, permite o treino de habilidades sociais e a obtenção de *feedback* de seu comportamento.

A composição do grupo deve contemplar critérios de inclusão, por exemplo, a capacidade do indivíduo de desempenhar a proposta terapêutica, sua motivação para o tratamento, problemas individuais compatíveis com os objetivos do grupo, o compromisso de comparecer às sessões e permanecer até o final delas. Também os critérios de exclusão devem ser definidos, como a dificuldade de tolerar situações do *setting* de grupo, extrema agitação, falta de adesão às normas de comportamento em grupo ou graves incompatibilidades entre um ou mais membros. Em seguida, serão oferecidas aos participantes as informações sobre o funcionamento das sessões, quais os comportamentos esperados, elaboração do contrato terapêutico, saber quais as expectativas dos participantes em relação à terapia, número de sessões por semana e duração, localização, valor dos honorários e se serão permitidas novas adesões ao grupo no decorrer da terapia ou não (grupo aberto ou fechado). Após o término, devem ser feitas as sessões de *follow-up*[26].

O terapeuta deve estruturar uma situação terapêutica em que cada indivíduo tenha oportunidades para receber instruções e *feedbacks* constantes de seu comportamento, assim como deve promover um relacionamento colaborativo entre os membros[26].

Treinamento em solução de problemas

A capacidade geral de solução de problemas compreende uma série de habilidades específicas. Segundo D'Zurilla e Nezu (1982 *apud* Caballo [2008])[22], requer cinco processos interagentes:

- Orientação para o problema.
- Definição e formulação do problema.
- Levantamento de alternativas.
- Tomada de decisões (escolher uma alternativa e testá-la).
- Prática da solução e verificação (avaliação dos resultados obtidos).

No caso de crianças, podem ser utilizadas histórias curtas e perguntas sobre o que pode ocorrer em seguida. Pode ser útil ensinar regras simples para serem usadas como guia (p. ex., pensar em três soluções alternativas para o problema antes de decidir o que fazer ou então ensiná-las a planejar e a organizar as tarefas do dia a dia).

Treinamento em relaxamento

Frequentemente, as crianças e os adolescentes com TDAH passam por tensões e estresse físicos, que podem ser reduzidos se forem utilizadas as técnicas de relaxamento. A apresentação da técnica ao paciente deve incluir: a finalidade para qual vai se ensinar e a relação com o problema do paciente, em que consiste a técnica em termos gerais, como serão feitas as sessões, a importância da prática em casa e por último em que consiste a sessão atual. Os dois métodos

330 Psiquiatria da infância e adolescência: cuidado multidisciplinar

mais utilizados são: o relaxamento muscular progressivo de Jacobson[27] e o relaxamento autógeno de Schultz e Luthe[28]. Outras variações podem ser utilizadas, como a técnica do relaxamento passivo de Schwartz e Haynes e resposta de relaxamento de Benson (1975 *apud* Caballo [2008])[24].

O relaxamento progressivo consiste em tensionar e relaxar sucessivamente grupos específicos de músculos, e o treinamento autógeno induz ao relaxamento, sugerindo sensações de calor e peso no corpo. Ambos os tipos requerem a prática diária. O treino de relaxamento em crianças deverá ser feito com três grupos musculares por sessão e praticado em casa com a ajuda dos pais e dos irmãos[24].

Em grupo, pode-se utilizar uma música, seguida de movimentos para relaxar os grupos musculares[11], por exemplo:

Eu sou um boneco duro,	Eu sou um boneco mole,
Duro que nem um pau.	Mole que nem mingau.
Quando mexo o meu corpo,	Quando mexo o meu corpo,
Todo mundo mexe igual	Todo mundo mexe igual

Em sequência, substitui-se a palavra "corpo" pelos grupos musculares a serem relaxados.

Treinamento parental

Ter uma criança ou adolescente com TDAH e suas comorbidades é um fator de grande estresse sobre os pais, particularmente sobre as mães. O comportamento excessivo, exigente, intrometido e geralmente bastante intenso desses indivíduos, assim como seu evidente prejuízo de autocontrole, desencadeia naturalmente maiores esforços por parte dos pais para direcionar, auxiliar, supervisionar e monitorar essas crianças[19].

O papel do profissional em saúde mental é conscientizar os pais quanto ao impacto que o TDAH pode causar na vida da criança ou adolescente, mediar a relação entre pais e filhos, propondo-lhes formas de otimizar essa interação. As relações pais-paciente-escola também devem ser acompanhadas pelo terapeuta, a fim de que todos os envolvidos possam juntos buscar uma forma mais harmoniosa de solucionar os problemas. Os pais devem ser otimistas, pacientes e persistentes com o filho e não desanimarem diante de possíveis obstáculos.

Goldstein e Goldstein[10] propõem um modelo de intervenção para orientar os pais a melhorarem a interação com seus filhos com TDAH e suas comorbidades:

13 ▪ Interv. mult. em crianças e adolesc. com déficit de atenção e hiperatividade   331

- Entender as causas do TDAH por meio da psicoeducação
  - Os pais devem ver o mundo através dos olhos de seus filhos. A partir do momento em que os pais identificam o porquê das atitudes de seu filho, podem assumir uma postura de compreensão, unindo-se com os profissionais em questão
- Fazer distinção entre desobediência e incompetência
  - A maior parte dos comportamentos das crianças e adolescentes com TDAH é decorrente de suas dificuldades, não de teimosia. Sabendo disso, os pais podem reduzir punições inadequadas e orientá-los para o desenvolvimento de comportamentos mais desejáveis
- Dar orientações positivas
  - A criança ou o adolescente com TDAH deve saber previamente como agir, de acordo com cada situação. Os pais devem funcionar como um guia para eles, norteando sua conduta e com o tempo promovendo o automonitoramento para que eles possam, sozinhos, desenvolver suas próprias orientações e direções.
- Interagir com sucesso
  - Os pais devem passar a mensagem clara para a criança ou o adolescente de que ele deve, eventualmente, pedir consentimento dos pais para agir. Por exemplo, não sair de casa sem pedir permissão. Nessa fase, se houver a desobediência, os pais devem demonstrar claramente que ficaram insatisfeitos por meio de pequenas punições, devidamente esclarecidas, para assegurar-se da mudança do comportamento indesejável (Quadro 2).

QUADRO 2   Principais componentes do programa de treinamento parental de Barkley

Etapa 1: orientação sobre o programa e visão geral do TDAH
Objetivo: apresentar informações detalhadas sobre o TDAH aos pais – causas, curso, riscos e tratamentos efetivos ou não
Etapa 2: entendendo relacionamentos entre pais e filhos
Objetivos: a) Ensinar aos pais as causas do comportamento infantil disruptivo b) Corrigir informações incorretas c) Identificar as causas em cada família d) Abordar as causas, se possível e) Discutir os princípios do controle comportamental com o modelo de antecedentes--comportamentos-consequências

(continua)

332 Psiquiatria da infância e adolescência: cuidado multidisciplinar

QUADRO 2   Principais componentes do programa de treinamento parental de Barkley (*continuação*)

Etapa 3: promovendo habilidades de atenção positiva

Objetivos:
a) Ensinar aos pais o poder da atenção positiva nos relacionamentos humanos
b) Melhorar os métodos dos pais para prestar atenção ao comportamento da criança ou adolescente
c) Estimular o uso dessas habilidades pelos pais em casa
d) Melhorar o relacionamento entre os pais e a criança

Etapa 4: ampliando as habilidades de atenção positiva e aumentando a obediência da criança e do adolescente

Objetivos:
a) Ensinar aos pais o modo para ampliar a atenção positiva
b) Ensinar aos pais como dar ordens efetivas
c) Ensinar os pais a prestarem mais atenção ao comportamento não disruptivo da criança e do adolescente (introduzindo o conceito de moldar para os pais)
d) Aumentar o monitoramento parental

Etapa 5: estabelecendo um sistema de fichas ou pontos em casa

Objetivos:
a) Criar uma maneira mais sistemática, previsível e motivadora para os pais reforçarem a obediência da criança
b) Tornar os privilégios da criança e do adolescente dependentes de seu trabalho
c) Ensinar aos pais os mecanismos para estabelecer um sistema de fichas ou pontos

Etapa 6: adicionando um custo à resposta

Objetivos:
a) Revisar tarefa de casa
b) Fazer ajustes para sistema de fichas ou pontos
c) Explicar o uso de multas dentro do sistema
– Ganho pela tarefa agora é o valor da multa
– Explicar a razão 2:1 de gratificações para multas
– Ter cuidado com ciclos de punição
– Não dar multas se a criança ou o adolescente estiver deprimido

Etapa 7: usando castigos

Objetivos da sessão:
a) Ensinar os pais a usarem castigos por formas mais sérias de mau comportamento
b) Determinar um método de apoio se a criança tentar escapar do castigo
c) Selecionar um ou dois comportamentos para o castigo

Etapa 8: controlando o comportamento em locais públicos

Objetivos:
a) Ensinar aos pais o "planejamento para transições"
b) Revisar adaptações a métodos prévios para uso em locais públicos
c) Se for necessário, ajudar os pais a lidarem com suas próprias reações emocionais, que podem interferir no controle da criança em locais públicos (por meio de técnicas de reestruturação cognitiva)

(continua)

QUADRO 2 Principais componentes do programa de treinamento parental de Barkley (*continuação*)

Etapa 9: questões escolares e preparação para o término

Objetivos:
a) Revisar com os pais a natureza de quaisquer problemas comportamentais na escola
b) Treinar os pais no uso de um boletim de comportamento escolar ligado ao sistema de fichas ou pontos
c) Estender o "planejamento para transições" a outras situações problemáticas possíveis
d) Estimular os pais a usarem essas habilidades com problemas futuros
e) Preparar os pais para o término

Etapa 10: sessão de reforço

Objetivos:
a) Revisar o estado da criança e da família
b) Discutir problemas que permaneçam e a maneira como abordá-los
c) Terminar o treinamento parental

Fonte: Barkley, 2008, p. 476-80[6].

Terapia fonoaudiológica

Nos transtornos psiquiátricos da infância e da adolescência, são extremamente frequentes as queixas relacionadas às alterações na linguagem e na aprendizagem. Normalmente, esse é um dos primeiros aspectos que levam os pais ou a escola a procurar ajuda especializada, porém, até se chegar ao diagnóstico e ao tratamento, muitas vezes ocorrem grandes prejuízos linguísticos, cognitivos e educacionais. Nesse contexto, Cohen et al.[30] demonstraram que 40% das crianças com alterações psiquiátricas apresentavam também alterações de linguagem que não eram motivo de queixa por parte dos pais ou da escola, relacionadas a alterações cognitivas, semânticas e pragmáticas.

De modo geral, a linguagem é um meio bastante fácil para o acompanhamento do desenvolvimento infantil. Faz parte do ser humano a busca pela socialização, pela comunicação e pela interação. Assim, o conhecimento do desenvolvimento infantil e, em especial, da linguagem torna possível acompanhar e reconhecer quaisquer alterações que ocorram nesse processo.

Os principais fatores determinantes do crescimento e do desenvolvimento são a maturação (embora varie de uma criança para outra, sua sequência é constante), a hereditariedade (que é específica de cada indivíduo) e os efeitos ambientais, como a exposição a produtos teratogênicos, álcool, drogas, dieta e estimulação[31].

Muito do que se sabe hoje a respeito do desenvolvimento da linguagem[31,32] relaciona-se com o estudo linguístico dos "erros", ou melhor, das hipóteses linguísticas elaboradas pelas crianças durante as fases de aquisição da linguagem. Dentro dessa perspectiva, para que se tenha uma ideia das fases e idades em que certos padrões linguísticos são adquiridos, consideram-se a maturação cerebral e o potencial biológico da criança típica.

Torna-se importante, assim, a compreensão de certos conceitos fundamentais, como linguagem, comunicação, fala e língua. A linguagem é um sistema simbólico, cuja compreensão envolve noções culturais e sociais; dessa forma, é governada por regras. A comunicação é a intenção e o ato de transmitir uma determinada mensagem ou informação.

O conceito de fala remete a um tipo específico de comunicação e de linguagem, que é a verbal. Portanto, esse conceito se refere à forma por meio da qual ocorre o ato comunicativo e como será utilizada a linguagem. Já o conceito de língua envolve um tipo muito particular de símbolos: os signos, que envolvem relações significante-significado e variam de acordo com nível social, regiões, cultura, religião e país[33].

Doenças relacionadas à saúde mental envolvem rebaixamento, atrasos ou paradas do desenvolvimento cognitivo e da linguagem. É importante que se observe também a capacidade expressiva e compreensiva e se a criança faz uso da linguagem oral com uma função de comunicação e interação. Tratando-se de uma criança em desenvolvimento, são necessários a detecção, o acompanhamento, a orientação e o restabelecimento dessas funções o mais precocemente possível.

É necessário ao profissional e às pessoas que acompanham esses indivíduos despir-se de quaisquer preconceitos que possam advir do diagnóstico de doenças psiquiátricas. Ao contrário do que comumente se imagina, a maior parte das doenças possui tratamento e controle adequados. Quando essas doenças são reconhecidas precocemente e trabalhadas por profissionais especializados, com um estímulo adequado das funções cognitivas e linguísticas, é possível que não haja sequelas, prejuízos sociais ou déficits de aprendizagem.

No caso específico do TDAH, não há relatos de associações entre TDAH e alterações nos níveis fonológicos e/ou fonéticos, assim como nos níveis morfológicos e sintáticos[32]. No entanto, há fortes evidências de que as alterações nas capacidades metalinguísticas e de leitura observadas refiram-se a falhas nas funções executivas, principalmente no que se refere a funções inibitórias[35-37].

Falhas também são descritas em habilidades narrativas como sequência lógico-temporal e uso de elementos de coesão[38], dificuldades no uso de diversidade lexical e uso de sentenças curtas quando comparadas com crianças com outras alterações de linguagem[39], dificuldades na organização e no monitoramento de recontagem de histórias[40], falhas em memória operacional[41].

Em quaisquer das doenças relacionadas à saúde mental que envolva a infância e a adolescência, é necessário reconhecer e desenvolver todo o potencial cognitivo e linguístico possível durante o período de crises ou surtos, favorecer a convivência com os demais colegas e oferecer suporte pedagógico e profissional após as crises ou surtos, no sentido de estimular a inclusão do sujeito em seu contexto educacional, social e cultural. O acompanhamento psiquiátrico deve ser constante durante todo o processo.

Terapia psicopedagógica

A aprendizagem refere-se a um processamento cognitivo resultante da integração dos processos cognitivos sensação, percepção, atenção e memórias. Envolve uma rede neural bem estabelecida e integrada que permite ao sujeito da aprendizagem flexibilidade para a utilização.

O processo de aprendizagem necessariamente envolve compreensão, assimilação (memória), atribuição de significado e estabelecimento de relações entre o conteúdo a ser apreendido e os conteúdos a ele relacionados e já armazenados[42].

Dessa forma, para que ocorra de forma integrada em condições adversas como a presença de transtornos primários (como o TDAH), há a necessidade de adaptações e modificações na estrutura envolvida nas aprendizagens formais, para valorizar as características individuais de cada sujeito e permitir a aquisição de conceitos em sua totalidade.

Uma vez que a atenção e as memórias são processos anteriores aos de aprendizagem, o profissional de saúde e educação que se ocupe da aprendizagem deve conhecer profundamente e saber avaliar tais processos para realizar a avaliação e a intervenção bem estruturadas e elaboradas.

O processo de inclusão dessas crianças envolve desconstruir preconceitos, mostrando que existe uma possibilidade de crianças vistas como "as que não têm mais jeito!" ou "crianças-problema" serem vistas por uma outra perspectiva. A possibilidade de mudança envolve a "oportunidade", que por sua vez viabiliza condições de enxergar a criança em sua totalidade, em seu pleno desenvolvimento.

Cabe ao professor identificar as habilidades, as potencialidades e as dificuldades do indivíduo, para então intervir com um atendimento que contemple as necessidades específicas, no sentido de superar os obstáculos. Essa palavra, por sua vez, deve fazer parte não apenas de um discurso, mas também de ações voltadas à prática pedagógica que favoreçam a desconstrução de rótulos.

Quando se trata de crianças com diagnósticos em psiquiatria, a ação didática do professor se diferencia da normalmente observada no ensino regular. O pro-

336 Psiquiatria da infância e adolescência: cuidado multidisciplinar

fessor deve ter uma preocupação especial com o estado emocional e físico da criança e associá-lo a ações que a criança possa desempenhar pedagogicamente.

A principal meta do professor é estabelecer vínculos, pois só por intermédio dessa aproximação será possível elaborar ações com cunho pedagógico, além de criar situações para favorecer a socialização e a inserção de um novo componente no grupo.

Como o professor pode estabelecer um vínculo com uma criança que demonstra uma dificuldade de se integrar? O primeiro passo para que a criança ingresse na aula é o professor adquirir conhecimentos sobre a criança, seu funcionamento, interesses e vida pessoal e familiar.

Manejo do professor

Conhecer o aluno por meio dos dados fornecidos pelos responsáveis durante a entrevista abre a possibilidade de avaliar a situação e pensar em quais as possíveis estratégias que poderão ser seguidas durante o processo – principalmente o inicial. Essas informações darão luz ao caminho que o professor deve trilhar.

O professor deve ter essa dinâmica, com o objetivo de colher e transformar essas informações em um planejamento sustentado em vivências que foram bem-sucedidas. As aulas devem ser elaboradas e complementadas com algumas dessas informações, possibilitando uma posição de estreitamento na relação entre professor e aluno.

No entanto, quando as crianças ou os adolescentes com TDAH que têm a oportunidade de falar sobre o que esperam da situação escolar verbalizam seus medos e angústias, possibilitam ao professor desenvolver recursos para lidar com as questões emocionais envolvidas.

Em pacientes com TDAH, é comum a presença recorrente de queixas físicas, como dores de cabeça e/ou dores de barriga, distrações, saídas constantes para ir ao banheiro ou beber água. Essas situações tendem a aparecer em momentos de forte tensão emocional e/ou cognitiva e precisam ser observadas com cautela por parte do professor. Este não pode desconsiderar a fala da criança, mas também não deve reforçar que ela tenha a oportunidade de sair das situações. É bastante importante que esses momentos sejam identificados e evitados em situações futuras ou mesmo conversados em momentos particulares com o aluno para que o paciente possa nomear essas situações, atribuir sentimentos a elas e desenvolver recursos para lidar com suas dificuldades.

Em casos mais graves, é extremamente necessário que se movimentem, por isso quando se observa que estão demonstrando estar mais agitados o professor poderá solicitar que o ajude apagando a lousa, que peguem algum objeto em determinado lugar na sala e até mesmo orientar para que saia da sala sem que isso deixe o aluno em exposição ou comprometa o andamento da aula e do conteúdo pedagógico.

Já que existe um problema evidente em sala de aula, o professor deve fazer a seguinte pergunta: quantos alunos parecem estar inquietos? Em qual momento as solicitações para saírem da sala ocorrem? Quais alunos demonstram desinteresse? Durante uma atividade mais complexa que requeira maior demanda cognitiva, como você os avalia? Entre outros questionamentos, é preciso mapear as situações que ocorrem e avaliar como estão sendo as aulas, se são motivadoras?

Relatos de professores avaliando suas práticas pedagógicas concluíram que, após mudarem as estratégias, verificaram uma mudança de comportamento nas crianças, assim como também o envolvimento na sala de aula, descartando qualquer possibilidade de indicação para uma avaliação médica. Outro fator importante é a questão de que o professor deve ouvir a criança. Algum problema pode estar acontecendo e a criança se nega a falar, por medo ou vergonha, mas com atitudes indica pedir socorro de maneira velada.

"Vale dizer que existe algum interesse, algum móvel que motiva a ação. O desenvolvimento da inteligência permite, sem dúvida, que a motivação possa ser despertada por um número cada vez maior de objetos ou situações. Todavia, ao longo desse desenvolvimento, o princípio básico permanece o mesmo: a afetividade é a mola propulsora das ações e a razão está a seu serviço"[43].

Descartando as possibilidades e permanecendo os comportamentos que dificultam o andamento da proposta diária, o contrato pedagógico pode ser um aliado.

A comunicação com todos os integrantes da sala, assim como com os colegas e os coordenadores, é fundamental. As situações e as dificuldades enfrentadas devem ser elaboradas em grupo e as alternativas para a resolução devem ser questionadas e estruturadas pelo grupo. Assim, as decisões e as conclusões não remetem a algo imposto pelo professor, nem punitivo, mas de maneira sutil trazem a possibilidade de ajuda à integração do grupo com metas que conseguirão ser atingidas.

Práticas pedagógicas – processos fundamentais

Coleta de dados

Deve ser realizada por meio de um roteiro previamente elaborado, sendo a entrevista semiestruturada dividida em partes: dados pessoais, dados escolares, socialização e preferências.

Cabe ao responsável pela criança/adolescente passar as informações e ao entrevistador explorá-las, levando em conta que as informações que estão nas entrelinhas são muito significativas.

A criança também deve fazer parte dessa coleta de dados. O dar ouvidos à criança, ao escutar suas queixas e suas práticas diárias que causam prazer ou desprazer, abre a possibilidade de uma relação mais estreita, estabelecendo um vínculo inicial entre professor e aluno.

Recompensa imediata

Os objetivos pedagógicos e comportamentais selecionados pelo professor devem ser pontuados para a criança e, semanalmente e/ou diariamente, ela e os pais devem ter um retorno com relação a conquistas e dificuldades, permitindo a reconsideração dos objetivos e a construção de novas estratégias para atender ao planejamento.

Comportamentos adequados

Evitar o uso de discursos longos. As considerações devem ser pontuais, e a comunicação e a compreensão de ambas as partes devem ser garantidas. Os combinados devem ser frequentemente recordados, e o cumprimento é essencial para uma possível mudança. Porém, a realização desses combinados na criança com TDAH envolve o planejamento, a flexibilidade mental e o controle de impulsos que está bastante comprometido nessa doença. Portanto, a criança necessita de auxílio e quadros de metas curtas diárias; e, ao conseguir cumprir seus objetivos, a recompensa com elogios e/ou prêmios deve ser imediata.

Flexibilização nas atividades e orientação

As ações pedagógicas devem ser planejadas e estruturadas com a finalidade de atender as particularidades individuais. É muito importante que a criança aprenda técnicas para facilitar o processo de aquisição de novas aprendizagens, conduzindo a ressignificação de maneira mais prazerosa.

A aprendizagem consegue assim fortalecer os vínculos, para então permitir intervenções de maneira mais eficiente. A responsabilidade do professor é tornar a aprendizagem significativa e desenvolver a autonomia intelectual.

Segundo Freire, o ato de estudar, de conhecer é difícil, sobretudo exigente. É preciso, porém, que os educandos descubram e sintam a alegria nele embutida, que dele faz parte, sempre disposta a tomar todos quantos a ele se entreguem.

Mediação no desenvolvimento de novas habilidades

As questões emocionais, de autoestima baixa e situações em que o funcionamento familiar é precário podem interferir no processo de aprendizagem, mas não podem ser justificativas para que não haja uma mobilização do professor para auxiliar na estimulação e na descoberta de novas habilidades.

Para a aprendizagem de crianças e adolescentes com o diagnóstico de TDAH, o reforço positivo aos acertos e cumprimentos de metas e objetivos estabelecidos deve fazer parte de uma rotina[44]. O trabalho deve envolver clareza comunicativa e reflexões construtivas e imediatas. Essas orientações devem envolver não só a escola, mas também os pais, sempre na busca de promover a autoestima da criança.

O número de metas e objetivos a serem atingidos pela criança também deve ser limitado e afixado em locais de fácil acesso, porém sem exposição indevida em casa e na sala de aula. Os combinados podem estar afixados na mesa ou no caderno do aluno de forma discreta, porém visível.

Os combinados devem ser claros e estabelecidos em comum acordo com os pais e o aluno. São fundamentais a participação e a presença dos pais no ambiente pedagógico, conhecendo as expectativas da escola e do conteúdo pedagógico proposto e esclarecendo as atividades no ambiente domiciliar que podem auxiliar a construção e a formação de conhecimentos prévios para a construção pedagógica.

É importante também que o professor utilize recursos variados no momento do ensino com o envolvimento de vários canais sensoriais na mesma aprendizagem. Dessa forma, cores, sons e cheiros poderão se unir com imagens e palavras para reconstruir as informações no caso de desatenção. O movimento da criança pode também ser utilizado para compor o conteúdo pedagógico por meio da escrita "no ar" ou de desenhos que resumam ou completem conteúdos pedagógicos propostos pelo professor.

O tempo também é uma variável importante para o aprendizado. Considere o monitoramento externo por meio de relógios e/ou cronômetros de forma sem a visualização da criança para não causar estresse ou ansiedade. Em casos de dificuldades na organização temporal, o monitoramento das ações deve ser considerado, explicando para a criança o tempo que ela leva e estabelecendo pequenas metas que a auxiliem a atingir os objetivos.

A dificuldade no planejamento, na organização e no monitoramento das atividades é uma condição intrínseca a esses quadros. Dessa forma, os pais e os professores devem auxiliar as crianças muitas vezes até prevendo as dificuldades e estabelecendo pequenas metas e objetivos para que a criança adquira os con-

340 Psiquiatria da infância e adolescência: cuidado multidisciplinar

ceitos de forma gradativa. O mesmo deve ser definido com relação a eventos sociais, festas e comportamentos em grupo.

▶ TRANSTORNOS MOTORES DO DESENVOLVIMENTO

Os transtornos motores do desenvolvimento são formados por três grupos distintos: o transtorno do desenvolvimento da coordenação, o transtorno do movimento estereotipado e os transtornos de tiques (incluindo transtorno de Tourette)[1], cuja característica básica fundamental é alteração precoce de habilidades motoras, com prejuízo no controle, marcha ou a presença de movimentos estereotipados e tiques. É fundamental para esse diagnóstico que essas alterações motoras não sejam primariamente decorrentes de atraso do desenvolvimento cognitivo ou devidas a um transtorno global do desenvolvimento (como é o caso do TEA) ou por conta de uma condição orgânica (como a paralisia cerebral)[45].

Assim como outras condições, os transtornos motores exigem uma avaliação clínica bastante rigorosa, na qual é avaliada a presença de alterações neurológicas ou ortopédicas para que elas possam receber tratamentos específicos. No entanto, o tratamento farmacológico é por vezes restrito, por isso as terapias psicológicas (em especial destaque a terapia psicomotora) e as demais abordagens terapêuticas têm papel de destaque. Por essa razão, será dado especial enfoque à avaliação e à intervenção psicomotora e à psicoeducativa.

Tratamento psiquiátrico

A avaliação clínica inicial exige que se descarte a presença de comprometimento motor secundário a lesões no córtex motor, doenças neurológicas ou alterações sensoriais, além de outros transtornos do neurodesenvolvimento (como o TEA e a deficiência intelectual). Além disso, é importante avaliar se essas alterações motoras não são secundárias a tratamentos farmacológicos de outras condições psiquiátricas ou não, como ocorre com o uso de antipsicóticos, psicoestimulantes ou antiepilépticos[46].

O tratamento do transtorno do desenvolvimento da coordenação e o transtorno do movimento estereotipado será principalmente não farmacológico. Somente será indicado tratamento farmacológico com a presença de comorbidades como depressão, ansiedade, TDAH ou comportamentos disruptivos (agressividade, irritabilidade ou autolesão).

Em crianças com transtorno do movimento estereotipado, em especial aquelas que apresentam comportamento autolesivo e com gravidade clínica moderada a grave, são utilizadas as intervenções farmacológicas com o intuito de reduzir os movimentos que possam provocar lesões graves. Existem evidências de respostas com o uso de antipsicóticos atípicos e alguns relatos pouco consistentes sobre o uso de inibidores seletivos da recaptura de serotonina[47] e antiepilépticos, porém os resultados não são consistentes. Os principais estudos com uso de medicações em movimentos estereotipados envolvem pacientes autistas e não somente portadores do transtorno do movimento estereotipados apenas.

Já os transtornos dos tiques, que incluem o transtorno de Tourette (TT), os transtornos de tiques crônicos e transitórios, apresentam, em certas condições, a indicação de tratamento farmacológico, havendo classes específicas de medicamentos indicados e também guias referenciados (os chamados *guidelines*) que, apesar de priorizarem primariamente intervenções psicoeducacionais e outras abordagens terapêuticas (como terapia de reversão de hábitos e terapia familiar), apresentam evidências relativas ao uso de certos grupos de medicações no tratamento agudo e crônico dos tiques, principalmente em casos de difícil controle[48,49].

O uso de medicações no tratamento dos tiques será destinado aos casos em que não se obtém uma resposta satisfatória às intervenções não farmacológicas ou àqueles em que a intensidade, a gravidade, a refratariedade e o comprometimento produzido pelos sintomas na vida da criança ou adolescente se tornam muito significativos. A Tabela 4 mostra os principais grupos farmacológicos utilizados no tratamento dos tiques.

Os principais medicamentos utilizados no tratamento farmacológico dos tiques são os antipsicóticos, com principal destaque para o haloperidol e a pimozida (primeira geração ou típicos) e aripiprazol e risperidona (segunda geração ou atípicos), cuja evidência de eficácia já se encontra bem estabelecida.

As medicações alfa-agonistas utilizadas para o tratamento para hipertensão arterial são também bastante usadas. Os principais representantes são a clonidina e a guanfacina (esta ainda não disponível no Brasil). O custo é baixo, e elas possuem menos riscos relacionados a alterações metabólicas (aumento de peso e do perfil lipídico) e da prolactina, além de menor risco de sintomas extrapiramidais. O principal cuidado é com a introdução lenta e gradual pelo risco de sedação, hipotensão e hipertensão-rebote (no momento da retirada). A resposta às medicações alfa-agonistas é bastante variável, havendo pacientes que respondem muito bem e outros que não apresentam nenhuma resposta. Mas é necessário aguardar um tempo para resposta, que pode variar de alguns dias a algumas semanas.

Em casos mais graves, cujo controle dos tiques é bastante precário e em que medidas de suporte se mostram pouco eficazes e as medicações mais utilizadas não foram efetivas, pode-se optar por outros esquemas medicamentosos, mas alguns ainda estão em fase experimental, sendo necessários mais estudos. O

342 Psiquiatria da infância e adolescência: cuidado multidisciplinar

TABELA 4 Principais grupos farmacológicos utilizados no tratamento dos tiques

Medicações	Classe	Nível de evidência	Doses de início (mg)	Doses terapêuticas (mg)
Haloperidol (Haldol®)	Antipsicótico	A	0,25-0,5	1-4
Pimozida (Orap®)	Antipsicótico	A	0,5-1,0	2-8
Risperidona (Risperdal®)	Antipsicótico	A	0,25-0,5	1-3
Flufenazina	Antipsicótico	B	0,5-1,0	1,5-10
Tiaprida (Tiapridal®)	Antipsicótico	B	50-150	150-500
Olanzapina (Zyprexa®)	Antipsicótico	C	2,5-5,0	2,5-12,5
Sulpirida (Equilid®)	Antipsicótico	C	100-200	200-1.000
Aripiprazol (Abilify®)	Antipsicótico	C	2,5-5,0	5-15
Clonidina (Atensina®)	Alfa-agonista	B	0,0025-0,005	0,1-0,3
Guanfacina	Alfa-agonista	B	0,5-1,0	1-3
Toxina botulínica		B	30-300 (U/injetável)	
Tetrabenzine (Xenazine®)		C	12,5-25	25-150
Baclofeno	Relaxante muscular	C	10	40-60
Patch de nicotina		C	7	7-21

Fonte: baseada em Hartmann e Worbe, 2013[50].

Quadro 3 enumera os principais esquemas e as propostas de intervenção em casos refratários.

É importante ressaltar que os transtornos de tiques apresentam como indicação principal intervenções multidisciplinares, que serão descritas a seguir. Mas, quando se faz necessário o uso de medicação, esta deve ser introduzida com enfoque nos sintomas-alvo, visando a melhorar o desenvolvimento e a funcionalidade que está comprometida com a presença dos tiques.

Terapia psicológica

Abordagem psicoeducacional

São importantes a identificação precoce e o tratamento adequado dessas crianças e adolescentes para que eles possam conviver harmoniosamente no ambiente social.

13 ■ Interv. mult. em crianças e adolesc. com déficit de atenção e hiperatividade 343

QUADRO 3	Principais esquemas e propostas de intervenção em casos refratários
O que é recomendado quando há dificuldades para tratar pacientes com Tourette e tiques?	

Estratégias farmacológicas
Para o tratamento de Tourette e tiques graves, refratários ou que não responderam adequadamente ao uso de antipsicótico ou alfa-agonista, pode-se considerar:
1. Combinação de antipsicótico com alfa-agonista ou benzodiazepínico (clonazepam) (nível de evidência A/C)
2. Uso de flufenazina (nível de evidência B)
3. Utilizar medicações menos estabelecidas ou menos utilizadas para tiques:
A. Pramipexol (agonista dopaminérgico)
B. Baclofen (agente gabaérgico)
C. Antiepiléptico (topiramato ou levetiracetam)
D. Tetrabenazine

Novas estratégias para o tratamento do Tourette refratário: quando as medicações falham?

A utilização desses recursos está restrita, até o momento, a adolescentes mais velhos (acima dos 15 anos) e adultos:
1. Utilização da toxina botulínica nos casos de Tourette grave em que os tiques são localizados
2. Estimulação magnética transcraniana nos casos de Tourette grave em que os tiques provocam lesões significativas
3. Estimulação cerebral profunda para os casos de Tourette grave em que os tiques provocam lesões significativas

Fonte: adaptada de Coffey, 2015[51].

Após a confirmação do diagnóstico de transtorno de tique ou transtorno de Tourette (TT), é fundamental a orientação psicoeducacional, que visa a oferecer informações sobre a doença aos pais e aos portadores, aos professores e aos colegas. Em primeiro lugar, deve-se eliminar a falsa ideia de que os tiques são voluntários e deixar claro que, apesar de os pacientes terem consciência prévia de sua ocorrência e eles parecerem intencionais, eles fazem parte de um quadro clínico persistente e não são frutos de "problemas emocionais", "estresse", "fadiga" ou "trauma"[52].

Entretanto, é necessário esclarecer aos pais e aos professores que há tiques desencadeados por estímulos sensoriais que podem ser visuais, auditivos ou sequências sensoriais. São exemplos a coprolalia e a copropraxia (palavras e gestos obscenos), que podem resultar em cenas e situações embaraçosas[52].

A terapia de reversão de hábito

A intervenção psicológica inclui orientação aos pais e aos familiares, assim como àqueles que convivem com a criança ou o adolescente, como seus educadores. É importante fornecer informações a respeito da doença, suas características e o modo de lidar com o paciente. Deve-se cuidar para que ocorra o mínimo de estigmatização e evitar atitudes superprotetoras que favoreçam a manipulação do ambiente por parte do indivíduo.

Piacentini et al.[53] realizaram um estudo randomizado e controlado com indivíduos entre 9 e 17 anos com diagnóstico prévio de TT ou tiques crônicos com intervenção comportamental abrangente em comparação com a terapia de suporte e educação, resultando em melhora significativa na gravidade dos sintomas nesses pacientes. Segundo esses autores, terapias comportamentais são as intervenções psicológicas mais utilizadas, sendo a terapia de reversão de hábitos (TRH) a de primeira escolha como método de supressão de tiques[54]. Desde então, utiliza-se em transtornos de tiques a TRH combinada com prevenção de resposta. Resultados de revisão sistemática da literatura reforçam as conclusões das diretrizes europeias publicadas sobre os tratamentos comportamentais e psicossociais para TT e outros transtornos de tiques[55], que sugerem que a TRH é uma opção de tratamento eficaz para reduzir a gravidade dos tiques em todas as idades[56].

Azrin e Peterson[57] relataram que a TRH consiste em vários componentes, incluindo a formação da consciência com treinamento de automonitoramento, relaxamento e treinamento de resposta competitiva. Pode ser administrada sozinha ou como parte do tratamento multimodal. Consiste basicamente em ensinar o paciente a perceber quando os tiques vão ocorrer para então tentar suprimi-los, modificá-los ou substituí-los por outro, menos incômodo. Uma manifestação desagradável e embaraçosa, como acenar para pessoas desconhecidas, pode ser modificada, com esforço e treino, para uma atitude mais aceitável ou imperceptível, como passar a mão no cabelo ou no corpo. É importante deixar claro para os portadores e seus familiares que o objetivo principal desse treino é a diminuição da complexidade dos tiques, a fim de chamarem menos atenção e não os eliminar completamente[52].

Os protocolos de tratamento com TRH podem diferir entre os estudiosos dessa técnica com relação aos elementos específicos incorporados na intervenção e também na frequência com a qual foram administrados. Piacentini et al.[53] indicaram oito sessões, enquanto Verdellen et al.[58] adotaram um protocolo com dez sessões.

Será descrita, aqui, a versão desenvolvida por Azrin e Nunn[56], utilizada por Hounie e Miguel[52].

Apresentação da técnica de reversão de hábito[52]

1. Descrição do tique – identificar junto com a criança ou o adolescente os tiques que eles costumam emitir, descrevendo-os fisicamente (pode-se utilizar um espelho para facilitar a observação pelo paciente).
2. Identificação do tique – identificar quando o tique é emitido (o terapeuta avisa a criança ou o adolescente sobre o momento da ocorrência do tique até que eles mesmos consigam identificar esse momento).
3. Ficar alerta – auxiliar na identificação do momento anterior ao que o paciente vai emitir um tique. É necessário que a criança ou o adolescente tenham identificado a etapa anterior e conheçam suas próprias sensações que antecedem a ocorrência do tique. Com a ajuda do terapeuta, eles aprendem a ficar alerta para uma possível emissão do tique.
4. Conscientização do tique – a criança ou o adolescente são encorajados a descrever as pessoas que estão ao seu redor, os lugares e as situações nas quais os tiques acontecem.
5. Desenvolvimento de um comportamento competitivo ao tique – é possível identificar algum comportamento que, se feito no momento em que se sabe que o tique vai ocorrer, possa inibir sua emissão. Esse comportamento competitivo ao tique costuma ser alguma ação corporal, por exemplo, uma criança com o tique de repuxar o pescoço pode ser ensinada a olhar para a frente com o queixo ligeiramente para baixo, enquanto gentilmente enrijece os músculos do pescoço por 1 minuto ou até que a vontade vá embora. Para tiques vocais, utiliza-se a respiração diafragmática de maneira lenta e rítmica.
6. Revisão de comportamentos indesejáveis – identificar os comportamentos (que podem ser tiques) que não tenham sido adequados às situações vividas e procurar trabalhar principalmente comportamentos concorrentes para os comportamentos indesejáveis.
7. Suporte social – toda vez que a criança ou o adolescente conseguirem ficar um tempo sem emitir um tique ou realizar um comportamento competitivo no lugar dele, o terapeuta reforça a resposta com elogio (reforço social) ou algo que seja gratificante (reforçadores consumíveis, manipuláveis, simbólicos).
8. Exposição pública – a partir do momento em que a criança ou o adolescente conseguirem controlar os tiques utilizando comportamentos competitivos no consultório, inicia-se a fase de tentar fazer o mesmo em diversas situações de seu dia a dia.
9. Treino de generalização – o terapeuta programa para que o controle dos tiques e os comportamentos competitivos sejam extrapolados para outros ambientes e com outras pessoas.

Com isso, é possível organizar o tratamento em quatro fases:

- Nas etapas 1, 2, 3 e 4, o objetivo principal é desenvolver e melhorar a consciência do paciente acerca de seus tiques. Assim, a criança ou o adolescente deverão, ao final dessa fase, ser capazes de reconhecer a ocorrência e descrever os tiques.
- A etapa 5 estimula a adoção de comportamentos alternativos (competitivos), ou seja, aqueles que o paciente deve realizar no lugar dos tiques.
- As etapas 6, 7 e 8 são utilizadas para aumentar e sustentar a motivação das crianças ou dos adolescentes durante o tratamento.
- A nona e última etapa tem como objetivo promover a generalização dos ganhos obtidos durante o tratamento. O paciente é orientado a utilizar no dia a dia os procedimentos aprendidos durante as nove etapas do treinamento. Com a prática, os pacientes são capazes de completar as respostas competidoras sem atrapalhar as atividades de rotina.

A TRH requer tempo e persistência por parte dos pacientes e de seus familiares, pois muitas vezes é difícil obter um grau satisfatório de controle dos tiques, especialmente se eles forem muito complexos. O treino pode ser estressante e cansativo, pois exige auto-observação e controle constantes.

O papel da família

Em alguns tipos de tiques e no TT, os movimentos e as vocalizações são muitas vezes estranhos, bizarros e constrangedores para os familiares que não sabem como reagir a isso.

Em primeiro lugar, os pais devem se empenhar em propiciar ao seu filho com tique ou TT um desenvolvimento normal, dedicando, na medida do possível, maior tempo a atividades prazerosas ou produtivas. A colaboração da família no tratamento é muito importante, pois dá suporte emocional e ajuda o paciente a observar e descrever a presença dos sintomas. Os pais devem tratar a ocorrência dos movimentos e/ou vocalizações de forma natural, sem valor moral. Conversar com a escola e outros ambientes frequentados pela criança ou adolescente, sem receio de que seu filho seja rotulado ou discriminado, também é atitude positiva dos pais.

A família também pode ajudar nos procedimentos da TRH, pois o treino deve continuar em casa, garantindo a generalização, que é muito importante para o paciente ter segurança quando estiver em outros ambientes, uma vez que os tiques aparecem justamente nessas situações. O terapeuta costuma pedir para os familiares que ajudem no treino de atenção (identificação das situações em que podem ocorrer o tique e os sentimentos premonitórios); no treino de resposta concorrente (identificação de algum comportamento físico potencialmente concorrente para substituir o tique) e reforçá-lo; e no apoio social (dando dicas a respeito de quando usar respostas concorrentes e reforçando socialmente ou dispondo de algo importante para a criança ou o adolescente quando eles conseguirem fazer as tarefas).

É muito importante que os pais e outros familiares se preocupem com a atenção dada a essas crianças e adolescentes, pois essa atenção pode funcionar como reforçador para a manutenção dos tiques. Portanto, o melhor a ser feito é evitar tratá-los como diferentes, com problemas e evitar que façam uma relação entre o tique e a atenção dos pais. Contudo, a família pode ajudar, procurando se informar ao máximo sobre os transtornos e trabalhar em conjunto com o terapeuta e a escola.

▶ TRANSTORNOS DA COMUNICAÇÃO

Os transtornos da comunicação[1] apresentam importante impacto no desenvolvimento social e emocional e na aprendizagem formal. O diagnóstico e a intervenção precoce são fundamentais para mitigar esse impacto ao longo da vida do indivíduo, bem como possibilitar o desenvolvimento de recursos e estratégias tanto para a criança portadora do problema como para a família, visto que muitos desses transtornos já apresentam dificuldades no contexto intrafamiliar. A seguir, relatam-se as principais abordagens terapêuticas gerais e específicas realizadas pela equipe multidisciplinar.

Tratamento psiquiátrico

Os transtornos da comunicação não apresentam tratamento farmacológico específico, exceto quando se está tratando alguma comorbidade psiquiátrica associada (p. ex., um quadro de ansiedade associado ao transtorno de fluência da fala). Entretanto, é fundamental dentro do processo diagnóstico que condições médicas gerais e psiquiátricas sejam investigadas e tratadas quando presentes, pois do contrário o tratamento principal, que é o fonoaudiológico, estará seriamente comprometido.

O tratamento específico para transtornos psiquiátricos comórbidos principais, como transtorno depressivo, ansioso e outros está descrito em outros capítulos deste livro, por isso não é novamente detalhado aqui.

Terapia fonoaudiológica

Transtornos de linguagem

Entre as abordagens que envolvem os transtornos de linguagem, existem desde abordagens específicas para habilidades comunicativas e linguísticas (fonologia, sintaxe, semântica e pragmática) até abordagens mais holísticas, que envolvem habilidades comunicativas e variações nos ambientes comunicativos e físicos para a estimulação em ambientes reais de comunicação. Dessa forma, as intervenções nos transtornos de linguagem podem envolver:

- Modificações ambientais no ambiente familiar e/ou escolar para a estimulação e a reformulação das capacidades linguísticas da criança.
- Atividades e intervenções em ambientes naturais da criança.
- Intervenções específicas no ambiente terapêutico em abordagens lúdicas e/ou estruturantes, assim como a combinação dessas abordagens.

Cabe ao fonoaudiólogo identificar e determinar quais as abordagens mais específicas com base no perfil da avaliação individual da criança, na gravidade do quadro, em fatores biológicos e ambientais envolvidos e nas necessidades comunicativas.

Entre as abordagens mais utilizadas, destacam-se:

- Técnicas de intervenção comportamental: envolvem o ensino de comportamentos mais funcionais, usando técnicas básicas associadas aos métodos comportamentais. Devem-se examinar as situações comunicativas de forma extremamente refinada a ponto de reconhecer quais os comportamentos que acabam por desencadear determinadas respostas e realizar ajustes para o aumento dos comportamentos linguísticos/comunicativos adequados e a extinção dos comportamentos linguístico-comunicativos inadequados.
- Intervenções dirigidas pelo clínico: por meio de uma avaliação precisa, o profissional seleciona os objetivos e as metas, estímulos a serem organizados e utilizados, tipo de reforço e construção da situação terapêutica.
- Intervenções centradas na criança: a estimulação da linguagem ocorre de forma indireta pela simulação de situações comunicativas e pela construção de *settings* comunicativos em que a criança deve se esforçar para ampliar a sua linguagem e tornar a situação comunicativa eficaz. Essa abordagem é utilizada normalmente com crianças pequenas. O terapeuta pode levar a criança a situações que envolvam a repetição da fala, modificações do padrão produzido inicialmente pela criança ou mesmo a construção de

elementos comunicativos e linguísticos em conjunto com o terapeuta.

- Intervenções com o envolvimento de pares e/ou familiares: utilização de intervenções diretas e individualizada conjunta com a presença de pais e/ou crianças da mesma faixa etária, visando à construção de oportunidades linguísticas mais intensas e reais, assim como modelos de estimulação a serem reforçados fora do ambiente clínico.

Independentemente da abordagem utilizada, brincadeiras simples podem se tornar rotina entre os pais, as crianças e os professores em sala de aula para que a linguagem oral possa ser utilizada em sua plenitude.

Uma proposta é ajudar a criança a "traduzir" seus comportamentos em palavras sempre envolvendo o contexto. Dessa forma, pode-se mostrar para as crianças que grande parte das suas ações físicas e pensamentos pode ser representada por sons, que são mais facilmente compreendidos e aceitos socialmente.

Assim, por exemplo, uma criança que tem o hábito de morder ou empurrar um colega pode aprender a reconhecer a emoção que a leva a ter esse tipo de comportamento e, assim, pode ser capaz de utilizar a fala para dizer que está muito brava ou nervosa com a determinada situação e pedir ajuda e/ou intervenção do pai ou do professor.

Torna-se fundamental o acompanhamento das crianças para se conhecer as habilidades comunicativas e as capacidades de leitura ambiental para a adequação das habilidades comunicativas. Incentivar a expressão e a adequação das habilidades comunicativas é essencial para o sucesso na intervenção.

Há várias linhas teóricas em que se baseiam as intervenções em crianças e adolescentes com transtornos psiquiátricos. Todas enfatizam a necessidade de que as ações realizadas no contexto terapêutico possam ter uma continuidade em situações de vida real e principalmente no contexto educacional[59]. O alvo da intervenção deve ser definido por uma avaliação bem estruturada, que deve ser organizada considerando-se as queixas funcionais e as habilidades comunicativas da criança.

É necessário verificar o estágio linguístico da criança. No caso de crianças pré-linguísticas, as abordagens mais recomendadas são as comportamentais com o uso de reforços ambientais para aumentar a frequência e a utilização dos estímulos-alvo. Essas abordagens terapêuticas requerem intervenções intensas com relação à frequência e à intensidade dos estímulos e dos reforçadores, além de intenso controle por parte do terapeuta com relação à gradação da apresentação dos estímulos.

Estratégias de intervenção pragmáticas envolvem, sobretudo, o aumento da frequência da forma e da funcionalidade da linguagem. O primeiro passo é considerar a intenção comunicativa da criança. Ela deve ter o desejo de interação e/ou comunicação. Em casos mais graves, como no TEA, deve-se aproveitar as situações e necessidades de vida diária da criança, como a alimentação, para introduzir a troca com o interlocutor.

A intervenção deve focar os aspectos positivos e responsivos na interação entre a criança e o terapeuta para que o desejo da permanência na situação comunicativa possa ser enfatizado.

Deve-se estimular o reforço das vocalizações e/ou das verbalizações e a contextualização das emissões no contexto comunicativo e situacional, mostrando assim que a necessidade na situação comunicativa foi compreendida pelo interlocutor. Porém, deve-se também estimular a melhora e o refino das habilidades comunicativas por meio de reforçadores mais específicos e do aumento da complexidade linguística verbal, vocal e gestual. Assim, elementos como o tônus dos órgãos fonoarticulatórios, padrões das funções neurovegetativas, fonologia e a sintaxe podem ser (e na maior parte das vezes são) secundários à estimulação das habilidades comunicativas e inter-relacionais.

Em uma abordagem cognitiva, é necessário considerar o controle e a situação funcional dos processos cognitivos primários como os canais sensoriais dos processamentos visual e auditivo, atenção e as memórias relacionadas aos processos necessários para a utilização e a organização dos elementos linguísticos.

Quando se consideram os processos das memórias linguísticas envolvidas, deve-se promover a estimulação das memórias implícitas fonéticas e fonológica; sintática e as memórias explícitas semânticas e contextuais. Cada um desses processos cognitivos precisa ser avaliado, e deve ser realizada a intervenção conjunta com a utilização funcional da linguagem, promovendo assim a integração entre os processos e o processamento da informação. Com a reestruturação dos processos cognitivos envolvidos no processamento, o foco deve ser os processamentos linguísticos mais "altos" com interferência direta das funções executivas, principalmente em nível textual.

A estimulação de processos que visem às habilidades relacionadas a memória operacional, produção, organização e flexibilidade mental envolvidas nos aspectos discursivos deve ser enfatizada. Os processos e os processamentos cognitivos devem considerar aspectos verbais e não verbais da comunicação, trabalhando habilidades linguísticas variadas com relação direta no contexto funcional da comunicação. Aspectos entonacionais e melódicos da fala, expressão e organização dos componentes emocionais no discurso, reconhecimento de faces e leitura ambiental também devem ser enfocados.

É a avaliação da linguagem que proporciona o planejamento da situação interventiva com relação aos aspectos que devem ser mais valorizados, a ordem e a organização geral do processo terapêutico.

Transtorno da fala

O transtorno da fala, também chamado de distúrbio articulatório, envolve a dificuldade de produção de determinados sons da fala (fonemas), tornando a produção de difícil compreensão. Não necessariamente envolve dificuldades de expressão e/ou compreensão do pensamento ou falhas na intenção comunicativa. No processo terapêutico, está envolvido o aumento da percepção e tônus dos órgãos fonoarticulatórios e funções neurovegetativas. Entre os processos de intervenção mais conhecidos e trabalhados, estão:

- Intervenção entre os pares mínimos: baseia-se na percepção auditiva e, posteriormente articulatória, de dois fonemas considerados pares mínimos, ou seja, que se diferenciam sob um único aspecto (modo de articulação, ponto de articulação, ressonâncias nasal, bucal e vibração de pregas vocais).
- Intervenção entre múltiplas oposições: percepção auditiva e posteriormente articulatória de vários fonemas que possuam distinções múltiplas ao mesmo tempo.
- Intervenção com base no vocabulário: pela escolha de palavras que possuam os fonemas em questão, possibilitar a percepção e posteriormente a produção dos fonemas.
- Desenvolvimento da consciência fonológica: envolve atividades de consciência silábica e posteriormente dos fonemas da lingual por meio de atividades como rimas, aliterações, omissões, substituições e inversões de fonemas.
- Intervenção metafonológica: envolve a discriminação de traços acústicos como frequências e intensidades acústicas para facilitar a percepção dos traços discriminatórios dos fonemas em questão.

Transtorno da fluência com início na infância

Entre as diversas abordagens para os transtornos de fluência na infância e na adolescência, há pouca concordância entre os pesquisadores sobre os métodos e as intervenções mais eficazes para a estimulação.

- Técnicas diretas e indiretas: envolvem modificações ambientais e intervenções diretas com a criança. O objetivo é facilitar a fluência por meio de mudanças ambientais e modificações nas atitudes, sentimentos e aspectos da interação diária entre os pais e a criança, promovendo assim a redução do estresse e da velocidade de fala por parte da criança. As abordagens diretas com a criança são aplicadas quando ela está consciente da disfluência e/ou gagueira e prejuízos secundários às alterações. Envolve a aplicação de técnicas comportamentais, como a inclusão de pausas durante a produção da fala espontânea, e técnicas de relaxamento da respiração.

- Técnicas diretas de intervenção: envolvem a diminuição da tensão durante a fala, assim como o ensino de diferentes padrões de velocidade e fluência de fala. Entre as técnicas diretas de intervenção, há aquelas que envolvem o automonitoramento auditivo por meio da gravação de vídeos e outras que envolvem o controle e a regulação dos padrões respiratórios.

Transtorno da comunicação social pragmática

Para as intervenções nos transtornos da comunicação social pragmática, são comumente utilizadas as técnicas comportamentais, como:

- Análise do comportamento aplicada (ABA): foco nas relações entre o comportamento comunicativo e/ou linguístico e o ambiente. Envolve modificações ambientais para modificar, assim, a situação comunicativa e, consequentemente, o comportamento linguístico.
- TCC: envolve o trabalho e o treino cognitivo por meio da reflexão e do desenvolvimento de estratégias cognitivas, como a mudança do pensamento ou de padrões cognitivos que levam o indivíduo a modificar o seu comportamento.
- Intervenções com a mediação dos pais e/ou pares: visam a instrumentalizar os pais e/ou os colegas para que por meio das intervenções focais e diretas possam proporcionar à criança a possibilidade real de elaboração e (re)construção de situações comunicativas e linguísticas.

◗ TRANSTORNOS ESPECÍFICOS DE APRENDIZAGEM

Como já descrito no Capítulo 1, os transtornos específicos da aprendizagem somente poderão ser identificados a partir do início da escolarização e da aprendizagem formal, apesar de alguns atrasos de linguagem poderem estar presentes anteriormente.

É fundamental que o diagnóstico diferencial com outras condições que possam levar a dificuldades acadêmicas, como TDAH, transtorno da eficiência intelectual, TEA, prejuízos sensoriais ou questões emocionais e culturais possa ser avaliado simultaneamente, para que o diagnóstico não fique comprometido. A seguir, discutem-se as principais abordagens dentro do processo diagnóstico e terapêutico desse grupo.

Tratamento psiquiátrico

Assim como nos transtornos da comunicação, não existe tratamento farmacológico para os transtornos específicos de aprendizagem, exceto para as condições comórbidas (psiquiátricas e clínicas). Muitas vezes, a avaliação psiquiátrica é solicitada por dificuldades pedagógicas acompanhadas de problemas comportamentais que pioram dentro do ambiente escolar, em especial oposição à figura de autoridade, dificuldades de relacionamento com pares, recusa em ir para a escola e baixo rendimento nas notas. Não é incomum que essas crianças tenham passado por outras escolas ou profissionais que tenham focado sua avaliação e intervenção no comportamento-problema (p. ex., brigas com os pares) sem avaliar a situação em um contexto mais amplo. Frequentemente, a dificuldade escolar poder estar relacionada a um problema específico de aprendizagem, levando a criança ou o adolescente a se desinteressar pela escola e a desenvolver comportamentos disruptivos. Por essa razão, o psiquiatra da infância e da adolescência precisa sempre ter em mente, considerando a prevalência dos transtornos de aprendizagem e o seu caráter crônico e pervasivo, a possibilidade de se tratar de um caso de transtorno específico de leitura, escrita ou da aprendizagem da matemática em crianças com problemas escolares. Para tanto, a avaliação psiquiátrica deve estar atrelada à avaliação psicopedagógica/fonoaudiológica e é necessário que ambos os profissionais possam discutir o caso conjuntamente para que o diagnóstico preciso e a intervenção adequada possa ser realizada.

Terapia psicológica

Algumas crianças e jovens vivem histórias sucessivas de fracassos escolares, o que as coloca em grande risco para desenvolverem baixa autoestima, sentimentos de inferioridade, ansiedade, depressão, comportamento desafiador opositivo, transtorno de conduta e dificuldade de entenderem por que não conseguem corresponder às expectativas do ambiente.

A experiência tem mostrado que o melhor modelo de psicoterapia para crianças e adolescentes para tratar os efeitos secundários dos transtornos da aprendizagem é o modelo integrado. As estratégias cognitivo-comportamentais somadas aos recursos de outras estratégias psicoterápicas são as melhores escolhas dentro do plano de tratamento.

Deve-se considerar que a condução do processo terapêutico exigirá do terapeuta habilidades específicas, que envolvem lidar com indivíduos que ainda não conseguem formular suas queixas nem compreender as relações com o ambiente por conta de sua pouca idade e características do seu desenvolvimento[60].

354 Psiquiatria da infância e adolescência: cuidado multidisciplinar

Segundo Conte e Regra[17], o processo terapêutico infantil inclui entrevista inicial com os pais, ou pais e irmãos, o estabelecimento do contrato entre os pais e a criança ou adolescente, além de uma entrevista individual com o paciente. Conte[16] orienta que as crianças ou os adolescentes sejam atendidos uma vez por semana, em sessões de 50 minutos; entretanto, em casos mais graves ou de difícil manejo, o processo deve ser iniciado com duas sessões por semana.

Primeira etapa: acolhimento da criança ou adolescente

Esclarecer para a criança ou o jovem o funcionamento da terapia, iniciando pela apresentação do terapeuta, do ambiente (*set* terapêutico), apresentar os objetivos do processo, as etapas e dar exemplos de atividades a serem realizadas durante as intervenções. Nessa fase, também é importante destacar a participação dos familiares e dos professores, além da própria responsabilidade da criança ou do adolescente no processo. Estabelecer um clima de confiança entre o terapeuta e o paciente para que seja fortalecida a aliança terapêutica e garantir sua participação especial no processo terapêutico, conhecendo as regras, a estrutura e os limites que compõem essa parceria. Sinalizar e garantir o sigilo profissional[61].

A seguir, o terapeuta deve buscar conhecer melhor o paciente, por meio de jogos e atividades que promovam a investigação de suas preferências, a autopercepção, os relacionamentos interpessoais e a percepção que ele tem dos problemas. Deve procurar saber sobre a motivação da criança ou do adolescente na participação ativa no processo.

Algumas técnicas de "perguntas e respostas" sob a forma de jogos (p. ex., conversinha) são úteis para a obtenção de informações importantes sobre essa criança ou adolescente. Por exemplo, "dê um apelido para você mesmo"; "diga o nome do seu melhor amigo"; "quem é mais bravo em casa: o pai ou a mãe? "o que você mudaria em si mesmo?"

Ao final, deve-se assegurar um tempo para brincadeiras descontraídas e prazerosas para a criança, fortalecendo assim o vínculo paciente-terapeuta e assegurando sua motivação para participar dos próximos encontros.

Segunda etapa: definição do objetivo – qual o problema a ser trabalhado?

A criança ou o adolescente devem participar ativamente da definição dos objetivos a serem atingidos com a terapia e, para isso, o terapeuta deve mediar claramente com o paciente o problema a ser tratado, não somente na opinião dos pais, mas seus próprios objetivos também. Em seguida, os dois farão uma exploração sobre os motivos pelos quais os tais problemas vêm ocorrendo e farão o levantamento de alternativas comportamentais, treinando com a criança novas soluções para o problema[17].

Terceira etapa: treino de novas soluções para o problema

Nesta fase, a criança ou o adolescente deverão estar mais conscientes de seu comportamento, sentimentos e pensamentos, facilitando sua capacidade de resolução de problemas. O foco nessa etapa da terapia concentra-se no cotidiano do paciente, porém trazendo as dificuldades para serem trabalhadas e modeladas durante as sessões. O terapeuta deverá incentivar a ocorrência de novos comportamentos fora das sessões, ensinando o paciente a discriminar as "dicas" do ambiente, recordar as estratégias ensaiadas ou utilizar a técnica de ensaio encoberto, por exemplo, uma criança com problemas de retraimento caminha até a professora na sala de aula, enquanto repete o pensamento: "professora, eu poderia ver minha prova?" Se a criança ou o adolescente não apresentarem habilidade suficiente na situação natural como nas sessões, talvez necessite de mais treino ou de um apoio externo dos pais ou professores, para aprimorar seu desempenho no ambiente real.

O terapeuta auxiliará a criança ou o adolescente a analisar suas mudanças e avaliar sua capacidade e autonomia para solucionar problemas. Para conseguir esse objetivo, o terapeuta deverá lançar mão de estratégias, como reforço positivo adicional ao reforço obtido no ambiente natural (consciência de sua conquista), valorizando cada comportamento adaptativo.

Os recursos lúdicos devem ser utilizados para que ocorra a generalização dos comportamentos aprendidos, para a observação indireta da criança sobre suas relações com o mundo e ainda avaliar a relação da criança com o terapeuta e o curso do tratamento, assim como o treino das alternativas mais adaptativas[16].

Quarta etapa: revisão e finalização do tratamento

Uma revisão do tratamento deverá ser efetuada tanto com o paciente quanto com os pais, visando ao fortalecimento dos comportamentos mais adaptativos alcançados e ela é importante para a família se dar conta das mudanças comportamentais ocorridas durante o processo e receber orientações para o futuro, caso a criança ou o jovem necessitem de novas intervenções.

Quando os comportamentos adaptativos começam a ocorrer com sucesso fora das sessões, o terapeuta poderá iniciar a fase de desligamento, que será terminada quando o paciente conseguir se fortalecer e permanecer se automodelando em qualquer situação.

356 Psiquiatria da infância e adolescência: cuidado multidisciplinar

O desligamento poderá ser feito por meio de uma atividade em conjunto com o terapeuta, sob a forma de cartão, enfatizando os ganhos com a terapia e reforçando as mudanças comportamentais alcançadas.

Moura e Venturelli[62], em artigo publicado na *Revista Brasileira de Terapia Comportamental e Cognitiva*, elaboraram um "mapa" geral do processo para atendimento de crianças e adolescentes (de 7 a 12 anos) em psicoterapia comportamental. A sistematização proposta pelas autoras, que se intitula *Direcionamentos para a condução do processo terapêutico comportamental com crianças*, é realizada em três fases (inicial, intermediária e final), mais ou menos distintas, dependendo da criança, do terapeuta e da família na qual ela está inserida.

- Fase inicial
  - Passo 1 – explicar à criança sobre o funcionamento da terapia.
  - Passo 2 – definir com a criança qual o problema a ser trabalhado.
- Fase intermediária
  - Passo 3 – trabalhar identificação e expressão de sentimentos e autoexposição (verbalizando como se sente).
  - Passo 4 – iniciar a análise de consequências e levantamento de alternativas comportamentais.
  - Passo 5 – treinar habilidades específicas em sessão (operacionalização dos comportamentos-problema).
- Fase final
  - Passo 6 – incentivar a ocorrência do novo comportamento fora da sessão (que foi modelado e ensaiado em sessão).
  - Passo 7 – realizar a análise e o refinamento das tentativas de mudanças (autoavaliação e autorregistro com a criança ou o adolescente).
  - Passo 8 – fortalecer as mudanças ocorridas e iniciar o processo de alta (com base nas observações e nos relatos da própria criança ou adolescente e da sua família, escola e outros) e oferecer um fechamento, enfatizando as conquistas e ressaltando as mudanças.

O estresse emocional e os transtornos específicos de aprendizagem

As crianças e adolescentes com transtornos específicos de aprendizagem podem apresentar níveis de estresse consideráveis, que podem ser facilitadores de desenvolvimento de doenças psicossomáticas. Alguns autores[63-64] sugeriram métodos de tratamento do estresse infantil.

O treino de controle do estresse infantil (TCEI), baseado em princípios cognitivo-comportamentais, tem como objetivo gerar modificações no estilo de vida do indivíduo, nas diversas áreas de atuação. É um tratamento breve, de aproximadamente 6 meses, com início em uma análise funcional dos estressores internos e externos do paciente. A criança ou o adolescente são levados a assumir uma postura ativa em seu tratamento, por meio de uma reestruturação cognitiva. Se o estressor não puder ser removido, o passo seguinte é ensinar a criança a aceitar o que não pode ser mudado e a lidar com isso de modo mais criativo e produtivo[64].

Os componentes do treino de controle do estresse[63] são:

- Avaliação do nível e da sintomatologia do estresse.
- Avaliação de estressores externos e autoproduzidos.
- Treino comportamental-cognitivo:
  — Mudança no estilo cognitivo.
  — Redução da excitabilidade emocional.
  — Treino de assertividade e afetividade.
  — Treino de resolução de problemas.
  — Autocontrole da ansiedade.
  — Manejo da hostilidade e da irritabilidade.
  — Administração do tempo.
  — Redução do padrão tipo A do comportamento.
- Mudança de estilo de vida com relação a:
  — Atividade física.
  — Nutrição.
  — Relaxamento.
- Plano de prevenção de recaída.
- Acompanhamento para incentivar a adesão ao tratamento.

O modelo cognitivo

A TCC está baseada no modelo cognitivo, o qual parte da hipótese de que as emoções, os comportamentos e a fisiologia de uma pessoa são influenciados pelas percepções que ela tem dos eventos, ou seja, não é a situação em si que determina o que o indivíduo sente, mas como ele interpreta uma situação.

A criança ou o adolescente podem aprender a identificar seus pensamentos automáticos (disfuncionais), dando atenção às mudanças ou às reações emocionais, comportamentais e/ou fisiológicas, fazendo o seguinte questionamento: o que estava passando pela minha cabeça naquele momento?

Em termos cognitivos, quando pensamentos disfuncionais são sujeitos à reflexão objetiva, as emoções, o comportamento e a reação fisiológica do indivíduo geralmente se modificam.

Para avaliar se um pensamento automático é disfuncional ou não, há uma série de perguntas que podem ser feitas ao paciente pelo terapeuta sob a forma de Questionamento Socrático:

- Quais são as evidências que apoiam essa ideia?
- Quais são as evidências que contradizem essa ideia?
- Existe uma explicação ou ponto de vista alternativo?
- Qual é a pior coisa que poderia acontecer (se é que eu já não estou pensando no pior?).
- E, se isso acontecesse, como eu poderia enfrentar?
- Qual é a melhor coisa que poderia acontecer?
- Qual é o resultado mais realista?
  — Qual é o efeito de eu acreditar no pensamento automático?
- Qual poderia ser o efeito de mudar o meu pensamento?
  — O que eu diria a _____ (um amigo específico ou familiar) se ele estivesse na mesma situação?
  — O que eu devo fazer?
- Essas perguntas podem ajudar o paciente e o terapeuta a:
  — Examinar a validade do pensamento automático.
  — Explorar a possibilidade de outras interpretações ou pontos de vista.
  — Descatastrofizar a situação problemática.
  — Reconhecer o impacto de acreditar no pensamento automático.
  — Obter distanciamento do pensamento.
  — Dar os passos necessários para resolver o problema.

Depois de ter avaliado um pensamento automático, o terapeuta deve pedir para o paciente fazer a aferição do quanto ele acredita na resposta adaptativa e como se sente emocionalmente.

Steer et al.[65] propõem estratégias para o paciente avaliar se seus pensamentos automáticos são verdadeiros ou disfuncionais, o que ele chamou de "erros de pensamento".

- Pensamento do tipo "tudo ou nada": você enxerga uma situação em apenas duas categorias em vez de um _continuum_.
- Catastrofização: você prevê negativamente o futuro sem levar em consideração outros resultados mais prováveis. P. ex.: "eu não vou conseguir..."
- Desqualificar ou desconsiderar o positivo: você diz a si mesmo, irracionalmente, que as experiências positivas, realizações ou qualidades não contam. Por exemplo: "eu passei de ano, porque tive sorte".
- Raciocínio emocional: você acha que algo deve ser verdade, porque "sentiu"

intensamente (acreditou), ignorando evidências contrárias.

- Rotulação: você coloca em si ou nos outros um rótulo fixo ou global sem considerar que as evidências possam levar mais razoavelmente a uma conclusão menos desastrosa. Por exemplo: "eu sou um perdedor".
- Magnificação/minimização: quando se avalia ou avalia as outras pessoas ou uma situação, você irracionalmente magnifica o lado negativo e/ou minimiza o positivo. Por exemplo: "receber nota baixa prova o quanto sou burro" e "tirar notas altas não significa que sou inteligente."
- Filtro mental (ou abstração seletiva). você dá uma atenção indevida a um detalhe negativo em vez de ver a situação inteira. Por exemplo: "como eu tirei uma nota baixa na minha avaliação [que também tinha notas altas], significa que eu estou fazendo um trabalho malfeito".
- Leitura mental: você acredita que sabe o que os outros estão pensando, não levando em conta outras possibilidades muito mais prováveis. Por exemplo: "a minha professora acha que eu não sei nada".
- Supergeneralização: você tira uma conclusão negativa radical que vai muito além da situação atual. Por exemplo: "como eu me senti desconfortável no jogo de futebol, eu não tenho condições de fazer amigos".
- Personalização: você acredita que os outros estão agindo de forma negativa por sua causa, sem considerar explicações mais plausíveis para tais comportamentos. Por exemplo: "o porteiro não falou comigo, porque eu fiz alguma coisa errada".
- Afirmações com "deveria" e "tenho de": você tem uma ideia fixa precisa de como você e os outros devem se comportar e hipervaloriza o quão ruim será se essas expectativas não forem correspondidas. Por exemplo: "é terrível eu ter cometido um erro" e "eu sempre deveria dar o melhor de mim".
- Visão em túnel: você enxerga apenas os aspectos negativos de uma situação. Por exemplo: "meu professor de geografia não faz nada direito. Ele me critica e ensina mal".

Aprender a avaliar pensamentos automáticos é uma habilidade específica, que deve ser treinada em consultório com a mediação do terapeuta. Depois que a criança ou o adolescente já progrediram na terapia e podem avaliar automaticamente seus pensamentos, será proposto que eles imaginem uma resposta adaptativa para cada situação. Por meio do questionamento socrático, o terapeuta avalia se o paciente está pronto para vivenciar outras situações fora da terapia. Então, o paciente vivenciará dois tipos de pensamentos automáticos fora da sessão; os que ele já treinou no consultório e outras cognições novas, que deverão ser registradas e levadas para o próximo encontro. As anotações podem ser feitas sob a forma de fichas, caderno de terapia, *smartphone* ou em áudio utilizando telefone celular, *pen drive* etc. O paciente tende a integrar as respostas ao seu pensamento quando já ensaiou repetidamente, lendo ou ouvindo suas anotações para se preparar para alguma situação em que apareçam os pensamentos automáticos. O paciente deve ser instruído sobre a importância fundamental dos registros para os treinos[8].

Um exemplo de registro deve conter (Quadro 4).

- Respostas ao pensamento automático (disfuncional).
- Tarefas comportamentais.
- Uma combinação de respostas e tarefas comportamentais.

Sobre as crenças

Após a identificação da crença, é preciso iniciar o processo de mudança assim que possível. O terapeuta ajuda a criança ou o adolescente a construírem uma crença alternativa e os auxiliar a avaliarem as vantagens e as desvantagens de continuarem apegados à crença. Quando o paciente não acreditar nela tão firmemente, ele será capaz de interpretar suas experiências de forma mais realista e funcional[8].

Formulando novas crenças

Um exemplo de formulação de crenças:

- "Se eu não me sair bem como os outros, serei um fracasso" (crença disfuncional).

QUADRO 4   Exemplo de anotações em fichas durante a terapia

Quando eu quiser pedir ajuda do professor
1. Lembrar que isso não é um problema. O pior que pode acontecer é que ele seja rude
2. Lembrar que isso é um treino. Mesmo que não funcione desta vez, vai ser uma boa prática para mim
3. Se ele for rude, provavelmente isso não terá nada a ver comigo. Ele talvez esteja ocupado ou irritado com alguma outra coisa
4. Mesmo que ele não me ajude, e daí? Isso vai ser uma falha dele como professor, não minha como aluno. Isso significa que ele não está fazendo direito o seu trabalho. Eu posso pedir ajuda para um orientador ou um colega
5. Então, eu posso ir falar com ele. Na pior das hipóteses, este será um bom exercício

13 ■ Interv. mult. em crianças e adolesc. com déficit de atenção e hiperatividade 361

- "Se eu não me sair bem como os outros, não serei um fracasso, pois sou apenas humano" (crença mais funcional).

Beck prescreve que é importante classificar quantitativamente e todos os dias a intensidade com que o paciente nutre suas crenças (pode ser por meio de gráficos de sucesso de 0 a 100%).

Podem-se utilizar várias técnicas para a modificação de crenças, incluindo as usadas para mudar pensamentos automáticos.

- Questionamento socrático.
- Experimentos comportamentais.
- *Continuum* cognitivo.
- *Role-play* intelectual-emocional.
- Usar outros como pontos de referência.
- Agir "como se".
- Autoexposição.

Em resumo, as técnicas e as ferramentas comuns aos tratamentos comportamentais que podem ser usadas pelo paciente por toda a vida, além do tempo de terapia, são:

- Dividir os grandes problemas em componentes manejáveis.
- Fazer um *brainstorm* (tempestade de ideias) de soluções de problemas.
- Identificar e testar os pensamentos automáticos e as crenças e responder a eles.
- Usar os registros de pensamentos.
- Monitorar e programar atividades.
- Fazer exercícios de relaxamento.
- Usar as técnicas de distração e refocalização.
- Criar hierarquias de tarefas ou situações evitadas.
- Escrever lista de méritos.
- Identificar as vantagens e as desvantagens de pensamentos específicos, crenças, comportamentos ou escolhas ao tomar uma decisão.

Preparação para o término da terapia

Os cartões de enfrentamento são muito úteis durante o tratamento e no decorrer de toda a vida do paciente em caso de retrocesso. Isso dá suporte para ele resolver sozinho as situações do dia a dia[6]. Sessões de reforço podem e devem

362 Psiquiatria da infância e adolescência: cuidado multidisciplinar

ser marcadas, com o objetivo de dar suporte ao desligamento e motivar o paciente a continuar a autoterapia em casa.

Terapia psicopedagógica

O objetivo maior na intervenção dos transtornos de aprendizagem é ajudar a criança a adquirir o conhecimento e as habilidades necessárias para compreender e participar ativamente da situação escolar. Isso é muito diferente de reforço escolar e/ou trabalho com conteúdos pedagógicos. Se os alunos não são leitores competentes, eles apresentam risco para dificuldades acadêmicas, comportamentais, sociais e emocionais.

Da mesma forma, observam-se em grande parte das crianças com transtornos de aprendizagem prejuízos em diferentes graus de comprometimento no processamento da linguagem, processamento fonológico, visoespacial, velocidade de processamento, memória, atenção e função executiva que interferem diretamente na aquisição da linguagem oral, leitura, linguagem escrita, matemática, habilidades organizacionais e sociais.

As abordagens nos transtornos de aprendizagem devem envolver intervenções conjuntas nos ambientes familiar, educacional e clínico. É fundamental que os pais estejam envolvidos nas ações pedagógicas e educacionais, assim como a escola deve fornecer aos pais metas adaptadas para que as conquistas e os ganhos cognitivos e pedagógicos possam ser monitorados.

O suporte clínico é imprescindível. As dificuldades cognitivas e linguísticas devem ser trabalhadas em conjunto com o suporte e as adaptações nos ambientes familiar e escolar.

- Intervenções no ambiente familiar: visam a promover modificações ambientais por meio da elaboração de metas específicas e realísticas para a criança cumprir. Podem envolver horários para estudo com a introdução de pausas e/ou atividades extras que não tragam exaustão para a criança, assim como a redução da quantidade e do volume de atividades.
- Intervenções focadas na criança: após uma avaliação focada nas dificuldades observadas, podem ser necessárias as intervenções de profissionais específicos nas áreas de fonoaudiologia, psicologia ou psicopedagogia. As habilidades necessárias para a aprendizagem da leitura e escrita são o desenvolvimento da consciência fonêmica, compreensão da relação letra-som com fluência na decodificação, reconhecimento automático das palavras escritas e riqueza de vocabulário.
- Intervenções no ambiente pedagógico e/ou escolar: a escola e o professor de crianças com o diagnóstico de transtorno de aprendizagem podem

13 ■ Interv. mult. em crianças e adolesc. com déficit de atenção e hiperatividade **363**

oferecer intervenções e suportes específicos como:
— Sala de recursos como material e orientador com disponibilidade para solucionar dúvidas individuais e/ou auxiliar o aluno na escolha por recursos didáticos e computadorizados que possam auxiliá-lo nas dificuldades.
— Estabelecimento de metas pedagógicas individualizadas: avaliação e planejamento dos pontos fortes, fracos e objetivos semanais, mensais e anuais.
— Tempo estendido para a realização de atividades pedagógicas e/ou avaliativas.
— Adaptação das estratégias utilizadas em sala de aula e no material didático: utilização de estratégias multissensoriais e de recursos cognitivos variados a serem utilizados de forma prioritária, garantindo a compreensão das atividades e das explicações.
— Garantir a compreensão das atividades e dos conteúdos por meio de relatos verbais, utilização de palavras-chave, mapas mentais ou mesmo desenhos que representem a capacidade de compreensão da criança.
— Uso de pistas mnemônicas que auxiliem na recordação de conceitos.
— Uso de computadores, *tablets*, gravadores ou calculadoras.
— Utilização de instruções claras e concisas para a realização das atividades e/ou situações avaliativas.
— Verificar a compreensão de novas palavras e/ou vocabulário utilizado.

É fundamental que o planejamento clínico, familiar e educacional seja realizado de forma individualizada e o progresso monitorado constantemente. Deve-se considerar para cada criança a necessidade de acomodações e/ou modificações no planejamento. No caso de acomodações, essas alterações não devem alterar a validade ou confiabilidade do currículo ou mesmo das provas. No caso de serem necessárias as modificações que alterem a estrutura curricular e/ou pedagógica da criança, é fundamental que todas as alterações sejam documentadas e reportadas diretamente à diretoria de ensino.

Intervenções focadas na criança

Todo processo pedagógico e de escolarização deve considerar que a criança tem conhecimentos prévios que devem ser utilizados no processo de ensino e aprendizagem. Um bom exemplo são as habilidades linguísticas e de expressão oral, que são fundamentais para o desenvolvimento de habilidades metacognitivas que estão diretamente relacionadas às habilidades de leitura e escrita[66].

Para ler e escrever, a criança deve pensar sobre o sistema linguístico e as noções temporais e espaciais que utiliza da mesma forma que, para realizar cálculos matemáticos, é fundamental que a criança pense no mundo a sua volta com relação às questões de tempo e espaço.

É fundamental que se possa observar como as crianças se encontram com relação a esses processos e quais as hipóteses que a sustentam com relação a tempo, espaço, linguagem e comunicação.

Linguagem oral

Como já citado e discutido anteriormente, sem uma estrutura de linguagem oral eficiente, a linguagem escrita não consegue se construir na sua totalidade.

Se a criança não compreende a fala em termos de estrutura discursiva, como compreender a leitura de um texto? Da mesma forma que, se a criança não for capaz de produzir um discurso oral com começo, meio e fim, ela não consegue também realizar a escrita de um texto.

Consciência fonológica

Além das habilidades de linguagem oral, um dos fatores cognitivos considerados essenciais para a aquisição de habilidades de leitura e escrita é a consciência fonológica[67]. A criança deve adquirir a consciência de que na escrita representam-se sons e não objetos. É com base na reflexão sobre os sons da fala que a criança pode perceber que o mesmo som pode estar presente em diversas palavras e, portanto, pode ser representado do mesmo jeito (com a mesma grafia).

É fundamental que a criança adquira noções de rima, aliteração, transposição, reversão e substituição de fonemas para que possa realizar o processo de escrita com maior flexibilidade.

Memória operacional

Para relacionar uma letra com um som, sequencializar a memória dos sons decodificados (já que o som perde-se no espaço e no tempo) e associá-los a determinados significados é fundamental para que se construir uma memória operacional eficiente.

As atividades diárias que envolvem a recordação de eventos e/ou números são muito importantes para manter essa memória ativa. O desenvolvimento da memória operacional é fundamental para a aprendizagem da leitura e da escrita, assim como essas habilidades acabam por estimular ainda mais essa memória.

É muito importante que se possa observar e estimular as crianças à recontagem de histórias e à sequencialização de atos diários, assim como manter-se atento a detalhes, imagens e objetos ao redor.

▶ TERAPIA PSICOMOTORA NO TDAH, TRANSTORNOS MOTORES E TRANSTORNOS DE APRENDIZAGEM

A intervenção psicomotora utiliza-se da mediação corporal e visa a atingir uma evolução no funcionamento motor deficitário, permitindo a melhoria na adaptação da criança/adolescente. As intervenções individuais utilizam diversas técnicas, que serão elencadas de acordo com o perfil psicomotor proveniente da avaliação e que permitirão a definição do plano de tratamento. As intervenções podem envolver tanto uma abordagem grafomotora ou específica para o desenvolvimento ou remediação da escrita como técnicas específicas para a coordenação motora grossa, fina, o relaxamento psicomotor entre outras.

Como parte dos transtornos motores, os transtornos do desenvolvimento da coordenação (TDC) são por natureza heterogêneos e podem se apresentar nas habilidades motoras globais (como nas dificuldades de equilíbrio, na prática dos esportes, andar de bicicleta) ou nas habilidades de coordenação motora fina, (muitas impactando a vida diária e acadêmica, como as disgrafias e dificuldades nas habilidades de manuseio de pequenos objetos etc.). O impacto causado na vida da criança pode se tornar importante, sobretudo quando não há intervenção. Atualmente, esses transtornos não recebem a devida atenção e não são objeto de tratamento. As evidências mostram que, em vez de desaparecerem na maioria dos casos, persistem na vida adulta[68].

A primeira escolha para abordagem no gerenciamento clínico dos casos dos transtornos do neurodesenvolvimento é realizar avaliações multidisciplinares. Elas indicarão os principais sintomas e os prejuízos associados para que, em seguida, determinem-se as abordagens pertinentes para a criança.

Quando existe a queixa de transtorno motor, a melhor indicação nesses casos baseia-se em:

- Identificar a natureza das dificuldades que causem o prejuízo por meio de uma bateria de testes abrangendo todos os aspectos das habilidades motoras.
- Decidir o melhor tipo intervenção para o transtorno de acordo com a idade da criança, o potencial intelectual e seu meio ambiente sociocultural.

Os tipos de intervenção para os transtornos motores compreendem o monitoramento e a evolução dos sintomas, ações psicoeducativas e orientação escolar, parental, acomodações, intervenção psicomotora em grupo ou individual.

Intervenção na prática

As intervenções psicomotoras derivam de bases neurocientíficas, neurofisiológicas e neurodesenvolvimentais.

A abordagem contextualiza a criança e todos os seus aspectos cognitivos, afetivos indissociáveis dentro das múltiplas esferas familiares e sociais.

As intervenções baseadas em evidências e mais eficazes visam a abordar os déficits motores específicos. A intervenção psicomotora foca nos transtornos das habilidades motoras, com objetivos precisos e mensuráveis advindos da avaliação individual.

Nos transtornos do neurodesenvolvimento, quando não existem comprometimentos cognitivos, como é frequente nos casos de TDAH, transtornos de aprendizagem e transtornos motores, as evidências científicas apontam para melhores resultados com estratégias terapêuticas visando a modificações nas habilidades motoras que envolvam componentes cognitivos.

As evidências da prática clínica revelam que, além dos componentes cognitivos, a terapia funciona com a demanda e motivação da própria criança e a partir do momento que se envolve o ambiente nas ações, em uma perspectiva ecológica, tal como escola, família, professores de atividades esportivas e de lazer e demais profissionais[69].

Cerca de 50% das crianças com TDAH apresentam distúrbios de coordenação motora, como o TDC. Não existe um consenso sobre os subtipos de TDAH e quais tipos de transtornos motores apresentam. Entretanto, sabe-se que crianças que têm um diagnóstico de TDAH e TDC têm uma forma mais grave de sintomas, um prognóstico pior que os TDAH puros e estão em risco não apenas para outros transtornos do neurodesenvolvimento, como dificuldades de aprendizagem e problemas de fala e linguagem, mas também para outros transtornos psiquiátricos[70,71].

Transtornos de aprendizagem são, muitas vezes, acompanhados de problemas de atenção ou um problema de coordenação, como as disgrafias, hoje conhecidas como transtorno da escrita[72]. Tais evidências levaram a um aumento do foco no desenvolvimento de teorias que identificam a causa comum desses sintomas[73]. Configurações como TDC associado simultaneamente ao TDAH e transtorno de leitura ou TDC associado isoladamente ao transtorno de leitura ou TDAH foram observadas em amostra de crianças com TDC, mostrando que os casos comórbidos são muito frequentemente observados[73].

Os transtornos de tiques com seu caráter automático possuem uma característica diferente dos demais transtornos motores. Enquanto os distúrbios psicomotores parecem ser mais sob controle da esfera volitiva, os transtornos de tiques independem da vontade do indivíduo em controlá-los ou inibi-los. Por essa razão, as terapias baseadas em evidências para tratar especificamente os sintomas de tiques devem ser primordialmente de ordem farmacológica e de ordem cognitivo-comportamental. Contudo, tratando-se de um transtorno do neurodesenvolvimento, em termos de intervenção, a regra das comorbidades a ser aplicada é a mesma, ou seja, havendo queixas de transtornos da coordenação motora, como disgrafias, transtornos da coordenação motora grossa ou fina que causam prejuízos e impactam a criança no dia a dia, é importante encaminhar para avaliação e abordagem psicomotora. Quando há comorbidade com o TDAH ou problemas de atenção, pode haver um impacto maior nos problemas de coordenação.

Além disso, essas crianças apresentam muita ansiedade e problemas de integração sensorial (p. ex., hiper ou hiposensibilidade a estímulos visuais, auditivos, proprioceptivos), que podem ser objeto da intervenção psicomotora.

O trabalho de intervenção em transtornos de tiques também deve ser abrangente e para além do consultório, junto à escola e à família etc. No caso dos transtornos de tiques, existe uma particularidade a ser levada em consideração que diz respeito ao maior estigma social associado ao transtorno, cujos prejuízos na esfera da autoestima e afetiva podem ser bastante importantes. Por meio de disseminação de informações, realização de acomodações necessárias e orientações, esse impacto pode ser amenizado. Por fim, mas não menos importante, é a troca de informações multidisciplinar durante o tratamento em todos os transtornos, sejam eles puros ou associados.

Observa-se na prática clínica que cada caso é único e sabendo que existem várias combinações possíveis de transtornos motores e diversas associações com os transtornos do neurodesenvolvimento, é imprescindível que o perfil psicomotor de cada criança seja realizado para determinar a necessidade da intervenção e seus objetivos.

Além das consequências diretas na vida diária, observa-se que os impactos do TDAH, os transtornos motores e os transtornos de aprendizagem se estendem em outros domínios como os afetivos, cognitivos, somáticos e sociais. Existem evidências que apontam para aumento dos riscos de transtornos internalizantes, disruptivos e disfunções sociais. A intervenção psicomotora considera os transtornos motores indissociáveis do funcionamento psicológico em suas diferentes manifestações (ou integração corpo-mente). Nessa perspectiva, configura-se uma intervenção apropriada para crianças e adolescentes com transtornos do neurodesenvolvimento.

▶ CONCLUSÃO

Este capítulo contempla a avaliação e intervenção clínica e multidisciplinar de um grupo bastante heterogêneo de transtornos do neurodesenvolvimento e que apresentam significativo impacto na socialização, na comunicação e na aprendizagem. São condições comuns na prática clínica e pedagógica, de curso crônico e que apresentam abordagens bastante diversas, com resultados satisfatórios quando instituídos de maneira integrada com base em um diagnóstico preciso com intervenções precoces e integradas.

É fundamental que os diferentes profissionais envolvidos no processo mantenham trocas técnicas constantes e que a abordagem de um profissional e sua reavaliação sistemática sejam compartilhadas pelos demais membros da equipe. O desconhecimento do que está sendo desenvolvido em determinado *setting* terapêutico impede que a avaliação global do quadro e dos resultados dessas diferentes abordagens seja mensurada para se determinar a manutenção ou a mudança de estratégia.

A gravidade do comprometimento clínico, a presença de comorbidades com outros transtornos do neurodesenvolvimento (como a deficiência intelectual) ou outros transtornos médicos e psiquiátricos também definirão no longo prazo o prognóstico do quadro.

O modelo integrado de avaliação e as intervenções multidisciplinares no TDAH, nos transtornos motores do desenvolvimento e no transtorno de linguagem e aprendizagem permitirão reduzir de maneira mensurável o impacto negativo dessas condições ao longo da vida dessas crianças e adolescentes.

▶ REFERÊNCIAS BIBLIOGRÁFICAS

1. American Psychiatric Association. Diagnostic and statistical manual of mental disorders: DSM-5-TR. American Psychiatric Publishing; 2022.
2. Caye A, Swanson JM, Coghill D, Rohde LA. Treatment strategies for ADHD: an evidence-based guide to select optimal treatment. Mol Psychiatry. 2019;24(3):390-408.
3. Hinshaw SP, Arnold LE; MTA Cooperative Group. Attention-deficit hyperactivity disorder, multimodal treatment, and longitudinal outcome: evidence, paradox, and challenge. Wiley Interdiscip Rev Cogn Sci. 2015;6(1):39-52.
4. Wilens TE, Bukstein O, Brams M, Cutler AJ, Childress A, Rugino T, et al. A controlled trial of extended-release guanfacine and psychostimulants for attention-deficit/hyperactivity disorder. J Am Acad Child Adolesc Psychiatry. 2012;51(1):74-85.
5. Aman MG, Bukstein OG, Gadow KD, Arnold LE, Molina BS, McNamara NK, et al. What does risperidone add to parent training and stimulant for severe aggression in child attention-deficit/hyperactivity disorder? Am Acad Child Adolesc Psychiatry. 2014;53(1):47-60.
6. Barkley RA (ed.). Transtorno de déficit de atenção/hiperatividade: manual para diagnóstico e tratamento. Porto Alegre: Artmed; 2008.
7. Rohde LA, Mattos P (eds.). Princípios e práticas em transtorno de déficit de atenção/hiperatividade. Porto Alegre: Artmed; 2003.

13 ▪ Interv. mult. em crianças e adolesc. com déficit de atenção e hiperatividade   369

8. Beck JS. Terapia cognitivo-comportamental: teoria e prática. Porto Alegre: Artmed; 2013.
9. Dattilio FM, Freeman A. Introdução à terapia cognitiva. In: Freeman A, Dattilio FM (orgs.). Compreendendo a terapia cognitiva. Campinas: Editorial Psy; 1988.
10. Goldstein S, Goldstein M. Managing attention disorders in children – a guide for practitioners. New York: John Wiley & Sons; 1990.
11. Rangé B (org). Psicoterapias cognitivo-comportamentais: um diálogo com a psiquiatria. Porto Alegre; Artes Médicas; 2001.
12. Halton K, Salkovskis P, Kirk J, Clark DM. Terapia cognitivo-comportamental para problemas psiquiátricos: um guia prático. São Paulo: Martins Fontes; 1997.
13. Benczik EBP. Transtorno do déficit de atenção/hiperatividade. Atualização diagnóstica e terapêutica. São Paulo: Casa do Psicólogo; 2000.
14. Beck AT, Alford BA. O poder integrador da terapia cognitiva. Porto Alegre: Artes Médicas; 2000.
15. Shinohara H, Araújo CF. Interação em psicologia. 2002;6(1):37-43.
16. Conte CS. A terapia infantil na clínica comportamental. Encontro de terapeutas comportamentais de São Paulo: USP. Rev Bras de Ter Comp. 2004;VI(1):17-30.
17. Conte FCS, Regra JAG. Psicoterapia comportamental infantil: novos aspectos. In: Silvares EFM. Estudos de casos em psicoterapia clínica comportamental infantil. V.1. Campinas: Papirus; 2000. p.79-134.
18. Beck AT, Rush AJ, Shaw BF, Emery G. Terapia cognitiva da depressão. Porto Alegre: Artes Médicas; 1997.
19. Barkley RA. Transtorno do déficit de atenção/hiperatividade (TDAH): guia completo para pais, professores e profissionais da saúde. [Trad.: Luiz Sérgio Roizman.] Porto Alegre: Artmed; 2002.
20. Neto AR. Biofeedback como técnica associada. In: Zamignani DR (org.). Sobre cognição e comportamento. V.3. São Paulo: ARBytes; 1997.
21. Silver LB. Attention deficit/hiperactive disorder. Washington: American Psychiatric Press; 1999.
22. Beck A, Rush AJ, Shaw BF, Emery G. Cognitive therapy of depression. New York: Guilford; 1979.
23. Rodrigues CL, Folquitto CT. Baralho das habilidades sociais: desenvolvendo as relações. Novo Hamburgo: Sinopsys; 2015.
24. Caballo V. Manual de técnicas de modificação do comportamento. São Paulo: Santos; 2008.
25. Weiss MG. Parasitic diseases and psychiatric illness. Can J Psychiatry. 1994;39(10):623-8. Review.
26. Savoia MG (org.). A interface entre a psicologia e psiquiatria. São Paulo: Roca; 2011.
27. Jacobson E. Progressive relaxation. Chicago: University of Chicago Press; 1938.
28. Schultz JH, Luthe W. Autogenic therapy. Autogenic methods. V.1. New York: Grune & Stratton; 1969.
29. Haynes RB. A critical review of the "determinants" of patient compliance with therapeutic regimens. In: Sackett DL, Haynes RB (eds.). Compliance with therapeutic regimens. Baltimore: Johns Hopkins University Press; 1974.
30. Cohen NJ, Barwick MA, Horodezky NB, Vallance DD, Im N. Language, achievement, and cognitive processing in psychiatrically disturbed children with previously identified and unespected language impairments. Journal of Child Psychological and Psychiatry. 1998;39(6):865-77.
31. Deldime R, Vermeulen S. O desenvolvimento psicológico da criança. Bauru: Edusc; 1999.
32. Owens RE. Language development: an introduction. New York: Macmillan; 1996.
33. Jakobson R. Linguística e comunicação. 5.ed. São Paulo: Cultrix; 1971.
34. Filippatou DN, Livaniou EA. Comorbidity and WISC-III profiles of Greek children with attention deficit hyperactivity disorder, learning disabilities, and language disorders. Psychol Rep. 2005;97(2):485-504.
35. Purkis KL, Tannock RJ. Language abilities in children with attention deficit hyperactivity disorder, reading disabilities, and normal controls. J Abnorm Child Psychol. 1997;25(2):133-44.
36. Williams D, Scott CM, Goodyer IM, Sahakian, BJ. Specific language impairment with or without hyperactivity: neuropsychological evidence for frontoestrial dysfunction. Dev Med Child Neurol. 2000;42(6):368-75.
37. Alvarado JM, Puente A, Jiménez V, Arrebillaga L. Evaluating reading and metacognitive deficits in

370 Psiquiatria da infância e adolescência: cuidado multidisciplinar

children and adolescents with attention deficit hyperactvity disorder. Span J Psychol. 2011;14(1):62-73.

38. Redmond SM, Thompson HL, Goldstein S. Psycholinguistic profiling differentiates specific language impairment from typical development and from attention-deficit/hyperactivity disorder. J Speech Lang Hear Res. 2011;54(1):99-117.

39. Redmond SM. Conversational profiles of children with ADHD, SLI and typical development. Clin Linguist Phon. 2004;18(2):107-25.

40. Purvis KL, Tannock R. Language abilities in children with attention deficit hyperactivity disorder, reading disabilities, and normal controls. J Abnorm Child Psychol. 1997;25(2):133-44.

41. Redmond SM. Differentiating SLI form ADHD using children's sentence recall and production of past tense morphology. Clin Linguist Phon. 2005;19(2):109-27.

42. Pantano T, Zorzi J. Neurociência aplicada à aprendizagem. São José dos Campos: Pulso; 2010.

43. La Taille Y, Oliveira MK, Dantas H. Piaget, Vygotsky, Wallon: teorias psicogenéticas em discussão. São Paulo: Summus; 1993.

44. Pantano T, Rocca CA. Como se estuda? Como se aprende? São José dos Campos: Pulso; 2015.

45. American Psychiatric Association. Diagnostic and statistical manual of mental disorders: DSM-5. American Psychiatric Publishing; 2013.

46. Madruga-Garrido M, Mir P. Tics and other stereotyped movements as side effects of pharmacological treatment. Int Rev Neurobiol. 2013;112:481-94.

47. Carrasco M, Volkmar FR, Bloch MH. Pharmacologic treatment of repetitive behaviors in autism spectrum disorders: evidence of publication bias. Pediatrics. 2012;129(5):e1301-10.

48. Shprecher D, Kurlan R. The management of tics. Mov Disord. 2009;24(1):15-24.

49. Shaw ZA, Coffey BJ. Tics and Tourette syndrome. Psychiatr Clin North Am. 2014;37(3):269-86.

50. Hartmann A, Worbe Y. Pharmacological treatment of Gilles de la Tourette syndrome. Neurosci Biobehav Rev. 2013;37(6):1157-61.

51. Coffey BJ. Advanced psychopharmacological treatment for child and adolescent patient with refractory repetitive behaviors: tics, Tourette's, trichotillomania, and PANS/PANDAS. Presented in Advanced Child and Adolescent Psychopharmacology With Relevance to Primary Care Consultation (Institute 1). In: 62nd Annual Meeting of American Academy for Children and Adolescents Psychiatry; 2015.

52. Hounie AG, Miguel EC (orgs.). Tiques, cacoetes, síndrome de Tourette: um manual para pacientes, seus familiares, educadores e profissionais da saúde. Porto Alegre: Artmed; 2006.

53. Piacentini J, Woods DW, Scahill L, Wilhelm S, Peterson AL, Chang S, et al. Behavior therapy for children with Tourette disorder: a randomized controlled trial. JAMA. 2010;303(19):1929-37.

54. Cavanna AE, Dutta N. A eficácia da terapia de reversão de hábito no tratamento da síndrome de Tourette e outros transtornos de tiques crônicos: uma revisão sistemática. London: Edizione CIC Internazionali. 2013;28(1):7-12.

55. Verdellen C, van de Griendt J, Hartmann A, Murphy T. European clinical guidelines for Tourette syndrome and other tic disorders. Part III: behavioural and psychosocial interventions. Eur Child Adolesc Psychiatry. 2011;20:197-207.

56. Azrin NH, Nunn RG. Habit-reversal: a method of eliminating nervous habits and tics. Behav Res Ther. 1973;11(4):619-28.

57. Azrin NH, Peterson AL. O tratamento da síndrome de Tourette por reversão de hábito: uma comparação da lista de espera com o grupo controle. Behav Ther. 1990;21:305-18.

58. Verdellen CW, Keijsers GP, Cath DC, Hoogduin CA. Exposure with response prevention versus habit reversal in Tourette's syndrome: a controlled study. Behav Res Ther. 2004;42(5):501-11.

59. American Speech-Language-Hearing Association; 2015.

60. Digiuseppe R, Linscott J, Jilton R. Developing the therapeutic aliance in child-adolescent psychotherapy: applied and preventive psychology. Revista Brasileira de Terapias Comportamentais Cognitivas. 2004;VI(1):17-30.

61. Nemiroff MA, Anunziata J. O primeiro livro da criança sobre psicoterapia. [Trad.: Maria Adriana Veronesi.] Porto Alegre: Artes Médicas; 1995.

62. Moura CB, Venturelli MB. Direcionamentos para a condução do processo terapêutico comporta-

mental com crianças. Revista Brasileira de Terapia Comportamental e Cognitiva. 2004;VI(1)17-30.

63. Lipp MN, Malagris LEN. Manejo do estresse. In: Rangé B (org.). Psicoterapia comportamental e cognitiva: pesquisa, prática, aplicações e problemas. Campinas: Psy II. 1995. p.279-92.

64. Lipp MEN. O stress infantil: seu tratamento e implicações. VI Congresso Paulista da Associação Brasileira de Neurologia e Psiquiatria Infantil. São Paulo: ABENEPI; 2002.

65. Steer RA, Ranieri WF, Kumar G, Beck AT. Beck depression inventory-II items associated with self--reported symptoms of ADHD in adult psychiatric outpatients. J Pers Assess. 2003;80(1):58-63.

66. Adams MJ. Beginning to read: thinking and learning about print. Cambridge, Massachusetts: MIT Press; 1991.

67. Snowling M, Hulme C. The science of reading: a handbook. Oxford: Blackwell; 2005.

68. Kirby A. Developmental co-ordination disorder and emerging adulthood: not just a motor disorder. Journal of Adult Development. 2011;18:105-6.

69. Henderson SE, Sugden DA, Barnett AL, Smits-Engelsman C. Movement assessment battery for children. London: Psychological Corporation; 1992.

70. Gillberg C, Gillberg I, Rasmussen P, Kadesjo B, Rastam H, Johson M, et al. Co-existing disorders in ADHD implications for diagnosis and intervention. Eur Child Adolesc Psychiatry. 2004;12(1):80-92.

71. Rommelse N, Altink M, Fliers E, Martin N, Bushgens C, Hartman C, et al. Comorbid problems in ADHD: degree of association, shared endophenotypes, and formation of distinct subtypes. Implications for a Future DSM. Journal of Abnormal Child Psychology. 2009;37:793-804.

72. Ramus F, Pidgeon E, Frith U. The relationship between motor control and phonology in dyslexic children. Journal of Child Psychology and Psychiatry. 2003;44(5):712-22.

73. Kaplan B, Wilson B, Dewey D, Crawford S. DCD may not be a discrete disorder. Human Movement Science. 1998;17:471-90.

14

Intervenção multidisciplinar no atendimento de crianças e adolescentes com transtorno de humor

Lee Fu-I
Tatiane Maria Angelo Catharini
Wagner de Sousa Gurgel
Maria-Cecilia Lopes
Telma Pantano

Adriana Dias Barbosa Vizzotto
Izabel Cristina Oliveira Dias
Rejane Lobo Antunes Smith
Juliana Souza

▶ INTRODUÇÃO

Os transtornos do humor são formados pelos transtornos depressivos (TD) (depressão maior e transtorno depressivo persistente), transtorno bipolar (THB) e mais recentemente pelo transtorno disruptivo da desregulação do humor (TDDH). São doenças que se apresentam em episódios, muitas vezes pouco definidos (diferentemente dos adultos) e que alternam períodos de melhora e agravamento das crises.

A definição de qual diagnóstico clínico a que se faz referência dentro dos transtornos de humor é essencial para que se possa definir o tratamento farmacológico a ser realizado. Isso porque existem medicações específicas para serem utilizadas em cada caso, podendo ser extremamente iatrogênico ou mesmo ineficaz o uso de certas classes medicamentosas para alguns grupos de diagnósticos, como a utilização de antidepressivos em pacientes bipolares e a utilização de carbonato de lítio ou outros estabilizadores do humor no TDDH[1,2]. Também é importante considerar a faixa etária dos pacientes, pois, como ocorre na depressão unipolar, é escassa a evidência de eficácia, segurança e tolerabilidade dos antidepressivos em crianças pré-escolares com depressão.

Este capítulo tem como objetivo discutir a abordagem multidisciplinar de tratamento de crianças e adolescentes portadores destes transtornos.

▶ PLANEJAMENTO TERAPÊUTICO

As intervenções multidisciplinares em crianças e adolescentes devem se iniciar com a avaliação diagnóstica e compreensão do impacto dos sintomas nas diversas áreas funcionais e fisiológicas. De nada adiantam os *guidelines* de tratamento, as recomendações da literatura ou sugestões de especialistas se a equipe responsável não tiver amplo conhecimento das particularidades do caso. O sucesso do tratamento dependerá tanto do diagnóstico preciso como da investigação dos tratamentos previamente instituídos, dos impactos psicossociais dos sintomas, dos prejuízos na funcionalidade e aprendizagem, das especificidades culturais do paciente, do curso e evolução prévios do transtorno, para então planejar intervenções adequadas.

Em casos resistentes ou refratários ao tratamento, aconselha-se refazer os procedimentos de avaliação, isto é, tentar investigar se houve negligência de alguma informação, rever fatores de risco, possibilidade de comorbidades ou até erro de diagnóstico.

No Programa de Transtornos Afetivos na Infância e na Adolescência do Instituto de Psiquiatria da FMUSP (PRATA-IPq), considerando a gravidade e alta complexidade dos casos atendidos em nível terciário, a intervenção farmacológica acaba tendo papel destacado, porém, algumas opções de intervenções não farmacológicas são empregadas conforme a demanda de cada caso (psicoterapia individual, terapia familiar, avaliação neuropsicológica, orientação psicopedagógica e terapia ocupacional).

▶ ETAPAS DE INTERVENÇÃO

Planos terapêuticos individuais para crianças e adolescentes com TD, THB ou TDDH têm como objetivo minimizar o impacto dos sintomas, melhorar a funcionalidade global, oferecer conhecimentos sobre os transtornos (psicoeducação), promover maior adesão terapêutica, prevenção de recaídas e reduzir morbidade e mortalidade a longo prazo. O fundamental é restaurar o bem-estar da criança e do adolescente e permitir a retomada do desenvolvimento esperado para a idade.

No planejamento inicial deve-se considerar todas as intervenções terapêuticas possíveis e, então, verificar quais estão disponíveis, para então criar um plano de intervenção que atenda cuidadosamente às necessidades daquele paciente.

Considerando o trabalho com pacientes menores de idade e suas famílias/responsáveis, aconselha-se que o planejamento terapêutico seja constituído por três etapas[3]:

- Orientação psicoeducacional: orientação sobre as características do transtorno ao paciente e seus cuidadores, assim como curso, tratamento, prognóstico e possibilidades terapêuticas.
- Intervenção na fase aguda: visa o controle de sintomas que necessitam de atenção imediata, como comportamento suicida, tentativa de suicídio, agitação psicomotora, sintomas psicóticos e/ou agressividade.
- Intervenção na fase de continuação: visa cuidados contínuos para atingir remissão total dos sintomas e reabilitação dos prejuízos psicossociais e na aprendizagem.
- Intervenção na fase de manutenção: cuidados para prevenção de novos episódios de oscilações de humor com estratégias para manejo de fatores de risco.

▶ ORIENTAÇÃO PSICOEDUCACIONAL

O consenso atual é de que uma vez definido o diagnóstico clínico de TD, THB ou TDDH, os procedimentos terapêuticos já estabelecidos para a patologia devem ser prescritos imediatamente. As dúvidas e angústias do paciente, dos pais ou cuidadores diante de uma situação patológica antes desconhecida merecem ser esclarecidas e aliviadas. A explanação sobre a gravidade da situação de uma criança ou adolescente portador de um transtorno de humor, também, justifica um aviso aos pais o quanto antes para que possam iniciar os procedimentos terapêuticos.

Entretanto, é importante que o médico seja cuidadoso e respeite as mais diversas manifestações de dor nesse momento de "luto" dos pais, que lamentam a perda do "seu filho saudável". Esse momento pode ser ainda mais difícil para os pais de crianças que apresentaram início súbito e precoce do quadro. Há a necessidade de adaptação gradual para a nova realidade de ter um(a) filho(a) com um transtorno crônico, principalmente se existir algum outro membro da família com histórico de psicopatologia grave (ex.: um avô que cometeu suicídio; uma tia que costuma ser internada).

Os familiares e cuidadores estarem cientes sobre os sintomas mais comuns, as possibilidades etiológicas e os problemas de comportamento podem diminuir eventuais sentimentos de culpa, ansiedades e fantasias em relação ao quadro clínico (ex. 1: estar em fase de mania significa estar em euforia e mais intolerante, mas não significa que vai cometer atos antissociais; ex. 2: TD não é preguiça nem um problema de má índole). Essas informações podem auxiliar a minimizar o estresse no ambiente familiar e auxiliar os familiares no manejo dos momentos de crise.

A abordagem psicoeducativa também tem a função de conscientizar, investigar e identificar casos de familiares de 1º ou 2º grau com transtornos de humor ou outros transtornos mentais não tratados ou não diagnosticados. Familiares com transtornos mentais não tratados costumam representar uma importante fonte de instabilidade ambiental, em que o encaminhamento destes ao tratamento adequado tem o potencial de diminuir o risco de conflitos familiares com consequente melhora do suporte psicossocial ao paciente.

▶ ABORDAGEM MEDICAMENTOSA DOS TRANSTORNOS DE HUMOR COM INÍCIO NA INFÂNCIA E NA ADOLESCÊNCIA

A prescrição de psicofármacos para crianças e adolescentes nos transtornos de humor deverá ocorrer sempre que houver necessidade e deve seguir o princípio básico de que os benefícios do medicamento devem sobrepujar os prejuízos de eventuais efeitos adversos.

Antes de iniciar o tratamento medicamentoso, é importante investigar outras possíveis causas para as alterações de humor e de comportamento da criança e do adolescente. Algumas condições médicas podem mimetizar os transtornos de humor, como por exemplo a anemia que pode se assemelhar a um quadro depressivo ou o hipertireoidismo que pode apresentar alguns sintomas similares aos da (hipo)mania. Além disso, deve-se investigar a exposição a medicamentos ou outras substâncias ilícitas que podem induzir quadros de alteração de humor e de comportamento (ex.: antidepressivos e psicoestimulantes). Sendo assim, a avaliação clínica e laboratorial é indispensável na busca por diagnósticos diferenciais.

Outro fator importante a ser avaliado antes de iniciar o tratamento farmacológico em crianças e adolescentes são as comorbidades clínicas. É sempre importante investigar a presença de contraindicações absolutas e relativas de cada fármaco. Ainda neste contexto, deve-se lembrar que muitos psicofármacos podem estar relacionados com o surgimento de outras comorbidades como dislipidemia, obesidade e diabetes. Por isso, o médico deve atuar de forma preventiva, prezando pela avaliação clínica ao longo do acompanhamento do paciente. Sendo assim, a avaliação clínica e laboratorial também é importante para traçar um perfil metabólico basal como parâmetro comparativo para futuros exames periódicos. Os principais exames indicados para iniciar o tratamento farmacológico estão descritos no Quadro 1.

Por fim, em qualquer situação de prescrição de psicofármaco é extremamente importante que o médico trabalhe de forma psicoeducativa com o paciente e com os pais, a fim de orientar todos os riscos e benefícios do tratamento. É importante sempre orientar as indicações do uso do medicamento e quais pos-

376 Psiquiatria da infância e adolescência: cuidado multidisciplinar

QUADRO 1   Exames de controle para uso de psicofármaco

Hemograma
Perfil de ferro
Função e enzimas hepáticas
Função pancreática
Função renal
Função tireoidiana
Perfil metabólico
Dosagens séricas de fármacos (ex: litemia e do ácido valproico)
Eletrocardiograma

síveis efeitos colaterais, para que o paciente e os pais também participem do processo de decisão final.

Intervenção farmacológica do transtorno depressivo

A principal classe farmacológica utilizada no tratamento do TD na infância e adolescência é a classe dos antidepressivos, sendo os inibidores seletivos de recaptação de serotonina (ISRS) os mais estudados e os mais usados.

Os antidepressivos liberados pelo Food and Drug Administration (FDA) para tratamento da depressão na infância e adolescência são fluoxetina (a partir de 8 anos de idade) e escitalopram (a partir de 12 anos de idade). Atualmente, as diretrizes clínicas e as evidências científicas direcionam a fluoxetina como escolha de primeira linha para o tratamento de depressão em crianças e adolescentes[4]. No entanto, vários outros fatores podem ser levados em consideração na hora de escolher o fármaco, como histórico individual e/ou familiar de resposta prévia a fármacos, perfil de efeitos colaterais e perfil de interação medicamentosa.

Considera-se ausência de resposta ao antidepressivo quando o paciente faz uso do medicamento em dose otimizada por 12 semanas e não obtém a melhora desejada. Nestes casos, a troca de medicação é indicada e deve-se optar, primeiramente, por um segundo ISRS (exceto paroxetina que não é recomendada para a população pediátrica). Se não houver resposta ao segundo ISRS, pode-se fazer uso de venlafaxina como escola de terceira linha[4].

Em relação aos antidepressivos, é importante lembrar que estes medicamentos podem aumentar o risco de neuroativação e de pensamentos e comportamentos suicidas em crianças e adolescentes nas primeiras semanas de uso, efeitos adversos aos quais o profissional deve sempre estar atento.

Intervenção farmacológica no transtorno de humor bipolar

O tratamento farmacológico do THB varia conforme a fase da doença e visa a estabilização do quadro e a prevenção de recaídas.

Os fármacos liberados pelo FDA para tratamento de mania, de depressão bipolar e de fases mistas na infância e adolescência estão descritos nos Quadros 2, 3 e 4. Ainda não há estudos suficientes sobre o tratamento de hipomania em crianças e adolescentes, mas orienta-se o tratamento semelhante ao da mania, que consiste no uso de estabilizadores de humor e/ou antipsicóticos, sendo que alguns estudos recentes sugerem maior eficácia dos antipsicóticos nesta faixa etária[5].

No tratamento do THB na infância e adolescência, não existe um consenso em relação ao tratamento da fase de manutenção, mas a orientação dos estudos é de que seja mantido o tratamento farmacológico que foi eficaz na fase aguda.

É importante lembrar que o uso de antipsicóticos na infância e adolescência aumenta o risco de *diabetes mellitus*, dislipidemia e obesidade. Além disso, o

---

QUADRO 2 Fármacos liberados pelo FDA para o tratamento de mania na infância e adolescência

Carbonato de lítio (a partir de 12 anos de idade)
Risperidona (entre 10 e 17 anos de idade)
Olanzapina (entre 13 e 17 anos de idade)
Quetiapina (entre 10 e 17 anos de díade)
Aripiprazol (entre 13 e 17 anos de idade)

FDA: Food and Drug Administration.

QUADRO 3 Fármacos liberados pelo FDA para o tratamento de depressão bipolar na infância e adolescência

Lurasidona (entre 10 e 17 anos de idade)
Associação fluoxetina + olanzapina

FDA: Food and Drug Administration.

QUADRO 4 Fármacos liberados pelo FDA para o tratamento de fase mista na infância e adolescência

Olanzapina (entre 13 e 17 anos de idade)
Aripiprazol (entre 13 e 17 anos de idade)

FDA: Food and Drug Administration.

378 Psiquiatria da infância e adolescência: cuidado multidisciplinar

uso de estabilizadores de humor deve ser feito de forma bastante cautelosa, devido ao risco de intoxicação farmacológica.

Intervenção farmacológica no transtorno disruptivo de desregulação do humor

Ainda não existem medicações aprovadas para o tratamento de crianças e adolescentes com transtorno disruptivo de desregulação do humor. No entanto, os antipsicóticos de segunda geração, especialmente a risperidona, têm-se mostrado eficazes na redução da irritabilidade e da agressividade em vários estudos, sendo muito usados na prática clínica[6].

▶ ABORDAGEM PSICOLÓGICA E PSICOTERÁPICA PARA OS TRANSTORNOS DE HUMOR NA INFÂNCIA E NA ADOLESCÊNCIA NO PRATA-IPq-HCFMUSP

Avaliação e planejamento para abordagem psicoterápica de crianças e adolescentes com transtorno de humor

O trabalho em psicoterapia da infância e adolescência com pacientes com transtorno de humor deve dedicar-se principalmente em melhorar o funcionamento nos seguintes aspectos:

- Afetivos; com a retomada da capacidade em sentir satisfação e contentamento, diminuir a indiferença, bem como manejar a irritação.
- Ideativos; como o conceito negativo a respeito de si mesmo, pessimismo e ruminações.
- De autovaloração; como o sentimento de insuficiência ou inadequação.
- Da psicomotricidade; como a agitação, impulsividade ou reatividade emocional.

Essas dificuldades se manifestam em comportamentos problemáticos relacionados na interação com pais e irmãos, nos interesses e satisfação com a vida em geral, e na vida escolar refletindo não só na motivação relacionada ao desempenho, mas também na qualidade dos relacionamentos sociais com os pares.

Logo no processo de avaliação, antes mesmo de iniciar intervenções gerais ou específicas, é necessário investigar o grau de abertura e motivação do paciente, qual o nível de disposição para contribuir na autorrevelação, uma vez que o processo na Terapia Cognitiva Comportamental (TCC) é colaborativo, dependendo em grande parte do engajamento do paciente para tal tarefa.

Após esse momento de avaliação, uma forma eficiente de iniciar o trabalho é por meio da psicoeducação sobre o modelo cognitivo. Dessa forma, logo aprendem que existe ligação sobre o que se pensa, como se sentem e, consequentemente, como se comportam. Entendendo que é possível controlar melhor o que se passa no seu mundo interno, ou seja, a forma como vão reagir às circunstâncias, mas possuem pouco ou nenhum controle sobre o que acontece ao seu redor (como os outros sentem, pensam ou agem).

Familiarizando-se com o modelo cognitivo, aprendem a observar a chegada das emoções e nomeá-las, tornando possível que investiguem quais pensamentos estão relacionados ao sofrimento que experimentam diante das situações que enfrentam.

Para os pacientes que apresentam TD, o foco está em ressignificar interpretações pessimistas, pois assumem uma perspectiva catastrófica em relação à realidade.

Em pacientes com THB costuma ser necessário trabalhar intervenções centradas na mudança do conteúdo do pensamento mediante atividades de autoinstrução, por serem técnicas que funcionam melhor com indivíduos altamente angustiados, em quadros de maior impulsividade, ou com os que estão em crise aguda. Essa diferenciação trata-se da profundidade do processamento racional envolvido nas estratégias de tratamento baseado em TCC[7].

Após a escolha das intervenções mais adequadas diante de cada caso, é preciso ensinar os pacientes a identificar seus pensamentos disfuncionais. Os pensamentos quando estão distorcidos ou aumentados fazem com que o paciente desenvolva falsas concepções acerca de si, dos outros (mundo) ou do futuro.

Esses pensamentos podem ser tão velozes e cristalizados que passam a ser aceitos como verdade absoluta, quase nunca questionados pelo paciente. Costumam ser pensamentos tão fugazes que quase sempre levam o paciente a perceber somente a emoção que causam.

Então, a TCC trabalha no processo de reestruturação dessas crenças disfuncionais, ajudando o paciente a identificar e corrigir essas cognições, ampliando o pensamento que estava fora de contexto, e por isso rígido, em uma forma mais real e flexível de interpretar as circunstâncias ou dificuldades que o indivíduo enfrenta na vida[8].

De forma mais estruturada, o trabalho em psicoterapia para pacientes com quadro de transtorno de humor envolve:

- Reconhecer vínculo entre cognição, afeto e comportamento.
- Observar e controlar seus pensamentos automáticos negativos.

380 Psiquiatria da infância e adolescência: cuidado multidisciplinar

- Examinar evidências a favor ou contra seus pensamentos automáticos distorcidos.
- Substituir cognições tendenciosas para interpretações mais orientadas para o real.
- Aprender a identificar e alterar as crenças disfuncionais que os predispõem a distorcer suas experiências.

Aplicação de terapia cognitiva comportamental em crianças e adolescentes com transtornos do humor

A TCC no tratamento de crianças e adolescentes no contexto do PRATA-IPq-HCFMUSP tem como objetivo promover a melhora interpessoal, a adesão ao tratamento e maneiras de se adequar à própria realidade de forma funcional, assertiva e produtiva.

Ao receber um diagnóstico, as famílias perdem o chão, tudo acaba girando em torno do diagnóstico, além do cansaço físico, mental e emocional causado pelos constantes comportamentos disruptivos.

Na psicoterapia de apoio, a criança ou o adolescente são incentivados a analisar as relações interpessoais e a fazer um registro de pensamento intrapessoal e interpessoal com o objetivo de levantar reflexões, identificar pensamentos automáticos ou disfuncionais e até mesmo crenças; aprendendo a se observar e ao mesmo tempo ser o observador da própria realidade e comportamento, assim como a se colocar no possível lugar do outro, sendo incentivado a buscar soluções e a tomar decisões para as mais diversas situações, assim como orientá-los, a assumir uma postura proativa e de colaboração ao seu núcleo familiar. Essa troca faz com que aos poucos repensem suas próprias posturas, trazendo reflexão, motivação, empatia, engajamento e responsabilidade ao próprio tratamento e busca de entendimento na forma de ver o mundo e de conseguir perceber o posicionamento dos seus progenitores, amigos etc. Não é uma tarefa fácil, mas possível.

Ao iniciarem essa autoanálise, identificando seus pensamentos, percebem o quanto suas ações interferem nas suas próprias relações, fazendo com que, dentro do possível, tenham um cuidado e atenção maior nas suas colocações, decisões e ações, trazendo ao consciente aspectos que em geral reconhecem nos outros, mas não em si mesmos.

Alguns outros tópicos possíveis na abordagem individual são a autorresponsabilização, o manejo de crises e as possíveis soluções, que variam de acordo com o perfil de cada paciente, seu ambiente, crenças e valores. Perceber isso é um desafio para todos os envolvidos e requer amplo conhecimento técnico

Abordagem familiar no tratamento de crianças e adolescentes com transtorno de humor

A terapia familiar (TF) oferece condições de compreensão e assistência para a resolução de conflitos, visando o alívio do sofrimento humano, além de viabilizar o enfrentamento terapêutico dos mais diversos problemas relacionados a interações entre os membros familiares e/ou questões associadas às mudanças ou transições de fase da vida.

Em uma abordagem em que a família é considerada a protagonista, vale a pena salientar a concepção teórica inicial que teve e continua tendo grande importância na interpretação da dinâmica familiar, que é a função do sintoma.

Nessa perspectiva o sintoma é visto como a comunicação de uma disfunção que pode colocar em situação de ameaça à homeostase familiar. Não é raro uma família iniciar a terapia com uma queixa voltada para a criança, mas durante o processo as queixas se modificarem. A partir dessa compreensão, podemos considerar o sintoma muito além da queixa expressa pelo indivíduo.

O tratamento de crianças e adolescentes no PRATA-IPq tem como objetivo entender os padrões de relação familiar para gerar, a partir das intervenções, situações que superem a homeostase, promovendo a recuperação do indivíduo no grupo familiar e favorecendo um outro padrão de funcionamento que não necessite da presença do sintoma.

Portanto, o foco das sessões de psicoterapia sob a perspectiva sistêmica familiar dá ênfase nas relações, tendo como proposta terapêutica trabalhar com todos os indivíduos da família juntamente, na medida em que se entende a família como um sistema em interação, em que cada um dos membros possui responsabilidades e funções a desempenhar.

Os principais aspectos funcionais a serem considerados pelo terapeuta de família no ambulatório de crianças e adolescentes com transtornos do humor são:

- Levantamento da história médica e psicológica da família, com o objetivo de observar padrões hereditários e fatores psicológicos que caracterizam as relações.
- Reconhecimento dos papéis parentais.
- Identificação do nível de compreensão que a família tem em relação aos sintomas apresentados pela criança (projeção familiar).
- Conscientizar os pais quanto à adesão ao tratamento.

382 Psiquiatria da infância e adolescência: cuidado multidisciplinar

- Melhorar a adesão da criança ou adolescente às instruções parentais. Ajudar a criança a identificar o que a ajuda e o que a atrapalha a sentir-se melhor e a se defender dos fatores de risco.

▶ AVALIAÇÃO CICLO-SONO-VIGÍLIA E INTERVENÇÃO PARA ESTABELECIMENTO DE ROTINA DIÁRIA

O conhecimento da medicina do sono não deve ser apenas estimulado por profissionais especializados na neurociência do sono e sim difundido em todas as áreas da medicina, ciência e tecnologia. Um terço da vida ocorre durante o sono, esse conceito deve ser abordado e amplamente estudado. O sono tem relação com a qualidade de vida. O sono reparador gera qualidade de vida para atividades habituais. A insônia é uma queixa comum na população e está presente em todas as faixas etárias, podendo cursar com sintomas com manifestações clínicas e neurocomportamentais[9].

No ambulatório PRATA-IPq-HCFMUSP, a consulta psiquiátrica e multiprofissional aborda o sono como sintoma e fator neuroprotetor, ajudando no diagnóstico, definindo modalidades de tratamento, assim como podendo predizer recaídas nos quadros de transtorno afetivos. No PRATA-IPq-HCFMUSP são abordados os sintomas de sono com objetivo de obter dados da interação do sono com os transtornos afetivos e analisar o sono como comorbidade ou desencadeador de sintomas nos pacientes jovens com transtornos afetivos. Os transtornos do sono também são muito comuns em crianças e podem ser acompanhados de problemas comportamentais. Muitas vezes, as queixas comportamentais podem ser potencializadas por transtornos do sono não tratados e, no mesmo sentido, os transtornos do sono provavelmente exacerbam a sintomatologia psiquiátrica e a mudança abrupta do hábito do sono pode ser um marcador precoce de transtorno bipolar em crianças e adolescentes. Mais estudos futuros podem provar a importância da intersecção sono e psiquiatria.

Vários comportamentos são observados durante o sono e ao mesmo tempo causam espanto e curiosidade. A presença de sonambulismo infantil, bem como terrores noturnos são comuns juntamente com problemas de comportamento. Ataques de pânico ocorrem à noite, assim como ruminações de quadros ansiosos, mesmo que de gravidade leve. Hiperatividade e sono são um bom exemplo de distúrbio do sono associado a alterações comportamentais na presença de ronco habitual ou também denominado distúrbios respiratórios leves do sono. Esses distúrbios têm sido associados a comportamentos desatentos e hiperativos em crianças. Há evidências de que o córtex pré-frontal esteja envolvido com a expressão clínica dessas alterações comportamentais. O córtex frontal é o maior em conexões inter-hemisféricas, com direção posteroanterior no desenvolvimento neocortical. Por outro lado, há uma direção anteroposterior para as ondas cerebrais do sono leve ao sono profundo. Esse fato pode justificar a imaturidade do córtex pré-frontal, tornando-o mais sensível ao longo do desenvolvimento para transtorno do sono, gerando uma desregulação emocional. A desorganização das ondas cerebrais em áreas que dependem de sincronização, como o córtex pré-frontal, justifica comportamentos típicos como hiperatividade, agressividade, desatenção e até dificuldades escolares. Essas disfunções executivas tendem a ser recuperadas após o tratamento dos distúrbios respiratórios do sono[10].

Embora a apneia do sono ocorra na população pediátrica, os eventos obstrutivos são mais difíceis de diagnosticar em crianças do que em adultos. A relação entre transtorno do sono em crianças e distúrbios neurocomportamentais está bem estabelecida. No entanto, um grande problema na identificação de fatores de risco para morbidades psiquiátricas na infância é o fato de que as medidas de distúrbios respiratórios do sono precisam ser otimizadas. Já foi descrita a existência de instabilidade do sono em crianças com manifestações respiratórias (como ronco, taquipneia, limitação de fluxo sem evidente obstrução das vias aéreas e/ou hipóxia)[11].

O padrão de sonolência é outro tópico importante para analisar a interação entre sono e humor. A síndrome do atraso da fase do sono é um distúrbio do ritmo circadiano, acometendo crianças e adolescentes que se queixam de não conseguir adormecer antes das 3 horas da manhã e têm dificuldade em sair da cama para irem cedo para a escola. Esse distúrbio do ritmo circadiano pode se manifestar por insônia, bem como por ataques de sono irresistíveis e é caracterizado pela dificuldade de ataque de sono crônico e incapacidade de acordar em algum momento apropriado pela manhã. Às vezes, pode estar associada à depressão e deve ser considerada a avaliação de adolescentes com depressão.

A síndrome do atraso da fase do sono não é difícil de diagnosticar, pois a suspeita clínica é levantada, mas a obtenção de uma resposta satisfatória ao tratamento é mais difícil. Muitas vezes, as tentativas de corrigir o horário de sono são malsucedidas, a menos que o adolescente esteja motivado a mudar os fatores de estilo de vida que influenciaram o horário tardio de dormir, principalmente nos finais de semana. O tratamento originalmente proposto foi chamado de cronoterapia descrito por Weitzman (1981). A cronoterapia reorienta o ciclo de sono do paciente por meio de uma série de ajustes consecutivos na hora de dormir que são feitos por vários dias. Para manter o modelo de sono reajustado, o paciente é encorajado a permanecer estritamente acordado nos ataques de sono. Esse tratamento pode ser inviável, pois os deslocamentos progressivos do horário de dormir farão com que a criança em determinado horário durma temporariamente durante o dia. Nesse tratamento, a criança deve ser constantemente supervisionada para evitar cochilos.

A insônia parece ser o maior elo entre o humor e o sono, e para entender as alterações nos processos do sono sempre precisamos elucidar as atividades ambientais e os hábitos regulares dos pacientes, incluindo a rotina de seus familiares. De acordo com o DSM-5, o TD inclui insônia ou hipersonia e fadiga excessiva nos critérios diagnósticos. A literatura tem levantado a hipótese de que o reconhecimento precoce e a intervenção do transtorno do sono podem prevenir sintomas depressivos recorrentes. Tal hipótese foi formulada devido a resultados como os obtidos em um estudo epidemiológico prospectivo que demonstrou que a população com sintomas de insônia com acompanhamento de 1 ano apresentou maior risco para o desenvolvimento de sintomas depressivos. Além disso, os episódios de depressão recorrente são geralmente precedidos por queixas subjetivas de distúrbios do sono, particularmente em crianças e adolescentes.

Estima-se uma porcentagem de 90% de pacientes adultos deprimidos com alterações neurofisiológicas do sono. A depressão é uma condição patológica que se acredita estar presente em todas as faixas etárias, com critérios diagnósticos específicos aplicados a crianças. A taxa de prevalência foi relatada em pesquisas epidemiológicas em proporções muito variadas, variando de menos de 1% a mais de 60%. Embora as alterações neurofisiológicas do sono dos adultos deprimidos sejam bastante frequentes, os estudos desenvolvidos nas crianças têm sido controversos. Alguns autores descreveram poucas alterações neurofisiológicas no sono em crianças em comparação com o grupo controle[12]. Apesar desses resultados, há uma descrição de redução dos movimentos rápidos do sono (REM) em crianças deprimidas[12]. Na faixa etária pré-púbere, além dos escassos trabalhos nessa faixa etária, existem poucos dados de estudos do sono em crianças deprimidas na população e, em relação ao transtorno bipolar infantil, os dados neurofisiológicos sugerem uma maior fragmentação do sono. No PRATA-IPq-HCFMUSP aplicam-se questionários de sono em pacientes com transtorno bipolar e são verificadas diferenças na expressão de queixas de sono nos episódios de mania e depressivos em crianças e adolescentes com transtorno bipolar[13].

Adolescentes que estão deprimidos e também apresentam queixas de sono podem ter mais ideação suicida. Mais estudos precisam avaliar simultaneamente o papel de múltiplas variáveis do sono no comportamento suicida. Em estudo realizado no PRATA-IPq-HCFMUSP, a presença de queixas de sono foi associada ao comportamento suicida em jovens com depressão grave[13] e observa-se que queixas de sono podem ser um importante marcador do comportamento suicida em crianças e adolescentes. Pesadelos e fadiga podem ser preditores de comportamento suicida em adolescentes. Jovens com THB e comorbidade de pesadelo parecem estar em alto risco de suicídio[14]. Implicações para avaliação de pesadelos e abordagens de tratamento precisam ser discutidas. No geral, Uddin et al.[15] mostraram que quase um em cada cinco jovens nesses países teve pensamentos suicidas, fez um plano de suicídio ou tentou suicídio nos últimos 12 meses (16,9%, 17,0% e 17,0%, respectivamente). Pesquisas recentes sugerem que problemas de sono podem ser um fator de risco único para comportamento suicida na juventude As queixas de sono podem ser particularmente importantes porque são facilmente avaliadas e de fácil intervenção precoce[13].

Como o sono tem uma interação bidirecional com os transtornos de humor no PRATA-IPq-HCFMUSP, utilizam-se escalas de sono bem estabelecidas internacionalmente, com validação nacional. Em crianças e adolescentes a insônia inicial é mais frequentemente associada ao transtorno depressivo maior. O estado de ansiedade pode ser seguido por uma privação de sono, podendo ser um processo natural compensatório para melhorar os sintomas de depressão. Essa sugestão também foi apoiada por um estudo de acompanhamento longitudinal de adolescentes que indicou maior latência do sono na infância como marcador de curso recorrente de transtorno depressivo maior. A interação entre depressão e ansiedade em crianças e adolescentes pode ser avaliada por análises de questionários próprios para transtornos do sono e ansiedade. Mais estudos são necessários para esclarecer essa interação.

Existem muitos estudos que levantaram a hipótese de que o reconhecimento precoce e a intervenção dos distúrbios do sono podem prevenir transtornos depressivos recorrentes. Tais observações favorecem a teoria de que o distúrbio da fisiologia do sono pode preceder outros sintomas no desenvolvimento do distúrbio afetivo, particularmente em crianças e adolescentes, bem como a evidência da alta prevalência de distúrbios do sono na depressão e na mania.

Em relação aos transtornos bipolares na infância, dados neurofisiológicos sugerem maior fragmentação do sono e alterações no ciclo sono-vigília de crianças e adolescentes com THB, podendo ser acompanhada de aumento da magnitude dos sintomas.

Reconhecidamente, insônia, sonolência excessiva diurna, problemas de continuidade do sono (despertar noturno) e inversão do sono-vigília são queixas comuns do sono nos transtornos afetivos pediátricos. Existem evidências de que o distúrbio do sono pode ser um componente crítico na patogênese dos transtornos psiquiátricos e alguns estudos indicam que os perfis clínicos diferem entre crianças deprimidas sem e com transtornos do sono. A depressão e alguns outros fatores associados como a ansiedade podem alterar gradativamente a regulação do sono e os hábitos de sono. A privação do sono pode melhorar os sintomas depressivos após uma noite de privação pelo aumento dos níveis séricos de serotonina. Normalmente, o sono em crianças e adolescentes é protegido por sono mais profundo, aumento do sono delta, menos tempo acordado e aumento do limiar de despertar. O objetivo no PRATA-IPq-HCFMUSP é identificar precocemente transtornos do sono e realizar intervenção precoce para melhor abordagem dos pacientes.

Concluindo, o sono tem papel fundamental no desenvolvimento neuropsicomotor, sendo um marcador de saúde mental com fator protetor do comportamento e da função cognitiva em todas as faixas etárias, por isso destaca-se a interface sono e humor no PRATA-IPq-HCFMUSP. Integrando o conceito de multimorbidade, a presença de transtornos de sono deve ser prontamente identificada para intervenção precoce e melhora de sintomas psiquiátricos, particularmente nos transtornos do humor.

▶ AVALIAÇÃO DO IMPACTO NA APRENDIZAGEM E INTERVENÇÃO RECOMENDADA

A linguagem e a aprendizagem de crianças e adolescentes com transtornos de humor têm sido alvo de investigações recentes, uma vez que queixas escolares e de dificuldade de aprendizagem são muito comuns na prática clínica. Uma metanálise recente[16] demonstrou que 71% das crianças com desregulação grave de humor e/ou depressão apresentam uma associação com distúrbios motores e/ou linguagem (oral e escrita) com dois terços dessa população apresentando ambas as alterações.

Da mesma forma, o perfil atípico do funcionamento cognitivo geral (em especial a atenção e as funções executivas) envolvem dificuldades na dinâmica adaptativa uma vez que o deslocamento atencional envolve o direcionamento atencional, o monitoramento das possíveis ameaças e a dificuldade de auto e heteropercepção[17], alterando assim o foco e as funções cognitivas associadas a processos como linguagem e aprendizagem.

Esses prejuízos cognitivos têm enorme impacto na aquisição da linguagem nos seus mais diversos segmentos (fonológico, sintático, semântico e, principalmente, pragmático) e na aquisição escolar, em especial a linguagem escrita com seus aspectos referentes à expressão e à compreensão.

Pantano[18], em seu trabalho com indivíduos depressivos, também verificou alterações importantes quanto à compreensão oral e escrita e à repetição, de modo diretamente proporcional à complexidade sintática e silábica e extensão do material a ser compreendido. Na leitura, evidenciou-se a predominância de processamento perilexical e leitura silábica nesses indivíduos. Dessa forma, a autora concluiu que, nessa população, o processamento de informações lexicais, sintáticas e semânticas complexas produz uma sobrecarga na memória de trabalho e, consequentemente, baixo desempenho.

Outro mecanismo cognitivo estudado nesta patologia por Pantano[18] diz respeito à "memória relacionada com o humor", que é um mecanismo cognitivo de facilitação para a instalação (ou para a manutenção) de um quadro depressivo por meio de pensamentos e processamentos condizentes com o estado de humor do indivíduo. Esse processamento alterado seria capaz de provocar prejuízos importantes no processamento e na compreensão da linguagem.

Quanto ao discurso de indivíduos depressivos, comparado ao discurso de pacientes com transtorno bipolar do humor, Cavalcanti et al.[19] observaram que, nos quadros de depressão, a recordação e a produção de material predominantemente negativo trazem consequências importantes para a compreensão e o processamento de informações. Nesse estudo, nos indivíduos com transtorno depressivo, o discurso se mostrou mais estruturado quanto à coesão e à coerência, porém o conteúdo foi predominantemente negativo. Já nos pacientes com transtorno bipolar do humor, o discurso apresentou-se menos estruturado e mais extenso, entretanto com prejuízos maiores na coerência textual.

Frente a essas alterações a avaliação e a intervenção em linguagem e aprendizagem tornam-se centrais para um tratamento efetivo e ecológico de crianças e adolescentes com transtorno de humor.

) A INTERVENÇÃO DA TERAPIA OCUPACIONAL EM CRIANÇAS E ADOLESCENTES COM TRANSTORNO DE HUMOR

A Terapia Ocupacional (TO) no tratamento de crianças e adolescentes com transtorno do humor tem como objetivo promover a melhora funcional, isto é, adequar as atividades de acordo com as suas necessidades, ajustar o desempenho ocupacional e orientá-los no manejo adequado das atividades cotidianas. No desempenho ocupacional, os prejuízos aparecem na realização das atividades básicas da vida diária (ABVD), que estão relacionadas ao cuidado pessoal (higiene, alimentação e vestuário); as atividades instrumentais (práticas) de vida diária (AIVD), que são as relacionadas ao cuidado com seus brinquedos, objetos pessoais, organização e planejamento de suas atividades domésticas, uso do transporte público, atividades escolares (declínio no desempenho escolar e na realização das tarefas escolares); as atividades lúdicas; as atividades relacionadas ao repouso e ao sono; as atividades pré-profissionalizantes; e as de participação social[20]. O referencial teórico utilizado é a Reabilitação Cognitiva Funcional (RCF) que tem como foco principal as funções cognitivas e funcionais mais afetadas. A RCF faz uso de recursos e estratégias terapêuticas compensatórias e ecológicas que impactam nas atividades de vida diária (AVD). O terapeuta ocupacional utiliza instrumentos de avaliação para verificar as habilidades e o comprometimento cognitivo e funcional de crianças e adolescentes com transtornos do humor levando em consideração dois pontos:

- Avaliação do desempenho nas AVD.
- Avaliação baseada no comprometimento cognitivo.

A Classificação Internacional de Funcionalidade (CIF) tem sido utilizada como ferramenta clínica, por meio do uso de um CORE-SET. A CIF pode ser aplicada em qualquer ambiente de atendimento à saúde e considera todos os aspectos da funcionalidade e a influência do ambiente[21].

Os principais aspectos funcionais a serem considerados pelo terapeuta ocupacional com crianças e adolescentes com transtornos do humor são[22]:

- Avaliar a capacidade da criança e/ou adolescente cuidar de si mesmo de acordo com sua faixa etária e o seu desenvolvimento neuropsicomotor.
- Estabelecer uma rotina e hábitos saudáveis de cuidados pessoais adequados.
- Orientar e treinar as AIVD quando necessário (atividades domésticas, cuidado com os seus pertences, administração das atividades escolares, uso do transporte etc.)
- Adaptar as atividades e o ambiente para que o paciente possa realizar tarefas significativas para ele.
- Orientar familiares e cuidadores em relação à importância de estabelecer uma rotina diária e hábitos saudáveis (p. ex., regras básicas de autocuidado, higiene do sono, limite do uso de eletrônicos, *games* e execução de atividades cotidianas).

O terapeuta ocupacional trabalha com diferentes recursos que visam à reestruturação do cotidiano, principalmente em momentos de desorganização do paciente. Os atendimentos podem ser individuais (intervenções pontuais) ou grupais. Utiliza instrumentos, estratégias e técnicas expressivas (p. ex., desenho, pintura, dinâmicas de grupo), atividades estruturadas (jogos cognitivos e de regras) e atividades ecológicas, também denominadas atividades realizadas em tempo real (p. ex., autocuidado, culinária, atividades de entretenimento, lazer etc.).

▶ CONCLUSÃO

O planejamento terapêutico dos transtornos do humor em crianças e adolescentes é bastante complexo, tanto no manejo farmacológico como nas intervenções não medicamentosas.

Além de definir o diagnóstico e a fase do quadro (mania, hipomania, depressão) é necessário tratar comorbidades quando presentes que podem piorar a evolução clínica, lembrando que muitas vezes o tratamento medicamentoso das comorbidades pode comprometer a estabilidade do humor.

O objetivo principal do tratamento é a remissão sintomática completa, retornando ao basal pré-crise, e a reabilitação neurocognitiva.

O trabalho psicoeducativo sobre o sintomas, as diferentes apresentações dos quadros e a adesão ao tratamento, principalmente ao longo do tempo, é bastante necessário. O prognóstico sempre piora quando não se atinge a estabilidade ou o paciente apresenta episódios frequentes.

Todo esse processo envolvendo o tratamento exige trabalho interdisciplinar com revisões periódicas desse planejamento, tendo como meta a retomada do desenvolvimento emocional e cognitivo de crianças e adolescentes uma vez que estejam eutímicos.

▶ REFERÊNCIAS BIBLIOGRÁFICAS

1. Boarati MA, Fu-I L. Quando a criança usa medicação: qual é o objetivo da administração correta? In: Pantano T, Rocca CCA. Como se estuda? Como se aprende? Um guia para pais, professores e alunos, considerando os princípios das neurociências. São Paulo: Pulso Editorial; 2015. p.287-304.
2. US Food and Drug Administration. Disponível em: http://www.fda.gov/
3. Diler RS, Birmaher B. Bipolar disorders in children and adolescents. In: Rey JM, Martin A (eds). JM Rey's IACAPAP e-textbook of child and adolescent mental health. Geneva: International Association for Child and Adolescent Psychiatry and Allied Professions; 2019.
4. Caye, A.; Piccin, J.; Kieling, C. Tratamento da depressão na infância e na adolescência. In: Miguel EC, Lafer B, Elkis H, Forlenza OV (orgs.). Clínica psiquiátrica: a terapêutica psiquiátrica, 2. ed., ampl. e atual, v.3. Baureri: Manole; 2021. p.693-702.
5. Lima GN, Kaio CH, FU-I L. Tratamento do transtorno de humor bipolar na infância e adolescência--Seção 7. Abordagem terapêutica específica na infância e adolescência. In: Miguel EC, Lafer B, Elkis H, Forlenza OV (orgs.). Clínica psiquiátrica: as grandes síndromes psiquiátricas, 2a.ed. Barueri: Manole; 2021, v 3, p. 993-1012.
6. Zepf FD, Biskup CS, Holtmann M, Runions K. Disruptive mood dysregulation disorder. In: Rey JM (ed), IACAPAP e-textbook of child and adolescent mental health. Geneva: International Association for Child and Adolescent Psychiatry and Allied Professions; 2016.
7. Friedberg R, McClure J. A prática clínica da terapia cognitiva com crianças e adolescentes, 2 ed. São Paulo: Artmed; 2019.
8. Neufeld CB. Terapia cognitivo-comportamental para adolescentes: uma perspectiva transdiagnóstica e desenvolvimental, 1ª ed. Porto Alegre: Artmed; 2017.
9. Ohayon MM. Interlacing sleep, pain, mental disorders and organic diseases. J Psychiatr Res. 2006;40:677-679.

390 Psiquiatria da infância e adolescência: cuidado multidisciplinar

10. Dillon JE, Blunden S, Ruzicka DL, Guire KE, Champine D, Weatherly RA, Hodges EK, Giordani BJ, Chervin RD. DSM-IV diagnoses and obstructive sleep apnea in children before and 1 year after adenotonsillectomy. J Am Acad Child Adolesc Psychiatry. 2007;46(11):1425-36.
11. Lopes MC, Guilleminault C. Chronic snoring and sleep in children: a demonstration of sleep disruption. Pediatrics. 2006:118(3):741-6.
12. Dahl RE, Pelham WE, Wierson M. The role of sleep disturbances in attention deficit disorder symptoms: A case study. J Pediatric Psychology. 1991;16:229-39.
13. Lopes MC, Boarati MA, Fu-I L. Sleep and daytime complaints during manic and depressive episodes in children and adolescents with bipolar disorder. Front Psychiatry. 2020;10:1021.
14. Stanley B, Green KL, Ghahramanlou-Holloway M, Brenner LA, Brown GK. The construct and measurement of suicide-related coping. Psychiatry Res. 2017;258:189-93.
15. Uddin R, Burton NW, Maple M, Khan SR, Khan A. Suicidal ideation, suicide planning, and suicide attempts among adolescents in 59 low-income and middle-income countries: a population-based study. Lancet Child Adolesc Health. 2019;3(4):223-33.
16. Xavier Benarous , Cosmin Iancu, Jean-Marc Guilé, Angèle Consoli, David Cohen. Missing the forest for the trees? A high rate of motor and language impairments in disruptive mood dysregulation disorder in a chart review of inpatient adolescentes. Eur Child Adolesc Psychiatry. 2021;30(10):1579-90.
17. Matthews G, Wells A. Attention, automaticity, and affective disorder. Behav Modif. 2000;24(1):69-93.
18. Pantano T. Linguagem em depressão infantil. Dissertação de Mestrado. FMUSP. São Paulo; 2001.
19. Cavalcanti ARS, et al. Aspectos clínicos e lingüísticos da depressão unipolar e do transtorno bipolar em duas crianças de 07 anos. Anais do XVII Congresso Brasileiro de Neurologia e Psiquiatria infantil. Vitória/ES; 2003.
20. American Occupational Therapy Association. Occupational therapy practice framework: Domain and process (4th ed.). American Journal of Occupational Therapy. 2020;74(Suppl.2):7412410010.
21. Organização Mundial da Saúde (OMS). CIF: Classificação Internacional de Funcionalidade, Incapacidade e Saúde: versão para crianças e jovens. São Paulo; 2015.
22. Duncan M, Prowse C. Occupational therapy with mood disorders. In: Rosemary CR, Alers V. Occupational therapy in psychiatry and mental health. 5.ed. Wily Online Library; 2014. p. 389-407.
23. Reis MR, Spaccaquerche ME (orgs.). A família em foco sob as lentes do cinema. São Paulo: Paulus; 2014. Coleção Amor e Psiquê.
24. Oliveira, Irismar Reis; Terapia Cognitiva Processual: manual para clínicos. Porto Alegre, Artmed – 2016.
25. Winnicott DW. Natureza humana. Rio de Janeiro: Imago; 1990.
26. Andolfi M, Ângelo C. Tempo e mito em psicoterapia familiar (F. Desidério, trad.). Porto Alegre: Artes Médicas; 1988.
27. Andolfi M, Ângelo C, Menghi P, Corigliano MN. Por trás da máscara familiar: um enfoque em terapia de família (M. C. R. Goulart, trad.). Porto Alegre: Artes Médicas; 1984.

15

Intervenção multidisciplinar no atendimento de crianças e adolescentes com transtorno de ansiedade

Miguel Angelo Boarati
Anne Fonseca Meira Brito
Carolina Zadrozny Gouvêa da Costa

Ana Jô Jennings Moraes
Telma Pantano
Adriana Dias Barbosa Vizzotto

▶ INTRODUÇÃO

Os transtornos de ansiedade, apesar de serem os mais prevalentes na infância e na adolescência e terem os tratamentos bem definidos pela literatura médica, são por vezes negligenciados, em parte pelo não reconhecimento dos sintomas e em parte pela dificuldade em se acessar esses sintomas, especialmente em crianças pequenas. Esses quadros também estão frequentemente presentes em outras condições médicas, como doenças crônicas (oncológicas, reumatológicas e cardiológicas) que cursam com tratamentos longos, dolorosos e inúmeras internações e apresentam comorbidades com outros transtornos psiquiátricos, como a depressão.

Para o tratamento, abordagens psicofarmacológicas, psicoterapêuticas e psicossociais precisam ser realizadas conjuntamente, pois se trata de uma condição multifatorial que envolve questões biológicas, psicológicas e ambientais na maioria dos contextos.

A refratariedade no tratamento está relacionada a quadros mais graves, de início mais precoce, maior número de comorbidades e curso mais crônico[1]. Por essa razão, é fundamental que o diagnóstico e o tratamento sejam estabelecidos com a meta não somente de promover a remissão dos sintomas clínicos, mas também a recuperação do funcionamento global anterior ao início dos sintomas, o tratamento de condições externas perpetuadoras do quadro (p. ex., conflitos familiares, problemas socioeconômicos etc.) e o acompanhamento longitudinal diante do risco de recaídas.

Este capítulo pretende descrever as principais abordagens com maior índice de evidência científica, considerando o mosaico de sintomas e condições presentes. É importante lembrar que a reavaliação constante da resposta, a remissão e a consolidação da melhora devem ser constantemente consideradas para que se possa alterar a estratégia terapêutica em casos de quadros refratários ou recaídas.

▶ TRATAMENTO PSIQUIÁTRICO

O tratamento dos transtornos de ansiedade na infância e na adolescência deve envolver abordagem multidisciplinar, incluindo psicoeducação de pais e criança, terapia cognitivo-comportamental (TCC), terapia familiar, terapia psicodinâmica, consultoria escolar e farmacoterapia. Quando se está diante de crianças com níveis de ansiedade leve a moderada, o tratamento deve ser iniciado com psicoterapia. Motivos válidos para a indicação de tratamento combinado de medicação e psicoterapia são: necessidade de redução rápida de sintomas moderados a graves, presença de transtornos comórbidos que requeiram tratamento, falta de resposta à TCC e possibilidade de melhora da resposta com o tratamento combinado[2]. A associação da TCC com a farmacoterapia é considerada o tratamento de escolha para os jovens com transtornos ansiosos[3].

Medicamentoso

As medicações mais estudadas e utilizadas para o tratamento dos transtornos ansiosos na infância e na adolescência são os antidepressivos, entre os quais se destacam os inibidores seletivos de recaptura da serotonina (ISRS), os inibidores seletivos de recaptura da serotonina e noradrenalina (ISRSN) e, em menor grau, os antidepressivos tricíclicos (ADT). Outros medicamentos utilizados ocasionalmente são os ansiolíticos, os betabloqueadores e os anti-histamínicos, embora com pouca evidência científica, como será visto mais detalhadamente.

Muitos ensaios clínicos nessa área incluem o transtorno de ansiedade generalizada (TAG), o transtorno de ansiedade de separação (TAS) e a fobia social (FS), considerando que esses transtornos comumente ocorrem em comorbidade nas crianças e nos adolescentes e apresentam respostas semelhantes às modalidades de tratamento oferecidas.

Quais as medicações mais eficazes e mais seguras para esses transtornos?

Alguns dados de literatura ajudam a responder essa questão. Foi publicada uma revisão sistemática e metanálise de ensaios clínicos controlados de ISRS e ISRSN em crianças e adolescentes com transtornos ansiosos[4]. Foram incluídos nove ensaios, envolvendo 1.673 pacientes e seis medicações: fluoxetina, sertralina, venlafaxina (com dois ensaios de cada), fluvoxamina, paroxetina e duloxetina (um ensaio de cada). Foi demonstrada a eficácia para todas as medicações, embora com um tamanho de efeito moderado (o que comprova que a eficácia das medicações é moderadamente melhor, quando comparadas ao placebo). Todos os antidepressivos pareceram ser bem tolerados e não foram associados a maior chance de descontinuação, em comparação ao placebo. Não foi observado maior risco de indução de pensamentos/comportamentos suicidas, e os pacientes não apresentaram maior risco de náusea ou dor abdominal. No entanto, houve tendência de maior risco de ativação com os antidepressivos. Esse risco de ativação é muito mais comum em crianças que em adultos, o que reforça a indicação de titular a dose gradualmente para se reduzir esse risco. Um achado interessante foi que tamanhos de efeito maiores foram associados a maior seletividade serotoninérgica, isto é, quanto maior o efeito serotoninérgico, melhor o efeito da medicação.

Assim, como um grupo, os ISRS são os medicamentos de primeira escolha para o tratamento desses transtornos. Informações mais restritas sugerem a possibilidade de uso dos ISRSN venlafaxina e duloxetina.

Existem dados que ajudem na escolha das medicações, isto é, qual seria uma primeira escolha?

A informação sobre o melhor efeito associado à seletividade serotoninérgica dá uma dica sobre isso. No entanto, são dados ainda pouco consistentes para definir uma escolha. Uma metanálise de agentes farmacológicos para transtornos de ansiedade em crianças e adolescentes que incluiu um método de comparação entre os tratamentos fornece outras informações[5]. O estudo reuniu dezesseis ensaios clínicos, cinco medicações (fluoxetina, fluvoxamina, paroxetina, sertralina e venlafaxina) e placebo. É importante considerar que foram incluídos também ensaios clínicos com transtorno obsessivo-compulsivo (TOC) – sete ensaios (na época da publicação, o TOC ainda fazia parte da classificação de transtornos ansiosos). Entre os ensaios que apresentaram transtornos ansiosos em crianças e adolescentes (total de nove), três apresentavam os três diagnósticos, três incluíram somente FS, dois incluíram somente TAG e foi incluído

394 Psiquiatria da infância e adolescência: cuidado multidisciplinar

ainda um ensaio com mutismo seletivo (MS). Todas as medicações foram mais eficazes que o placebo. A fluoxetina, a fluvoxamina e a paroxetina demonstraram resposta clínica superior, assim como melhor tolerabilidade e aceitação, em comparação com a sertralina e a venlafaxina. A fluvoxamina e a fluoxetina pareceram ser mais eficazes e ter melhor aceitação que os outros ISRS. Assim, os ISRS (com exceção da sertralina) foram mais eficazes e mais bem tolerados, bem como o ISRSN (venlafaxina) pareceu a opção menos eficaz e aceitável para esse grupo.

Esse dado reforça a melhor resposta associada à maior seletividade serotoninérgica. No entanto, ainda são poucas as informações para escolher um ISRS; na prática clínica, observa-se que a resposta parece ser bastante individual.

Comparando-se as medicações com a TCC, qual escolher?

Existem dois estudos que fizeram essa comparação. Um deles comparou a fluoxetina a um programa de TCC direcionado à FS (*Social Effectiveness Therapy for Children* – SET-C) e a placebo em crianças e adolescentes (n = 139). Ambas as modalidades de tratamento foram superiores ao placebo (com uma taxa de resposta na Escala de Impressão Clínica Global (CGI) de: SET-C 79%, fluoxetina 36,4%, placebo 6,3%). Na comparação entre os tratamentos, a SET-C mostrou melhores resultados, principalmente nas medidas de competência social. No acompanhamento de um ano, os ganhos de tratamento foram mantidos[6]. O *Child/Adolescent Anxiety Multimodal Study* (CAMS) foi um estudo multicêntrico que avaliou 488 crianças e adolescentes (de 7 a 17 anos) com TAG, TAS e/ou FS divididos em quatro grupos: TCC isoladamente (n = 139); sertralina isoladamente (n = 133); terapia combinada de TCC e sertralina (n = 140); e placebo (n = 76). As taxas de resposta foram de 80,7% para a terapia combinada; 59,7% para TCC; 54,9% para sertralina e 23,7% para placebo. Todos os tratamentos ativos foram superiores ao placebo. A taxa de resposta das duas monoterapias não diferiu entre si, e o tratamento combinado foi superior a elas[3].

Parece que a TCC, dependendo dos sintomas, é superior às medicações ou, pelo menos, semelhante. É importante lembrar que a TCC deve ser sempre indicada e, nos casos graves, é indicado o tratamento combinado e não a medicação em monoterapia.

No caso de crianças em idade pré-escolar, a TCC com adaptações a essa faixa etária é a intervenção indicada. Não existem medicações aprovadas para essa população. Dados limitados sobre a eficácia e a tolerabilidade da fluoxetina em crianças com transtornos de ansiedade mostraram alguma eficácia, mas com maiores taxas de efeitos adversos, como ativação. Assim, a medicação nessa faixa etária deve ser usada somente como um último recurso, em casos de sintomas graves que causem grande prejuízo, quando todas as outras intervenções disponíveis tiverem falhado[7].

E, em longo prazo, quais informações existem sobre o tratamento medicamentoso?

No acompanhamento de 24 e 36 semanas do CAMS, os respondedores foram mantidos no grupo original. Tratamentos concomitantes (fora do protocolo) foram permitidos durante o acompanhamento, mas monitorados. A maioria dos respondedores no ensaio agudo permaneceu respondedora durante o acompanhamento (mais de 80%). A resposta ao tratamento combinado se manteve ao longo do acompanhamento; já a resposta às monoterapias teve um acréscimo de resposta, e a diferença entre o tratamento combinado e as monoterapias foi atenuada ao longo do acompanhamento. É importante considerar que os grupos de monoterapias utilizaram mais tratamentos concomitantes: sertralina (36,4%), TCC (29,9%) e tratamento combinado (13,5%). Assim, parte dessa atenuação de diferença de resposta pode ter sido decorrente de tratamentos associados[8].

Seis anos após a randomização, 59% da amostra original do CAMS (n = 288 – 11-26 anos) foram avaliados em um estudo de acompanhamento naturalístico – *Child/Adolescent Anxiety Multimodal Extended Long-term Study* (CAMELS). Foram avaliados a presença de transtornos ansiosos, a gravidade da ansiedade e o funcionamento global. Quase metade da amostra (46,5%) estava em remissão. Os indivíduos que responderam ao tratamento agudo tiveram significativamente maior chance de estar em remissão (52% *vs.* 37,6%), menor gravidade de sintomas ansiosos e melhor funcionamento global. Os grupos não foram relacionados com a evolução. Entre os 53,5% que se encontravam com diagnóstico de algum transtorno ansioso, 46,8% tinham algum transtorno internalizante comórbido e 27,3% tinham algum transtorno externalizante comórbido. Já entre os que se encontravam em remissão de transtornos ansiosos, somente 10,4% tinham algum transtorno internalizante e 9,7% tinham algum transtorno externalizante. Em relação ao uso de tratamentos de saúde mental, 46,9% utilizaram tratamento medicamentoso e psicoterapia em algum momento; 14,9% utilizaram somente medicação; 9% utilizaram somente psicoterapia e 28,1% não utilizaram nenhum tratamento. Foram avaliados possíveis preditores de resposta. Observou-se que melhor funcionamento familiar e gênero masculino foram preditores de remissão. Preditores da gravidade da ansiedade foram ser respondedor e gênero masculino. Preditores do funcionamento global foram ser respondedor, ausência de comorbidade com transtornos externalizantes na avaliação basal, menos eventos negativos na vida e ausência de uso de tratamento em saúde mental[9].

Pode-se observar que, durante o período de manutenção do tratamento, boa parte dos jovens mantém ou mesmo melhora a resposta. No entanto, no acompanhamento após o término do tratamento, mesmo entre os respondedores, quase metade recaiu. Isso sugere que grande parte desses jovens necessitará de um período mais longo de manutenção de tratamento. Ainda, quando se consegue manter a remissão do transtorno ansioso, isso parece reduzir o risco de outros transtornos psiquiátricos. É interessante observar que, além de ter respondido ao tratamento, outros fatores predizem a evolução do quadro, reforçando a importância de intervenções que possam melhorar o funcionamento familiar e o ambiente. A questão do gênero parece estar ligada com o fato de que, com o aumento da idade, as mulheres apresentam mais risco para ansiedade e depressão.

Como lidar com os possíveis efeitos colaterais?

Com relação ao risco de aumento de suicídio associado ao uso de antidepressivos em crianças e adolescentes já descrito anteriormente, faz-se necessário monitorar sinais de piora clínica no início da administração. No entanto, o aumento de ideação suicida não foi significativo em ensaios clínicos de ansiedade. Considerando isso, associado com dados de eficácia, parece haver risco/benefício favorável ao uso de ISRS no tratamento dos transtornos de ansiedade em crianças e adolescentes[10].

Deve-se lembrar que os pais e as crianças ansiosas podem ser particularmente sensíveis aos efeitos colaterais, mesmo que leves e transitórios. Assim, é importante haver o trabalho de psicoeducação sobre possíveis efeitos colaterais e a avaliação dos sintomas somáticos associados ao próprio quadro ansioso, para diferenciá-los de efeitos colaterais.

De modo geral, os ISRS são bem tolerados. Efeitos colaterais mais relatados são sintomas gastrointestinais, cefaleia, aumento da atividade motora e insônia. Essas reações geralmente são leves e transitórias. Menos comumente, podem ocorrer desinibição e ativação, que podem melhorar com a redução da dose ou a troca de medicação. Deve-se sempre investigar a possibilidade de transtorno de humor bipolar ou história familiar desse transtorno antes de iniciar o tratamento[2,10].

Recomenda-se sempre iniciar o tratamento com doses baixas e aumentá-las lentamente, conforme tolerado, caso não haja resposta terapêutica.

Existem outras opções de medicações?

A segurança e a eficácia de outras medicações para o tratamento de transtornos de ansiedade na infância e na adolescência não são bem estabelecidas. Alternativas incluem os ISRSN venlafaxina e duloxetina (como já discutido), os ADT, a buspirona e os benzodiazepínicos.

Antidepressivos tricíclicos
Em relação aos ADT, existem poucos estudos controlados e randomizados com crianças e adolescentes, possivelmente por causa dos efeitos colaterais potenciais dessas medicações e da necessidade de controle de sinais vitais, eletrocardiograma e, ocasionalmente, dosagem de níveis sanguíneos desses compostos. A maioria deles envolve a imipramina, com resultados contraditórios. A clomipramina, um ADT com propriedades serotoninérgicas, embora eficaz para o tratamento do TOC na infância e na adolescência, é pouco estudada para os transtornos ansiosos nessa faixa etária. Ela pode ser uma opção no caso de falta de resposta ou intolerância aos ISRS[10].

Um ensaio clínico realizado pelo Projeto de Transtorno de Ansiedade na Infância e Adolescência comparou clomipramina e fluoxetina com placebo para o tratamento do TAG, TAS e/ou FS em 30 crianças e adolescentes (com idade entre 7 e 17 anos) em um período de 12 semanas. Todos os três grupos apresentaram melhora significativa dos sintomas. Curiosamente, o grupo placebo mostrou uma taxa de resposta incomumente alta (77,7%). Não houve diferença significativa entre a taxa de resposta dos grupos clomipramina e fluoxetina. No entanto, diferentemente da hipótese inicial, não foram observadas diferenças significativas entre os grupos placebo e clomipramina. Em algumas medidas de avaliação, o grupo fluoxetina diferiu significativamente do grupo de placebo. A principal limitação do estudo foi o número restrito de participantes, o que impediu a generalização dos resultados[11].

Os efeitos colaterais mais relatados com o uso dos ADT são: boca seca, tremor, visão borrada, constipação, fadiga, sudorese, náuseas, hipotensão ortostática, tontura, sedação ou insônia, perda ou ganho de peso. Muitas vezes, são transitórios e podem ser minimizados ajustando-se gradualmente a dose. Menos frequentemente, é possível observar irritabilidade e agitação. Em decorrência da possibilidade de efeitos colaterais cardíacos, deve-se solicitar um eletrocardiograma de base e fazer seu controle, além de controle de pressão arterial e pulso. A descontinuação do medicamento deve ser gradual, para evitar sintomas de retirada[12].

Buspirona

A buspirona é um ansiolítico não benzodiazepínico, que vem sendo usado no tratamento de transtornos ansiosos. Há poucos dados sobre o uso de buspirona para os transtornos ansiosos em crianças e adolescentes. Ela pode ser uma opção para o tratamento de TAG em crianças e adolescentes quando houver falha dos ISRS e dos ISRSN. As doses recomendadas são de 5 a 7,5 mg, duas vezes ao dia, para crianças pré-adolescentes, e de 5 a 30 mg, duas vezes ao dia, para adolescentes[10]. Deve-se iniciar com doses baixas, com aumentos graduais. Geralmente, os efeitos colaterais são mínimos e têm curta duração, incluindo alterações de sono, náuseas, cefaleia, dor epigástrica e excitação.

Benzodiazepínicos

Existem poucos dados confiáveis a respeito do uso de benzodiazepínicos em crianças e adolescentes. Eles não demonstraram eficácia em estudos controlados nessa faixa etária, apesar de seu efeito estabelecido em adultos. Deve-se tomar cuidado em relação a seus possíveis efeitos colaterais, como a desinibição comportamental e o potencial de abuso e dependência, além de sedação e prejuízo cognitivo[2]. Clinicamente, são utilizados por períodos curtos e limitados a casos de ansiedade grave e aguda, em associação com um ISRS, até o antidepressivo começar a fazer efeito.

Tratamento medicamentoso de outros transtornos ansiosos

Mutismo seletivo

Muitos autores consideram o mutismo seletivo (MS) uma forma grave da FS, embora isso ainda seja controverso. Assim, as informações existentes para o tratamento de FS podem ser aplicadas a esse transtorno. Estudos especificamente com MS são limitados a relatos de caso, ensaios abertos e um pequeno ensaio controlado, que sugerem benefício com o uso de ISRS (principalmente fluoxetina). O tratamento inicial indicado é a psicoterapia, com suporte de pais e professores. Se não houver resposta, deve-se considerar a associação de tratamento farmacológico, considerando-se a gravidade do transtorno e a presença de comorbidades[12].

Transtorno de pânico

Orientações sobre o tratamento do transtorno de pânico (TP) em crianças e adolescentes são baseadas nas informações disponíveis para a população adulta e em ensaios abertos em crianças e adolescentes, que sugerem a indicação de ISRS. Eles devem ser iniciados gradualmente, em doses baixas, em decorrência do risco de exacerbação dos sintomas ansiosos no início do tratamento. Em relação aos benzodiazepínicos, há pouca informação sobre o uso no TP nessa faixa etária, por isso não devem ser considerados uma primeira escolha[12].

Fobias específicas

O tratamento de escolha para as fobias específicas (FE) na infância e na adolescência é a terapia de exposição; não há dados sobre o tratamento farmacológico.

▶ TRATAMENTO PSICOTERAPÊUTICO

Existem diversas abordagens e técnicas psicoterápicas preconizadas para o tratamento dos transtornos de ansiedade na infância e na adolescência[13].

As intervenções a serem realizadas em psicoterapia devem ser norteadas pelo emprego de técnicas cognitivas e comportamentais, bem como por uma compreensão psicodinâmica sobre o caso, visando ao olhar diferenciado sobre os sintomas, sua construção e origem, considerando também sua dimensão inconsciente.

O acompanhamento multidisciplinar de um caso viabiliza a apreensão das necessidades do paciente com base em diferentes pontos de vista, possibilitando que haja uma intervenção efetiva. Por meio da realização da avaliação neuropsicológica, é possível acessar não só aspectos do funcionamento cognitivo do paciente, que fornece dados sobre suas possibilidades e limites em relação a intervenções propostas, mas também os aspectos dinâmicos de seu funcionamento afetivo e emocional, por meio da utilização de testes projetivos que auxiliam na formulação de um diagnóstico psicológico mais detalhado, visando à proposição de intervenções com direcionamento adequado.

Diante de quadros com sintomas ansiosos, como ansiedade generalizada, fobias, pânico ou ansiedade de separação, faz-se necessário identificar não só comportamentos disfuncionais, distorções cognitivas e descrição dos sintomas, como também o que está mantendo esses comportamentos, inclusive no nível do inconsciente, buscando um aprofundamento do olhar e levando em consideração comorbidades, fatores ambientais, características familiares e traços de personalidade que possam interferir na condução do caso e na adesão às intervenções.

Para a abordagem psicoterápica, cada paciente se apresenta como um novo desafio, de forma que se torna necessário moldar e ajustar as intervenções propostas às suas necessidades, de acordo com a apresentação do quadro. É funda-

400 Psiquiatria da infância e adolescência: cuidado multidisciplinar

mental que se busque, para além dos sintomas de determinado transtorno, a especificidade de cada caso. A realização de um diagnóstico psicológico, prévio à proposição das intervenções a serem realizadas, possibilita essa especificidade.

Araújo e Shinohara[14] pontuam que a formulação de caso é a elaboração de uma teoria sobre o paciente, por meio da integração da história pessoal, da história e da evolução dos problemas atuais, relacionando as dificuldades apresentadas de forma clara e significativa, visando a compreender como o indivíduo desenvolveu e mantém essas dificuldades e, ainda, como provavelmente irá se comportar no futuro diante de determinadas condições. Por meio dessa análise, obtém-se melhor compreensão do sintoma apresentado e do sofrimento psíquico envolvido, o que possibilita planejar intervenções e desenvolver estratégias específicas para lidar com as dificuldades apresentadas, a fim de alcançar as mudanças necessárias e desejadas. Dessa análise empática e acurada depende ainda, segundo esses autores, a qualidade da relação terapêutica.

Em relação aos transtornos de ansiedade, o terapeuta comportamental, por exemplo, entende a depressão como uma redução na frequência de certas atividades consideradas prazerosas pelo paciente e aumento concomitante de comportamentos de fuga e esquiva de situações aversivas, dificultando que o sujeito tenha acesso aos reforçadores disponíveis em seu ambiente. O terapeuta cognitivo-comportamental compreenderá os sintomas depressivos como provenientes de distorções cognitivas, crenças disfuncionais, que atribuem uma percepção negativa à realidade e desencadeiam alterações no humor, gerando intenso sofrimento e comportamentos disfuncionais.

Há a necessidade do uso de técnicas de relaxamento que ajudem a regular os sintomas autônomos apresentados pelos pacientes durante as crises de ansiedade. É necessário ensinar ao paciente estratégias que ele possa utilizar sozinho fora do *setting* terapêutico e que o auxiliem a diminuir o nível de ansiedade durante os momentos de crise.

Esse tipo de análise precisa ser realizado caso a caso, uma vez que as variáveis que condicionam os sintomas são diferentes, de forma que possibilitam que se extrapole a identificação de sintomas, buscando sua compreensão e de seus condicionantes por intermédio de uma estruturação individualizada das intervenções a serem propostas, uma vez que pacientes diferentes podem se adaptar às mesmas intervenções e ter diferentes tipos de resposta a elas. Dessa forma, as escolhas das intervenções também devem ser ajustadas ao longo da evolução do caso.

A questão também envolve o diagnóstico diferencial, que tem implicações diretas não só sobre a escolha das intervenções, mas também sobre o processo de psicoeducação do paciente e dos familiares em relação a sua condição de saúde, que se configura como recurso de fundamental importância no tratamento. Ter clareza do diagnóstico, tanto médico como psicológico, possibilita orientar o paciente e sua família a identificar sintomas, prevenir novas crises, pedir ajuda, manejar situações complexas, respeitar suas limitações e trabalhar suas potencialidades, evitando que se engaje em mecanismos de vitimização ou de negação em relação à doença e, no caso da família, de culpabilização, apropriando-se de seu tratamento e responsabilizando-se por aquilo que lhe cabe no processo.

Essa etapa inicial funcionará como guia para a escolha das intervenções e da condução do caso de acordo com o que se mostra mais emergente. As intervenções psicoterápicas devem se pautar em intervenções que necessitam de uma caraterística breve, mais focal, uma vez que há um período limitado para que elas aconteçam, tendo em vista a demanda que sempre existe nos diferentes serviços de atendimento multidisciplinar a crianças e adolescentes, especialmente no serviço público ou de internação ou semi-internação.

Sendo assim, as intervenções realizadas, em geral, são mais diretivas, com objetivos predefinidos, com base nas necessidades do caso, das discussões em equipe, das demandas trazidas pela família e pelo próprio paciente que participa de forma ativa da delimitação dos objetivos terapêuticos.

Tendo em vista o tempo limitado para as intervenções e a gravidade dos casos atendidos pelo serviço, faz-se necessário delimitar objetivos que esperam ser alcançados, programando as intervenções realizadas com base nesses objetivos. Nos casos de depressão na infância e na adolescência, é importante observar quais são os sintomas predominantes, pois, além do fato de a doença se manifestar em intensidade e forma diferentes em cada indivíduo, sua apresentação na infância e na adolescência também tem suas peculiaridades quando comparada às suas manifestações na fase adulta. De acordo com a predominância ou emergência dos sintomas, como aumento da irritabilidade, do isolamento, da tristeza, da angústia e do sentimento de vazio, optar-se-á por uma intervenção ou por outra.

Outro aspecto fundamental ao processo de atendimento psicoterápico são as características subjetivas da criança e do adolescente e a relação que é estabelecida com o terapeuta e com a terapia, que podem ser facilitadores ou agravantes dos sintomas apresentados pela criança. Em casos mais graves de alterações do humor, como alguns dos atendidos por esse serviço, podem-se observar sintomas como intenso negativismo, desesperança, ideação suicida, apatia e retraimento emocional, associados a características pessoais como timidez, irritabilidade, dificuldades de expressar sentimentos e emoções, baixa tolerância à frustração, autocrítica exacerbada e autoimagem muito negativa. Trata-se de aspectos que interferem diretamente na interação durante as sessões psicoterápicas e na duração e intensidade dos sintomas e que precisam ser trabalhados um a um durante o processo terapêutico.

Deve-se levar em consideração que o atendimento de crianças e adolescentes não ocorre de forma isolada, uma vez que a inclusão da família no processo é fundamental, principalmente no que diz respeito a diferenciar, do ponto de vista psicopatológico, o sintoma de um transtorno portado pela criança de um sintoma produzido por um contexto familiar disfuncional. Na maioria das vezes, a complexidade dos casos atendidos não permite que se isolem essas variáveis, de forma que ambos os sintomas passam a fazer parte de um contínuo, tornando-se inviável diferenciar o sintoma familiar do sintoma psicopatológico da criança. A equipe multidisciplinar é indispensável nesse tipo de caso, pois, além dos pais necessitarem de acompanhamento médico e psicoterápico, em alguns casos é necessária a intervenção direta da assistência social, quando há abuso e negligência.

O vínculo terapêutico é fundamental em qualquer abordagem psicológica. No atendimento a crianças e adolescentes, ele se torna ainda mais relevante quando se leva em consideração a fase do desenvolvimento em que se encontram e a forma como foram construindo suas relações. A construção de um vínculo de confiança possibilita atualizar e ressignificar o que foi vivenciado e experienciado em outras relações, possibilitando a elaboração de conflitos e perdas, fornecendo modelos e ajudando a desenvolver novos recursos e a fortalecer recursos já existentes para lidar com suas questões de modo mais funcional, sem que isso gere consequências negativas ou interfira de forma prejudicial em seu funcionamento psíquico.

De posse dessas informações, é possível construir estratégias e planejar a condução dos atendimentos, bem como selecionar as técnicas e as intervenções a serem utilizadas. Há uma série de livros, artigos e manuais que trazem diferentes recursos e estratégias para trabalhar determinados conteúdos com crianças e adolescentes nas diferentes abordagens psicológicas. Independentemente da abordagem teórica utilizada no processo psicoterápico, essas técnicas e estratégias auxiliam a acessar a criança e o adolescente, possibilitando abordar assuntos e conteúdo que na maioria das vezes não são possíveis apenas pelo contato verbal, uma vez que se configuram como pontos de conflito. Adequar essas diferentes estratégias de acordo com as necessidades e o perfil de cada paciente auxilia não só na melhor adesão à intervenção proposta, mas ajuda no processo de estreitamento do vínculo terapêutico.

Essa experiência de atendimento a crianças e adolescentes em hospital-dia demonstrou que é necessário lançar mão dos mais diferentes tipos de recursos terapêuticos, principalmente os lúdicos, que se configuram como diferentes formas de acesso à subjetividade e ao sofrimento psíquico do sujeito, pois em

15 ■ Interv. mult. no atendimento de crianças e adolesc. com transtorno de ansiedade 403

geral as dificuldades da criança e/ou do adolescente residem no fato de que ele nem sequer aprendeu a nomear seus sentimentos, a identificar o que lhe gera incômodo ou o que lhe causa sofrimento, sendo necessário um trabalho anterior de construir com o paciente sua forma de se expressar, construir com ele a melhor forma de acesso e possibilitar que ele seja ativo nesse processo de construção e não que receba as intervenções de forma passiva. É fundamental que, além de lúdico, o atendimento também possa ser divertido, descontraído ou, em alguns momentos triste e angustiante, para que o paciente possa entrar em contato com todas essas emoções e aprender a lidar com elas, nomeá-las e compreendê-las durante o processo terapêutico.

A troca de experiência com os outros profissionais da equipe também possibilita que essas vivências e intervenções sejam realizadas *in loco*, durante as situações, ou logo após, retomando os acontecimentos vividos. O grande desafio é encontrar a melhor forma de acesso aos conteúdos, uma vez que frequentemente a criança e o adolescente tentam se esquivar desses assuntos para evitar sensações de desconforto ou de reviver o sentimento.

É fundamental descobrir do que a criança gosta e qual a melhor forma de acessá-la, garantindo a possibilidade de conciliar isso com a necessidade de colocar limites e dar o contorno do qual ela necessita nas relações, esperando que esses aspectos possam ser reproduzidos nas relações fora do *setting* terapêutico.

Com crianças mais verbais, é possível realizar intervenções que mapeiem seus pensamentos e sentimentos, ajudando-as a trabalhar e elaborar novas cognições, ajudando-as a regular a percepção sobre a realidade, incluindo novos reforçadores e aumentando a possibilidade de retomar sua funcionalidade. Com crianças menos verbais, há um desafio a mais de inserir jogos e estratégias que permitem abordar essas questões por outras vias, possibilitando, da mesma forma, que haja uma elaboração, ao utilizar histórias, desenhos, jogos, termômetro de sentimentos e diversas estratégias que estão disponíveis para o uso com crianças.

Outro objetivo principal da psicoterapia é auxiliar o paciente a compreender sua vivência dos sintomas na vigência da crise, como seu comportamento se apresenta, no que ele se diferencia de quando não está em crise. Ajuda-se o paciente a discriminar e a nomear emoções e sentimentos, relacionando-os aos acontecimentos em sua rotina, bem como aprendendo a discriminar, também, as inadequações associadas aos contextos em que elas são apresentadas e melhorando a crítica em relação ao próprio comportamento, que pode ser prejudicada pelos sintomas maniformes.

Nos casos atendidos, era comum os pacientes justificarem algumas inadequações comportamentais com o transtorno mental. O processo de responsabilização pelo próprio comportamento é fundamental, ajudando-os a distinguir e a diferenciar o que se relaciona ao transtorno e o que se relaciona à ordem comportamental. As informações trazidas pela família são fundamentais nesse sentido, pois auxiliam na compreensão de quais variáveis, além do próprio transtorno, podem manter determinada inadequação comportamental.

Há consenso na literatura de que as intervenções psicossociais devem se concentrar em educar sobre sinais de recidiva precoce, adesão ao tratamento, estratégias de enfrentamento nas relações interpessoais e gestão de estresse.

O psicoeducacional também é fundamental. Auxiliar a criança a compreender as alterações produzidas pela ansiedade ajuda no processo de relaxamento e domínio das situações em que se sente muito ansioso. A participação da família nesse processo é indispensável, pois, além de auxiliar no manejo dessas situações, os familiares aprendem a lidar com a ansiedade que passam para as crianças.

Os mesmos recursos utilizados para desenvolver habilidades como autorregulação, modulação de sentimentos e de emoções e administração de problemas devem ser trabalhados, com especial atenção para a sintomatologia de irritabilidade crônica, de difícil manejo. Nesse sentido, é fundamental investir na orientação parental de manejo de comportamento e psicoeducação em relação à sintomatologia apresentada, a fim de que a família também consiga intervir de forma adequada.

Para elucidar a forma de tratamento utilizada, será descrito um breve relato da experiência no hospital-dia infantil, por meio da apresentação de um caso de uma paciente de sexo feminino, de 15 anos (nome fictício). O caso foi selecionado por apresentar diferentes comorbidades em relação a transtornos de humor e ansiedade e outros transtornos mentais.

Relato de um caso na abordagem psicoterápica

Maria chegou para semi-internação após um tratamento ambulatorial sem melhora significativa do quadro, com prejuízos significativos em sua funcionalidade. Os genitores se queixavam de inadimplência escolar há 3 meses, associado a queixas ansiosas e depressivas.

Como possíveis estressores ambientais, foram identificadas as mudanças de escola e de residência condicionadas a uma mudança de emprego por parte do pai. Associada a isso havia, também, suspeita de vivência de bullying escolar. Apesar de serem identificados estressores ambientais recentes nos últimos 6 meses, segundo os genitores, a paciente sempre foi uma criança muito retraída, com dificuldades nas relações interpessoais, bastante tímida, com prejuízos na autoestima e autocrítica exacerbada.

Na história inicial da queixa, também foram identificados sintomas obsessivo-compulsivos, como pensamentos recorrentes de autodepreciação, medo de contaminação, rituais envolvendo lavagem das mãos e banho, que antes da semi-internação ocorriam com frequência de cinco vezes ao dia.

A paciente apresentava crises de ansiedade diante de ambientes lotados, mantendo comportamentos de esquiva diante dessas situações.

Em relação aos antecedentes pessoais, a paciente é filha única, de cultura oriental, e a mãe da área da saúde. Os pais estavam bastante fragilizados e mobilizados pelo estado da filha. A genitora também apresentava característica de intensa ansiedade que refletia sobre o comportamento da filha. O genitor era bastante rígido com regras e limites.

Optou-se por discutir este caso específico pelas diferentes comorbidades que ele apresenta, integrando sintomas depressivos com sintomas ansiosos. Um dos primeiros desafios dos atendimentos psicoterápicos foi o acesso à paciente, uma vez que ela se mantinha bastante reticente ao contato, com respostas monossilábicas e esquiva de temas que geravam maior mobilização de sentimentos e emoções.

Como em todo processo psicoterápico, o momento inicial configurou-se pelo estabelecimento de um vínculo terapêutico que possibilitou a adesão ao tratamento e que as intervenções necessárias fossem realizadas. Paralelamente a isso, durante atendimentos e trocas com a equipe, foi construído um diagnóstico psicológico que norteava a escolha de intervenções mais adequadas e os objetivos terapêuticos.

Para o processo de vinculação, foram empregadas estratégias que contornavam os comportamentos evitativos e a dificuldade de confiança da paciente, construindo um espaço em que ela se sentia à vontade e confortável para se expressar, sem tantas críticas e cobranças ao próprio comportamento.

Como objetivos terapêuticos se delimitou, portanto, a construção de um vínculo terapêutico favorável, para possibilitar o acesso a conteúdos e manter a adesão ao tratamento. Em seguida, a hierarquização, com a paciente, da prioridade de manejo dos sintomas e dos conteúdos a serem trabalhados, ajudando-a a se sentir valorizada e a se apropriar de seu tratamento.

Do ponto de vista psicológico, a paciente apresentava sintomas ansiosos que sugeriam a existência de mais de um transtorno de ansiedade, como pânico com agorafobia, fobia social, além de sintomas obsessivo-compulsivos. Com dificuldades para olhar fixamente nos olhos, desviando com frequência o olhar, permanecia de cabeça baixa e não permitia a conversa sobre alguns assuntos.

Para o processo de vinculação, foram empregadas estratégias para contornar os comportamentos evitativos e a dificuldade de confiança da paciente, cons-

406 Psiquiatria da infância e adolescência: cuidado multidisciplinar

truindo um espaço em que ela se sentisse à vontade e confortável para se expressar, sem tantas críticas e cobranças relativas ao próprio comportamento.

Como recurso terapêutico, foi utilizada uma escala de "bem-estar" construída durante as sessões com a paciente, em que ela classificava seu sentimento no começo e no final das sessões. Considerando o contato com a terapeuta e os assuntos que gostaria de abordar, a paciente propunha quais assuntos sentia-se mais à vontade para expor e, gradualmente, por meio da escala ia-se avançando em relação à gama de assuntos possíveis de serem abordados. Em determinado momento dos atendimentos, a paciente não precisou mais lançar mão da escala, sendo capaz de falar sobre si mesma sem ter de recorrer a recursos externos.

Demonstrou intensas dificuldades nas relações interpessoais, apresentando sintomas ansiosos diante da interação com o grupo na semi-internação. Foram trabalhadas habilidades como expressão de sentimentos, identificação de emoções e principais dificuldades diante de situações ansiogênicas, autoconhecimento e automonitoramento. Foram trabalhadas também as distorções cognitivas presentes em seus pensamentos, por meio das quais mantinha uma percepção bastante negativa de seu entorno, em que predominavam crenças negativas, com dificuldades para entrar em contato com aspectos positivos, as quais a distanciava de reforçadores.

Foram trabalhadas principalmente as situações sociais que eram apontadas por ela como as mais aversivas, empregando treino de habilidades sociais e de habilidades de enfrentamento, que perpassavam o ambiente familiar e se estendiam a outras situações mais simples, como sair de casa sozinha ou estar em lugares públicos, como uma rua de comércio popular.

Uma das muitas vantagens de se atender em hospital-dia é a possibilidade de acompanhar o paciente em seus diferentes contextos. No caso dessa paciente, a possibilidade de observá-la na interação com os pares foi fundamental para o processo de escolha das intervenções mais adequadas às suas necessidades para lidar com a ansiedade. Foram utilizadas técnicas simples de relaxamento, e a possibilidade de pedir ajuda para pessoas com as quais se sentia mais confortável. Esse recurso também permitiu que a melhora da paciente fosse observada, com sua gradual participação nas atividades sociais e vinculação a outros pacientes.

Foram utilizadas técnicas de relaxamento que auxiliaram a paciente em situações de ansiedade, bem como foram realizadas sessões psicoeducacionais sobre o que é ansiedade e seu funcionamento, com a finalidade de auxiliar a paciente a discriminar situações em que se sentia mais ansiosa, permitindo utilizar estratégias mais eficazes nesse tipo de situação. Foram elencadas as situações potencialmente mais ansiogênicas, estabelecendo uma escala crescente de dificuldade, para que ela fosse gradualmente exposta a essas situações.

Foi observado um movimento de extrema ansiedade familiar também em relação às expectativas e às possibilidades da filha, bem como uma estrutura familiar bastante rígida e crítica, que favorecia a manutenção da rigidez e do excesso de autocobrança e baixa autoestima da paciente. Apesar disso, a família demonstrou engajamento no processo terapêutico e disponibilidade para mudança; a mãe foi submetida a processo psicoterapêutico, e a família (mãe, pai e paciente), à terapia familiar, a fim de lidar com essas questões.

Em relação ao comportamento evitativo do ambiente escolar, foi realizada uma tentativa de iniciar um processo comportamental de dessensibilização, promovendo aproximações sistemáticas, associadas a técnicas de relaxamento, a fim de minimizar os sintomas ansiosos produzidos por esse contexto. A paciente conseguiu permanecer um dia na escola, sem maiores complicações, porém, nas idas seguintes, os sintomas apareceram novamente e com grande intensidade. Também foi proposta mais uma intervenção associada à equipe multidisciplinar, com a associação de um acompanhante terapêutico para viabilizar esse processo de reinserção social.

Sobre o processo desencadeador de ansiedade, ficou evidente uma ansiedade antecipatória associada à grande insegurança em seu desempenho e às grandes expectativas que mantinha, que pendiam tanto para pensamentos catastróficos como para a idealização de uma situação.

Durante o processo de semi-internação, foi observada a melhora significativa de alguns sintomas ansiosos, com desenvolvimento de novas habilidades e melhora no contato interpessoal, chegando a fazer novas amizades e se vinculando a pessoas fora de seu núcleo familiar. Apresentou remissão dos sintomas obsessivo-compulsivos de lavar as mãos e tomar banho com frequência, bem como diminuição do incômodo com a sujeira e da organização. A genitora relatou reaproximação da paciente com a família e diminuição do desconforto por estar em um ambiente social, deixando de isolar-se e permanecer trancada no quarto por grandes períodos.

Como limite do alcance dos atendimentos realizados pelo tempo delimitado para as intervenções, não foi possível acompanhar a generalização das mudanças comportamentais durante a internação, de forma que apresentou dificuldades em outros contextos, desorganizando-se diante da percepção de suas limitações e ficando paralisada pelo medo de não conseguir ou de falhar.

O acompanhamento do tratamento se deu em nível ambulatorial, com atendimento médico especializado, bem como a inserção em um processo psicoterápico de longo prazo que viabiliza ampliar o autoconhecimento, com reconhecimento de seus limites e possibilidades e com desenvolvimento de novas habilidades e recursos de enfrentamento.

Estudos de revisão sugerem que o tratamento psicológico comprovadamente eficaz para os transtornos de ansiedade na infância e na adolescência é a TCC, a qual enfatiza a correção de pensamentos distorcidos, treino de habilidades sociais, além de exposições graduais e prevenção de respostas baseadas em processo de hierarquização de sintomas. Devem-se abarcar intervenções psicoeducacionais, com informações a respeito da doença e de seus aspectos neurobiológicos e psicológicos, a reestruturação cognitiva e as intervenções baseadas em exposições e prevenções de resposta ao estímulo fóbico. É importante manter o foco nos transtornos ansiosos e não na família e na criança como problema, de forma que as intervenções familiares tenham papel crucial no problema[26]. As intervenções se mostraram de acordo com as propostas da literatura da área.

❱ TRATAMENTO DA TERAPIA OCUPACIONAL

A terapia ocupacional (TO) possui papel importante no tratamento de vários transtornos mentais na área da infância e da adolescência, por isso os transtornos da ansiedade são um dos principais diagnósticos encaminhados para avaliação e tratamento pela TO[15,16].

Crianças e adolescentes com transtornos ansiosos apresentam prejuízos mais impactantes nas atividades escolares, no processo de escolha de atividades significativas (ocupações) e nas atividades sociais. O medo do fracasso e a preocupação em ter um ataque de pânico ou o medo de passar vergonha, por exemplo, podem levar a criança e/ou adolescente ao isolamento social que normalmente resulta na limitação do desempenho ocupacional e em diversas áreas do cotidiano. A diminuição de participação em situações sociais e ocupações pode exacerbar sentimentos de baixa autoestima, autoimagem distorcida de uma criança e de um adolescente e romper hábitos, rotinas e papéis ocupacionais, consequentemente afetando a qualidade de vida e o bem-estar por causa dos sintomas subjacentes da doença[17]. Com o número crescente de casos de transtornos ansiosos, a busca por tratamentos psicossociais associados ao tratamento medicamentoso está aumentando. Embora a abordagem da TCC seja a mais indicada para o tratamento dos transtornos ansiosos, outras são consideradas fundamentais; entre elas, a TO. Ainda há poucos estudos nacionais e internacionais de TO especificamente relacionados aos transtornos ansiosos na área da infância e da adolescência.

Segundo as diretrizes da American Occupational Therapy Association[18], a TO utiliza atividades significativas como instrumento terapêutico para ajudar crianças e jovens no que eles necessitam ou querem realizar, a fim de promover a saúde física e mental e, principalmente, o bem-estar. O foco da atuação da TO é fundamentalmente nas seguintes áreas da ocupação: educação, atividades lúdicas, de lazer e, principalmente, de participação social; e AVD (p. ex., o autocuidado), AIVD (p. ex., cuidados com os objetos pessoais e brinquedos e tarefas escolares), sono e repouso. Essas ocupações habituais são essenciais para o bom desenvolvimento de crianças e adolescentes. É na análise das atividades (tarefas) que o terapeuta ocupacional identifica quais os fatores sensoriais, motores, cognitivos e socioemocionais que podem limitar a participação bem-sucedida em várias situações cotidianas, como na escola, em casa e na comunidade. Os transtornos ansiosos podem interferir fortemente nos domínios cognitivos e funcionais. Estudos neuropsicológicos sugerem que os indivíduos com transtorno de ansiedade na infância e na adolescência apresentam desempenho prejudicado em diversas funções cognitivas: atenção, memória e funções executivas[19]. Essas lacunas cognitivas provocadas pela doença devem ser restauradas o quanto antes e com reabilitação cognitivo-funcional. A TO na concepção da reabilitação cognitivo-funcional tem importante papel nos domínios cognitivos e funcionais desses pacientes. Um dos modelos mais utilizados é a abordagem de adaptação da tarefa ao ambiente e a orientação do cuidador, que utiliza a modificação de atividades e/ou fatores ambientais externos do paciente. Essa abordagem é adequada para todos os pacientes que estejam com uma participação reduzida[5]. A criação de um core-set da CIF-7[20] para avaliar os déficits das funções mentais, os componentes de atividades e participação e os fatores ambientais, combinada com outros instrumentos de avaliação cognitivas e funcionais para avaliar o desempenho ocupacional nas atividades cotidianas de crianças e adolescentes com transtornos ansiosos é de fundamental importância. Outros aspectos importantes da intervenção de TO é possibilitar que crianças e adolescentes com transtornos ansiosos consigam superar seus medos, suas inseguranças e sua inquietação interna de que "algo está para acontecer" em seu dia a dia. Essas manifestações têm impacto forte na vida cotidiana do indivíduo, principalmente em crianças e adolescentes que ainda estejam em processo de desenvolvimento. Portanto, a identificação e o tratamento precoce dos transtornos de ansiedade podem evitar repercussões negativas na vida da criança, como faltas constantes à escola, evasão escolar e recusa social, principalmente. A TO deve concentrar-se em três níveis de intervenção[18]:

- Orientação familiar:
  - Orientar as famílias a respeito dos sintomas de ansiedade e como podem interferir em seu funcionamento.
  - Pedir para os familiares estabelecerem rotinas e hábitos adequados em casa, como realizar atividades prazerosas e afetivas (p. ex., jantares familiares, atividades de lazer etc.), que promovam segurança e

bem-estar ao paciente, minimizando os sintomas indesejáveis da doença.

— Solicitar aos familiares que estimulem a criança e o adolescente com transtornos ansiosos a executarem desde as tarefas básicas do dia a dia, como as ABVD, até as mais complexas, como as AIVD, além de incentivá-los nas atividades mais significativas, isto é, que possam ampliar e acrescentar situações novas no cotidiano.

- Reabilitação cognitivo-funcional:
  — Avaliar quais os domínios cognitivos e funcionais prejudicados para o desenvolvimento de um plano terapêutico.
  — Desenvolver atividades que tenham o objetivo de melhorar os domínios cognitivos. Um dos principais domínios prejudicados é o de funções executivas. A TO pode trazer muitos benefícios na melhora principalmente das funções executivas, por meio de atividades estruturadas e de jogos de estratégias, que proporcione ao paciente estabelecimento metas, aprendizagem a respeito de planejamento e solução de problemas. A execução de tarefas no setting terapêutico ocupacional tem como proposta desenvolver a melhora do funcionamento executivo e, consequentemente, da funcionalidade.

- Orientação escolar e na comunidade:
  — Orientar professores e funcionários da escola sobre as limitações de crianças e adolescentes com transtornos ansiosos no que diz respeito às atividades realizadas em sala de aula. Por exemplo, crianças pequenas realizam inicialmente atividades mais individuais, para o desenvolvimento da confiança, para que aos poucos possam sentir-se seguras em atividades grupais. Atividades mais expressivas podem ter efeito relaxante e de extravasamento da ansiedade. Os jogos devem ser menos competitivos e mais de estratégias e devem fortalecer as relações interpessoais.
  — Atividades na comunidade, isto é, perto da casa de crianças e/ou adolescentes podem ser benéficas para o estabelecimento da confiança. É de fundamental importância que a criança e/ou o adolescente sintam-se bem acolhidos e aceitos em sua comunidade.
  — Atividades de entretenimento, de lazer e esportivas podem colaborar com a melhora do quadro de ansiedade. Crianças e/ou adolescentes mais reclusos em casa podem se beneficiar de executar algumas atividades perto de casa, por exemplo, estabelecer uma rotina diária de saídas acompanhadas para realização de atividades instrumentais, como ida à farmácia ou ao supermercado, caminhada e atividades de entretenimento etc.

A identificação e o tratamento precoce dos transtornos ansiosos na infância e na adolescência são fundamentais, principalmente no aspecto ocupacional e educacional. A reabilitação precoce dos prejuízos não só emocionais, mas também funcionais dessa população evita repercussões negativas na vida adulta e a possível ocorrência de transtornos mentais. A TO pode ser efetiva para melhorar a funcionalidade e a qualidade de vida na infância e na adolescência.

▶ TRATAMENTO PSICOPEDAGÓGICO

Os transtornos ansiosos na infância e na adolescência apresentam características bastante específicas para o processo de aprendizagem que envolvem tanto a aprendizagem formal como a informal.

Alterações comumente observadas em crianças ansiosas referem-se a redução da comunicação gestual, do contato visual e de habilidades comunicativas verbais e não verbais. Falhas na velocidade e no fluxo de fala são bastante descritas[21-23]. Sbicigo et al.[24] destacam em seus estudos falhas cognitivas importantes que podem estar diretamente associadas às falhas em linguagem e na aprendizagem escolar de crianças e adolescentes com transtornos ansiosos. Falhas importantes foram observadas com relação à memória operacional, à linguagem oral (memórias episódica e semântica e fluência verbal) e escrita (leitura, escrita e compreensão).

As relações entre linguagem oral e escrita são bem descritas e definidas[25], uma vez que o cérebro se utiliza das mesmas áreas para o processamento dessas duas formas de linguagem após as diferentes entradas sensoriais associadas a essas diferentes aprendizagens.

Porém alguns estudos têm demonstrado que diferentes tipos de ansiedade parecem impactar diferentes aspectos na aquisição da leitura e da escrita. Grills-Taquechel et al.[26] investigaram as relações entre os diferentes tipos de ansiedade e a aquisição de leitura. Entre as habilidades de leitura estudadas, os sintomas ansiosos relacionaram-se de forma diretamente proporcional com as dificuldades na decodificação e na fluência de leitura. Os casos de ansiedade de separação estavam diretamente relacionados a falhas na fluência da leitura, enquanto quadros de ansiedade por evitação estavam mais relacionados a falhas de decodificação.

Mais recentemente, Anderson et al.[27] encontraram relações diretas entre as dificuldades de leitura, as falhas cognitivas e, por fim, com o grau de ansiedade de crianças e adolescentes. Dessa forma, quanto maior o grau de ansiedade, maiores as dificuldades cognitivas relacionadas às funções executivas e maiores os prejuízos em habilidades de leitura.

412 Psiquiatria da infância e adolescência: cuidado multidisciplinar

Com relação às habilidades matemáticas, um diagnóstico que merece destaque atualmente refere-se à ansiedade matemática. Muitas crianças apresentam dificuldades na aprendizagem matemática, porém a compreensão da inter-relação de fatores cognitivos e emocionais nesses quadros ainda é pouco conhecida.

TABELA 1 Principais alterações cognitivas, de linguagem e aprendizagem e possíveis intervenções nos contextos educacional e pedagógico

Cognição – falhas	Linguagem	Aprendizagem	Intervenções ambientais
Deslocamento atencional e memória operacional	Falhas velocidade e fluência de fala	Prejuízos na expressão do pensamento e dos sentimentos de forma oral e escrita	Auxílio e treino para o reconhecimento de emoções, auxílio na organização e posteriormente da expressão do pensamento de forma oral (inicialmente) e posteriormente o registro gráfico – privilegiar mapas mentais
	Dificuldade de comunicação assertiva	Comportamento evitativo	Treino de habilidades sociais e resolução de problemas
	Falhas nas funções comunicativas (pragmática)	Falhas na aprendizagem social	Treino de habilidades pragmáticas
	Escrita e compreensão	Escrita (expressão do pensamento) e leitura (compreensão)	
Lentificação dos processos cognitivos	Disfluências e rupturas na linguagem	Lentificação na aquisição e realização de tarefas	Tempo para a realização das atividades, aumentado em conjunto com estratégias para o controle da ansiedade
Memória operacional e velocidade de processamento		Ansiedade matemática	Suporte emocional e realização de atividades avaliativas somente após suporte individual e plantão de dúvidas. Situações avaliativas realizadas em espaço que permita o suporte pedagógico individualizado

Mammarella et al.[28] compararam crianças e adolescentes com discalculia desenvolvimental e com ansiedade matemática. Os autores observaram que as crianças com discalculia apresentam muito mais alterações em habilidades visuoespaciais que aquelas com ansiedade matemática. A falha observada nessa população relaciona-se muito mais a falhas na memória operacional quando comparadas com os discalcúlicos ou controles.

Esses achados são corroborados por Pellizoni e equipe[29] que justificam as alterações observadas nos quadros de ansiedade matemática muito mais pelo deslocamento atencional e pelas dificuldades na manutenção das informações na memória operacional. Os autores observaram que essas dificuldades se intensificam a partir do 3º ou 4º ano escolar, sugerindo uma trajetória crescente na dificuldade nos anos seguintes e a importância de relacionar as intervenções em quadros de ansiedade matemática com a estimulação da memória operacional e da atenção[29].

A Tabela 1 resume as principais alterações cognitivas, de linguagem e aprendizagem nos transtornos ansiosos da infância e da adolescência e as possíveis intervenções ambientais nos contextos social e educacional. É importante destacar que todo manejo deve ser realizado por profissionais que tenham construído um vínculo em conjunto com o aluno para que o suporte não gere mais ansiedade.

▶ CONSIDERAÇÕES FINAIS

Os transtornos de ansiedade são as principais condições clínicas que acometem, isoladamente e em comorbidade a outras psicopatologias, crianças e adolescentes nas diferentes fases do desenvolvimento, com impacto significativo sobre esse desenvolvimento.

O tratamento envolve abordagens multidisciplinares, que precisam ocorrer de maneira integrada, mas sempre após avaliação sistemática para que se possa ter real ideia do impacto que esses transtornos estão causando na criança ou no adolescente em diferentes ambientes e situações.

A avaliação precisa ser contínua, ou seja, após alguns meses de iniciado o processo terapêutico, a resposta a essas intervenções precisa ser observada, mesmo que de forma pouco consistente, pois respostas insatisfatórias predizem quadros mais graves, presença de outros quadros clínicos não diagnosticados inicialmente (p. ex., uso de substâncias ou sintomas psicóticos), bem como a indicação de outras abordagens ou mudanças de estratégia (p. ex., troca de medicação ou de abordagem psicoterapêutica).

Não existe nenhuma abordagem que seja superior em resposta que outra. Existem, sim, quadros que respondem melhor a determinados esquemas terapêuticos que a outros (p. ex., crianças em idade pré-escolar que apresentem transtorno de ansiedade costumam responder muito bem à psicoterapia, sem a necessidade de tratamento farmacológico).

É possível inferir que situações de maior gravidade clínica e de tempo de evolução mais longos, com outros fatores de risco associados (p. ex., história familiar de transtorno psiquiátrico), exigirão maior número de abordagens e maior tempo de tratamento.

As técnicas intervencionistas demonstram ser estratégias promissoras no tratamento da depressão grave e/ou resistente ao tratamento, mas no momento ainda requer mais estudos para validar essas estratégias na população pediátrica.

É fundamental que os profissionais envolvidos possam, periodicamente, conversar sobre suas observações e técnicas utilizadas e que respostas insatisfatórias não sejam consideradas erro de condução, mas, sim, possibilidade de revisão de estratégia.

▶ REFERÊNCIAS BIBLIOGRÁFICAS

1. Fu-I L, Boarati MA. Transtornos de humor e de ansiedade resistentes ao tratamento em crianças e adolescentes. In: Carvalho AF, Nardi AE, Quevedo J. Transtornos psiquiátricos resistentes ao tratamento. Porto Alegre: Artmed; 2014. p.202-16.
2. American Academy of Child and Adolescent Psychiatry. Practice parameter for the assessment and treatment of children and adolescents with anxiety disorders. J Am Acad Child Adolesc Psychiatry. 2007;46:267-83.
3. Walkup JT, Albano AM, Piacentini J, Birmaher B, Compton SN, Sherrill JT, et al. Cognitive behavioral therapy, sertraline, or a combination in childhood anxiety. N Engl J Med. 2008;359(26):275366.
4. Strawn JR, Welge JA, Wehry AM, Keeshin B, Rynn MA. Efficacy and tolerability of antidepressants in pediatric anxiety disorders: a systematic review and meta-analysis. Depress Anxiety. 2015;32(3):159-57.
5. Uthman OA, Abdulmalik J. Comparative efficacy and acceptability of pharmacotherapeutic agents for anxiety disorders in children and adolescents: a mixed treatment comparison meta-analysis. Curr Med Res Opin. 2010;26(1):53-9.
6. Beidel DC, Turner SM, Sallee FR, Ammerman RT, Crosby LA, Pathak S. SET-C versus fluoxetine in the treatment of childhood social phobia. J Am Acad Child Adolesc Psychiatry. 2007;46(12):1622-32.
7. Luby JL. Treatment of anxiety and depression in the preschool period. J Am Acad Child Adolesc Psychiatry. 2013;52(4):346-58.
8. Piacentini J, Bennett S, Compton S. 24- and 36-week outcomes for the Child/Adolescent Anxiety Multimodal Study (CAMS). J Am Acad Child Adolesc Psychiatry. 2014;53(3):297-310.
9. Ginsburg GS, Becker EM, Keeton CP, Sakolsky D, Piacentini J, Albano AM, et al. Naturalistic follow-up of youth treated for pediatric anxiety disorders. JAMA Psychiatry. 2014;71(3):310-8.
10. Connolly SD, Suarez L, Sylvester C. Assessment and treatment of anxiety disorders in children and adolescents. Curr Psychiatry Rep. 2011;13:99-110.
11. Da Costa CZ, de Morais RM, Zanetta DM, Turkiewicz G, Lotufo Neto F, Morikawa M, et al. Comparison among clomipramine, fluoxetine, and placebo for the treatment of anxiety disorders in children and adolescents. J Child Adolesc Psychopharmacol. 2013;23(10):687-92.
12. Da Costa CZG, Stravogiannis A. Terapia farmacológica dos transtornos de ansiedade na infância e adolescência. In: Asbahr FR (ed.). Transtornos de ansiedade na infância e adolescência. 2.ed. São Paulo: Casa Leitura Médica; 2010. p.297-330.

15 ■ Interv. mult. no atendimento de crianças e adolesc. com transtorno de ansiedade **415**

13. Asbahr FR. Transtornos ansiosos na infância e adolescência: aspectos clínicos e neurobiológicos. J Pediatr. 2004;80(2).
14. Araújo CF, Shinohara H. Avaliação e diagnóstico em terapia cognitivo-comportamental. Interação em Psicologia. 2002;6(1):37-43.
15. Focus on mental health. The American Occupational Therapy Association. [Acesso em 23 fev. 2022]. Disponível em: https://www.aota.org/-/media/corporate/files/practice/mentalhealth/focus--on-mental-health-booklet.pdf
16. American Occupational Therapy Association. Understanding mood disorders. [Acesso em 23 fev. 2022]. Disponível em: https://www.aota.org/-/media/Corporate/Files/AboutOT/consumers/MentalHealth/Mood/Mood.pdf.
17. American Occupational Therapy Association (AOTA). Occupational therapy's role in mental health promotion, prevention, & intervention with children & youth. Anxiety Disorders. [Acesso em: 17 de março de 2022]. Disponível em: Anxiety Disorders Info Sheet.pdf (aota.org).
18. American Occupational Therapy Association. Occupational therapy practice framework: domain and process. 4.ed. Am J Occupational Ther. 2020;74(2):7412410010.
19. Rodrigues CL. Aspectos neuropsicológicos dos transtornos de ansiedade na infância e adolescência: um estudo comparativo entre as fases pré e pós-tratamento medicamentoso. Dissertação (mestrado). São Paulo: Faculdade de Medicina da Universidade de São Paulo. Programa de Psiquiatria; 2011.
20. Organização Mundial da Saúde (OMS). CIF: Classificação Internacional de Funcionalidade, Incapacidade e Saúde: versão para crianças e jovens. São Paulo: Edusp; 2015. 336 p.
21. Alm PA. Stuttering in relation to anxiety, temperament, and personality: review and analysis with focus on causality. J Fluency Disord. 2014;40:5-21.
22. Nnamani A, Akabogu J, Otu MS, Ukoha E, Uloh-Bethels AC, Omile JC, Obiezu MN, et al. J Int Med Res. 2019;47(7):3109-14.
23. Lee YC, Chen VC, Yang YH, Kuo TY, Hung TH, Cheng YF, et al. Association between emotional disorders and speech and language impairments: a national population-based study. Child Psychiatry Hum Dev. 2020;51(3):355-65.
24. Sbicigo JB, Toazza R, Becker N, Ecker K, Manfro GG, Salles JF. Memory and language impairments are associated with anxiety disorder severity in childhood. Trends Psychiatry Psychother. 2020;42(2).
25. Pantano T. Linguagem e cérebro. In: Pantano T, Rocca CCA. Como se estuda? Como se aprende? Um guia para pais, professores e alunos, considerando os princípios da neurociências. São José dos Campos: Pulso; 2015.
26. Grills-Taquechel AE, Fletcher JM, Vaughn SR KStuebing KK. Anxiety and reading difficulties in early elementary school: evidence for unidirectional or bidirectional relations? Child Psychiatry Hum Dev. 2012;43(1):35-47.
27. Anderson NJ, Rozenman M, Pennington BF, Willcutt EG, McGrath LM. Compounding effects of domain-general cognitive weaknesses and word reading difficulties on anxiety symptoms in youth. J Learn Disabil. 2022;222194221098719.
28. Mammarella IC, Hill F, Devine A, Caviola S, Szűcs D. Math anxiety and developmental dyscalculia: A study on working memory processes. J Clin Exp Neuropsychol. 2015;37(8):878-87.
29. Pellizzoni S, Cargnelutti E, Cuder A, Passolunghi MC. The interplay between math anxiety and working memory on math performance: a longitudinal study. Ann N Y Acad Sci. 2022;1510(1):132-44.

16

Intervenção multidisciplinar em crianças e adolescentes com transtornos relacionados a traumas e estressores e transtornos da eliminação

Miguel Angelo Boarati
Anne Fonseca Meira Brito
Gustavo Nogueira-Lima
Ana Jô Jennings Moraes

Mery Candido de Oliveira
Adriana Dias Barbosa Vizzotto
Telma Pantano

▶ INTRODUÇÃO

Os transtornos relacionados a traumas e estressores são um grupo bastante heterogêneo de psicopatologias que possuem como base para o diagnóstico clínico a correlação direta entre o fenômeno e a ocorrência de uma situação traumática no passado, sendo essa correlação condição fundamental para o diagnóstico[1]. Estão listados nesse grupo o transtorno do apego reativo, o transtorno da interação social desinibida, o transtorno do estresse pós-traumático (TEPT), o transtorno do estresse agudo e os transtornos de adaptação. Já o grupo dos transtornos da eliminação, formado por enurese e encoprese, caracteriza-se pela eliminação imprópria de urina ou fezes em situações não compatíveis com o nível de desenvolvimento da criança ou do adolescente, sempre na ausência de condições orgânicas (médicas ou farmacológicas) que a justifique[1].

Trata-se de quadros que apresentam como características frequentes a presença de sintomas emocionais importantes, por essa razão foram descritos conjuntamente no Capítulo 2, "Transtornos emocionais". É comum a presença de sintomas de humor ansioso, depressivo, irritado ou disfórico em conjunto com os sintomas específicos que caracterizam cada diagnóstico desse grupo. Além disso, é bastante comum que crianças e adolescentes, após vivenciarem situação traumática e consequentemente desenvolverem um transtorno relacionado a esse trauma, apresentem transtorno de eliminação[2].

Por se tratar de doenças distintas, com fatores causais diversos, a abordagem terapêutica também se torna bastante ampla, sendo fundamental a compreensão dos fatores causais e o trabalho terapêutico tanto em relação ao impacto do

16 ■ Intervenção multidisciplinar em crianças e adolescentes com transtornos... **417**

trauma sobre o desenvolvimento emocional do indivíduo como ao comportamento disfuncional apresentado pela criança ou pelo adolescente. Por essa razão, não é possível descrever abordagens que contemplem de maneira total as abordagens terapêuticas possíveis de serem realizadas nos diferentes quadros, uma vez que a resposta ao trauma depende de diferentes fatores particulares de cada indivíduo, cuja intensidade e extensão se relacionam com a gravidade do trauma, a presença de fatores de proteção e o tempo de duração.

Sendo assim, este capítulo pretende apresentar diferentes abordagens terapêuticas, algumas específicas de certas situações traumáticas, mas não esgotando totalmente as possibilidades de tratamento que apresentam evidência de eficácia em outras situações. Casos particulares, como abuso sexual, foco de atuação e pesquisa de uma das autoras, são descritos com maior detalhe neste capítulo.

❯ TRANSTORNOS RELACIONADOS A TRAUMAS E ESTRESSORES

A principal abordagem terapêutica nos transtornos relacionados a traumas e estressores são abordagens psicoterápicas. Entretanto, como o impacto da resposta ao trauma é bastante variável, podendo se estender para a presença de sintomas físicos, comorbidades psiquiátricas (como quadros depressivos ou sintomas psicóticos) e a presença de dificuldades escolares, é possível e não infrequente que o tratamento farmacológico e abordagens psicopedagógicas, entre outras, possam ser necessários. Somente após avaliação clínica completa é que se poderá definir qual(is) abordagem(ns) será(ão) necessária(s).

O diagnóstico clínico é fundamental para que se tenha êxito no tratamento, uma vez que a existência do trauma (alicerce do diagnóstico clínico) e o desenvolvimento dos recursos de enfrentamento deverão ser o foco do tratamento psicológico. Não é incomum que crianças com reações depressivas ou ansiosas passem por avaliação clínica em que o diagnóstico de TEPT ou transtorno do apego reativo não sejam verificados e com isso um planejamento terapêutico específico não seja adequadamente elaborado e apenas os sintomas clínicos sejam abordados.

Tratamento psiquiátrico

Não existem sintomas específicos nos transtornos relacionados a traumas e estressores que exijam tratamento medicamentoso diferenciado de outras condições psiquiátricas. Crianças vítimas de abuso físico e sexual que apresentem quadros depressivos ou ansiosos podem necessitar de medicação antidepressiva de modo semelhante ao de quadros de depressão maior ou algum transtorno de ansiedade. Sendo assim, não há nenhum protocolo ou guia de conduta (*guidelines*) a ser seguido e, sim, o tratamento farmacológico-padrão já descrito em outras seções deste livro.

É fundamental, na avaliação clínica, definir a presença de sintomas ou mesmo comorbidades psiquiátricas que necessitem de tratamento farmacológico e definir com clareza os objetivos a serem atingidos. Nesse ponto, pode ser necessário o uso de medicações com ação antipsicótica, estabilizadora do humor, ansiolítica e antidepressiva em quadros inespecíficos. Quando se tratar de uma comorbidade psiquiátrica (p. ex., transtorno bipolar ou psicose), o tratamento é feito conforme estabelecido para essa condição.

É importante também que sejam investigadas as condições médicas associadas ao quadro psiquiátrico principal, por exemplo, parassonias primárias e TEPT[3] para que possam ser adequadamente avaliadas e tratadas.

Tratamento psicológico

O tratamento psicoterápico para as diferentes condições relacionadas a traumas e estressores é bastante amplo, podendo se pautar em abordagens psicanalítica, comportamental, cognitivo-comportamental e interpessoal, não havendo até o presente momento nenhuma abordagem que se sobreponha objetivamente a outra.

É fundamental que a avaliação clínica e o psicodiagnóstico sejam realizados no início do processo terapêutico para que o resultado das intervenções possa ser observado ao longo do processo.

Não será possível, no entanto, explorar todas as formas de psicoterapia em situações de traumas, visto que há particularidades em cada técnica que precisam ser descritas para adequada compreensão de sua aplicação. Por essa razão, serão descritos apenas dois processos psicoterápicos distintos, um na avaliação e abordagem de crianças e adolescentes com transtorno da vinculação (transtornos do apego reativo e do engajamento social desinibido), considerando o seu curso clínico específico (baseado na perda muito precoce de figuras de referência), e outro em crianças vítimas de abuso sexual e que desenvolveram sinais de TEPT.

Transtornos do apego reativo e do engajamento social desinibido

O transtorno do apego reativo e o transtorno da interação social desinibida mantêm similaridade entre si em um dos critérios propostos pelo *Manual Diagnóstico e Estatístico de Transtornos Mentais – 5ª edição* (DSM-5), que diz respeito à "vivência de um padrão extremo de cuidado insuficiente"[1], envolvendo situações de negligência ou privação social, mudanças repetidas de cuidadores ou outras situações que interferem na possibilidade de uma criança formar vínculos. Apesar desse fator etiológico comum, Araújo e Lotufo Neto[4] alegam que esses transtornos possuem diferenças significativas não apenas em sua apresentação clínica, como também na abordagem terapêutica e na resposta às medidas de intervenção. Tendo isso em vista, em relação ao transtorno da interação social desinibida, serão discutidas apenas as especificidades que no processo de intervenção relacionam-se à abordagem psicoterápica do transtorno do apego reativo, uma vez que ambos mantêm características comuns em relação aos prejuízos causados ao processo de vinculação.

A literatura acerca do tratamento desses transtornos ainda se encontra incipiente, principalmente ao se referir especificamente ao transtorno da interação social desinibida, que há pouco tempo passou a ser considerado uma entidade nosológica distinta. Até então, esse diagnóstico era previamente considerado uma tipologia do apego reativo, que poderia ser inibido ou desinibido. Foram realizados poucos estudos que abordam especificamente o tratamento psicoterápico para o transtorno do apego reativo[5-8], e um deles aponta controvérsias acerca dos tratamentos sugeridos, bem como limitações metodológicas nos estudos realizados[6].

Para a condução da psicoterapia nesses casos, o que norteará a escolha das intervenções realizadas, bem como a condução do caso, é a premissa central de que se trata de crianças que apresentam prejuízo significativo no processo de se vincular e que de alguma forma foram vítimas de maus-tratos, uma vez que os vínculos iniciais por algum motivo, seja por negligência, abuso, violência seja por abandono, foram prejudicados. Apesar da carência de publicações direcionadas especificamente a esses transtornos, há vasta literatura abordando tratamento e intervenções psicoterápicas para crianças e adolescentes vítimas de maus-tratos, que podem nortear as intervenções realizadas.

Hornor[9] aponta o transtorno de apego reativo como possível consequência psicológica da vivência de abuso e/ou negligência infantil para crianças muitos jovens com menos de 5 anos de idade. O diagnóstico tem como base a teoria do apego de Bowlby, que se refere ao desenvolvimento da relação entre a criança e seus primeiros cuidadores, ou seja, como ela se relaciona e é apresentada para o mundo[10]. Por se tratar de uma teoria descritiva, não pretende oferecer prescrições de intervenção ou tratamento, no entanto, possibilita o desenvolvimento de intervenções baseadas na compreensão teórica das relações de apego precoce e futuras interações interpessoais[6].

Crianças que construíram vínculos duvidosos na primeira infância tendem a reproduzir esse tipo de vínculo em seus relacionamentos subsequentes, inclusive na relação com o terapeuta[8]. Dessa forma, o processo de psicoterapia deve se constituir em uma ferramenta para quebrar o padrão de relacionamentos abusivos a que a criança foi submetida, encontrando na relação terapêutica a possibilidade de aprofundar e fornecer outros modelos de funcionamento interno, visando modificar o processo de adaptação da criança e desenvolvendo maiores oportunidades para intervenção.

A característica essencial do transtorno de interação social desinibida é um padrão de comportamento que envolve uma conduta excessivamente familiar e culturalmente inapropriada com pessoas estranhas[1]. As intervenções para esse transtorno devem envolver o manejo e a compreensão dos aspectos relacionados às dificuldades vinculares, provenientes de características do apego desenvolvidos durante as relações de cuidado com seus cuidadores iniciais, e a possibilidade de modulação dessas relações. Essas intervenções, de forma a ajudar o paciente a desenvolver crítica sobre seu próprio comportamento, discriminam as inadequações e estimulam habilidades de automonitoramento, autorregulação e treino de habilidades sociais, sendo fundamentais para lidar com essa característica.

O tratamento para os transtornos do apego e comportamentos relacionados deve manter o foco em várias áreas: reforçar relações de apego atuais, criar a possibilidade de novas relações de apego e reduzir sintomas e comportamentos disfuncionais[8].

Os comportamentos inadequados devem ser compreendidos e interpretados não só por suas características observáveis, como também por meio de seu significado subjacente. As intervenções devem estar orientadas a suprir as necessidades do paciente por proximidade emocional, consistência, aceitação e estabilidade. Nesse sentido, tratamentos coercitivos de crianças com distúrbios de apego são potencialmente perigosos e, por esse motivo, não recomendados[5].

Hanson e Spratt[6] identificaram estratégias de tratamento com base em intervenções eficazes em populações de crianças que foram abusadas, partindo do pressuposto de que crianças que foram maltratadas apresentam perfis psicológicos semelhantes aos de crianças que foram abusadas. As intervenções sugeridas por esses autores envolvem manejo cognitivo-comportamental dos sintomas de humor, modificação de comportamento e psicoeducação. Sugerem ainda que o tratamento pode ser otimizado por meio do emprego de intervenções adicionais, como apoio social e *coaching*, que pode melhorar o relacionamento com seus pares. Além disso, destacam a importância de intervenções que visem à melhora na autoestima e na autoeficácia[6].

A ameaça constante de abandono, produzida pela insegurança de vivências prévias de abandono, interfere não só no contato que a criança estabelecerá com o mundo, de maior insegurança e imprevisibilidade, como também na relação

16 ■ Intervenção multidisciplinar em crianças e adolescentes com transtornos... 421

que estabelece consigo mesma, interferindo em sua autoestima e autoimagem, bem como na forma como se posiciona diante do mundo. É fundamental que essas variáveis também sejam acolhidas e trabalhadas durante o processo psicoterápico.

Hardy[8] destaca a importância de envolver o cuidador no processo de tratamento, fornecendo a ele possibilidades de estar psicologicamente saudável, o suficiente para participar de forma adequada do tratamento, configurando-se como importante contribuinte para que os resultados sejam positivos. O processo de psicoeducação, didático e experiencial para crianças e pais também é fundamental, segundo o autor, o qual objetiva o aumento do conhecimento sobre a doença, a melhora no desenvolvimento da interação recíproca entre eles, a melhora na comunicação e o desenvolvimento de competências parentais mais eficazes.

Intervenções destinadas a melhorar a capacidade dos cuidadores e a entender o significado dos comportamentos de crianças com transtorno do apego reativo também são acreditadas para ser parte importante do tratamento de crianças com comportamentos relacionados com a vinculação severamente alterada[8].

Estudos sugerem que, se os cuidadores forem ensinados a interpretar e abordar o significado dos comportamentos, podem ser mais capazes de ajudar as crianças no desenvolvimento de padrões relacionais mais adaptáveis.

De acordo com a perspectiva de Schore, as experiências primárias de maus-tratos com o cuidador principal interferem na possibilidade do hemisfério direito do cérebro se desenvolver normalmente. A privação desde cedo de cuidados adequados não favorece a regulação adequada dos estados afetivos internos, interferindo na possibilidade de as conexões neurais serem mantidas de maneira eficaz. Essa estruturação cerebral determina a propensão de crianças emocionalmente perturbadas a repetir padrões de relacionamento do passado nos relacionamentos posteriores, inclusive para a terapia. As expectativas e as crenças para novos relacionamentos estão embasadas em relacionamentos anteriores e tendem a ser interpretadas de forma hostil e negativa, de modo a provocar reações de rejeição e abuso no outro. Segundo esses estudos, o objetivo seria intervir de forma a contrariar esses modelos internos negativos[8].

Outros enfoques psicoterapêuticos para o tratamento do transtorno do apego reativo incluem incentivar o desenvolvimento de uma relação de apego saudável com o terapeuta e o processamento de eventos traumáticos por meio da ludoterapia[8].

Os comportamentos disfuncionais observados no contexto das interações sociais resultam, segundo Boris et al.[5], de tentativas desesperadas de manter uma aparência de estabilidade interna em meio a estímulos externos complexos.

Tais comportamentos foram desenvolvidos como estratégias de enfrentamento eficazes para um ambiente instável e imprevisível, para um contexto disfuncional. Os modelos internos desenvolvidos para as relações interpessoais foram definidos por experiências não só de negligência, mas que também causavam ativamente prejuízos. Com base na teoria do apego, essas estratégias e modelos são neurologicamente codificados durante o desenvolvimento inicial do cérebro, sendo esperado que sejam mantidos mesmo após a realocação para uma situação de vida relativamente segura e consistente.

Estudos têm mostrado que uma das possibilidades de tratamento indicado para o transtorno do apego reativo é a desinstitucionalização e o fornecimento de cuidados adequados que possibilitem uma atualização favorável do tipo de apego desenvolvido previamente[11,12]. No trabalho com a população atendida pelo Hospital Dia Infantil (HDI) do Instituto de Psiquiatria do Hospital das Clínicas da Faculdade de Medicina da Universidade de São Paulo (IPq-HCFMUSP), é possível observar uma apresentação diferenciada desse transtorno, além das inúmeras comorbidades associadas, como sintomas depressivos, desregulação do humor, comportamentos disruptivos. Em muitos casos, o processo de desinstitucionalização não aparece como possibilidade de intervenção. Em outros casos, o paciente não se encontra institucionalizado; ou já passou pelo processo de adoção ou encontra-se sob os cuidados de outros membros da família estendida e, ainda assim, apresenta sintomas desse transtorno associados a uma impossibilidade de elaboração do trauma vivido e da sensação de abandono.

Em relação ao transtorno do apego reativo, faz-se necessário criar, no processo de psicoterapia, um espaço em que a criança se sinta segura e que de alguma forma possa confiar naquela relação, o que se configura um grande desafio, uma vez que há um curto período para que isso se mantenha. Nesse processo, pequenas atitudes fazem a diferença, sendo necessário que haja uma constância, que os combinados sejam fielmente mantidos pelo terapeuta, que não haja quebra na confiança e que a criança sinta que seu espaço é respeitado. E que o terapeuta possa suportar os testes a esse vínculo, demonstrando constância, continência e habilidade para colocar limites e ao mesmo tempo ser capaz de acolher o sofrimento.

O objetivo é que a criança se sinta capaz de construir, na relação com o terapeuta, um vínculo diferente dos padrões de vínculos que vinha construindo anteriormente, que haja acolhimento das suas necessidades e um espaço em que consiga expressar seus medos, angústia e frustrações, sem se sentir ameaçada por um possível abandono.

As intervenções devem envolver altos níveis de consistência e interação refletora, a fim de fornecer uma estrutura externa para a experiência afetiva que possa eventualmente ser assimilada pela pessoa que está sendo tratada. O tera-

16 ■ Intervenção multidisciplinar em crianças e adolescentes com transtornos... 423

peuta pode intervir para modificar crenças e expectativas em relação ao outro, lançando mão das diferentes técnicas cognitivo-comportamentais disponíveis. A literatura sobre o transtorno do apego reativo aponta para uma carência de diretrizes acerca do tratamento psicoterápico, assim como poucas informações sobre a conduta a ser utilizada. O caso clínico 1, a seguir, exemplifica os procedimentos utilizados em casos de apego reativo e as intervenções realizadas com base nos princípios utilizados na terapia cognitivo-comportamental (TCC).

Caso clínico 1

José (nome fictício), 12 anos.

O paciente chegou encaminhado ao serviço por centro de referência em atendimento ambulatorial e psicossocial especializado em população em situação de vulnerabilidade. Apresentava queixas de comportamento disruptivo, agitação psicomotora, oposição, irritabilidade e dificuldade para se vincular, mantendo-se na superficialidade das relações. O paciente estava bastante medicado, com baixa resposta ao tratamento medicamentoso e inadequação comportamental. Apresentava comportamento explosivo com difícil manejo das crises.

Como antecedentes pessoais, o paciente apresentava uma longa história de abandono, negligência e maus-tratos e encontrava-se em situação de acolhimento institucional. Proveniente de uma prole de seis, um dos irmãos estava no mesmo abrigo, outros dois se encontravam em outro abrigo e dois haviam sido adotados.

O paciente apresentava dificuldade de regular as emoções e expressar sentimentos negativos de forma adequada. Apresentava irritabilidade frequente, com dificuldades para se relacionar, criando inimizades, uma vez que com frequência envolvia-se em conflitos.

Do ponto de vista do diagnóstico psicológico, apresentava sofrimento psíquico intenso, com vivências de abandono, autoimagem bastante negativa, baixa autoestima, sentimento de menos-valia e dificuldade de frustração, revivendo a sensação de abandono cada vez que se sentia frustrado, mantendo a percepção de que estava sendo preterido ou negligenciado, reagindo a essas situações com intensa agressividade.

Mantinha um padrão de comportamento em que com frequência testava vínculos afetivos. Em determinados momentos, comportava-se de forma bastante sedutora, beijando, abraçando e tentando agradar a todos – comportamentos que foram aprendidos, mas que não se sustentavam na relação. Diante da primeira frustração, apresentava explosões de agressividade, quebrando e arremessando objetos.

A relação com os pares também era conflituosa, pois mantinha sentimentos profundos de injustiça e entrava em conflitos frequentes na tentativa de defender outras crianças quando acreditava que por algum motivo elas haviam sido injustiçadas.

José não se deixava ser acolhido por adultos quando se sentia frustrado ou irritado; levantava com agressividade, tentando afastar-se das pessoas, isolava-se e tentava quebrar objetos e rasgar folhas de papel.

O vínculo terapêutico, uma das principais ferramentas de trabalho na clínica, é o principal desafio nesse tipo de caso. José participava das sessões com disponibilidade e demonstrava-se satisfeito com a possibilidade de ter um espaço só para ele. Durante a maioria dos atendimentos, não permitia acesso a aspectos de sua história e ficava irritado quando lhe eram feitas perguntas pessoais. Em momentos muito pontuais, revelava aspectos de sua história, como o lugar em que havia nascido, alguma brincadeira que gostava de fazer com o irmão, mas cada uma dessas informações tinha de ser conquistada, enfatizando que a sessão era um espaço para ele, que a psicóloga estava ali para ajudá-lo com o que precisasse.

Esse processo de explicar, detalhar e definir com clareza o que configurava o espaço da terapia e qual era a finalidade de sua relação com a terapeuta foi fundamental. Havia uma preocupação e uma cautela específica de não tornar a relação terapêutica mais uma relação de rompimento de vínculo ou de reviver situações de abandono, sendo fundamental que o espaço da terapia se configurasse como um ambiente em que se sentisse seguro e consistente, sem surpresas ou mudanças. Os horários das sessões eram fielmente respeitados, bem como todos os combinados realizados com a criança, e todos os procedimentos eram bastante esclarecidos para que não houvesse margem para mal-entendidos.

O término previsto para os atendimentos foi combinado previamente.

Os procedimentos adotados durante as sessões eram sempre lúdicos e ofereciam opções para que a criança se colocasse, apesar de haver maior diretividade nos atendimentos em decorrência do tempo previamente delimitado para o tratamento. A possibilidade do paciente se colocar, expressar suas emoções e permitir a entrada do terapeuta era o objetivo principal do atendimento, com a intenção de que, durante a construção do vínculo terapêutico, pudesse se iniciar uma atualização da vivência de vínculos anteriores e a generalização desse vínculo com outros posteriores.

Por causa dos comportamentos disruptivos apresentados pelo paciente, o estabelecimento de limites claros foi fundamental para o manejo de comportamentos inadequados. Em diversos momentos, foi necessário realizar restrição de espaço, retirando a criança do ambiente estressor. Nesses momentos, o terapeuta mantinha-se ao lado da criança, fornecendo-lhe suporte e esperando que se acalmasse para então abordar os motivos da crise e os sentimentos envolvidos, ajudando-o a nomear e a discriminar tais sentimentos.

Apesar do bom relacionamento com o paciente e deste se manter colaborativo, ficou evidente que não houve a construção de um vínculo consistente. Quando o paciente se sentia frustrado na relação com o terapeuta, havia uma mudança brusca no contato, que interferia diretamente nos próximos atendimentos, sendo necessário reiniciar o processo de conquista todas as vezes em que isso acontecia, configurando-se um vínculo muito frágil, volátil. Esse padrão podia ser observado nos outros relacionamentos do paciente, aspecto central da sintomatologia do transtorno do apego reativo.

Destaca-se, nesse caso, que esse padrão de vínculos inconsistentes persistiu ao longo dos anos, uma vez que ele já havia entrado na adolescência, e esse padrão se mantinha. Outro fator que interferia sobremaneira na evolução do caso eram as questões ambientais que não apresentavam possibilidade de mudança. A institucionalização mantinha o paciente nessa condição de abandono, sem vínculos mais estáveis e com novas possibilidades de abandono, uma vez que o irmão que estava abrigado com ele estava no início de um processo de adoção.

A terapêutica, nesse caso, envolveu outras comorbidades, como o transtorno do déficit de atenção/hiperatividade (TDAH), que também foi diagnosticado, além do manejo adequado dos comportamentos disruptivos e do acolhimento de suas demandas emocionais, uma vez que os conflitos oriundos das vivências de abandono necessitariam de acompanhamento psicológico em longo prazo. Ao término do acompanhamento no HDI, o paciente foi encaminhado para continuar o tratamento em unidade de atendimento psicossocial.

O transtorno do estresse pós-traumático (TEPT) e o abuso sexual em crianças e adolescentes

O TEPT é uma psicopatologia que se desenvolve como resposta a um estressor traumático, real ou imaginário, de significado emocional suficiente para desencadear uma cascata de eventos psicológicos e neurobiológicos relacionados.

No cérebro humano, as alterações decorrentes do trauma nada mais são do que a tentativa de resposta adaptativa à nova ordem imposta por eventos, que estrutura gerenciadores cognitivo-comportamentais, crenças, regras e pressupostos que regem o modo de ver e interpretar a si próprio e ao mundo.

Se o estresse é grave, prolongado ou crônico, os mecanismos compensatórios podem ser superados, esgotados ou incapazes de restaurar a homeostase. O trauma força o organismo a criar um persistente grupo de respostas compensatórias, com um gasto energético elevado, formando um novo estado de equilíbrio, mas menos flexível[13].

As experiências traumáticas – armazenadas nas memórias cognitiva, emocional e motora – geram um padrão característico de estimulação da memória e de estruturas corticais e subcorticais associativas, facilitando ao cérebro associações (pareamentos) entre os diversos estímulos sensoriais presentes no evento. Desenvolve-se, também, certa vulnerabilidade para falsas associações e generalizações com outros acontecimentos não ameaçadores.

A fase inicial aguda do impacto pode estar associada a dor, medo e terror, talvez gerando elementos dissociativos. Após a fase aguda, há tendência a períodos de paralisação/entorpecimentos, embotamento ou descrença. O agravamento da memória inicial acontece por intermédio de memórias visuais e do fenômeno de reexperiência, da situação traumática nas vias cognitivas e comportamentais, com consequente esquiva de estímulos associados ao trauma[14].

Alguns autores, como Jones e Barlow[15] e Horowitz[16], sugerem as seguintes etapas para que ocorra a formação de respostas consideradas patológicas:

- Vulnerabilidade biológica: predisposição do indivíduo a responder ao estresse com hiperexcitabilidade autonômica.
- Exposição objetiva: requer a ocorrência de um evento traumático, real ou presumido, que seja imprevisível e incontrolável.
- Acionamento de rede de informações preexistentes, incluindo percepções subjetivas e significados atribuídos ao evento ocorrido.
- Hipervigilância: foco seletivo de atenção às informações ameaçadoras, reais ou presumidas.
- Esquema condicionado de revivência do trauma: uma tentativa de processar e integrar o ocorrido, gerando processamento de informação do evento traumático e tendo como produto a ativação da emoção.
- Esquiva: surge como tentativa de reduzir a ansiedade provocada pelos sintomas de revivência e situações condicionadas ao trauma.
- Sucesso ou fracasso na formação de TEPT: depende da capacidade de ocorrência do processamento da informação, ou seja, se o processamento foi completado e assimilado.

Os autores acreditam que a formação dos esquemas geradores de ansiedade e esquiva seria resultante da incapacidade do sujeito em processar a informação adequadamente, isto é, os processos cognitivos estariam agindo como se não conseguissem fazer a "digestão mental" da situação traumática.

Quando o evento estressor acontece durante a infância ou a adolescência, existe o risco de agravamento do quadro em função de se tratar de um organismo

16 ■ Intervenção multidisciplinar em crianças e adolescentes com transtornos... 427

em fase de desenvolvimento. Os estudos em neurociências têm sido enfáticos em associar de forma substancial significativa relação entre as consequências de vivências traumáticas na infância (em destaque a primeira década de vida) e o desenvolvimento de disfunções cognitivas e comportamentais na vida adulta[17]. De acordo com Teicher[18], o impacto do extremo estresse pode estimular as amígdalas cerebrais a um estado de excitabilidade elétrica elevada ou danificar o hipocampo em desenvolvimento pela exposição excessiva aos hormônios do estresse, produzindo aumento de morte neural com consequente redução de volume e impacto na anatomia e na funcionalidade cognitiva. Enfatiza-se também o papel das amígdalas na criação do conteúdo emocional da memória, como sentimentos e condicionamentos relativos a medo e respostas agressivas.

Um esquema de acessibilidade mnêmica, reforçado pela utilização frequente em grau elevado com fortes componentes emocionais ou com a presença de estresse, poderá passar a ser acessado de forma desorganizada e involuntária e alterar a natureza do processamento dado ao estímulo, provocando distorções ou dissociações na recuperação[19].

A prática clínica sugere que vítimas de abuso sexual na infância que desenvolvem TEPT podem apresentar, frequentemente, falsas memórias de reconhecimento e déficits de memória de curto e de longo prazos. De acordo com a pesquisa de De Oliveira[20], jovens internos da Fundação Casa, com histórico de abuso sexual na infância, apresentaram na adolescência graves déficits mnêmicos quanto à estocagem e à recuperação consistente e inconsistente, diferindo substancialmente do grupo-controle. A recuperação da informação só pode ser feita com base no material apreendido, portanto, baixos escores na recuperação consistente combinados com altos escores no processo de recuperação inconsistente poderão interferir no processo de tradução entre a realidade das experiências atuais e a formação da respectiva memória, podendo alterar a percepção do fato. Pode-se constatar, portanto, que os tratamentos psicoterápicos de quadros relacionados ao estresse, seja agudo ou pós-traumático, são aqueles que têm como foco a reestruturação da memória.

Existem várias técnicas propostas pelos pesquisadores, porém as de base cognitivo-comportamental são as consideradas de maior sucesso, por exemplo:

- Treinamento de inoculação do estresse – Meichenbaum[21].
- Treinamento de habilidades sociais – Bandura et al.[22].
- Técnicas de ação, como a terapia psicodramática de Moreno[23].
- Técnicas de relaxamento muscular progressivo e respiração.
- Terapia do processamento cognitivo de Austin e Resick[24].
- Teoria do processamento emocional de Foa e Rothbaum[25].

428 Psiquiatria da infância e adolescência: cuidado multidisciplinar

Segundo essa teoria, esquemas cognitivos rígidos positivos – a percepção de si mesmo como competente e do mundo como seguro e estável – ou negativos – a autopercepção como incompetente e a percepção do mundo como ameaçador – são determinantes para a gravidade dos quadros.

A base do diagnóstico do TEPT pode ser entendida como a violência. Esta pode ser concebida como o grande fator estressor e causador do TEPT, sendo, portanto, o evento traumático indissociável da agressividade[26].

A violência sexual ocorre no mundo todo e tem impacto profundo sobre a saúde física e mental. Além de causar lesões físicas, ela está associada a maior risco de diversos problemas de saúde sexual e reprodutiva, com consequências imediatas e em longo prazo[27].

Nesse sentido, o abuso sexual corresponde a uma forma de evento traumático constantemente relatado na literatura forense[28], e suas consequências têm gerado grande número de pesquisas, envolvendo memória, aprendizagem, afetividade e sexualidade.

O imediato início de um processo psicoterápico e, se necessário, com acompanhamento medicamentoso (p. ex., uso de medicação antidepressiva) tem demonstrado resultados mais positivos, visto que teorias recentes indicam haver aumento da resiliência a eventos aversivos ambientais.

Pesquisadores e especialistas em trauma do abuso sexual em crianças e adolescentes elegem o modelo de tratamento integrado como o mais eficiente.

Um sistema de intervenção na memória chamado de mapa da memória traumática, apresentado por Caminha e Habigzang[29], baseia-se na teoria do processamento emocional de Lang, nos estudos de Foa e Kosac[30] e nos recentes achados da neuropsicologia do trauma, remetendo o paciente a avaliações e descrições multissensoriais da memória. Os diversos níveis de percepções em relação ao trauma, como sentimentos, comportamentos, pensamentos, reações fisiológicas, percepções visuais, táteis, gustativas, olfativas, sonoras e auditivas, são construídos de forma a recriar toda a experiência vivenciada pelo indivíduo.

A terapia de base psicodramática

A terapia psicodramática tem como objetivo a possibilidade da revivência da experiência. Jacob Levy Moreno tinha como proposta que, dentro do *setting* terapêutico, o trabalho com a situação traumatizante, por meio do jogo de papéis, das sensibilizações corporais, do lúdico, traria a possibilidade da reavaliação de todas as percepções físicas e psicológicas que estão no arquivo da memória. "A verdadeira segunda vez liberta a primeira."[23]

Dias[31] acrescenta a um conjunto de técnicas extremamente eficientes de ação a parte cognitiva e o trabalho de processamento da vivência emocional decorrente da sessão, criando assim um modelo de tratamento especialmente favorável quando o paciente é uma criança ou um adolescente. O processamento cognitivo permite uma integração profunda da experiência corretiva que ficará pareada à vivência traumática.

O objetivo dessa atitude é desassociar as generalizações que a memória produziu e pareou pelo estresse. A memória traumática tende a um *replay*. Ele ocorre com o propósito de manter o esquema de alerta em destaque comparado às outras memórias e demais esquemas, visando a adaptação e a preservação da vida do organismo, ou seja, a busca de homeostase. Entretanto, quando esse esquema está ativado, dificulta o acesso a outros arquivos da memória, prejudicando a leitura da realidade.

A montagem da cena traumática, no *setting* terapêutico, busca a lembrança de memórias positivas, que promoverão a possibilidade de pareamento com os registros negativos, facilitando o confronto simbólico com o agente estressor. A utilização do lúdico permite que o aparato defensivo esteja em estado de relaxamento, favorecendo a aproximação do estímulo estressor de forma controlada e sem aumento da angústia do paciente.

A intervenção proposta no Projeto Pipas, do Ambulatório do Núcleo de Psiquiatria e Psicologia Forense (NUFOR) do IPq-HCFMUSP, que atende crianças e adolescentes vítimas de abuso sexual, recorre às práticas do modelo integrado que agrega técnicas da terapia cognitiva com as da abordagem psicodramática, objetivando maximizar o tratamento proposto aos pacientes com esse importante transtorno e focar os efeitos diferenciados que o abuso sexual pode causar, principalmente em crianças[20].

O atendimento ambulatorial é feito às vítimas de violência física e sexual e às suas famílias, incluindo o abusador/agressor, especialmente quando ele pertence ao sistema. A proposta, além de assistencial, é de estabelecer uma nova linguagem no atendimento dos casos no âmbito da psicologia jurídica. Utiliza-se a terapia breve focal, embasada teoricamente em Furniss[32], Dias[31], Caminha e Habigzang[29] e Bandura et al.[22]

O modelo da terapia psicodramática usa técnicas comportamentais de exposição ao trauma, em que a cena temida é revista com base na coleta de dados referentes à violência sofrida, com o uso de material simbólico, de desenho e de colagens utilizados como objetos intermediários. Em um segundo momento, o uso do jogo dramático, principalmente da troca dos papéis, possibilita ao protagonista a revivência da cena do abuso, facilitando descarga de afetos reprimidos, consequentes do trauma, e a exposição às memórias traumáticas em um ambiente seguro. Propicia um processamento emocional adequado para a mudança de percepção necessária, evitando-se assim a cronificação de sintomas e liberando o processo de desenvolvimento cognitivo e emocional. Evita-se, dessa forma, que o processo da modulação cortical e o condicionamento de respostas dos sistemas límbico, mesencéfalo e do tronco cerebral para o perigo e o medo sejam afetados[33].

As técnicas da terapia psicodramática

A terapia psicodramática é uma intervenção de ação, em que propostas de cenas e de jogos são feitas pelo terapeuta, com o objetivo de atingir os focos que necessitam ser reestruturados e guiados pela psicodinâmica apresentada pela criança ou pelo jovem, para a resolução dos conflitos que geram angústia e sofrimento.

O átomo familiar e social, segundo Dias[31], é uma dramatização padronizada, em que se procura concretizar os personagens que fazem parte da matriz de identidade da vítima e os vínculos desses personagens com o paciente da forma como estão internalizados. O objetivo é buscar figuras de proteção dentro do sistema familiar e social, com base no jogo de papéis para fortalecimento do ego.

Outro foco central do processo psicoterápico no caso de estresse causado pelo trauma do abuso sexual é o confronto com o agressor, que se torna o agente estressor. Deverá acontecer depois do trabalho com a vivência da sensação da rede de proteção interna e do fortalecimento do ego.

No caso de crianças, o lúdico aparece como um auxiliar competente, pois pode-se recorrer à dramatização de histórias infantis, nas quais o herói enfrenta um personagem do mau, por exemplo, quando Chapeuzinho Vermelho enfrenta o Lobo Mau. Cenas de descarga em que o jogar a bola é acompanhado de verbalizações da expressão de sentimentos produzem resultados bastante positivos.

Com adolescentes, o jogo da cadeira vazia propicia que a vítima imagine o agressor e como seria seu desejo e sensações nesse confronto. O grau de aquecimento do jogo dramático é controlado e mediado pelo terapeuta.

Ao fim de cada sessão, é feito o trabalho cognitivo de entendimento e processamento do material mobilizado, de sentimentos, desejos e medos, para sua completa integração no consciente e no conceito de identidade.

Sensibilização corporal

Pelos estudos de Reich[34], Lowen[35] e de outros tantos, sabe-se que o psicológico está representado no corporal e pode ser abordado tanto diretamente como pelas sensações corporais e até pelos sonhos. O corpo tem registrado tanto no sistema muscular, nas vísceras, como nas manifestações posturais e expressivas as vivências que estão registradas no psicológico.

16 ▪ Intervenção multidisciplinar em crianças e adolescentes com transtornos... 431

Para Dias[31], esta técnica consiste em fazer o indivíduo voltar sua atenção para suas sensações corporais, descreva e delimite as zonas de estresse. Com base na identificação com respeito à extensão, à forma e à localização, entre outras, propiciam-se possibilidades mentais de confronto, controle e acolhimento, construindo uma revivência protegida, orientada e com registros cognitivos simultâneos, evoluindo para a resolução dos conflitos e para resultados reparadores da memória anterior negativa.

Psicodrama interno

Neste tipo de intervenção por meio de imagens internas em que se evita a mobilização de aspectos racionais, privilegiam-se o desejo e as sensações. Muitas vezes, o psicodrama interno é resultado do trabalho de sensibilização corporal, quando, na evolução do processo e da sequência das sensações físicas, advém uma imagem mental.

De acordo com essa imagem, a condução deverá caminhar para colocar a pessoa em contato com seu desejo e com os personagens visualizados, tentando realizar as situações que se apresentem. Ao surgirem os medos, o paciente deve ser conduzido ao enfrentamento das cenas temidas e não as evitar. A criatividade surge como acessório defensivo importante na criação de equipamentos visuais que possam garantir segurança e calma no desenrolar do exercício.

Inversão de papéis

A inversão de papéis ocorre principalmente com as figuras de mundo interno, de pai, mãe, seus substitutos diretos, utilizados principalmente na compreensão das crenças familiares transmitidas para o paciente, especialmente no que se refere à transmissão transgeracional da violência.

O teor dramático característico da adolescência, o estágio de revisão do esquema corporal e o apelo natural da imaginação dessa fase do desenvolvimento tornam essa técnica muito importante para essa população.

A importância teórica dessa técnica é que o paciente, no papel do outro, possa sentir, perceber e pensar tal como o outro faz.

Quando a intervenção psicoterápica não acontece

Se o agente estressor permanecer por longo período ou se for de intensidade relativamente excessiva, o organismo tenderá a se acomodar e, para isso, passa a utilizar suas reservas adaptativas, objetivando seu equilíbrio interno, em busca da homeostase.

432 Psiquiatria da infância e adolescência: cuidado multidisciplinar

Segundo Lipp e Malagris[36], os sintomas iniciais podem desaparecer e o indivíduo pode se sentir bem. As sequelas podem aparecer depois de certo tempo e irão se manifestar como desgaste generalizado sem causa específica, como as reações físicas relacionadas a crises de pânico, a distúrbios da memória, além de curtos-circuitos com o passado que poderão provocar respostas de descargas inadequadas em relação ao estímulo do meio ambiente.

Tratamento de terapia ocupacional

As consequências do trauma e de fatores estressores na infância e na adolescência podem ser devastadoras durante o desenvolvimento infantil, estendendo-se na vida adulta, principalmente nas relações interpessoais, na vida acadêmica e na participação social, isto é, impossibilitando o convívio social do indivíduo e, consequentemente, seu desempenho profissional adequado[37]. Crianças e/ou adolescentes que sofreram algum tipo de violência, como física, psicológica, sexual, por privação ou negligência, precisam de suporte terapêutico que dê a elas oportunidades para recuperação de sua autoestima, competências e segurança pessoal[37]. As dificuldades vivenciadas por quem sofre o trauma ou o estresse são, além das relacionadas ao manejo de emoções, sensações e estresse, também as de realizar as rotinas diárias.

A avaliação e a intervenção da terapia ocupacional (TO) são essenciais para analisar quais são os aspectos funcionais prejudicados, as condições ambientais necessárias e o uso de estratégias para a realização de um adequado desempenho ocupacional; favorecer o desenvolvimento de competências e a construção da confiança; e, consequentemente, favorecer resiliência[38]. O terapeuta ocupacional deve analisar primeiramente os sinais do trauma; possibilitar um ambiente seguro e confiável, que apoiem os conflitos e as emoções que podem surgir; ensinar estratégias e técnicas para a vítima de trauma e estresse; sentir-se protegido e saber de que forma proativa pode evitar as crises. Após avaliação inicial e análise detalhada dos déficits, o terapeuta ocupacional deve focar nos seguintes aspectos[38,39]:

- Desempenho ocupacional: avaliar quais são os aspectos mais prejudicados na execução das atividades de vida diária (uso de instrumentos de avaliação que detectam as atividades de vida independente, p. ex.) e oferecer atividades (tarefas) para melhorar o desempenho.
- Participação social: desenvolver estratégias de habilidade sociais, quando elas estiverem prejudicadas, por meio de treino e dinâmica de atividades interpessoais, grupais e lúdicas (jogos que estimulem a comunicação, a interação interpessoal), principalmente quando a comunicação é pobre.

16 ▪ Intervenção multidisciplinar em crianças e adolescentes com transtornos... **433**

Evitar que a criança e/ou o adolescente durante a execução de qualquer tarefa cometa erros e se frustre com frequência. O terapeuta ocupacional deve evitar que o paciente vivencie situações de medo e fracasso que, muitas vezes, acabam inibindo-o de querer participar.

▪ Atividades de vida diária: avaliar por meio da apresentação pessoal (asseio pessoal) e entrevistar os pais (uso de instrumentos de atividades de vida diária) se a criança ou o adolescente está apresentando prejuízos para completar as tarefas diárias básicas, como controle esfincteriano, higiene bucal, banho, cuidado com as unhas, higiene íntima etc., comportamento alimentar inadequado ou dificuldade de compreender instruções simples para executar as tarefas rotineiras básicas. É importante verificar se a ausência de cuidado básico não está relacionada ao trauma vivenciado (p. ex., abuso e negligência), porque muitas vezes ele está associado à localização (p. ex., banheiro, quarto) de tais tarefas.

▪ Aspectos cognitivos e funcionais: avaliar os prejuízos em funções executivas; dificuldade de atenção, memória, linguagem e controle inibitório; e dificuldade em manter-se nos estudos ou em qualquer outra atividade ocupacional.

▪ Atividades de lazer e entretenimento: avaliar se houve diminuição nas atividades de lazer e entretenimento ou se tais atividades estão adequadas, por exemplo, atividades de conteúdo agressivo ou empobrecido. Ocorre sentimento frequente de medo ou fracasso, evitando expor-se em situações lúdicas.

▪ Atividades de sono e repouso: avaliar se a criança ou o adolescente apresenta distúrbios do sono (pesadelos, agitação psicomotora ou enurese noturna etc.).

Algumas estratégias baseadas em atividades ocupacionais podem ser utilizadas pelo terapeuta ocupacional:

▪ Fazer atividades e rotinas que sejam previsíveis.
▪ Ajudar a criança ou o adolescente a recuperar o controle de suas ações, permitindo a livre escolha de atividades.
▪ Integrar abordagens sensoriais e cognitivas, ensinando a criança ou o adolescente a relaxar seu corpo e sua mente.
▪ Estimular a criança ou o adolescente a desenvolver metas e objetivos.
▪ Fornecer instruções frequentes e diretas e modelamento para criar competências e sucesso contínuo.
▪ Desenvolver estratégias que facilitem as relações interpessoais em seu meio social.

434 Psiquiatria da infância e adolescência: cuidado multidisciplinar

Outros hábitos podem ser realizados para evitar complicações do estresse pós-traumático, que basicamente se resumem em buscar qualidade de vida e, dessa forma, diminuir o impacto que o trauma teve sobre a vida da pessoa. Tais hábitos são prática de exercícios diários, meditação, religiosidade e arteterapia.

Tratamento psicopedagógico

No contexto educacional receber uma criança que vivenciou uma situação traumática ou que apresenta o diagnóstico de TEPT não é nada simples para o ambiente educacional e, em especial, para o professor em sala de aula. É comum a curiosidade dos colegas frente a o que aconteceu com o aluno e o manejo do comportamento do grupo e da comunidade escolar deve ser o alvo do contexto educacional.

Crianças e adolescentes com esse diagnóstico tendem a estar em estado de "alerta geral", hiper-reativos emocionalmente a situações que envolvam os contextos educacional e social. O manejo do comportamento do grupo precisa ser orientado e dirigido de forma natural, permitindo um espaço de livre expressão dos pensamentos e emoções. A experiência no Hospital-dia Infanto-juvenil no IPq-HCFMUSP confirma a dificuldade das escolas em receber e preparar emocionalmente o ambiente para receber uma criança nessa situação.

Sem a estruturação necessária, os sentimentos de insegurança e o automonitoramento de pensamentos e emoções tornam-se bastante prejudicados e tendem a realimentar o mecanismo do TEPT[40]. São comuns a intensificação de comportamentos disruptivos, regressão em linguagem e, principalmente na aprendizagem, uma vez que a aquisição de conhecimentos se torna prejudicada em função das dificuldades de o foco atencional e das funções executivas.

Quando a situação traumática teve origem ou foi intensificada no ambiente educacional torna-se muito mais difícil a reinserção e a organização da estrutura social e pedagógica para as relações sociais e a aprendizagem, chegando muitas vezes a ser necessária a mudança de escola e a estruturação do ambiente escolar para a reinserção.

Estudos têm demonstrado[41,42] que crianças expostas a situações de trauma apresentam evidências de alterações cognitivas mesmo que não apresentem o quadro sintomatológico para o diagnóstico de estresse pós-traumático. Esses autores relatam que as alterações são mais intensas quando os critérios de estresse pós-traumático podem ser observados caracterizando esse diagnóstico, porém, situações vivenciadas de forma traumática por crianças e adolescentes também resultam em alterações cognitivas, linguísticas e relacionadas à aprendizagem.

Cabe a direção da escola preparar o grupo para receber o aluno de forma positiva, escolhendo crianças/adolescentes que possam acompanhar mais de perto o aluno em foco, protegendo-o da curiosidade e/ou de perguntas indiscretas por parte dos outros alunos. O grupo deve ser orientado a não realizar julgamentos e não trazer a tona temáticas que envolvam emoção. Profissionais devem ser preparados para o acolhimento ao aluno em qualquer momento, sendo combinados alguns sinais que indicarão a necessidade do aluno de se retirar da sala de aula para se reorganizar. A previsibilidade do contexto educacional pode ser uma peça-chave para a reinserção escolar.

O Quadro 1 traz as principais alterações cognitivas, de linguagem e aprendizagem associadas ao diagnóstico.

QUADRO 1 Principais alterações associadas a vivência de estresse

	Alterações cognitivas	Alterações em linguagem	Alterações em aprendizagem	Possibilidades de intervenção
Vivências traumáticas	Funções executivas		Dificuldades na retenção de informações	Redução da quantidade de conteúdo
Estresse pós-traumático	Inteligência geral, habilidades visuoespaciais, velocidade de processamento, memória, memória operacional, funções executivas	Expressão e compreensão oral e escrita	Dificuldades na retenção de informações	Possibilitar a escolha da permanência em espaços diferenciados, privilegiar disciplinas e conteúdos que o aluno tenha maior facilidade e auxiliá-lo na expressão do pensamento de forma individualizada e com alternativas à escrita

▶ TRANSTORNOS DA ELIMINAÇÃO

A enurese e a encoprese estão incluídas no DSM-5-TR[1] como transtornos da eliminação. Faz-se necessário realizar uma análise bastante detalhada de sua apresentação no quadro, pois além de um transtorno de eliminação pode-se configurar como um sintoma de outros transtornos psiquiátricos, sendo fundamental que se faça o diagnóstico diferencial para que as intervenções sejam adequadamente realizadas.

Crianças e adolescentes com transtornos de eliminação têm muitas implicações sociais e vivência de situações constrangedoras. O controle esfincteriano

436 Psiquiatria da infância e adolescência: cuidado multidisciplinar

é uma das mais difíceis habilidades de aprendizagem na primeira infância, sendo considerada a mais importante para o desenvolvimento da autonomia do indivíduo para o desempenho das atividades básicas de vida diária e de interação social. Quando se está diante de uma criança e/ou de um adolescente que apresenta dificuldades ou falta de controle esfincteriano seja por enurese seja por encoprese, precisa-se avaliar com cautela a situação para se entender a origem do problema[43].

A abordagem multidisciplinar dos transtornos da eliminação, seja enurese seja encoprese, deve focar quatro pontos:

- Avaliação e tratamento da presença de condições orgânicas (patologias clínicas de base ou uso de medicações que produzam os sintomas de enurese ou encoprese) e comorbidades psiquiátricas (p. ex., TDAH na encoprese).
- Avaliação e abordagem das questões emocionais presentes no quadro, sejam elas primárias ou secundárias.
- Treino comportamental.
- Uso de medicações, quando necessário.

A seguir, são descritos, de maneira sucinta, esses pontos a serem desenvolvidos dentro do trabalho de equipe multidisciplinar, que deverá ocorrer de maneira integrada.

Tratamento psicológico

Neves e Calais[44] relatam a necessidade de criteriosa investigação sobre o comportamento, como foi instalado, quais contingências o mantêm, quais operações e variáveis operam nesse processo, qual é o atual repertório comportamental, bem como sua função no contexto atual. É necessário buscar informações complementares com os pais, no ambiente escolar, com outros profissionais da saúde e no relato verbal do próprio paciente sobre as possíveis variáveis que interferem no sintoma.

O somatório dessas informações norteará a compreensão do quadro, bem como a escolha adequada das intervenções a serem realizadas. Para tanto, é necessário que haja o estabelecimento de vínculo terapêutico que favoreça um contexto não coercitivo para as intervenções[44], permeado por empatia, acolhimento e confiança, para que o paciente descreva e relate com clareza a encoprese, sem esquivar-se por culpa, vergonha e ansiedade, que são sentimentos típicos dos sujeitos encopréticos, considerando-se ainda as demandas familiares e sociais.

16 ▪ Intervenção multidisciplinar em crianças e adolescentes com transtornos... **437**

A literatura aponta que encoprese e enurese são sintomas que estão relacionados na maioria dos casos a uma disfuncionalidade familiar, sugerindo como estratégia de acompanhamento para esses casos técnicas cognitivo-comportamentais para a realização de treino de controle de esfíncter, entre outros.

Costa et al.[45] sinalizam que a psicoterapia é um recurso terapêutico de fundamental importância no tratamento da encoprese, uma vez que, dadas a cooperação da criança e a aceitação familiar das intervenções propostas, medidas psicológicas simples tornam-se suficientes para a obtenção de resultados terapêuticos satisfatórios. Entretanto, para que a ação terapêutica se mostre benéfica, tem de se tornar capaz de relacionar o sintoma com o funcionamento da família, em vez de associá-lo exclusivamente à criança.

Os mesmos autores salientam ainda, como procedimentos para o tratamento da encoprese, a explicação detalhada dos mecanismos envolvidos no sintoma e a apresentação dos objetivos terapêuticos, como a regularização do hábito, a diminuição das tensões psicológicas e o aumento dos cuidados.

O diagnóstico diferencial dos sintomas é de fundamental importância, uma vez que tanto a enurese como a encoprese podem estar associadas a estressores ambientais, a reações de adaptação e até mesmo a comportamentos disruptivos e de oposição. É fundamental a investigação detalhada do ambiente no qual a criança e o adolescente estão inseridos, pois esses sintomas também podem estar associados à vivência de situações traumáticas, como o abuso sexual. Dependendo desses condicionantes, proceder só com intervenções comportamentais não será suficiente para extinguir tais comportamentos.

A encoprese como comportamento opositor foi observada em um dos casos acompanhados no HDI do IPq-HCFMUSP.

Caso clínico 2

Marcelo (nome fictício) era um adolescente de 12 anos de idade com comportamentos disruptivos, TDAH, com muitos problemas de comportamento associados a agressividade e baixa tolerância à frustração. A relação familiar era permeada por muitos conflitos.

Marcelo havia sido adotado, ainda em seus primeiros meses de vida, estando presentes muitas questões dinâmicas da genitora na apresentação do quadro.

Ele havia adquirido previamente controle de esfíncter, mas aos 11 anos começou a apresentar episódios de encoprese em ambientes sociais. O comportamento de evacuar na própria roupa em alguns momentos tinha a função de agressão e confronto direto com a genitora, a qual sentia muita raiva e exibia grande hostilidade em relação ao filho quando ele emitia tais comportamentos.

O trabalho com a equipe multidisciplinar permitiu observar que o paciente emitia esse comportamento diante de situações muito específicas e, quando queria, era capaz de controlar o momento de evacuar, principalmente quando a genitora combinava acordos de lhe dar "presentes" caso permanecesse por determinado período evacuando em local adequado.

As intervenções com a genitora em psicoterapia individual foram fundamentais para ajudá-la no manejo e na compreensão do comportamento, bem como no reconhecimento de seus sentimentos e ações em relação a isso, possibilitando uma mudança de postura diante do filho, o que em conjunto com outras intervenções como psicoeducação, treino de toalete, psicoterapia individual do adolescente, entre outras, reduziram a frequência com que esses comportamentos aconteciam e melhoraram os comportamentos reduzidos. Apenas o treino de toalete, que já havia sido tentado em intervenções anteriores, não foi suficiente para alcançar a complexidade dos sintomas, sendo necessárias a compreensão mais global do caso e a inserção de uma gama de outras intervenções.

A compreensão da função do quadro de encoprese dentro da dinâmica familiar foi fundamental para que se pudessem desenhar estratégias mais amplas, mesmo que as abordagens de intervenção incluíssem, fundamentalmente, técnicas comportamentais. Intervir na dupla mãe-filho tornou-se papel fundamental no sucesso terapêutico.

Tratamento da terapia ocupacional

O terapeuta ocupacional é um dos profissionais da área da saúde responsável por orientar e tratar o problema. A realização de anamnese detalhada com os pais e o uso de instrumentos de avaliação de vida independente, isto é, de atividades básicas e instrumentais de vida diária (autocuidado e atividades práticas do dia a dia) são fundamentais para a compreensão do transtorno de eliminação. É importante os pais informarem qual estratégia foi utilizada na primeira infância para a retirada da fralda e o aprendizado do uso do banheiro, qual era a faixa etária da criança e como foi ganhando confiança e independência em suas habilidades relacionadas ao uso do banheiro.

As orientações a seguir baseiam-se na prática da TO relacionada aos transtornos de eliminação[46].

Enurese

No caso de enurese primária ou secundária, algumas mudanças na rotina da criança e/ou do adolescente são essenciais para a superação do problema.

Em caso de enurese noturna, por exemplo, é importante o estabelecimento da seguinte rotina:

- Não consumir líquidos antes de ir para a cama (até 1 hora antes).
- Antes de ir dormir, orientá-lo a ir ao banheiro para urinar. Se necessário, determinar um horário noturno (colocar um despertador) para levá-lo ao banheiro, até que consiga solucionar o problema.
- Deixar o banheiro ou corredor com uma iluminação suficiente, para facilitar caso consiga levantar-se à noite; facilitadores são necessários para ajudá-lo nessa tarefa.
- Em noites em que não ocorre a enurese, recompensar, principalmente as crianças menores, com elogios e pequenos presentes.
- Nunca os repreender, porque, em caso de enurese noturna, o ato é involuntário.
- Evitar a sensação de culpa, porque o problema não é um ato voluntário e tem cura, que virá com o tempo.
- O assunto nunca deve ser discutido em público ou com outros colegas da faixa etária, pois pode suscitar sentimento de fracasso, humilhação e até mesmo depressão.
- Solicitar a participação da criança e/ou do adolescente na troca das roupas de cama, após ter molhado a cama. A limpeza e a arrumação da cama são fundamentais, para que consiga empenhar-se na realização de todas as estratégias necessárias para que o problema seja resolvido, o quanto antes.

Quando a enurese é diurna, além de algumas orientações já citadas, outros hábitos devem ser incluídos na rotina, como: fazer com que a criança e/ou o adolescente faça o uso do banheiro antes de uma atividade lúdica e depois de sua realização, antes de sair de casa, para ir a um evento ou à escola; avisar um responsável da escola sobre a necessidade de estimular a criança e/ou o adolescente a fazer o uso de banheiro nos intervalos da aula e na saída da escola. Em alguns casos, nunca sair de casa sem uma troca de roupa e utensílios de higiene (p. ex., lenço umedecido, toalha etc.).

Condicionamento clássico com a campainha e dispositivo de colchão costumam ser o tratamento mais efetivo para a enurese noturna com sucesso em mais de 60% dos casos[47]. Alarmeterapia baseia-se na utilização de dispositivos eletrônicos que detectam a umidade gerada pela micção e acionam um alarme ligado ao dispositivo. O sensor pode ser colocado na roupa íntima da criança, almofada perto do períneo ou em uma manta na qual a criança se deita. A maioria dos alarmes gera um sinal acústico, mas existem modelos com vibrações e efeitos de luz.

Encoprese

Na encoprese, precisa-se averiguar com atenção se a defecação é voluntária ou involuntária. Uma avaliação multidisciplinar é necessária para identificar o problema. O terapeuta ocupacional pode colaborar com os pais e com o portador do problema com as seguintes orientações e estratégias[48]:

- O banheiro deve ser um ambiente confortável, agradável e limpo. Um ambiente sujo (mal cheiroso) e sem conforto pode inibir a defecação, retendo as fezes.
- Ter o essencial no banheiro para a higiene corporal. Lenços umedecidos, ducha higiênica ou bidê podem ser úteis. Ensinar o passo a passo da higienização após o uso do vaso sanitário. Algumas crianças precisam de ajuda para ficarem limpas.
- Utilizar revistas e livros infantis para a criança relaxar e se entreter durante o uso do vaso sanitário.
- Orientar sempre sobre o uso do vaso sanitário em banheiros públicos e nunca deixá-los sozinhos nele. Qualquer situação de risco que a criança possa viver pode interferir na melhora do quadro.
- Adaptar o assento do vaso, se necessário, para que a criança se sinta segura. Quando muito pequena, iniciar com o penico.
- Observar e ajudar a criança a reconhecer seus sinais corporais e estimulá-la a ir ao banheiro por conta própria.
- Os pais devem ficar atentos aos horários em que a criança costuma defecar, para o estabelecimento de uma rotina de ida ao banheiro com horário estabelecido diariamente.
- Em caso de defecar na roupa, não deixar a criança suja por muito tempo. A higiene e a troca de roupa devem ser imediatas.
- Evitar que a criança passe por constrangimentos e fique exposta socialmente.
- Averiguar se o banheiro não é um lugar que cause medo na criança. Às vezes, alguns ruídos, sensações e cheiros podem estar relacionados a situações traumáticas.

Fazer o uso adequado do banheiro pode levar tempo e não é adequado apressar a criança. Ela precisa treinar e, em outros espaços, pode demorar mais, levando um tempo para se adaptar. Algumas crianças podem precisar de ajuda para ficarem limpas, após o uso do banheiro. Elas precisam de treinamento de quanto papel higiênico usar e de verificações visuais por parte dos familiares para ver se estão realmente limpas.

Tratamento psiquiátrico

As medidas multidisciplinares costumam ser efetivas na condução da maioria dos casos, tornando o tratamento farmacológico de segunda escolha no tratamento da enurese e da encoprese. Porém, em casos refratários, ou com fatores limitantes na eficácia ou no acesso das medidas multidisciplinares, o tratamento farmacológico pode ser um importante recurso no controle dos principais sintomas. A seguir, estão as principais opções no tratamento farmacológico.

Enurese

Desmopressina

A desmopressina é um análogo da vasopressina antidiurética, que leva a uma diminuição na produção de urina durante a noite. Aproximadamente 70% dos pacientes respondem à desmopressina, mas uma elevada taxa de recorrência é observada na cessação da medicação[49].

A dosagem habitual é de 0,2 mg/dia, mas pode ser feito ajuste até 0,4 mg/dia. A medicação deve ser tomada pelo menos 1 hora antes de dormir, e a ingestão de líquidos precisa ser interrompida 1 hora antes da administração.

A vantagem dessa opção de tratamento é uma resposta imediata, sendo útil para famílias menos motivadas. A duração do tratamento é de 3-6 meses, com 1 mês de suspensão para verificar se houve remissão. Os cuidadores e a criança precisam ser alertados sobre a ingestão excessiva de líquidos imediatamente antes ou após a administração da droga, o que pode causar hiponatremia e convulsões.

Drogas anticolinérgicas

Oxibutinina é uma medicação anticolinérgica que inibe contrações involuntárias do músculo detrusor e relaxa a musculatura lisa da bexiga. Não é considerada de primeira escolha, mas pode ser utilizada com sucesso em conjunto com outras estratégias em casos resistentes[50]. A administração usual é de 5-15 mg/dia divididos em 2 ou 3 doses diárias na enurese exclusivamente diurna ou 5 mg na hora de dormir na enurese exclusivamente noturna.

Medicações de ação central

Alguns estudos demonstraram a eficácia de imipramina, um antidepressivo tricíclico, para o tratamento de enurese exclusivamente noturna[51]. A dose inicial da imipramina costuma ser de 25-50 mg/dia na hora de dormir. A reavaliação é realizada após 1 mês de tratamento; se a resposta for alcançada, a medicação

442 Psiquiatria da infância e adolescência: cuidado multidisciplinar

pode ser reduzida para a menor dose eficaz. Deve haver um intervalo de 2 semanas na terapia a cada 3 meses para permitir a avaliação da resolução da enurese. A imipramina deve ser usada com cautela e considerada uma opção de tratamento terciário para ser prescrita em centros especializados para o tratamento de enurese resistente. A imipramina pode ser combinada com qualquer terapia de alarme ou desmopressina[52].

Encoprese

Não há tratamentos farmacológicos específicos para o tratamento da encoprese, exceto alguns estudos que relacionam a encoprese com o TDAH, e nesse caso é observada a melhora dos sintomas de encoprese com o uso de medicação para o tratamento do TDAH, como metilfenidato e atamoxetina[53,54].

A melhora da encoprese poderia estar relacionada com o impacto direto que o tratamento farmacológico do TDAH tem sobre funcionamento executivo, habilidades de auto-organização e controle dos impulsos, permitindo às crianças reconhecer e responder a estímulos internos para defecar[55].

Entretanto, é possível também que essa melhora ocorra por efeito da ação direta do metilfenidato e não somente da melhora dos sintomas de TDAH. Isso porque receptores dopaminérgicos estão relacionados à motilidade do sistema gastrointestinal[56]. Novos estudos são necessários para confirmar essa hipótese.

▶ CONSIDERAÇÕES FINAIS

Os transtornos relacionados a traumas e estressores e os transtornos de eliminação ocorrem com frequência bastante significativa em crianças e adolescentes e apresentam impacto relevante em seu desenvolvimento físico, cognitivo e emocional.

A avaliação e a intervenção multidisciplinar e interdisciplinar são essenciais para o sucesso da terapêutica. O tratamento deverá ser individualizado, pois questões particulares relacionadas ao próprio indivíduo, seu contexto familiar e social e a gravidade clínica determinam respostas diferentes a uma mesma abordagem.

É fundamental que as intervenções sejam constantemente reavaliadas para que possam ser adequadas conforme a resposta obtida em um período relativamente curto de tempo. Não é possível que se insista em um tratamento que tem se mostrado pouco ou nada eficaz.

É também importante que os profissionais discutam os resultados de sua intervenção, uma vez que somente a combinação dessas abordagens promoverá um resultado satisfatório e duradouro.

A família e o grupo social (escola) precisarão ser inseridos no processo terapêutico.

▶ REFERÊNCIAS BIBLIOGRÁFICAS

1. American Psychiatric Association. Diagnostic and statistical manual of mental disorders: DSM-5-TR. American Psychiatric Publishing; 2022.
2. Akan S, Ürkmez A, Yildirim C, Sahin A, Yüksel ÖH, Verit A. Late-onset secondary nocturnal enuresis in adolescents associated with post-traumatic stress disorder developed after a traffic accident. Arch Ital Urol Androl. 2015;87(3):250-1.
3. Spilsbury JC, Babineau DC, Frame J, Juhas K, Rork K. Association between children's exposure to a violent event and objectively and subjectively measured sleep characteristics: a pilot longitudinal study. J Sleep Res. 2014;23(5):585-94.
4. Araújo AC, Lotufo Neto F. A nova classificação americana para os transtornos mentais: o DSM-5. Rev Bras de Ter Comp Cogn. 2014;16(1):67-82.
5. Boris NW, Zeanah CH; Work Group on Quality Issues. Practice parameter for the assessment and treatment of children and adolescents with reactive attachment disorder of infancy and early childhood. J Am Acad Child Adolesc Psychiatry. 2005;44:11.
6. Hanson RF, Spratt EG. Reactive attachment disorder: what we know about the disorder and implications for treatment. Child Maltreatment. 2000;5:137-45.
7. Pearce JW, Pezzot-Pearce TD. Attachment theory and its implications for psychotherapy with maltreated children. Child Abuse & Neglect. 1994;18(5):425-38.
8. Hardy LT. Attachment theory and reactive attachment disorder: theoretical perspectives and treatment implications. J Child Adolesc Psychiatr Nurs. 2007;20(1):27-39.
9. Hornor G. Reactive attachment disorder. J Pediatr Health Care. 2008;22(4):234-9.
10. Gomes AA. A teoria do apego no contexto da produção científica contemporânea. 2011. p.285. Dissertação (Mestrado em Psicologia do Desenvolvimento e Aprendizagem). Bauru: Unesp, Faculdade de Ciências; 2011.
11. Gleason MM, Fox NA, Drury S, Smyke A, Egger HL, Nelson CA, et al. Validity of evidence-derived criteria reactive attachment disorder: indiscriminately social/disinhibited and emotionally withdrawn/inhibited types. J Am Acad Child Adolesc Psychiatry. 2011;50(3):216-31.e3.
12. Smyke AT, Zeanah CH, Gleason MM, Drury SS, Fox NA, Nelson CA, et al. A randomized controlled trial comparing foster care and institutional care for children with signs of reactive attachment disorder. Am J Psychiatry. 2012;169(5):508-14.
13. Perry BD, Pollard R. Homeostasis, stress, trauma and adaptation a neurodevelopment view of childhood trauma. J Child Adolesc Psiquiatric Clin N Am. 2000;7(1):33-51.
14. Knapp P, Caminha RM. Terapia cognitiva do transtorno de estresse pós-traumático. Rev Bras Psiquiatr. 2003;25(suppl 1).
15. Jones JC, Barrow DH. The etiology of posttraumatic stress disorder. Clin Psychol Rev. 1990;10:299-328.
16. Horowitz M. Stress response syndromes. 2.ed. New York: Aronson; 1986.
17. Oliveira PA, Scivoletto S, Cunha PJ. Estudos neuropsicológicos e de neuroimagem associados ao estresse emocional na infância e adolescência. Revista de Psiquiatria Clínica. 2010;37(6):271-9.
18. Teicher MH. Preliminary evidence for sensitive periods in the effect of childhood sexual abuse in regional brain development. J Neuropsychiatry Clin Neurosci. 2007;20:292-301.
19. Garrido M, Marques LG. Em busca da distinção perdida: acessibilidade versus disponibilidade mnésicas em cognição social. Análise Psicológica. 2003;3(XXXI):323-39.
20. De Oliveira MC. Abuso sexual de meninos: consequências psicossexuais na adolescência. Dissertação (Mestrado em Ciências). São Paulo: Universidade de São Paulo, Faculdade de Medicina; 2004.
21. Meichenbaum D. Cognitive behavior modification. Morristown: Central Learning; 1974.
22. Bandura A, Azzi RG, Polydoro S. Teoria social cognitiva: conceitos básicos. Porto Alegre: Artmed; 2008.
23. Moreno JL. Fundamentos do psicodrama. São Paulo: Summus; 1983.

444 Psiquiatria da infância e adolescência: cuidado multidisciplinar

24. Austin MC, Resick PA, Tratamento cognitivo-comportamental do transtorno de estresse pós-traumático. In: Caballo VE (org.). Manual para o tratamento cognitivo-comportamental dos transtornos psicológicos: transtornos de ansiedade, sexuais, afetivos e psicóticos. São Paulo: Santos; 2002.
25. Foa EB, Rothbaum BO. Treating the trauma of rape: cognitive-behavioral therapy for PTSD. New York: Guilford; 1998.
26. Mello MF, Bressan RA, Andreoli SB, Mari JJ. Transtorno de estresse pós-traumático (TEP): diagnóstico e tratamento. Barueri: Manole; 2006.
27. OMS. Relatório da Organização Mundial da Saúde sobre a expansão da violência sexual tornando-se questão de saúde pública; 2002.
28. Saffi F, de Oliveira MC, Camargo MEM. Violência sexual: aspectos gerais e relatos de caso. In: Temas em psiquiatria forense e psicologia jurídica II. São Paulo: Vetor; 2006.
29. Caminha RM, Habigzang LF. Reestruturação de memória traumática em abuso sexual infantil. In: Knapp P (org.). Terapia cognitivo-comportamental na prática: fundamentos científicos e técnicas. Porto Alegre: Artmed; 2003.
30. Foa EB, Kosac MJ. Emotional processing: exposure to corrective experiences. Psychological Bull. 1986;99:20-35.
31. Dias VRCS. Psicopatologia e psicodinâmica na análise psicodramática. São Paulo: Ágora; 2010.
32. Furniss T. Abuso sexual da criança: uma abordagem multidisciplinar. Porto Alegre: Artmed; 2002.
33. De Oliveira MC, Marques NM. Transtorno de estresse pós-traumático. In: Serafim AP, Saffi F. Neuropsicologia forense. Porto Alegre: Artmed; 2015.
34. Reich W. The function of the orgasm: sex-economic problems of biological energy. Volume 1 of the discovery of the orgone. Great Britain: Condor Book; 1989.
35. Lowen A. Bionergética. São Paulo: Summus; 1982.
36. Lipp MEN, Malagris LN. O desenvolvimento emocional e o estresse infantil. Psicologia Escolar e Educacional. 1996;4(8):2.
37. Bontempo KS, Pereira AR. Saúde mental de crianças e adolescentes vítimas de violência: uma revisão crítica da literatura. Rev Ter Ocup Univ. 2012;23(2):130-6.
38. Petrenchic T, Weiss D. Childhood trauma. The American Occupational Therapy Association (AOTA). School Mental Health Toolkit. 2015. [Acesso em 12 out 2015]. Disponível em: http://www.aota.org/Practice/Children-Youth/mental%20Health/School-Mental Health.aspx.
39. American Occupational Therapy Association (AOTA). Occupational therapy practice. Framework: domain and process. 3.ed. Am J Occup Ther. 2014;68(1):S1-S48.
40. Yongyong Xu, Yingying Ye, Yichang Zha, Rui Zhen, Xiao Zhou. School bullying victimization and post-traumatic stress symptoms in adolescents: the mediating roles of feelings of insecurity and self-disclosure. BMC Psychol. 2023;11(1):31.
41. Yasik AE, Saigh PA, Oberfield RA, Halamandaris PV. Posttraumatic stress disorder: memory and learning performance in children and adolescentes. Biol Psychiatry. 2007;61(3):382-8.
42. Malarbi S, Abu-Rayya HM, F Muscara F, Stargatt R. Neuropsychological functioning of childhood trauma and post-traumatic stress disorder: a meta-analysis. Neurosci Biobehav Rev. 2017;72:68-86.
43. Mota DM, Barros AJ. Toilet training: methods, parental expectations and associated dysfunctions. J Pediatr. 2008;84(1):9-17.
44. Neves AJ, Calais SL. Efeitos do manejo comportamental de incontinência fecal em adolescente. Psicologia: Ciência e Profissão. 2012;32(3)754-67.
45. Costa CD, Paulo Fernando D, Inneco PFD, Barakat F, Veloso VN. Aspectos clínicos e psicológicos da encoprese. Rev Paul Pediatria. 2005;23(1):35-40.
46. Doll J, Riley BRW. Establishing toileting routines for children. The American Occupational Therapy Association. 2014. [Acesso em 28 março 2022]. Disponível em: Establishing-Toileting-Routines-for-Children-Tip-Sheet.pdf (aota.org).
47. Glazener CM, Evans JH, Peto RE. Alarm interventions for nocturnal enuresis in children. Cochrane Database Syst Rev. 2005;(2):CD002911.
48. Toileting: community child care co-operative; 2013. [Acesso em 1 abril 2022]. Disponível em http://ccccnsw.org.au/wp-content/uploads/toileting.pdf.

49. Core Functional Wellness. Is your child struggling with pee or poop accidents, contipations or potty training? San Diego: Pediatric Occupational Therapy. [Acesso em 1 abril 2022]. Disponível em: https://www.corefunctionalwellness.com/pediatric-occupational-therapy.
50. Vande Walle J, Rittig S, Bauer S, Eggert P, Marschall-kehrel D, Tekgul S. Practical consensus guidelines for the management of enuresis. Eur J Pediatr. 2012;171:971-83.
51. Austin PF, Ferguson G, Yan Y, Campigotto MJ, Royer ME, Coplen DE. Combination therapy with desmopressin and an anticholinergic medication for nonresponders to desmopressin for monosymptomatic nocturnal enuresis: a randomized, double-blind, placebo-controlled trial. Pediatrics. 2008;122:1027-32.
52. Gepertz S, Nevéus T. Imipramine for therapy resistant enuresis: a retrospective evaluation. J Urol. 2004;171:2607-10.
53. Neveus T, Eggert P, Evans J, Macedo A, Rittig S, Tekgu LS, et al. Evaluation of and treatment for monosymptomatic enuresis: a standardization document from the International Children's Continence Society. J Urol. 2010;183:441-7.
54. Türkoğlu S, Bilgiç A, Uzun N. Effectiveness of atomoxetine in the treatment of children with encopresis. J Clin Psychopharmacol. 2015;35(5):622-3.
55. Akça ÖF, Yılmaz S. The effectiveness of methylphenidate in the treatment of encopresis independent from attention-deficit hyperactivity disorder symptoms. Psychiatry Investig. 2015;12(1):150-1.
56. Golubchik P, Weizman A. Attention-deficit hyperactivity disorder, methylphenidate, and primary encopresis. Psychosomatics. 2009;50:178.

17

Intervenção multidisciplinar em crianças e adolescentes com transtornos do comportamento e problemas com a lei

Sandra Scivoletto (*in memoriam*)
Fabiana Lambert Zayat
Ana Célia Nunes
Mauro Victor de Medeiros Filho

Antonio de Pádua Serafim
Luciene Stivanin
Jônia Lacerda Felício

▶ INTRODUÇÃO

Crianças e adolescentes que apresentam problemas de comportamento, na grande maioria das vezes, são trazidos para tratamento não a pedido deles, mas pela demanda dos pais/responsáveis ou dos cuidadores.

As alterações de comportamento podem ocorrer de forma gradual, com posturas opositoras diante de solicitações feitas, mentiras e desrespeito a limites. Com o tempo, a agressividade e o comportamento de transgressões sociais podem ficar mais frequentes e graves, com fugas de casa ou escola e furtos. Na tentativa de conter os comportamentos inadequados, os cuidadores, por vezes, reagem de forma rígida ou mesmo agressiva, verbal e/ou fisicamente, contribuindo para um ambiente tenso e hostil, de modo a manter e até reforçar a postura agressiva da criança/do adolescente. Dependendo da gravidade das ocorrências, com atos infracionais, outras pessoas são envolvidas: profissionais da escola, vizinhos, Conselho Tutelar (CT) e até a polícia. Nessa fase, as crianças/ os adolescentes podem ser encaminhados para tratamento por ordem judicial, como parte de medida socioeducativa ou protetora, para restabelecer um ambiente de cuidado e desenvolvimento mais adequado.

Muitas dessas crianças e adolescentes possuem vivência de rua e rompimento de vínculos, com postura agressiva que retroalimenta o ciclo de violência, agressões e rompimento de relações. Dessa forma, o cenário mais comum é o de cuidadores desgastados e crianças/adolescentes opositores e hostis com a sensação de impotência de ambas as partes. Como é possível romper tantas resistências e mobilizar todos para um tratamento efetivo?

Vincular as crianças/os adolescentes a seus familiares e cuidadores é o desafio, não apenas no início, mas em todo o acompanhamento. O abandono de tratamento, seja por desentendimentos com a equipe e agressividade contra ela, seja por desgaste e cansaço, é muito frequente. Isso pode gerar nos profissionais antipatia pelos pacientes, mal-estar e descrença em relação à possibilidade de melhora, causando menor investimento por parte da equipe e afastamento. Assim, são comuns os encaminhamentos múltiplos e intermináveis, pois a maioria dos profissionais não se sente apta ou motivada a tratá-los. Portanto, o estabelecimento e a manutenção do vínculo entre paciente identificado, familiares ou cuidadores e equipe multidisciplinar são fundamentais desde o acolhimento inicial, mas principalmente ao longo do desenvolvimento das intervenções terapêuticas. O vínculo estável é capaz de gerar mudanças.

Para buscar formas saudáveis de vinculação, é fundamental que o ambiente terapêutico seja agradável e acolhedor. Muitas crianças/adolescentes negam a necessidade de qualquer ajuda e não se consideram "doentes", muito menos portadoras de problemas psiquiátricos. A equipe deve ser criativa e buscar inovações técnicas periodicamente, para atrair e manter crianças/adolescentes e seus familiares. Idealmente, os adolescentes precisam de um espaço protegido, no qual possam receber estimulação adequada para o desenvolvimento de habilidades até então não desenvolvidas. Estimular o pensamento mágico e a criatividade são passos fundamentais para a capacidade de resolução de problemas na vida adulta; e oferecer atividades físicas é importante para o desenvolvimento neurocognitivo e psicomotor; muitos apresentam dificuldades na escola ou mesmo já abandonaram os estudos e, nesses casos, torna-se preciso o acompanhamento pedagógico. Algumas dessas atividades podem ser desenvolvidas em outros espaços que não o do tratamento, porém a integração entre os profissionais é fundamental para acompanhar a evolução e evitar descontinuidade do tratamento. No ambiente de um CAPS ou hospitalar, essas ações podem ficar limitadas.

Para enfrentar as limitações, um exemplo de inovação no tratamento de crianças e adolescentes com problemas de comportamento e em situação de vulnerabilidade social foi o Programa Equilíbrio[1-3]. Esse programa do Departamento e Instituto de Psiquiatria (IPq) do Hospital das Clínicas da Faculdade de Medicina da Universidade de São Paulo (HCFMUSP) foi desenvolvido em parceria com a Prefeitura de São Paulo justamente com o desafio de vincular e manter em acompanhamento as crianças e os adolescentes com vivência de rua da região central da cidade. A inovação foi colocar uma equipe multidisciplinar de saúde para atuar em um centro esportivo municipal, aberto para uso também pela comunidade, com o objetivo de promover a integração dessa população com a comunidade já durante o tratamento. No clube, era possível oferecer um

448 Psiquiatria da infância e adolescência: cuidado multidisciplinar

espaço atraente associado à promoção de saúde e à qualidade de vida, com opções de atividades lúdicas e esportivas, além da oportunidade de socialização. Com o tempo, o Programa Equilíbrio ampliou seu foco de atenção, incluindo crianças e adolescentes que estavam afastados de suas famílias, vivendo em serviços de acolhimento (SAICA) e, posteriormente, passou a receber famílias em situação de vulnerabilidade. O objetivo principal é promover a reintegração sociofamiliar de crianças/adolescentes que estão nos SAICA e, nos casos das famílias, o objetivo é fortalecer as relações familiares para diminuir os conflitos e propiciar a permanência segura da criança/do adolescente no núcleo familiar. Infelizmente por dificuldades na implementação e na manutenção de políticas públicas para jovens infratores e em situação de vulnerabilidade, o Programa Equilíbrio manteve as atividades no centro esportivo apenas no período de setembro de 2007 a agosto de 2015. Nesse período, a efetividade de suas intervenções foi avaliada: o funcionamento global (avaliado pela *Children Global Assessment Scale* – CGAS) das crianças atendidas melhorou já em 6 meses (tamanho de efeito 0.39), sendo a melhor resposta para as crianças que sofreram negligência e abuso emocional; crianças vítimas de abuso físico e outros eventos adversos necessitavam de período maior de intervenção. A taxa de reintegração familiar foi de 47,1% – crianças que voltaram para família biológica ou foram adotadas[4]. O Programa Equilíbrio mantém suas atividades em um contexto hospitalar, com equipe reduzida, mas mantém os objetivos de atuar por meio de equipe multidisciplinar e em rede com os serviços existentes.

Para atuar com essa população, é fundamental a articulação da rede intersetorial – assistência social (serviços de acolhimento, programas sociais de amparo às famílias), habitação (programas de habitação popular), trabalho (centro de apoio ao trabalhador, cursos profissionalizantes, frentes de trabalho), educação, esportes e lazer (p. ex., atividades esportivas, artísticas e culturais; núcleos socioeducativos, clubes-escola), justiça (CT, Vara da Infância e da Juventude [VIJ], Departamento de Execução da Vara da Infância e da Juventude [DEIJ]) e o governo local – para proporcionar o atendimento abrangente e integral à saúde. A integração entre essas diferentes áreas é fundamental para que os fatores envolvidos na gênese e na manutenção dos problemas de comportamento possam ser abordados, desde a avaliação, assim como no processo terapêutico. Deve-se considerar que a condição é extremamente complexa e influenciada por fatores biológicos, familiares e sociais, entre outros. A própria ideia de que se trata de um quadro a ser tratado do ponto de vista da saúde mental é, por vezes, ignorada ou negada, o que se reflete no pouco acesso a tratamento para uma grande quantidade de casos.

Todos os aspectos descritos anteriormente – desde o acolhimento inicial, o processo de avaliação diagnóstica multidisciplinar e o estabelecimento do pro-

17 ■ Intervenção multidisciplinar em crianças e adolescentes com transtornos... 449

jeto terapêutico até o acompanhamento e a articulação com a rede intersetorial – são descritos a seguir. Este capítulo apresenta um pouco da experiência adquirida pela equipe multidisciplinar do Programa Equilíbrio, bem como a experiência de outros profissionais que atuam no Ambulatório de Adolescentes do IPq, que atende adolescentes usuários de drogas e com transtornos de impulso.

▶ TRIAGEM E ACOLHIMENTO

Tanto no Programa Equilíbrio como no Ambulatório de Adolescentes do IPq, crianças/adolescentes são encaminhados pela coordenação dos SAICA, por equipes técnicas da VIJ e do CT ou pelo DEIJ, quando o adolescente está em cumprimento de medida protetiva, inclusive as socioeducativas.

É feito o acolhimento inicial, buscando-se entender o contexto de desenvolvimento da criança/do adolescente e o motivo da procura do atendimento. Como já mencionado, o acolhimento inicial é fundamental para iniciar a construção de vínculo entre todos: criança/adolescente, equipe multidisciplinar, familiares e/ou cuidadores. É realizada a triagem inicial (médica ou psicossocial) para se conhecer a demanda e planejar o início das avaliações multidisciplinares. O processo tem duração aproximada de 4 semanas, quando a criança/o adolescente são avaliados de forma abrangente por toda a equipe. Como exemplo, a Tabela 1 apresenta as áreas de especificidade profissional que compõem a equipe do Programa Equilíbrio, assim como suas atribuições, tanto na etapa do processo de avaliação diagnóstica, como nas alternativas de intervenções terapêuticas.

TABELA 1 A equipe multidisciplinar que atua com crianças e adolescentes com problemas de comportamento: funções principais e intervenções terapêuticas

Especialidade	Avaliação multidisciplinar
Psiquiatria	Executa a avaliação diagnóstica em psiquiatria e o acompanhamento psiquiátrico quando indicado; orienta os responsáveis pelos cuidados das crianças. Encaminha, quando necessário, para avaliações complementares do funcionamento psíquico e exames subsidiários (laboratoriais e de imagem)
Pediatria	Avalia o estado da saúde global da criança/do adolescente (inclusive a situação vacinal) e solicita exames complementares quando necessários. Realiza acompanhamento em puericultura e hebiatria, visando à promoção de saúde integral. Diante de doenças crônicas que requerem monitoração contínua, é feito encaminhamento para o serviço de saúde adequado

(continua)

450 Psiquiatria da infância e adolescência: cuidado multidisciplinar

TABELA 1 A equipe multidisciplinar que atua com crianças e adolescentes com problemas de comportamento: funções principais e intervenções terapêuticas (*continuação*)

Especialidade	Avaliação multidisciplinar
Psicologia	Avalia o funcionamento cognitivo e emocional para o diagnóstico inicial e identifica possíveis fatores de risco que possam interferir no processo terapêutico. Com base nessa avaliação, desenvolve intervenções individuais ou em grupo, com enfoque no resgate da autoestima e na promoção da resiliência, e intervenções cognitivo-comportamentais para auxiliar na promoção de abstinência de drogas e na prevenção de recaídas
Neuropsicologia	Realiza entrevistas, observações e testes neuropsicológicos para pesquisa das funções mentais, cognitivas e intelectuais das crianças e dos adolescentes. Desenvolve pesquisas sobre o impacto neuropsicológico do abuso de substâncias e das vivências estressoras do ponto de vista afetivo-emocional
Fonoaudiologia	Avalia o funcionamento da linguagem oral e escrita, da fala, da fluência e da voz. Propõe terapia, individual ou em grupo, com foco na reabilitação de distúrbios da comunicação. Desenvolve oficinas para aprimoramento e estimulação de funções comunicativas orais e escritas, para utilização da comunicação como ferramenta para resolução de conflitos e para aumentar as chances de reinserção no mercado de trabalho
Psicopedagogia	Avalia o atual estágio educacional da criança/do adolescente. Contata a escola frequentada pela criança para completar a avaliação inicial. Elabora estratégias de apoio e inclusão escolar, com atividades individuais e coletivas, para possibilitar a reintegração ao ensino regular de forma adequada, correspondente à faixa etária e de acordo com a atual necessidade educacional
Terapia ocupacional	Avaliação de habilidades da criança/do adolescente que possam ser empregadas no plano de tratamento. Desenvolve atividades individuais ou em grupo com foco nas diferentes formas de linguagem e de expressão subjetiva
Serviço social	Auxilia a equipe de terapia familiar a localizar e contatar a família para convidá-la para a avaliação inicial. Faz o diagnóstico da situação social da criança/do adolescente e de sua família e, com base nas demandas identificadas, busca instituições, ONG ou programas sociais governamentais e outros que possam auxiliar cada família. Faz contato com conselhos tutelares, varas da infância e da juventude e equipes técnicas de SAICA para orientações e acompanhamento de processos

(continua)

17 ■ Intervenção multidisciplinar em crianças e adolescentes com transtornos... 451

TABELA 1   A equipe multidisciplinar que atua com crianças e adolescentes com problemas de comportamento: funções principais e intervenções terapêuticas (*continuação*)

Especialidade	Avaliação multidisciplinar
Arte-educação	Identifica o estado anímico e expressivo da criança e do adolescente e suas necessidades. Coleta dados do universo simbólico cultural da criança/do adolescente, o que significa identificar qual sua percepção da visão de mundo e como se posiciona e intervém nessa realidade (em particular os que vivem em ruas, casas de acolhida e abrigos). Desenvolve diversas modalidades artísticas (música, teatro, dança, fotografia, multimídia, mosaico, arte popular etc.) como ferramentas para reintegração da criança
Enfermagem	Coordena as atividades assistenciais e de apoio à equipe multidisciplinar
Psicologia familiar	Estuda o histórico, o genograma e o funcionamento familiar atual para diagnóstico da dinâmica familiar e identificação de situações problemáticas. Realiza atendimento para orientação familiar, visa melhorar as condições socioambientais e favorece a reintegração de crianças/adolescentes ao núcleo familiar. Encaminha familiares para tratamento psiquiátrico e outras especialidades, quando necessárias

ONG: organizações não governamentais; SAICA: Serviço de Acolhimento Institucional para Crianças e Adolescentes.

Na estruturação de serviços públicos de saúde, pela limitação de recurso, nem sempre é possível contar com todas as áreas mencionadas na Tabela 1. Após mais de 25 anos de prática clínica no Ambulatório de Adolescentes e 8 anos de Programa Equilíbrio, foi possível identificar algumas áreas essenciais na atuação com crianças e adolescentes que apresentam problemas de comportamento e problemas legais. A seguir, são descritas, com maiores detalhes, as avaliações iniciais e o desenvolvimento de intervenções terapêuticas dessas áreas essenciais. As integrações intra e interequipe também são descritas, nas quais a atuação do "profissional de referência" é indispensável. Ao final, serão feitas as considerações sobre os aspectos jurídicos no atendimento dessa população.

▶ AVALIAÇÕES MULTIDISCIPLINARES

Avaliação e acompanhamento psiquiátrico

É significativa a parcela de pacientes que apresentam problemas de comportamentos e com a justiça e que possuem transtorno de conduta ou transtorno opositivo-desafiador[5]. A compreensão integral dos fatores que modulam os sintomas desses e de outros diagnósticos e a identificação das comorbidades psiquiátricas presentes são importantes para a construção de uma formulação diagnóstica ampla[6]. Daí a importância da avaliação psiquiátrica abrangente. Nessa perspectiva, ocorre a análise cuidadosa das informações obtidas para o possível estabelecimento da conexão entre comportamentos-problema (frequentemente, investigados em instância jurídica) e deficiências desenvolvimentais, incluindo sintomas e transtornos psiquiátricos. Estes últimos, que aparecem comumente associados a comportamentos-problema, além dos já citados, são transtornos de desenvolvimento (p. ex., deficiência intelectual e transtornos de linguagem, de aprendizagem e de déficit de atenção e hiperatividade), de uso de substância, de humor, ansiosos, do impulso e relacionados a trauma e estresse[7]. Portanto, o objetivo da avaliação psiquiátrica é identificar os fatores envolvidos na gênese, o que requer o conhecimento, além do funcionamento atual da criança, do seu histórico de desenvolvimento.

Há, no mínimo, três fontes (criança, família e escola e outros profissionais que acompanham o paciente) que trazem demandas e queixas para o atendimento da criança. No caso de crianças e adolescentes com sintomas comportamentais, não é rara a demanda do adulto e da comunidade ser divergente daquela apresentada pela criança ou pelo adolescente. A valorização e a validação de pontos de vista distintos, independentemente da falta de sintonia entre eles, são fundamentais para a construção de diferentes vínculos terapêuticos. Entender a relação entre as demandas de cada parte, analisando semelhanças e diferenças dos discursos sobre o paciente, é crucial não só para apreender com precisão quem é a criança, mas também para se conhecer a posição dos cuidadores e da comunidade em relação ao paciente.

A avaliação ocorre em dois tempos. Em um primeiro momento, os cuidadores são entrevistados sozinhos. No início, a entrevista deve conter perguntas abertas, e o entrevistador precisa ser empático e observador para captar sentimentos dos cuidadores relacionados às queixas relatadas (p. ex., raiva, medo, culpa e indiferença). Após a entrevista, os cuidadores são orientados a preencherem escalas gerais (p. ex., questionário de capacidades e dificuldades – SDQ-Por)[8] ou específicas (p. ex., Swanson, Nolan, and Pelham-IV – SNAP IV – para transtorno de déficit de atenção e hiperatividade)[9] para a investigação mais direta de sintomas e funcionalidade.

Em um segundo momento, a criança/adolescente é avaliada sozinha e, em seguida, na interação com seus cuidadores. No caso de adolescentes, pode-se iniciar a avaliação pela entrevista com ele, para facilitar o estabelecimento de vínculo e assegurar o sigilo médico. Na entrevista com o paciente, é fundamental explicitar o direito à confidencialidade (salvo quando há risco iminente ao paciente ou a terceiros) para garantir um ambiente seguro que o estimule a falar sem ser criticado ou punido.

As técnicas de entrevista devem levar em conta o estágio de desenvolvimento. Para crianças mais novas, técnicas projetivas, como desenhos livres ou o teste da família cinética[10], são estratégias para acessar o universo subjetivo. Com a sessão lúdica de brincadeiras e jogos, podem-se avaliar diferentes domínios do desenvolvimento por meio da capacidade cognitiva e motora: a comunicação verbal e a não verbal, a qualidade da interação social, a adaptação ao ambiente diante de regras propostas e a capacidade simbólica expressa por conteúdos relacionados à fantasia. Para pré-púberes e adolescentes, a entrevista verbal, de forma empática e por vezes descontraída, pode ser um caminho para um relato menos defensivo e, portanto, mais confiável.

Em todo novo atendimento, o psiquiatra deve realizar um exame físico geral em busca de doenças clínicas e transtornos psiquiátricos que ajudem a compreender a gênese dos sintomas comportamentais. É necessário solicitar exames subsidiários conforme a hipótese diagnóstica, incluindo o toxicológico, quando houver suspeita do uso de substância. Além disso, é válido realizar o pedido de relatório para escolas e outras atividades extraescolares para a construção fidedigna do olhar sobre os sintomas e a funcionalidade da criança atendida.

É válido enfatizar, para esse grupo atendido, a importância da investigação de maus-tratos e outros eventos traumáticos para identificar estressores ambientais que contribuem não só para a gênese dos sintomas, mas também para a perpetuação e a gravidade deles. O psiquiatra deve estar preparado para organizar medidas protetivas imediatas que protejam a saúde integral da criança e do adolescente, incluindo a comunicação de maus-tratos ao CT ou à VIJ da região de moradia do paciente.

A formulação diagnóstica é elaborada com base não só no padrão descritivo de sintomas apresentados pelo paciente, mas também dos fatores ideográficos que aparecem na anamnese e ajudam na compreensão e na explicação dos sintomas[6]. O tratamento deve ser construído em um programa individual, com ênfase nas habilidades da criança e da família como potencialidades a serem empregadas nas estratégias terapêuticas. As intervenções psicossociais precisam ser articuladas em equipe, com foco individual e familiar, conforme a demanda do caso. O uso racional de psicofármacos deve se basear em diagnósticos e sintomas-alvo bem estabelecidos e ser guiado pelos princípios psicofarmacológicos da medicina baseada em evidências científicas[11].

O acompanhamento terapêutico deve ser combinado com a equipe e ser programado individualmente, dependendo da demanda por atendimento psiquiátrico. Alguns dos fatores relevantes para a organização da frequência do acompanhamento assistencial são: construção e manutenção de vínculo terapêutico; gravidade dos sintomas e funcionalidade, incluindo risco de comportamento auto ou heteroagressivo; devolução de exames subsidiários e relatórios

454 Psiquiatria da infância e adolescência: cuidado multidisciplinar

solicitados e introdução e ajuste de psicofármacos (com monitoramento de adesão do paciente ao tratamento, efeitos adversos e poder terapêutico).

Na equipe multidisciplinar, o psiquiatra deve sempre tratar comorbidades e ajudar na remissão de sintomas comportamentais graves, para que a criança/o adolescente possa se beneficiar das demais intervenções terapêuticas.

TABELA 2 Resumo dos itens da anamnese de crianças e adolescentes com problemas comportamentais

Identificação	Individual: nome, idade, relacionamento amoroso, ano escolar, religião, naturalidade e procedência Familiar: posição na prole, nome, idade e trabalho dos cuidadores e daqueles com quem mora, informações sobre pais biológicos, se estes não são os atuais cuidadores
Queixas	Início, natureza, frequência, intensidade, evolução, sintomas associados, fatores predisponentes, precipitantes, perpetuantes e protetores, prejuízos associados aos sintomas, tratamentos prévios e crítica do paciente e da família em relação aos sintomas
Funcionalidade	Padrão de sono, alimentação, eliminações e autocuidados da rotina Desempenho acadêmico e cognitivo (com investigação de problemas disciplinares) Linguagem e socialização com pares e adultos (relação com figuras de autoridade, pertencimento a grupos ou em espaços de socialização – clubes, grupos de atividades extra) Hábitos, interesses e atividades Relação com regras sociais Traços de personalidade
Antecedentes pessoais	Pré-natais, parto e perinatais Desenvolvimento neuropsicomotor Desenvolvimento emocional e social (p. ex., estratégias para fazer novas amizades e duração das amizades) Antecedentes médicos (doenças, medicamentos, cirurgias, alergias) Antecedentes psiquiátricos e de profissionais da saúde mental Desenvolvimento sexual Eventos traumáticos e maus-tratos

Funcionamento familiar	Antecedentes médicos (incluindo psiquiátricos) familiares
	Funcionamento familiar
	▪ Crenças, interesses e subcultura a qual pertencem
	▪ Estrutura: como é a hierarquia de decisões, qual a capacidade de adaptação e flexibilidade
	▪ Comunicação familiar: emoção expressa e métodos para resolução de problemas entre os membros
	▪ Regulação familiar diante do desenvolvimento infantil
	  • Presença de monitoria positiva (intensidade e frequência dos elogios e sentimentos positivos com a criança e entre os membros)
	  • Presença de monitoria negativa (intensidade e frequência de críticas e sentimentos negativos com a criança e entre os membros, incluindo punições físicas)

17 ■ Intervenção multidisciplinar em crianças e adolescentes com transtornos... 455

Avaliação e acompanhamento pela terapia ocupacional

Para a terapia ocupacional (TO), ocupações humanas são todas as atividades cotidianas que as pessoas desempenham individualmente, em família, em grupos e em suas comunidades. Elas devem expressar significado e propósito para a vida e auxiliar o alcance e a manutenção da saúde e do bem-estar e a participação social. O fazer humano faz parte da filosofia criadora da TO[12-14]. Na infância e na adolescência, as ocupações servem como meios para aquisição dos recursos internos necessários para o crescimento e o amadurecimento em todas as esferas da vida (cognitiva, emocional, física e social). Porém as ocupações são fortemente influenciadas pelos ambientes. Estes podem fornecer acolhimento e suporte para a aquisição de ocupações positivas ou limitações e estímulos a intercâmbios nocivos ao desenvolvimento psíquico, cognitivo, físico e emocional, por meio da experimentação de ocupações negativas[12,15,16].

Com base nessas premissas, o projeto terapêutico ocupacional para a população infantojuvenil com transtornos de comportamentos (Figura 1) percorre o caminho do acolhimento e da formação de vínculo para a realização da avaliação específica, que inclui conhecimento de demandas do cliente, avaliação dos componentes de desempenho ocupacional (emocionais, perceptocognitivas, físicos e sociais) e avaliação de papéis ocupacionais (desempenhados no passado, no presente e pretendidos para o futuro). Após a avaliação, são estabelecidos os objetivos a serem alcançados em curto, médio e longo prazos.

Crianças e adolescentes diagnosticados com transtornos de comportamento apresentam uma série de comportamentos disfuncionais que prejudicam o desempenho de seus papéis ocupacionais. Inabilidades para trocas sociais e visões distorcidas de si, do mundo e do lugar que ocupam na sociedade são exemplos de comportamentos e pensamentos disfuncionais que prejudicam o desempenho satisfatório de papéis e ocupações cotidianas.

O fomento de atividades grupais para essa clientela exige do terapeuta criatividade, foco, objetivos e metas claras, bem definidas e em harmonia com as demandas de crianças/adolescentes e com outros aspectos trabalhados pela equipe. A reavaliação das estratégias e dos recursos utilizados deve ser uma constante, e o raciocínio clínico precisa ser pautado no perfil individual de cada cliente para que, mesmo em atividade grupal, uma abordagem centrada na criança/no adolescente seja concebida, colocada em prática e resulte em vivências positivas, pessoalmente significativas e satisfatórias.

Nos atendimentos grupais e individuais em TO com essas crianças e adolescentes, prioriza-se a experimentação de ocupações saudáveis e típicas do período do desenvolvimento em que se encontram. Os atendimentos objetivam o autoconhecimento, a autoeficácia e o autoconceito, elementos estes que, se-

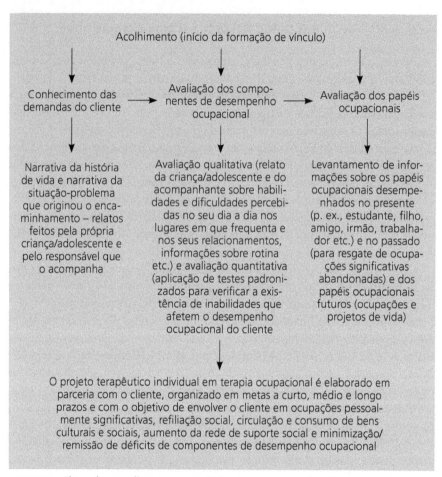

FIGURA 1 Fluxo de atendimento em terapia ocupacional para crianças e adolescentes com transtornos de comportamento.

gundo Vendrúsculo e Matsukura[17], se estiverem presentes na vida dessas crianças e adolescentes, resultam em avaliação satisfatória dos elementos objetivos e subjetivos que compõem a vida.

Nos grupos, é importante reunir indivíduos com demandas semelhantes. Busca-se trabalhar tais demandas com atividades lúdicas e atraentes, porém condizentes com a idade e o perfil da clientela. A Tabela 3 apresenta exemplos de atividades grupais desenvolvidas com essa população.

17 ■ Intervenção multidisciplinar em crianças e adolescentes com transtornos... 457

TABELA 3 Atividades grupais realizadas pelo serviço de terapia ocupacional do Programa Equilíbrio

Grupo	Características e demandas da clientela	Objetivos	Exemplos de atividades, recursos e estratégias utilizadas
Resgate da identidade	Meninas afrodescendentes com rebaixamento da autoestima, ausência de autoconceito, queixas constantes de heteroagressividade e humor deprimido	Elevação da autoestima/aquisição de autoconhecimento/ conhecimento étnico-cultural e habilidades sociais	Vídeos e discussão lúdica reflexiva sobre padrão único de beleza, dinâmicas para valorização da beleza negra geral e singular, dinâmicas para reconhecimento e valorização de traços físicos únicos em si e no outro, receitas caseiras e de baixo custo para hidratação e cuidados com os cabelos, ensino de automaquiagem para pele parda e preta, confecção de acessórios de beleza da cultura negra, vídeos e dinâmicas sobre a contribuição da cultura negra e cultura geral para a cultura brasileira, com valorização do conhecimento individual de cada participante (cada um é responsável por montar uma oficina e ensinar aos colegas de grupo, por exemplo, samba, capoeira, arte circense, pratos típicos etc.). As oficinas são divididas em módulos (p. ex., de beleza) e, ao final de cada parte, os clientes são estimulados a realizarem uma produção final (p. ex., no módulo beleza, a produção final é a confecção de um *book* fotográfico)
Estimulação cognitiva	Meninas e meninos separados por grupos de idade e com dificuldades de aprendizagem	Estimular percepção, atenção, concentração, raciocínio lógico e memória operacional	Jogos diversos, caça-palavras, minicircuitos (com pequenos cálculos, enigmas e exercícios lógicos), jogos *on-lines*, minigincanas etc.
Atividades da vida diária (AVD) Educação em saúde	Clientes com dificuldades para habituar-se às AVD (p. ex., higiene pessoal e íntima e cuidados com objetos pessoais)	Conscientizar sobre a importância dos cuidados e da higiene pessoal para a saúde e a convivência social	Vídeos ilustrativos sobre a importância do banho, da escovação dos dentes, da higiene com as mãos, entre outros, para a manutenção da saúde e a convivência social. Treino de habilidades para o desenvolvimento competente dessas atividades

(continua)

458 Psiquiatria da infância e adolescência: cuidado multidisciplinar

TABELA 3 Atividades grupais realizadas pelo serviço de terapia ocupacional do Programa Equilíbrio

Grupo	Características e demandas da clientela	Objetivos	Exemplos de atividades, recursos e estratégias utilizadas
Direitos e deveres	Meninos e meninas adolescentes	Conscientização e politização dos adolescentes sobre seus direitos e deveres, com base no Estatuto da Criança e do Adolescente (ECA)	Vídeos, leitura e interpretação do ECA, dramatizações para aquisição de estratégias de enfrentamento de situações de violação dos direitos e conscientização dos deveres, jogos e dinâmicas para fixação dos conteúdos. Obs.: as atividades são elaboradas pelos próprios participantes
Expressão e habilidades	Clientes de todas as faixas etárias, separados por grupos de idade	Incentivar o cliente a experimentar e a descobrir suas habilidades artísticas	Artesanatos (p. ex., pinturas em telas e tecidos, caixas de MDF, confecção de sabonetes, recortes, colagens etc.)
Atividades livres	Clientes de todas as faixas etárias, participantes ativos dos grupos de TO	Estimular o cumprimento das regras e do pacto terapêutico previamente estabelecido pelos participantes	Atividades de qualquer natureza livremente escolhidas pelos participantes, em comum acordo com os demais participantes do grupo. Para ter direito a esta atividade, o grupo deve apresentar, ao longo de um período, bom comportamento, pontualidade e assiduidade, respeito ao próximo e companheirismo. Danças, karaokês, confecção de sabonetes, pinturas em caixas em MDF, sessões de beleza e minigincanas são algumas das atividades preferidas dos participantes
Cine TO	Grupo aberto com clientes de todas as faixas etárias, participantes ativos dos grupos de TO e de demais grupos	Atividade livre realizada especialmente no período de férias escolares	Os participantes são estimulados a escolher em grupo um título de filme. As sessões simulam o espaço de um cinema tradicional com projeção de filmes e guloseimas (p. ex., pipoca, doces, sucos e refrigerantes). Participantes de todas as idades realizam a atividade em conjunto, e as noções de respeito e cuidado ao próximo são reforçadas antes do início das sessões

A busca pelo exercício do protagonismo, o autoconhecimento, o desenvolvimento e o exercício da empatia, do respeito ao próximo, da autorregulação emocional, do resgate/da conquista da autoestima e do autoconceito fazem parte da metodologia empregada nas dinâmicas e nas atividades. O diálogo e as negociações são importantes ferramentas na condução dos atendimentos. Os clientes experimentam o exercício ao voto e a expressão de suas opiniões, bem como o respeito ao próximo e às diferenças desde seu primeiro dia de atividade, quando, em conjunto, decidem sobre as normas de condutas e o funcionamento do grupo. O terapeuta atua como articulador e árbitro durante as negociações dos clientes e em todo o desenvolver do grupo. Exerce, ainda, o importante papel de mediador e educador em situações de conflitos.

As atividades livres são utilizadas como ferramentas de negociação entre o terapeuta e o cliente, nas quais, após o pacto de trabalho, os clientes decidem com qual periodicidade tais atividades irão acontecer e, ainda, quais condutas do pacto de trabalho não devem ser violadas para que o grupo receba a recompensa da atividade realizada segundo sua própria escolha. O exercício das ocupações é uma oportunidade de a criança/o adolescente refletir sobre quem é, de se descobrir, descobrir seus gostos, preferências, habilidades, potencialidades e de ter uma apreciação consciente do significado e da significância das coisas. Exercitam-se o estabelecimento de limites e regras e o respeito a eles, sendo também uma oportunidade para o desenvolvimento de outras habilidades para resolução de conflitos. Assim, a criança ou o adolescente desenvolve a capacidade de refutação, quando necessário, de atitudes e comportamentos disfuncionais naturalmente absorvidos e adotados nos processos de convivência com outros[16,18].

Nos atendimentos individuais, são incorporadas as estratégias que facilitem a expressão verbal e a não verbal dos clientes, mesmo os muito pequenos. As abordagens são iniciadas com um processo educacional sobre as emoções e suas influências no comportamento. Após a educação emocional, o cliente experimenta o gerenciamento de suas dificuldades e a resolução de seus conflitos de forma lúdica e por meio de recursos diversos, como baralhos, cartas, histórias em quadrinhos para colorir sobre emoções; jogos comportamentais; autorrelato de história de vida e dificuldades com a criação de histórias em quadrinho (digital ou manual); elaboração de esquetes; interpretação teatral; músicas; recursos midiáticos diversos, entre outros.

Além dos atendimentos individuais e grupais, a TO também busca a plena participação de seus clientes nos ambientes que eles já frequentam (p. ex., escolas, cursos e espaços de convivência em geral) e a experimentação da circulação em outros ambientes. Para isso, a articulação com outras áreas de conhecimento, com a família/os cuidadores e com equipamentos de saúde, educação,

460 Psiquiatria da infância e adolescência: cuidado multidisciplinar

esporte e assistência social é prática constante. Daí a importância do trabalho em equipe e da atuação do profissional de referência.

O foco principal do trabalho da TO com essa população é garantir a refiliação e a participação social, o autoconhecimento, o autocontrole, o exercício dos deveres e o conhecimento de seus direitos de cidadãos.

Avaliação e acompanhamento psicológico

O objetivo, aqui, é apresentar o funcionamento da psicologia clínica de forma abrangente, na perspectiva da clínica ampliada. Por clínica ampliada, entende-se a prática institucional, para além do modelo de consultório. A atuação em espaços institucionais e em equipe multiprofissional exige que a psicologia mantenha constante diálogo com outros profissionais e em diferentes espaços da vida das crianças e dos adolescentes.

Muitas das crianças e adolescentes que chegam para atendimento nas instituições em medidas protetivas e/ou socioeducativas, com problemas comportamentais – agressividade, oposição, quebra de regras, baixa tolerância à frustração – passaram por situações conflituosas em suas vidas, carregam um passado marcado por violência: situações traumáticas, maus-tratos, abusos físicos e psicológicos, que acarretam fatores de risco elevados ao desenvolvimento cognitivo e emocional, além dos fatores de risco biológicos preexistentes[19,20].

Dessa forma, a clínica se insere na complexidade dos casos: vulnerabilidade social e emocional, evidenciados pelas alterações comportamentais. Nessa perspectiva, o acompanhamento psicológico deve buscar compreender todas as esferas da vida do sujeito, para otimizar as intervenções. O objetivo principal é atuar em três áreas:

- Individuais: história da criança/adolescente, identidade, aspectos emocionais – como ela sente, vivencia e entende o que está acontecendo, seus gostos, vontades, sonhos, autoestima, seus recursos – criatividade, brincadeiras.
- Ambientais: fatores ambientais que dificultam ou facilitam seu desenvolvimento – compreender seu desenvolvimento na família, na instituição, na escola etc., o que leva às questões de relacionamentos interpessoais.
- Interpessoais: como se relaciona com pessoas dos diferentes ambientes; vida social, se tem ou não amigos; desafios nas interações, como se relaciona em atividades em grupo, em jogos, em tolerar limites e frustrações, como se comunica, interage, compreende, reage a situações de crise e quais são suas potencialidades e dificuldades nesses aspectos, a fim de desenvolver habilidades que favoreçam seu desempenho e promova resiliência.

17 ▪ Intervenção multidisciplinar em crianças e adolescentes com transtornos... 461

Após a realização da avaliação psicológica – descrita em detalhes no Capítulo "Terapias lúdicas" – inicia-se o acompanhamento propriamente dito. O atendimento psicológico pode ser feito em abordagem individual ou em grupo. Nas duas abordagens, com crianças e adolescentes que apresentam problemas comportamentais, é muito importante trabalhar as habilidades sociais e emocionais. Na abordagem individual, é possível trabalhar questões da vida pessoal da criança, com olhar individualizado – extremamente importante nesses casos, tendo o auxílio direto do terapeuta, que acompanha o paciente em situações desafiadoras, oferece suporte e segurança e o ajuda na prática a desenvolver suas competências. No atendimento em grupo, é possível trabalhar o respeito às regras e as interações com os outros e exercitar habilidades sociais.

Avaliação psicológica

A avaliação psicológica pode ser dividida em duas áreas: a avaliação neuropsicológica e a avaliação clínica psicológica/emocional. A primeira é realizada por meio da aplicação de testes e instrumentos diagnósticos para análise das funções cognitivas, como memória, atenção, aprendizagem, funções motoras e visuais, inteligência, capacidade de planejamento e execução (descrita em detalhes no Capítulo "Avaliação neuropsicológica e emocional"). O principal objetivo do diagnóstico neuropsicológico é direcionar a prática clínica para intervenções mais específicas, especialmente de reabilitação diante das dificuldades encontradas, de acordo com o grau de desenvolvimento individual.

A avaliação clínica psicológica/emocional visa à análise do funcionamento dinâmico da criança/do adolescente no contexto em que estão inseridos. Emprega técnicas de entrevista clínica, de forma mais subjetiva, para avaliar os aspectos cognitivos e emocionais, de sofrimento psíquico e fatores de proteção e de risco ao desenvolvimento pleno da saúde. Vale ressaltar que o diagnóstico é um processo aberto, em constante modificação de acordo com as mudanças ocorridas, tanto no indivíduo, como no ambiente em que ele se encontra e se relaciona.

Encerrada a fase de avaliação, inicia-se o processo de acompanhamento psicológico, com o desenvolvimento das intervenções específicas.

Didaticamente, a parte do atendimento psicológico na prática clínica institucional pode ser dividida em seis pontos principais:

- ▪ Acolhimento e vínculo: o primeiro contato com a criança/adolescente é crucial para estabelecer vínculo afetivo, ambiente seguro e sistema de apoio. Esse princípio deve ser estabelecido desde o início e perpetuado por todo o acompanhamento. No primeiro contato com a criança/o adolescente, deve-se buscar conhecer o indivíduo, deixando-o o mais à vontade possível. É importante perguntar se ele sabe a razão pela qual está no atendimento – frequentemente, são os responsáveis que buscam a instituição – e, nesse sentido, cabe ao profissional dar voz à criança para que possa manifestar sua compreensão. Com a ausência de compreensão, acolhimento e orientação, as crianças e os adolescentes se sentem desamparados e com pouco apoio para lidar com as dificuldades e os desafios, o que pode piorar os comportamentos destrutivos, opositores. Comumente, viveram situações de abandono repetidos e apresentam receio de se vincularem. Com frequência, depositam no terapeuta responsabilidades por determinado fracasso ou exprimem agressividade contra o profissional. Uma parte importante do trabalho do terapeuta é oferecer suporte e mostrar para o paciente como isso o faz sentir. É importante enfatizar que o espaço da terapia é individual e dedicado à criança e que a construção dele é feita conjuntamente, ou seja, é necessária a participação da criança no tratamento com envolvimento nas atividades. Os combinados do tratamento precisam ser relembrados, assim como o respeito e a afetividade no contato.

- Coleta de informações com responsáveis: na perspectiva do trabalho em instituição, o tempo costuma ser limitado, as intervenções têm quantidades específicas de sessões, ou seja, as intervenções propostas devem levar isso em consideração. Portanto, o contato com os responsáveis auxilia a compreender a demanda, as queixas e os fatores ambientais que podem interferir no desenvolvimento da criança e a estabelecer intervenções direcionadas.

- Orientação aos responsáveis: como mencionado anteriormente, o convívio diário com crianças e adolescentes com alterações comportamentais pode exaurir os cuidadores. Assim, a orientação é uma importante estratégia, tanto no sentido de estabelecer manejos específicos mais adequados para determinados comportamentos, como para ensinar sobre a dimensão do sofrimento emocional, resgatando o componente afetivo e a empatia na relação – entender a história e os conflitos da criança é fundamental para se conectar com a realidade dela. Assim, o foco é a criança, de forma que o terapeuta deve direcionar possíveis questões da dinâmica familiar ou da dinâmica institucional para a terapia de família ou grupos de cuidadores – se não estiverem inseridos em nenhum acompanhamento nesse sentido, cabe ao terapeuta recomendar a abordagem. Se já estiverem em acompanhamento, a orientação do profissional individual da criança deve ser informada aos profissionais que estão desempenhando atenção familiar ou institucional ou fazer atendimento con-

17 ▪ Intervenção multidisciplinar em crianças e adolescentes com transtornos... 463

junto. Questões relacionadas ao diagnóstico psiquiátrico e à administração farmacológica também podem surgir nesses contatos e, da mesma maneira, devem ser direcionados à psiquiatria – atendimentos em conjunto entre psiquiatra e psicólogo também são recomendáveis. Aqui, atenta-se para a importância do psicólogo institucional ser flexível, capaz de ser inventivo nas práticas exercidas e guiado pelo compromisso ético com seu paciente.

▪ O sigilo: deve ser sempre explicitado para as crianças e os adolescentes que o trabalho ocorre em equipe e que, dessa forma, informações pertinentes à equipe serão compartilhadas. Relatos, histórias compartilhadas, emoções, pensamentos, memórias serão preservados dentro desse espaço, e somente o acontecimento e a sensação da criança diante de determinadas situações serão transmitidos à equipe. Por exemplo: uma adolescente que chega para atendimento porque a família relata inúmeros problemas comportamentais; no atendimento psicoterápico, relata que vem sofrendo abuso sexual com frequência por parte do padrasto. É essencial que o psicólogo compartilhe esse acontecimento com a equipe, para que as medidas necessárias sejam adotadas (p. ex., proteção e prevenção, encaminhando para avaliações médicas e notificações a órgãos cabíveis). Porém, é fundamental também que o paciente seja preservado. Frequentemente, no relato, são confidenciados sensações, cheiros, memória e detalhes do acontecimento que não precisam ser compartilhados em suas minúcias, por se tratar de conteúdos extremamente íntimos e de origem privada. Contudo, como a bagagem emocional de alguns atendimentos é intensa, os psicólogos também precisam de atendimento e supervisão. Uma das opções na falta de supervisão periódica é a supervisão horizontal com um colega. É importante esclarecer que o sigilo tem seus limites: quando a criança/o adolescente relata a ocorrência de situações ou comportamentos que trazem risco à sua integridade física, o psicólogo deve levar o fato para a discussão e o trabalho em equipe, visando a proteção da saúde e integridade da criança. O mesmo ocorre se houver relatos e ameaças consistentes a terceiros.

▪ Reuniões: todas as reuniões de equipe e as discussões devem ser relatadas ao paciente. Todas os contatos feitos com vínculos sociais e institucionais da vida da criança e/ou do adolescente também precisam ser relatados (p. ex., reunião na escola, conversa com os pais e irmãos, na VIJ). As reuniões devem ser uma estratégia para haver melhor condução do caso, assim como uma ferramenta terapêutica para a transmissão ao paciente da existência de rede de apoio e de transparência, protegendo o vínculo

464 Psiquiatria da infância e adolescência: cuidado multidisciplinar

e aumentando sua participação e seu acesso a informações e, consequentemente, proporcionando autonomia.

- História e autonomia: crianças e adolescentes com problemas com a lei têm, frequentemente, uma série de processos – medidas protetivas, socioeducativas – com muitos profissionais envolvidos no caso em diferentes setores, de forma desarticulada. Daí a importância do profissional de referência para fazer a articulação – esta parte será detalhada no item "O trabalho em equipe". Ainda que os adolescentes tenham direito de participação nas audiências, eventualmente desconhecem o que está acontecendo em suas vidas e as consequências legais de seus atos, o que será determinado em uma audiência, pois desconhecem os trâmites burocráticos e têm pouco ou nenhum acesso à informação. Outras vezes, recebem informações, mas não conseguem assimilá-las por falta de suporte ou linguagem compreensível a seu desenvolvimento. Assim, um dos objetivos é aumentar a participação no processo, com informações concretas sobre o que está acontecendo, a dimensão das consequências dos comportamentos e possibilidades de reescrever a história.

O atendimento psicológico precisa ser construído com base no conhecimento de que crianças e adolescentes são atravessados por diversas instituições e vínculos afetivos, que devem ser considerados em sua constituição.

Avaliação e acompanhamento de comunicação e aprendizado

A literatura aponta associação entre comunicação, aprendizado e comportamento, tanto no desenvolvimento típico como nas alterações observadas nesse percurso[21-23].

Desde o nascimento, as crianças manifestam suas necessidades por meio de choro e certas ações e dependem da compreensão de seus cuidadores para que seus desejos sejam satisfeitos. Com o desenvolvimento da capacidade de ouvir e interpretar o outro, produzir palavras (mesmo que incompletas no início), elaborar e expressar um conteúdo coerente, elas podem atingir seus objetivos, como pedidos de informação, comentários, protestos e explicações. De modo paralelo ao desenvolvimento auditivo e da linguagem oral, a aquisição de habilidades não verbais torna a comunicação mais eficiente: reconhecimento e produção de expressões faciais, de prosódia linguística e emocional, modulação da voz, iniciativa para a comunicação, troca de turnos e manutenção do tópico.

O fazer-se entender permite que as pessoas, além de comunicarem seus desejos, sintam-se seguras no contexto de interação, pois apresentam recursos verbais para concordar, complementar, discordar, protestar, explicar e argumentar. Possuir todo esse repertório e saber usá-lo pode dispensar atos prejudiciais ao desenvolvimento e à interação social, como gritos, xingamentos, agressões físicas e verbais.

Além da associação entre comunicação e comportamento, o processamento auditivo e a linguagem oral são fundamentais para o aprendizado escolar e o desenvolvimento cognitivo. No ensino formal, as crianças devem associar os grafemas aos fonemas e conhecer os significados e as regras sintáticas para fins de decodificação e compreensão escrita, que é o objetivo principal da leitura. Assim, a comunicação influencia o aprendizado, e ambas permitem melhor interação e inserção sociais. Por sua vez, para que todo esse desenvolvimento ocorra de forma harmônica, a criança precisa ter condições cognitivas, emocionais e de comportamento para apreender as informações do ambiente, armazená-las e recuperá-las quando necessário.

A seguir, são descritos dois exemplos: no primeiro caso, uma criança com atraso no desenvolvimento da linguagem oral e com fala ininteligível pode utilizar comportamentos como gestos e gritos para dizer que está com fome; pode ter vergonha de brincar com outras crianças, porque já tentou e não foi compreendida; pode ter atraso na alfabetização, porque não identifica os sons que as letras representam; o fracasso na escola faz com que se comunique menos, tenha menos motivação e maior propensão a evadir-se da escola ou a usar drogas para esquecer o fracasso e se sentir poderoso e importante.

No segundo exemplo, tem-se uma criança impulsiva, com dificuldade em manter a atenção, que pode perder informações importantes para desenvolver a memória de sons, significados e estruturação de um discurso. Ao falar, essa criança não consegue emitir frases completas e com as palavras corretas, e esse desempenho se reflete também na escrita. Com menos recursos linguísticos e aprendizado ineficiente, seu comportamento pode se agravar, assim como enfrentar dificuldades para inserção ocupacional.

Nos quadros de transtornos do comportamento, mesmo naqueles que não apresentam doença fonoaudiológica, os indivíduos devem ser acompanhados, pois a comunicação e o aprendizado sem dificuldades podem ser o ponto de partida e a motivação para adesão ao tratamento, autoestima, autoconfiança e inserção ocupacional e social, além disso essas habilidades podem ser aprimoradas durante toda a vida.

Assim, a atuação fonoaudiológica é importante no trabalho com essa população. A avaliação deve envolver áreas específicas (processamento auditivo, linguagem oral, linguagem escrita, fala, fluência, motricidade oral e voz – ver Capítulo "Avaliação fonoaudiológica") e ser integrada aos resultados das avaliações das outras áreas profissionais. Embora a causa das dificuldades (comunicação, aprendizado e comportamento) nem sempre seja clara, há possibilidade de um problema em uma área agravar o funcionamento global. Em alguns casos, desenvolver a comunicação facilita a interação entre criança e cuidador e criança e terapeuta. Em outros casos, é necessária a abordagem não verbal inicial ou apoio emocional para que, em seguida, as habilidades linguísticas sejam trabalhadas. Assim, quando atuar e como atuar são aspectos muito importantes discutidos pela equipe multidisciplinar.

O acompanhamento pode envolver desde terapia individual, em grupo, oficinas, parceria com escola, pais e serviço de acolhimento institucional para crianças e adolescentes (SAICA). Os tipos de tratamento podem ser:

- Treinamento auditivo: estimulação das habilidades auditivas, que pode ser em cabine acústica, para desenvolver as habilidades de atenção, memória e discriminação auditivas.
- Terapia individual: em razão das especificidades dos quadros, geralmente é feita com crianças e adolescentes que apresentem transtorno da fala (substituições de sons na fala), transtorno de linguagem, disfonia, transtorno da fluência da fala ou específico da leitura.
- Terapia em grupo: para pacientes com atraso no desenvolvimento da linguagem oral e no aprendizado.
- Oficinas: para pacientes com ou sem doença, com o objetivo de maximizar a comunicação e o aprendizado.
- Oficinas pais e filhos: trabalho de aproximação e conhecimento entre pais e filhos, com reflexão, discussão e prática de meios de comunicação saudáveis e mais efetivos.
- Orientação aos cuidadores: esclarecimento sobre a importância da comunicação bidirecional clara, facilitando a interação e a resolução de conflitos, especialmente em um contexto em que se encontram muitas crianças em estágios diferentes de desenvolvimento e com dificuldades diversas.

No Quadro 1, encontram-se alguns exemplos sobre as abordagens fonoaudiológicas e seus objetivos.

Em síntese, comunicação, aprendizado e comportamento devem ser considerados tanto na avaliação como no tratamento. O trabalho fonoaudiológico é importante para que os indivíduos tenham recursos linguísticos e cognitivos para interagir melhor, auxiliando no melhor controle do comportamento e promovendo a inserção social mais adequada.

17 ■ Intervenção multidisciplinar em crianças e adolescentes com transtornos... 467

QUADRO 1 Como o trabalho fonoaudiológico com comunicação e aprendizado pode ajudar crianças e adolescentes com transtorno do comportamento?

Pacientes com fala ininteligível ou gagueira participam de terapia fonoaudiológica e melhoram sua expressão oral para conseguir emitir suas necessidades, substituindo aos poucos os comportamentos como birra, brigas, agressões e isolamento
Crianças e adolescentes com atraso na linguagem oral e escrita podem participar de grupos de estimulação, nos quais desenvolvem o repertório linguístico e o aprendizado para uso nas interações sociais e melhora do comportamento
Pacientes participantes de treinamento auditivo melhoram sua capacidade de memorizar informações verbais, de entender na presença de ruído, de apreender informações e ignorar o ruído[23] e podem, assim, interagir melhor, entender o outro e elaborar respostas apropriadas
Crianças e adolescentes com repertório linguístico adequado podem participar de oficinas de comunicação, nas quais aprendem estratégias para melhorar a organização mental, expressar-se e resolver seus conflitos na psicoterapia e em diferentes contextos (treino de habilidades)
Adolescentes com bom repertório linguístico podem participar de oficinas de comunicação para aprimorar a comunicação, visando à inserção no mercado de trabalho e diminuindo o tempo livre, o uso de drogas e a recorrência de atividades ilícitas
Adolescentes usuários de substâncias psicoativas podem ser conscientizados sobre sua comunicação, as consequências do uso de drogas em seu desempenho e o impacto que a comunicação tem no ambiente, como persuadir seu grupo, conquistar amigos, explicar os problemas, responder a acusações
Cuidadores (pais ou educadores de SAICA) podem ser orientados ou capacitados sobre a linguagem da criança e do adolescente e empregar formas de comunicação com mais qualidade, para melhorar a interação do ambiente
Grupos com pais e filhos podem aprimorar as vias de contato, o que favorece o diálogo eficiente para resolução de problemas
O adolescente é trabalhado em outras áreas como resgate de sua identidade para depois entender e ter motivação para cuidar da fala

SAICA: Serviço de Acolhimento Institucional para Crianças e Adolescentes.

Avaliação e acompanhamento familiar

A família é tão essencial à assistência de crianças e adolescentes com transtornos mentais, especialmente quando há problemas de comportamento, que a clínica é sempre, em alguma medida, da família, já que a dependência ambiental é central ao desenvolvimento socioemocional. A gradual autonomia da criança só é alcançada se o cuidado ambiental for "suficientemente bom"[25]. Nesse aspecto, a unidade de análise na clínica em saúde mental da infância e da adolescência é o par criança-cuidador familiar primário[26].

Assim, mesmo considerando a importância da vulnerabilidade biológica e a predisposição genética no desenvolvimento de comportamentos disruptivos,

468 Psiquiatria da infância e adolescência: cuidado multidisciplinar

estudam-se continuamente o peso e a influência dos fatores familiares e ambientais na eclosão e no curso desses adoecimentos. O relacionamento da criança com os pais é claramente um fator central, assim como a qualidade do relacionamento conjugal entre o pai e a mãe, a estrutura e o clima do núcleo familiar, sua estabilidade socioeconômica, a segurança da vizinhança na qual o grupo mora, a consistência de uma rede ampliada de cuidado e a acessibilidade a ela[27].

Vale lembrar que "família" não é apenas o grupo dos parentes consanguíneos e com laços legais, mas sim as pessoas que efetivamente assumem os papéis parentais, filiais e fraternos, com vínculos que promovam suficiente acolhimento afetivo, estabelecimento de normas, limites e outras condições de socialização; de modo geral, referências consistentes de valores e identidade pessoal.

A abordagem às famílias pode se dar por estratégias de caráter psicoeducacional ou psicoterapêutico, com uma única família ou em grupos multifamiliares, com ou sem a presença do jovem nos atendimentos.

No atendimento de crianças e adolescentes com problemas de comportamento, a estratégia adotada constitui o acolhimento terapêutico a familiares, e esta nomenclatura remete à flexibilidade técnica e ao enfoque institucional inerente às abordagens em psicologia hospitalar. Nesse campo, não se transpõem, imediatamente, os modelos clínicos tradicionais, com enquadres técnicos ideais. As intervenções respondem às especificidades de cada caso e das condições institucionais, discutidas semanalmente nas reuniões da equipe multidisciplinar. O que parametriza a atuação é, então, o enquadre possível ao caso em questão, mais educacional ou psicoterapêutico, com ou sem a presença da criança e do adolescente, mas sempre com a marca da presença do psicólogo familiar na discussão do tratamento pela equipe de saúde interdisciplinar[28].

O foco das intervenções familiares em contexto de atendimento multidisciplinar (hospitalar, ambulatorial ou CAPS) objetiva maior apropriação e responsabilização dos pacientes e familiares pelo andamento do tratamento, bem como a nova significação de posturas assumidas ao longo da vida e diante do adoecimento daquele membro da família. São trabalhadas a natureza das expectativas, as dificuldades e as resistências às demandas que o acompanhamento do tratamento impõe a todo o grupo familiar. A participação do psicólogo na equipe multidisciplinar discutindo aspectos psicossociais também deve fortalecer a singularidade do atendimento de cada caso pela equipe toda[29].

Como exemplo, pode-se pensar no momento do tratamento em que o clínico que realiza o acompanhamento medicamentoso percebe que o adolescente não retoma uma vida social mais rica em decorrência do comportamento de superproteção ansiosa de seus pais. Esse fator é discutido na reunião da equipe multiprofissional da qual o psicólogo familiar faz parte e passa a ser uma questão no atendimento à família. O grau e o ritmo de elaboração da situação dependerão das características e dos funcionamentos específicos do grupo familiar, o que também é conversado na reunião da equipe multidisciplinar (ver "O trabalho em equipe"). Todas as trocas de informações entre o psicólogo familiar e a equipe de saúde são explicitadas nos atendimentos familiares. A forma como o psicólogo apresenta os dados à equipe é conversada com a família. É frequente que se trabalhem "recados" da família às equipes, o que é uma oportunidade para se fortalecer no grupo familiar uma interação mais franca e ativa com os outros profissionais. Essa especificidade das condições de segredo profissional é uma das condições chamadas de "enquadre possível".

Os atendimentos acontecem tanto no mesmo dia e no mesmo período dos demais atendimentos da equipe, quanto em consulta agendada para outro momento com o psicólogo familiar. Essa caraterística de distância temporal das outras consultas costuma caracterizar uma abordagem mais terapêutica que psicoeducacional, de demanda por mudanças mais estruturais que comportamentais no sistema familiar.

Na abordagem de crianças e adolescentes com problemas de comportamento, o acompanhamento familiar é obrigatório. Porém, o momento do encaminhamento à abordagem familiar pode variar e considera a especificidade do caso. Os motivos mais frequentes de encaminhamento para essa abordagem são as dificuldades de adesão terapêutica, as recidivas de comportamentos disruptivos, o padrão de violência verbal ou física na comunicação intrafamiliar e a clara dificuldade nas respostas terapêuticas decorrentes de fatores familiares, como franca negligência, autoridade rígida ou superproteção ansiosa e promotora de muita dependência.

Do ponto de vista teórico, as abordagens de terapia familiar que respondem à exigência de maior diretividade das intervenções familiares em contexto institucional são as abordagens comportamentais e cognitivas, ideais para as estratégias psicoeducacionais. O modelo de treino de habilidades sociais educativas parentais[30] é uma dessas modalidades.

As abordagens familiares sistêmicas também são importantes e mais diretivas. Elas enfatizam o sistema familiar, não o indivíduo, compreendendo a conduta individual em um sistema de ação-reação mútua, com caráter simbólico de sentidos que dizem respeito ao funcionamento de todo o sistema familiar. Conceitos como "circularidade dos sintomas" e "paciente identificado do sistema familiar" ilustram esses entendimentos. Por exemplo, os pais, embora efetivamente sofram muito com as dificuldades sérias de um filho, podem, ao mesmo tempo, ter benefícios secundários com isso, na medida em que a carga de cuidado dedicado ao filho os distancia do enfrentamento de dificuldades conjugais imaginadas como intransponíveis. A melhora do filho pode, então, ser vivida como ameaça à coesão

470 Psiquiatria da infância e adolescência: cuidado multidisciplinar

e à homeostase do grupo familiar; por isso, sem perceber, os pais, nesse caso, dificultariam o tratamento do filho com exigências e críticas desmedidas, desconsiderando o esforço do filho, desmotivando-o à continuidade do tratamento[31].

Existem estudos específicos sobre a eficácia das terapias familiares, do treinamento parental ou do acolhimento familiar na clínica de crianças e adolescentes com problemas de comportamento.

A Terapia Familiar Estratégica Breve (*Brief Strategic Family Therapy* – BSFT) foi desenvolvida na Espanha em enquadres institucionais e comunitários e testada em crianças latinas com transtorno desafiador opositor, transtorno de conduta ou abuso de substâncias. Durante cerca de 15 sessões, por meio do estabelecimento do melhor clima terapêutico possível, de confiança e colaboração entre terapeuta e família, intervém-se nas forças e conflitos do grupo familiar, em discussões conjuntas sobre estratégias viáveis de resolução de conflitos e uma melhor assertividade dos pais na negociação de limites e fronteiras familiares. Outro formato, a terapia funcional da família (*Functional Family Therapy* – FFT), foi testado nos Estados Unidos com crianças e jovens com comportamentos disruptivos, inclusive com problemas na Justiça. Em até 30 sessões, procura-se a modificação comportamental do grupo familiar, motivando-o a um padrão menos negativo de funcionamento, com mais interações positivas dos pais com as qualidades e recursos de seus filhos e, de modo geral, melhores habilidades de comunicação em todo o grupo. A abertura do grupo familiar aos recursos da rede comunitária, na saúde e na escola, previne recaídas. Outras intervenções, como a *Parent-Child Interaction Therapy* (PCIT), acontecem em fases diferentes, uma mais dirigida à criança e outra aos pais. Os treinamentos de competências e habilidades parentais, como o *Parent Management Training* (PMT) dos Estados Unidos, implementados em grupos de pais no Brasil, também são eficazes com crianças e jovens com transtorno desafiador opositor e transtorno de conduta. São intervenções que duram até 6 meses, com terapeutas muito disponíveis, provendo orientações inclusive por telefone nos impasses mais sérios.

Quaisquer que sejam as intervenções, o apoio e a psicoeducação das famílias auxiliam para que se alcance melhores estratégias para lidar com os comportamentos disruptivos e quadros a eles associados de crianças e jovens, assim como com as crises e recaídas. São focos desses trabalhos o fortalecimento da esperança, a persistência, os elos com as redes de suporte social, a construção de projetos de vida realistas e significativos e o cuidado dos pais com eles mesmos, em suas próprias necessidades e desejos.

Essas intervenções, como visto, justificam-se por conta da ambivalência emocional e comportamental inerente às famílias que lidam com quadros de grave sofrimento psíquico de suas crianças e adolescentes. As mesmas famílias que buscam os serviços em franco desespero mostram-se cansadas e confusas, ansiosas por "entregarem" o filho aos clínicos, assumindo postura passiva em relação às mudanças. Porém, também elas devem se comprometer com tudo o que o tratamento envolve até que se alcance o melhor desfecho possível. Nesse sentido, cumpre esclarecer que o acolhimento terapêutico às famílias em contexto institucional é essencial tanto ao paciente como a seus familiares quando se trata de crianças e adolescentes com problemas de comportamento.

▶ ATUAÇÃO DA EQUIPE – PLANO TERAPÊUTICO SINGULAR E GRUPOS TERAPÊUTICOS INTERDISCIPLINARES

Como já explicado na introdução, a atuação em equipe multidisciplinar é um importante arranjo para prestar atendimento a crianças e adolescentes com problemas de comportamento, em virtude da complexidade dos casos e de sua natureza multifatorial. Na prática de assistência em saúde à infância e à adolescência, o acolhimento é o primeiro passo. É o momento de escuta e empatia, fundamental desde o início para a formação de vínculo e espaço de proteção no serviço de saúde. Deve-se acolher também a família ou o serviço que demanda o atendimento, ao mesmo tempo que se acolhe e ouve a demanda da própria criança. Após o acolhimento inicial por parte de um dos profissionais, a criança/adolescente é encaminhada para avaliação nas diferentes áreas da equipe multiprofissional, como já descrito anteriormente.

Completado o processo de avaliação diagnóstica, a reunião de equipe é fundamental para juntos discutirem as observações e as informações coletadas, de modo que o caso seja visto de forma integral e abrangente. Nesse momento, todas as demandas da criança/do adolescente e seu sistema de suporte (família ou SAICA) são analisados, articulando-se todos os conhecimentos envolvidos para a formulação do projeto terapêutico singular (PTS), no qual as intervenções serão planejadas. A etapa inicial do PTS é estabelecida, mas o PTS é modificado periodicamente, de acordo com a evolução da criança/do adolescente e as modificações em seu contexto de desenvolvimento. Na discussão de equipe, deve-se evitar abordagens que privilegiem um conhecimento específico, dessa forma é possível integrar os olhares das diferentes áreas multidisciplinares, sem deixar de reconhecer e utilizar o potencial dos diferentes saberes na formulação diagnóstica. A complexidade do acompanhamento dessa população pode, com frequência, provocar sensações de desamparo nos profissionais, e o reconhecimento dessa realidade deve significar a necessidade de compartilhar e atuar em equipe. Prestar atendimento, discutir o caso e fazer projetos terapêuticos de forma compartilhada é mais potente do que a abordagem pontual e individual, ganhando a dimensão de clínica ampliada e compartilhada[33].

Aqui é importante ressaltar que a criança/o adolescente deve ter total participação no estabelecimento de seu PTS, para que possa se responsabilizar pelos objetivos a serem alcançados e apropriar-se deles, buscando autonomia. O PTS deve incluir aspectos mais abrangentes da vida da criança/do adolescente, fornecendo um projeto de vida. Ou seja, o PTS vai além de cuidados unicamente clínicos – da clínica médica, psicológica, fonoaudiológica etc.

Formulação do projeto terapêutico singular

O projeto terapêutico singular (PTS) é o plano de atendimento oferecido para a criança pelo serviço de saúde e deve conter:

- Dados obtidos nas avaliações, ou seja, as formulações diagnósticas.
- Metas e propostas de intervenção, aquilo que se pretende alcançar e os objetivos de cada intervenção em curto, médio e longo prazos.
- Responsabilidades de cada membro da equipe no projeto proposto, determinando quem faz o quê.
- Reavaliação, que implica examinar constantemente o PTS, de acordo com as conquistas e a contextualização, a fim de reformular propostas segundo as modificações das demandas (Figura 2)[34].

O profissional de referência

O profissional que tem mais vínculo com a criança/o adolescente do serviço é o profissional de referência do caso. Sua atuação é fundamental para estabelecer vínculo seguro e estável com a criança, especialmente para aquelas com histórico de rupturas de vínculos e maus-tratos. Uma das principais funções

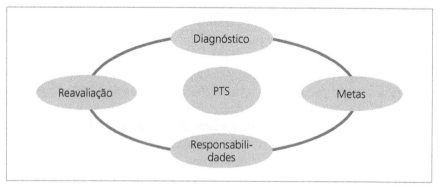

FIGURA 2 Projeto terapêutico singular (PTS).

desse profissional é a articulação da equipe – tanto no serviço que presta atendimento, como em serviços e setores da vida da criança/adolescente, possibilitando o intercâmbio de informações entre todos os envolvidos no PTS. Cabe ao profissional de referência manter contato constante com a criança/o adolescente e com seus responsáveis, podendo ser acionado por eles quando houver alguma dificuldade para que possa fazer a orientação pertinente.

A atuação do profissional de referência é uma estratégia para garantir o olhar e a atenção individualizados e tem como principal característica articular a rede de atendimento intersetorial, nos espaços psicossociais do sujeito, para impedir a duplicidade de atuações (dois profissionais fazendo os mesmos contatos). É importante ressaltar que o profissional de referência não é o único responsável pelo paciente: a responsabilidade é compartilhada por todos da equipe. Frequentemente, o profissional de referência pode se sentir sobrecarregado, pois traz muita carga emocional em seus atendimentos, tem dificuldade para lidar com emoções e regras e requer atuação em diversas áreas. Além disso, é o profissional de referência que vivencia de forma mais próxima, com a criança/o adolescente, seu sofrimento, desamparo, vulnerabilidade emocional e social. Esse profissional deve levar essas questões para as discussões em equipe, para serem acolhidas e direcionadas no sentido de potencializar e transformar a prática de todos. Cabe à equipe acolher o profissional de referência e ajudá-lo no enfrentamento das demandas do caso.

Caso clínico

A seguir, descreve-se um exemplo de atuação do profissional de referência. Ele está acompanhando um adolescente que foi retirado da família nos primeiros anos de vida e vive institucionalizado desde então; ele passou por diversas instituições de acolhimento em decorrência dos trâmites de transferência, do fechamento de serviços e de seu próprio comportamento inadequado em alguns abrigos. O adolescente perdeu o contato com os irmãos e com a família de origem, e sua história é marcada pelas repetidas rupturas de vínculos e sucessivos abandonos: de abrigos, escolas, serviços de saúde, famílias acolhedoras. O adolescente tem histórico de algumas reações extremas (p. ex., bater nos outros, quebrar e roubar), o que o fez acumular boletins de ocorrência e medidas socioeducativas. No abrigo atual, agrediu fisicamente um educador em um conflito, por isso novo boletim de ocorrência foi feito contra ele. A equipe do abrigo solicitou sua transferência, e a situação no sistema socioeducativo se agravou. Contudo, percebe-se que o adolescente apresentou melhoras: pela primeira vez, vinha seguindo a rotina estabelecida no abrigo – dormia e acordava nos horários estipulados, não evadiu mais do espaço de acolhimento e da escola, estava cumprindo a medida socioeducativa e frequentando o sistema educacional. No

474 Psiquiatria da infância e adolescência: cuidado multidisciplinar

tratamento, vinha com regularidade, com bom vínculo com alguns profissionais. No abrigo, também conseguiu se vincular a alguns educadores. A transferência para uma nova instituição poderia significar novo abandono e a repetição de um ciclo, justamente quando apresentava melhora no quadro geral, além de causar sentimentos de raiva e culpa, fortalecendo comportamentos agressivos e autodestrutivos, em vez de proporcionar oportunidade para que se responsabilizasse por seus atos e consequências. Diante desse quadro, o profissional de referência pode sentir o desamparo vivido pelo adolescente. A discussão em equipe pode auxiliar na busca de caminhos alternativos a serem tomados em vez de haver descrença nas intervenções. Nessa situação, alguns pontos precisam ser mais bem esmiuçados e ponderados:

- O adolescente: acolher o adolescente na crise, atentar-se para o fato de que as habilidades dele não foram suficientes para lidar com o conflito, indicando a necessidade de a equipe atuar nesse sentido, em todas as abordagens que ele estiver inserido. Para dar ao adolescente a posição de sujeito, é necessário saber como ele se sentiu, ajudá-lo a nomear as emoções e auxiliá-lo a expressar seu ponto de vista.
- A instituição de acolhimento: sabe-se que, frequentemente, as instituições são frágeis em razão dos escassos recursos humanos e da pouca capacitação para lidar com tais comportamentos. É possível que a instituição de acolhimento não tenha percebido a melhora do adolescente, mantendo-o no lugar de quando tinha muitos comportamentos agressivos, sem conseguir proporcionar investimento afetivo. Para isso, a equipe de saúde precisa dar suporte à equipe técnica do abrigo, compreendendo o sentimento e o posicionamento do abrigo diante do adolescente, assim como do adolescente diante da instituição. Se essa relação estiver insustentável e, de fato, a transferência ocorrer, a equipe precisa trabalhar com o adolescente e com a nova instituição de acolhimento para proporcionar a melhor adaptação possível. Esforço extra deve ser direcionado para a manutenção dos vínculos com a equipe de tratamento e em outros setores, para proporcionar estabilidade e manter o acompanhamento, configurando rede de apoio. Se a transferência não ocorrer, a equipe de saúde deve aumentar a frequência do acompanhamento com os cuidadores para trabalhar as relações.
- As intervenções: a situação leva à intensificação e à mudança de focos terapêuticos, envolvendo habilidades e responsabilidades do adolescente, orientação dos cuidadores, articulação com outros serviços para aumentar a rede de suporte, comunicação com VIJ descrevendo a situação,

melhoras do adolescente e desafios, intervenções desenvolvidas e propostas. O adolescente acompanha todo o processo e participa dele.

A Figura 3 ilustra a atuação da equipe multidisciplinar.

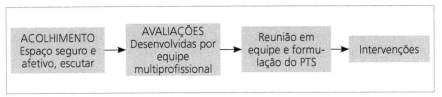

FIGURA 3 Fluxo de atuações da equipe multidisciplinar, desde o acolhimento até as intervenções. PTS: projeto terapêutico singular.

O trabalho em equipe

Na atuação prática da equipe multidisciplinar, três aspectos devem ser ressaltados: 1) reunião de equipe; 2) atendimentos compartilhados e 3) grupos interdisciplinares.

- A reunião de equipe é um momento de diálogo, com discussão de casos e propostas de intervenções. Nessas ocasiões, são discutidas as condutas específicas para cada caso, levando em conta todas as áreas de conhecimento e as dificuldades de cada caso. Nas reuniões, as intervenções podem ser adaptadas de acordo com as necessidades do momento. Por exemplo, um adolescente que esteja com muitas dificuldades em aderir ao tratamento, frequentar grupos, respeitar espaços e em profundo sofrimento emocional. Na reunião, a equipe e o adolescente reformulam juntos seu PTS, na intenção de proporcionar vinculação e maior adesão ao tratamento.
- Atendimentos compartilhados referem-se a atendimentos feitos por mais de um profissional com a criança/o adolescente, a família e/ou responsáveis. O principal objetivo é aumentar a rede de suporte do paciente, estendendo a vinculação a outros profissionais. Também é uma oportunidade para a troca de conhecimento entre os profissionais, permitindo que eles observem atuações diferentes, conheçam melhor outras áreas e passem a fazer indicações e encaminhamentos mais assertivos.
- Grupos interdisciplinares: trata-se de grupos desenvolvidos por dois profissionais ou mais de diferentes áreas, mas temáticas e objetivos comuns.

Crianças e adolescentes com problemas de comportamento e em conflito com a lei podem ter a sensação de "não pertencimento" a um grupo ou lugar, uma vez que estão constantemente envolvidos em processos legais e com a sensação de que estão sempre fazendo algo errado. Os atendimentos em grupos são oportunidades importantes para proporcionar o sentimento de pertencimento. Os grupos voltados para o desenvolvimento de habilidades de expressão, comunicação ou de identidade auxiliam o desenvolvimento de forma eficaz, pois ensinam sobre o enfrentamento de situações difíceis que remetem a comportamentos destrutivos. São importantes também para o exercício das relações interpessoais e competências sociais. Para pais e cuidadores, os atendimentos em grupo para orientação auxiliam no desenvolvimento de compreensão e habilidades, proporcionando melhor interação entre cuidares e crianças.

Portanto, o trabalho em equipe multidisciplinar traz o desafio de integrar as diferentes formas de atuação e conhecimentos, pois deve haver consenso na equipe para desenvolver o PTS. Paralelamente ao desafio da atuação conjunta de diferentes formas de atuação, estão a oportunidade de aprendizado constante e o apoio mútuo – nesse momento, as diferenças de formação profissional são muito importantes para proporcionar diversidade e ampliar as possibilidades de alternativas no enfrentamento das dificuldades e o apoio a todos – paciente, cuidadores e equipe. Na equipe multiprofissional e interdisciplinar, diferentes profissionais trabalham sobre o mesmo tema, com olhares diversos; a união de profissionais em um mesmo grupo proporciona a integralidade do atendimento.

▶ INTERFACE CLÍNICA-FORENSE

O contexto da saúde mental no âmbito da infância e da adolescência requer dos profissionais envolvidos nos programas de intervenções conhecimentos mínimos sobre a interface com questões jurídicas. Esta interface se torna ainda mais complexa no escopo da violência, que é permeado tanto pela condição de vítima, como de perpetrador. Nessas condições, as implicações legais perpassam o princípio básico das medidas protetivas quanto das socioeducativas.

Medidas protetivas são aplicadas pela autoridade competente (p. ex., juiz, promotor ou CT) a crianças e adolescentes que tiverem seus direitos fundamentais violados ou ameaçados, ou seja, quando se encontrarem em situação de risco pessoal ou social com base no disposto no art. 98 da Lei n. 8.069, de 13/07/1990, o Estatuto da Criança e do Adolescente (ECA) – esta parte de proteção dos direitos será abordada no Capítulo "Especificidades éticas e jurídicas no atendimento de crianças e adolescentes". Neste capítulo, são abordadas as medidas socioeducativas para os casos de adolescentes que praticaram atos infracionais, que também fazem parte das medidas protetivas.

A medida protetiva que deriva do art. 101 do ECA é relevante para o profissional da saúde, pois nela consta a requisição de tratamento médico, psicológico e psiquiátrico, em regime hospitalar ou ambulatorial (inciso V). Destaca-se que esse ordenamento é fundamentado no escopo do direito fundamental à vida e à saúde, previsto no art. 227, *caput*, da Constituição Federal e nos arts. 4º, *caput*, e 7º a 14 do ECA. A aplicação dessa medida deve ser precedida de laudo técnico idôneo que assevere sua necessidade, devendo ser aplicada em conjunto com a medida destinada aos pais ou aos responsáveis prevista no art. 129, VI, do ECA, de tal forma a responsabilizá-los a providenciar que a criança ou o adolescente se submeta ao tratamento necessário.

Nesse cenário, especificamente sobre os transtornos do comportamento, estudos apontam elevada taxa de transtornos psiquiátricos em adolescentes infratores[35], principalmente os transtornos de comportamento disruptivo (incluindo déficit de atenção/hiperatividade), transtorno desafiador opositivo e transtorno de conduta[36,37]. Além da significativa associação entre atos infracionais, abuso e dependência de drogas[38].

Visto isso, é comum nesses casos a determinação do atendimento de adolescentes por ordem judicial. Sendo assim, toda conduta relativa ao caso deve estar detalhada por cada profissional que integra a equipe, inclusive atendimentos ou procedimentos que repercutam na medida socioeducativa, uma vez que o motivo da avaliação de adolescentes infratores pode ser para indicar o tratamento médico-psiquiátrico ou para prestar esclarecimentos à autoridade judicial da relação entre a saúde mental do jovem e seu comportamento[39].

Cabe ressaltar que a equipe pode e deve prestar esclarecimentos para a autoridade judicial no âmbito clínico, ou seja, prestar esclarecimentos do aspecto geral do estado de saúde mental do adolescente e não no âmbito pericial, já que tanto para o psiquiatra como para o psicólogo os respectivos Códigos de Éticas enfatizam: quem presta assistência não poderá atuar como perito do caso. Daí a necessidade do conhecimento básico de alguns aspectos do direito na interface saúde mental e justiça.

Em casos como esses, o parecer deve se restringir unicamente à investigação diagnóstica e à orientação de condutas no escopo da terapêutica mais indicada para o momento (mais detalhes sobre elaboração de relatório são descritos no Capítulo 31). Ressalta-se que não cabe aos profissionais da equipe emitir parecer sobre a melhor medida socioeducativa a ser aplicada ou mencionar sobre o risco de reincidência criminal, quando a temática envolve adolescentes como autores de atos infracionais. Nesses casos, o indicado é a realização de uma perícia, que deve ser realizada por profissionais mais afeitos ao universo do estudo da psicopatologia humana e suas implicações legais, isto é, o psiquiatra e o psicólogo forense[39].

No entendimento do direito penal, até esse momento, os jovens com idade inferior a 18 anos são considerados inimputáveis penalmente de acordo com o Código Penal brasileiro, ou seja, não passíveis de pena. Nesse caso, não significa que o jovem deva ser considerado inimputável (portador de um transtorno mental que que motivou a ação criminal), de acordo com o art. 26 do Código Penal. O fator que o enquadra na não responsabilidade penal é a idade. No entanto, o que pode acontecer em alguns casos, principalmente comportamentos violentos, como o homicídio, a autoridade judicial poderá requerer um laudo psiquiátrico e/ou psicológico para auxiliar na determinação da melhor medida socioeducativa. E como proceder quando esse pedido for dirigido à equipe? Nesse caso, ela deve emitir o parecer, declinando dessa função e explicando a necessidade de determinar uma perícia. Dessa forma, cabe à perícia esclarecer à Justiça se há ou não presença de um transtorno ou enfermidade mental e quais as implicações dessa condição. Na prática, a justiça quer saber, geralmente, se a pessoa tem ou não um diagnóstico e se tal condição o impediria de discernir certo e errado ou de se autocontrolar diante do comportamento executado, mediante a elaboração de laudo.

Nos casos de implicações exclusivamente clínicas, a elaboração de documentos multiprofissionais (relatórios clínicos) deverá ser encaminhada a autoridades competentes com a sugestão do tratamento na crise e dos acompanhamentos posteriores à crise. Ressalta-se, no entanto, que o juiz poderá acatar ou não à orientação médica/equipe, em relação, por exemplo, à mudança da medida socioeducativa, para um processo de tratamento em unidades adequadas[39].

▶ CONSIDERAÇÕES FINAIS

Problemas de comportamento, agressividade e impulsividade na infância e na adolescência são sintomas que podem ocorrer em quase todos os transtornos psiquiátricos nessa faixa etária, bem como em algumas doenças neurológicas ou clínicas. A intensidade das alterações pode levar o adolescente a apresentar conflitos com a lei, ou seja, as questões legais geralmente são consequências de problemas comportamentais não tratados anteriormente, mas, em número considerável de casos, os problemas legais aparecem como queixa principal. Frequentemente, os quadros estão associados a algum contexto desfavorável, permeado por vínculos frágeis e ocorrência de violência intrafamiliar ou na comunidade. Os fatores envolvidos em sua gênese e a apresentação clínica são multifatoriais, o que exige que as intervenções terapêuticas envolvam obrigatoriamente áreas diferentes, demandando a intervenção multiprofissional.

Considerando que uma das principais consequências do comportamento agressivo é a instabilidade nos vínculos, um dos aspectos centrais do tratamento é o desenvolvimento de confiança e vínculo entre paciente, família e equipe de saúde. Todos os esforços devem ser empenhados para garantir a construção de vínculos e para estabelecer uma relação de confiança, que será fundamental para a adesão ao tratamento e às orientações dadas pela equipe.

O início do tratamento requer avaliação ampla e cuidadosa dos fatores individuais, familiares e da comunidade para identificação de fatores de risco e protetores na gênese e na manutenção do quadro. Para tanto, desde as primeiras avaliações, o trabalho precisa ser feito em equipe multiprofissional: avaliação psiquiátrica, psicológica, pedagógica, da família e dos aspectos psicossociais. Os fatores de risco devem ser identificados e abordados, por exemplo, o tratamento adequado de comorbidades psiquiátricas, dificuldades de aprendizado ou de comunicação que podem levar a comportamentos agressivos consequentes a dificuldade de controle de impulsos, de comunicação e/ou baixa autoestima. Deve-se buscar também identificar as potencialidades, tanto do paciente como da família, que serão essenciais no planejamento das estratégias terapêuticas a serem empregadas para que os sintomas-alvo (problemas de comportamento e suas causas) possam ser abordados.

As abordagens comportamentais, a orientação parental e a adequação do contexto de desenvolvimento da criança e adolescentes são fundamentais para a estabilização e o controle dos quadros agressivos nos indivíduos em desenvolvimento. Proporcionar alternativas para o desenvolvimento de novas habilidades, especialmente capacidade de comunicação, resolução de problemas e melhora da autoestima são essenciais para o tratamento efetivo das crianças e suas famílias. O suporte psicossocial e a atuação em rede intersetorial são fundamentais para estabilizar o contexto de desenvolvimento da criança e prevenir desestabilizações futuras.

▶ REFERÊNCIAS BIBLIOGRÁFICAS

1. Scivoletto S, Oliveira PA, Oliveira CCC, Ramos LF, Souza A, Chelotti GSZ, et al. Implantação do Programa Equilíbrio: desafios de uma equipe multidisciplinar no trabalho de integração sociofamiliar de crianças e adolescentes em situação de risco em vulnera-bilidade social. In: Lauridsen-Ribeiro E, Tanaka OY (orgs.). Atenção em saúde mental para crianças e adolescentes no SUS. V.1. São Paulo: Hucitec; 2010. p.231-47.

2. Scivoletto STFS, Rosenheck RA. Child psychiatry takes to the streets: a developmental partnership between a university institute and children and adolescents from the streets of Sao Paulo, Brazil. Child Abuse Negl. 2011;35(2):89-95.

3. Marques AH, Oliveira PA, Scomparini LB, Silva UMR, Silva AC, Doretto V, et al. Community-based global health program for maltreated children and adolescents in Brazil: the Equilibrium Program. Front Psychiatry. 2015;6:102.

4. Stefanovics E, Medeiros Filho MV, Rosenheck RA, Scivoletto S. Functional outcomes of maltreated children and adolescents in a community-based rehabilitation program in Brazil: six-month improvement and predictors. Child Abuse Neglect. 2014;38:1231-7.

480 Psiquiatria da infância e adolescência: cuidado multidisciplinar

5. Bailey S, Scott S. Juvenile delinquency. In: Rutter M, Bishop DVM, Pine DS, Scott S, Stevenson J, Taylor A, et al. (eds.). Rutter's child and adolescent psychiatry. 5. ed. New York: Blackwell; 2008.

6. Winters NC, Pumariga A; Work Group on Community Child and Adolescent Psychiatry; Work Group on Quality Issues. Practice parameter on child and adolescent mental health care in community systems of care. J Am Acad Child Adolesc Psychiatry. 2007;46(2):284-99.

7. Quy K, Stringaris A. Oppositional defiant disorder. In: IACAPAP e-textbook of child and adolescent mental health. Geneva: International Association for Child and Adoles-cent Psychiatry and Allied Professions; 2015.

8. Bourdon KH, Goodman R, Rae D, Simpson G, Koretz DS. The Strengths and Diffi-culties Questionnaire: U.S. normative data and psychometric properties. J Am Acad Child Adolesc Psychiatry. 2005;44:557-64.

9. Swanson JM, Nolan W, Pelham WE. SNAP rating scale. Educational Resources in Education, ERIC; 1982.

10. Burns RC, Kaufman SH. Kinetic family drawings (K-F-D): an introduction to under-standing children through kinetic drawings. New York: Brunner/Mazel; 1987.

11. Greenhill LL, Pliszka S, Dulcan MK, Bernet W, Arnold V, Beitchman J, et al. Practice parameter for the use of stimulant medications in the treatment of children, adolescents, and adults. J Am Acad Child Adolesc Psychiatry. 2002;41(2 Suppl):26S-49S.

12. Wilcock A. Reflections on doing, being and becoming. Aust Occup Ther J. 1999;46:1-11.

13. Kielhofner G. Model of human occupation: theory and application. 4. ed. Baltimore: Lippincott Williams & Wilkins; 2008.

14. World Federation of Occupational Therapists (WFOT). Position statement activities of daily living. WFOT; 2012.

15. Nunes FBS, Figueiredo MO, Della Barba PCS, Emmel MLG. Retratos do cotidiano de meninos de cinco e seis anos: a atividade de brincar. Cad Ter Ocup UFSCar. 2013;21(2):275-87.

16. Wilcock A. A theory of the human need for occupation. J Occup Sci. 1993;1(1):17-24.

17. Vendrúsculo LM, Matsukura TS. Desempenho escolar satisfatório de crianças de di-ferentes realidades socioeconômicas: identificando fatores protetivos. Cad Ter Ocup UFSCar. 2007;15(1):31-41.

18. Mandich A, Rodger R. Doing, being and becoming: their importance for children. In: Rodger R, Ziviani J (orgs.). Occupational therapy with children: understanding chil-dren's occupations and enabling participation. New York: Blackwell; 2006. p.115-35.

19. Geen R, Sommers A, Cohen M. Medicaid spending for foster children. Child Welfare Program Brief. V.2. Washington: Urban Institute; 2005.

20. Oswald SH, Heil K, Goldbeck L. History of maltreatment and mental health problems in foster children: a review of the literature. J Pediatr Psychol. 2010;35(5):462-72.

21. Cohen NJ, Farnia F, Bolter NI. Higher order language competence and adolescent mental health. J Child Psychology Psychiatry. 2013;54(7):733-74.

22. Ligi A, Swathi A, Nazla P, Vinitha MG. Pragmatic abilities in juvenile delinquents. Language in India. 2013;13(11):505-21.

23. Gage NA, Wilson J, MacSuga-Gage AS. Writing performance of students with emo-tional and/or behavioral disabilities. Behavioral Disorders. 2014;40:3-14.

24. Oliveira CCC, Scheuer CI, Scivoletto S. Autopercepção da comunicação oral no trata-mento de adolescentes usuários de drogas. Revista Brasileira de Psiquiatria. 2006;28:340-1.

25. Winnicott DW. Da pediatria à psicanálise (1958). Rio de Janeiro: Imago; 2000.

26. Gelfand D. Infant mental health in a changing society. In: Bremner G, Fogel A (eds.). Blackwell handbook of infant development. New York: Blackwell; 2003.

27. Greenberg M, Lengua L, Coie J, Pinderhughes E, Bierman K, Dodge K, et al. Predicting developmental outcomes at school entry using a multiple risk model: four American communities. Developmental Psychology. 1999;35:403-17.

28. Coppe AAF, Miranda EMFO. Psicólogo diante da urgência no pronto-socorro. In: Camon VAA (org.). Urgências psicológicas no hospital. São Paulo: Pioneira, Thomson; 2002.

17 ▪ Intervenção multidisciplinar em crianças e adolescentes com transtornos... **481**

29. Abela RK, Eberlein MCS. Grupo de psicoterapia no hospital dia do HSPE: impasses e manejos. In: Wongtschowski E (org.). O psicólogo no hospital público. Tecendo a clí-nica. São Paulo: Zagodoni; 2011.
30. Bolsoni-Silva AT, Borelli LM. Treinamento de habilidades sociais educativas parentais: comparação a partir do tempo de intervenção. Estudos e Pesquisas em Psicologia. 2012;12(1).
31. Payá R (org.). Intercâmbios das psicoterapias como cada abordagem psicoterapêutica compreende os transtornos psiquiátricos. São Paulo: Rocca; 2011.
32. The National Alliance on Mental Illness (NAMI). A family guide. Choosing the right treatment: what families need to know about evidence-based practices; 2007. p 52. Disponível em www.nami.org.
33. Brasil. Ministério da Saúde. Secretaria de Atenção à Saúde. Política Nacional de Hu-manização da Atenção e Gestão do SUS. Clínica ampliada e compartilhada. Brasília: Ministério da Saúde; 2009. p.64. Série B. Textos básicos de saúde.
34. Brasil. Ministério da Saúde. Secretaria de Atenção à Saúde. Departamento de Atenção Básica. Diretrizes do NASF: núcleo de apoio à saúde da família. Brasília: Ministério da Saúde; 2010. p.157. Série A. Normas e manuais técnicos/cadernos de atenção básica, n. 27.
35. Kohler D, Heinzen H, Hinrichs G, Huchzermeier C. The prevalence of mental disorders in a german sample of male incarcerated juvenile offenders. Int J Offender Ther Comp Criminol. 2009;53(2):211-27.
36. Ståhlberg O, Anckarsäter H, Nilsson T. Mental health problems in youths committed to juvenile institutions: prevalences and treatment needs. Eur Child Adolesc Psychiatry. 2010;19(12):893-903.
37. Dias AM, Serafim AP, Barros DM. Prevalence of mental disorders and recidivism in young offenders. Psicol Reflex Crit. 2014;27(2):317-22.
38. Kamik NS. Prevalence of and gender differences in psychiatric disorders among juvenile delinquents incarcerated for nine months. Psychiatr Serv. 2009;60(6):838-41.
39. Serafim AP, Saffi F, Paiva HS, Barros DM. Avaliação multidisciplinar em psiquiatria forense. In: Miguel EC, Lafer B, Elkis H, Forlenza OV (eds.). Clínica psiquiátrica, 2. ed. Vol. 1: Os fundamentos da psiquiatria. Barueri: Manole; 2021. p. 948-56.
40. Josephson AM; AACAP Work Group on Quality Issues. Practice parameter for the assessment of the family. J Am Acad Child Adolesc Psychiatry. 2007;46(7):922-37.
41. Pliszka S; AACAP Work Group on Quality Issues. Practice parameter for the assess-ment and tre-atment of children and adolescents with attention-deficit/hyperactivity dis-order. J Am Acad Child Adolesc Psychiatry. 2007;46(7):894-921.
42. Santos FP. Efeitos do treinamento auditivo formal nas funções auditivas de crianças e adolescentes vítimas de maus-tratos e com distúrbio de processamento auditivo. [Dis-sertação.] São Paulo: Universidade de São Paulo; 2015.

18

Intervenção multidisciplinar em crianças e adolescentes com esquizofrenia e outros transtornos psicóticos

Silvia Poliana Guedes Alcoforado Costa
Ana Claudia Melcop Lacerda de Melo
Ana Jô Jennings Moraes
Adriana Dias Barbosa Vizzotto

Helen Cristina Bittencourt Lopes
Suelaine Maria Lopes da Silva
Telma Pantano

▶ INTRODUÇÃO

Os transtornos psicóticos estão associados a uma quebra do funcionamento social, cognitivo e emocional, podendo levar à incapacidade em longo prazo. Existe também risco aumentado de suicídio e heteroagressividade, principalmente na fase aguda da doença. O tratamento precoce é fundamental para melhor evolução do quadro clínico. Essas patologias são altamente estigmatizadas na sociedade, fazendo o tratamento e a integração na comunidade serem difíceis[1].

A esquizofrenia é uma doença extremamente rara na infância e no início da adolescência; nesse grupo etário, os sintomas psicóticos necessitam de uma avaliação cuidadosa e estão mais frequentemente associados a outras condições médicas[1].

A esquizofrenia de início precoce é definida como a psicose que se inicia antes dos 18 anos de idade, e a esquizofrenia de início muito precoce, antes dos 13 anos. O surgimento de sintomas psicóticos tão cedo está associado à maior disfunção cognitiva, psicopatologia mais grave e pior resposta ao tratamento[2].

Os sintomas psicóticos podem estar presentes em várias condições clínicas além da esquizofrenia. Outras condições psiquiátricas, como transtorno bipolar, transtorno de estresse pós-traumático, transtorno de personalidade borderline podem evoluir com sintomas psicóticos. Além de outras condições médicas, como doenças neurológicas, quadros infecciosos e autoimunes[3].

▸ TRATAMENTO PSIQUIÁTRICO

Diagnóstico diferencial

Sempre que se considerar o diagnóstico de esquizofrenia de início na infância, é essencial descartar que o quadro seja secundário a outras condições médicas. Diversas condições neurológicas e físicas podem evoluir com delírios, alucinações, desorganização e deterioração do comportamento nessa faixa etária. O ideal é que sejam realizados anamnese, exame físico e neurológicos e coleta de dados sobre antecedentes pessoais e neurodesenvolvimento[4].

A Tabela 1 apresenta os exames que devem ser solicitados para descartar outras condições médicas que podem evoluir com sintomas psiquiátricos.

TABELA 1 Exames solicitados na investigação de causas da psicose

	Diretrizes Clínicas Australianas para Psicose Precoce (Centro Nacional de Excelência em Saúde Mental Juvenil) 2016	Avaliação e Tratamento de Crianças e Adolescentes com Esquizofrenia (American Academy of Child and Adolescent Psychiatry) 2013
Exames laboratoriais	Hemograma, eletrólitos, VHS/PCR, FAN, função hepática e renal, função tireoidiana, cobre sérico, ceruloplasmina, FTA-ABS para neurossífilis, vitamina B12/Folato, anti-HIV 1 e 2 Considerar: anti-HCV e análise liquórica se houver fatores de risco presentes, bem como triagem de drogas na urina caso não se possa excluir abuso ou intoxicação	Hemograma, função hepática e renal, parâmetros metabólicos e função tireoidiana. Toxicológico quando não se pode excluir uso de drogas/medicamentos Avaliação ampliada é indicada em apresentações atípicas: deterioração grosseira nas habilidades cognitivas e motoras, sintomas neurológicos focais ou *delirium*
Neuroimagem	Ressonância magnética de encéfalo	Neuroimagem quando sintomas neurológicos estão presentes
Testes adicionais	Se indicado pela clínica ou exame físico específico: EEG, radiografias, punção lombar com análise bioquímica, infecciosa e autoimune (incluindo anti-NMDA), cariótipo, testes de metais pesados ou de aminoácidos para erros inatos do metabolismo	Teste genético se características dismórficas associadas Se clínica, triagem de aminoácidos para erros inatos do metabolismo, ceruloplasmina para doença de Wilson, porfobilinogênio urinário para porfiria aguda intermitente EEG para epilepsia

Fonte: adaptada de Lim et al., 2021[4].

484 Psiquiatria da infância e adolescência: cuidado multidisciplinar

Excluindo-se outras condições médicas que evoluem com sintomas psicóticos, é importante diferenciar apresentações iniciais de psicose que podem cursar com psicose. Fabulações e fantasias típicas da infância e quadros de humor, como mania psicótica e depressão psicótica, devem ser excluídos, transtornos do neurodesenvolvimento, como transtorno do espectro autista com sintomas psicóticos, quadro psicótico associado ao uso de substâncias e/ou transtorno psicótico breve (com duração < 1 mês). Dados do neurodesenvolvimento, personalidade pré-mórbida, duração do evento e achados laboratoriais são essenciais para a diferenciação diagnóstica com a esquizofrenia[4].

A psicose de início precoce está associada a psicopatologia mais grave. Se não forem tratadas, a psicose e a esquizofrenia em crianças e jovens podem contribuir para as principais causas de morbidade e estão associadas a comorbidades, abuso de substâncias e problemas de saúde física. O risco de suicídio para pessoas com esquizofrenia é maior naqueles com início mais precoce. Além disso, um início mais precoce da psicose prediz um prognóstico potencialmente pior, com cerca de 30% requerendo apoio social, emocional e psiquiátrico intensivo em longo prazo[5].

O objetivo do tratamento da esquizofrenia de início precoce e muito precoce deve ser amenizar o impacto da doença e oferecer o melhor desfecho possível. O plano terapêutico deve ser constituído de intervenções farmacológicas e não farmacológicas. O tratamento farmacológico se baseia no uso de antipsicóticos, e o não farmacológico em medidas psicossociais[6].

▶ TRATAMENTO FARMACOLÓGICO

Antipsicóticos são considerados tratamento de primeira linha para a esquizofrenia de início na infância e na adolescência, sendo os agentes de segunda geração tipicamente o tratamento de primeira escolha. Recomenda-se que o tratamento farmacológico seja realizado em conjunto com intervenções psicoterapêuticas[2].

Muitos fármacos utilizados nessa faixa etária não são necessariamente aprovados pela Food and Drug Administration (FDA), sendo utilizados *off label* por meio de dados de ensaios clínicos de adultos, que são extrapolados para essa população[3].

Antes da introdução do antipsicótico, é importante solicitar ECG e exames laboratoriais gerais, investigar história familiar de comorbidades, dar preferência por administração da dose à noite e dividir as doses, se necessário, para reduzir efeitos adversos. Além disso, em decorrência do risco aumentado de eventos cardiovasculares nessa população secundários ao maior risco de obesidade, é necessário que o profissional faça acompanhamento com monitoramento de peso, pressão arterial e perfil metabólico desses pacientes antes da introdução da medicação e use gráficos de IMC de acordo com a faixa etária e o sexo. É essencial sempre discutir com os familiares a melhor escolha e considerar mudança para outro antipsicótico, caso surjam comorbidades ou efeitos adversos intoleráveis[7].

Uma metanálise de rede de 2018 incluiu 28 ensaios clínicos randomizados disponíveis que avaliaram o uso de antipsicóticos em crianças e adolescentes que apresentavam quadros psicóticos, avaliando múltiplos desfechos referentes a eficácia e tolerabilidade nessa faixa etária. Foram realizadas comparações de forma direta e indireta. A clozapina foi ranqueada como o antipsicótico mais eficaz, com melhor desfecho para sintomas positivos e negativos em comparação com os demais antipsicóticos. Todos os antipsicóticos, exceto a clozapina e a quetiapina, levam a menor ganho de peso quando comparados com à olanzapina. Risperidona e haloperidol foram os antipsicóticos que levaram a um maior aumento de prolactina[8].

TABELA 2 Antipsicóticos usados no tratamento de esquizofrenia de início precoce

Antipsicótico	Dose inicial e titulação	Dose máxima
Risperidona	0,5 mg/dia Aumentar 0,5 a 1 mg/dia até a dose-alvo de 3 mg	6 mg/dia
Olanzapina	2,5 e 5 mg Aumentar 2,5 a 5 mg/semana até a dose/alvo de 10 mg	20 mg/dia
Haloperidol	Menor dose possível (0,5 mg/dia) Aumentar 0,5 mg a cada semana Dividir dose em 2 a 3 vezes/dia	10 mg/dia
Quetiapina	25 mg duas vezes ao dia no primeiro dia, 50 mg duas vezes ao dia no dia seguinte. Ajuste de 100 mg podem ser realizados a cada dia até a dose de 400 a 600 mg	800 mg/dia
Aripiprazol	2 mg/dia. Em dois dias, aumentar para 5 mg/dia. Aumentar gradualmente até atingir a dose-alvo de 10 a 30 mg/dia	30 mg/dia
Lurasidona	40 mg durante refeição ou 20 mg em crianças menores	80 a 160 mg/dia
Paliperidona	3 mg/dia Aumentar para 6 mg/dia após 5 dias, se necessário	Abaixo de 51 kg: 6 mg/dia Acima de 51 kg: 12 mg/dia

Fonte: Melcop et al., 2021[6].

Em 2022, foi publicada uma revisão de evidências de alto nível e diretrizes clínicas alemã, canadense, britânica e australiana para psicose de início precoce. Nela, foi mostrada a eficácia do aripiprazol, clozapina, haloperidol, lurasidona, molindona, olanzapina, quetiapina, risperidona e paliperidona. Todas as diretrizes revisadas recomendam a risperidona, a olanzapina, a lurasidona, o aripiprazol, a paliperidona e a quetiapina, em razão de questões de segurança. A clozapina foi recomendada para pacientes resistentes, por causa dos efeitos colaterais, contudo foi considerada a mais eficaz entre todos os antipsicóticos. Do ponto de vista metabólico, a lurasidona e o aripiprazol se mostraram mais seguros. As drogas que menos aumentam a prolactina foram o aripiprazol, a olanzapina e a lurasidona. A olanzapina e o aripiprazol provocaram menos efeitos motores. Em relação à cognição, foi evidenciado em um ensaio clínico randomizado que a lurasidona pode melhorar a cognição. Esse estudo merece replicação[9].

Clozapina

A clozapina é um antipsicótico atípico aprovado pela FDA em 2002 para esquizofrenia resistente ao tratamento e redução do comportamento suicida recorrente em pacientes com esquizofrenia ou transtorno esquizoafetivo. No entanto, não há indicações do FDA para as populações de crianças e adolescentes. Pacientes pediátricos com quadro psicótico ou de agressividade apresentam boa resposta com clozapina, mas o fazem com o risco de efeitos colaterais crônicos e debilitantes, como síndrome metabólica e um perfil maior de efeitos colaterais em relação à população adulta[10].

Estima-se que 40 a 50% dos pacientes com esquizofrenia de início muito precoce não respondem aos neurolépticos de primeira linha e que a clozapina provavelmente seja benéfica. Embora essa população represente apenas 0,1% dos diagnósticos de esquizofrenia, esse grupo permanece em alto risco de morbidade e mortalidade, se não for tratado de forma rápida e eficaz[10].

A clozapina demonstrou ser o único fármaco que fornece benefício na esquizofrenia de início precoce resistente ao tratamento. A recomendação é que, após dois medicamentos antipsicóticos terem sido tentados por um período mínimo de 6 a 8 semanas sem redução suficiente dos sintomas, a clozapina pode ser iniciada[10].

Em pacientes no primeiro episódio psicótico (PEP), recomenda-se o uso de clozapina nos casos em que não há resposta ao tratamento, baixa adesão devido a efeitos colaterais persistentes de outros medicamentos, mau controle sintomático ou risco persistente de suicídio. Atraso no início do tratamento de PEP está associado a aumento no abuso de substâncias e no suicídio[10].

Os efeitos colaterais documentados em crianças (Tabela 3) incluem síndrome metabólica, neutropenia, agranulocitose, eosinofilia e síndrome neuroléptica maligna. Em comparação com outros antipsicóticos, a clozapina apresenta menos disfunção motora, hiperprolactinemia, mas é mais provável que cause alterações ortostáticas, sedação, ganho de peso e diabetes[10].

TABELA 3 Efeitos colaterais da clozapina e sua gestão

Efeito colateral	Sinais e sintomas	Monitoramento e tratamento
Agranulocitose ou neutropenia	Queda da contagem de leucócitos Infecções	Contagem semanal de leucócitos, conforme protocolos da clozapina, vigilância regular de temperatura e exame objetivo Parar a clozapina se a contagem de neutrófilos está entre 500 e 1.000/mm³
Miocardiopatia	Taquicardia, febre, fadiga e dor torácica	ECG antes de iniciar a clozapina, monitorização da temperatura e da frequência cardíaca, níveis de troponina se estiver disponível Suspender a clozapina se ocorrer
Sedação		Administrar dose mais elevada à noite
Hipersalivação	Salivação, especialmente à noite	Colírio de atropina Botox
Constipação		Dieta rica em fibras
Ganho de peso		Monitorar medição de peso e cintura Regime alimentar Metformina
Epilepsia		Reduzir a dose Usar anticonvulsivante
Outros efeitos cardiovasculares	Taquicardia	Monitorar a FC Betabloqueador

Fonte: Starling e Feijo, 2016[1].

Em razão do risco de neutropenia e agranulocitose, é mandatório o monitoramento hematológico do paciente em uso de clozapina. O hemograma deve ser realizado semanalmente nas primeiras 18 semanas de tratamento e depois mensalmente. A reintrodução da clozapina pode ser considerada quando a contagem mínima de neutrófilos atingir 1.500/mm³, e o hemograma deverá ser realizado três vezes por semana[6].

A titulação deve ser feita de forma lenta. Deve-se iniciar com 12,5 mg/dia e aumentar 12,5 mg a cada dois dias até atingir a dose de 100 mg/dia. Após essa dose, pode-se aumentar 25 mg a cada dois dias, até a dose em que há melhor resposta e tolerabilidade dos efeitos adversos. Em geral, nessa faixa etária utilizam-se doses de 150 a 600 mg/dia para atingir a melhor resposta clínica. A meia-vida da clozapina é de 16 horas; logo, a dose total deve ser divida em duas tomadas[7].

Descontinuação de antipsicótico

A estratégia de reduzir lentamente a medicação e monitorar a recaída (e fornecer intervenções baseadas em pródromos) é a prática padrão em serviços de intervenção precoce em todo o mundo, se a medicação dos pacientes estiver sendo descontinuada[11].

Embora haja algumas pesquisas sugerindo que certos pacientes (como aqueles sem diagnóstico de esquizofrenia e uma psicose não tratada de curta duração) podem ter mais probabilidade de permanecer em remissão após o primeiro episódio, esses resultados não são consistentes e há pesquisas limitadas sobre quem pode ter maior probabilidade de apresentar exacerbação dos sintomas após a descontinuação antipsicótica bem-sucedida[11].

Em pacientes após o primeiro episódio psicótico com resposta inicial completa ao tratamento, a continuação da medicação por pelo menos 3 anos após o início do tratamento (cerca de 2 anos de manutenção) é eficaz na prevenção recaída e diminuindo o risco de um mau resultado em longo prazo. Contudo, estudos ainda são escassos em determinar o tempo de tratamento e retirada da medicação[12].

▶ ELETROCONVULSOTERAPIA

A Academia Americana de Psiquiatria da Infância e Adolescência (AACAP) desenvolveu parâmetros práticos para auxiliar a indicação de eletroconvulsoterapia (ECT) em crianças e adolescentes. Nessa diretriz, os pacientes devem ter um diagnóstico de depressão maior grave, mania, esquizofrenia, catatonia ou síndrome neuroléptica aguda; gravidade dos sintomas que é incapacitante ou com risco de vida e falha de, pelo menos, dois regimes anteriores adequados[13].

Numerosos estudos e relatos de casos evidenciam que a ECT tem alta probabilidade de sucesso no tratamento de todas as formas de catatonia, incluindo catatonia maligna e síndrome neuroléptica maligna. Em comparação com transtornos do humor e catatonia, a esquizofrenia em adolescentes parece ter uma resposta modesta à ECT e há um número limitado de estudos, mas a literatura disponível sugere que a ECT é um tratamento seguro e eficaz em pacientes com esquizofrenia que não responderam adequadamente ou não toleraram antipsicóticos[14].

O clínico deve avaliar os riscos e os benefícios relativos da ECT em relação à morbidade do distúrbio, às atitudes do paciente e da família e à disponibilidade de outras opções de tratamento. É necessário obter o consentimento informado dos pais, incluindo uma discussão detalhada dos possíveis déficits cognitivos[2].

▶ PROGNÓSTICO

O prognóstico da esquizofrenia de início precoce tende a ser mais reservado que a esquizofrenia de início na vida adulta. A remissão dos sintomas é incomum nos primeiros anos da doença, e a maioria dos portadores será cronicamente sintomática e com importantes limitações funcionais. Apesar disso, alguns estudos mais recentes têm questionado se a piora poderia ser decorrente de pior funcionamento pré-mórbido e maior tempo de psicose não tratada[6].

A desvantagem de prognóstico funcional esperada em pacientes com início antes dos 18 anos, por causa de suas menores chances de remissão precoce dos sintomas, pode ser reduzida por meio do cuidado integral oferecido em um ambiente de intervenção precoce[15].

▶ TRATAMENTO NÃO FARMACOLÓGICO

As diretrizes de tratamento recomendam intervenções cognitivo-comportamentais individuais e intervenções familiares em qualquer estágio da apresentação da psicose, com intuito de reduzir o comprometimento funcional e o sofrimento associados a sintomas psicóticos e para tratar condições comórbidas. Um plano de atenção psicossocial mais amplo é recomendado como parte do tratamento oferecido, com o tratamento farmacológico[16].

Entre as intervenções psicológicas mais aplicadas nessa faixa etária encontram-se a psicoeducação, a terapia cognitivo-comportamental, a intervenção familiar, a reabilitação cognitiva e a remediação cognitiva.

Psicoeducação é uma forma estruturada de fornecer informações sobre perturbações psicóticas e seus tratamentos para os jovens e seus familiares. Se realizada de forma correta, a taxa de recaída é reduzida por causa do aumento de adesão ao tratamento medicamentoso, da redução de comportamentos não adaptativos e do reconhecimento precoce dos sintomas de recaída ou deterioração[1].

A intervenção familiar é realizada com os cuidadores. Envolve uma abordagem de psicoeducação, com o objetivo de prestar informações sobre as doenças

490 Psiquiatria da infância e adolescência: cuidado multidisciplinar

e como elas afetam pensamentos e comportamentos. As melhores estratégias de comunicação e habilidades para resolver problemas podem ajudar os familiares a lidar com situações difíceis, o que diminui o risco de recaídas e previne o rompimento familiar[17].

A terapia cognitivo-comportamental (TCC) inclui estratégias que ajudam no manejo de sintomas residuais, como alucinações que persistem apesar do tratamento com antipsicótico otimizado, e a compreender e gerir melhor os sintomas[1].

A reabilitação cognitiva é a junção de atividades terapêuticas baseadas nas relações entre cérebro e comportamento. Um melhor funcionamento é alcançado pelo reforço previamente aprendido ou pelo estabelecimento de padrões adaptativos de comportamento, proporcionando a melhora de funções cognitivas por meio de mecanismos compensatórios[6].

A remediação cognitiva tem como objetivo melhorar o funcionamento social e a reabilitação ocupacional, usando diferentes técnicas para trabalhar as funções cognitivas prejudicadas na psicose. Foco nos domínios cognitivos da atenção, da memória e da função executiva[18].

Uma revisão sistemática de 2018 sobre intervenções psicológicas na psicose em crianças e adolescentes evidenciou que, em estudos que empregaram remediação cognitiva, o principal resultado foi a melhora de déficits cognitivos, enquanto os principais resultados da TCC, da terapia familiar e da abordagem psicoeducacional estavam relacionados ao funcionamento psicossocial. A psicoeducação parece auxiliar na prevenção de recaídas, mas esse resultado foi explorado apenas em um dos estudos[16].

Revisões recentes na literatura adulta sustentam a visão de que é essencial desenvolver tratamentos visando alcançar objetivos de vida e melhorar a qualidade de vida, além de tratamentos direcionados aos sintomas psicóticos. Os tratamentos psicológicos com foco nos processos psicológicos subjacentes que provavelmente mantêm o sofrimento e o prejuízo associados aos sintomas psicóticos estão começando a se desenvolver[16].

▶ TRATAMENTO PSICOLÓGICO

A literatura sobre as intervenções psicoterapêuticas em casos de psicose na infância e na adolescência é bastante escassa. Encontram-se publicações acerca da esquizofrenia e de sintomas psicóticos em adultos, que não carregam nenhuma especificidade relacionadas a essas fases do desenvolvimento. Mas, mesmo que não haja nenhum modelo específico de atendimento psicoterapêutico preconizado para crianças e adolescentes, é possível realizar adaptações dos materiais publicados para atender as necessidades dessa população. A terapia

18 ▪ Intervenção multidisciplinar em crianças e adolesc. com esquizofrenia   491

cognitivo-comportamental (TCC) é apontada como uma das técnicas psicoterapêuticas de melhor eficácia utilizada no tratamento das psicoses[19].

A presença de sintomas psicóticos marca o rompimento de contato com alguns aspectos da realidade[20], em que o indivíduo não consegue identificar que algumas de suas crenças e percepções que lhes parecem reais na verdade não fazem parte da realidade compartilhada, pois se trata de alterações em seu funcionamento cerebral. Esse é um dos pontos de partida das intervenções realizadas nesse tipo de caso; auxiliar o paciente a realizar o teste da realidade, fornecendo dados pautados na realidade compartilhada, utilizando partes preservadas do psiquismo do indivíduo para ampliar sua crítica sobre os sintomas, encontrando novas alternativas para sua crença delirante e, com isso, diminuir o impacto desse pensamento disfuncional em sua vida.

O manejo de delírios e de alucinações deve envolver o relato e a compreensão da construção do delírio e de sua função na vida e no funcionamento do paciente. A compreensão detalhada do contexto em que o fenômeno psicótico aparece facilita o manejo dos sintomas[21].

Em psicoterapia, os principais objetivos em casos de psicose envolvem o manejo dos sintomas positivos, como delírios e alucinações, e dos sintomas negativos de embotamento afetivo, procedendo com o treino de habilidades sociais e reinserção social. Outro aspecto fundamental do processo de intervenção é o trabalho com a família dos pacientes[19,21].

Como foi dito anteriormente, a maioria dessas orientações foi proposta para a população adulta. E, sobre o tratamento de crianças e adolescentes, o envolvimento da família no processo torna-se ainda mais relevante, uma vez que se trata de indivíduos ainda em processo de desenvolvimento e que precisam ser acompanhados por seus cuidadores para que o tratamento seja eficaz.

Desse modo, a orientação de pais sobre a psicoeducação torna-se fundamental para se trabalhar aspectos relacionados a expectativas, cronicidade da doença, manejo dos sintomas, compreensão do diagnóstico, entre outros[20].

A literatura destaca a importância do acompanhamento da família dos pacientes como recurso essencial para o bom desempenho do tratamento, de forma que as intervenções realizadas devem visar prepará-los para o manejo adequado, para mudanças no sistema familiar e para possíveis danos emocionais e financeiros[22].

A inserção dos principais cuidadores no tratamento do paciente é um ponto-chave das intervenções realizadas no hospital-dia infantil, sendo fundamental que eles tenham clareza sobre o diagnóstico, o curso e a evolução da doença, bem como o manejo dos comportamentos para prevenção e controle das crises. Frequentemente, a própria relação com os pais pode ser desencadeadora de alguns sintomas, por isso o trabalho dessa relação se torna determinante na eficácia do acompanhamento.

Além do acompanhamento psicológico e psiquiátrico do filho, os pais ou o principal cuidador também necessitam de acompanhamento psicológico individual, como suporte durante esse processo. O objetivo do trabalho com as famílias inclui o auxílio na redução dos índices de recaídas, na diminuição da gravidade das alucinações e dos delírios, a contribuição no funcionamento global do paciente e o suporte emocional aos familiares.

Em casos em que a psicose foi induzida ou desencadeada pelo consumo de substâncias, a função dos pais no tratamento é ainda mais direta, uma vez que terão de participar ativamente do processo de abstinência do filho. Os pais devem auxiliar na prevenção de novas crises e monitorar o comportamento dos menores, tendo ciência dos ambientes por eles frequentados, círculos de convívio social, entre outros aspectos, ressaltando a importância de estipular limites, uma vez que em muitos casos os filhos não são capazes de avaliar a exposição a situações de risco.

Na literatura, há ampla discussão sobre o risco do consumo de substâncias na adolescência e sobre os prejuízos que podem acarretar ao indivíduo, entre eles a indução de um episódio psicótico. O trabalho em psicoterapia com adolescentes que fazem abuso de substâncias configura-se como um desafio, em primeiro lugar em termos de aderência ao tratamento, em segundo, de manutenção e de abstinência de drogas, para, assim, evitar novas crises, uma vez que a motivação para o consumo pode estar associada a diferentes variáveis[23].

O uso da entrevista motivacional em dependência química ou abuso de substância tem apontado resultados muito positivos[24]. Na adolescência, configura-se como recurso muito importante, uma vez que propõe que o próprio paciente avalie os diferentes aspectos envolvidos no consumo e busque a compreensão da forma como eles se tornam motivadores.

Assim, busca-se desenvolver a motivação para manter-se abstinente, dada as graves consequências que a manutenção do consumo oferece.

Nesse sentido, é fundamental a análise funcional do que mantém o consumo. Em muitos casos, é possível constatar que a droga é usada como recurso de socialização, diante de dificuldades de inserção social.

Em outros casos, trata-se de uma forma de oposição a normas e regras, buscando a construção de uma identidade. A literatura aponta que é comum o consumo de substâncias na tentativa de automedicação da esquizofrenia, para lidar com a sensação de mal-estar causada pela gravidade dos sintomas[23]. A psicoeducação tem grande valor interventivo nesse sentido, pois compreender que a medicação auxiliará nesse processo pode aumentar a aderência do paciente ao tratamento.

▶ TRATAMENTO DA TERAPIA OCUPACIONAL

Os transtornos psicóticos de início precoce na infância e na adolescência apresentam caráter devastador nas áreas que envolvem o desempenho ocupacional, a cognição e o funcionamento social. O prejuízo já aparece na execução das atividades básicas de vida diária (ABVD), como no autocuidado (banhar-se, vestir-se, ter controle de esfíncteres, alimentar-se etc.), e pode atingir as atividades mais complexas do funcionamento, como as atividades instrumentais de vida diária (AIVD) (tarefas domésticas, uso de transporte, gerenciamento do dinheiro, cuidado com animais, objetos pessoais etc.) e as atividades avançadas de vida diária (AAVD) relacionadas à vida acadêmica e laboral[25]. Nesse caso, as perdas e o fracasso em atingir o nível esperado de aquisição pessoal, acadêmica e ocupacional (retraimento pessoal, mudanças no comportamento, perda de energia ou motivação, apatia, dificuldade de comunicação e deterioração no estudo) potencializam-se ao longo da vida, principalmente em quadros em que a criança e/ou o adolescente não recebe tratamento clínico psiquiátrico e multidisciplinar adequado[10]. Em relação à cognição, a deterioração é praticamente inevitável, apresentando déficits na atenção, na memória, na concentração, nas funções executivas, na abstração e em dificuldades na aprendizagem[20].

O tratamento dos transtornos psicóticos em crianças e adolescentes é multidisciplinar, e a terapia ocupacional (TO) em saúde mental é a área responsável em ajudar as pessoas a desenvolver suas habilidades para obter uma vida independente e funcional, além de promover o engajamento e a participação nos papéis da vida cotidiana[26]. O foco da TO é detectar possíveis barreiras que estejam impedindo o adequado desempenho ocupacional e a participação social, agregando valor ao trabalho em equipe. A TO dá ênfase especial na qualidade de vida e na diminuição de sintomas psicóticos, com o objetivo de evitar hospitalizações. O terapeuta ocupacional tem como objetivo principal fornecer atividades orientadas que ensinam e facilitem o melhor desempenho de sua clientela em habilidades relacionadas ao desenvolvimento de[27]:

- Atitudes mais assertivas em suas ações.
- Vida independente, incluindo recursos da comunidade, administração dos estudos, organização de rotinas, gerenciamento do tempo etc.
- Relações interpessoais e sociais.
- Gerenciamento dos sintomas psicóticos da melhor forma possível.

Outros aspectos importantes relacionados ao ambiente de crianças e adolescentes com transtornos psicóticos que devem ser considerados são[28]:

494 Psiquiatria da infância e adolescência: cuidado multidisciplinar

- Avaliar o ambiente familiar e escolar e determinar o que pode e deve ser modificado para promover melhor adaptação e adequação da criança e do adolescente em seu cotidiano, respeitando suas limitações e possibilidades de desenvolvimento.
- Desenvolver rotinas e hábitos apropriados à idade e às habilidades sociais, incentivar atividades de entretenimento, estimulando a importância do brincar (jogos e brincadeiras), do lazer (passeios) e de atividades esportivas adequadas.
- Avaliar o nível de desempenho ocupacional da criança e/ou do adolescente nas áreas de seu desenvolvimento crítico (aspectos cognitivos e funcionais).
- Desenvolver um plano de tratamento em coordenação com outros profissionais de saúde que estão tratando a criança e/ou o adolescente.

A TO pode ser individualizada ou em grupo, a indicação dependerá da necessidade individual e do grau de comprometimento da criança e/ou do adolescente com transtorno psicótico. No processo de TO, a relação que se estabelece entre o "terapeuta-paciente-atividades" (relação triádica[29] é essencial para o processo terapêutico. As atividades ou as ocupações são consideradas o eixo central da profissão.

Avaliação de terapia ocupacional em crianças e adolescentes com transtornos psicóticos

A avaliação de TO dependerá principalmente do grau de comprometimento da criança e/ou do adolescente e da faixa etária. O terapeuta ocupacional precisa ter conhecimento adequado e atual quanto ao desenvolvimento normal e anormal da criança. A presença dos pais ou dos responsáveis é indispensável para a obtenção de dados objetivos e detalhes essenciais do desenvolvimento neuropsicomotor da criança para se fazer a correta formulação diagnóstica, principalmente à identificação das capacidades para tarefas lúdicas, sociais, perceptivas e motoras e limitações que impedem o desempenho ocupacional e as relações interpessoais. Crianças e adolescentes com transtornos psicóticos apresentam vulnerabilidade no comportamento, na afetividade e no relacionamento interpessoal, e esses aspectos devem ser vistos em primeiro lugar, além da avaliação cognitivo-funcional que é fundamental para a detecção dos prejuízos cognitivos mais relevantes (atenção, memória e funções executivas), os déficits na área de destreza (motora e visuomotora) e o impacto desses prejuízos na funcionalidade de crianças e adolescentes com transtornos psicóticos[27].

Deve-se prestar muita atenção ao conteúdo trazido no brincar, o tipo e a qualidade das brincadeiras, sendo considerado o ato de brincar ferramenta importante que influencia a vida de crianças e adolescentes.

Muitas vezes, é por meio da brincadeira que crianças e adolescentes aprendem a dar sentido à vida ao redor. O brincar é considerado sua "ocupação" e tem como objetivo avaliar vários aspectos do desenvolvimento infantojuvenil. Os aspectos mais relevantes avaliados são: desenvolvimento da coordenação física, maturidade emocional, habilidades sociais para a interação com o outro, além de aprendizado e de vivência de situações que imitam ações e atividades cotidianas do adulto[30]. Elementos importantes podem ser aprendidos no ato de brincar, por exemplo, o desenvolvimento da autoconfiança e da autonomia. O terapeuta ocupacional faz uso do "brincar" e de jogos como recurso terapêutico para avaliar e tratar de crianças e adolescentes. Muitas crianças e adolescentes psicóticos parecem privados da capacidade de iniciar e organizar as próprias brincadeiras. Precisa-se observar se brincam de maneira adequada ou tendem a se envolver em atividades repetitivas ou em estereotipias motoras[31]. A análise do brincar é fundamental para realização de um diagnóstico, seja médico, seja psicossocial. Além da observação do brincar e do processo terapêutico ocupacional, a utilização de instrumentos padronizados aplicados em crianças e adolescentes com transtornos psicóticos, assim como em seus cuidadores, é essencial[32].

A Classificação Internacional de Funcionalidade[33] é atualmente utilizada como ferramenta clínica para avaliar os aspectos cognitivos e funcionais e a influência do ambiente nos transtornos psicóticos. Um CORE-SET da CIF, isto é, um recorte pode ser feito para avaliar os principais aspectos que interferem no bom desempenho ocupacional e nas relações interpessoais da população infantojuvenil. Nos quadros agudos, o número de categorias a ser avaliado é mais restrito aos sintomas que realmente precisam de avaliação, e o ideal é medir o grau de comprometimento e a capacidade no início e no final do tratamento.

Outros instrumentos importantes são os relacionados ao desempenho ocupacional das ABVD e das AIVD e os aspectos cognitivos, especialmente funções executivas. No capítulo de avaliação de TO deste livro, são apresentados instrumentos que contribuem para a avaliação de crianças e adolescentes com transtornos psicóticos. É importante ressaltar que a avaliação deve ser constante, porque o estabelecimento de um vínculo terapêutico ocupacional nesses casos pode não acontecer de imediato.

▶ TRATAMENTO FONOAUDIOLÓGICO

Assim como em outras doenças psiquiátricas, nos transtornos de pensamento e, em especial, na esquizofrenia com início precoce, as características de linguagem e de aprendizagem envolvidas no quadro podem ter variação importante de acordo com a idade de início da sintomatologia do quadro psiquiátrico e os prejuízos envolvidos nas etapas de desenvolvimento do indivíduo. Dessa forma, com o início dos primeiros sintomas, podem ocorrer alterações na aquisição e/ou no desenvolvimento dos aspectos fonológicos, sintáticos, semânticos, pragmáticos e discursivos da linguagem, alterações na aquisição e no desenvolvimento da linguagem escrita (caso o quadro patológico se inicie durante a aprendizagem formal da escrita ou em conjunto com ela) e da aprendizagem informal (aspectos de socialização e cognitivos) e formal (escolar).

Nos casos da esquizofrenia na infância e na adolescência, são bastante frequentes as alterações relativas aos processos cognitivos básicos que comprometem a entrada sensorial e a significação mais imediata das informações ambientais. Alterações nos processamentos auditivo e visual, estruturação da linguagem (principalmente discursiva) e déficits relacionados à compreensão e à elaboração da linguagem são comumente observados.

É importante destacar que essas alterações geram muita controvérsia entre os pesquisadores desses transtornos. Como se considera que são elementos-chave para a organização, a seleção de informações e a estruturação do pensamento, torna-se muito difícil diferenciá-las das alterações do pensamento propriamente ditas.

Afinal, se o pensamento é expresso pela linguagem e a linguagem é o único meio de expressar o pensamento, como diferenciar a forma da estrutura? Estudos atuais estão focados nessas questões e têm se dedicado a cada um dos componentes da linguagem oral e de outras formas de expressão da linguagem, como a manifestação artística e musical para a expressão do pensamento[34].

As alterações de linguagem e pensamento encontram-se presentes de forma bastante evidente, embora nem sempre sejam percebidas e diagnosticadas corretamente. É importante destacar que sintomas como delírios e desorganização de pensamento são expressos e observados por meio da linguagem[35,36].

As alterações de linguagem são pouco definidas e caracterizadas, principalmente nos episódios relacionados à infância e à adolescência.

Sabe-se que essas alterações estão presentes, frequentemente, antes do surgimento dos primeiros sintomas clínicos, porém são pouco estudadas e pouco relacionadas aos sintomas da própria doença, por exemplo, a desorganização de pensamento.

Na esquizofrenia, as alterações fonéticas e fonológicas não são as mais comumente observadas, porém, quando verificadas, recebem a denominação esquizofasia[37]. Com relação ao pensamento, parece haver consenso de que o comprometimento semântico (componente de linguagem) está diretamente relacionado à desorganização de pensamento, porém há certa controvérsia na literatura sobre a existência do comprometimento de outras funções cognitivas conjuntamente.

Para Pantano et al.[36], Covington et al.[38], McKenna e Oh[39], Chaika[40] e Andreasen e Grove[37], além do comprometimento da linguagem, as alterações de pensamento também estariam relacionadas à desorganização das funções executivas, pragmática e sintáticas. No estudo publicado por Oh et al.[41], as alterações de linguagem seriam as únicas responsáveis pelas mudanças formais de pensamento. Com relação exclusivamente à esquizofrenia, McKenna et al.[42] e Kim et al.[43] consideram que a desorganização do pensamento está comprometida, sobretudo com relação aos mecanismos de linguagem, uma vez que o nível semântico, ou seja, a compreensão e a emissão de palavras, frases e textos, é que parece estar comprometido nesses indivíduos. Stirling et al.[44] verificaram que na esquizofrenia a desorganização de pensamento é relacionada sobretudo às falhas nas questões semânticas e às funções executivas.

McKenna e Oh[39] observam relação importante entre as alterações de pensamento nesses indivíduos e questões linguísticas, como pobreza de conteúdo e de compreensão de fala, perda dos objetivos discursivos (fuga ao tema), substituições de palavras, incoerência e inteligibilidade.

Em sujeitos normais, erros de produção e organização de fala são desvios momentâneos do plano discursivo que são imediatamente retomados pelo indivíduo. Para Chaika[40], essa "retomada" e reorganização não acontecem nessa doença, principalmente nos níveis mais complexos de produção e compreensão linguística, comprometendo assim o pensamento desses indivíduos.

Ainda com relação à esquizofrenia, McKenna e Oh[39] relacionam a desorganização de pensamento diretamente com a "degradação dos subsistemas mentais relacionados à linguagem" (p.87). Crow[45-47], ao estudar e analisar essa população com relação à linguagem e ao pensamento, considera que a esquizofrenia é consequência da aquisição e do desenvolvimento da linguagem pelo ser humano.

Por meio dos estudos anteriormente citados, é possível perceber que há unanimidade entre os autores ao relacionar o comprometimento linguístico nos transtornos de pensamento, principalmente na esquizofrenia. Da mesma forma, as alterações relacionadas ao nível semântico de linguagem, de forma geral, são decorrentes da desorganização de pensamento observada nessa doença. Os mesmos autores divergem, no entanto, se há relação entre o comprometimento das funções executivas e de outros níveis de linguagem na desorganização do pensamento.

Todos os estudos citados são também unânimes em descrever como os aspectos de linguagem e pensamento nesses transtornos são pouco explorados e relatados, principalmente nos estágios iniciais de diagnóstico.

De forma bastante pontual, outras alterações de linguagem oral também são relatadas, como dificuldades bastante importantes na estruturação e na compreensão de frases, estórias, elementos do discurso e metáforas[36], o que pode justificar muitas dificuldades sociais observadas nesses indivíduos.

As principais alterações de linguagem observadas nessa doença relacionam-se à produção vaga, concreta, repetitiva e estereotipada, com dificuldades na elaboração e na compreensão de formas mais abstratas e complexas de expressão[36].

Quanto à produção textual, têm sido destacadas as dificuldades na organização hierárquica das sentenças, além de pouco uso de pistas coesivas, pouca organização temporal, alto uso de redundâncias e dificuldades na ordenação entre conceitos subordinados e superordenados, o que resulta na produção de fala incoerente.

Também têm sido relatadas alterações importantes na memória de curto prazo e no estabelecimento de relações entre conteúdos textuais, causando prejuízos na compreensão e na estruturação discursiva.

Assim, a linguagem verbal e os processos básicos de aprendizagem mediados pela linguagem estão comprometidas e, portanto, a expressão do pensamento também fica prejudicada. A intervenção nesses pacientes deve envolver a reorganização dos aspectos semânticos e pragmáticos do discurso, além da construção simbólica do pensamento por intermédio de recursos linguísticos, começando por meios não verbais e passando, gradualmente, para recursos verbais de estruturação.

▶ TRATAMENTO NUTRICIONAL

Na infância e na adolescência, os sintomas da esquizofrenia são facilmente confundidos com depressão, pois a criança se torna retraída, isolada e perde o interesse pelas atividades habituais, tendo como consequência a redução do rendimento escolar e, na fase aguda, a redução da ingestão alimentar, por causa de sintomas mais comuns como catatonia e quadro de delírios, principalmente delírio persecutório, levando o paciente a acreditar que está sendo perseguido, envenenado ou drogado[48].

A literatura mostra que há grande relação entre o uso de antipsicóticos atípicos e alterações metabólicas (Tabela 4), sendo as principais o ganho ponderal, a hiperlipidemia, a resistência à insulina e a intolerância à lactose[49]. O paciente pode chegar a apresentar aumento de 5% do peso durante os 3 meses iniciais de tratamento e aumento de 0,5 no índice de massa corporal (IMC) em um período mais longo[48]. Esse aumento decorrente das alterações metabólicas explica a alta prevalência de mortalidade por excesso de peso na fase adulta nesse grupo[48].

18 ■ Intervenção multidisciplinar em crianças e adolesc. com esquizofrenia **499**

TABELA 4 Exemplos de antipsicóticos e seus efeitos metabólicos

Medicamento	Nome comercial	Efeitos metabólicos
Risperidona	Risperdal® Riss® Risperidon®	Aumento de peso e síndrome metabólica
Paliperidona	Invega®	Aumento de peso e síndrome metabólica
Olanzapina	Zyprexa®	Aumento de apetite e peso, além de risco de síndrome metabólica
Quetiapina	Seroquel®	Risco de aumento de peso e síndrome metabólica
Ziprasidona	Geodon®	Aumento de peso, mas pouco frequente
Aripiprazol	Abilify® Aristab®	Aumento de peso, mas pouco frequente
Clozapina	Leponex	Risco de aumento de peso e síndrome metabólica

Fonte: adaptada de: Ferrin et al.[51].

Young et al.[50], em uma pesquisa sistemática, mostraram que em meninas adolescentes com 13 anos ou mais, houve taxas maiores para o risco de ganho peso, desenvolvimento de diabetes tipo 2 e dislipidemia, mas também mostraram que há taxa maior para o risco de sedação em pacientes que fazem uso principalmente de ziprasidona, quetiapina e múltiplos psicóticos. Essa alta taxa de sedação também contribui para o aumento de ganho de peso, pois resulta em baixa adesão das atividades físicas.

As complicações metabólicas não se agravam apenas pelo uso de antipsicóticos, estão relacionadas aos comportamentos e hábitos alimentares. Esses pacientes passam a desencadear uma "ingestão emocional", aumentando o consumo de alimentos pobres em fibras e ricos em açúcar e gorduras saturadas[48,52].

Conduta dietoterápica

A alimentação inadequada pode contribuir não só com o aumento dos riscos de síndrome metabólica, mas também auxilia no aumento dos sintomas psicóticos e carências nutricionais. Nova[53] e Gonçalves[54] constataram que pacientes moradores de países com consumo maior de alimentos ricos em gordura total, gordura saturada e alimentos com elevado índice glicêmico tiveram aumento dos sintomas psicóticos.

O aumento do consumo de alimentos pobres em nutrientes e ricos em gorduras saturadas não significa que o paciente com esquizofrenia consome mais calorias que um indivíduo sem a doença. Isso porque, pacientes mais sedados tendem a dormir pelo menos 10 horas por dia, pulando algumas refeições[55]. Por essa razão, a orientação quanto à qualidade dos alimentos é extremamente importante, assim como quanto à quantidade, pois os pacientes precisam consumir alimentos variados, ricos em vitaminas, minerais, ômega 3 e 6 para a diminuição dos sintomas psicóticos[53].

Objetivos do tratamento nutricional:

- Avaliar e identificar precocemente possíveis riscos metabólicos.
- Restabelecer ou manter o estado nutricional.
- Realizar um plano alimentar individualizado.
- Avaliar os efeitos colaterais dos medicamentos e a interação de drogas vs. nutrientes.
- Estimular a família a participar e a se envolver nas refeições, proporcionando ambiente agradável e de acolhimento.
- Contribuir para a melhora da qualidade de vida do paciente.

Na Tabela 5, foram selecionadas as principais perguntas que devem ser feitas no ato da anamnese alimentar.

TABELA 5   Principais perguntas da anamnese alimentar

A criança foi amamentada? Por quanto tempo?	A criança recebeu leite materno? Se sim, por quanto tempo? A criança recebeu fórmulas infantis? Se sim, quais e a partir de qual idade?
Houver perda ou ganho de peso? Quantos quilos e em quanto tempo?	Investigar se houve redução de ingestão alimentar, se o paciente apresenta seletividade alimentar ou se a diminuição da ingestão é consequência de sintomas de esquizofrenia
Como é a rotina alimentar?	Investigar: ▪ Horários fixos para se alimentar, quantidade da porção ▪ Alimenta-se sozinho ou com a família? ▪ Faz refeições em outros lugares, como a escola? ▪ Leva lanche de casa ou aceita as refeições oferecidas no local?
Possui dificuldades de mastigação e/ou deglutição? Possui algum tipo de alergia?	O paciente se queixa de algum desconforto gástrico após ingerir algum alimento específico?
O intestino funciona regularmente? Faz uso de algum medicamento? Pratica atividade física? Se sim, qual a frequência?	Quais os medicamentos e dosagens? Usa há quanto tempo? Investigar se a criança costuma praticar brincadeiras que estimulam a movimentação do corpo

Fonte: adaptado de Kachani e Cordás, 2021[56].

Ácidos graxos poli-insaturados ômega 3 e 6

Os ácidos graxos poli-insaturados (AGPI) são de suma importância para a estrutura da membrana celular. Há duas famílias que são inclusas nos AGPI de cadeia longa: ômega 3, em que o precursor é o ácido alfalinolênico, e o ômega 6, tendo o ácido linolênico como precursor. Os ácidos ômega 3 e 6 devem ser obtidos pela alimentação para que possam ser aproveitados pelos tecidos corporais, seguindo as devidas recomendações por sexo e faixa etária (Tabela 6).

O ácido alfalinolênico está presente nos óleos vegetais, como os de semente de linhaça, na soja, nas nozes e em vegetais de folhas verdes escuras, porém o ácido graxo eicosapentaenoico (EPA) e o ácido graxo docosa-hexaenoico (DHA) são encontrados em peixe, sem a necessidade de serem obtidos pela conversão do ácido alfalinolênico. Na Tabela 7, seguem alguns exemplos de alimentos fontes de EPA e DHA.

Os ácidos graxos poli-insaturados atuam de várias maneiras no sistema nervoso central, e algumas dessas atividades estão possivelmente envolvidas na fisiopatologia da esquizofrenia e na depressão, pois uma das atividades dos AGPI é a modulação de citocinas, que possuem atividades moduladoras e neurotransmissoras[59]. O sistema nervoso central é a segunda área do corpo humano que possui maior conteúdo de lipídeos, dos quais 35% são constituídos de AGPI. Ainda não há estudos suficientes que determinam a etiologia da esquizofrenia, porém, há estudos que mostram déficit de ácidos graxos poli-insaturados ômega 3 e 6 nesses pacientes[53,58].

TABELA 6 Recomendação diária de ácidos graxos poli-insaturados (AGPI) de acordo com a faixa etária

Grupo etário	Ácidos graxos poli-insaturados ω6 RDA/AI/g/dia	Ácidos graxos poli-insaturados ω3 RDA/AI/g/dia
Crianças		
1-3 anos	7	0,7
4-8 anos	10	0,9
Sexo masculino		
9-13 anos	12	1,2
14-18 anos	16	1,6
Sexo feminino		
9-13 anos	10	1,0
14-18 anos	11	1,1

AI: ingestão adequada; RDA: ingestão dietética recomendada. Fonte: Padovani et al., 2006[57].

502 Psiquiatria da infância e adolescência: cuidado multidisciplinar

TABELA 7 Quantidade de ácidos graxos poli-insaturados (AGPI), ácido graxo eicosapentaenoico (EPA) e ácido graxo docosa-hexaenoico (DHA) por 100 g de alimento

Descrição dos alimentos	Poli-insaturados (g*)	EPA 20:5 (g*)	DHA 22:6 (g*)
Atum, conserva em óleo	3,20	0,03	0,19
Bacalhau, salgado, cru	0,20	0,02	0,06
Cação, posta, cozida	0,20	0,01	0,12
Camarão Rio Grande grande, cozido	0,20	0,08	0,09
Corimbatá, cozido	2,28	0,89	0,29
Corvina grande, cozida	0,63	0,17	0,20
Manjuba, frita	11,70	0,35	1,13
Merluza, filé, assado	0,30	0,03	0,23
Pescada branca, frita	5,20	0,01	0,45
Salmão, filé, com pele, fresco, grelhado	6,97	1,21	1,22
Sardinha, assada	0,30	0,05	0,18
Sardinha, conserva em óleo	11,90	0,44	0,46
Ovo de galinha, gema, cozida/10 minutos	4,00	0,00	0,10

* Composição do alimento por 100 g de parte comestível. Fonte: adaptada de Unicamp, 2011[58].

Um estudo realizado por Christensen e Christensen[60] apresentou que o baixo consumo de alimentos fontes em ácidos graxos saturados e o aumento de alimentos fontes de ácidos graxos poli-insaturados ômega 3 e 6, especialmente alimentos ricos em EPA, resultou em bom prognóstico da doença, diminuindo a sintomatologia, melhorando o humor e a circulação sanguínea e causando efeitos protetores de doenças cardiovasculares.

Apesar das evidências, o papel do ômega 3 no sistema nervoso central ainda não está completamente elucidado e não há muitos estudos recentes. Portanto, essas propriedades neuroprotetoras em que hipoteticamente os AGPI atuam para o funcionamento normal do cérebro podem estar envolvidas na prevenção de esquizofrenia em pacientes prodrômicos (fase pré-psicótica)[61].

Minerais

Os minerais possuem papel importante em doenças autoimunes, neurológicas e psiquiatrias. Cobre (Cu), ferro (Fe), manganês (Mn), selênio (Se) e zinco (Zn) são os principais oligoelementos essenciais atuantes das vias metabólicas[53]. Quando há alteração desses minerais no organismo de um paciente esquizofrênico, pode resultar em consequências negativas no prognóstico e na sintomatologia, conforme demonstrado na Tabela 8.

Vitamina D

A vitamina D possui papel importante no desempenho do sistema nervoso central, e seu déficit está associado ao desenvolvimento de Parkinson, autismo, declínio cognitivo e esquizofrenia. Infelizmente não há estudos clínicos suficientes que associem os níveis reduzidos de vitamina D e o desenvolvimento da esquizofrenia.

Segundo a Sociedade Brasileira de Pediatria, com o isolamento social, o paciente com sintomas de esquizofrenia diminuiu o tempo de atividades ao ar livre, resultando em baixa exposição solar e, consequentemente, baixa produção de vitamina D. Com a diminuição da produção de vitamina D, deve-se ofertar alimentos fontes como a gema do ovo, bife de fígado, atum, salmão, sardinha, leite integral, entre outras, ou indicar suplementação, porém não há estudos que esclareçam qual a dosagem necessária para a prevenção dos sintomas da esquizofrenia[53].

Probióticos

A formação da microbiota intestinal pode ser influenciada por vários fatores, como a vida após o parto, a amamentação e a introdução da alimentação sólida. A microbiota intestinal começa a estabilizar aos 3 anos de idade e finaliza na fase adulta. Porém, essa estabilidade pode se transformar com o consumo ou a falta de alimentos e de atividade física e o uso de antibióticos[63]. Quando acontece essa transformação da microbiota, ou sua desregulação, pode-se intervir com o uso de probióticos, por exemplo.

Os probióticos *Lactobacillus* e *Bifidobacterium* são microrganismos vivos que atuam no intestino com o objetivo de equilibrar e restaurar a microbiota intestinal[54]. Apesar de ainda não haver muitos estudos relacionando os efeitos dos probióticos na esquizofrenia, o equilíbrio da microbiota intestinal vem como opção terapêutica para amenizar comorbidades e sintomas psiquiátricos, pois os antipsicóticos agravam a função gastrointestinal[51,52,54].

504 Psiquiatria da infância e adolescência: cuidado multidisciplinar

TABELA 8 Características dos minerais na esquizofrenia e recomendações diárias

Mineral	Principais características na esquizofrenia	Recomendações diárias		
		Faixa etária	RDA/AI*	
Cobre	Estudos mostraram que foi encontrado níveis elevados de cobre em pacientes esquizofrênicos. O excesso de cobre no organismo pode levar à desregulação do sistema dopaminérgico, uma vez que o cobre faz parte da metaloenzimas tirosina e dopamina beta-hidroxilase, que estão envolvidas na síntese de noradrenalina	1-3 anos 4-8 anos 9-13 anos 14-18 anos	Ambos os sexos 340 µg/dia 440 µg/dia 700 µg/dia 890 µg/dia	
Ferro	A diminuição do ferro no organismo é encontrada em pacientes com esquizofrenia, essa diminuição afeta o paciente, uma vez que o ferro é elemento essencial para o desenvolvimento do sistema nervoso central	1-3 anos 4-8 anos	Ambos os sexos 7 g/dia 10 g/dia	
			Masculino	Feminino
		9-13 anos 14-18 anos	8 g/dia 11 g/dia	8 g/dia 15 g/dia
Manganês	Esse mineral também é encontrado em quantidades baixas em pacientes com esquizofrenia e é elemento importante para ativar enzimas associadas à metabolização de ácidos graxos e proteínas envolvidas na função neurológica	1-3 anos 4-8 anos	Ambos os sexos 1,2* g/dia 1,5* g/dia	
			Masculino	Feminino
		9-13 anos 14-18 anos	1,9* g/dia 2,2* g/dia	1,6* g/dia 1,6* g/dia
Selênio	Selênio reduzido pode contribuir para complicações cardíacas, uma vez que tem papel antioxidativo importante de radicais livres das membranas	1-3 anos 4-8 anos 9-13 anos 14-18 anos	Ambos os sexos 20 g/dia 30 g/dia 40 g/dia 55 g/dia	
Zinco	É o principal elemento para o crescimento e o desenvolvimento. Baixos níveis de zinco no organismo resultam em baixo nível de aprendizagem	1-3 anos 4-8 anos	Ambos os sexos 1,2* g/dia 1,5* g/dia	
			Masculino	Feminino
		9-13 anos 14-18 anos	8 g/dia 11 g/dia	8 g/dia 9 g/dia

Adaptado: Padovani et al. [57], Martins[62] e Nova[53].

Caseína, lactose e glúten

Apesar de os trabalhos mais recentes de dietas isentas de glúten, lactose e caseína serem com pacientes autistas, há também resultados positivos para pacientes com esquizofrenia, pois os sintomas são semelhantes. Alimentação isenta desses alimentos pode causar aumento da permeabilidade intestinal, melhorando o comportamento, porém, ainda há uma carência de estudos clínicos apresentando dados desses mecanismos[54].

É necessário avaliar até que ponto essas restrições serão realmente benéficas para o paciente. A maioria possui certa seletividade alimentar e pode apresentar irritação, agitação e até mesmo agressividade se for retirado algum alimento que tenha o hábito de consumir.

Importância da família na alimentação da criança e do adolescente com esquizofrenia

A criança não tem o conhecimento dos valores nutricionais dos alimentos e segue exemplos, observando o meio em que vive e os hábitos alimentares da família.

O Guia Alimentar da População Brasileira de 2014 valoriza a participação da família no planejamento, na aquisição e no preparo dos alimentos. Assim, possibilita à criança o acesso e o conhecimento de diferentes alimentos em diversas formas de preparo. Porém, essa participação é deficiente por causa da falta de tempo e/ou da ausência da família no preparo das refeições e, por isso, é necessária orientação parental no planejamento e na educação alimentar dessas crianças.

▶ CONSIDERAÇÕES FINAIS

As particularidades de quadros psicóticos com abertura no início do desenvolvimento são um desafio desde o momento da avaliação inicial e das formas de identificação da sintomatologia. O desafio dessa identificação nessa faixa etária é importante para a implementação de um tratamento precoce, com objetivo de menor tempo de psicose não tratada e, consequentemente, melhor prognóstico do paciente[6].

O tratamento deverá ter como foco a remissão dos sintomas psicóticos, a prevenção de novos episódios e a reabilitação nas diferentes áreas que incluem aspectos psicológicos, funcionais e de linguagem e aprendizagem, incluindo o processo psicoeducacional da doença com trabalho familiar.

Também é importante ter cuidado especial com o aspecto nutricional do paciente, visto que as medicações antipsicóticas que serão necessárias por longo período e os maus hábitos alimentares aumentam as chances para o desenvolvimento de doenças metabólicas, como obesidade, diabetes e alterações lipídicas, possibilitando o risco de baixa qualidade de vida e a mortalidade precoce.

Por essa razão, o acompanhamento de crianças e adolescentes psicóticas envolverá diferentes profissionais ao longo de todo o processo. É fundamental, no entanto, que esses profissionais mantenham contato permanente para que novas estratégias sejam estabelecidas durante todo o período.

Somente com o diagnóstico precoce e as intervenções baseadas em evidência ocorrendo de forma integrada é que se terá maior sucesso terapêutico, possibilitando melhor prognóstico para esse grupo de transtornos mentais.

▶ REFERÊNCIAS BIBLIOGRÁFICAS

1. Starling J, Feijo I. Schizophrenia and other psychotic disorders of early onset (edição em português; Moscoso A, ed.). In: Rey JM (ed.). IACAPAP e-Textbook of child and adolescent mental health. Genebra: International Association for Child and Adolescent Psychiatry and Allied Professions; 2016.
2. McClellan J, Stock S; American Academy of Child and Adolescent Psychiatry (AACAP) Committee on Quality Issues (CQI). Practice parameter for the assessment and treatment of children and adolescents with schizophrenia. J Am Acad Child Adolesc Psychiatry. 2013;52(9):976-90.
3. Melcop AC, Saldanha NF, Moriyama TS. Esquizofrenia e outras psicoses na infância e adolescência. In: Miguel EC, Lafer B, Elkis H, Forlenza OV (org.). Clínica psiquiátrica: as grandes síndromes psiquiátricas. 2.ed. Santana de Parnaíba: Manole; 2021. v.2, p.79-85.
4. Lim PL, Fong RSP. First episode psychosis in a paediatric hospital. Asian J Psychiatr. 2021;62.
5. Abidi S, Mian I, Garcia-Ortega I, Lecomte T, Raedler T, Jackson K, et al. CPA Guidelines for the pharmacological treatment of schizophrenia spectrum and other psychotic disorders in children and youth. Can J Psychiatry. 2017;62(9):63547.
6. Melcop AC, Saldanha NF, Silot GR. Tratamento dos transtornos psicóticos na infância e adolescência. In: Miguel EC, Lafer B, Elkis H, Forlenza OV (org.). Clínica psiquiátrica: as grandes síndromes psiquiátricas. 2.ed. Santana de Parnaíba: Manole; 2021. v.3, p.671-9.
7. Stahl SM. Stahl's essential psychopharmacology: prescriber's guide: children and adolescents. Cambridge: Cambridge University Press; 2019.
8. Krause M, Zhu Y, Huhn M, Schneider-Thoma J, Bighelli I, Chaimani A, et al. Efficacy, acceptability, and tolerability of antipsychotics in children and adolescents with schizophrenia: a network meta-analysis. Eur Neuropsychopharmacol. 2018;28(6):659-74.
9. Lopez-Morinigo JD, Leucht S, Arango C. Pharmacological treatment of early-onset schizophrenia: a critical review. Evidence-based clinical guidance and unmet needs. Pharmacopsychiatry. 2022;55(5):233-45.
10. Rachamallu V, Elberson BW, Vutam E, Aligeti M. Off-label use of clozapine in children and adolescents: a literature review. Am J Ther. 2019;26:e406-16.
11. Thompson A, Winsper C, Marwaha S, Haynes J, Alvarez-Jimenez M, Hetrick S, et al. Maintenance antipsychotic treatment versus discontinuation strategies following remission from first episode psychosis: systematic review. BJPsych Open. 2018;4(4):215-25.

18 ■ Intervenção multidisciplinar em crianças e adolesc. com esquizofrenia   507

12. Hui CLM, Honer WG, Lee EHM, Chang WC, Chan SKW, Chen ESM, et al. Long-term effects of discontinuation from antipsychotic maintenance following first-episode schizophrenia and related disorders: a 10 years follow-up of a randomised, double-blind trial. Lancet Psychiatry. 2018;5(5):432-42.
13. Benson NM, Seiner SJ. Electroconvulsive therapy in children and adolescents: clinical indications and special considerations. Harv Rev Psychiatry. 2019;27(6):354-8.
14. Døssing E, Pagsberg AK. Electroconvulsive therapy in children and adolescents: a systematic review of current literature and guidelines. J ECT. 2021;37(3):158-70.
15. Veru F, Jordan G, Joober R, Malla A, Iyer S. Adolescent vs. adult onset of a first episode psychosis: Impact on remission of positive and negative symptoms. Schizophr Res. 2016;174(1-3):183-8.
16. Anagnostopoulou N, Kyriakopoulos M, Alba A. Psychological interventions in psychosis in children and adolescents: a systematic review. Eur Child Adolesc Psychiatry. 2019;28(6):735-46.
17. Addington J, Mccleery A, Addington D. Three-year outcome of family work in an early psychosis program. Schizophrenia Res. 2005;79:10716.
18. Hegde S. Music based cognitive remediation therapy for patients with traumatic brain injury. Front Neurol. 2014;5:34.
19. Barreto EMP, Elkis H. Evidências de eficácia da terapia cognitiva comportamental na esquizofrenia. Rev Psiq Clin. 2007;34(supl 2)204-7.
20. Tengan SK, Maia AK. Psicoses funcionais na infância e adolescência. J Pediatr (Rio J). 2004;80(2 Supl):S3-S10.
21. Beck AT. Terapia cognitiva da esquizofrenia. Porto Alegre: Artmed; 2010.
22. Chaves AC. Primeiro episódio psicótico: uma janela de oportunidade para tratamento? Rev Psiquiatr Clin. 2007;34(Suppl 2):174-8.
23. Soares-Weiser K, Weiser M, Michael D. Uso de maconha na adolescência e risco de esquizofrenia. Rev Bras Psiquiatr. 2003;25(3):131-2.
24. Miller WR, Rollnick S. Entrevista motivacional: preparando as pessoas para a mudança de comportamentos adictivos. Porto Alegre: Artmed; 2001.
25. American Occupational Therapy Association (AOTA). Definition of occupational therapy practice for the AOTA Model Practice Act. Disponível em: https://www.aota.org/-/media/Corporate/Files/Advocacy/State/Resources/PracticeAct/OT-Definition-for-AOTA-Model-practice-Act.pdf [Acesso em: 10 mar. 2023].
26. Vizzotto ADB. Terapia ocupacional na infância e adolescência. In: Miguel EC, Lafer B, Elkis H, Forlenza OV (ed.). Clínica psiquiátrica: a terapêutica psiquiátrica. 2.ed. Santana de Parnaíba: Manole; 2021. p.477-86.
27. Poon MY, Siu AM, Ming SY. Outcome analysis of occupational therapy programme for persons with early psychosis. Work. 2010; 37(1):65-70.
28. Benetton J, Marcolino TQ. As atividades no método terapia ocupacional dinâmica. Cad Ter Ocup UFSCar (São Carlos). 2013;21(3):645-52.
29. Smith PK, Pellegrini A. Learning through play. In: Tremblay RE, Boivin M, Peters RDeV (eds.). Encyclopedia on Early Childhood Development [online]. Montreal, Quebec: Centre of Excellence for Early Childhood Development and Strategic Knowledge Cluster on Early Child Development; 2008:1-6. Available at: http://www.child-encyclopedia.com/documents/Smith-PellegriniANGxp.pdf. [Acesso em: 10 mar. 2023].
30. Zosh JM, Hopkins EJ, Jensen H, Liu C, Neale D, Hirsh-Pasek K, et al. Learning thorough play: a review of the evidence. Disponível em: https://akcesedukacja.pl/images/dokumenty-pdf/Insight_and_Research/LEGO-Foundation-Learning-through-play-review-of-evidence-2017.pdf. [Acesso em: 19 mar. 2023].
31. Sant'Anna MMM, Pfeifer LI. Modelos de intervenção da terapia ocupacional para a promoção do brincar. In: Oliveira AM, Vizzotto ADB, Mello PCH, Buchain P (eds.). Terapia ocupacional: em neuropsiquiatria e saúde mental. Santana de Parnaíba: Manole; 2021, p.424-437.
32. Vizzotto ADB, Sato FM. Avaliação de terapia ocupacional. In: Boarati MA, Scivoletto S, Pantano T. Psiquiatria da infância e adolescência – cuidado multidisciplinar. Barueri: Manole; 2016. p.248-65.

33. Organização Mundial de Saúde (OMS). CIF: Classificação Internacional de Funcionalidade, Incapacidade e Saúde. São Paulo: Edusp; 2015. 325p.
34. de Boer JN, van Hoogdalem M, Mandl RCW et al. Language in schizophrenia: relation with diagnosis, symptomatology and white matter tracts. NPJ Schizophr. 2020;6(1):10.
35. Wang YP, Scharf LG, Elkis H. Linguagem e esquizofrenia. J Bras Psiq. 1991;40(5):251-6.
36. Pantano T, Fu L, Curatolo E, Martins CB, Elkis H. Thought and language disorders in very early onset schizophrenia, schizoaffective disorder and bipolar disorder. Arch Clin Psychiatry. 2016;43(4):67-73.
37. Andreasen NC, Grove WM. Thought, language and communication in schizophrenia: diagnosis and prognosis. Schizophr Bull. 1986;12(3):348-58.
38. Covington MA, He C, Brown C, Naçi L, Mc Clain JT, Fjordbak S, et al. Schizophrenia and the structure of language: the linguist's view. Schizophr Res. 2005;77:85-98.
39. Mc Kenna P, Oh T. Schizofrenic speech. Cambridge University Press; 2006.
40. Chaika J. The early symptoms of schizophrenia. Br J Psych. 1996;112:225-51.
41. Oh TM, McCarthy RA, McKenna PJ. Is there a schizophasia? A study applying the single case approach to formal thought disorder is schizophrenia. Neurocase. 2002;8:233-44.
42. McKenna K, Gordon CT, Lenane MC, Kaysen D, Fahey K, Rapoport JL. Looking for childhood-onset schizophrenia: the first 71 cases screened. J Am Acad Child Adolesc Psychiatry. 1994;33:636-44.
43. Kim SJ, Shim JC, Kong BG, Kang JW, Moon JJ, Jeon DW, et al. The relationship between language ability and cognitive function in patients with schizophrenia. Clin Psychopharmacol Neurosci. 2015;13(3):288-95.
44. Stirling J, Hellewell J, Blakey A, Deakin W. Thought disorder in schizophreniais associated with both executive dysfunction in semantic function. Psychol Med. 2006;1-10.
45. Crow TJ. Is schizophrenia the price that Homo sapiens pays for language? Schizophr Res. 1997a;28:12741.
46. Crow TJ. Schizophrenia as failure of hemispheric dominance for language. Trends Neurosci. 1997b;20:339-43.
47. Crow TJ. Schizophrenia as the price that Homo sapiens pays for language: a resolution of the central paradox in the origin of the species. Brain Res Revue. 2000;31:118-29.
48. Bloemer AC, Agliussi RG, Pinho TMP, Furtado EF, Diez-Garcia RW. Eating behavior of schizophrenic patients. Rev Nutr. 2018;31:13-24.
49. Mello BC, Maia TF, Borba NG, Baldaçara LR. A abordagem dos principais efeitos colaterais dos antipsicóticos atípicos. Rev Patolog Tocantins. 2021;8(3):3-8.
50. Young SL, Taylor M, Lawrie SM. First do no harm. A systematic review of the prevalence and management of antipsychotic adverse effects. J Psychopharmacol. 2015;29(4):353-62.
51. Ferrin M, Gosney H, Marconi A, Rey JM. Using antipsychotic medication for the treatment of schizophrenia in children and adolescents. In: Rey JM (ed.). IACAPAP e-Textbook of child and adolescent mental health. Geneva: International Association for Child and Adolescent Psychiatry and Allied Professions; 2016.
52. Lima APOM. Alterações bioquímicas, inflamatórias e sintomatológicas em pacientes com esquizofrenia mediante uso de probióticos. 2019. Disponível em: http://www.repositorio.ufc.br/handle/riufc/56269. [Acesso em: 19 mar. 2023.]
53. Nova PRSP. O papel da terapia nutricional no tratamento da esquizofrenia. 2014. Disponível em: https://repositorio.ucp.pt/handle/10400.14/24701. [Acesso em: 19 mar. 2023.]
54. Gonçalves MLS. A importância do ácido fólico e vitamina B12 na esquizofrenia. 2020. Disponível em: https://repositorio.pucgoias.edu.br/jspui/handle/123456789/2473. [Acesso em: 19 mar. 2023.
55. Henderson DC, Borba CP, Daley TB, Boxill R, Nguyen DD, Culhane MA, et al. Dietary intake profile of patients with schizophrenia. Ann Clin Psychiat. 2006;18(2):99-105.
56. Kachani AT, Cordás TA. Nutrição em psiquiatria. 2.ed. Santana de Parnaíba: Manole; 2021.
57. Padovani RM, Amaya-Farfán J, Colugnati FAB, Domene SMA. Dietary reference intakes: aplicabilidade das tabelas em estudos nutricionais. Rev Nutr. 2006;19:741-60.

18 ■ Intervenção multidisciplinar em crianças e adolesc. com esquizofrenia **509**

58. Unicamp, Nepa. Tabela de composição de alimentos – TACO. 4.ed. Campinas: Unicamp; 2011.
59. Zemdegs JCS, Pimentel GD, Priel MR. Ácidos graxos ômega 3 e tratamento da esquizofrenia. Arch Clin Psychiatr (São Paulo). 2010;37:223-7.
60. Christensen O, Christensen E. Fat consumption and schizophrenia. Acta Psychiatr Scand. 1988;78(5):587-91.
61. Costa AEM. Influência do sexo e efeito preventivo dos ácidos graxos poli-insaturados ômega-3 sobre alterações comportamentais e neuro-oxidativas em animais submetidos ao modelo de esquizofrenia por desafio imune neonatal combinado a estresse na adolescência. 2018. Disponível em: http://www.repositorio.ufc.br/handle/riufc/31429. [Acesso em: 19 mar. 2023.]
62. Martins CG. Nutrição e esquizofrenia. 2012. Disponível em: https://repositorio-aberto.up.pt/handle/10216/68801. [Acesso em: 19 mar. 2023.]
63. Severance EG, Gressitt KL, Stallings CR, Katsafanas E, Schweinfurth LA, Savage CLG, et al. Probiotic normalization of Candida albicans in schizophrenia: A randomized, placebo-controlled, longitudinal pilot study. Brain Behav Immun. 2017;62:41-5.
64. American Psychiatric Association. Diagnostic and Statistical Manual of Mental Disorders, Fifth Edition (DSM-5). Arlington: American Psychiatric Publishing; 2013.
65. Asarnow RF, Forsyth JK; Genetics of Childhood Schizophrenia; Child Adolesc Psychiatric Clin Am. 2013:22(4):675-87.
66. Associação Médica Brasileira. Projeto diretrizes; 2012. Disponível em: http://www.projetodiretrizes. org.br/novas_diretrizes.php.
67. Brown Jl, Bagley A. Psychosis in children and adolescents. Department of Psychiatry Division of Child and Adolescent Psychiatry University of Arkansas for Medical Sciences; 2014. p.1-34. Disponível em: http://psychiatry.uams.edu/files/2015/02/psychosis.pdf. [Acesso em: 19 mar. 2023].
68. Driver DI, Thomas S, Gogtay N, Rapoport JL. Childhood-onset schizophrenia and early-onset schizophrenia spectrum disorders: an update. Child Adolesc Psychiatr Clin N Am. 2020;29(1):71-90.
69. Healy C, Brannigan R, Dooley N, Coughlan H, Clarke M, Kelleher I, et al. Childhood and adolescent psychotic experiences and risk of mental disorder: a systematic review and meta-analysis. Psychol Med. 2019;49(10):1589-99.
70. Kelleher I, Connor D, Clarke MC, Devlin N, Harley M, Cannon M. Prevalence of psychotic symptoms in childhood and adolescence: a systematic review and meta-analysis of population-based studies. Psychol Med. 2012;42(9):185763.
71. Lach G, Morais LH, Costa APR, Hoeller AA. Envolvimento da flora intestinal na modulação de doenças psiquiátricas. VITTALLE. Revista de Ciências da Saúde. 2017;29(1):64-82.
72. Monte RC, Goulding SM, Compton MT. Premorbid functioning of patients with first episode nonaffective psychosis: A comparison of deterioration in academic and social performance, and clinical correlates of premorbid adjustment scalescores. Schizophr Res. 2008;104(13):206-13.
73. Rapoport J, Chavez A, Greenstein D, Addington A, Gogtay N. Austism spectrum disorders and childhood onset schizophrenia: clinical and biological contributions to a relationship revisited. J Am Acad Child Adolesc Psychiatry. 2009;48(1):108.
74. Stentebjerg Olesen M, Pagsberg AK, FinkJensenA, Correll CU, Jeppesen P. Clinical characteristics and predictors of outcome of schizophrenia-spectrum psychosis in children and adolescents: a systematic review. J Child Adolesc Psychopharmacol. 2016;26(5):41027.

19

Intervenção multidisciplinar em crianças e adolescentes com transtornos do espectro obsessivo-compulsivo

Fernando Ramos Asbahr
Allyson de Castro Eccard
Carolina Sophia Vila Zambotto
Eunice Monteiro Labbadia
Lilian Lerner Castro

▶ INTRODUÇÃO

Estimativas da prevalência da doença nos Estados Unidos ao longo da vida do transtorno obsessivo-compulsivo (TOC) em populações pediátricas e adultas variaram de 1 a 4%[1,2] e estudos sugerem que aproximadamente 50% de todos os casos têm início na infância e adolescência[3,4]. Dados internacionais calculam uma prevalência em torno de 0,5 a 3% de TOC na infância e na adolescência, com acometimento maior entre adolescentes[5]. No Brasil, um estudo estimou prevalência de 0,6% de crianças e adolescentes com TOC[6].

Obsessões são pensamentos repetitivos, estereotipados que causam ansiedade ou sofrimento. Geralmente são experimentados como intrusivos ou egodistônicos e normalmente são reconhecidos como irrealistas ou excessivos. Compulsões são ações ritualizadas que são empreendidas para reduzir a angústia, muitas vezes em resposta a obsessões.

Em 2014, o Manual Diagnóstico e Estatístico de Transtornos Mentais, o DSM-5 incluiu um capítulo sobre transtornos obsessivo-compulsivos (TOC) e transtornos relacionados ao TOC (TR-TOC) em sua nova edição. O TOC e os TR-TOC têm apresentações clínicas similares, caracterizadas por comportamentos repetitivos inapropriados e excessivos aliados à desregulação de processos inibitórios de controle. Esse novo grupo de transtornos difere das preocupações e rituais típicos das diferentes fases de desenvolvimento por serem excessivos e persistirem além dos períodos apropriados para o desenvolvimento[7,8].

19 ▪ Intervenção multidisciplinar em crianças e adolescentes com transtornos... **511**

Classificam-se entre os TR-TOC:

- Transtorno dismórfico corporal, caracterizado por preocupação excessiva com falhas ou defeitos na aparência física não observáveis ou consideradas leves por outras pessoas.
- Transtorno de acumulação (*hoarding*), caracterizado por dificuldade persistente de descartar ou se desfazer de pertences, independentemente de seu valor real.
- Tricotilomania, caracterizado pelo arrancar do próprio cabelo de forma recorrente, resultando em perda do cabelo.
- Transtorno de escoriação (*skin-picking*), caracterizado pelo beliscar da própria pele de forma recorrente, resultando em lesões cutâneas.

Os TR-TOC iniciam-se, em geral, após a puberdade[8].

O diagnóstico e a intervenção precoces são fundamentais para melhor prognóstico do TOC, uma vez que um tempo maior de duração de doença sem tratamento implica pior resposta terapêutica, principalmente a farmacológica[9,10]. Tratamentos de primeira linha para o TOC incluem a terapia cognitivo--comportamental (TCC), envolvendo a exposição e prevenção de respostas, e a farmacoterapia com os inibidores de recaptação de serotonina (IRS)[11]. Cerca de 60 a 73% dos pacientes alcançam remissão parcial ou total dos sintomas ao longo do tratamento[10,12]. Em casos de intensidade moderada a grave, a remissão completa é incomum e o tratamento em longo prazo é muitas vezes necessário.

Neste capítulo, serão abordadas, além dos tratamentos por meio da TCC e da farmacoterapia, intervenções familiares e escolares em jovens portadores de TOC.

▶ TERAPIA COGNITIVO-COMPORTAMENTAL

A terapia cognitiva foi desenvolvida por Aaron Beck no início da década de 1960. Ele atendeu pacientes com depressão, os quais chamaram sua atenção para as características negativas do pensamento depressivo. Segue o modelo segundo o qual a emoção e o comportamento são influenciados pela forma como o indivíduo interpreta os acontecimentos. O modelo cognitivo propõe que o pensamento distorcido ou disfuncional, que influencia o humor e o comportamento do paciente, seja comum a todos os distúrbios psicológicos[13].

A terapia comportamental baseia-se nas teorias e nos princípios da aprendizagem para explicar o surgimento, a manutenção e a eliminação dos sintomas. Entre esses princípios destacam-se o condicionamento clássico (Pavlov), o condicionamento operante (Skinner), a aprendizagem social (Bandura) e a habituação[14].

512 Psiquiatria da infância e adolescência: cuidado multidisciplinar

O objetivo da TCC é produzir mudanças no pensamento e nas crenças disfuncionais básicas do paciente para que ocorra mudança emocional e comportamental duradoura.

A TCC para transtornos do espectro obsessivo-compulsivo para crianças e adolescentes é composta de vários componentes e técnicas, que serão descritas e especificadas aqui, dependendo do transtorno. Um componente comum a todos eles é a psicoeducação, que visa assegurar que a criança entenda a natureza de seus sentimentos, seus pensamentos e seus sintomas. A orientação aos pais é outro componente importante, para que pais, paciente e terapeuta trabalhem em equipe, diminuindo, assim, os conflitos entre família e paciente.

Terapia cognitivo-comportamental para o transtorno obsessivo-compulsivo

Psicoeducação

Para aderir ao tratamento, é importante que o paciente aprenda:

- O que é o TOC; o que são obsessões, compulsões e evitações; a relação funcional entre obsessões e compulsões.
- Como é a TCC na prática: os exercícios de exposição e prevenção de resposta e de correção de pensamentos e crenças disfuncionais.
- Sobre o aumento da ansiedade inicial, quando pratica a exposição e a prevenção de resposta e depois o desaparecimento da necessidade de executar rituais, das obsessões e dos medos, quando ocorre a habituação.
- Exercícios de casa: dos mais fáceis aos mais difíceis, somente aqueles exercícios que o paciente sentir-se capaz de realizar[15].

Envolvimento da família

É muito importante que a família também participe da psicoeducação, particularmente quando se trata de criança ou de adolescente, para que compreendam o transtorno e sejam orientados a não reforçar os rituais.

Externalização

A família é orientada a separar o TOC do paciente.

Família, terapeuta, médico e paciente formarão uma equipe para lutar contra os sintomas do TOC, diminuindo, assim, os conflitos entre família e paciente.

Com o paciente

A primeira tarefa que será solicitada ao paciente é a elaboração de uma lista pessoal dos sintomas (obsessões, compulsões e evitações) e o grau de ansiedade que provocam, solicitando ao paciente que classifique os sintomas pelo grau de dificuldade que sente ao se expor a objetos evitados ou ao se abster de executar um ritual específico. Para isso, pode ser utilizada, por exemplo, a lista de sintomas do instrumento Y-BOCS (*Yale-Brown Obsessive-Compulsive Scale*)[16].

Técnicas comportamentais de exposição e prevenção de resposta

A lista de sintomas é útil para definir os primeiros exercícios de exposição e prevenção de resposta (EPR).

É importante começar pelas compulsões ou pelas evitações, porque respondem melhor à EPR, escolhendo aqueles que provocam menor ansiedade.

Deve-se escolher entre 3 e 4 tarefas por semana.

Exposição

Orienta-se o contato direto ou a imaginação com objetos, lugares ou situações que, na realidade, não são perigosos, mas que a pessoa tem medo ou evita por causa de algum desconforto ou nojo.

O efeito principal da exposição é o aumento instantâneo da ansiedade, que pode chegar a níveis muitos altos nas primeiras vezes. No entanto, a cada exercício, os níveis serão menores e a necessidade de fazer os rituais também diminuirá e, com a repetição, poderão desaparecer por completo.

Prevenção de resposta

A prevenção deve ser feita por meio de abstenção dos rituais, das compulsões mentais e dos comportamentos de evitação.

Por exemplo, o paciente não deve verificar algo a todo momento, lavar excessivamente as mãos, alinhar objetos, fazer contagens, repetir perguntas, fazer coisas em determinada ordem, afastar "pensamentos ruins".

Habituação

A cada repetição dos exercícios, a intensidade da ansiedade e do impulso para realizar os rituais será menor.

Se repetir o exercício um número suficiente de vezes, tanto a aflição como a necessidade de executar os rituais desaparecerão totalmente.

Modelação

A simples observação de outras pessoas executando tarefas consideradas de risco é uma forma de reduzir ou esquecer os medos.

Por exemplo, o terapeuta pode tocar na sola dos sapatos e "espalhar" a contaminação, dispersando os germes pelas roupas e pelo corpo.

Cognições: crenças disfuncionais do transtorno obsessivo-compulsivo

As crenças disfuncionais podem contribuir para o agravamento e a manutenção dos sintomas do TOC. Essas crenças implicam:

- Tendência a superestimar o risco.
- Responsabilidade excessiva.
- Poder dos pensamentos, a necessidade de controlá-los.
- Necessidade de ter certeza.
- Perfeccionismo.

Teoria cognitiva sobre a origem das obsessões

Aproximadamente 90% das pessoas têm, em algum momento, pensamentos impróprios de caráter agressivo, obsceno ou sexual semelhantes aos dos portadores de TOC. No entanto, esses pensamentos não se transformam em obsessões, talvez pela simples razão de que essas pessoas não lhes dão importância, não sentem ansiedade e não realizam rituais, fazendo os pensamentos desaparecem.

Pensamentos invasivos de conteúdo impróprio transformam-se em obsessões em consequência das interpretações catastróficas ou do significado negativo atribuído à sua presença na mente pelo portador de TOC[14].

Como lidar e vencer os "maus pensamentos"

- Compreender que os maus pensamentos são apenas sintomas do TOC e não são indicativos de nenhum possível desvio de conduta ou perversão moral, assim como não há risco de praticá-los.
- Preocupar-se em vigiá-los e tentar afastá-los só aumenta sua intensidade e sua frequência.
- Não devem afastar os "maus pensamentos" da mente.
- Abster-se de tentar neutralizá-los com rituais mentais, como repetição de frases ou palavras, rezas, contagens e evitações.
- Evocá-los intencionalmente e esperar a ansiedade desaparecer.
- Reduzir a hipervigilância, não dando importância aos "maus pensamentos".

19 ■ Intervenção multidisciplinar em crianças e adolescentes com transtornos... 515

■ Ter em mente que é apenas um pensamento, não tem nada a ver com uma ação.

Técnicas cognitivas
■ Identificar e registrar pensamentos automáticos (PA) catastróficos ou negativos que acompanham as obsessões, bem como as crenças subjacentes aos sintomas, para posteriormente poder corrigi-los.
■ Identificar a situação ativadora, os PA, os sentimentos e os comportamentos.por exemplo, na hora do jantar, pensamentos de que será contaminado pelos germes da burrice do irmão ou ansiedade demonstrada pelo sacudir dos talheres para soltar os germes..

Questionamento socrático
É a técnica mais efetiva para modificar os PA e as crenças distorcidas por meio de seu questionamento.
Perguntas do questionamento socrático:

■ Que evidência eu tenho de que o que se passa pela minha cabeça, ou os meus medos que sinto, têm algum fundamento? E que evidências são contrárias? Existe uma explicação alternativa para isso?

O TOC, por exemplo:

■ Quais os dados de realidade eu tenho para acreditar em meus medos?
■ Como a maioria das pessoas se comportaria nessa situação?

Técnica das duas teorias
Exemplo – qual das duas alternativas é a mais provável?

a. Seu irmão está mesmo contaminado com germes da burrice, e se você se alimentar perto dele, sem sacudir os talheres, vai se contaminar e ficar burro?
b. Você é uma pessoa que se cobra muito, tem preocupações exageradas com seus resultados na escola e reage a isso de forma que compromete sua vida.

Estratégias para prevenção de recaída
■ Identificar situações internas e externas para ocorrência de obsessões, rituais e evitações.
■ Preparar com antecedência estratégias de enfrentamento.

- Estar atento para o autocontrole e não executar os rituais de forma automática.
- Procurar se distrair durante situações de risco.
- Diálogo interno, como "não vá verificar as portas mais de uma vez".
- Lembretes, como "a ansiedade é limitada" e "isso é TOC".

Terapia cognitivo-comportamental para transtorno de acumulação

Qual é a diferença entre a acumulação e o colecionismo?

Muitas pessoas colecionam itens, como livros ou selos, e isso não é considerado um problema. A diferença entre acumulação e colecionismo é a forma como esses itens são organizados.

O colecionismo é geralmente bem ordenado e os itens são facilmente acessíveis. A acumulação é geralmente muito desorganizada e ocupa muito espaço, e os itens são, em grande parte, inacessíveis.

Por exemplo, alguém que recolhe jornais pode cortar os comentários que ele considerar interessante e organizá-los em um catálogo ou em uma página de recados. Alguém que acumula pode manter grandes pilhas de jornais que atravancam toda a sua casa e dizer que não é realmente possível ler qualquer um dos comentários que eles queriam manter.

A compulsão por acumulação é definida como a aquisição e a dificuldade em descartar objetos que não têm utilidade ou valor. Os armazenadores têm muita dificuldade em separar os objetos: os que devem ir ao lixo dos que devem ser guardados.

A baixa resposta à terapia se deve à ausência de motivação por parte do paciente em buscar tratamento, pois ele se sente confortável e seguro e tem prazer de ficar ao lado dos montes de objetos.

Crenças disfuncionais do acumulador

- Perfeccionismo.
- Excesso de responsabilidade.
- Dúvidas sobre a memória.
- Apego excessivo aos objetos.

Questionamento socrático

Quando o paciente sofrer com dúvida se está ou não errado ao descartar determinado objeto, o paciente deve se perguntar:

- O que de pior pode acontecer se eu descartar esse objeto e precisar dele no futuro? Ou se nunca mais eu vir esse objeto?
- Eu morrerei?
- Acontecerá alguma tragédia?

Técnicas de exposição e prevenção de respostas

- Estabelecer meta realista que de fato possa ser atingido com vontade própria.
- Ser menos indeciso, viver em ambiente mais organizado e menos obstruído.
- Fazer avaliação de seu problema de armazenagem.
- Não verificar se os objetos estão no lugar, não fazer contagens ou listas para certificar-se de que nada foi perdido.
- Não adquirir novos itens enquanto não atingir seus objetivos.
- Não comprar algo só porque poderá necessitar no futuro.
- O paciente deve revisar tudo o que tem para verificar o quanto está usando.
- Deve identificar objetos e papéis inúteis, sem qualquer possibilidade de uso, assim como coisas que guarda muitos anos e nunca utiliza.
- Estabelecer hierarquia entre os objetos, relacionando a aflição que poderão provocar ao serem descartados dos que, provavelmente, têm menos chance de ser necessário no futuro.

O objetivo é melhorar a tomada de decisão e habilidades organizacionais, ajudá-los a superar os impulsos para acumular e, finalmente, limpar a desordem, cômodo por cômodo.

O terapeuta não vai jogar nada fora, mas vai ajudar com orientação e incentivo o paciente a fazê-lo.

O terapeuta também pode ajudar a pessoa a desenvolver estratégias de tomada de decisão, enquanto identifica crenças subjacentes desafiadoras que contribuem para a necessidade de acumulação.

A pessoa torna-se gradualmente melhor em jogar coisas fora, aprendendo que nada terrível acontece quando eles fazem isso, e torna-se melhor em organizar itens que ela insiste em manter.

518   Psiquiatria da infância e adolescência: cuidado multidisciplinar

No final do tratamento, a pessoa pode não remover todo o seu lixo, mas ela terá obtido melhor compreensão de seu problema. Haverá um plano para ajudá-la a continuar a obter seus sucessos e evitar recaídas.

Terapia cognitivo-comportamental para a tricotilomania

A terapia cognitivo-comportamental tem sido amplamente utilizada no tratamento da tricotilomania. As técnicas mais utilizadas são:

- Reversão de hábito: essa técnica, composta de vários elementos, foi desenvolvida em 1973 por Azrin e Nunn e é considerada aquela com melhor resposta terapêutica. A reversão de hábito consiste na identificação das situações críticas ou de estresse, horários e locais em que o paciente tem o impulso de arrancar os cabelos. O comportamento normalmente ocorre ao assistir à TV, ao usar o computador ou o celular, ao falar ao telefone etc., e o terapeuta pede ao paciente para fazer uma lista dessas situações para que possa identificar e ficar alerta aos momentos de risco. Esta lista será utilizada como guia do tratamento.

  Há também o treino da resposta incompatível, em que o paciente desenvolve uma atividade que utiliza as duas mãos e é fisicamente incompatível ou competitiva com o comportamento de arrancar os cabelos. Por exemplo, manusear bolas ou argila, fechar e apertar as mãos ou segurar os pulsos por alguns minutos[17], sentar-se sobre as mãos e dobrar os braços, ficar de pé, fazer exercícios, alongar-se e caminhar, entre outras.

- Treino de exposição e prevenção do impulso: uma vez que o paciente tenha identificado os momentos que antecedem o impulso de arrancar os cabelos, em um horário em que isso normalmente aconteça, ele deve realizar o exercício de estender e suspender os braços no ar por 10 segundos, contraindo e soltando os punhos. Em seguida dobrar o cotovelo, levando as mãos em direção à cabeça. Quando as mãos se aproximarem dos cabelos, o trajeto deve ser interrompido por três vezes, sem que o paciente os toque. O exercício é repetido várias vezes, até que o impulso desapareça.

- Treino de relaxamento: o paciente aprende várias técnicas, principalmente o relaxamento muscular profundo, enfatizando os músculos que são utilizados na posição e no movimento de arrancar. É utilizado, pois se associa o arrancar dos cabelos ao estresse. O relaxamento promove bem-estar e leva a pessoa a desviar sua atenção do comportamento problema e focar em outras partes do corpo.

- Controle de estímulos: consiste na utilização de recursos que impeçam que o comportamento ocorra. Por exemplo, uso de luvas ou ataduras nas situações de risco, bandana na cabeça ou na testa cobrindo a sobrancelha.
- Planejamento de atividades de lazer e suporte social nos momentos críticos: o paciente faz uma lista de atividades que o mantenham distraído e ocupado nos momentos em que tem a tendência a arrancar os cabelos e deve se envolver nessas atividades. Por exemplo, conversar com alguém ao telefone, usar o computador ou o celular, assistir à TV, cozinhar etc.
- Reestruturação cognitiva: consiste em identificar o pensamento por trás da emoção negativa, procurar evidências para o pensamento, avaliar o pensamento e examinar as consequências para o evento temido. Em síntese, o paciente é orientado a registrar diariamente os pensamentos automáticos negativos, as situações nas quais eles ocorrem, as emoções resultantes e encontrar uma resposta alternativa ao pensamento disfuncional. Dessa forma, ele aprende a se comportar de modo mais adequado, diante da urgência para arrancar os cabelos.
- Treino em motivação: o terapeuta procura motivar o paciente, mostrando a ele como o hábito é inconveniente ou constrangedor e enfatiza os motivos e as consequências para arrancar ou não. O paciente faz uma lista de motivos pelos quais vale a pena interromper o comportamento e afixa nos locais em que haja risco de o comportamento ocorrer.
- Economia de fichas: essa técnica é útil no tratamento com crianças e facilita a obtenção de diversos reforçadores (prêmios) que podem ser trocados por uma série de fichas. Essas são conquistadas pelo paciente quando ele se engaja em comportamentos apropriados e são retiradas quando ele se engaja no comportamento indesejável. Combina-se com o paciente que ele poderá ganhar determinado número de fichas se não estiver com as mãos no cabelo, quando observado. Se, por sua vez, ele estiver com as mãos em áreas de risco, ele terá de devolver determinado número de fichas. É importante que o valor recebido pelo comportamento adequado seja maior que a consequência por levar as mãos à cabeça. Desde o início, o paciente deverá estar ciente de quais prêmios estarão disponíveis como reforçadores e quais a quantidade de fichas necessária para o recebimento de cada um deles.
- Evidências de eficácia: a técnica de reversão de hábito, inicialmente descrita por Azrin e Nunn, teve sua efetividade comprovada[18]. Em revisão da literatura, Lerner et al.[17] apontaram que utilizando essa técnica, houve 99% de redução dos episódios de arrancar os cabelos e manutenção de 87% dos ganhos, após 22 meses de tratamento.

Terapia cognitivo-comportamental para o transtorno dismórfico corporal

Em razão de muitas semelhanças, as mesmas técnicas de terapia que são eficazes no tratamento de TOC também são empregadas no tratamento do transtorno dismórfico corporal (TDC). Em quatro estudos recentes, foram percebidas reduções significativas nos sintomas utilizando terapia cognitivo-comportamental para o tratamento do TDC. A técnica principal utilizada tanto no tratamento do TOC como no TDC é a técnica de "exposição e prevenção de resposta" (EPR)[14].

Outra técnica bastante usada é a "reestruturação cognitiva", em que os pacientes aprendem a desafiar a validade de seus pensamentos relacionados ao corpo, que estão distorcidos. A princípio, os pacientes são levados a preencher um questionário das diferentes partes de seu corpo, dizendo quais os defeitos apresentados nelas, como eles gostariam que fossem e o grau de insatisfação sentido. Após essa etapa, o terapeuta pergunta ao paciente qual é o significado e a consequência que esse defeito causará em sua vida. Por exemplo, uma paciente acreditava que o defeito que apresentava em seu nariz significava que ela não seria amada por ninguém e acabaria sozinha para sempre.

Além disso, há uma variante da EPR que tem sido aplicada com resultados eficazes para o tratamento do TDC. Esse método, chamado de "exposição na imaginação", envolve o uso de histórias baseadas nas obsessões do paciente. Essas histórias são gravadas e em seguida utilizadas como ferramentas de EPR, permitindo que o paciente se exponha a situações temidas que não poderiam ser experimentadas pela EPR tradicional. Por exemplo, histórias sobre uma grande cicatriz e sobre a calvície.

Quando combinadas com as técnicas usuais de exposição e prevenção de resposta e com outras técnicas de TCC, como a reestruturação cognitiva, esse tipo de exposição imaginária pode reduzir significativamente a frequência e a magnitude das obsessões intrusivas, bem como a sensibilidade do indivíduo para os pensamentos e para as imagens mentais experimentadas no TDC.

Uma das mais eficazes técnicas de TCC para o tratamento do TDC tem sido a terapia cognitivo-comportamental baseada em *mindfulness*. O principal objetivo dela é aprender a aceitar sem julgamentos experiências psicológicas desconfortáveis. Para um indivíduo com TDC, o objetivo final do *mindfulness* é desenvolver a capacidade de experimentar seus pensamentos, seus sentimentos e suas sensações desconfortáveis, sem responder com compulsões, comportamentos de esquiva e/ou rituais mentais.

Terapia cognitivo-comportamental para o transtorno de escoriação

São utilizadas várias técnicas para o transtorno de escoriação. Talvez a mais importante delas seja a chamada reversão de hábito, ou TRH, que é baseada no princípio de que a escoriação é uma resposta condicionada a situações e eventos específicos, e que o indivíduo desconhece os gatilhos. A TRH consiste em um processo em que, em primeiro lugar, o indivíduo aprende a se tornar mais consciente de situações e eventos que desencadeiam os episódios. A seguir, aprende a utilizar comportamentos alternativos em resposta a essas situações e eventos.

Outras técnicas de TCC podem ser usadas como coadjuvantes para o tratamento do transtorno de escoriação. Entre elas estão as técnicas de controle de estímulo e a reestruturação cognitiva. As técnicas de controle de estímulo envolvem a utilização de itens físicos específicos como "bloqueadores", a fim de restringir a capacidade de cutucar a pele, enquanto a reestruturação cognitiva ajuda o indivíduo a aprender a responder de forma diferente a pensamentos sobre sua pele e a resistir à vontade de cutucá-la.

Assim como no tratamento para o transtorno dismórfico corporal, a terapia baseada em *mindfulness* também tem sido utilizada para o tratamento de pacientes com transtorno de escoriação. Nesse caso, o objetivo final do *mindfulness* é desenvolver a capacidade do paciente de experimentar seus pensamentos, seus sentimentos e suas sensações desconfortáveis sem machucar a pele.

Evidências de eficácia

Há relatos de casos e dois estudos que mostram a efetividade da terapia de reversão de hábitos. Um dos trabalhos relata o tratamento de dois irmãos, em que ambos reduziram o hábito de manipular a pele após o término do tratamento, embora permanecessem com sintomas residuais[19].

Em outro estudo, dezenove sujeitos foram randomizados para terapia de reversão de hábitos ou lista de espera. Os que realizaram tratamento apresentaram redução significativa dos sintomas e, embora tenham permanecido com sintomas residuais, os benefícios foram mantidos três meses após o tratamento.

▶ PSICOFARMACOLOGIA: TRANSTORNO OBSESSIVO-COMPULSIVO E TRANSTORNOS RELACIONADOS AO TOC

Embora a TCC seja a primeira linha de tratamento em casos de jovens com TOC de leve a moderada intensidade, sintomas mais graves indicam o uso de

522 Psiquiatria da infância e adolescência: cuidado multidisciplinar

medicamentos, especialmente os inibidores seletivos de receptação de serotonina (ISRS), de preferência associados à TCC[20]. No entanto, evidências recentes têm demonstrado que o uso combinado de TCC e ISRS apresenta intensidade de efeito semelhante quando comparado à TCC isoladamente[21,22]. Na indisponibilidade de aplicação bem-sucedida da TCC, deve-se considerar o uso precoce da farmacoterapia[33].

Transtorno obsessivo-compulsivo: evidências de tratamento medicamentoso

Tanto no TOC em adultos como na população pediátrica, um composto inibidor da recaptação da serotonina (IRS), a clomipramina, foi a primeira droga a ser reconhecida como um tratamento sintomático eficaz. Sua eficácia foi subsequentemente demonstrada estar relacionada à sua capacidade para inibir a reabsorção da serotonina nos terminais nervosos[23,24]. Em um estudo cruzado, Leonard et al.[25] mostraram que a clomipramina atuava especificamente nos sintomas do TOC e não somente com efeito antidepressivo geral.

Os ensaios clínicos randomizados subsequentes demonstraram eficácia significativa dos ISRS comparados a placebo, incluindo sertralina[26,27], fluvoxamina[28], fluoxetina[29] e paroxetina[30]. Os ISRS estão associados a uma redução de 20 a 44% nos sintomas e parecem ser bem tolerados e seguros. Entre os diferentes ISRS, todos demonstraram eficácia terapêutica semelhante[5,11].

No entanto, a resposta a IRS (seletivos – ISRS – ou não seletivos) no TOC pediátrico é moderada e, muitas vezes, parcial. A despeito de uma proporção significativa de casos refratários ao tratamento farmacológico, esses ainda são os principais tratamentos psicofarmacológicos disponíveis para o TOC, particularmente os ISRS[31].

Segurança e tolerabilidade

Em geral, os ISRS são medicamentos bem tolerados, possuem perfis de efeito colateral semelhantes e são mais seguros que os antidepressivos tricíclicos, em particular a clomipramina[5]. Os efeitos colaterais específicos associados aos ISRS que requerem atenção na infância e na adolescência **são** ativação comportamental, alterações no sono, distúrbios gastrointestinais e ideação suicida[32].

As diretrizes atuais de tratamento recomendam a continuação dos ISRS por, pelo menos, um ano após o tratamento bem-sucedido em indivíduos responsivos e, em seguida, a redu**ção** lenta da dosagem ao longo de vários meses. Sessões de reforço de TCC podem ser úteis para reduzir recorrências de sintomas durante ou após a suspensão da medicação e para prolongar a remissão. Na presença de 2 ou 3 recaídas de gravidade, no mínimo, moderada, deve-se considerar tratamento em longo prazo (por anos)[33].

Transtornos relacionados ao transtorno obsessivo-compulsivo

A evidência de tratamentos medicamentosos para os transtornos relacionados ao transtorno obsessivo-compulsivo (TR-TOC) ainda é escassa na literatura médica, com poucas metanálises ou revisões sistemáticas. A maioria dos estudos foi realizada em população adulta, existindo poucas publicações analisando a população pediátrica.

Além do uso de IRS, eficazes para o TOC e muitas vezes usados para TR-TOC, outras classes de medicamentos vêm sendo sugeridas. Grados et al.[34] fizeram uma revisão sobre o uso de moduladores da transmissão glutamatérgica em TOC e em TR-TOC (amantadina, D-cicloserina, glicina, cetamina, lamotrigina, n-acetilcisteína, memantina, topiramato, pregabalina). Sugeriram que esses compostos vêm sendo apontados como alternativa potencial quando comparados a medicamentos que modulam a transmissão de ácido gama-aminobutírico (GABA), dopamina e serotonina para diversas patologias neuropsiquiátricas. Entretanto, os ensaios clínicos controlados disponíveis ainda são escassos demais para se estabelecer sua eficácia[34].

Em uma revisão sistemática sobre o uso de n-acetilcisteína em TOC e TR-TOC, Oliver et al. (2015) sugerem vantagens desse medicamento em relação aos outros moduladores glutamatérgicos: mais barato, mais acessível e com maior tolerabilidade. Doses de 2.400 a 3.000 mg/dia foram estudadas para casos moderados de TR-TOC, mas, embora sua eficácia seja sugerida, os dados são inconclusivos e precisam ser mais rigorosamente estudados[7].

Abordando de forma mais específica o tratamento farmacológico dos TR-TOC, tem-se que:

- Transtorno dismórfico corporal: em revisão sistemática, Phillipou et al. sugeriram o potencial benefício do uso de IRS, apesar do pequeno número de ensaios clínicos realizados[35]. Castle et al.[36] reforçaram o uso de ISRS e da clomipramina como primeira escolha, sugerindo o uso em doses elevadas e por tempo prolongado para melhor resposta e, como segunda linha, os inibidores da recaptação da serotonina e noradrenalina (IRSN). Consideram ainda, na falta de resposta dos IRS (ISRS e clomipramina) e dos IRSN, a possibilidade do uso fármacos potencializadores, como antipsicóticos atípicos (p.ex., risperidona), ansiolíticos (pregabalina, buspirona e clonazepam) e levetiracetam. No entanto, essas estratégias potencializadoras carecem de evidências robustas para a consolidação do uso.

- Transtorno de acumulação: Brakoulias et al.[37] identificaram 7 estudos, nos quais a maioria dos participantes também tinha TOC, avaliando a resposta a IRS, venlafaxina, metilfenidato e a potencialização com quetiapina, minociclina e naltrexona. Nesse caso, também foi encorajado o uso de IRS, embora também sejam necessários mais estudos com metodologia mais específica para transtorno de acumulação[37].
- Tricotilomania: os estudos que abordam a terapia farmacológica em crianças e adolescentes são escassos. Uma revisão sistemática Cochrane de 2021 não encontrou respaldo na literatura que confirme ou refute os benefícios de tratamentos farmacológicos na infância e na adolescência[38]. Assim, para esta modalidade de TR-TOC, a combinação de um IRS com terapia cognitivo-comportamental traz até agora melhores respostas[4].
- Transtorno de escoriação: uma revisão sistemática de 2017 demonstrou que os ISRS continuam como a principal escolha para esse tipo de transtorno e considera o potencial benefício da acetilcisteína. No entanto, a necessidade de maiores estudos foi reforçada pelos autores[39].

Cabe ressaltar que os TR-TOC, em geral, vêm acompanhados de comorbidades psiquiátricas. Isso ocorre principalmente com a tricotilomania e o transtorno de escoriação, anteriormente considerados transtornos do controle de impulsos. As principais comorbidades são, além do TOC, transtornos de humor e transtornos aditivos ou dependência química, que são algumas vezes mais graves e devem ser priorizados na sequência de tratamento[4].

▶ TERAPIA FAMILIAR

Famílias com crianças ou adolescentes com TOC possuem alto nível de sofrimento, disfuncionalidade e acomodação familiar.

A dinâmica familiar disfuncional gera um problema para o tratamento, pois pode criar um ambiente emocionalmente aversivo que, muitas vezes, impede a criança ou o adolescente de trabalhar nos exercícios de exposição e diminui a capacidade dos pais de oferecer suporte e assistência[40].

A acomodação familiar consiste em modificações na rotina da família, que acaba por se adaptar aos sintomas e às exigências do paciente como tentativa de reduzir a angústia gerada pelo TOC naqueles que são afetados pelo transtorno, contribuindo para o desencadeamento e a manutenção dos sintomas e reforçando os comportamentos de evitação[41].

Diversos estudos transversais têm associado a acomodação familiar com a gravidade dos sintomas, isto é, quanto maior o nível de acomodação familiar, piores são os sintomas apresentados pelo paciente.

Desenvolvimento emocional

A infância e a adolescência são períodos específicos do desenvolvimento humano e, portanto, diferentes respostas parentais são necessárias para dar suporte ao desenvolvimento emocional durante esses períodos.

O controle parental excessivo limita a capacidade da criança de manipular ou se envolver com o ambiente de forma independente. Em contrapartida, quando a autonomia é garantida pelos pais, a criança é encorajada a ser independente, desenvolver a opinião própria e tomar decisões por si mesma, promovendo aumento do controle do ambiente por parte da criança e reduzindo, assim, a ansiedade[42].

O período da adolescência, por sua vez, tem a separação e a emancipação do adolescente em relação aos pais como uma das principais tarefas a serem conquistadas para que possa se tornar independente na vida adulta. Esse é um período de renegociação da relação com os pais com o intuito de encontrar um equilíbrio entre a autonomia e o controle.

Pais de crianças e adolescentes com TOC tendem a possuir comportamento crítico, invasivo e de pouco acolhimento nas relações familiares, reforçando a manutenção dos sintomas[42].

O processo de terapia familiar

A terapia familiar concentra-se na influência das interações familiares que possam perpetuar – ou gerar – problemas e em seu potencial para ajudar a resolvê-los[43].

Durante o tratamento, o terapeuta fortalece os membros da família para que possam se tornar agentes de mudança ao mostrar como suas atitudes podem estar contribuindo para a perpetuação do problema.

Nesse contexto, o pensamento é circular, em que os problemas familiares são sustentados por uma série de ações e reações, não importando quem os tenha começado, e a proposta é indagar-se mutuamente sobre como será possível resolvê-los.

Há, portanto, uma mudança no padrão relacional em que cada membro da família é convidado a ressignificar seu papel dentro da dinâmica familiar.

526 Psiquiatria da infância e adolescência: cuidado multidisciplinar

Ao promover essa ressignificação, a terapia familiar diminui o nível de acomodação familiar e, consequentemente, promove a melhora dos sintomas do paciente (*vide* capítulo "Abordagens familiares: terapia familiar e terapia vincular").

▶ INTERVENÇÕES ESCOLARES

Crianças e adolescentes passam a maior parte do tempo no ambiente familiar e escolar. Na escola, estabelecem relacionamentos sociais, aprendem novos conteúdos e praticam sua independência e autonomia.

Jovens com transtorno obsessivo-compulsivo (TOC) estão frequentemente debilitados pela intrusão de pensamentos invasivos e obrigação em cumprir rituais. Como já descrito, uma maneira eficaz de vencer obsessões e compulsões é a técnica de exposição e prevenção de resposta. A escola, por ser um ambiente dinâmico com normas e atividades diversificadas, torna-se um ambiente natural de exposição e prevenção de resposta. Na escola, há regras e uma rotina a ser seguida por um grupo e dificilmente é modificada em detrimento da necessidade de um único aluno. Isso é bem diferente do ambiente familiar, em que a facilidade de acomodação ao TOC é maior. Nesse sentido, a escola passa a ser um ótimo ambiente para a exploração dessa técnica e, muitas vezes, com o incentivo do professor, de um amigo ou mesmo pela observação da própria criança. Nesse ambiente, a exposição pode ocorrer naturalmente. Outro ponto favorável ao ambiente escolar é não ser um ambiente em que a criança com TOC possa controlar, ou seja, o imprevisto é comum.

A seguir, exemplos de situações escolares comuns e de possíveis atuações da escola em relação a comportamentos de alunos com TOC.

Situações

- Na aula de artes, a criança se nega a usar tinta e não usa para não ter de lavar as mãos.
- No momento de formar uma fila, fica mais agressiva em detrimento de não conseguir ocupar a mesma posição.
- Para realizar tarefas, demora muito mais tempo que os colegas, pois quer fazê-la detalhadamente (perfeccionismo).
- A criança constantemente pede para sair da sala e vai lavar as mãos.

Anotações por parte da escola dessas situações e dos comportamentos da criança são importantes e podem auxiliar muito no tratamento. Frente a essas anotações, o professor deve antecipar estratégias, observar o comportamento da criança e ajudá-la a realizar a ação. Deve-se considerar a ansiedade da criança quando ela está tendo comportamentos de enfrentamento, uma vez que o efeito principal da exposição é o aumento da ansiedade e pode chegar a níveis muito altos com choro, agressividade e pânico.

Exemplos de atuações da escola:

- No momento da pintura com as mãos, o professor pode molhar os dedos de cada criança ou mesmo pedir a um amigo que molhe os dedos do outro amigo e, por fim, fazerem uma pintura coletiva para o mural da escola.
- Posicionar um amigo de forte vínculo emocional no lugar da fila em que a criança costuma ocupar e posicionar a criança atrás ou na frente desse amigo. Ou sortear a localização dos alunos por meio de fichas numeradas.
- Usar de recompensa positiva para os alunos que terminarem a tarefa corretamente, mas em tempo determinado. Exemplos de recompensas positivas: fazer elogio, ser o ajudante do dia, escolher a próxima atividade ou ter mais tempo de parque, se todos terminarem a tempo a tarefa.
- Para ajudar a criança que sai da sala para lavar as mãos, o professor deve negar a solicitação. É possível antecipar-se ao pedido dela, dizendo ao grupo que está feliz por todos estarem dentro da classe, participando e prestando atenção na aula ou mesmo dizer que em breve sairão para o intervalo.

Dificuldades de aprendizagem

Funções executivas, memória e atenção têm sido objetos de estudo em sujeitos com TOC. Em estudo de 2014, Vanbdorg et al.[44] avaliaram memória e funções executivas de 42 pacientes com TOC. Observaram prejuízo na memória viso-espacial e habilidades organizacionais. Em estudo anterior, Ornstein et al.[45] compararam avaliações neuropsicológicas de 14 crianças com TOC com as de 24 crianças saudáveis. Relataram maiores déficits cognitivos para flexibilidade e capacidade de planejamento, alterações na velocidade psicomotora e atenção, na fluência e na memória verbais entre os sujeitos com TOC. Sendo assim, a escola deve considerar que dificuldades na aprendizagem e declínio no desempenho acadêmico podem estar presentes em indivíduos com TOC.

Finalmente, em quadros clínicos relacionados ao espectro obsessivo-compulsivo, como tricotilomania, as intervenções escolares são limitadas.

Caso clínico

João, 13 anos, mora com os pais e não tem irmãos. Foi diagnosticado com transtorno obsessivo-compulsivo aos 11 anos, começando tratamento imediatamente. Apresentava, inicialmente, banhos ritualizados prolongados, pensamentos obsessivos relacionados à contaminação e intensa preocupação com simetria, bem como repetia demasiadamente as mesmas frases. Foi medicado, à época, com fluoxetina até a dose de 40 mg/dia.

Tal dose, entretanto, além de produzir efeitos colaterais, como enurese noturna, não garantiu melhora significativa do quadro (quantificada pelo menino e pela família em 40%). Apresentava, ainda, sintomas comórbidos de tricotilomania e dermatotilexomania.

Após 5 meses de uso de fluoxetina, João passa a ser medicado, então, com sertralina. Ele evolui sem melhora substancial dos sintomas obsessivo-compulsivos (SOC), com piora da dermatotilexomania e, ainda, surgimento de sintomas depressivos. Não havia apresentado também boa tolerância à medicação: usando 150 mg/dia tinha diarreia diariamente.

Três meses após a introdução de sertralina, a equipe médica opta por trocá-la por venlafaxina, titulada até a dose de 187,5 mg/dia. João, já com 12 anos, apresenta melhora dos sintomas depressivos, da dermatotilexomania e da tricotilomania. Mantinha, entretanto, inúmeros SOC, que lhe causavam prejuízo funcional significativo: havia abandonado a escola há alguns meses, pouco saía de casa, praticamente não tinha amigos. A mãe de João, Rita, também é portadora de TOC; a equipe do ambulatório de transtornos de ansiedade na infância e na adolescência decide, então, encaminhar João e sua família à terapia de família, observando que muitos dos rituais mantidos pelo menino eram diretamente influenciados pelos sintomas de sua mãe.

Na primeira sessão de terapia de família, Rita tinha 35 anos. Ela concluiu o ensino médio, mas não trabalha desde seu casamento com Pedro, pai de João. Sofreu abuso físico e emocional quando criança e adolescente, sobretudo por parte da própria mãe. Seu pai era uma figura fraca dentro de casa e não entrava em defesa de Rita. Vivenciou, ainda, episódios graves e repetidos de *bullying* quando ainda estudava. Apresenta sintomas de TOC desde os 13 anos de idade, mas só iniciou tratamento 20 anos depois.

O pai, Pedro, tem 40 anos, fez ensino médio técnico e trabalha no serviço de atendimento ao consumidor de uma companhia aérea. Sua mãe é falecida; quando viva, mostrava-se sempre muito preocupada com o filho, com a justificativa de protegê-lo. Pedro nunca teve contato próximo com seu pai; quem intermediava a relação entre eles era sua mãe.

Para Rita, João apresenta sintomas de TOC desde quando era bebê, pois parecia querer ordenar tudo tanto em casa como nos lugares em que a família frequentava. Enquanto as obsessões do menino referem-se, atualmente, sobretudo a contaminação, as de Rita giram em torno de mau agouro: suspeita que determinados objetos tragam consigo uma espécie de energia ruim e não consegue, sequer, tocá-los. Para Pedro, a convivência há tanto tempo com o TOC tornou a doença parte da família e fez ele ter hábitos repetitivos semelhantes aos da esposa e do filho.

João esclarece que não tem muitos amigos no condomínio onde mora porque sua mãe não o deixava descer para brincar, com medo de que algo de ruim pudesse acontecer; além disso, como sente que precisa tomar banho sempre que volta para casa, fica com preguiça e prefere não sair (diverte-se sozinho com jogos de computador). No ambiente escolar, entretanto, sua dificuldade para fazer amigos vem de sua timidez, não do TOC, já que ali os rituais não aparecem.

Ao longo das sessões de terapia de família fica muito evidente o quanto essa é uma família "grudada": nenhum dos membros tem amigos e os pais não têm sequer ligação com suas famílias de origem. De início, nenhum deles vê problemas com uma relação tão emaranhada.

A relação entre João e Rita é ainda mais "grudadinha": João sempre olha para a mãe antes de responder a qualquer questionamento; eles vêm para as sessões usando roupas parecidas; Rita não consegue impor limites a João e acha que ele ainda é muito novo para ir à escola sozinho, por exemplo. Eles dormem na mesma cama desde que João é um bebê, o que Rita justifica com a necessidade de proteger o filho.

A relação entre João e Pedro, em contrapartida, sempre foi de competição: João não acata os limites impostos pelo pai, que, por sua vez, não sabe como fazê-lo (é repetitivo e estourado). No decorrer das sessões de terapia de família, o pai manifestou o desejo não só de dialogar melhor com o filho, como também de encontrar interesses em comum com ele, embora achasse isso uma tarefa difícil; percebeu a necessidade de se aproximar de João para não repetir a relação que tinha com o próprio pai.

Aos poucos, a família foi percebendo a necessidade de individuação de cada um de seus membros e passaram, devagar, a adotar estratégias para isso: Rita vai começar um curso de teatro, atividade pela qual se interessa muito, e psicoterapia individual. João já começou a psicoterapia individual e está procurando atividades em grupo para se matricular. Pedro tem se inteirado dos interesses do filho. O casal está tendo momentos de cumplicidades sem a participação do adolescente; estão também reorganizando um dos quartos da casa para que João deixe a cama da mãe e o pai reassuma seu lugar ali. Rita está tentando enxergar o filho como alguém de, agora, 13 anos e tem conseguido impor alguns limites a ele. A família segue em terapia familiar até o momento.

530 Psiquiatria da infância e adolescência: cuidado multidisciplinar

▶ CONSIDERAÇÕES FINAIS

Os transtornos do espectro obsessivo-compulsivo caracterizam-se por etiologias multifatoriais. Assim como outros quadros psiquiátricos que acometem crianças e adolescentes, frequentemente não se obtém remissão de sintomas com uma única abordagem terapêutica. A associação de múltiplas estratégias, como terapia cognitivo-comportamental, farmacoterapia, terapia familiar, além de intervenções escolares, aumenta a chance de maior sucesso terapêutico.

▶ REFERÊNCIAS BIBLIOGRÁFICAS

1. Nazeer A, Latif F, Mondal A, Azeem MW, Greydanus DE. Obsessive-compulsive disorder in children and adolescents: epidemiology, diagnosis and management. Transl Pediatr. 2020;9(Suppl 1):S76-S93.
2. Kessler RC, Petukhova M, Sampson NA, Zaslavsky AM, Wittchen H-U. Twelve-month and lifetime prevalence and lifetime morbid risk of anxiety and mood disorders in the United States. Int J Methods Psychiatr Res. 2012;21(3):169-84.
3. Janowitz D, Grabe HJ, Ruhrmann S, Ettelt S, Buhtz F, Hochrein A, et al. Early onset of obsessive--compulsive disorder and associated comorbidity. Depress Anxiety. 2009;26:1012-7.
4. Dell'Osso B, Altamura AC, Allen A, Marazziti D, Hollander E. Epidemiologic and clinical updates on impulse control disorders A critical review. Eur Arch Psychiatry Clin Neurosci. 2006;256(8):464-75.
5. Weidle B, Ivarsson T, Asbahr FR, et al. Specialty knowledge and competency standards for pharmacotherapy for pediatric obsessive-compulsive disorder. Psychiatry Res. 2021;299:113858.
6. Paula CS, Coutinho ES, Mari JJ, Rohde LA, Miguel EC, Bordin IA. Prevalence of psychiatric disorders among children and adolescents from four Brazilian regions. Rev Bras Psiquiatr. 2015;37:178-9.
7. Oliver G, Dean O, Camfield D, Blair-West S, Ng C, Berk M, et al. N-Acetyl-Cysteine in the treatment of obsessive-compulsive and related disorders: a systematic review. Clin Psychopharmacol Neurosci. 2015;13(1):12-24.
8. APA (American Psychiatric Association). Manual diagnóstico e estatístico de transtornos mentais – DSM-5. Porto Alegre: Artmed; 2014.
9. Fineberg NA, Hollander E, Pallanti S, Walitza S, Grünblatt E, Dell'Osso BM, et al. Clinical advances in obsessive-compulsive disorder: a position statement by the International College of Obsessive--Compulsive Spectrum Disorders. Int Clin Psychopharmacol. 2020;35(4):173-93.
10. Liu J, Cui Y, Yu L, Wen F, Wang F, Yan J, et al. Long-term outcome of pediatric obsessive-compulsive disorder: a meta-analysis. J Child Adolesc Paychopharmacol. 2021;31(2):95-101.
11. Krebs G, Heyman I. Obsessive-compulsive disorder in children and adolescents. Arch Dis Child. 2015;100:495-9.
12. Melin K, Skarphedinsson G, Thomsen PH, Weidle B, Torp NC, Valderhaug R, et al. Treatment Gains Are Sustainable in Pediatric Obsessive-Compulsive Disorder: Three-Year Follow-up from the NordLOTS. J Am Acad Child Adolesc Psychiatry. 2020;59(2):244-53.
13. Beck JS. Terapia cognitiva: teoria e prática. Porto Alegre: Artmed; 1997.
14. Cordioli AV. TOC: manual de terapia cognitivo-comportamental para o transtorno obsessivo compulsivo. Porto Alegre: Artmed; 2007.
15. March JS, Mulle K. OCD in children and adolescents: a cognitive-behavioral treatment manual. New York: Guilford; 1998.
16. Goodman WK, Price LH, Rasmussen SA, Mazure C, Fleischmann RL, Hill CL, et al. The Yale--Brown obsessive-compulsive scale (YBOCS): Part I. Development, Use, and Reliability. Arch Gen Psychiatry. 1989;46:1006-11. Tradução brasileira: Asbahr FR, Lotufo-Neto F, Bruzzi M, Rodrigues LR, Turecki GX, Lima MA, et al. Programa de Distúrbio Obsessivo-Compulsivo do Ambulatório de

Ansiedade do Instituto de Psiquiatria da Faculdade de Medicina da Universidade de São Paulo e do Departamento de Psiquiatria e Psicologia Médica da Escola Paulista de Medicina. São Paulo, 1992.

17. Lerner J, Franklin M, Meadows E, Hembree E, Foa EB. Effectiveness of a cognitive behavioral treatment program for trichotillomania: An uncontrolled evaluation. Behavioral Therapy. 1998;29(1):157-71.

18. Azrin NH, Nunn RG, Frantz SE. Treatment of hair pulling (trichotillomania): a comparative study of habit reversal and negative practice training. J Behav Ther Exp Psychiatry. 1980;11:13-20.

19. Teng EJ, Woods DW, Twohig MP. Habit reversal as a treatment for chronic skin picking: a pilot investigation. Behav Modf. 2006;30(4):411-22.

20. Tao Y, Hancong L, Li L, Zhang H, Xu H, Zhang H, et al. Comparing the efficacy of pharmacological and psychological treatment, alone and in combination, in children and adolescents with obsessive--compulsive disorder: a network meta-analysis. Psychiatr Res. 2022;148:95-102.

21. Öst LG, Riise EN, Wergeland GJ, Hansen B, Kvale G. Cognitive behavioral and pharmacological treatments of OCD in children: a systematic review and meta-analysis. J Anxiety Disord. 2016;43:58-69.

22. Ivarsson T, Skarphedinsson G, Kornor H, Axalsdottir B, Biedilae S, Heyman I, et al. The place of and evidence for serotonin reuptake inhibitors (SRIs) for obsessive compulsive disorder (OCD) in children and adolescents: views based on a systematic review and meta-analysis. Psychiatry Res. 2015;227: 93-103.

23. Rapoport J, Elkins R, Mikkelsen E. Clinical controlled trial of chlormipramine in adolescents with obsessive-compulsive disorder. Psychopharmacology Bulletin. 1980;16:61-3.

24. Thoren P, Asberg M, Bertilsson L, Mellstrom B, Sjoqvist F, Traskman L. Clomipramine treatment of obsessive-compulsive disorder. II. Biochemical aspects. Arch Gen Psychiatry. 1980;37:1289-94.

25. Leonard HL, Swedo S, Rapoport JL, Coffey M, Cheslow D. Treatment of childhood obsessive compulsive disorder with clomipramine and desmethylimipramine: a double-blind crossover comparison. Psychopharmacology Bulletin. 1988;24:93-5.

26. March JS, Biederman J, Wolkow R, Safferman A, Mardekian J, Cook EH, et al. Sertraline in children and adolescents with obsessive-compulsive disorder: a multicenter randomized controlled trial. J Am Med Assoc. 1998;280:1752-6.

27. The Pediatric OCD Treatment Study (POTS) Team. Cognitive-behavior therapy, sertraline, and their combination for children and adolescents with obsessive-compulsive disorder: the Pediatric OCD Treatment Study (POTS) randomized controlled trial. JAMA. 2004;292:1969-76.

28. Riddle MA, Reeve EA, Yaryura-Tobias JA, Yang HM, Claghorn JL, Greist JH, et al. Fluvoxamine for children and adolescents with obsessive-compulsive disorder: a randomized, controlled, multicenter trial. J Am Acad Child Adolesc Psychiatry. 2001;40:222-229.

29. Geller DA, Hoog SL, Heiligenstein JH, Ricardi RK, Tamura R, Kluszynski S, et al. Fluoxetine treatment for obsessive-compulsive disorder in children and adolescents: a placebo-controlled clinical trial. J Am Acad Child Adolesc Psychiatry. 2001;40:773-9.

30. Geller DA, Wagner KD, Emslie G, Murphy T, Carpenter DJ, Wetherhold E, et al. Paroxetine treatment in children and adolescents with obsessive-compulsive disorder: a randomized, multicenter, double--blind, placebo-controlled trial. J Am Acad Child Adolesc Psychiatry. 2004;43:1387-96.

31. Bloch MH, Storch EA. Assessment and management of treatment-refractory obsessive-compulsive disorder in children. J Am Acad Child Adolesc Psychiatry. 2015;54(4):251-62.

32. Mills JA, Strawn JR. Antidepressant tolerability in pediatric anxiety and obsessive-compulsive disorders: a bayesian hierarchical modeling meta-analysis. J Am Acad Child Adolesc Psychiatry. 2020;59(11):1240-51.

33. AACAP Practice Parameter for the Assessment and Treatment of Children and Adolescents With Obsessive-Compulsive Disorder. J Am Acad Child Adolesc Psychiatry. 2012;51(1):98-113.

34. Grados MA, Atkins E, Kovacikova G, McVicar E. A selective review of glutamate pharmacological therapy in obsessive–compulsive and related disorders. Psychol Res Behav Manag. 2015:8:115-31.

35. Phillipou A, Rossell SL, Wilding HE, Castle DJ. Randomised controlled trials of psychological & pharmacological treatments for body dysmorphic disorder: a systematic review. Psychiatry Res. 2016;245:179-85.

36. Castle D, Beilharz F, Phillips KA, Brakoulias V, Drummond LM, Hollander E, et al. Body dysmorphic disorder: a treatment synthesis and consensus on behalf of the International College of Obsessive--Compulsive Spectrum Disorders and the Obsessive Compulsive and Related Disorders Network of the European College of Neuropsychopharmacology. Int Clin Psychopharmacol. 2021;36(2):61-75.
37. Brakoulias V, Eslick G, Starcevic V. A meta-analysis of the response of pathological hoarding to pharmacotherapy. Psychiatry Res. 2015;229:272-6.
38. Hoffman J, Williams T, Rothbart R, Ipser JC, Fineberg N, Chamberlain SR, et al. Pharmacotherapy for trichotillomania. Cochrane Database Syst Rev. 2021;9(9):CD007662.
39. Lochner C, Roos A, Stein DJ. Excoriation (skin-picking) disorder: a systematic review of treatment options. Neuropsychiatr Dis Treat. 2017;13:1867-72.
40. Peris TS, Sugar CA, Bergman RL, Chang S, Langley A, Piacentini J. Family factors predict treatment outcome for pediatric obsessive-compulsive disorder. J Consult Clin Psychol. 2012;80(2):255-63.
41. Gorenstein G, Gorenstein C, Oliveira MC, Asbahr FR, Shavitt RG. Child-focused treatment of pediatric OCD affects parental behavior and family environment. Psychiatry Res. 2015;229:161-6.
42. Waite P, Creswell C. Observing interactions between children and adolescents with their parents: the effects of anxiety disorder and age. J Abnorm Child Psychol. 2015;43:1079-91.
43. Nichols M, Tafuri S. Techniques of structural family assessment: a qualitative analysis of how experts promote a systemic perspective. Family Process. 2013;52(2):207-15.
44. Vandborg SK, Hartmann TB, Bennedsen BE, Pedersen AD, Thomsen PH. Memory and executive functions in patients with obsessive-compulsive disorder. J Cogn Behav Neurol. 2014; 27(1):8-16.
45. OrnsteinTJ, Arnold P, Manassis K, Mendlowitz S, Schachar R. Neuropsychological performance in childhood OCD: a preliminary study. Depress Anxiety. 2010;27:372-80.
46. Cook EH, Wagner KD, March JS, Biederman J, Landau P, Wolkow R, et al. Long-term sertraline treatment of children and adolescents with obsessive-compulsive disorder. J Am Acad Child Adolesc Psychiatry. 2001;40:1175-81.
47. Ipser JC, Sander C, Stein DJ. Pharmacotherapy and psychotherapy for body dysmorphic disorder. Cochrane Database of Systematic Reviews. 2009, Issue 1.
48. Yuanmei Tao, Hancong Li, Lu Li, Hang Zhang, Hanmei Xu, Hong Zhang, et al. Comparing the efficacy of pharmacological and psychological treatment, alone and in combination, in children and adolescents with obsessive-compulsive disorder: A network meta-analysis. J Psychiatric Res. 2022;148:95-102.

20

Intervenção multidisciplinar em crianças e adolescentes com transtornos alimentares

Wagner de Sousa Gurgel
Vanessa Dentzien Pinzon
Helen Cristina Bittencourt Lopes
Suelaine Maria Lopes da Silva

Jacqueline Victoria Nunes Santoro
Manuela Maniks Diniz de Freitas
José Gilberto Prates

▶ INTRODUÇÃO

O tratamento padrão dos transtornos alimentares na infância e na adolescência deve ser multidisciplinar e especializado. Os melhores resultados ocorrem quanto mais precoce for instituído, mesmo nos casos com síndromes parciais sem perdas de peso excessivas ou desnutrição, mas que já demonstram prejuízos significativos visando evitar a cronificação dos sintomas. O atendimento adequado requer que os diversos métodos terapêuticos atuem de forma conjunta, abrangente e coesa, assim como, devem manter sempre a família em harmonia com as condutas da equipe, proporcionando orientações firmes e coerentes que são cruciais para o sucesso do tratamento[1].

No Programa de Atendimento, Ensino e Pesquisa em Transtornos Alimentares na Infância e Adolescência (PROTAD) a equipe é composta de psiquiatras, psicólogos, nutricionistas, enfermeiros, fonoaudiólogos e fisioterapeutas especializados que viabilizam compreensão e plano terapêutico integrados do caso.

Cabe ao médico/psiquiatra, após a devida avaliação, decidir a modalidade mais adequada de seguimento (ambulatorial, hospital-dia, internação domiciliar ou internação hospitalar), estabelecer a equipe de tratamento e realizar monitoramento clínico regular na modalidade escolhida[2].

A maioria das crianças e adolescentes com TA pode ser tratada com sucesso ambulatorialmente com acompanhamento e reavaliações médicas frequentes. Ocasionalmente, a gravidade de algum parâmetro clínico pode indicar a necessidade de internação hospitalar (por exemplo, bradicardia grave). No entanto,

534 Psiquiatria da infância e adolescência: cuidado multidisciplinar

é mais comum que tal decisão seja baseada em uma avaliação biopsicossocial mais abrangente, que considere aspectos da saúde física e psicológica do paciente, a velocidade da perda de peso, os recursos ambulatoriais disponíveis e as circunstâncias familiares. As principais indicações de hospitalização de crianças e adolescentes com TA estão resumidas no Quadro 1.

QUADRO 1   Principais critérios de internação de crianças e adolescentes com transtorno alimentar

Perda grave de peso: acima de 5% em 1 mês; acima de 7,5% em 3 meses e /ou > 10% em 6 meses
Evidências clínicas de desidratação
Alterações no eletrocardiograma: bradicardia persistente, prolongamento do intervalo QT
Indícios de falência circulatória: hipotensão (pressão arterial menor que 90 x 45 mmHg); frequência cardíaca baixa (< 50 bpm) ou irregularidade da pulsação; hipotermia (temperatura < 36,5°C)
Distúrbios hidroeletrolíticos: hipocalemia, hiponatremia e/ou hipofosfatemia
Vômitos persistentes
Recusa alimentar aguda
Sintomas compulsivos ou purgativos incontroláveis
Complicações agudas da desnutrição: síncope, convulsão, falência cardíaca e/ou pancreatite
Comorbidade psiquiátrica ou condição médica que limita ou impede tratamento ambulatorial (risco de suicídio, depressão grave, sintomas obsessivo-compulsivos graves)
Problemas familiares que impedem cuidados adequados ambulatorialmente
Falha de tratamento ambulatorial

Fonte: adaptado de Golden et al.[2].

Idealmente, a internação de crianças e adolescentes com TA deve ocorrer em locais que possuam equipe multidisciplinar especializada, protocolos de realimentação e monitoramento de comportamentos e complicações clínicas padronizados. O principal objetivo da hospitalização é restabelecer com segurança a estabilidade fisiológica por meio da reabilitação nutricional no menor tempo possível.

Considerando a modalidade ambulatorial, o PROTAD adota os seguintes critérios de remissão para alta do tratamento:

- Em caso de desnutrição, retorno do peso corporal a um percentil ou Z-escore de índice de massa corporal/idade (IMC/idade) adequado para o sexo e o período do desenvolvimento.

20 ■ Intervenção multidisciplinar em crianças e adolescentes com transtornos alimentares 535

- Na ausência de desnutrição, estabilização de um percentil ou Z-escore de IMC/idade adequado para o sexo e o período do desenvolvimento.
- Presença de padrão alimentar qualitativa e quantitativamente adequado e compatível com a etapa do desenvolvimento e o meio social.
- Ausência de compulsões e/ou comportamentos compensatórios.
- Ausência de prejuízos clínicos e/ou sociais relacionados ao transtorno.

A seguir, serão discutidas com mais detalhes as especificidades do tratamento dos transtornos alimentares na infância e na adolescência.

▶ ABORDAGENS MÉDICA E PSICOTERÁPICA

Anorexia nervosa

O atendimento médico inclui identificação e manejo dos sintomas e do diagnóstico de quadros psiquiátricos comórbidos. A medicação nunca deve ser usada como única abordagem e restringe-se ao tratamento farmacológico das comorbidades (transtornos ansiosos, depressivos etc.).

As consultas de avaliação são realizadas com pais e paciente. Em geral, os pais começam relatando os sintomas e os pacientes mostram-se alheios, incomodados ou vão participando aos poucos mesmo discordando das informações. Deve-se priorizar a investigação empática e já com elementos de psicoeducação, buscando identificar mudanças no padrão alimentar, distorções da imagem corporal, comportamentos compensatórios, bem como gravidade e impacto desses sintomas. Também nessa avaliação é preciso solicitar exames complementares de sangue, cardíaco (ECG), radiografia de punho e densitometria óssea. O comprometimento estatural e de densidade óssea é maior em meninos. Ao longo do tempo, um corpo desnutrido se adapta para funcionar com baixa energia, e a ausência de alterações laboratoriais não exclui a anorexia nervosa (AN) ou suas potenciais complicações.

Na consulta psiquiátrica, também se faz necessária a avaliação de possíveis comorbidades psiquiátricas. Na AN, estima-se que a prevalência de transtornos de humor ao longo da vida do paciente chegue a 50-68%. Os transtornos ansiosos podem estar presentes em cerca de 30-60% dos pacientes e tendem a surgir antes mesmo do início da AN, sendo comum sua persistência mesmo após o controle do quadro alimentar[2].

No PROTAD, a periodicidade das consultas psiquiátricas varia dependendo da gravidade do quadro. Nessas consultas, os sintomas são reavaliados com as dificuldades no preenchimento do diário alimentar e o manejo dos transtornos comórbidos que impactam na melhora da AN. Além disso, os pais recebem orientações frequentes sobre como devem manejar os sintomas alimentares dos filhos e são encorajados a continuar alinhados com a equipe multidisciplinar no tratamento, participando de todas as consultas médicas. É importante que o psiquiatra mantenha contato com a equipe multidisciplinar para que as práticas caminhem na mesma direção. Não é incomum pacientes ou cuidadores apresentarem resistência às orientações ou decidirem sozinhos sobre aspectos do tratamento[3].

Farmacoterapia

O tratamento medicamentoso da AN é limitado e não existem evidências robustas que justifiquem o uso de medicamento para melhora de sintomas centrais. Metanálise não encontrou diferença entre o uso do placebo e de antidepressivos ou antipsicóticos na recuperação ponderal na AN e nenhuma diferença na sintomatologia da AN entre antipsicóticos e placebo. Os medicamentos são utilizados para o tratamento de comorbidades ou em situações específicas e deve-se ter cautela para não causar iatrogenia em função de seus efeitos colaterais. É importante avaliar o momento da introdução do medicamento, pois ele pode ser ineficaz caso a paciente esteja em quadro de desnutrição intensa. Portanto, às vezes, é preciso aguardar uma recuperação de peso para a introdução de medicações[4].

Antipsicóticos atípicos

Em estudos que avaliaram o uso da risperidona, olanzapina, quetiapina e aripiprazol não foram encontradas evidências que suportem seu uso no tratamento da desnutrição ou nos sintomas da AN. Estudo recente duplo-cego placebo controlado não apresentou diferença significativa de benefício entre o grupo placebo e o que recebeu dose média de 8,5 mg de olanzapina diária. O uso da risperidona foi avaliado em ensaio duplo-cego placebo em uma amostra com adolescentes e adultos jovens (12 a 21 anos), com a dose média de 2,5 mg diária. Ao fim do estudo não se verificou benefício em relação ao ganho de peso. Há poucos estudos que avaliam o uso da quetiapina ou do aripiprazol no tratamento da AN. Na prática clínica, essas medicações ajudam em situações específicas: no controle de sintomas como ansiedade intensa, desregulação emocional e sedação do paciente. Deve-se usar com cautela, avaliando risco e benefício, iniciando com doses menores e escalonando até doses terapêuticas para determinada resposta esperada. A eficácia e a segurança do uso em longo prazo de antipsicóticos atípicos em população abaixo de 18 anos são muito questionáveis em função do desenvolvimento da síndrome metabólica e, segundo evidências recentes, de risco aumentado de morte súbita[5].

20 ▪ Intervenção multidisciplinar em crianças e adolescentes com transtornos alimentares **537**

- Antidepressivos: é possível encontrar vários estudos que procuram benefícios de antidepressivos em sintomas centrais da AN. Pouco deles são relevantes, e nenhum mostrou evidência de eficácia AN na infância e na adolescência.

- Ansiolíticos: os ansiolíticos possuem perfil colateral importante na infância e na adolescência, como sedação e efeito paradoxal. Portanto, seu uso deve ser evitado. Em situações em que há intensa ansiedade e agitação psicomotora antes da refeição, pode ser utilizado um benzodiazepínico de curta duração (p. ex., lorazepam) em dose baixa, 30 minutos antes da refeição por um curto período.

- Estabilizadores de humor: os estabilizadores de humor não possuem eficácia para tratamento da AN e deve ser utilizado apenas com intuito de tratar comorbidades.

Psicoterapia

O tratamento psicológico é indicado em todas as fases de tratamento e deve ser voltado tanto para o paciente como para os familiares. A família precisa ser incluída desde o início das intervenções, necessitando de acolhimento e escuta para trabalhar sentimentos de culpa e de impotência e o dialógo de forma eficiente com o filho adoecido.

No PROTAD, as intervenções psicoterápicas com embasamento psicanalítico e terapia cognitivo-comportamental (TCC) são realizadas em ambiente ambulatorial e hospitalar. No ambulatório, são realizados grupos psicoterapêuticos de adolescentes e de mães. Na enfermaria, as intervenções dos pacientes e familiares são individuais e no grupo de mães. Encontros psicoeducativos multifamiliares mensais são realizados com revezamento de temas de nutrição, psicologia, psiquiatria e fisioterapia, esclarecendo dúvidas dos familiares[3].

As intervenções psicoterapêuticas na AN devem considerar a condição nutricional e a fase do tratamento em que o paciente se encontra. Durante o período inicial, em que o paciente se encontra mais desnutrido e a realimentação está ocorrendo de forma mais intensa, o terapeuta deve oferecer compreensão empática, explicações, legitimação de esforços, apoio e outros reforços positivos que ajudem a motivar o paciente. Com a desnutrição corrigida, os pacientes melhoram seu funcionamento cognitivo, de modo que a psicoterapia pode ajudá-los a compreender melhor o próprio transtorno e as distorções cognitivas que levaram ao comportamento sintomático e a perceber que a doença é uma forma mal adaptativa de lidar com as emoções e enfrentá-las. Nas fases finais, próximas à alta ambulatorial, é necessário trabalhar formas de prevenir ou minimizar o risco de recaídas e lidar melhor com as alterações do desenvolvimento e outras questões importantes da vida futura.

No PROTAD, o paciente recebe tanto terapia individual como em grupo. A terapia individual é oferecida duas vezes por semana durante toda a internação, e a terapia em grupo acontece uma vez por semana com os pacientes do ambulatório. Ambas as modalidades são oferecidas na abordagem psicodinâmica e na TCC por profissionais distintos especializados em cada uma dessas abordagens.

A concomitância de abordagens terapêuticas é uma prática clínica comum no tratamento dos TA[4]. No PROTAD, a escolha por oferecer ambas as abordagens visa a obter melhores resultados globais. A TCC visa a diminuir o sofrimento psicológico e o comportamento desajustado pela modificação dos processos cognitivos por meio de técnicas que ajudam os pacientes a identificar e a enfrentar suas crenças disfuncionais sobre peso, corpo e alimentação, enquanto a psicoterapia psicodinâmica auxilia os pacientes a entrar em contato com questões emocionais, de sua história, de sua dinâmica pessoal e familiar e dos conflitos próprios da adolescência que possam ter contribuído para o aparecimento e/ou a manutenção dos sintomas.

Os dados da literatura indicam a terapia familiar baseada no modelo de *Family Based Therapy* (FBT) como a intervenção que possui maior evidência científica de benefício no tratamento da AN. O objetivo da FBT é fortalecer e instrumentalizar os membros da família para realimentarem e darem suporte ao paciente no tratamento. Durante as sessões, são fornecidas informações sobre a AN a fim de retirar a culpa e o julgamento da família e do paciente. É também feita a externalização da AN como um inimigo e o encorajamento das famílias para implementar as estratégias de realimentação[6]. Metanálise e três ensaios clínicos randomizados de qualidade demonstraram ganho de peso significativo e diminuição de sintomas de AN, comparados à intervenção individual principalmente no primeiro ano de acompanhamento[7].

Em um pequeno ensaio clínico randomizado (n = 22), a TCC foi comparada à terapia familiar comportamental (semelhante a FBT) e não foi encontrada diferenças em relação à melhora de sintomas psicológicos e ao ganho de peso, entretanto os dois grupos obtiveram melhora. Outros estudos mostram uma série de casos em que também foi observado melhora do peso e dos sintomas psicológicos da AN com a TCC[7].

Bulimia nervosa

As consultas de avaliação são feitas com pais e paciente que se mostram mais cooperativos desde o início, interessados em cessar as compulsões e as purgações. A avaliação médica inicial dos adolescentes com BN deve ser empática, enfati-

20 ■ Intervenção multidisciplinar em crianças e adolescentes com transtornos alimentares 539

zando a origem biológica da doença e desculpabilizando paciente e pais. Devem-se investigar sintomas da patologia alimentar e seus prejuízos, além de identificar e tratar as complicações clínicas mais comuns e as comorbidades psiquiátricas.

Na BN, as complicações clínicas costumam derivar dos comportamentos compensatórios purgativos (dor orofaríngea, cáries, distúrbios hidroeletrolíticos), enquanto as comorbidades psiquiátricas chegam a afetar 80% dos pacientes ao longo da vida. Da mesma forma que na AN, os transtornos de humor também são os mais prevalentes entre os pacientes bulímicos, com estimativas entre 50-70%. Os transtornos ansiosos apresentam prevalência variável entre 13-65% dos casos. Outros transtornos mentais mais ligados à dificuldade no controle de impulsos, como transtorno por uso de substâncias e o transtorno de déficit de atenção e hiperatividade (TDAH) também são comuns. Esse perfil de maior impulsividade dos pacientes com BN tende a colocá-los em mais situações de risco, inclusive nos aspectos relacionados à sua sexualidade. Caso um transtorno comórbido ao quadro de BN seja diagnosticado, ele deverá ser tratado concomitantemente ao TA, seguindo os *guidelines* específicos para a infância e adolescência[4].

Farmacoterapia

- Inibidores seletivos de recaptação de serotonina (ISRS): do ponto de vista farmacológico, os ISRS foram estudados de forma mais ampla em amostras de pacientes adultos com BN, em que, de forma geral, são significativamente mais eficazes que o placebo na redução dos episódios de compulsão alimentar[8]. Entretanto, entre crianças e adolescentes, as evidências do uso dos ISRS se limitam a algumas séries de casos, e um único ensaio clínico aberto em uma amostra pequena de adolescentes detectou a presença de poucos efeitos colaterais e a redução significativa no comportamento de compulsão/purgação com uso diário de 60 mg de fluoxetina[7]. A prescrição de fluoxetina para crianças e adolescentes com BN, sem comorbidades psiquiátricas, deve ser feita somente após o fracasso das demais abordagens terapêuticas não farmacológicas disponíveis. Não existe consenso a respeito do tempo de manutenção do uso da medicação[4].
- Bupropiona: apesar de contribuir com a redução do número de episódios de compulsão e purgação, seu uso isolado não é recomendado em pacientes adultos com história de BN, pois existe uma predisposição para a ocorrência de crises convulsivas do tipo grande mal. Até o momento, a medicação não tem liberação do FDA para utilização em crianças e adolescentes[4].

540 Psiquiatria da infância e adolescência: cuidado multidisciplinar

- Antipsicóticos atípicos de segunda geração: usados no tratamento de alguns pacientes com AN podem induzir ou exacerbar episódios de compulsão alimentar em pacientes com BN ou transtorno compulsivo alimentar (TCA).

- Topiramato: não existe liberação por nenhuma agência regulatória do uso do topiramato em crianças e adolescentes com BN, mas para o controle de crises convulsivas parciais ou tônico-clônicas generalizadas em crianças a partir de 10 anos de idade. Faltam estudos randomizados controlados que garantam sua eficácia e segurança para a utilização em BN em crianças e adolescentes. Embasado no fato de apresentar como efeito colateral a redução do apetite, passou a ser testado e prescrito em casos de obesidade. Em adultos, alguns estudos mostraram que o topiramato reduziu a preocupação com o peso, as compulsões alimentares e a "fissura" por carboidratos em doses de até 100 mg/dia. Deve-se, contudo, considerar a presença de inúmeros efeitos colaterais associados a seu uso[8].

Psicoterapia

Na abordagem psicoterapêutica da BN, o tratamento deve se dirigir a temas que possam ter relação com os comportamentos do TA, como questões de desenvolvimento, formação de identidade, preocupações com a imagem corporal, autoestima e forma corporal, dificuldades sexuais, agressividade, regulação de afeto, expectativas em relação ao papel sexual, disfunção familiar, modos de enfrentamento e resolução de problemas. A intervenção deve ser escolhida com base em uma avaliação compreensiva de cada paciente, considerando seu desenvolvimento, suas questões psicodinâmicas, seu estilo cognitivo, as comorbidades psicopatológicas, assim como a idade e a situação familiar.

A psicoterapia de abordagem em TCC é considerada o tratamento de primeira linha para BN entre adultos, tendo se mostrado eficaz em mais de 35 estudos controlados utilizando programas de tratamento com duração entre 16 e 20 semanas. Na BN, a TCC atua interrompendo o ciclo de "retroalimentação" entre a restrição e a compulsão alimentar e os comportamentos compensatórios, assim como altera crenças disfuncionais do indivíduo sobre comida, peso e imagem corporal. Importante salientar que, a eficácia da TCC depende de profissionais especializados em TA[8].

Entretanto, considerando amostras de pacientes com BN abaixo de 18 anos, existem escassos ensaios clínicos randomizados (ECR) de alta qualidade avaliando as diferentes abordagens psicoterapêuticas mais utilizadas (FBT, TCC, terapia dialética comportamental e terapia psicodinâmica)[7].

20 ■ Intervenção multidisciplinar em crianças e adolescentes com transtornos alimentares 541

Cabe destaque ao estudo comparando a FBT a uma abordagem de TCC individual adaptada para adolescentes, em que as taxas de remissão foram significativamente maiores no grupo FBT (39% *versus* 20%). Uma série de casos também demonstrou efetividade da aplicação da FBT para BN[1].

Embora as terapias em grupo não tenham sido estudadas de maneira controlada, na prática, muitos serviços especializados utilizam grupos psicoterápicos baseados em TCC para adolescentes com BN. Eles parecem especialmente eficazes e populares entre estudantes universitários. Além disso, é uma modalidade de tratamento de baixo custo para pacientes e terapeutas[7].

A terapia multifamiliar em grupo para BN em adolescentes surgiu nos últimos anos visando fornecer ampliação da rede de apoio, treinamento de recursos para regulação emocional e de habilidades interpessoais. Aliando elementos da terapia sistêmica, da TCC e da DBT, ela já demonstra efetividade em uma série de casos com amostra mista de adolescentes com AN ou BN e em uma pequena série de casos, incluindo exclusivamente adolescentes com BN[8].

Um estudo incluindo 35 adolescentes do sexo feminino com BN utilizou um protocolo combinando técnicas da DBT (*dialectical behavior therapy*) com os princípios da FBT em hospital-dia. Os episódios de compulsão/purgação monitorados diminuíram significativamente[7].

Transtorno de compulsão alimentar (TCA)

O tratamento do TCA em crianças e adolescentes ainda não foi adequadamente estudado. Os tratamentos para TCA em adultos com evidências consistentes incluem TCC, terapia interpessoal (TIP) e DBT[9].

Até o momento, apenas alguns estudos investigaram esses tratamentos em ensaios clínicos em crianças e adolescentes. Um estudo investigou o uso de intervenção *on-line* de autoajuda baseada em TCC de 16 semanas para estudantes do ensino médio com percentil de IMC/idade acima de 85% e comer compulsivo pelo menos uma vez por semana. Houve redução de peso, da frequência dos episódios de compulsão objetiva e subjetiva, bem como das preocupações com peso e forma corporal, em comparação com grupo-controle de lista de espera. Adolescentes com compulsão objetiva mais frequente na avaliação inicial apresentaram maiores reduções de peso no acompanhamento. Outro estudo conduziu uma intervenção de TCC em grupo com duração de 8 sessões para meninas com TCA. Encontrou maiores reduções no comportamento compulsivo no grupo TCC em comparação com o grupo que não frequentou o grupo antes do tratamento habitual de psicoterapia individual. Um terceiro estudo investigou o uso de TIP em grupo de 12 sessões em comparação com grupo psicoeducativo sobre hábitos saudáveis em amostra de 113 meninas entre 12 e

542 Psiquiatria da infância e adolescência: cuidado multidisciplinar

17 anos. A intervenção com TIP em grupo foi capaz de reduzir episódios de descontrole alimentar, bem como melhora dos sintomas de humor ao longo de 1 ano[7].

Em adultos, a lisdexanfetamina (LDX) é a única droga aprovada no Brasil para tratamento de casos moderados a graves de TCA nas doses de 50-70 mg/dia. Relatos de casos pontuais do uso de LDX em adolescentes demonstraram melhora dos sintomas do TCA sem alterar valores de IMC. Entretanto, não existe até o momento ECR que avalie eficácia, tolerabilidade e segurança da LDX no tratamento do TCA em pacientes abaixo de 18 anos, com ou sem comorbidade com o TDAH[9].

Transtorno alimentar restritivo/evitativo (TARE)

O objetivo do tratamento do TARE é o aumento em quantidade (volume) e qualidade dos grupos alimentares, melhorando deficiências nutricionais, peso e prejuízo psicossocial. Nem todo o paciente necessitará recuperar peso, mudando a abordagem empregada[10].

Até o momento, existem poucas intervenções com evidência científica no tratamento do TARE. Não existe evidência de eficácia no uso de psicofármacos para tratamento do TARE, o uso de medicamentos é direcionado primordialmente para o manejo das comorbidades. Na literatura, é possível encontrar experiências clínicas em relatos e séries de casos, utilizando intervenções de terapia familiar, de treino parental ou de TCC adaptadas para o TARE[7].

- *Family-Based Therapy adapted for ARFID* (FBT-ARFID): adaptação para o TARE da FBT já consolidada como tratamento em outros transtornos alimentares em paciente menores de 18 anos, que demonstrou viabilidade e eficácia preliminar em ensaio clinico randomizado com 20 pacientes entre 5 e 12 anos com TARE, quando comparado com o tratamento usual. Embora FBT-ARFID tenha apresentado bom tamanho de efeito na recuperação de peso e redução dos sintomas da amostra, as limitações do estudo (como a taxa de desistência de 21% das 28 famílias inicialmente incluídas) não permitiram um poder estatístico suficiente para tirar conclusões mais consistentes dos dados.
- *Supportive Parenting for Anxious Childhood Emotions adapted for avoidant/ restrictive food intake disorder (SPACE-ARFID)* – Modelo treinamento parental realizado de forma ambulatorial por 12 semanas com os pais de crianças com TARE que se concentra nas respostas dos cuidadores aos hábitos alimentares. A abordagem visa promover maior flexibilidade relacionada à alimentação e prevenir acomodação familiar aos sintomas.

Em ensaio conduzido com 15 famílias, conseguiu reduzir significativamente a gravidade e o comprometimento dos sintomas do TARE, bem como mitigar sintomas ansiosos dos pacientes. Tendo os participantes avaliado o tratamento como altamente satisfatório[11].

- *Cognitive-Behavioral Therapy for Avoidant/Restrictive Food Intake Disorder (CBT-AR)* – Protocolo de TCC adaptado ao modelo neurobiológico tridimensional do TARE, sendo indicado para crianças a partir de 10 anos, adolescentes e adultos que não possuem transtornos graves do neurodesenvolvimento e não estão necessitando de sonda para realimentação. As intervenções são direcionadas dependendo do subtipo do TARE: nos casos em que há alteração sensorial o protocolo ensina ferramentas aos pacientes para exposição gradual a novos alimentos durante as sessões (olhar, tocar, cheirar, sentir o gosto e morder o alimento). No subtipo de falta de interesse pela comida, o protocolo direciona aos pais o suporte para o aumento de volume da ingestão, dependendo da idade do paciente, a fim de garantir o aumento de peso para pacientes que estão com baixo peso ou desnutridos. Nos indivíduos que apresentam medo de consequências aversivas, são feitas exposição ao estímulo aversivo e exposição interoceptiva, visando a diminuição da resposta do medo pelo indivíduo frente a determinado alimento. Ao longo das sessões, deve-se motivar o paciente e validar suas conquistas por menores que sejam e ajudá-lo praticar o consumo do novo alimento incluído para que não saia do seu cardápio. As sessões do protocolo são divididas em quatro fases: psicoeducação e alimentação regular; renutrição e planejamento do tratamento; abordagem dos mecanismos de manutenção (alteração sensorial, falta de interesse e medo de consequências aversivas); e prevenção de recaídas. O CBT-AR tem demonstrado resultados positivos no tratamento, apesar de possuir limitações na sua aplicação em pacientes menores de 10 anos ou que apresentem comorbidades psiquiátricas[12].

❱ ABORDAGEM NUTRICIONAL

Conduta dietoterápica

O papel do nutricionista é identificar, planejar e implementar intervenções nutricionais adequadas com o objetivo de modificar estado de saúde, comportamentos, conhecimentos e atitudes relacionados à nutrição para alcançar a recuperação física, psicológica e nutricional, bem como apoiar comportamentos e atitudes para melhor contribuir para a recuperação do transtorno alimentar[13].

544 Psiquiatria da infância e adolescência: cuidado multidisciplinar

A Tabela 1 compara o modelo da abordagem da terapia nutricional e o modelo tradicional.

TABELA 1 Abordagem na terapia nutricional

Modelo nutricional tradicional	Modelo de terapia nutricional
Foco nos nutrientes que o paciente come	Foco em como o paciente come
Intervenção de curto prazo, primeiramente educativa	Intervenção de longo prazo, nas quais a educação é um componente
Relacionamento mínimo	Relacionamento significativo, que por si só já é parte do tratamento
Plano de ação é determinado rapidamente, nos primeiros encontros	Plano de ação é muito individualizado e evolui com o tempo

Fonte: adaptada de Kachani e Cordás[14].

TABELA 2 Os principais objetivos da terapia nutricional

Anorexia nervosa	Bulimia nervosa
Restabelecer o peso	Diminuir as compulsões
Normalizar o padrão alimentar	Minimizar as restrições alimentares
Normalizar a percepção de fome e saciedade	Estabelecer um padrão regular de refeições
Identificar riscos de síndrome de realimentação	Estimular a variedade de alimentos consumidos
Cessar métodos compensatórios inadequados	Corrigir deficiências nutricionais
	Estabelecer práticas de alimentação saudáveis

Fonte: adaptada de Moraes et al.[15].

Anorexia nervosa

Na primeira consulta, deve-se avaliar o que os pacientes estão conseguindo comer e a quantidade e aumentar gradativamente a quantidade das refeições de acordo com as necessidades e as possibilidades. O plano alimentar deve ser organizado ao longo do dia, estabelecendo horários e frequência das refeições, orientar sobre alimentar-se sentado, de preferência com a família, sem distrações como celular e televisão. No acompanhamento ambulatorial, é considerado ideal o ganho de 500 g/semana. Para pacientes internados, o ganho de peso deve ser gradual, com o acompanhamento dos sinais vitais, identificando possíveis riscos

20 ▪ Intervenção multidisciplinar em crianças e adolescentes com transtornos alimentares   545

de desenvolvimento de síndrome de realimentação (SR). O ganho de 1 kg/semana é considerado ideal para esses pacientes[8].

Na Tabela 3, são descritas as recomendações de algumas diretrizes referente ao início da realimentação.

TABELA 3   Ganho de peso recomendado em diferentes diretrizes

Diretriz	Ganho de peso
American Psychiatric Association (EUA)	0,9-1,4 kg
National Institute for Clinical Excellence (NICE) para a anorexia nervosa (Inglaterra)	0,5-1 kg/semana (internação); 0,5 kg/semana (ambulatorial)
Dutch guidelines (Holanda) (adolescentes)	0,5-2 kg/semana (internação); 0,5-1,0 kg/semana (ambulatorial)
Diretrizes espanholas	> 0,5-1 kg/semana

Fonte: adaptada de Resmark et al.[16].

A SR é caracterizada pela sobrecarga calórica (via oral, enteral ou parenteral) e a redução da capacidade do sistema cardiovascular. Os sintomas mais comuns da SR são: distúrbios eletrolíticos, principalmente hipofosfatemia, edema e falência cardíaca, ocorrendo até 72 horas do início da realimentação, podendo se estender por até 10 dias[17].

É de suma importância levar em consideração o estado nutricional da criança ou do adolescente antes de iniciar o processo de realimentação (Tabela 4)[18].

TABELA 4   Aporte calórico inicial, de acordo com o estado nutricional

Estado nutricional	Aporte calórico
Desnutrição leve (80 a 90% do IMC) Desnutrição moderada (70 a 80% do IMC)	1.400-1.800 kcal/dia com o aumento diário de aproximadamente 400 kcal/dia até que atinja a metade do ganho ponderal de 1 a 2 kg/semana
Desnutrição grave (< 70% do IMC)	1.000-1.200 kcal/dia ou 20-25 kcal/kg/dia com aumento de aproximadamente 200 kcal a cada 2 dias até que se atinja a metade do ganho ponderal de 1 kg/semana

Fonte: adaptada de Waterhous et al.[18].

Bulimia nervosa

A BN tem como principal característica um ciclo formado por dieta, compulsão e purgação, com padrão alimentar caótico e refeições muito irregulares.

546 Psiquiatria da infância e adolescência: cuidado multidisciplinar

A ingestão de energia e nutrientes dependerá da fase, restritiva ou compensatória. Com o tempo, os alimentos comumente consumidos durante uma compulsão são incorporados ao plano alimentar, porém a reintrodução desses alimentos é mais bem-sucedida com exposição gradual e em longo prazo[18].

O terapeuta nutricional deve alertar a família quanto a alguns comportamentos como dificuldade de se alimentar com outras pessoas, uso do banheiro logo após as refeições e olhar-se no espelho frequentemente, pois a insatisfação corporal é muito grande nesses pacientes[19].

Planejamento da intervenção nutricional

Os transtornos alimentares apresentam risco psiquiátrico e médico que precisam ser considerados no planejamento das intervenções nutricionais. Dada a rigidez alimentar presente nos TA, os nutricionistas precisam estimular a flexibilidade e um padrão alimentar normal e minimizar a exclusão de quaisquer alimentos. Pacientes com TA, geralmente, possuem altos níveis de ansiedade em relação à comida, o que pode afetar a prontidão para a mudança[20].

A educação nutricional deve ser trabalhada durante todo o tratamento e incluir informações sobre as necessidades de energia e nutrientes, o impacto dos alimentos e nutrientes no bem-estar físico e psicológico, efeitos da deficiência energética ou nutricional, a relação entre a ingestão alimentar e o exercício entre outros. A educação nutricional deve ser adaptada para crianças e adolescentes e é importante a participação da família e/ou do cuidador[21].

O aconselhamento nutricional é realizado com o paciente e sua família e não se limita ao monitoramento do comportamento alimentar, crenças e atitudes sobre alimentos e saúde, justificativa para a escolha de alimentos, fatores que afetam o comportamento alimentar e o estado nutricional, fatores que afetam o acesso aos alimentos, motivação e estágios de mudança de comportamento[13].

O plano de tratamento deve considerar evidências sobre alimentos e nutrientes específicos para restauração de peso, regulação do apetite, nutrição do ciclo de vida, presença de condições psiquiátricas e médicas que afetam o estado nutricional e estágio de recuperação. Além disso, deve ser padronizado e individualizado, priorizar metas e resultados esperados e sempre ser realizado em conjunto com o paciente e comunicado ao responsável[13].

❯ ABORDAGEM DA EQUIPE DE ENFERMAGEM

Nos transtornos alimentares, as ações de cuidado da enfermagem devem focar, especialmente, no diálogo e o no planejamento com a família, sob orien-

20 ■ Intervenção multidisciplinar em crianças e adolescentes com transtornos alimentares   547

tações e condutas com base no tratamento proposto, além de acompanhamento e avaliações permanentes[22].
Durante a anamnese, investigar:

- Peso atual, mínimo, máximo e desejado.
- No caso das meninas, menarca e padrão menstrual.
- Padrões alimentares: restrições, jejuns, preferências e peculiaridades.
- Frequência e extensão de hiperfagia e vômitos.
- Uso abusivo de anorexígenos, diuréticos, laxantes e outras medicações.
- Distorção da imagem corporal e sua compreensão sobre prejuízos associados ao transtorno.
- Padrão de exercícios físicos.
- Exame físico completo.

Na realização do exame físico, pode-se ressaltar a inspeção das características das mucosas (coloração e lesões), pele (lanugem, ressecamento, descamação), cabelos (ressecamento e queda), sistema cardiovascular e sinais vitais. É preciso buscar evidências da realização de exercício físico excessivo e vômitos (sinal de Russel).

A inspeção dentária (coloração dos dentes e desgastes causados pelo retorno de ácido gástrico) também é útil na avaliação dos indicadores de crescimento e desenvolvimento sexual e físico. Os pontos descritos são importantes, quando o profissional enfermeiro precisa de parâmetros para avaliação de crianças/ adolescentes, principalmente no início do tratamento, quando eles chegam ao hospital, um histórico bem-feito fará a diferença para as avaliações de toda a equipe multiprofissional envolvida no tratamento.

Os objetivos do tratamento prestado pela enfermagem são: evitar as complicações clínicas, restabelecer e manter o peso-alvo e um padrão alimentar normal, permitir que o paciente readquira o autocontrole, melhorar sua autoestima e sintomas associados, e, principalmente, restituir a sua capacidade de convívio[23]. É importante explorar a compreensão do paciente sobre como a doença se desenvolveu e seu impacto nos relacionamentos sociais e no desempenho escolar.

A enfermagem quando atua com crianças e adolescentes com transtornos alimentares experimenta uma variedade de sentimentos, que vão desde compaixão e frustração até indignação e impotência, advindos da própria tarefa de cuidar, o que inclui também lidar com sentimentos contraditórios e expectativas irreais que são depositados, tanto pelo cliente, como pelos familiares.

No processo de cuidar, evidencia-se grande carga de sofrimento psíquico no trabalhador. Entre os fatores geradores de sofrimento estão risco de suicídio por parte do cliente, risco de morte em função das complicações clínicas, dificuldade na aceitação do tratamento, comportamentos manipulativos e recaídas constantes.

Os profissionais de enfermagem são os que permanecem em contato por maior tempo com os pacientes sob tratamento na modalidade de internação hospitalar ou domiciliar, principalmente durante horários críticos relativos às atividades de vida diária (como refeições).

Esse é um dos fatores que acaba favorecendo o estabelecimento de forte vínculo de confiança. Uma tensão que antes era atribuída aos pais, torna-se ferramenta de trabalho da enfermagem.

Essas situações, por sua vez, requerem que esses profissionais sejam orientados e que detenham conhecimentos específicos sobre os transtornos e sobre a abordagem a ser utilizada. Muitas vezes, os profissionais se deparam com situações adversas durante as refeições, até mesmo aversivas a ele, e esse conflito leva o profissional a adotar uma postura de limite e controle considerada excessiva. O limite, quando excessivo, não resulta em amadurecimento por parte da criança/do adolescente, que continua sem possibilidades de vivenciar autonomia verdadeira.

A abordagem familiar é imprescindível, pois o padrão de interação favorece o aparecimento e a perpetuação dos sintomas alimentares. Os familiares são uma fonte extra de recursos ao tratamento, contribuindo com os processos de realimentação, recuperação e reinserção da criança/do adolescente na sua vida normal[24].

Nessa perspectiva, a contribuição do profissional de enfermagem, principalmente do enfermeiro, é essencial para a compreensão de que o ser humano vai além de características físicas ditadas por padrões únicos.

As equipes multidisciplinares devem ser coesas e possibilitar a reflexão para construir um novo relacionamento com o comer e o corpo.

▶ CONSIDERAÇÕES FINAIS

Nos últimos anos, com a consolidação da era digital e o isolamento social provocado pela pandemia de covid-19, crianças e adolescentes intensificaram a utilização de mídias sociais que repetem apelos ao estilo de vida saudável, enaltecem a magreza como um padrão ideal e incentivam o consumo de alimentos calóricos e/ou ultraprocessados. Essas contradições contribuíram para que os jovens apresentem maior preocupação com o peso, o corpo e a comida, levando à restrição alimentar, baixa autoestima, depressão e compulsão alimentar[19].

Tais condições podem estar contribuindo para aumento da incidência de TA na infância e na adolescência que são patologias de impacto abrangente tanto na vida do paciente como de sua família. O tratamento adequado requer equipe multidisciplinar especializada capaz de promover uma aliança terapêutica com o paciente e sua família. No final do tratamento, espera-se que o paciente seja capaz de se alimentar sem restrições, culpa ou comportamentos compensatórios, de forma flexível, tanto em quantidade como em variedade, e guiado por seus sinais internos de fome e saciedade.

❱ AGRADECIMENTOS

À Alicia Cobelo e à equipe de psicologia do PROTAD.
À Alessandra Fabbri e à equipe de nutrição do PROTAD.

❱ REFERÊNCIAS BIBLIOGRÁFICAS

1. Campbell K, Peebles R. Eating disorders in children and adolescents: state of the art review. Pediatrics. 2014;134(3):582-92
2. Golden NH, Katzman DK, Sawyer SM, Ornstein RM, Rome ES, Garber AK, et al. Update on the medical management of eating disorders in adolescents. J Adolesc Health. 2015;56(4):370-5.
3. Pinzon V. Impacto de comorbidades psiquiátricas e de outros fatores de riscos na resposta ao tratamento de crianças e adolescentes com transtornos alimentares. 2012. Dissertação (Mestrado) – Faculdade de Medicina da Universidade de São Paulo. São Paulo, 2012. p.155.
4. Hay P, Chinn D, Forbes D, Madden S, Newton R, Sugenor L, et al. Royal Australian and New Zealand College of Psychiatrists clinical practice guidelines for the treatment of eating disorders. Aust N Z J Psychiatry. 2014;48(11):977-1008.
5. Ray WA, Stein CM, Murray KT, Fuchs DC, Patrick SW, Daugherty J, et al. Association of antipsychotic treatment with risk of unexpected death among children and youths. JAMA Psychiatry. 2019;76(2):162-71.
6. Lock J, Le Grange D. Treatment manual for anorexia nervosa: a family-based approach. New York: Guilford; 2015.
7. Couturier J, Isserlin L, Norris M, Spettigue W, Brouwers M, Kimber M, et al. Canadian practice guidelines for the treatment of children and adolescents with eating disorders. J Eating Disord. 2020;8:4.
8. The National Institute for Health and Care Excellence (NICE). Eating disorders: recognition and treatment. NICE guidelines. v. 9. London: RCPsych; 2017.
9. Bohon C. Binge eating disorder in children and adolescents. Child Adolesc Psychiatr Clin N Am. 2019;28:549-55.
10. Bryant-Waugh R. Avoidant/restrictive food intake disorder. Child Adolesc Psychiatr Clin. 2019;28(4):557-65.
11. Shimshoni Y, Silverman WK, Lebowitz ER. SPACE-ARFID: a pilot trial of a novel parent-based treatment for avoidant/restrictive food intake disorder. Int J Eat Disord. 2020;53:1623-35.
12. Thomas JJ, Eddy KT. Cognitive-behavioral therapy for avoidant/restrictive food intake disorder: Children, adolescents, and adults. Cambridge: Cambridge University Press; 2019.
13. Heruc G, Hart S, Stiles G, Fleming K, Casey A, Sutherland F, et al. ANZAED practice and training standards for dietitians providing eating disorder treatment. J Eat Disord. 2020;8:77.
14. Kachani A, Cordás TA. Nutrição em psiquiatria. 2ed. Santana de Parnaíba: Manole; 2021.
15. Moraes CEF, Maravalhas RA, Mourilhe C. O papel do nutricionista na avaliação e tratamento dos transtornos alimentares. Debates em Psiquiatria. 2019; 9(3):24-30.
16. Resmark G, Herpertz S, Herpertz-Dahlman B, Zeeck A. Treatment of anorexia nervosa – new evidence-based guidelines. J Clin Med. 2019;8(2):153.

17. Lopes HCB, Pascoal C, Fabbri AD et al. Anorexia nervosa e risco de síndrome de realimentação: relato de caso sobre a experiência de um serviço especializado em transtornos alimentares na infância e na adolescência. Rev Bras Nutr Clin. 2015;30(3):261-6.
18. Lampert JG, Waterhous TS, Graves LL, Cassidy J, Herrin M. Guidebook for nutrition treatment of eating disorders. 2020;63. Disponível em: https://higherlogicdownload.s3.amazonaws.com/AEDWEB/27a3b69a-8aae-45b2-a04c-2a078d02145d/UploadedImages/Publications_Slider/FINAL_AED_Purple_Nutrition_Book.pdf. Acesso em: 12 mar. 2022.
19. Sociedade Brasileira de Pediatria (SBP). Transtornos alimentares na adolescência: anorexia e bulimia em tempos de pandemia. Disponível em: https://www.sbp.com.br/imprensa/detalhe/nid/transtornos--alimentares-na-adolescencia-anorexia-e-bulimia-em-tempos-de-pandemia/. Acesso em: 6 mar. 2022.
20. Lian B, Forsberg SE, Fitzpatrick KK. Adolescent anorexia: guiding principles and skills for the dietetic support of family-based treatment. J Acad Nutr Diet. 2019;119(1):17-22.
21. Hart S, Marnane C, McMaster C, Thomas A. Development of the "Recovery from Eating Disorders for Life" Food Guide (REAL Food Guide) – a food pyramid for adults with an eating disorder. J Eat Disord. 2018;6:6.
22. Stefanelli MC, Fukuda IMK, Arantes EC (orgs.). Enfermagem psiquiátrica em suas dimensões assistências. 2. ed. Barueri: Manole; 2017.
23. Grando LH, Rolim MA. Família e transtornos alimentares: as representações dos profissionais de enfermagem de uma instituição universitária de atenção à saúde mental. Revista Latino-Americana de Enfermagem. 2005;13(6):989-95.
24. Galera SAF, Gaioli CCLO, Badagnan HF, Zanetti ACG. Inclusão da família no cuidado a pessoas com transtornos mentais e o papel da equipe de enfermagem. In: Silva LA, Santos I (org.). Cuidar em enfermagem e em saúde mental. v.I: Aspectos históricos, fundamentos para o cuidar e saúde mental infantojuvenil. Curitiba: Appris: 2017. p.179-94.

21

Intervenção multidisciplinar em crianças e adolescentes com disforia de gênero

Alexandre Saadeh
Daniel Augusto Mori Gagliotti
Desiree Monteiro Cordeiro
Karine Schlüter
Liliane de Oliveira Caetano

▶ INTRODUÇÃO

Gênero se tornou um termo controverso atualmente, por se tratar de uma época conturbada por teorias, embates políticos, ideológicos e sociais. Deve ser ensinada nas escolas a "ideologia de gênero"? Essa é uma definição familiar, pessoal ou social?

As crianças nascem biologicamente machos ou fêmeas, como qualquer animal, qualquer mamífero. Essa é uma realidade biológica. O que muda são os papéis sociais e o simbolismo designado para cada sexo biológico estabelecido. Embora as pessoas nasçam, sim, machos ou fêmeas, elas se tornam homens ou mulheres em sua construção pessoal e na leitura social. Gênero nada mais é do que a noção que o ser humano tem de ser homem, mulher ou um outro gênero (p. ex., travesti); isso é a identidade de gênero. A vivência do gênero pelo qual as pessoas se reconhecem e a expressão social dele são chamadas de expressão de gênero; é como elas querem ser vistas e como elas se veem.

Com base nessas definições biomédicas, é possível construir uma maneira de entender todas as variações de gênero, sem excluí-las e sem designá-las como doença. Definir um diagnóstico não é considerar alguém doente. Isso depende do uso que se faz dele.

Disforia de gênero é um diagnóstico instituído pelo *Manual Diagnóstico e Estatístico de Transtornos Mentais*, 5ª edição (DSM-5), em 2013, e se propõe a entender as questões de gênero por um viés sintomatológico comum, como o desconforto e o sofrimento, acompanhados de sintomas depressivos, irritabilidade e sensação de inadequação ao gênero designado.

Já a Organização Mundial da Saúde (OMS) em 2018 publicou a Classificação Internacional de Doenças, 11ª edição (CID-11), em que retira do capítulo de transtornos mentais e do comportamento e aloca no capítulo relacionado à sexualidade o que preferiu chamar de incongruência de gênero, tanto em crianças, como em adultos e adolescentes[1].

Incongruência de gênero é um termo geral que descreve a diferença entre identidade de gênero e sexo reconhecido ao nascimento[1].

Quando se trabalha com crianças, adolescentes e famílias que trazem essas questões, é necessário compreender que os paradigmas biomédicos servem de referência, mas não são únicos. A multidisciplinaridade é fundamental para esse trabalho com tantas variáveis e consequências na formação de crianças e adolescentes.

No Ambulatório Transdisciplinar de Identidade de Gênero e Orientação Sexual (AMTIGOS) do Instituto de Psiquiatria do Hospital das Clínicas da Faculdade de Medicina da Universidade de São Paulo (IPq-HCFMUSP), pretende-se ir além disso. Da multidisciplinaridade para a transdisciplinaridade: do particular para o inovador, que congregue em si cada forma única de conhecimento para gerar uma maneira original e ampla de entender o fenômeno da identidade de gênero, sua variação e a disforia de gênero, bem como lidar com eles.

A proposta não é designar identidade de gênero para nenhuma criança ou adolescente, mas fornecer ambiente saudável para sua própria definição. Não é formar ideias ou introduzir uma maneira enviesada de enxergar o mundo e a si mesmo, mas facilitar a expressão da capacidade que toda criança e adolescente tem de se entender, conhecer e criar. Não cabe ao profissional dizer se alguém é menino ou menina; se é homossexual, transexual ou travesti; mas, sim, questionar as autodefinições, não para desconfirmar as certezas, mas para desconstruí-las e redefinir conceitos para auxiliar na construção de subjetividades. O papel dos profissionais de saúde é promover saúde e reforçar a capacidade que cada novo indivíduo tem de se fazer compreender em suas particularidades, por isso eles precisam ser receptivos às diferenças e às desigualdades e não validar o autopreconceito e a discriminação dos diferentes.

Aliás, ser diferente pode ser muito interessante. Depende de cada um. Ser particular e viver sem constrangimentos é a construção que se propõe a fazer com a criança, a família e o adolescente que procuram o serviço do IPq-HCFMUSP. Mas sem pregação ideológica. Diminuir o sofrimento das crianças, de suas famílias e dos adolescentes é o papel ao qual o AMTIGOS se propõe nestes últimos 12 anos.

No Brasil, o AMTIGOS foi o pioneiro no desenvolvimento desse trabalho e na elaboração de agenda e de protocolos relativos a crianças, famílias e adolescentes atendidos em suas dependências, não apenas importando conhecimento e replicando-o à população atendida.

Trabalhar as sensações de inadequação e de não conformidade e o sofrimento inerente à percepção de ser diferente quando elas surgem ou se manifestam com grave intensidade na infância e na adolescência é a atividade profilática de evitar que adultos sofram gravemente, como transexuais, não binários ou travestis, com o que não puderam lidar consigo e com o meio social em que conviveram ou convivem. Colaborar com essa construção utilizando a medicina, a psicologia, os conhecimentos do serviço social e de outras áreas é o que se pretende mostrar neste capítulo.

Espera-se que o leitor entenda que, nas especificidades de cada área, existe um alinhavo para a conjunção com outras áreas de conhecimento. Isso é único, é brasileiro e de cada criança, família ou adolescente que busca atendimento.

❭ AVALIAÇÃO INICIAL E PLANEJAMENTO TERAPÊUTICO

O diagnóstico psiquiátrico e transdisciplinar precoce e correto, que vise a cuidado, atenção e proteção, é extremamente importante para as crianças e os adolescentes com incongruência de gênero (IG). Trata-se de passo essencial para o início de um bom acompanhamento médico, psicoterápico e social, que tem como alvos os bons resultados futuros, entre eles:

- Abordagem e diminuição do sofrimento físico e psíquico.
- Prevenção, diagnóstico e tratamento de possíveis co-ocorrências clínicas e psiquiátricas.
- Orientação ao paciente e a seus familiares ou responsáveis legais relativa a riscos e benefícios dos procedimentos médicos desejados.
- Identificação de complicadores ou fatores de vulnerabilidade social.
- Acompanhamento durante todo o processo transexualizador futuro.

Embora o Brasil não tenha nenhuma regulamentação específica para o acompanhamento de crianças e adolescentes com IG, países como Canadá, Bélgica, Holanda, Estados Unidos e Alemanha já possuem normas legais nessa área e propõem alternativas psicoterapêuticas e/ou físicas para casos específicos. Mesmo nesses países e no AMTIGOS, as linhas de cuidado para essas crianças e adolescentes visam atingir os mesmos alvos citados anteriormente.

O Conselho Federal de Medicina publicou no início de 2020 a Resolução n. 2.265/2019, em que estipula como o acompanhamento dos indivíduos transgêneros deve se dar no Brasil. Diminui o tempo de acompanhamento por equipe multidisciplinar de 2 para 1 ano, estabelece idade mínima de hormonioterapia cruzada de 16 anos e cirurgia para 18 anos de idade e estabelece que o acompanhamento hormonal para crianças (bloqueio do eixo hipotálamo-hipófise) e a introdução de hormônios (hormonioterapia cruzada) só podem ser realizadas como projeto de pesquisa aprovado por Comitê Ético[2].

Hoje, no Brasil, existem três centros voltados para essa população e pesquisa: AMTIGOS do IPq-HCFMUSP, PROTIG do Hospital de Clínicas da UFRGS e o Ambulatório de Transexualidade da UNICAMP.

Crianças (até 11 anos e 11 meses)

O acolhimento inicial e a avaliação psiquiátrica das crianças (pacientes com até 11 anos e 11 meses) seguem a anamnese clínica proposta pelo AMTIGOS e baseada na anamnese do Serviço de Psiquiatria da Infância e Adolescência (SEPIA) do IPq-HCFMUSP para a criança e seus familiares ou responsáveis legais.

A avaliação psiquiátrica consiste em uma entrevista médica que engloba as diversas esferas do desenvolvimento infantil:

- Queixa, duração e história do quadro atual apresentado.
- Antecedentes pessoais: gravidez (duração, meses, dias, realização de pré--natal) e intercorrências (aceitação da mãe, aceitação do pai, gravidez de risco, uso de álcool, drogas ou tabaco, viroses, ameaça ou tentativa de abortamento, hiperêmese, exposição a agentes tóxicos, medicação usada, eventos estressores, estado psicológico da mãe durante a gravidez).
- Parto, condições do recém-nascido, intercorrências no berçário e estado psicológico da mãe no puerpério.
- Desenvolvimento neuropsicomotor.
- Antecedentes patológicos: viroses, convulsões, traumas, cirurgias, enurese, encoprese.
- Sexualidade.
- Hábitos: aleitamento, desmame, sinais de apego, hábitos alimentares, onicofagia, tiques, estereotipias motoras, uso de chupeta, sucção do polegar, gagueira, morder ou mastigar roupas e objetos, outros hábitos inconvenientes, hábitos de higiene.
- Conduta: nível de comunicação e desenvolvimento da linguagem, socialização, reações às mudanças de rotina, hiperatividade, fobias, rituais, interação com pais, com irmãos e com outros familiares, agressividade.
- Escolaridade.
- Antecedentes familiares.
- Estudo social familiar.

21 ■ Intervenção multidisciplinar em crianças e adolescentes com disforia de gênero   555

- Dinâmica familiar: situação conjugal dos pais, uso de álcool e/ou de drogas, personalidade e métodos educacionais do pai e da mãe, relacionamento com o paciente, períodos de afastamento, reação do paciente, posição do paciente entre os irmãos, relacionamento intrafamiliar.
- Exame físico.
- Exame psíquico.
- Solicitação de exames laboratoriais e relatório escolar.
- Retorno para checagem de exames e avaliação do relatório escolar solicitado na anamnese inicial.

O paciente segue, então, para as avaliações pediátrica, psicológica e sociofamiliar, conforme será discutido posteriormente neste capítulo. Após todas as avaliações, ocorre a discussão do caso entre a equipe de atendimento de crianças para a formulação de plano terapêutico e o acompanhamento desse paciente específico. Depois, são agendadas as consultas para a criança e seus familiares para propor o plano terapêutico e devolutiva multidisciplinar com as diferentes esferas e contextos em que a criança está inserida. Dentro do plano terapêutico, a avaliação endocrinológica para acompanhar o desenvolvimento pré-puberal do paciente pode ser solicitada mediante contato com a equipe de endocrinologia.

Para crianças, a World Professional Association for Transgender Health (WPATH)[3] aconselha que haja apenas intervenções psicológicas e sociais para diminuir o estresse e facilitar a identificação de fatores na criança, nos pais e no meio social que possam influenciar o comportamento infantil.

Adolescentes (12 anos a 15 anos e 10 meses)

Os adolescentes (de 12 a 15 anos e 10 meses) entram em contato com o ambulatório para triagem inicial. É dada continuidade do atendimento dos adolescentes dentro do ambulatório até a finalização do processo, que pode ser cirúrgico ou não.

Após a inscrição de solicitação de vaga no ambulatório, quando a vaga é liberada, de acordo com a agenda, seguem os protocolos de entrada e avaliações: acolhimento inicial com os pais ou responsáveis legais, anamnese médico-psiquiátrica por meio de entrevista psiquiátrica com o adolescente e seus responsáveis e solicitação de exames laboratoriais. É incluída, após a anamnese psiquiátrica inicial, a avaliação com familiar ou responsável legal isoladamente e na presença do adolescente. Os casos são discutidos com a equipe de atendimento para propor plano terapêutico e encaminhamento a grupo de psicoterapia de adolescentes.

556 Psiquiatria da infância e adolescência: cuidado multidisciplinar

Para a WPATH, dois tópicos envolvem o acompanhamento de adolescentes com DG: intervenção psicológica e social e intervenção física.

É cada vez mais comum a chegada no ambulatório de pacientes que fazem uso indiscriminado de hormônios e sem prescrição e orientação médicas. Nesses casos, os adolescentes e seus familiares são orientados sobre os riscos que tal prática pode causar e exames específicos são solicitados, além de uma avaliação endocrinológica com equipe específica poder ser necessária nesse momento, visando à proteção da integridade da saúde e minimizando os efeitos colaterais do uso abusivo das medicações hormonais.

Para Rowland e Incrocci[4], cinco fases compõem o tratamento. São elas:

- Inicial: os adolescentes devem ser encorajados a considerar alternativas à cirurgia de redesignação sexual, por exemplo, psicoterapia de grupo, trabalho psicoeducacional etc.
- Primeira fase (diagnóstico): fase de consolidação diagnóstica e exclusão dos diagnósticos diferenciais. Nesta fase, o adolescente obterá informações sobre os limites da cirurgia e suas consequências.
- Segunda fase: a psicoterapia é utilizada para aqueles que não consideram a cirurgia a melhor opção e serve de reforço para o trabalho da primeira fase. A hormonioterapia deve ser considerada e discutida.

TABELA 1 Revisão literária sobre o acompanhamento da disforia de gênero na infância

Zucker[5] estipula cinco eixos do tratamento para crianças	1. Redução do ostracismo social 2. Tratamento da psicopatologia subliminar 3. Tratamento do estresse subliminar 4. Prevenção da disforia no adulto 5. Prevenção da homossexualidade do adulto
Rowland e Incrocci[4] estipulam tipos de tratamento e intervenção a serem considerados	Psicoterapia Acompanhamento dos pais Limites para o comportamento *cross-gender* Estimulação de atividades pertencentes ao sexo anatômico e ao grupo de gênero anatômico Acompanhamentos de suporte aos pais e à criança
WPATH[3]	Intervenções psicológicas Intervenções sociais
Korte et al.[6]	Fortalecer o sentimento de pertencer ao sexo de nascimento, sem atribuir nenhum valor negativo a seu comportamento de gênero diferente Diagnóstico diferencial e avaliação de comorbidades Envolvimento dos pais e da escola

21 ■ Intervenção multidisciplinar em crianças e adolescentes com disforia de gênero   557

TABELA 2   Acompanhamento da disforia de gênero na adolescência

WPATH[1]	Intervenção psicológica Intervenção social Intervenção física
Rowland e Incrocci[4] – várias fases compõem o tratamento	Encorajados a considerar alternativas à cirurgia de redesignação sexual ■ Psicoterapia de grupo ■ Trabalho psicoeducacional ■ Primeira fase (diagnóstico) ■ Consolidação diagnóstica ■ Exclusão dos diagnósticos diferenciais ■ Informações sobre os limites da cirurgia e suas consequências Segunda fase ■ Psicoterapia ■ Hormonioterapia: considerada e discutida
Rowland e Incrocci[4] – várias fases compõem o tratamento	Fase de vivência real no gênero desejado ■ Viver no papel de gênero desejado ■ Enfrentar a realidade desse gênero ■ Consequências dessa escolha devem ser vivenciadas em sua integralidade Vivência real no gênero desejado e intervenções físicas ■ Misto de vivência no gênero desejado, psicoterapia e hormonioterapia ■ Preparatório para intervenções cirúrgicas que se estabeleceriam na vida adulta

■ Fase de vivência real no gênero desejado: os que desejam a cirurgia devem viver no papel de gênero desejado e enfrentar a realidade desse gênero. As consequências dessa escolha precisam ser vivenciadas em sua integralidade.

Vivência real no gênero desejado e intervenções físicas: misto de vivência no gênero desejado, psicoterapia e hormonioterapia. Tudo isso seria preparatório para as intervenções cirúrgicas que se estabeleceriam na vida adulta.

Acompanhamento e prognóstico

Smith et al.[7], ao comparar um grupo de adolescentes com transtorno de identidade de gênero que foi para cirurgia de redesignação sexual com um grupo que não foi, encontraram evidências de que a disforia não perdurava no grupo tratado e os adolescentes tiveram bom funcionamento psicológico e social, além de não haver nenhum arrependimento. Já no grupo sem tratamen-

558 Psiquiatria da infância e adolescência: cuidado multidisciplinar

to, a disforia permaneceu, além de persistir nos adolescentes o funcionamento psicológico disfuncional.

Wallien e Cohen-Kettenis[8] afirmam que a maior parte das crianças com DG não permanece disfórica de gênero depois da puberdade. As que permanecem têm extrema DG. O que os autores preconizam é o diagnóstico preciso para indicação de acompanhamento adequado, evitando assim problemas, arrependimentos, procedimentos cirúrgicos desnecessários ou causadores de lesões irreversíveis.

Durante as avaliações realizadas no AMTIGOS, se em alguma das etapas alguma criança ou adolescente apresentar coocorrência clínica ou psiquiátrica detectada pelos profissionais que estão prestando assistência a ela, é imediatamente encaminhada(o) para avaliação médica com a equipe do ambulatório, que conta com pediatra e hebiatra, que avaliará o caso e continuará com os devidos encaminhamentos e tratamentos.

▶ AVALIAÇÃO E ASSISTÊNCIA PSICOLÓGICA

A partir do momento em que o indivíduo com manifestação de IG recorre a centros especializados a fim de requerer elucidação diagnóstica (muito comum no caso das famílias de crianças), acompanhamento, hormonioterapia e até mesmo a cirurgia de redesignação sexual (no caso dos adolescentes), a fase de avaliação diagnóstica apresenta-se como etapa inicial e crucial do processo. Desse modo, o psicólogo deve ter clareza acerca dos critérios diagnósticos, bem como dos diagnósticos diferenciais, e se faz necessário realizar o processo de avaliação psicológica logo no início do processo.

Avaliação psicológica

Os procedimentos envolvidos na avaliação psicológica são diferentes para avaliações de crianças e adolescentes com DG. Essa diferença está relacionada, por exemplo, a idade, maturidade e temas abordados, inclusive a maneira a ser abordada.

Na avaliação das crianças (utiliza-se o recorte entre 3 e 10 anos), é realizada uma entrevista conjunta com os pais e com a criança, visando à compreensão do contexto em que ela está inserida. Inicia-se um processo de avaliação lúdica e, quando necessário complemento, solicita-se uma bateria de testes, projetivos e neuropsicológicos, que varia de acordo com a idade. Tal bateria deve ser pensada caso a caso, de maneira a identificar a melhor abordagem para a questão de identidade de gênero de forma individualizada. O processo pretende, inclu-

21 ■ Intervenção multidisciplinar em crianças e adolescentes com disforia de gênero **559**

sive, facilitar o processo de compreensão do caso para discussão do processo com a equipe multidisciplinar.

Na avaliação psicológica inicial de adolescentes (utiliza-se, aqui, o recorte entre 11 e 15 anos), é realizada a entrevista com o adolescente, em alguns casos com os pais e/ou responsáveis legais, de acordo com a demanda do caso. E eles são acompanhados em um grupo de chegada de 8 encontros para observação e levantamento das demandas de cada um. Nesse processo, utilizam-se o Dass 21 e o WHOQOL-bref para levantamento de questões de saúde mental e acompanhamento longitudinal de cada caso, pois esses instrumentos serão reaplicados a cada 6 meses, e com isso consegue-se averiguar o desenvolvimento do processo individual dentro dos protocolos de atendimento do AMTIGOS para adolescentes.

Além disso, quando necessária maior averiguação de morbidades psiquiátricas, solicita-se aplicação de testes projetivos (HTP, TAT, Pfister, entre outros). O que possibilita ao psicólogo fazer um exame da estrutura e da dinâmica da personalidade do indivíduo. A avaliação neuropsicológica também pode ser solicitada para investigar quais funções cognitivas estão preservadas e comprometidas. Por meio do uso de instrumentos (testes, baterias, escalas) padronizados para avaliação das funções cognitivas, o neuropsicólogo pesquisa o desempenho de capacidades, como atenção, percepção, linguagem, raciocínio, abstração, memória, aprendizagem, processamento da informação, visuoconstrução, afeto, habilidades motoras e executivas.

As avaliações com testes projetivos e ou neuropsicológicos são individualizadas e somente realizadas para complementar a compreensão dos processos subjetivos em questão.

Com base nesse conjunto de avaliações, é possível estabelecer quais os tipos de intervenção mais indicados para cada caso. Ao final do processo de avaliação psicológica, é realizada uma discussão com toda a equipe e, posteriormente, é feita uma sessão devolutiva para a família das crianças e para os adolescentes.

É fundamental considerar que a avaliação psicológica não tem caráter diagnóstico, pois o propósito é analisar o momento em que aquele indivíduo se encontra. Assim, a avaliação é um complemento no processo diagnóstico, que é definido por meio de dados clínicos. O objetivo na avaliação é esclarecer, em cada caso, que condições psicológicas o indivíduo apresenta e qual a melhor forma de serem trabalhadas, em especial diante das questões que ele apresenta, de maneira explícita ou não.

Acompanhamento psicoterápico

Após a avaliação e a discussão em equipe transdisciplinar (médicos psiquiatras e endocrinologistas, psicólogos com variadas formações e especializações,

560 Psiquiatria da infância e adolescência: cuidado multidisciplinar

assistente social e outros profissionais que possam compor a equipe, como fonoaudiólogo, pedagogo, enfermeiro etc.), os pacientes são encaminhados para o acompanhamento psicoterápico, em caso de hipótese diagnóstica de DG. O acompanhamento também apresenta peculiaridades que distinguem o grupo de crianças do de adolescentes. Nos casos das crianças portadoras de DG, realiza-se atendimento individual, por conta de suas especificidades, das diversas e potenciais evoluções e por respeito ao desenvolvimento de cada criança. Os atendimentos ocorrem, preferencialmente, em ambiente de ludoteca, com duração aproximada de 50 minutos, e a frequência é estabelecida entre o psicoterapeuta, a criança e sua família.

Já no caso dos adolescentes, opta-se, preferencialmente, pelo atendimento em psicoterapia de grupo. Alguns casos eventuais necessitam de acompanhamento breve individual paralelamente ao atendimento de grupo. Somente em casos muitos específicos, com clara necessidade e demanda, realiza-se o atendimento de maneira exclusivamente individual. O atendimento de grupo dos adolescentes tem duração de 90 minutos e periodicidade semanal. O grupo é dirigido por dois terapeutas, o que amplia as trocas em diferentes pontos de vista e inclusive diferenças pessoais, que pode ser vivenciado e experienciado pelo adolescente. Essa escolha é proposta para fomentar discussões terapêuticas dos mais amplos aspectos referentes ao gênero e a possíveis expressões de gênero. Atendimentos breves de adolescentes ocorrem por demanda dos terapeutas do grupo ou do próprio paciente, têm duração limitada a 8 encontros de 50 minutos semanais e ocorrem de forma individual, geralmente com terapeuta diferente do que atende o grupo. Nos casos de atendimentos individuais de adolescentes, o formato é definido pela equipe transdisciplinar, geralmente restrito a situações específicas, quando é identificado que o paciente tende a se beneficiar mais desse modelo terapêutico.

A psicoterapia é um valioso recurso para lidar com as dificuldades da existência nas mais diversas formas que o sofrimento humano possa assumir. No caso da DG, percebe-se ampla gama de aspectos a serem trabalhados, com questões específicas do tema nos mais variados âmbitos, como: transtornos psicopatológicos, distúrbios psicossomáticos, crises existenciais, estados de sofrimento, conflitos interpessoais, conflitos familiares e sociais etc. Para tanto, é necessário que os profissionais estejam cada vez mais capacitados para essas temáticas específicas.

A psicoterapia favorece o crescimento e o amadurecimento, propiciando um lugar/tempo/modo privilegiado de criar intimidade consigo mesmo, de estabelecer diálogos construtivos e transformar padrões estereotipados de funcionamento, restabelecendo o processo formativo e criativo de cada um. Dessa forma, é uma oportunidade de compreender e mudar os padrões de relacionamento interpessoal. Os problemas vinculares que podem ser fonte de incontáveis sofrimentos e, nesses casos específicos, constituem um dos trabalhos mais importantes. Além disso, a psicoterapia também cumpre uma função de educação para a vida, oferecendo um espaço de aprendizado e troca, com instrumentos e conhecimentos que podem ajudar na orientação e na condução da vida. Essa função torna-se fundamental em situações de DG, pois a sensação de desestruturação por conta das crises decorrentes do sofrimento faz com que a maior parte desses indivíduos sinta-se verdadeiramente inapta para lidar com os enfrentamentos e as dificuldades em sua vida. Também, por tudo isso, a psicoterapia grupal ganha destaque e se fundamenta como escolha e método terapêutico importante.

Além disso, temos um grupo de *follow-up*, ou seja, acompanhamento mensal dos adolescentes que continuam no ambulatório aguardando intervenções físicas, mas o processo psicoterápico de compreensão de sua identidade diante de todos os conflitos que a DG pode causar estão efetivamente compreendidos, e precisa-se somente ver como ele continua a se desenvolver. Nesses grupos é possível solicitar o retorno a grupos psicoterápicos e encaminhar para outros procedimentos interventivos, como hormonização e cirurgias.

Acompanhamento familiar

Além da avaliação psicológica e da psicoterapia dos pacientes que apresentam DG, também é fundamental que seja realizado o acompanhamento familiar. A equipe deve contar com terapeutas especializados em atendimento de famílias, de maneira a identificar as demandas dos pais, acolhê-las e propiciar o melhor encaminhamento ou elucidação.

No atendimento das crianças com DG, todas as famílias passam por atendimento ou, no mínimo, por orientação. Isso porque se trata de um momento fundamental para integrar todo o processo que está acontecendo com a criança e permitir uma reflexão, com os pais, sobre os próximos passos, além de diminuir sentimentos de culpa, frustração ou desilusão. Além disso, todas as famílias são convidadas e estimuladas a participar de encontros mensais para discutir questões específicas da infância, da IG e da repercussão que o tema causa nas famílias e no entorno.

No atendimento dos adolescentes com DG, a demanda por atendimento familiar varia de caso a caso. A demanda, quando ocorre, pode surgir por intermédio dos terapeutas, do próprio paciente ou ainda dos familiares do paciente, mas não ocorre em todos os casos.

Contudo, realizam-se grupos mensais de pais de adolescentes com DG, que têm duração de 90 minutos. É aberto e alternado, isto é, em uma sessão, há

562 Psiquiatria da infância e adolescência: cuidado multidisciplinar

somente os pais e, na sessão seguinte, participam todos, pais e filhos. Esse grupo é fundamental para o trabalho da equipe e para que as famílias possam se encontrar e trocar experiências, afetos e conhecimentos, além de perceber novas possibilidades e significados para suas vivências e seu sofrimento. Um dos alicerces da eficiência dessa abordagem é a utilização de uma equipe de atendimento com elementos mais fixos e outros variáveis, com um viés transdisciplinar, mas tendo a presença fixa de psicólogos, psiquiatras e assistente social e, em alguns momentos e por demanda do próprio grupo, outros profissionais, como endocrinologistas, cirurgiões e defensores públicos. O intuito é propiciar espaço de acolhimento e discussão das mais variadas e específicas questões relacionadas a DG.

▶ AVALIAÇÃO E ASSISTÊNCIA SOCIOFAMILIAR

De acordo com o Código de Ética do/a Assistente Social, o serviço social tem como princípios o reconhecimento da liberdade como valor ético central, a defesa intransigente dos direitos humanos, a ampliação e a consolidação da cidadania. Seu projeto ético-político está vinculado ao processo de construção de uma nova ordem societária, e a profissão atua na defesa e na garantia de direitos, com vistas à melhoria das condições de vida da população usuária.

De acordo com as diretrizes e os protocolos existentes no país, o serviço social é uma das profissões indispensáveis no acompanhamento do processo transexualizador. Em 2012, no 41º Encontro Nacional do Serviço Social, fórum máximo de deliberação da categoria, posicionou-se em defesa da despatologização da transexualidade e, nos anos subsequentes, passou-se a problematizar sobre a necessidade de normatização da atuação de assistentes sociais nesses espaços sócio-ocupacionais.

Como parte desse processo, em junho de 2015, o conjunto CFESS/CRESS (Conselho Federal de Serviço Social e Conselhos Regionais de Serviço Social) realizou o evento denominado Seminário Nacional de Serviço Social e Diversidade Trans: Exercício Profissional, Orientação Sexual e Identidade de Gênero em Debate, no qual uma das mesas explanou: "sexualidades e expressões de gênero na infância e adolescência".

Para se tratar da garantia de direitos ao abordar a infância e a adolescência, é imprescindível mencionar o Estatuto da Criança e do Adolescente (ECA), Lei n. 8.069/90, que é o referencial normativo que expressa inúmeros avanços com relação à legislação anterior, o Código de Menores, justamente por conferir a crianças e adolescentes a condição de sujeitos de direitos.

Com o advento do ECA, crianças e adolescentes passaram a ter inúmeros direitos garantidos por lei, entre os quais se observa maior autonomia a tais

21 ■ Intervenção multidisciplinar em crianças e adolescentes com disforia de gênero   563

sujeitos, que devem ser ouvidos sobre circunstâncias que envolvem suas vidas. Entretanto, embora tenham ocorrido progressos, é também necessário enfatizar que o ECA não faz nenhuma menção específica sobre a orientação sexual e a identidade de gênero.

Crianças e adolescentes, pela fase peculiar do desenvolvimento, em geral, estão construindo sua autopercepção do corpo, da sexualidade e da identidade de gênero. Quando vivenciam uma expressão de gênero que não é aceita socialmente, ainda que possam não ter total consciência do que isso representa nas relações sociais, por vezes ficam expostos(as) a inúmeras formas de preconceito, discriminação e violação de direitos.

Em uma perspectiva histórica, observa-se que, mesmo para a população adulta, são recentes as normatizações e os protocolos de atendimentos específicos a travestis e transexuais no Brasil, datados a partir dos anos de 1990.

Em 30 de junho de 2013, o Ministério da Saúde publicou a Portaria n. 859/2013, que autorizou, no processo transexualizador, o atendimento a crianças e adolescentes. O documento foi revogado na mesma data de publicação, e a portaria posterior e vigente (n. 2.803/2013) não contemplou o segmento infantojuvenil, o que significa dizer que, até o momento, não existe normatização para esse acompanhamento e que, os que ocorrem, não o fazem no âmbito da política pública de saúde.

Por não haver normatizações no país que regulamentem a assistência em saúde específica às crianças e aos adolescentes que apresentam essas demandas, a atuação do AMTIGOS se caracteriza como projeto de pesquisa. Nesse contexto, é indispensável que os responsáveis legais pelos(as) usuários(as) autorizem o acompanhamento.

Em algumas situações, entretanto, os responsáveis legais não autorizam que a equipe realize o acompanhamento e, nos casos em que o ambulatório constata a demanda, aciona o Conselho Tutelar e a Defensoria Pública. A atuação nesse sentido ocorre na perspectiva da garantia do acesso ao acompanhamento.

A avaliação social ocorre por meio de entrevistas com as crianças, os adolescentes, suas famílias ou seus representantes legais. Objetiva-se conhecer a situação de renda/econômica, os aspectos socioculturais, como diversidade étnico-racial, religião, região de procedência e moradia, atividades de lazer, condições de habitação, entre outros, além do significado e das repercussões sociais de vivenciar ou estar muito próximo de quem vivencia uma identidade de gênero ou sexual, que contrapõe os padrões estabelecidos socialmente.

Essa avaliação é fundamental para se identificar potencialidades, dificuldades ou até mesmo vulnerabilidades e risco social. A definição das intervenções do serviço social, contudo, não ocorre apenas com base nesse estudo, mas preconiza tanto a discussão em equipe como o diálogo com os(as) usuários(as) e familiares.

Com relação às famílias, é importante destacar que, em muitos casos, são os pais que pesquisam e agendam as triagens no ambulatório, tendo expectativas diversas sobre o acompanhamento. Acontecem situações, inclusive, de familiares chegarem ao AMTIGOS entendendo e apoiando seus(suas) filhos(as) nas questões que enfrentam cotidianamente relacionadas à identidade de gênero, o que não exclui que possam também ter tido dificuldades em lidar com as situações anteriormente.

Contudo, ocorrem com mais frequência no ambulatório os casos de familiares que ainda demonstram muitas dificuldades no manejo, sendo comuns falas e sentimentos de culpa com relação à identidade de gênero dos(as) filhos(as). Nesse sentido, são realizadas as orientações para desmistificar conceitos e preconceitos e promover o entendimento de que essas identidades são expressão da diversidade. É importante mencionar que, em geral, os familiares também sofrem preconceito, o que pode acarretar maior dificuldade para lidarem com essas vivências.

No que se refere ao atendimento familiar, preconiza-se a escuta qualificada e o acolhimento. O serviço social desenvolve intervenções de orientações e, em algumas situações mais específicas de sofrimento, direciona à terapia familiar, que é realizada por terapeutas com essa formação, no próprio ambulatório.

Apesar de o processo transexualizador envolver o atendimento em um serviço de saúde especializado, em muitos casos esse é o único recurso da rede em que as pessoas são atendidas e é frequente o relato de discriminação no acesso a outros serviços, contexto em que o Estado se coloca como violador de direitos.

Preconizando o acesso aos bens, aos recursos e aos serviços, e o cuidado compartilhado, o serviço social realiza encaminhamentos a outros serviços da rede de saúde e da política de assistência social, como os CRAS, o CREAS, entre outros.

Além dessa articulação, o ambulatório também realiza um trabalho de orientação e sensibilização da rede de atendimento sobre as demandas dessa população, o respeito à identidade de gênero e à orientação sexual. Nos casos de discriminação e de outras violações de direitos, aciona órgãos específicos para garantia desses direitos.

Atendem-se usuários(as) acolhidos(as) em Serviço de Acolhimento Institucional para Crianças e Adolescentes (SAICA). Em inúmeras situações, as equipes técnicas demonstram despreparo para lidar com as questões que ocorrem cotidianamente com usuários(as) que vivenciam a transexualidade ou outras expressões de gênero, por exemplo, não sabem em que quarto irão dormir e qual banheiro irão utilizar, por isso são necessárias as intervenções e as orientações.

Não há, entretanto, nenhuma resposta pronta ao SAICA, até por não existirem normatizações específicas. Embora a premissa seja sempre do respeito à identidade de gênero na utilização dos quartos e banheiros, de forma geral é preciso construir estratégias de forma conjunta, para que crianças e adolescentes sejam respeitados e não expostos a outras situações de violência por pessoas que estejam nesses ambientes e não compreendam suas demandas.

No que se refere à educação, cabe mencionar que, no ano de 2015, foram realizadas discussões referentes à abordagem ou não em escolas sobre gênero e sexualidade. Observa-se, de modo geral, a instituição escolar como reprodutora da cultura heteronormativa, em contraponto à cultura de paz e respeito à diversidade. O próprio Ministério da Educação, no parecer referente à utilização de nome social em escolas (Parecer Técnico n. 141/2009), informa a estatística de 73% de evasão escolar por alunos(as) transexuais e travestis, o que vislumbra a dificuldade dessas pessoas em permanecer nesse ambiente.

Alguns municípios e estados têm apresentado normatizações que versam sobre o direito ao nome social e à utilização de banheiros, respeitando a identidade de gênero nos sistemas de educação. Em âmbito nacional, uma importante referência é a Resolução n. 12/2015, do Conselho Nacional de Combate à Discriminação e Promoções dos Direitos de Lésbicas, *Gays*, Bissexuais, Travestis e Transexuais (CNDC-LGBT). Sempre que o AMTIGOS avalia as necessidades ou que os(as) usuários(as) solicitam intervenção, ou até mesmo que a própria escola demande, o ambulatório disponibiliza-se a discutir o caso e a realizar orientações.

▶ AVALIAÇÃO E ASSISTÊNCIA ENDOCRINOLÓGICA

Desenvolvimento puberal normal

Desde a vida intrauterina até aproximadamente 24 meses, o ser humano produz esteroides sexuais em níveis próximos aos de um adulto (Figura 1). Essa "minipuberdade" não provoca o surgimento de caracteres sexuais secundários, por uma incapacidade dos receptores periféricos em responderem a esse estímulo, mas é particularmente importante nos meninos até o sexto mês para o descenso testicular final em direção à bolsa escrotal.

Após os 2 anos de idade, todo o eixo hipotálamo-hipófise-gonadal (eixo HHG) permanece suprimido.

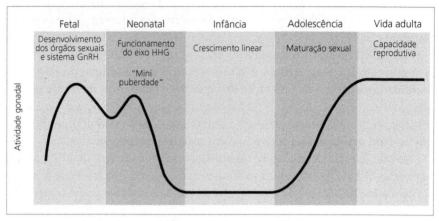

FIGURA 1   Produção de esteroides sexuais durante a vida.

A partir dos 8 a 10 anos inicia-se uma cascata de fenômenos importantes que conduzem a mudanças corporais que culminam na plena capacidade reprodutiva do indivíduo.

Primeiramente, acontece no hipotálamo o despertar da produção de hormônio liberador de gonadotrofinas (GnRH). Isso leva à estimulação da hipófise anterior para produzir hormônio luteinizante (LH) e hormônio folículo estimulante (FSH), que, por sua vez, atuarão sobre as gônadas conduzindo aos produtos dessa cadeia, os esteroides sexuais (estrogênio e testosterona).

O início do funcionamento do eixo HHG, nessa fase da vida, desencadeia inúmeras mudanças corporais que se iniciam, nas meninas, com a rápida aceleração do crescimento, o brotamento mamário, o surgimento dos pelos púbicos e, finalmente, a menarca (que ocorre cerca de 2 anos após o início do estirão puberal). Nos meninos, o LH estimula as células testiculares intersticiais de Leydig a produzir testosterona, e o FSH atua com a testosterona nas células germinativas levando à espermatogênese. Nos meninos, toda a cascata puberal inicia-se um pouco mais tarde e começa também com o estirão puberal, seguido pelo desenvolvimento de pelos pubianos, faciais e corporais, aumento do pênis, dos testículos, aumento da massa muscular e masculinização facial.

Todas essas fases de desenvolvimento são classificadas em estágios chamados de estágios de Tanner. No estágio 1, o corpo ainda é infantil. No estágio 2, identifica-se o surgimento inicial das mamas nas meninas, com aumento areolar, e nos meninos um leve alargamento do pênis e aumento da bolsa escrotal. A Figura 2 ilustra cada um dos estágios de Tanner.

O bloqueio puberal com análogos de GnRH (GnRHa) é utilizado como tratamento para puberdade precoce desde os anos 1980, inibindo a produção

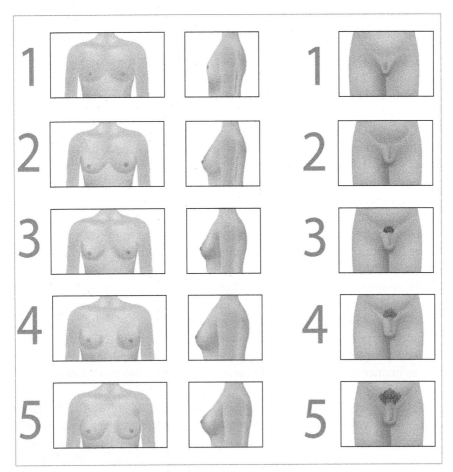

FIGURA 2 Estágios de Tanner.

de LH e FSH e, consequentemente, o desenvolvimento puberal. Os fármacos mais frequentemente utilizados para esse fim são a triptorrelina e a leuprorrelina que interrompem o estímulo pulsátil do GnRH sobre a hipófise anterior, conduzindo os níveis de LH e FSH aos parâmetros pré-puberais (bloqueio do eixo HHG).

Foi a partir da década de 1990 que o uso dessas drogas foi estendido para o bloqueio puberal de jovens com identidade trans.

Em 2009, a Endocrine Society publica sua *guideline* sobre o tema (última versão em 2017) e em 2011 a World Association for Transgender Health (WPATH) publicou seu protocolo incluindo o uso de GnRHa para bloqueio puberal de adolescentes com incongruência de gênero.

Puberdade e transexualidade

Em estudo de 2017 entre jovens estudantes (131.901 pessoas) de São Francisco utilizando o *Youth Risk Behavior Survey* (YRBS), 1,8% da amostra respondeu "sim, eu sou transgênero" e 1,6% respondeu "Eu não tenho certeza de que sou trans"[19].

Até a puberdade, os corpos de meninas e meninos são muito parecidos. O surgimento dos caracteres sexuais secundários acontece após o início da produção pulsátil de GnRH conduzindo a cascata de processos que desencadeará a produção e a ação dos esteroides sexuais. O desenvolvimento dessas características frequentemente conduz à piora psicoemocional importante nos adolescentes com questões de gênero. O bloqueio puberal nesses pacientes leva a uma melhora do funcionamento global do indivíduo, diminuindo riscos de resultados mentais adversos, incluindo menores taxas de ideação suicida para toda a vida[20].

Além disso, com o uso de bloqueio puberal, características físicas típicas do sexo biológico, algumas irreversíveis (desenvolvimento de pomo de adão, aprofundamento de voz, crescimento de pés e mão, mudanças faciais, crescimento de pelos corporais e faciais, desenvolvimento de mamas, entre outros), não ocorrerão enquanto for mantido o uso de GnRHa. Isso importa pois diminuirá custos financeiros e emocionais futuros, relacionados aos procedimentos necessários para a retificação dessas características.

O bloqueio puberal é uma intervenção com possibilidade total de reversibilidade. Uma vez que o paciente, por qualquer razão, não queira mais ter sua puberdade bloqueada, o GnRHa é interrompido, e o eixo HHG tem sua função biológica retomada, com o paciente seguindo o desenvolvimento dentro de seu sexo biológico. No caso de ser necessário realizar a transição de gênero, o bloqueio é mantido e se inicia a hormonização dentro da identidade do paciente, com doses gradativas de estradiol (para pessoas trans femininas) ou testosterona (para pessoas trans masculinas). No Brasil, o uso de esteroides sexuais para fins de transição de gênero é permitido a partir de 16 anos de idade com o consentimento dos responsáveis legais. No início da hormonização, o GnRHa deve ser mantido, pois as doses iniciais de estradiol ou testosterona são insuficientes para suprimir o eixo HHG.

O atendimento de um paciente trans que pode se beneficiar do bloqueio puberal é sempre feito por equipe multiprofissional. A equipe de saúde mental é fundamental no acompanhamento e no diagnóstico do caso (no sentido de percepção) a fim de avaliar se a pessoa tem indicação para esse procedimento.

Mesmo que o uso de GnRHa em adultos por mais de 6 meses esteja associado à diminuição da densidade óssea, dados prévios não identificam essa diminuição em pacientes transexuais submetidos a bloqueio puberal[17]. Porém, considerando que o bloqueio puberal na assistência de pessoas trans é um procedimento relativamente recente, mais pesquisas serão necessárias nesse campo no sentido de elucidar essa questão.

O impacto sobre a fertilidade deve ser discutido com o paciente e os familiares. Uma vez iniciado o bloqueio puberal e seguindo-se a hormonização para a transição de gênero, haverá perda da fertilidade e ela não poderá ser preservada com as técnicas disponíveis atualmente. Apresentar esse dilema a pessoas tão jovens é muito complexo, mas precisa ser abordado.

A discussão sobre a indicação do bloqueio puberal deve transcender a disforia de gênero, embora claramente haja grande melhora nesse aspecto com a intervenção. Seu papel na assistência a jovens com incongruência de gênero deve, necessariamente, incluir a possibilidade de um futuro aberto a esses adolescentes que, mesmo sem risco de automutilações ou suicídio, se questionam a respeito de seu gênero. Esse período de latência farmacologicamente induzido é a oportunidade de acompanhamento intensivo do paciente no sentido de observá-lo e de permitir que, com tranquilidade, tempo e acolhimento, ele se mostre a si mesmo e aos outros. É essencial o engajamento de toda a equipe transdisciplinar nesse trabalho, discutindo cada caso periodicamente.

O atendimento por equipe transdisciplinar comprometida, com condutas coerentes, permite resultados consistentes e é facilitador do processo transexualizador, criando condições para que as pessoas sejam quem são e tornando essa busca menos árdua e solitária.

▶ CONSIDERAÇÕES FINAIS

Um diagnóstico psiquiátrico precoce e correto que vise cuidado, atenção e proteção é extremamente importante para crianças e adolescentes com DG.

É essencial para o início de um bom acompanhamento médico, psicoterapêutico e social, tendo o objetivo de obter bons resultados futuros, entre eles:

- A abordagem e a diminuição do sofrimento físico e psíquico.
- Prevenção, diagnóstico e tratamento de possíveis comorbidades clínicas e psiquiátricas.
- Orientação ao paciente e a seus familiares ou responsáveis legais sobre todos os riscos e os benefícios dos procedimentos médicos desejados.
- Identificação de complicadores ou fatores de risco sociais.
- Acompanhamento durante todo o processo transexualizador quando for o caso.

570 Psiquiatria da infância e adolescência: cuidado multidisciplinar

Trata-se, portanto, de um dos passos para o alívio do sofrimento dessa população, promoção de cuidados de saúde e justa integração social de maneira sadia e produtiva. O Brasil ainda precisa de mais pesquisa que evidencie a necessidade da elaboração de normatização válida e específica para o tema.

Na prática cotidiana do AMTIGOS, frequentemente, depara-se com situações de violações de direitos, o que, por si, evidencia a relevância desse trabalho. Uma das maiores potencialidades do ambulatório é a atuação em equipe e, embora as profissões tenham concepções específicas baseadas em suas áreas do saber, têm em comum a prerrogativa da assistência integral à saúde.

Enfim, fica a utopia de que, algum dia, essas questões não causem tanto furor e possam ser vividas de maneira natural e tranquila, com a predominância do respeito pelas particularidades, que são únicas e, por isso mesmo, importantes.

▶ CASO CLÍNICO

Adolescente M. procurou o AMTIGOS-NUFOR, em 2011, trazido por seus responsáveis do abrigo onde residia em uma cidade do interior de São Paulo. Apresentava-se com 13 anos de idade, nome de registro feminino, identificado como sendo do gênero feminino ao nascimento. Relatava sentir-se diferente de seus colegas do abrigo, sentimento que conseguia identificar desde os 4 anos, pois não gostava de usar roupas de menina; perguntava para o pai se era uma menina e dizia que não gostava de ser visto como menina, preferia jogar futebol e brincar com os carrinhos dos irmãos. Cresceu com dificuldades de socialização em colégio com outras crianças, sentia que "não se encaixava". Com 12 anos, foi encaminhado para o abrigo, pois a mãe perdeu sua guarda e de seus irmãos em decorrência de maus-tratos. No momento da avaliação inicial, os irmãos mais novos haviam sido adotados recentemente por um casal e haviam se mudado para outro país. Verbalizou durante o primeiro atendimento que não se via como menina e que era um menino, sofria preconceito de cuidadores e colegas do abrigo, sentia dificuldades em falar sobre o que sentia com outras pessoas. Apresentava tristeza e desânimo, anedonia, múltiplas dores inespecíficas pelo corpo, pensamentos de morte, relato de identidade com o gênero masculina. Durante a avaliação multiprofissional, foram propostos acompanhamentos multidisciplinares integral em razão da IG na adolescência e psiquiátrico, psicoterapia individual, avaliação endocrinológica, avaliação e intervenção social no abrigo. Ao longo do acompanhamento, que ocorre até hoje, M. realizou tratamento psiquiátrico psicofarmacológico, remitindo do episódio depressivo. Em conjunto, iniciou psicoterapia individual na qual foram trabalhadas questões como: autoaceitação, preconceito, dificuldades da adolescência, apa-

21 ▪ Intervenção multidisciplinar em crianças e adolescentes com disforia de gênero 571

recimento de caracteres sexuais secundários puberais, início de hormonioterapia, relacionamentos, independência e perspectivas futuras. A avaliação e o acompanhamento social permitiram um trabalho com os cuidadores no abrigo a fim de minimizar situações de preconceito e orientações relativas à identidade de gênero e aos direitos de crianças, adolescentes e adultos transexuais. Além disso, em contato com a defensoria pública, M. continuou recebendo tratamento fora de domicílio (TFD), que permitiu manter o acompanhamento em São Paulo, e foram realizados ofícios e contatos judiciais que permitiram a alteração do nome de registro para um masculino, não havendo mais a necessidade de uso de nome social. A avaliação endocrinológica e o acompanhamento permitiram ao paciente iniciar a terapia cruzada de hormônios sexuais, com melhora significativa dos sintomas disfóricos do paciente que estavam associados a mudanças corporais. Atualmente, tem 18 anos e mantém acompanhamento transdisciplinar ambulatorial.

▶ REFERÊNCIAS BIBLIOGRÁFICAS

1. World Health Organization (WHO). ICD-11. 18 jun. 2018. Available from: https://www.who.int/classifications/icd/en/. Acessado em: 20.02.2022.
2. Brasil. Conselho Federal de Medicina. Resolução CFM 2.265, de 20 de setembro de 2019. Diário Oficial da União, publicado em: 09/01/2020, Edição: 6, Seção: 1, Página: 96. Recuperado em 16 de agosto de 2020. Disponível em: https://www.in.gov.br/web/dou/-/resolucao-n-2.265-de-20-de--setembro-de-2019-237203294.
3. The World Professional Association for Transgender Health (WPATH). Standards of care for the health of transsexual, transgender, and gender nonconforming people. 7th version. 2011 Sep. [citado 15 nov. 2015]. Available from: http://www.wpath.org/publications_standards.cfm.
4. Rowland DL, Incrocci L (eds.). Handbook of sexual and gender identity disorders. Hoboken: John Wiley & Sons; 2008.
5. Zucker KJ. Gender identity disorder in children, adolescents, and adults. In: Gabbard GO (ed.). Gabbard's treatments of psychiatric disorders. 4.ed. Washington: American Psychiatric; 2007. p.683-701.
6. Korte A, Goecker D, Krude H, Lehmkuhl U, Grüters-Kieslich A, Beier KM. Gender identity disorders in childhood and adolescence. Dtsch Ärztebl Int. 2008;105(48):834-41.
7. Smith YL, van Goozen SH, Cohen-Kettenis PT. Adolescents with gender identity disorder who were accepted or rejected for sex reassignment surgery: a prospective follow-up study. J Acad Child Adolesc Psychiatry. 2001;40(4):472-81.
8. Wallien MS, Cohen-Kettenis PT. Psychosexual outcome of gender-dysphoric children. J Am Acad Child Adolesc Psychiatry. 2008;47(12):1413-23.
9. Conselho Federal de Psicologia (CFP). Resolução CFP n. 10. Código de Ética Profissional do Psicólogo. Brasília: CFP; 2005.
10. Cohen-Kettenis P, Pfäfflin F. Transgenderism and intersexuality in childhood and adolescence: making choices. London: Sage; 2003.
11. Ciasca SV, Gagliotti DAM, Morikawa M, Saadeh A. Disforia de gênero na infância e na adolescência. In: Miguel EC, Lafer B, Elkis H, Forlenza O (eds.). Clínica psiquiátrica, 2.ed. Vol. 2: As grandes síndromes psiquiátricas. Barueri: Manole; 2021, p.189-198.
12. Saadeh A. Transtorno de identidade sexual: um estudo psicopatológico de transexualismo masculino e feminino. [Tese.] São Paulo: Faculdade de Medicina da Universidade de São Paulo; 2004.

13. Brasil. Conselho Federal de Serviço Social. Código de Ética do/a Assistente Social. Lei n. 8.662/93 de regulamentação da profissão. 10.ed. Brasília; 2012. p.60. "Atualizado em 13.3.93, com alterações introduzidas pelas Resoluções CFESS ns. 290/94, 293/94, 333/96 e 594/2011.
14. Brasil. Conselho Federal de Serviço Social. Relatório final do 41º Encontro CFESS – CRESS. 2012. Disponível em: http://www.cfess.org.br/arquivos/relatorio-en-2012-versao-final-outubro.pdf. Acesso em: 22 nov. 2015.
15. Brasil. Ministério da Saúde. Portaria n. 859, de 30 de julho de 2013. Disponível em: http://bvsms. saude.gov.br/bvs/saudelegis/sas/2013/prt0859_30_07_2013.html. Acesso em: 11 ago. 2022.
16. Dwyer AA, Phan-Hug F, Hauschild M, Elowe-Gruau E, Pitteloud N. Hypogonadism in adolescence. Eur J Endocrinol. 2015;173(1):R15-R24.
17. Hembree WC, Cohen-Kettenis P, Delemarre-van de Waal HA, Gooren LJ, Meyer WJ 3rd, Spack NP, et al. Endocrine treatment of transsexual persons: an endocrine society clinical practice guideline. J Clin Endocrinol Metab. 2009;94(9):3132-54.
18. T'Sjoen G, Van Caenegem E, Wierckx K. Transgenderism and reproduction. Curr Opin Endocrinol Diabetes Obes. 2013;20(6):575-9.
19. Kerman HM, Pham A, Crouch JM, Albertson K, Salehi P, Inwards-Breland DJ, et al. Gender diverse youth on fertility and future family: a qualitative analysis. J Adolesc Health. 2021;68: 1112-20
20. Turbann,JL, KingD, Carswell JM, Keuroghlian AS. Pubertal Suppression for transgender youth and risk of suicidal ideation. Pediatrics. 2020;145, e20191725.

22

Intervenção multidisciplinar em crianças e adolescentes com transtornos psiquiátricos e epilepsia

Evelyn Kuczynski
Sigride Thome-Souza
Valdeli Vieira
Telma Pantano
Vanessa Rodrigues Silveira Pereira

▶ INTRODUÇÃO

A epilepsia é uma condição ampla que compromete vários setores. A Liga Internacional Contra a Epilepsia e o Escritório Internacional para Epilepsia a definem como "uma desordem do cérebro caracterizada por predisposição constante na geração de crises epilépticas com consequências neurobiológica, cognitiva, psicossocial e social"[1]. É uma das condições neurológicas mais graves e conhecidas no mundo desde tempos bíblicos, só perdendo para a depressão como causa mais frequente de procura por atendimento em serviços de neurologia e psiquiatria. Afeta cerca de 3% da população ao longo da vida. Em função da alta incidência e prevalência, a epilepsia é hoje considerada pela Organização Mundial da Saúde (OMS) uma questão de saúde pública[2].

Epilepsia não é uma doença única, mas um grupo de condições heterogêneas de origem neurológica. A definição mais recente de epilepsia é a de doença cerebral caracterizada por alguma das seguintes condições[3]:

- Pelo menos duas crises epilépticas não provocadas (ou reflexas) com, no mínimo, 24 horas de intervalo entre elas.
- Uma crise não provocada (ou reflexa), associada a uma probabilidade de crises posteriores semelhante ao risco de recorrência geral (mais de 60%), depois de duas crises não provocadas ocorrendo nos 10 anos seguintes.

574 Psiquiatria da infância e adolescência: cuidado multidisciplinar

- Síndrome epiléptica diagnosticada (p. ex., síndrome de West*). A epilepsia é considerada resolvida em indivíduos que tenham uma síndrome epiléptica idade-dependente, mas que já ultrapassaram a idade esperada, ou naqueles indivíduos que estão livres de crises por pelo menos 10 anos e sem uso de medicação anticrise (MAC) nos últimos 5 anos[3].

Assim, o termo abrange diferentes síndromes, assemelhadas nas características (das crises) e na evolução (crônica). Dessa forma, o diagnóstico de epilepsia exige a presença de crises, eventos súbitos, grande parte deles com rebaixamento do nível de consciência (ainda que fugaz), bem como sintomas motores (cognitivos, psíquicos e/ou autonômicos). Boa parte dos indivíduos afetados pelas crises apresenta alterações comportamentais em razão de atividade neuronal alterada do cérebro. A epilepsia inicia-se, frequentemente, nos extremos de idade (até os 2 anos e depois da meia-idade). Contudo, ainda que não sujeito habitualmente a crises epilépticas, qualquer cérebro pode desenvolver descargas anormais (e excessivas) sob condições especificamente propícias (p. ex., hipoxemia, febre e hipoglicemia), mas também após privação de sono, trauma cranioencefálico, uso abusivo de álcool ou de outras substâncias psicoativas (sendo importante investigar seu uso em casos de primeiro episódio envolvendo crianças e adolescentes), entre outras.

Crises epilépticas são manifestações de disfunção cerebral localizada (crises focais) ou que abrange áreas mais extensas dos dois hemisférios (crises generalizadas). Via de regra, a sintomatologia da crise epiléptica descrita pelo paciente aponta para a região afetada pela descarga elétrica neuronal (anormal, excessiva e transitória). Suas características são classificadas pelo ponto de origem da excitação neuronal e pelo grau de propagação da descarga pelo cérebro. Dessa forma, as crises epilépticas podem ser classificadas, segundo sua apresentação, como generalizada, focal ou de causa desconhecida. Com relação ao tipo de epilepsia, são classificadas como focal, generalizada, generalizada e focal combinadas e de origem desconhecida. Entre as etiologias, há as de origem estrutural, genética, infecciosa, metabólica, imune ou de origem desconhecida. As crises se iniciam em ambos os hemisférios cerebrais nas epilepsias generalizadas, com a contribuição de fatores genéticos e exame neurológico normal, na grande maioria. No caso das epilepsias focais, as crises podem se originar em um ou mais focos, ainda que, secundariamente, possam envolver todo o cérebro (frequentemente, são confundidas com crises generalizadas). Os tipos de epilepsia,

---

* Forma de epilepsia que se inicia na infância (também conhecida como espasmos infantis). É caracterizada pela tríade: espasmos infantis, hipsarritmia e retardo mental. Responde por 2% das epilepsias infantis e por 25% das epilepsias cujos sintomas se iniciam ainda no primeiro ano de vida.

associados aos achados eletroencefalográficos e à idade de início, permitem a classificação das síndromes eletroclínicas (Quadro 1).

QUADRO 1   Síndromes eletroclínicas e outras epilepsias[40] segundo a idade de início[a]

Período neonatal (até 28 dias de vida)
Epilepsia neonatal familiar benigna (BFNE)
Encefalopatia mioclônica precoce (EME)
Síndrome de Ohtahara
Lactentes (até 18 meses de vida)
Epilepsia da infância com crises focais migratórias
Síndrome de West
Epilepsia mioclônica da infância (MEI)
Epilepsia infantil benigna
Epilepsia infantil familiar benigna
Síndrome de Dravet
Encefalopatia mioclônica em distúrbios não progressivos
Infância
Crises febris *plus* (FS+) (pode começar na infância)
Síndrome de Panayiotopoulos
Epilepsia com crises mioclônico-clônicas (previamente astáticas)
Epilepsia benigna com espículas centrotemporais (BECTS)
Epilepsia hipermotora relacionada ao sono; antiga epilepsia do lobo frontal noturna autossômica dominante (ADNFLE)
Epilepsia occipital da infância de início tardio (tipo Gastaut)
Epilepsia com ausências mioclônicas
Síndrome de Lennox-Gastaut
Encefalopatia epiléptica com espícula-onda contínua durante o sono (CSWS)[b]
Síndrome de Landau-Kleffner (LKS)
Epilepsia ausência da infância (CAE)
Adolescência – adultícia
Epilepsia de ausência juvenil (JAE)
Epilepsia mioclônica juvenil (JME)
Epilepsia com crises tônico-clônicas generalizadas isoladas
Epilepsias mioclônicas progressivas (PME)
Epilepsia com manifestações auditivas autossômica dominante (ADEAF)

(continua)

576 Psiquiatria da infância e adolescência: cuidado multidisciplinar

QUADRO 1   Síndromes eletroclínicas e outras epilepsias[40] segundo a idade de início[a] (continuação)

Outras epilepsias familiares do lobo temporal

Pouca relação idade-específica
Epilepsia focal familiar com focos variáveis (infância à adultícia)
Epilepsias reflexas

Constelações diversas
Epilepsia do lobo temporal mesial com esclerose hipocampal (MTLE com HS)
Síndrome de Rasmussen
Crises gelásticas com hamartoma subtalâmico
Epilepsia hemicrise-hemiplégica
Epilepsias que não se enquadram em nenhuma dessas categorias diagnósticas podem ser discriminadas primeiramente com base na presença ou na ausência de uma condição estrutural ou metabólica conhecida (causa presumida), conforme o padrão primário de início da crise (generalizada x focal)

Epilepsias atribuídas a causas metabólico-estruturais ou organizadas por elas
Malformações do desenvolvimento cortical (hemimegaloencefalia, heterotopias etc.)
Síndromes neurocutâneas (complexo da esclerose tuberosa, Sturge-Weber etc.)
Tumor
Infecção
Trauma
Angioma
Agravos perinatais
Acidente vascular cerebral
etc.
Epilepsias de causa indeterminada

Condições com crises epilépticas que tradicionalmente não são diagnosticadas como formas de epilepsia *per se*
Crises neonatais benignas (BNS)
Crises febris (FS)

[a] Não reflete a etiologia. [b] Também chamada de *status epilepticus* eletrográfico durante o sono de ondas lentas.

Com base na classificação, deve-se conseguir distinguir desde a epilepsia de fácil manejo medicamentoso até a de difícil controle (cujo prognóstico é mais reservado). Não se pode deixar de salientar que a taxa de recorrência de crises difere, consideravelmente, entre os vários tipos de síndrome, com risco moderado, como nas epilepsias ausência da infância ou epilepsia benigna com espículas centrotemporais, a alto, como na epilepsia de ausência juvenil.

A detecção de casos de epilepsia em alguns indivíduos com autismo (já na década de 1960) foi um dos primeiros abalos nos alicerces dessa teoria psicogênica. A associação entre o autismo e as síndromes epilépticas é mais do que meramente casual ou aleatória. A frequência de epilepsia é maior entre os menores de 5 anos de idade e em adolescentes. O risco de epilepsia nessa população varia com taxas de até 70% entre os antes chamados transtornos desintegrativos (no DSM-IV e na CID-10). Contudo, o fato é que mesmo as estimativas mais conservadoras estabelecem que a prevalência de quadros de epilepsia no transtorno do espectro autista (TEA) é de 1 a 2% mais alta que a da população em geral, o que caracteriza o TEA como fator de risco para epilepsia[4].

A epilepsia e o TEA são condições que, comumente, concorrem na infância. Sua frequente comorbidade traz importantes implicações clínicas, como os objetivos do tratamento e o manejo das crises epilépticas, que devem ser ponderadas em relação ao fenótipo mais amplo do TEA, aliada às implicações teóricas que remetem a um mecanismo desenvolvimental potencialmente comum. Todos os tipos de epilepsia podem estar associados ao TEA, com ampla variação de prevalência e tipos de crises epilépticas, dependendo da população estudada. Há fortes evidências de que o risco de ocorrência de uma síndrome autística aumenta quando a epilepsia está associada a retardo mental. Quanto à idade, há dois picos de prevalência de epilepsia no TEA, o primeiro na infância e o segundo (talvez o mais prevalente) na adolescência. Não há levantamento semelhante que identifique esse perfil em outros distúrbios do desenvolvimento. Em função da grande variação de faixas etárias englobadas pelos estudos, foram obtidas prevalências de crises epilépticas extremamente díspares, sendo maiores as taxas relativas a estudos que englobam adolescentes e adultos com TEA, possivelmente como decorrência de um efeito cumulativo: à medida que envelhecem, mais casos de TEA desenvolvem manifestações de epilepsia[5].

Na infância e na adolescência, a epilepsia é uma das condições crônicas mais prevalentes, especialmente em países subdesenvolvidos[6]. No estudo de Rutter et al.[7], foram descritos problemas comportamentais e emocionais em crianças e adolescentes com prevalência de 28,6% em pacientes com epilepsia não complicada, 58,3% em epilepsia com alterações encefálicas e somente em 6,6% na população geral. Corroborando estudos com esse foco, foi proposto um modelo teórico de psicopatologia na epilepsia, que sugere complexa interação de fatores etiológicos[8] associada à identificação de fatores de risco (biológico e psicossocial), à gravidade das crises epilépticas, ao uso de polifarmácia anticrise e às lesões encefálicas, o que forma o substrato necessário para o desenvolvimento de comorbidade psiquiátricas nessa população[9].

Um levantamento[10] avaliou pacientes com epilepsia (que não apresentassem TEA ou deficiência intelectual) por idade (agrupados, segundo a escala cognitiva de Piaget, em menores de 6 anos, de 7 a 13 anos e maiores de 13 anos), sexo, história familiar de transtorno mental e *status* cognitivo. Quanto à condição epiléptica, consideraram idade de início, duração e controle das convulsões na época da avaliação psiquiátrica, refratariedade, uso de MAC (monoterapia *versus* politerapia), tipo de crise (generalizada *versus* focal) e tipo de epilepsia (idiopática *versus* sintomática/provavelmente sintomática). Transtornos depressivos ocorreram em 36,4%, e transtorno do déficit de atenção/hiperatividade (TDAH), em 29,1%, sendo os mais frequentes transtornos psiquiátricos nessa série. A epilepsia focal era significativamente mais frequente entre crianças e adolescentes com transtornos psiquiátricos. Quanto ao tipo de transtorno psiquiátrico, a idade era fator importante, com predominância de TDAH em crianças e de depressão em adolescentes. A história familiar apresentava contribuição para a depressão, mas não para os demais quadros. A depressão permaneceu subdiagnosticada e não tratada por maior período. Os pacientes apresentavam maior incidência de TDAH, na infância precoce, e de depressão, na adolescência. Acima de tudo, o impacto do diagnóstico precoce permanece ignorado.

❱ ESPECIFICIDADE DE ABORDAGENS

Por se tratar de uma condição clínica crônica, grave, com repercussões no desenvolvimento cerebral e com altas taxas de comorbidades psiquiátricas, crianças e adolescentes com epilepsia apresentam a necessidade de abordagem multidisciplinar realizada por equipe que esteja familiarizada com as características dessa população, tanto do ponto de vista do cuidado clínico, do manejo farmacológico e do controle das crises epilépticas e do transtorno psiquiátrico associado, como do atendimento psicológico e psicossocial. É importante que, no planejamento terapêutico, seja previsto o tratamento psicoterapêutico que trabalhe as dificuldades do desenvolvimento cognitivo e emocional, que impactam tanto na sociabilidade (intra e extrafamiliar) e no processo formal de aprendizagem como nas dificuldades familiares presentes.

A seguir, pontuam-se alguns pontos de especificidade no tratamento clínico e psicológico desses pacientes.

Tratamento farmacológico

Indivíduos com epilepsia, mesmo que sejam assintomáticos nas crises, têm grande risco de apresentar prejuízo em sua qualidade de vida[11], fato que é, frequentemente, ignorado (em meio a tantas medicações, consultas e exames). Na abordagem, consideram-se:

22 ■ Interv. mult. em crianças e adolesc. com transtornos psiquiátricos e epilepsia 579

- Saúde física: desempenho diário, saúde em geral, gravidade dos sintomas físicos, efeitos colaterais das medicações, dor, resistência e tolerância.
- Saúde mental: bem-estar emocional, autoestima, percepção dos estigmas, ansiedade, depressão e cognição.
- Bem-estar social: atividades sociais e relações com a família e os amigos.

A epilepsia (como muitas doenças de evolução crônica) exerce efeitos sobre a rotina da criança/do adolescente, assim como sobre sua família. A disfunção neurológica, que é uma condição patológica *per se*, ou por seus efeitos (quadros de *status epilepticus*†, quadros erroneamente diagnosticados e/ou malconduzidos etc.), afeta a evolução do indivíduo como membro de sua comunidade. A criança ou o adolescente convivem com a perda de controle (sobre si, sobre seu corpo, sobre a reação dos demais e sobre os efeitos colaterais das medicações), condição que interfere sobremaneira no desenvolvimento da autoestima e da autonomia.

A família desenvolve ansiedade diante do risco de recorrência, assim como dos prejuízos potenciais, e o nível de estresse no mais das vezes está diretamente relacionado à frequência de crises. Nas epilepsias estruturais, há possibilidade de efeito direto sobre o desenvolvimento cerebral, bem como a cognição, o comportamento e a linguagem. Também pode ocorrer aumento da lesão epileptogênica (pela falta de controle do fenômeno). É frequente a presença de condições psiquiátricas associadas, cuja origem (orgânica? psicossocial?) é controversa. Os quadros psicopatológicos são mais proeminentes nas epilepsias parciais que nas generalizadas, associados a prejuízos neurológicos mais evidentes.

Os primeiros 5 anos de tratamento de pessoas com epilepsia são fundamentais. O objetivo é obter controle de crises e retorno à vida saudável, com o mínimo de efeitos adversos, além de reintegração social, prevenção e antecipação no diagnóstico e no tratamento dos quadros psiquiátricos que possam vir a se instalar nesse grupo. É fundamental que crianças e adolescentes com epilepsia sejam estimulados a uma vida normal, com atividades sociais saudáveis, pois muitas crises estão vinculadas a um estilo de vida que pode e deve ser evitado (p. ex., embriaguez ou privação de sono). O uso de substâncias psicoativas também pode ser importante agente deflagrador de crises. Familiares devem receber todo o apoio, com informações a respeito da doença e de suas inter-relações. Cabe lembrar que a superproteção pode levar a sentimentos de inferio-

---

† Crise prolongada que não mostra evidências clínicas de interrupção após o tempo habitual das crises daquele tipo na maioria dos pacientes. Também pode corresponder à ocorrência de crises recorrentes, sem que o sistema nervoso central tenha oportunidade de retornar ao período interictal de funcionamento (em outras palavras, sem que ele recupere o funcionamento habitual).

ridade, menos-valia e outros comprometimentos emocionais. Os exercícios físicos em geral são recomendados, mas natação (e equoterapia) obviamente apenas para pessoas com bom controle das crises.

A abordagem das questões clínicas, emocionais e psicológicas, no que tange à epilepsia, não deve se restringir ao paciente pediátrico, mas abranger a família, para minimizar as possíveis sobrecargas que advenham da enfermidade e de suas repercussões e facilitar a comunicação entre os membros da família e o profissional de saúde responsável, propiciando e multiplicando as oportunidades de resolução para a criança e o adolescente. Esses pontos serão abordados, posteriormente, de maneira mais específica.

Atualmente, é bem estabelecida a premência pelo desenvolvimento de abordagens habilitadas a captar a percepção do próprio paciente pediátrico com epilepsia, com vistas a priorizar a atenção às necessidades dessa população. O prognóstico do paciente com epilepsia difere no que tange ao prejuízo cognitivo, à memória e à mortalidade, o que destaca a importância do diagnóstico precoce e correto, bem como da manutenção de terapêutica com o esquema de MAC adequado. Três padrões são observáveis na evolução da epilepsia:

- Desses casos, 50% cursam com prognóstico muito bom (epilepsias autolimitadas, com poucas crises, em que não houve necessidade de MAC, ou se fez uso de somente uma MAC, com boa resposta).
- Cerca de 20% dos casos têm prognóstico favorável, mas com maiores dificuldades na escolha da MAC adequada, consequentemente com maior tempo para obter controle das crises. Nessas situações, a alta taxa de recaída limita a programação da suspensão das MAC, levando muitos casos à necessidade de manutenção do uso em longo prazo (mais de 24 meses). Alguns desses casos podem demandar dieta cetogênica ou cirurgia (para obtenção de melhor controle da epilepsia).
- Um a cada três casos terá mau prognóstico, com papel limitado das MAC (mais paliativo que supressor das manifestações epilépticas). Para esse grupo, o surgimento periódico de novas MAC sempre traz esperanças.

As MAC apresentam bom controle de crises em torno de 65% dos pacientes com epilepsia de início recente, ainda que surja recorrência em 5 a 35% dos casos com epilepsia de difícil controle. Objetivamente, a escolha da melhor MAC entre os agentes de primeira linha necessita ser individualizada, baseada no perfil de cada caso. Deve-se levar em consideração a eficácia da medicação na crise ou na síndrome epiléptica, assim como tolerabilidade, segurança, facilidade de uso, aspectos farmacocinéticos e possível inclusão de associações medicamentosas (atuais ou futuras), principalmente nas condições clínicas e psiquiátricas associadas. Por fim, o custo dos medicamentos é fator que não pode nem deve ser ignorado. Os efeitos adversos precisam ser analisados pela relação risco/benefício. Consequências psicossociais no caso de outra crise epiléptica devem pesar na decisão sobre o tratamento medicamentoso (p. ex., perder a habilitação ou sofrer uma crise em ambiente social ou profissional).

Geralmente, o tratamento medicamentoso não é indicado se há incerteza do diagnóstico de epilepsia, se existem fatores desencadeantes que podem ser evitados (sem uso de MAC) e, finalmente, se não haverá adesão medicamentosa. A MAC ideal seria aquela medicação que não necessita de dosagens laboratoriais, seja metabolicamente inerte e que não apresente interações medicamentosas, para ser usada somente em uma (ou duas) tomada(s) diária(s). Na prática, tal substância não existe.

A ausência de interação medicamentosa (se possível) é importante, pois grande parte desses pacientes é tratada por muitos anos, às vezes pela vida inteira. Como consequência, a criança ou o adolescente com epilepsia usarão outros medicamentos ao longo da vida (p. ex., anticoncepcionais no caso das mulheres em idade fértil, que podem ter a eficácia reduzida em associação com alguns tipos de MAC), podendo desenvolver sobrepeso ou obesidade (e suas consequências), bem como comorbidades psiquiátricas ou clínicas (depressão, ansiedade, enxaqueca, doenças cardiovasculares, *diabetes mellitus* ou carcinomas), que requerem esquemas medicamentosos adicionais.

Estudo realizado com 36 crianças e adolescentes com epilepsia e transtorno depressivo (GAPIE) observou que o uso de inibidores de recaptação de serotonina é seguro e eficaz, sem qualquer impacto no controle de crises epilépticas[12]. O uso de metilfenidato em crianças com TDAH associado à atividade epileptiforme ou ao diagnóstico de epilepsia por muito tempo foi evitado, pois supostamente reduziria o limiar para crises epilépticas, mas tal fato não se suporta; um estudo retrospectivo com acompanhamento de 2 anos observou que se trata de uma medicação segura para esse tipo de paciente e que ela não aumenta o risco de crises[13].

A escolha do tratamento farmacológico exige, inicialmente, o diagnóstico correto do tipo de epilepsia, obtido com exames neurofisiológicos, de neuroimagem e outros, assim como a avaliação psiquiátrica para o diagnóstico de comorbidades associadas. Após essa primeira fase, a escolha da medicação antiepiléptica precisa se basear primeiramente no benefício mútuo, quando existem doenças associadas (de preferência em monoterapia), aliado ao conhecimento dos efeitos adversos das medicações antiepilépticas, pois algumas podem causar sintomas psiquiátricos, como fenobarbital, vigabatrina, topiramato, benzodiazepínico e ácido valproico, assim como das medicações psicoativas, pois algumas sabidamente podem diminuir o limiar para crises epilépticas, como clozapina,

582 Psiquiatria da infância e adolescência: cuidado multidisciplinar

carbonato de lítio e tricíclicos. O manejo dessas medicações e a interação dos profissionais envolvidos no cuidado desse perfil de paciente são fundamentais para melhor abordagem clínica.

▶ ASPECTOS PSICOLÓGICOS (COGNITIVOS E EMOCIONAIS) DA EPILEPSIA NA INFÂNCIA E NA ADOLESCÊNCIA

Os quadros epilépticos que se manifestam na primeira crise durante a infância, que é um período crítico para a aquisição de competências emocionais, cognitivas e sociais, causam grande impacto no desenvolvimento e na qualidade de vida. Os prejuízos observados nessas crianças aumentam o risco de problemas de comportamento, transtornos mentais, déficits intelectuais e dificuldades de aprendizagem. Na mesma medida, a família e o meio social no qual a criança ou o adolescente estão inseridos também são afetados, não só em decorrência da doença propriamente dita, mas também pelo estigma que a envolve[14-16].

Estudos apontam que os comprometimentos decorrentes da epilepsia estão relacionados às causas de base (tipo, frequência e duração das crises), aos fatores mediadores/moderadores (efeitos terapêuticos e colaterais das MAC, adaptação ao diagnóstico, tratamento e repercussões sociais da epilepsia, nível neurocognitivo, maturidade comportamental, fatores de proteção ambientais) e ao prognóstico de saúde mental (psicopatologia, comprometimento da qualidade de vida e aprendizagem)[17].

A epilepsia na infância

A infância é o período de desenvolvimento no qual se forma a base da personalidade do indivíduo. Pela relação com o outro, vivenciam-se os afetos, constituem-se a autoestima, a discriminação mundo interno-externo, a identidade, a autoimagem e a capacidade de estabelecer vínculos significativos.

Na relação com a família e com os pares, inicia-se a aprendizagem sobre si e sobre o mundo, aprende-se a lidar com situações de frustração, com regras e limites e com possibilidades e impossibilidades.

Sendo assim, ser portador de uma doença crônica na infância gera sentimentos que podem alterar, significativamente, a constituição de um mundo interno integrado que propicie o estabelecimento de relações saudáveis e a adequada percepção sobre o eu e o mundo.

A imprevisibilidade das crises e a sensação de ser invadido por algo que não é passível de controle incrementam as angústias de características paranoides, gerando vivências internas de fragmentação e caos, em que a integração do ego

22 ■ Interv. mult. em crianças e adolesc. com transtornos psiquiátricos e epilepsia 583

é mantida, frequentemente, de forma precária. A tendência ao isolamento e à inibição social é muito presente nessas crianças, assim como comportamentos de insegurança, imaturidade, dependência, irritação e baixa autoestima[18]. Sentimentos de não aceitação, medo, temor da rejeição e vergonha também são, comumente, manifestados por essas crianças[19].

No que se refere às funções cognitivas, o tipo de lesão e os efeitos colaterais das drogas epilépticas causam impacto principalmente na memória, na linguagem (sobretudo na epilepsia de lobo temporal) e em funções executivas, observando-se também a diminuição dos aspectos atencionais e a lentificação psicomotora[20-23].

Algumas crianças com quadro de epilepsia não se beneficiam do tratamento farmacológico, o que torna indicado o tratamento cirúrgico na tentativa de se obter maior controle das crises com a menor sequela neurológica possível e melhoria da qualidade de vida. Nessas situações, a avaliação neuropsicológica faz-se imprescindível para a complementação dos achados médicos e a identificação do grau de déficit funcional existente, para que se possa estabelecer uma linha de base que permita comparações entre resultados pré e pós-cirúrgicos[24].

A epilepsia na adolescência

Se na infância se estabelece a base emocional para a constituição da identidade, é na adolescência que ela se torna mais estável, permitindo o desenvolvimento da autonomia, a definição da imagem corporal e a constituição da identidade sexual. É considerada uma fase marcada por crises, uma vez que, além do luto pela infância perdida, o adolescente vive importantes transformações corporais, que podem ser vividas de forma persecutória (o corpo pode ser um depósito de ansiedades persecutórias ou confusionais), maníaca (com a negação da angústia que esses processos despertam) ou fóbica (evitando-se qualquer menção às transformações corporais). A principal tarefa da adolescência é permitir que uma nova mente e um novo corpo se constituam[25].

A complexidade desse período é intensificada quando a epilepsia se instaura, não só pela repercussão no comportamento e na aprendizagem, mas também pelo fato de que o tratamento impõe restrições sociais e comporta obrigações e responsabilidades.

Se for próprio do período do luto pela infância, a ele se sobrepõe o luto pela perda real de uma condição plena de saúde, segurança, autonomia e liberdade, gerando intensos sentimentos de angústia. O adolescente vive a sensação de não ter controle sobre a vida, o que interfere na possibilidade de fazer escolhas que estejam em sintonia com seus desejos. A tão esperada autonomia de ir e vir é cerceada, uma vez que deve ter uma vida mais regrada em relação aos períodos

584 Psiquiatria da infância e adolescência: cuidado multidisciplinar

de alimentação e sono, causando restrições à vida social. A proibição do uso de bebidas alcoólicas, de atividades esportivas de risco e de dirigir veículos motorizados mobiliza sentimentos de raiva que se interpõe nas relações afetivas e sociais[26].

A elaboração de projetos de vida vê-se ameaçada pelas incertezas em relação ao futuro e às fantasias quanto à possibilidade de gerar filhos saudáveis.

Um dos maiores desafios, nesse período, é a adesão ao tratamento. Se, por um lado, a adolescência acena com ideais de independência, por outro, as limitações impostas pelo período podem causar tendências ao abandono ou à transgressão, na medida em que o adolescente se sente à margem de seu grupo. Abandonar o tratamento, frequentemente, é uma tentativa de negação da doença que marca a diferença entre ele e o grupo e uma busca de pertencimento ao território dos iguais.

Alguns adolescentes apresentam interações sociais caracterizadas por viscosidade (verborreia e falta de percepção do estado receptivo do interlocutor) e circunstancialidade (discurso pedante e vazio no qual falta coerência explicativa). O comportamento impulsivo, típico dessa fase, pode ser intensificado pela epilepsia, bem como as oscilações de humor, como decorrência de hiperexcitabilidade do sistema límbico[27].

A família diante da epilepsia

Toda vez que uma criança ou um adolescente descobre ser portador de uma doença crônica, a família, de certa forma, também adoece, e esse aspecto é de fundamental importância a ser considerado quando o diagnóstico recebido é o de epilepsia.

No que diz respeito aos aspectos médicos da doença, incluindo suas características e as particularidades do tratamento, observa-se que os pais vivenciam angústias intensas que modulam atitudes e expectativas, o que pode interferir não só no prognóstico, mas também na qualidade de vida dos pacientes e na relação que estabelecem com o cuidador: a vida passa a ser mediada pela doença, e ambos podem desenvolver uma interação complementar e interdependente, impeditiva do desenvolvimento individual[28].

Frequentemente, encontram-se atitudes parentais que dificultam o crescimento e a constituição da autonomia desses pacientes, uma vez que, na tentativa de protegê-los ou compensá-los pelas limitações e pelos sofrimentos causados pela doença, acabam por ter comportamento superprotetor e alienante, que impede a vivencie de experiências emocionais fundamentais para o desenvolvimento da criança. A não aceitação da doença, o medo, a vergonha e o temor da discriminação social podem causar comportamentos de isolamento social nas famílias. A sobrecarga emocional derivada da necessidade de tempo dispendido ao paciente, além dos conflitos internos gerados por sentimentos de desamparo e impotência, pode desencadear quadros de depressão e ansiedade. Da mesma forma, a falta de informação adequada em relação à doença pode criar fantasias em relação ao nível de comprometimento real e ao prognóstico[29,30].

Outro aspecto a ser considerado em relação às famílias é o impacto socioeconômico do tratamento. Frequentemente, os responsáveis pelo cuidado do paciente deixam de trabalhar em decorrência das crises ou da necessidade de visitas regulares aos médicos, o que interfere na renda e nas atividades cotidianas e de lazer, fundamentais para a saúde mental do núcleo familiar.

Eventos paroxísticos de origem não epiléptica: quando o inconsciente se revela

As crises não epilépticas (CNEP) são as que se caracterizam por manifestações motoras semelhantes aos quadros de epilepsia, porém não apresentam alterações eletroencefalográficas correlatas, nem evidências clínicas da epilepsia, sendo consideradas de origem psicogênica. Nesse sentido, as CNEP concretizam a articulação entre o psíquico e o somático, constituindo-se em um sintoma neurótico (conversivo) que se apoia em uma estrutura histérica[31,32].

Quadros semelhantes já haviam sido descritos por Breuer e Freud[33] em "Sobre o mecanismo psíquico dos fenômenos histéricos – comunicação preliminar" da obra *Estudos sobre a histeria*:

> Os sintomas cujo rastro pode seguir até os tais fatores desencadeantes abrangem neuralgias e anestesias de espécies muito diversas, muitas das quais haviam persistido durante anos, contraturas e paralisias, ataques histéricos e convulsões epileptoides, que os observadores consideravam como verdadeiras epilepsias (Breuer e Freud, 1893, p.44).

A formação desse sintoma é possível em razão de um processo de dissociação da mente que permite que determinados conteúdos ideacionais permaneçam na consciência, enquanto outros se mantenham isolados da comunicação associativa com esses de forma inconsciente. Os complexos ideacionais inconscientes são derivados de traumas, ou seja, de experiências emocionais que, ao evocarem angústia por serem irreconciliáveis com conteúdos ideativos já estabelecidos, são defensivamente reprimidas e isoladas da consciência, embora sobre ela exerçam efeito patogênico. Sendo assim, quando alguma situação ou emoção ativa lembranças inconscientes, gera uma excitação intracerebral que necessita de descarga para que a homeostase do aparelho psíquico seja restabelecida, o que é realizado por esses pacientes por meio da atividade motora. Cabe ressaltar que o sintoma manifesto de caráter conversivo é supradeterminado, uma vez que uma mesma emoção pode ter várias causas desencadeantes, das quais o paciente não tem nenhuma consciência dessas lembranças ou do surgimento delas. Nesse sentido, há uma relação simbólica entre a causa precipitante e a manifestação patológica[34].

Em crianças e adolescentes, esses quadros representam de 20 a 30% dos casos que não respondem ao tratamento farmacológico, com pico máximo de apresentação na adolescência, não havendo diferenças significativas em relação ao gênero[35].

Esses quadros podem coexistir com os de epilepsia, o que torna o diagnóstico mais complexo. Estudos apontam que antecedentes positivos de dificuldades psicológicas e uma relação familiar caracterizada pela dependência afetiva com os pais podem ser fatores que predispõem ao sintoma[36]. Quadros depressivos e de ansiedade, transtornos de personalidade e história de abuso sexual ou físico podem estar associados[37].

▶ APRENDIZAGEM ESCOLAR

Entre os distúrbios na infância e na adolescência que afetam a aprendizagem, a epilepsia, sem dúvida nenhuma, merece destaque. O fato de ser uma doença crônica traz comprometimentos no desenvolvimento cognitivo e emocional da criança, o que impede o desenvolvimento ou o aperfeiçoamento de habilidades linguísticas, sociais e de estratégias para a aprendizagem formal e informal. Os três principais motivos que podem prejudicar a aprendizagem de crianças epiléticas são as questões orgânicas ligadas à epilepsia, assim como as limitações físicas e cognitivas associadas, a frequência e a intensidade das crises e o uso de medicações que interferem no processo de aprendizagem.

É importante considerar os aspectos do desenvolvimento associadas ao quadro, como idade de início, frequência e tipo das crises, etiologia, risco de acidentes e efeitos colaterais das terapêuticas medicamentosas e cirúrgicas. Questões emocionais e sociais associadas à criança, por exemplo, a expectativa dos pais e dos professores com relação à falência ou ao sucesso escolar, a rejeição e as alterações na autoestima, também devem ser consideradas na previsão e no estabelecimento de objetivos e propostas educacionais[38].

A escola pode ser um ambiente extremamente angustiante para essas crianças tanto com relação aos aspectos sociais como ao próprio processo de aprendizagem. A preparação da escola e dos profissionais para reconhecer as crises epiléticas e lidar com elas pode ser um diferencial bastante importante para a segurança emocional e social da criança. Entre os prejuízos observados nessas crianças, as dificuldades relacionadas à atenção e às memórias podem prejudicar sobremaneira o processo de aquisição do conhecimento, pois dificultam a permanência da criança no ambiente educacional. O fato de o processo escolar envolver uma quantificação por meio de notas pode trazer para a criança uma angústia ainda maior quando comparada com outras crianças ou com relação à cobrança pessoal.

A compreensão e o auxílio do professor e do ambiente educacional podem ser importantes tanto para o aluno com epilepsia como para o suporte para os demais alunos do grupo. Até mesmo tarefas rotineiras podem ser muito difíceis de serem realizadas por essas crianças, e a antecipação a essas dificuldades e o suporte emocional e social do grupo podem ser muito importantes para superá-las.

Crianças e adolescentes com epilepsia podem apresentar dificuldades acadêmicas, na expressão e na compreensão da linguagem e da comunicação, atencionais e comportamentais, além de lentidão na aquisição de conceitos e no tempo de processamento da informação e falhas na retenção e evocação de informações. Falhas têm sido descritas[39] em linguagem, principalmente no acesso às memórias semântica e lexical com relação à organização e à estruturação. Conjuntamente, podem ser observadas as dificuldades de sono e de alimentação e o uso de medicações que dificultam o processo de aprendizagem.

O controle dessas variáveis ambientais é fundamental. Garantir que a criança vá à escola após uma boa noite de sono (pelo menos com relação ao tempo de repouso) e uma alimentação saudável e com a medicação apropriada pode auxiliar bastante no processo de aprendizagem e garantir um cérebro mais atento. No ambiente escolar, devem-se evitar situações de cansaço físico e intelectual, assim como evitar estímulos sensoriais exagerados (luzes, sons ou movimento). Alunos com epilepsia tendem a ter mais faltas com relação aos dias letivos quando comparados com outras crianças sem o distúrbio. Essa situação, em si, já é um ponto de dificuldades de estruturação pedagógica e deve ser considerada na programação e na inserção do aluno na situação educacional.

É importante lembrar que o nível intelectual dessas crianças comumente é normal, porém as condições nas quais a aprendizagem acontece e os estímulos ambientais envolvidos para a manutenção do conhecimento e da construção se estabelecem podem fazer com que as crianças funcionem em um nível bastante inferior ao de suas capacidades. Tanto ambientes extremamente facilitadores, que não permitem o desenvolvimento e a aquisição de habilidades, como ambientes duros e complexos, que não respeitam o ritmo e a capacidade de desenvolvimento, são extremamente prejudiciais para o desenvolvimento das capacidades cognitivas e intelectuais.

588 Psiquiatria da infância e adolescência: cuidado multidisciplinar

Episódios inesperados de convulsão também podem ser controlados com conversas e explicações aos alunos sobre a doença e suas características. É importante que o aluno com epilepsia possa conversar abertamente e, se possível, envolver os colegas de classe em pesquisas e buscas de respostas para as perguntas que surgirem durante a convivência.

Dificuldades na memória e na concentração são as principais causas dos problemas de aprendizagem observados em pacientes com epilepsia. Nesse contexto, a aprendizagem pode ser organizada de forma cooperativa e envolver os demais alunos na aquisição do conhecimento e nos registros de classe conjuntos. Dessa forma, as dificuldades tendem a ser diluídas, assim como as crianças com maior facilidade do grupo podem desenvolver estratégias de facilitação e comunicativas mais eficientes.

As atividades propostas ao aluno devem envolver intervalos curtos e frequentes, além de momentos de modificação das estratégias iniciais, para não provocar cansaço e exaustão. As atividades precisam ser cuidadosamente observadas para que sejam curtas e significativas. É importante que o aluno saiba o que é esperado dele e os objetivos que devem ser alcançados com as atividades. Se possível, é importante rever com o aluno as estratégias utilizadas para a compreensão. Verificar se, durante a leitura, o aluno formou imagens mentais e pedir para que desenhe ou resuma as imagens em palavras à medida que elas se formam.

A repetição das informações é um recurso importantíssimo para a memorização. Porém pode ser estruturada de forma não cansativa com estratégias variadas, utilizando-se recursos multissensoriais e material lúdico para promover a repetição. A utilização de pistas verbais, visuais e simbólicas para auxiliar o processo de memorização também é muito importante.

No caso específico de dificuldades de memória, o auxílio à retenção pode ser realizado ao final de cada temática trabalhada pelo professor por meio de recursos multissensoriais. Dessa forma, o professor pode pedir ao aluno resumos do conteúdo, por meio de um texto, da escrita de cinco palavras principais, da realização de um desenho, da utilização de uma pequena escultura com massinha ou mesmo da referência a sons ou movimentos que estejam relacionados ao conteúdo da aula.

As instruções fornecidas pelo professor devem ser diretas e individualizadas, tanto as verbais como as escritas, principalmente em situações de maior tensão (provas). A adaptação pedagógica de conteúdos pode ser necessária, assim como a adaptação de materiais quando houver dificuldades motoras associadas.

As regras de comportamento e as expectativas pedagógicas de conteúdo devem ser claras, e os objetivos, definidos e revistos mensalmente. A criança deve sentar-se próxima ao professor para facilitar as orientações e os direcionamentos pedagógicos. Da mesma forma, pode haver necessidade de redução de material a ser registrado graficamente pelo aluno.

O professor pode elaborar esquemas, gráficos ou desenhos que auxiliem a criança a seguir visualmente o ritmo e o conteúdo de aula. O uso de material audiovisual ou mesmo a gravação de textos ou provas pode ser um recurso bastante útil no caso de adaptações motoras e/ou dificuldades de leitura. Normalmente, é necessário considerar a permissão de tempo adicional para a realização das atividades, principalmente em situações avaliativas.

Um recurso bastante interessante é o uso dos outros colegas de sala como tutores do aluno para suporte pedagógico, auxílio a anotações de lembretes ou agendas ou mesmo para auxiliar o aluno na manutenção dos processos atencionais.

A aprendizagem informal também deve ser estimulada por atividades que envolvam a contextualização do conteúdo pedagógico, a leitura, a escrita e o cálculo matemático dentro de situações de independência e autonomia, auxiliando e oferecendo suporte também para o desenvolvimento de habilidades sociais.

▶ CASO CLÍNICO

Ana (nome fictício), 13 anos, desde os 8 anos passou a apresentar crises que se iniciavam por mal-estar, tontura, "agonia no peito" de duração de alguns minutos, que evoluíam para gritos altos e agudos, parada do olhar, cianose labial, perda do tônus de membros inferiores e movimentação de membros superiores (como movimento de arranhar o rosto e o pescoço), com prejuízo da consciência.

Após a crise, a paciente balbuciava algo incompreensível, cantava, repetia números e permanecia em confusão mental, porém, em alguns momentos, conseguia interagir com o examinador de forma simples. Todo o evento tinha duração média de cinco minutos, e a paciente não se lembrava dos episódios. Sempre houve estereotipia dos eventos. Frequentemente, nos dias em que ocorria a crise, Ana se apresentava prostrada, sonolenta e mais quieta. Inicialmente, os eventos ocorriam duas vezes ao mês. Após a avaliação de neurologista, que fez eletroencefalograma (EEG) cujo laudo foi normal, foi prescrito carbamazepina 400 mg/dia, com melhora total das crises por 1 ano e meio. Nessa época, não foi dado o diagnóstico de epilepsia para a família, pois o exame EEG estava normal.

Após esse período, a frequência das crises aumentou para até 3 vezes por dia, por isso a carbamazepina foi aumentada para 600 mg/dia, o que gerou diminuição importante da frequência para em média 1 vez ao mês.

No início do ano, foi tentada a diminuição da dose para 400 mg/dia, sem piora de início. Porém, a partir de abril, as crises aumentaram de frequência, para até 7 a 8 vezes por dia, 3 vezes na semana. Nesse período, ela foi examinada no serviço de urgência neurológica, que avaliou o caso e, considerando o histórico de EEG normais, ressonância magnética de crânio normal e crises com semiologias distintas, aventou a hipótese de crises epilépticas psicogênicas (CNEP) e deficiência intelectual, encaminhando-a ao serviço de psiquiatria do hospital-dia infantil (HDI).

Durante a internação, inicialmente, foi mantida a dose de carbamazepina a 400 mg/dia até a realização de videoeletroencefalografia (VEEG), quando houve suspensão das drogas antiepilépticas (DAE) e monitorização por 4 dias. Foram verificadas crises focais, com projeção temporal esquerda e direita, na maioria das vezes em projeção temporal esquerda. Houve, inclusive, necessidade de ser aplicado midazolam intramuscular em um episódio. Não houve eventos motores sugestivos de CNEP. Foi, então, confirmada a hipótese de epilepsia. A dose de carbamazepina foi aumentada para 600 mg/dia, e o clobazam, 20 mg/dia, foi introduzido com boa resposta. Porém, a paciente ainda apresentava episódios de mal-estar, tontura e "agonia no peito" característicos do início das crises anteriores (avaliadas como crises parciais simples). A dose de carbamazepina foi, então, aumentada para 800 mg/dia, com manutenção da mesma dose de clobazam, com bom controle das crises.

No entanto, após a obtenção do diagnóstico definitivo de epilepsia e de deficiência intelectual e o adequado controle das crises epilépticas, as dificuldades no funcionamento global de Ana com baixa autonomia, prejuízos cognitivos e emocionais e, principalmente, dificuldades familiares ficaram mais evidentes e se tornaram o foco a ser trabalhado.

Na avaliação da terapia ocupacional (TO), foi possível observar que Ana possuía um funcionamento bem abaixo da média para a faixa etária. Era totalmente dependente da mãe para vestir-se, alimentar-se e para outros cuidados pessoais básicos. Os aspectos funcionais (execução das tarefas durante o grupo de TO) estavam prejudicados, pois dependia da orientação do terapeuta para a execução de tarefas simples, incluindo atividades lúdicas (jogos de regras simples). Apresentava prejuízos cognitivos, principalmente em funções executivas (iniciativa, planejamento e persistência na tarefa). Em certas situações, ela percebe as limitações e evita se expor. No aspecto interpessoal, Ana era pouco tolerante com o outro, reagindo com muita irritabilidade e, quando contrariada ou quando se sentia provocada, não apresentava crítica do comportamento. Nessas situações, tinha dificuldade em solucionar problemas e conflitos existentes. A família foi orientada no grupo de atividades de vida diária (AVD) para lidar com as limitações funcionais e proporcionar mais responsabilidades de acordo com suas potencialidades e habilidades. Durante o tratamento, conseguiu controlar-se mais e mudar alguns comportamentos, apesar de sua rigidez diante de algumas situações, como as que relatava vivenciar na escola.

No processo psicoterapêutico, apresentou dificuldades no início, uma vez que Ana, embora solícita, tinha certas restrições e inibições ao contato inicial, mais especificamente ao contato verbal. Basicamente, resumia-se a responder o que lhe era perguntado, não conseguindo se estender em perguntas mais abertas. Sua crítica quanto ao motivo de semi-internação mostrou-se muito vaga em princípio, sendo essa uma das linhas que precisaram ser trabalhadas com a paciente. Ao longo do processo, ela passou a compreender que alguns dos motivos que fizeram com que ela estivesse no HDI eram a irritabilidade e os desmaios seguidos de paralisias rápidas. As atividades lúdicas e de contar histórias eram o momento de maior entrosamento e verbalização da paciente, nos quais ela se expunha mais e, então, o foco da psicoterapia passou a ser voltado a tal tipo de atividade. Em jogos e práticas que envolviam leitura e escrita, a paciente mostrou interesse, ainda mais por poder mostrar que sabia ler e escrever (sem se dar conta das dificuldades). Observou-se, então, que ela chegou a um movimento criativo, dando continuidade às atividades quando estimulada sem receber críticas, podendo assim mostrar as potencialidades. Os atendimentos se encerraram com atividades de criatividade, autoconhecimento, memória de nomes e habilidades sociais. Ao término do processo psicoterapêutico, a família foi orientada a continuar o acompanhamento da psicoterapia, tendo em vista a melhora e a sustentação do quadro da paciente, sendo apresentadas para a família diversas opções de clínicas-escola próximas à residência e de outros serviços de custo compatível com a renda da família.

O pai de Ana também foi atendido em psicoterapia breve durante a semi-internação e se mostrou envolvido e reflexivo, colocando-se ativamente nas sessões. Inicialmente, mostrava-se preocupado e apreensivo em relação ao diagnóstico, uma vez que Ana ainda estava sendo avaliada nos aspectos neurológicos. Após a conclusão diagnóstica, apresentou sentimentos ambivalentes, sentindo-se, por um lado, aliviado e, por outro, preocupado com os limites e as possibilidades de desenvolvimento de Ana. No decorrer dos atendimentos, ele resgatou aspectos de sua história, trajetória desde que era um agricultor no interior de Minas Gerais até os dias atuais, como cabeleireiro em Osasco. Apresentava sentimentos depressivos, relativos ao quadro clínico da filha, que foi percebido como aquilo que afeta o projeto de vida que havia construído inicialmente para si mesmo. Nesse sentido, frequentemente, tentava minimizar as dificuldades da filha, em uma resistência a rever suas escolhas e planos. O processo terapêutico também o fez rever as relações que estabeleceu com a filha mais velha e com a esposa no que diz respeito a alguns traços de inflexibilidade no manejo de situações de conflito, uma vez que demonstrava dificuldades em se colocar no lugar do outro, bem como no reconhecimento de necessidades e afetos. Ao final dos atendimentos, ele tornou-se mais atento às necessidades familiares, colocando-se de forma mais participativa. Entrou em contato com aspectos de seu funcionamento afetivo, o que o levou ao reconhecimento da necessidade de rever a forma com que conduzia suas escolhas. Conseguiu compreender melhor o diagnóstico da filha e rever as expectativas em relação ao desempenho dela.

Ao final do processo de semi-internação, Ana adquiriu desempenho e autonomia suficientes para continuar seu desenvolvimento, considerando as limitações impostas pela condição de base. Os pais ficaram mais seguros e orientados para continuarem a promover ambiente de estimulação necessário para a manutenção do desenvolvimento cognitivo e emocional, aquisição de novas habilidades e controle da epilepsia.

▶ CONSIDERAÇÕES FINAIS

A epilepsia é uma das doenças que mais afetam o paciente e sua família, nas dimensões biopsicossociais, pois traz perdas em várias áreas de suas vidas. Sendo assim, o controle das crises não é o único objetivo do tratamento, somente parte dele.

Cada criança, cada adolescente e cada família serão afetadas pela doença sempre de forma única e particular, que deve ser identificada para que os recursos psíquicos e cognitivos mais desenvolvidos possam ser recrutados para o enfrentamento adequado das limitações impostas e para que as possibilidades possam ser reconhecidas de forma a contribuir no prognóstico.

O atendimento a crianças e adolescentes que apresentam comorbidades psiquiátricas deve ser sempre realizado de forma multidisciplinar, assim como o cuidado com suas famílias. Oferecer espaço de escuta e continência, no qual as angústias podem ser reconhecidas e nomeadas, é a via pela qual processos mentais e orgânicos podem ganhar novos significados de forma a contribuir com o incremento da saúde mental dos pacientes e obter melhor qualidade de vida.

▶ REFERÊNCIAS BIBLIOGRÁFICAS

1. Fisher RS, van Emde Boas W, Blume W, Elger C, Genton P, Lee P, et al. Epileptic seizures and epilepsy: definitions proposed by the International League Against Epilepsy (ILAE) and the International Bureau for Epilepsy (IBE). Epilepsia. 2005;46:470-2.
2. Kuczynski E, Thomé-Souza S, Valente KD. Qualidade de vida nas epilepsias da infância. In: Assumpção Jr FB, Kuczynski E (orgs.). Qualidade de vida na infância e na adolescência: orientações para pediatras e profissionais da saúde mental. Porto Alegre: Artmed; 2009. p.189-206.
3. Fisher RS, Acevedo C, Arzimanoglou A, Bogacz A, Cross JH, Elger CE, et al. ILAE official report: a practical clinical definition of epilepsy. Epilepsia. 2014;55(4):475-82.
4. Spence SJ, Schneider MT. The role of epilepsy and epileptiform EEGs in autism spectrum disorders. Pediatr Res. 2009.

22 ▪ Interv. mult. em crianças e adolesc. com transtornos psiquiátricos e epilepsia 593

5. Russo AF, Kuczynski E. Epilepsia. In: Assumpção Jr FB, Kuczynski E (orgs.). Autismo infan-til: novas tendências e perspectivas. 2.ed. São Paulo: Atheneu; 2015. p.49-60.
6. Carpio A, Hauser WA. Epilepsy in developing world. Curr Neurol Neurosci Rep. 2009;9:319-26.
7. Rutter M, Graham P, Yule W. A neuropsychiatric study in childhood. Philadelphia: Lip-pincott; 1970.
8. Kraemer HC, Stice E, Kazdin A, Offord D, Kupfer D. How do risk factors work together? Me-diators, moderators, and independent, overlapping, and proxy risk factors. Am J Psychiatry. 2001;158:848-56.
9. Berg AT, Smith SN, Frobish D, Beckerman B, Levy SR, Testa FM, et al. Longitudinal assess-ment of adaptive behavior in infants and young children with newly diagnosed epilepsy: in-fluences of etiology, syndrome, and seizure control. Pediatrics. 2004;114(3):645-50.
10. Thomé-Souza MS, Kuczynski E, Assumpção Jr FB, Rzezak P, Fuentes D, Fiore L, et al. Which factors play a pivotal role on determining the type of psychiatric disorder in children and adolescents with epilepsy? Epilepsy Behav. 2004;5:988-94.
11. Kuczynski E, Thomé-Souza MS, Fiore LA, Valente KDR, Assumpção Jr FB. Quality of life (QOL) and childhood epilepsy [letter]. Rev Bras Psiquiat (São Paulo). 2008;30:404-5.
12. Thomé-Souza MS, Kuczynski E, Valente KD. Sertraline and fluoxetine: Safe treatments for children and adolescents with epilepsy and depression. Epilepsy Behav. 2007;10(3):417-25.
13. Socanski D, Aurlien D, Herigstad A, Thomsen PH, Larsen TK. Attention defi-cit/hyperactivity disorder and interictal epileptiform discharges: it is safe to use methylphenidate? Seizure. 2015;25:80-3.
14. Farwell JR, Dodrell CB, Batzel LW. Neuropsychological abilities of children with epilepsy. Epilepsia. 1985;26:395-400.
15. Meinardi H. The outcome of epilepsy ant its measurement. Epilepsia. 1995;36(Suppl 1):S36-S40.
16. Souza EAP. Qualidade de vida na epilepsia infantil. Arq Neuropsiquitr. 1999;57(1):34-9.
17. Noeker M, Haverkamp-Krois A, Haverkamp F. Development of mental health disfunction in chil-dhood epilepsy. Brain Dev. 2005;27(1):5-16.
18. Mitchell WG, Scheian LM, Baker AS. Psychosocial, behavioral and medical outcomes in children with epilepsy: a developmental risk factor using longitudinal data. Pediatrics. 1994;94:471-7.
19. Schneide JW, Conrad P. Having epilepsy: the experience and control of illness. Philadelphia: Temple University; 1983.
20. Bill BD, Giovagnoli AR. Recent innovative studies of memory in temporal lobe epilepsy. Neurop-sychol Rev. 2007;17:455-76.
21. Pinto LF, Castro LHM. Crise epiléptica. In: Cavalcanti EFA, Martins HS (eds.). Clínica mé-dica: dos sinais e sintomas ao diagnóstico e tratamento. Barueri: Manole; 2007.
22. Castro LH. Distúrbios cognitivos nas epilepsias. Rev Neuropsi Latinoam. 2009;1:1-135.
23. Castro LHM, Adda CC. Distúrbios cognitivos nas epilepsias. In: Miotto EC, Lucia MCS, Scaff M (eds.). Neuropsicologia clínica. São Paulo: Roca; 2012. p.117-25.
24. Guimarães CA, Souza EAP, Montenegro MA, Cendes F, Guerreiro MM. Cirurgia para epi-lepsia na infância: avaliação neuropsicológica e de qualidade de vida. Arq Neuropsiquiatr. 2003;61(3-B):786-92.
25. Outeiral J. Adolescer. Rio de Janeiro: Revinter; 2008.
26. Fontenelle L. Neurologia na adolescência. J Pediatr. 2001;77(Supl 2):S205-S216.
27. Artigas J. Implicaciones psicológicas y sociales de las epilepsias del adolescente. Rev Neurol. 1999;28(161):43-9.
28. Westphal AC, Alonso NB, Silva TI, Azevedo AM, Caboclo LOSF, Garzon E, et al. Compa-ração da qualidade de vida e sobrecarga dos cuidadores de pacientes com epilepsia por es-clerose mesial temporal e epilepsia mioclônica juvenil. J Epilepsy Clin Neurophysiol. 2005;11(2):71-6.
29. Thompson PJ, Upton D. The impact of chronic epilepsy on the family. Seizure. 1992;1(1):43-8.
30. Souza EAP, Nista CR, Scotoni AE, Guerreiro MM. Sentimentos e reações de pais de crianças epi-lépticas. Arq Neuropsiquiatr. 1998;56:39-44.
31. Rechlen T, Loew TH, Joraschky P. Pseudoseizure "status". J Psychosom Res. 1997;42:495-8.
32. Reuber M, Elger CE. Psychogenic seizures: review and update. Epilepsy Behav. 2003;4:205-16.
33. Breuer J, Freud S. Sobre o mecanismo psíquico dos fenômenos histéricos: comunicação preliminar. In: Freud S. Estudos sobre a histeria. Edição standard brasileira das obras psico-lógicas completas de Sigmund Freud (1974). V.II. Rio de Janeiro: Imago; 1893. p.41-60.

594 Psiquiatria da infância e adolescência: cuidado multidisciplinar

34. Breuer J. Considerações teóricas. In: Freud S. Estudos sobre a histeria. Edição standard bra-sileira das obras psicológicas completas de Sigmund Freud. V.II. Rio de Janeiro: Imago; 1893. p.237-308.
35. Andriola M, Ettinger A. Pseudoseizures and other nonepileptic paroxysmal disorders in children and adolescentes. Neurology. 1999;53:589-95.
36. Zacarías JPE, Moctezuma JG. Pseudocrisis epilépticas en niños y adolescentes. Rev Mex Ped. 2001;68(6):260-3.
37. Bowman E, Markand O. Psychodinamics and psychiatric diagnosis of pseudoseizure sub-jects. Am J Pschiatry. 1996;153:57-63.
38. Zanni KP, Maia Filho HS, Matsukura TS. Impacto da epilepsia no processo de escolarização de crianças e adolescentes. Rev Bra. Ed Esp Marilia. 2010;16(2):215-30.
39. D'Agati E, Cerminar C, Casarelli L, Pitzianti M, Curatolo P. Attention and executive func-tions profile in childhood absence epilepsy. Brain Develop. 2012;34:812-7.
40. Berg AT, Berkovic SF, Brodie MJ, Buchhalter J, Cross JH, Boas WE, et al. Revised terminol-ogy and concepts for organization of seizures and epilepsies: report of the ILAE Commission on Classification and Terminology, 2005-2009. Epilepsia. 2010;51(4):676-85.
41. Prince E, Ring H. Causes of learning disability and epilepsy: a review. Curr Opin Neu-rol. 2011;24(2):154-8.

23

Intervenção multidisciplinar em crianças e adolescentes com autolesão não suicida

Jackeline S. Giusti
Aline Jimi Myung Cho
Marcos Signoretti Croci
Marcelo José Abduch Adas Brañas

A autolesão não suicida (ALNS) é definida como um comportamento intencional envolvendo lesão direta ao próprio corpo sem intenção consciente de suicídio e não aceita socialmente dentro da própria cultura nem para exibição, como tatuagens e *piercings*, os quais têm objetivos estéticos. As formas mais frequentes de ALNS são: cortes superficiais, arranhões, queimaduras, mordidas, batidas de partes do corpo contra a parede ou objetos e grandes ferimentos provocados pela cutucação de ferimentos menores, provocando aumento deles e sangramento. É comum o uso de mais de um método para a ALNS, em diferentes ocasiões[1,2].

Geralmente, a ALNS se inicia durante a adolescência e está relacionada a dificuldades com regulação de emoções[3]. As razões mais comumente relatadas como motivação para a ALNS são: aliviar sensação de "tensão interna"; aliviar sensações ruins como a raiva de si mesmo, ansiedade, depressão, disforia e sensação de perda do controle; "para sentir alguma coisa mesmo que seja dor", diante de uma "sensação de vazio" e autopunição. Motivos menos frequentes são: pedir ajuda, ter a atenção de alguém e evitar fazer algo que não queria[1]. A ALNS é seguida de sensação de bem-estar e alívio momentâneo e/ou culpa, vergonha e tristeza pela mutilação. As sensações de bem-estar e alívio podem persistir por algumas horas, alguns dias e, mais raramente, por algumas semanas. Após esse curto período, as sensações ruins, que precipitaram a ALNS, retornam, e o comportamento pode se repetir. As lesões são geralmente superficiais e sem repercussões sistêmicas. Durante o comportamento, é comum que as pessoas não sintam dor ou sintam uma dor de leve intensidade associada às lesões[4].

Apesar de a autolesão reduzir naturalmente da adolescência para a vida adulta, ela é fator de risco para ALNS repetitivas, manutenção de dificuldade de regulação emocional, eventos estressores interpessoais, futuro transtorno de substância e diagnóstico de transtorno de personalidade *borderline* (TPB), bem como tentativas de suicídio e morte por suicídio[2]. O tratamento precoce desses adolescentes, com o objetivo de ajudá-los a lidar com dificuldades emocionais, aumentando a resiliência, reduz subsequentemente esses riscos. Por isso, facilitar o acesso deles ao tratamento é tarefa importante.

▶ CRITÉRIOS DIAGNÓSTICOS

De acordo com o Manual diagnóstico e estatístico de transtornos mentais – 5ª edição (DSM-5)[5], a ALNS foi incluída na Seção III, em "Condições para estudos posteriores", como "*non-suicidal self-injury*", traduzida para o português como "autolesão não suicida". Os critérios diagnósticos foram propostos como mostra o Quadro 1.

Na Classificação Internacional de Doenças – 11ª edição (CID-11), a ALNS foi inserida no capítulo de estatísticas de mortalidade e morbidade, entre os "sintomas ou sinais envolvendo aparência ou comportamento", descrita como lesão do corpo intencional, autoinfringida, mais comumente cortes, queimaduras, arranhões, mordidas ou pancadas, com a intenção de provocar lesões leves (MB23.E)[6].

A inclusão de ALNS nas "Condições para estudos posteriores" no DSM-5[5] representa um esforço de classificar indivíduos com maior vulnerabilidade psiquiátrica que têm comportamentos de autolesão repetidamente para reduzir emoções negativas, resolver dificuldades interpessoais ou induzir estados emocionais positivos sem intenção suicida. Todavia, a especificidade desses critérios isola uma população distinta, composta de apenas 1,5 a 6,7% dos adolescentes na comunidade que vão requerer intervenção clínica em decorrência de ALNS[7].

Assim, um dos desafios para os clínicos é diferenciar os adolescentes com comportamentos de autolesão ocasionais e autolimitados sem psicopatologia importante daqueles que têm comportamentos de ALNS repetitivos, crônicos, com fatores de risco múltiplos para comorbidades psiquiátricas e potencial transição para tentativas de suicídio ou suicídio completo.

▶ EPIDEMIOLOGIA

A ALNS tem início geralmente durante a adolescência, entre os 12 e 14 anos, e persiste, em geral, por 10 a 15 anos. A prevalência da ALNS varia entre 7,8 e 8% entre os pré-adolescentes[8,9] e aumenta para 12 a 33,8% entre os adolescentes[10].

23 ■ Intervenção mult. em crianças e adolescentes com autolesão não suicida   597

QUADRO 1   Critérios diagnósticos para autolesão não suicida (ALNS), segundo DSM-5[5]

Critérios propostos

A. No último ano, o indivíduo se engajou, em 5 ou mais dias, em dano intencional autoinfligido à superfície de seu corpo induzindo sangramento, contusão ou dor (p. ex., cortar, queimar, fincar, bater, esfregar excessivamente), com a expectativa de que a lesão levasse somente a um dano físico menor ou moderado (p. ex., não há intenção suicida)

Nota: A ausência de intenção suicida foi declarada pelo indivíduo ou pode ser inferida por seu engajamento repetido em um comportamento que ele sabe, ou aprendeu, que provavelmente não resultará em morte

B. O indivíduo se engaja em comportamentos de ALNS com uma ou mais das seguintes expectativas:
   - Obter alívio de um estado de sentimento ou de cognição negativos
   - Resolver uma dificuldade interpessoal
   - Induzir um estado de sentimento positivo

Nota: O alívio ou resposta desejada é experimentado durante ou logo após a ALNS, e o indivíduo pode exibir padrões de comportamento que sugerem dependência em se envolver neles repetidamente

C. A autolesão intencional está associada a pelo menos um dos seguintes casos:
   - Dificuldades interpessoais, sentimentos ou pensamentos negativos, como depressão, ansiedade, tensão, raiva, angústia generalizada ou autocrítica, ocorrendo no período imediatamente anterior ao ato de autolesão
   - Antes do engajamento no ato, um período de preocupação com o comportamento pretendido que é difícil de controlar
   - Pensamento voltado para a autolesão que ocorre frequentemente, mesmo quando não é praticada

D. O comportamento não é socialmente aprovado (diferente de comportamento com intuito estético, como *piercing* corporal e tatuagem, ou comportamento que faz parte de um ritual religioso ou cultural) e não está restrito a arrancar casca de feridas ou roer as unhas

E. O comportamento ou suas consequências causam sofrimento clinicamente significativo ou interferência no funcionamento interpessoal, acadêmico ou em outras áreas importantes do funcionamento

F. O comportamento não ocorre exclusivamente durante episódios psicóticos, *delirium*, intoxicação por substâncias ou abstinência de substância. Em indivíduos com transtorno do neurodesenvolvimento, o comportamento não faz parte de um padrão de estereotipias repetitivas. O comportamento não é mais bem explicado por outro transtorno mental ou condição médica, p. ex., transtorno psicótico, transtorno do espectro autista, deficiência intelectual, síndrome de Lesch-Nyhan, transtorno do movimento estereotipado com autolesão, tricotilomania (transtorno de arrancar o cabelo), transtorno de escoriação (*skin-picking*/dermatotilexomania)

598 Psiquiatria da infância e adolescência: cuidado multidisciplinar

Se a população clínica de adolescentes for considerada, essa prevalência pode variar entre 12 e 82%, dependendo do estudo[11]. A prevalência da ALNS varia com a população estudada. Apesar da alta divulgação nas redes sociais[12], os adolescentes têm dificuldade para contar sobre seu comportamento a um adulto[13]. Muitos estudos consideram a ALNS subclínica em sua prevalência. Estudos que diferenciam a autolesão subclínica da autolesão como descrita no DSM-5 identificam que esta, embora menos prevalentes (7,6%), apresenta quadro mais grave e com maior risco de suicídio[14].

Em estudo realizado com uma amostra de adolescentes brasileiros, que considerou os critérios do DSM-5, 6,53% apresentavam ALNS[15].

Alguns dos que se lesionam param esse comportamento independentemente de qualquer intervenção, provavelmente em decorrência do desenvolvimento de mecanismos mais eficientes para lidar com situações adversas que ocorre naturalmente com o desenvolvimento neurocognitivo. A persistência desse comportamento pode estar relacionada à presença de comorbidades[15]. Há evidências de que os quadros mais graves de ALNS, com comportamentos mais frequentes e intensos e ideação suicida, são os mais persistentes, bem como relacionados a comorbidades[16,17].

A ALNS é mais prevalente entre adolescentes, e essa prevalência vem aumentando nos últimos anos[1,2,10]. Em estudo com a população geral norte-americana realizado em 1998, a prevalência de ALNS foi estimada em 4%[18]. Estudo de 2011 nesse mesmo país revelou prevalência maior: 6% da população geral praticou ALNS pelo menos uma vez na vida, em que 1% praticou a ALNS por dez vezes ou mais[1]. Nesse estudo, a prevalência de ALNS "na vida" foi notavelmente mais alta quando considerada a população com menos de 30 anos (19%), sugerindo prevalência maior desse comportamento entre os mais jovens.

▶ COMORBIDADES

Comorbidades entre pacientes com ALNS são bastante comuns. Em estudo que avaliou pacientes adultos que procuraram tratamento tendo como principal queixa a ALNS, todos apresentavam alguma comorbidade. As mais prevalentes são: transtorno depressivo (92,5%), transtorno obsessivo-compulsivo (57,5%), transtorno de estresse pós-traumático (TEPT) (40%), transtorno de ansiedade generalizada (37,5%) e bulimia (25%). Considerando os transtornos do controle do impulso (TCI), 62,5% desses pacientes apresentavam pelo menos mais um TCI, além da ALNS. Os transtornos mais prevalentes foram transtorno explosivo intermitente (30%) e oniomania (30%), seguidos por dependência de internet (15%). A maioria desses pacientes apresentava mais de uma comorbidade psiquiátrica. Um total de 25 pacientes (62,5%) apresentou, ainda, algum transtorno de personalidade, tendo maior prevalência o tipo obsessivo-compulsivo (37,5%), seguindo por transtorno de personalidade histriônica (22,5%) e transtorno de personalidade borderline (15%)[19].

Dois estudos realizados com amostras clínicas de adolescentes mostraram resultados semelhantes. A ALNS foi associada à alta prevalência de transtorno depressivo maior (41,6 e 58%), transtorno de ansiedade (38%), TEPT (14 e 24%)[20,21]. Além desses transtornos, 62,9% dos adolescentes também apresentavam transtornos externalizantes, dos quais 49,4% com transtorno de conduta e 44,9% com transtorno opositivo-desafiador. História de uso de algum tipo de substância estava presente em 59,6%, além de 29,5% dos adolescentes apresentarem dependência de maconha[21].

▶ FATORES DE RISCO

Vários são os fatores de risco associados à ALNS. Experiências traumáticas geralmente precedem e parecem contribuir para o desenvolvimento da ALNS. As experiências geralmente ocorrem na infância, embora traumas na fase adulta como combates ou sequestros sejam descritos como relacionados ao desenvolvimento de ALNS em adultos.

Hankin e Abela avaliaram 103 adolescentes na comunidade, com idade entre 11 e 14 anos, e os acompanharam por 2,5 anos para avaliar fatores preditivos de início de ALNS nessa população. Na primeira avaliação, 8% dos adolescentes referiram ALNS anterior; os fatores de risco associados foram: estresse, sintomas depressivos, falta de suporte social, insegurança, desesperança e depressão em um dos pais. Ao final do período de 2,5 anos, 18% dos adolescentes apresentaram ALNS. Desses, 4% já apresentavam ALNS antes do início do estudo e 14% iniciaram ALNS durante o período de seguimento. Os autores encontraram os seguintes fatores preditivos de início ALNS nesse período: pessimismo, sintomas depressivos no adolescente, episódio depressivo materno iniciado durante o período e a falta de suporte social. O estudo mostrou que a prevalência de ALNS aumenta no transcorrer da adolescência e que existem fatores de risco preditivos do início de ALNS nesse período[8].

Maniglio encontrou evidências de que abuso sexual seria fator de risco para ambos os comportamentos: ALNS e suicídio. Para o autor, outras variáveis biológicas e psicossociais, como hipoatividade serotoninérgica, disfunções familiares, outras formas de maus-tratos, alguns traços de personalidade e transtornos psiquiátricos, podem agir independentemente ou interagir com abuso sexual na infância para promover suicídio e ALNS nas vítimas de abuso. Segundo o estudo, o abuso sexual conferiria um risco adicional em vez de uma causa direta[22].

Oliveira et al. avaliaram 30 adolescentes com história de exposição ao estresse emocional precoce e os compararam com adolescentes que não foram expostos a essas experiências. Os adolescentes com história de estresse emocional precoce apresentaram pior desempenho executivo e mais sintomas de impulsividade. Além disso, tenderam a desenvolver hipervigilância a estímulos interpretados como ameaçadores, pois o estresse ativa o eixo hipotalâmico-hipofisário-adrenal, ou seja, há aumento da produção de glicocorticoides, hiperativação da amígdala e, consequentemente, comportamentos impulsivos e agressivos, bem como ansiedade generalizada. Também encontraram associação entre maior nível de estresse emocional precoce e piora do desempenho executivo e do controle da impulsividade[23]. Os resultados poderiam explicar os achados de van der Kolk et al., que observaram que quanto menor a idade em que o abuso ocorreu maior a chance de apresentar ALNS. Os autores concluíram que a imaturidade do sistema nervoso central na infância pode deixar as crianças mais vulneráveis a falhas no sistema biológico de autorregulação como consequência de traumas e negligência[24].

A incongruência de gênero também aumenta os riscos para ALNS, ideação suicida e tentativas de suicídio. A população LGBTQIA+ é seis vezes mais propensa a se envolverem em ALNS e três vezes mais propensa a considerar e tentar suicídio, além morte por suicídio, quando comparada aos pares cis gênero e heterossexuais[25]. Ao atender essa população, o profissional de saúde deve estar atendo a esse risco, mesmo que a queixa principal não seja esta. O Quadro 2 mostra um resumo dos fatores de risco relacionados à ALNS.

▶ TRATAMENTO

O manejo de ALNS é desafiador, considerando sua heterogeneidade. Há enorme variabilidade de apresentação em frequência, severidade, níveis de estresse, além de estar associado a fatores psicológicos, comorbidades psiquiátricas, prejuízos funcionais e riscos diversos. Por um lado, cerca de metade dos adolescentes com ALNS relata somente um ou dois episódios de autolesão e a maioria não busca ajuda médica ou psicológica, inclusive alguns sem a presença de diagnósticos psiquiátricos comórbidos. Por outro, 17 a 27% engajarão em autolesões repetitivas.

Apesar do aumento na prevalência e na visibilidade da ALNS, esta é ainda muito estigmatizada, o que leva a muitos conflitos com pais, professores e profissionais de saúde. A ALNS é muitas vezes confundida com tentativas de suicídio ou com comportamento manipulativo. "Uma forma de chamar a atenção ou de conseguir o que deseja." É importante que esse comportamento seja revelado para a busca de tratamento futuro[3], mas em contrapartida, essa revelação

23 ■ Intervenção mult. em crianças e adolescentes com autolesão não suicida **601**

QUADRO 2 Fatores de risco relacionados à autolesão não suicida (ALNS)

Características pessoais	Falta de mecanismos de adaptação
	Pessimismo
	Insegurança
	Distorção da imagem corporal
	Baixa autoestima
	Instabilidade emocional
	Impulsividade
	Incongruência de gênero
	Minoridade de orientação sexual
	Perfeccionismo
	Desesperança
	Ideação suicida
	Autodepreciação
	Problemas de sono
Transtornos psiquiátricos	Transtorno de personalidade *borderline*
	Ansiedade
	Depressão
	Transtornos alimentares
	Transtornos por uso de substâncias
	Outros transtornos de personalidade
	Transtorno do estresse pós-traumático
	Transtorno de déficit de atenção e hiperatividade
Problemas relacionados à infância	Negligência
	Abusos (sexual, físico, emocional)
	Dificuldade de apego
	Doença grave ou cirurgias na infância
	Estresse emocional precoce
Social	*Bullying*
	Informações sobre ALNS pela mídia (TV, internet)
	Colegas que se automutilam
	Dificuldade de relacionamento
	Nível socioeconômico baixo

(continua)

QUADRO 2 Fatores de risco relacionados à autolesão não suicida (ALNS) (*continuação*)

Família	Dependência de álcool
	Ausência de algum dos pais
	Separação precoce dos pais
	Desvalorização por parte da família
	Violência familiar
	Relação familiar disfuncional
	Depressão em algum dos pais

pode levar a reações nos adultos como medo ou negação[13]. O que pode piorar ainda mais a tensão psicológica vivenciada pelo adolescente, aumentando seu medo para procurar ajuda e não revelando assim o comportamento. Essas reações pioram a sensação de isolamento vivenciada pelos adolescentes que se mutilam. A maneira como a família e os amigos reagem à revelação da ALNS impacta diretamente no tratamento e nas relações familiares e sociais. Falar sobre ALNS pode ajudar o adolescente a lidar melhor com situações adversas, bem como reduz o risco de suicídio[3].

Diante de todas essas dificuldades, é mais frequente o adolescente procurar ajuda informal com colegas ou por meio grupos em redes sociais. Em um estudo envolvendo 562 adolescentes que referiam ALNS, 58,56% dos adolescentes revelaram seu comportamento para alguém, sendo os amigos a escolha mais frequente (68,8%), seguido por pais (26,6%), profissionais da área da saúde (13,6%), namorados (11,7%) e professores (3,3%). Esses dados evidenciam a dificuldade encontrada por esses adolescentes para procurar ajuda para a ALNS[3]. Consequentemente, a procura por tratamento ainda é baixa e, na maioria das vezes, o adolescente vem para o tratamento após a família descobrir "acidentalmente" sobre a ALNS.

Embora a ALNS e as tentativas de suicídio sejam comportamentos distintos, elas estão intimamente relacionadas. A ALNS prévia aumenta o risco para tentativas de suicídio e vice-versa. O tratamento precoce da ALNS é fundamental para a prevenção de futuros suicídios. Em estudo que avaliou adolescentes com comportamentos suicidas e ALNS, o tempo entre o primeiro pensamento sobre a ALNS e a busca por tratamento foi de 2 anos; já para as tentativas de suicídio, o tempo foi de 1 ano entre a primeira tentativa e a procura por tratamento. Os participantes com psicopatologias mais severas foram os que demoraram mais tempo para buscar tratamento[26]. O que revela a importância do início do tratamento precoce para essas condições.

Brañas e colegas sugerem um guia prático geral para tratamento de ALNS com base em evidências científicas[27]. A triagem de rotina de comportamentos autolesivos, assim como exposição à ALNS, é fundamental entre adolescentes com fatores de risco a fim de promover psicoeducação e suporte psicológico. Uma vez que um comportamento de ALNS foi relatado ou observado, uma avaliação médica e psicológica é a primeira etapa para uma intervenção efetiva. Determinam-se o nível de cuidado e a intervenção médica mais apropriados para o ferimento (p. ex., tratamento cirúrgico, vacina de tétano, sinais de infecção), embora, como citado, a maioria das feridas seja superficial e não requeira essas medidas. Deve-se realizar uma avaliação clínica completa, incluindo risco de suicídio, avaliação da frequência, método, função e severidade da ALNS, correlacionadas a fatores ambientais ligadas à ALNS. É essencial também contextualizar a ALNS em termos mais amplos, compreendendo as dificuldades que o adolescente pode estar vivenciando, por exemplo, estressores interpessoais. Durante essa avaliação, é extremamente importante diferenciar a ALNS de um comportamento suicida. Interpretar a ALNS com intencionalidade suicida pode gerar reações emocionais ainda maiores na equipe de tratamento e na família, o que por sua vez pode gerar internações desnecessárias[28].

Um outro aspecto crítico é diferenciar indivíduos de alto risco (ALNS repetitivas e severas, altos níveis de psicopatologia e disfunção psicossocial), avaliação que deverá incluir fatores de risco para suicídio, incluindo história de comportamento suicida (ideação, planos e tentativas), transtornos psiquiátricos, disfunção familiar e isolamento social.

O tratamento ambulatorial é, em geral, a primeira linha de intervenção. Já a hospitalização é raramente adequada, indicada apenas para aqueles com risco de suicídio agudo severo ou lesão corporal severa[29].

❱ TRATAMENTO MEDICAMENTOSO

Uma variedade de medicações psiquiátricas têm sido usadas como potenciais tratamentos para ALNS, como os bloqueadores opioides, antidepressivos, anticonvulsivantes, antipsicóticos típicos e atípicos, entre outras. No entanto, os estudos existentes geralmente envolvem pacientes adultos, com transtornos de personalidade *borderline* (TPB) e são limitados à descrição de casos ou com amostras reduzidas. Ainda não há medicação definida para o tratamento da ALNS especificamente.

Se as funções, a psicopatologia da ALNS e as frequentes comorbidades forem levadas em conta, é possível considerar algumas alternativas para o tratamento medicamentoso. A ALNS está associada ao aumento de emoções negativas, como depressão, ansiedade e impulsividade[30], e é muitas vezes motivada pelo desejo de enfrentar emoções negativas muito intensas[11]. Isso nos leva a pensar que as medicações que reduzem essas emoções negativas podem ajudar a reduzir consequentemente a ALNS. Essas emoções negativas, na maioria das vezes, são causadas por comorbidades que são frequentes entre esses pacientes. Nesses casos, o tratamento medicamentoso deve ter como principal objetivo o tratamento dessas comorbidades.

Em recente estudo que avaliou a concentração de serotonina no fluido cerebroespinhal (FCE) de macacos Rhesus com e sem comportamentos autolesivos, encontrou-se uma relação direta entre baixa concentração de serotonina e comportamentos autolesivos. Os macacos que não apresentavam esses comportamentos tinham maior concentração de serotonina no FCE[31]. Em outro estudo o cloridrato de sertralina usado durante 12 semanas, com dosagem de 200 mg/dia, em pacientes com TPB, mostrou-se eficaz na diminuição da ALNS, de sintomas depressivos, ansiedade e ideação suicida. Os pacientes não haviam respondido ao uso prévio de fluoxetina[32]. Isso sugere que a resposta ao inibidor seletivo de recaptura de serotonina (ISRS) pode variar entre os indivíduos, sendo aconselhável testar um segundo tipo de inibidor seletivo, caso o primeiro não tenha apresentado bom resultado. Resultado semelhante foi encontrado com o uso de venlafaxina na dose de 315 mg/dia, em pacientes com TPB que apresentavam ALNS[33]. A melhora da ALNS observada com o uso ISRS teria relação com o aumento da atividade serotoninérgica promovida por essa medicação, diminuindo a impulsividade e, consequentemente, os comportamentos autolesivos.

Há dois relatos de caso que descrevem sucesso no tratamento da ALNS em pacientes com TPB e transtorno bipolar com o uso de topiramato[34]. Assim como os ISRS, o agonista GABA (topiramato) também está associado à inibição dos comportamentos impulsivos, por meio da ação inibitória no sistema de recompensa, ativado pela ação da dopamina.

Em pacientes que referiam analgesia durante a ALNS, seguida de sensação de bem-estar, o uso de 50 mg/dia de naltrexona provocou diminuição da analgesia e redução da sensação de bem-estar. Esses pacientes também apresentaram redução da ALNS[35]. O uso de buprenorfina, um potente agonista parcial μ-opioide (com baixa atividade intrínseca) e antagonista δ e κ-opioide, diminuiu a ALNS, além de reduzir sintomas depressivos e ideação suicida em pacientes deprimidos[36].

O uso de antipsicóticos atípicos, antagonista dopaminérgico, mostrou-se eficaz no controle da ALNS em pacientes com TPB[37]. O mecanismo pelo qual os antipsicóticos atípicos agiriam na redução da ALNS seria pelo bloqueio seletivo de receptores dopaminérgicos e, consequentemente, o sistema de recompensa. A olanzapina foi utilizada em alguns casos de TPB que apresentavam ALNS com melhora global do quadro, incluindo a ALNS[37].

Nickel et al., em uma amostra de 52 pacientes com diagnóstico de TPB, trataram metade dos indivíduos com aripiprazol 15 mg/dia, e a outra metade com placebo por 8 semanas. Foi observada melhora significativa de sintomas depressivos, ansiosos e de raiva no grupo tratado com aripiprazol. No início do estudo, 5 pacientes do grupo placebo e 7 pacientes do grupo tratado com aripiprazol apresentavam ALNS. No final do período de tratamento (8 semanas), 2 pacientes do grupo tratado e 7 do grupo placebo apresentavam ALNS[38]. Outro estudo realizado com adolescentes, a ziprasidona mostrou ser superior na diminuição dos comportamentos autolesivos nessa população, quando comparado com os adolescentes que fizeram uso de risperidona, olanzapina e clorprotixeno[37].

A oxcarbazepina, um anticonvulsivante com propriedades estabilizadoras do humor, mostrou ser eficaz em dois casos de pacientes com bulimia que apresentavam também ALNS. Após o uso da oxcarbazepina, houve remissão da ALNS[39].

Se o antagonista opioide reduz os comportamentos de ALNS, os agonistas opioides parecem exacerbar esses comportamentos. Em um estudo em que foi administrada morfina a um paciente diagnosticado com TPB, houve abolição de sua percepção de dor e aumento da ALNS[40].

Drogas que elevam a atividade da dopamina, como os antidepressivos tricíclicos e a bupropiona, também devem ser evitadas em pacientes com ALNS, já que a elevação da atividade dopaminérgica está associada ao aumento de comportamentos impulsivos. Também os benzodiazepínicos devem ser evitados, pois diminuem o autocontrole, o que poderia levar a um aumento da ALNS.

No tratamento da ALNS, é fundamental a avaliação detalhada para identificação de possíveis e frequentes comorbidades relacionadas a esse comportamento. O não tratamento dessas comorbidades pode contribuir para a perpetuação do comportamento e para o insucesso no tratamento desses pacientes.

▶ PSICOTERAPIA

Ainda não há estudos que mostram superioridade de uma abordagem psicoterapêutica em relação a outra[41,42]. Há evidências de que um acompanhamento por período mais prolongado tem resultados melhores quanto à redução da ALNS[42]. Há poucas abordagens psicoterapêuticas desenvolvidas e avaliadas especificamente para adolescentes com ALNS. Essa escassez de diretrizes e intervenções específicas para esses adolescentes se deve ao relativamente recente interesse e reconhecimento da ALNS entre os adolescentes. Consequentemen-

606 Psiquiatria da infância e adolescência: cuidado multidisciplinar

te, as poucas abordagens atuais consideram tentativas de suicídio e ALNS, mas não abordam a ALNS de maneira isolada.

Entre as psicoterapias de ALNS para adolescentes, há evidência cumulativa para a terapia cognitivo-comportamental (TCC), a terapia comportamental dialética (DBT-A) e o tratamento baseado na mentalização (MBT-A), sendo esta última ainda pouco difundida no Brasil.

A TCC tem se mostrado uma abordagem promissora[43], principalmente na questão da resolução de problemas que envolve treino de habilidades e atitudes para promover uma resolução de problemas mais ativa. A terapia com foco na solução de problemas tem os seguintes objetivos:

- Desenvolver ou reforçar uma orientação positiva para o problema, diminuindo uma orientação negativa.
- Treino para a solução racional de um problema (ou seja, definir e formular o problema, gerar soluções alternativas, tomar uma decisão e verificar a solução).
- Reduzir o comportamento de evitar a resolução de problemas, bem como de tomada de decisão impulsiva e descuidada[44].

Dentro desse modelo, a ALNS é conceituada como uma solução disfuncional para os problemas e, com melhora das atitudes e habilidades para resolução de problemas, há consequentemente diminuição da ALNS.

Uma outra abordagem de terapia breve, chamada *Manual-Assisted Cognitive-Behavioral Therapy* foi desenvolvida integrando terapia de solução de problemas com técnicas cognitivas e estratégias de prevenção de recaídas. Essa terapia mostrou ser efetiva na redução de comportamentos de ALNS, em um estudo-piloto com adolescentes[45].

A terapia comportamental que mostrou ser mais eficaz na redução de episódios de ALNS, principalmente se associado a quadros com comportamento suicida e desregulação emocional grave, é a terapia comportamental dialética (DBT-A). A DBT-A combina treino de habilidades realizado com o adolescente e com os pais e psicoterapia individual[46]. A versão adaptada para adolescentes reduziu episódios de ALNS e sintomas depressivos em uma amostra de adolescentes que estavam em tratamento ambulatorial por repetitivos episódios de ALNS[47].

Outras variações da terapia cognitivo-comportamental mostraram reduzir os comportamentos de ALNS em adultos, essas variações não foram testadas em adolescentes[48,49].

Todavia, esses tratamentos baseados em evidência, especialmente a DBT-A e a MBT-A, não estão disponíveis na maior parte dos sistemas de saúde; por-

23 ■ Intervenção mult. em crianças e adolescentes com autolesão não suicida   607

tanto, uma abordagem de cuidados escalonados parece ser razoável, isto é, destinando a abordagem especializada para casos severos com psicopatologia complexa e sem resposta aos tratamentos mais disponíveis como a TCC.

Para casos menos graves, um tratamento inicial pode ser estruturado com elementos psicoterapêuticos comuns presentes nos tratamentos mais bem estudados (p. ex., DBT-A). Dessa forma, é possível realizar uma abordagem generalista que integra psicoeducação, aumenta a consciência de fatores de risco e das funções da ALNS, constrói uma aliança colaborativa e incentiva a responsabilização e o compromisso com o tratamento, com o uso do plano de segurança e identificação de gatilhos para a ALNS[28]. O envolvimento familiar, com psicoeducação e aprendizado de habilidades, é também fundamental (veja sessão a seguir).

Para adolescentes com autolesão e TPB, o bom manejo clínico para o TPB em adolescentes (GPM-A) é um exemplo de abordagem generalista, manualizada e de fácil acesso para o profissional de saúde mental não especializado[50]. O GPM mostrou eficácia comparável à DBT no maior ensaio clínico com pacientes borderline já realizado. O diferencial do GPM em relação a outras terapias baseadas em evidência é seu foco principal. Embora tenha orientação psicoterapêutica, o bom manejo não foca primariamente nos aspectos psicológicos, mas na vida fora do tratamento, ao buscar recobrir a capacidade funcional ou acadêmica do jovem, e, depois, ao trabalhar mais intensamente nos problemas relacionais. O raciocínio por trás é ajudar o paciente a ter outra fonte de autoestima e resiliência (p. ex., trabalho, escola) para então poder enfrentar melhor o que é mais difícil: relacionamentos íntimos. Um dos motivos para essa abordagem é o achado que pacientes com TPB melhoram sintomaticamente ao longo dos anos, mesmo sem muitas intervenções, mas apresentam maiores prejuízos funcionais. A psicoeducação para pacientes e familiares é um pilar fundamental desse modelo. Informações sobre herdabilidade, história natural da doença, metas específicas de tratamento, principais vulnerabilidades, ganho de autonomia e manejo de comorbidades são fornecidas e discutidas. Além disso, a psicoeducação sobre a razão do uso conservador de psicofármacos e internações hospitalares também é realizada. O modelo teórico utilizado é o da hipersensibilidade interpessoal, que descreve que a maioria das desregulações emocionais que ocorrem nesses pacientes é decorrente de estressores interpessoais, como percepção de rejeição e crítica. Assim, há um esforço explícito e consistente de conectar emoções e comportamentos dos pacientes a eventos interpessoais. É um tratamento eclético, que engloba aspectos de outras psicoterapias baseadas em evidência, pesquisa científica e bom senso clínico. Em geral, as sessões são semanais, mas a frequência do tratamento é determinada por sua utilidade (p. ex., melhora sintomática). Assim, planeja-se diminuir

608 Psiquiatria da infância e adolescência: cuidado multidisciplinar

a possibilidade de uma intervenção que estimule dependência excessiva do paciente, reforçando um padrão de comportamento desadaptativo que mantém os sintomas do TPB, algo que pode ocorrer em tratamentos intensivos. A abordagem do GPM é flexível, permitindo o clínico incorporar o que ele já sabe sobre o manejo dos pacientes com técnicas efetivas para o manejo de TPB, além de ser facilmente associado a outros tratamentos (tratamento em equipe), se necessário, como terapia em grupo ou tratamento farmacológico[51]. O GPM tem um curso básico que consiste em um *workshop* de um dia e está disponível oficialmente no Brasil – assim como o manual em português. O objetivo é ser um tratamento básico, bom o suficiente para a maior parte dos pacientes, destinado a profissionais generalistas, que não pretendam se especializar em transtornos de personalidade, mas que queiram fornecer um cuidado de qualidade a esses pacientes.

▶ TERAPIA DE GRUPO

A terapia de grupo é bastante recomendada, principalmente no tratamento de adolescentes. Os principais objetivos do grupo são: desenvolver estratégias para regulação das emoções, habilidades para tolerar situações de estresse, habilidades para comunicar e procurar ajuda e treino de resolução de problemas[52]. Nixon et al. observaram diminuição no comportamento de ALNS entre adolescentes submetidos a esse modelo de terapia de grupo[47].

Para reduzir os riscos de contaminação do comportamento entre os membros de um grupo de ALNS, alguns cuidados devem ser tomados e são descritos no Quadro 3[52].

▶ INTERVENÇÃO FAMILIAR

A intervenção familiar é importante especialmente quando o tratamento envolve adolescentes com ALNS. A família pode ser tanto um fator de risco para a ALNS, influenciando em seu aparecimento e manutenção, como um fator protetor e importante no tratamento de adolescentes com ALNS.

Linehan sugere que ambientes inseguros/inconsistentes (p. ex., com presença de negligência, repressão de expressão emocional e abuso emocional, físico ou sexual) levam o indivíduo a ter um desenvolvimento interpessoal pobre e pouca habilidade para regular emoções, o que levaria a comportamentos mal-adaptados, entre eles, a ALNS[46]. Entre as pessoas que se mutilam, são mais frequentes as histórias de separação precoce dos pais, violência familiar, relações parentais disfuncionais, negligência física ou emocional[54]. Muehlenkamp e Gutierrez encontraram uma conexão entre boa comunicação interfamiliar como

23 ■ Intervenção mult. em crianças e adolescentes com autolesão não suicida 609

QUADRO 3 Estratégias para reduzir o contágio na terapia de grupo[52]

Limitar ou proibir discussões sobre formas de automutilação, que devem ser discutidas na terapia individual
Esclarecer ao grupo que dividir detalhes sobre a automutilação pode ser angustiante ou motivar outros membros para a automutilação
Reduzir a exposição pública da automutilação e de curativos
Ajudar os adolescentes a encontrar outras formas para conseguir atenção e cuidados
O grupo deve focar em treino de habilidades
Estabelecer, como norma do grupo, o envolvimento em comportamentos saudáveis

fator de proteção contra suicídio entre pacientes com ALNS[55]. Famílias coesas com boa comunicação interfamiliar são consideradas fatores protetores contra a ALNS[56]. As famílias são muitas vezes a força motivacional para o tratamento e grandes aliadas para o processo terapêutico. Incluir a família no processo terapêutico pode ajudar de diversas formas e as sessões familiares regulares são recomendadas no tratamento de adolescentes com ALNS. Nessas sessões, o terapeuta poderá observar a interação entre os membros da família e ajudar com alguns treinos de habilidade para melhorar a qualidade dessas interações e ajudar na resolução de problemas e conflitos.

O Quadro 4 resume os principais aspectos a serem trabalhados com as famílias[52].

Para o tratamento de adolescente com ALNS em geral, especialistas recomendam a associação da terapia individual com orientação em grupo familiar. Esse grupo tem o objetivo de desenvolver técnicas e habilidades entre familiares e pacientes para melhorar a coesão e o acolhimento familiar[53]. É recomendado que esses grupos tenham funções psicoeducacionais, bem como de treino de habilidades[52].

Um bom exemplo de grupo de suporte familiar sistematizado é o Conexões Familiares (*Family Connections*). Trata-se de um grupo gratuito de 12 semanas desenvolvido e promovido pela NEABPD (*National Educational Alliance for Borderline Personality Disorder*), destinado a familiares de pessoas com TPB e outros transtornos mentais com desregulação emocional. É composto de 12 encontros de 2 horas cada, além de 1 a 2 horas de prática e tarefas semanais entre as sessões. Tem evidência na redução de estresse, de sobrecarga e de depressão nos familiares de portadores de desregulação emocional. Sua base é a psicoeducação, o treinamento de habilidades e o suporte para quem convive com pessoas com TPB. Esse modelo oferece a membros da família uma série de estratégias para auxiliá-los a se relacionar com o paciente com desregulação emocional e a lidar com uma situação de crise. O programa merece destaque

QUADRO 4 Intervenção familiar[52]

Pilares	Objetivos
1. Psicoeducacional	a. Informação sobre o que é ALNS
	b. Quais as funções/objetivos da ALNS
	c. Diferença entre ALNS e tentativas de suicídio
	d. Identificar sinais de crise/comportamentos suicidas
	e. Como agir diante da ALNS sem fazer julgamentos
	f. O que esperar do processo terapêutico
2. Orientação de comportamento familiar	a. Melhorar a comunicação e a interação familiar
	b. Reduzir as dificuldades dos manejos parentais (habilidades parentais, regulação de emoções e reforço positivo)
	c. Estabelecer limites claros, confiança e autonomia do adolescente
	d. Diminuir fatores de risco familiar com tratamento de possíveis transtornos (como abuso de substâncias)
	e. Fortalecer a família e trabalhar fatores protetores
3. Auxiliar no suporte ao paciente/adolescente	a. Ajudá-lo a identificar situações que o levam à ALNS
	b. Praticar novas habilidades para enfrentamento de situações adversas com o adolescente
	c. Dar reforço positivo para cada conquista durante o tratamento

porque é o mais avançado, tanto em termos de conteúdo para famílias, como em termos de estratégia de disseminação, com treinamentos de membros de família para que eles liderem esses grupos de suporte, caso tenham interesse e aprendam a ensinar as habilidades. Atualmente no Brasil, esses grupos podem ser formados, e os treinamentos de familiares e profissionais são feitos por meio do FC Brasil (http://www.fcbrasil.org.br/; acesso em: 24 fev. 2023).

▶ RECOMENDAÇÕES PARA PRÁTICA CLÍNICA

A seguir, são descritas as recomendações que norteiam a prática clínica:

- Investigação da existência de ALNS no atendimento inicial do adolescente, mesmo que não seja esse o motivo que o traz para o tratamento.
- Identificação da ALNS para seu entendimento e seu tratamento. O mínimo de informações necessárias para o tratamento inclui:

23 ▪ Intervenção mult. em crianças e adolescentes com autolesão não suicida   **611**

- Informações sobre comportamentos atuais e passados (tipos, métodos utilizados, locais das lesões, frequência, idade de início, gravidade, motivos para ALNS e como iniciou).
- Identificação de riscos biopsicossociais e fatores de proteção.
- Avaliação de risco de suicídio.
- Avaliação de comorbidades, principalmente depressão, abuso de substâncias, transtornos alimentares, transtornos de controle do impulso, TEPT.
- Avaliação de contexto e funções da ALNS.

▪ Estratégias motivacionais podem ser necessárias para um tratamento efetivo, tanto antes do tratamento como durante sua realização[45].

▪ Intervenções cognitivo-comportamentais são as abordagens terapêuticas que parecem mais eficazes no tratamento. Por exemplo: estratégias cognitivas (registros de pensamentos e investigação de crenças distorcidas e autodepreciativas sobre a ALNS), estratégias comportamentais (manejo de contingência, ativação comportamental e identificação de fatores de manutenção da ALNS) e estratégias dialéticas (aceitação e tolerância do estresse, identificação de impulsos que levam à ALNS). Abordagens interpessoais também podem ser úteis no entendimento e na modificação de estilos mal-adaptados de relações interpessoais[52].

▪ O treino de habilidades parece ser o ponto central do tratamento da ALNS. Esse treino deve focar em melhorar a regulação emocional, a solução de problemas interpessoais e as habilidades de comunicação[45].

▪ Para adolescentes com TPB com padrão de ALNS, o bom manejo clínico para o TPB em adolescentes (GPM-A) ou outras abordagens generalistas, juntamente com treinamento parental (p. ex., grupo de suporte de Conexões Familiares – *Family Connections*) são intervenções que podem ser eficazes para a maior parte dos pacientes. Para pacientes *borderlines* que não responderem às intervenções mais generalistas, a DBT-A e a MBT-A são boas opções, se disponíveis.

Necessidade de focar em aspectos físicos, principalmente quando há preocupação com imagem corporal ou alienação em relação ao corpo. Cuidados e exercícios físicos podem ser importantes componentes no tratamento de alguns casos[52].

Compreensão e pesquisa de possíveis contaminações sociais quanto à ALNS que podem estar presentes, principalmente quando se trabalha com grupos escolares ou terapia de grupo[52].

Contratos para "não se mutilar" são ineficazes e podem até incentivar a ALNS. Em vez disso, é recomendado focar em estratégias para lidar com possíveis situações adversas futuras e em planos de prevenção de recaídas[52].

▶ REFERÊNCIAS BIBLIOGRÁFICAS

1. Klonsky ED. Non-suicidal self-injury in United States adults: prevalence, sociodemographics, topography and functions. Psychol Med. 2011;41(9):1981-6.
2. Csorba J, Dinya E, Plener P, Nagy E, Páli E. Clinical diagnoses, characteristics of risk behaviour, differences between suicidal and non-suicidal subgroups of Hungarian adolescent outpatients practising self-injury. Eur Child Adolesc Psychiatry. 2009;18:309-20.
3. Hasking P, Rees CS, Martin G, Quigley J. What happens when you tell someone you self-injure? The effects of disclosing NSSI to adults and peers. BMC Public Health. 2015;15.
4. Favazza AR, Conterio K. Female habitual self-mutilators. Acta Psychiatr Scand. 1989;79(3):283-9.
5. American Psychiatric Association (APA). Manual Diagnóstico e Estatístico de Transtornos Mentais: DSM 5. 5.ed. Porto Alegre: Artmed; 2014.
6. ICD-11 for Mortality and Morbidity Statistics. Disponível em: https://icd.who.int/browse11/l-m/en#/http://id.who.int/icd/entity/1430296724
7. Brown RC, Plener PL. Non-suicidal self-injury in adolescence. Curr Psychiatry Rep. 2017;19(3):20.
8. Hankin BL, Abela JRZ. Nonsuicidal self-injury in adolescence: prospective rates and risk factors in a 2 ½ year longitudinal study. Psychiatry Res. 2011;186(1):65-70.
9. Hilt LM, Nock MK, Lloyd-Richardson EE, Prinstein MJ. Longitudinal study of nonsuicidal self-injury among young adolescents. J Early Adolesc. 2008;28(3):455-69.
10. Mannekote Thippaiah S, Shankarapura Nanjappa M, Gude JG, Voyiaziakis E, Patwa S, Birur B, et al. Non-suicidal self-injury in developing countries: a review. Int J Soc Psychiatry. 2021;67(5):472-82.
11. Klonsky ED, Muehlenkamp JJ. Self-injury: a research review for the practitioner. J Clin Psychol. 2007;63(11):1045-56.
12. Lewis SP, Heath NL, St Denis JM, Noble R. The scope of nonsuicidal self-injury on YouTube. Pediatrics. 2011;127(3):e552-7.
13. Heath NL, Toste JR, Beettam EL. "I Am Not Well-Equipped" High School Teachers' Perceptions of Self-Injury. Can J Sch Psychol. 2006;21(1-2):73-92.
14. Buelens T, Luyckx K, Kiekens G, Gandhi A, Muehlenkamp JJ, Claes L. Investigating the DSM-5 criteria for non-suicidal self-injury disorder in a community sample of adolescents. J Affect Disord. 2020;260:314-22.
15. Costa RP de O, Peixoto ALRP, Lucas CCA, Falcão DN, Farias JT da S, Viana LFP, et al. Profile of non-suicidal self-injury in adolescents: interface with impulsiveness and loneliness. J Pediatr (Rio J). 2021;97(2):184-90.
16. Moran P, Coffey C, Romaniuk H, Olsson C, Borschmann R, Carlin JB, et al. The natural history of self-harm from adolescence to young adulthood: a population-based cohort study. Lancet. 2012;379:236-43.
17. Liu RT. The epidemiology of non-suicidal self-injury: lifetime prevalence, sociodemographic and clinical correlates, and treatment use in a nationally representative sample of adults in England. Psychol Med. 2021;1-9.
18. Briere J, Gil E. Self-mutilation in clinical and general population samples: prevalence, correlates, and functions. Am J Orthopsychiatry. 1998;68(4):609-20.
19. Giusti JS. Automutilação : características clínicas e comparação com pacientes com transtorno obsessivo-compulsivo. Tese [Doutorado]. Faculdade de Medicina da Universidade de São Paulo – São Paulo; 2013.
20. Jacobson CM, Muehlenkamp JJ, Miller AL, Turner JB. Psychiatric impairment among adolescents engaging in different types of deliberate self-harm. J Clin Child Adolesc Psychol. 2008;37(2):363-75.
21. Nock MK, Joiner TE, Gordon KH, Lloyd-Richardson E, Prinstein MJ. Non-suicidal self-injury among adolescents: diagnostic correlates and relation to suicide attempts. Psychiatry Res. 2006;144(1):65-72.
22. Maniglio R. The role of child sexual abuse in the etiology of suicide and non-suicidal self-injury. Acta Psychiatr Scand. 2011;124(1):30-41.

23. Oliveira PA., Scarpari GK, Fuentes C, Cunha PJ, Scivoletto S. Comparação do desempenho neuropsicológico e de sintomas de impulsividade em adolescentes com e sem histórico de estresse emocional precoce: dados preliminares. 2011. (Apresentação de Trabalho/Congresso).
24. van der Kolk BA, Perry JC, Herman JL. Childhood origins of self-destructive behavior. Am J Psychiatry. 1991;148(12):1665-71.
25. Giusti J. Suicídio e autolesão não suicida. In: Saúde LGBTQIA+: prática de cuidados transdisciplinares. Ciasca SV, Hercowitz A, Lopes Jr A. Santana de Parnaíba: Manole; 2021. p. 398-404.
26. Lustig S, Koenig J, Resch F, Kaess M. Help-seeking duration in adolescents with suicidal behavior and non-suicidal self-injury. J Psychiatr Res. 2021;140:60-7.
27. Brañas MJ, Croci MS, Murray GE, Choi-Kain LW. The Relationship Between Self-Harm and Suicide in Adolescents and Young Adults. Psychiatric Annals. 2022;52(8):311-7.
28. Croci MS, Brañas MJAA, Martinho Jr. E. Managing Suicidality and Nonsuicidal Self-Injury. In: Handbook of good psychiatric management for adolescents with borderline personality disorder. Washington-DC: American Psychiatric; 2021. p.101-30.
29. Branãs MJAA, Croci MS, Ribeiro JCS, Marinho Jr E. Tratamento dos transtornos de personalidade. In: Clínica psiquiátrica: a terapêutica psiquiátrica. 2. ed.. Santana de Parnaíba: Manole; 2021.
30. Klonsky ED, Oltmanns TF, Turkheimer E. Deliberate self-harm in a nonclinical population: prevalence and psychological correlates. Am J Psychiatry. 2003;160(8):1501-8.
31. Cohen RL, Drewes JL, Queen SE, Freeman ZT, Pate KM, Adams RJ, et al. Elucidation of the central serotonin metabolism pathway in Rhesus macaques (Macaca mulatta) with self-injurious behavior. Comp Med. 2021;71(6):466-73.
32. Markovitz PJ. Recent trends in the pharmacotherapy of personality disorders. J Personal Disord. 2004;18(1):90-101.
33. Markovitz PJ, Wagner SC. Venlafaxine in the treatment of borderline personality disorder. Psychopharmacol Bull. 1995;31(4):773-7.
34. Cassano P, Lattanzi L, Pini S, Dell'Osso L, Battistini G, Cassano GB. Topiramate for self-mutilation in a patient with borderline personality disorder. Bipolar Disord. 2001;3(3):161.
35. Roth AS, Ostroff RB, Hoffman RE. Naltrexone as a treatment for repetitive self-injurious behaviour:an open-label trial. J Clin Psychiatry. 1996;57(6):233-7.
36. Serafini G, Adavastro G, Canepa G, De Berardis D, Valchera A, Pompili M, et al. The efficacy of buprenorphine in major depression, treatment-resistant depression and suicidal behavior: a systematic review. Int J Mol Sci. 2018;19(8):2410.
37. Turner BJ, Austin SB, Chapman AL. Treating nonsuicidal self-injury: a systematic review of psychological and pharmacological interventions. Can J Psychiatry. 2014;59(11):576-85.
38. Nickel MK, Muehlbacher M, Nickel C, Kettler C, Pedrosa Gil F, Bachler E, et al. Aripiprazole in the treatment of patients with borderline personality disorder: a double-blind, placebo-controlled study. Am J Psychiatry. 2006;163(5):833-8.
39. Cordás TA, Tavares H, Calderoni DM, Stump GV, Ribeiro RB. Oxcarbazepine for self-mutilating bulimic patients. Int J Neuropsychopharmacol. 2006;9(6):769-71.
40. Thürauf NJ, Washeim HA. The effects of exogenous analgesia in a patient with borderline personality disorder (BPD) and severe self-injurious behaviour. Eur J Pain Lond Engl. 2000;4(1):107-9.
41. Green JM, Wood AJ, Kerfoot MJ, Trainor G, Roberts C, Rothwell J, et al. Group therapy for adolescents with repeated self harm: randomised controlled trial with economic evaluation. BMJ. 2011;342:d682.
42. Gonzales AH, Bergstrom L. Adolescent Non-Suicidal Self-Injury (NSSI) Interventions. J Child Adolesc Psychiatr Nurs. 2013;26(2):124-30.
43. Muehlenkamp JJ. Empirically supported treatments and general therapy guidelines for non-suicidal self-injury. J Ment Health Couns. 2006;28(2):166-85.
44. D'Zurilla T J, Nezu AM. Problem-solving therapy. In: Dobson KS. Handbook of cognitive-behavioral therapies. 3.ed. New York: Guilford; 2009. p.197-225.

614 Psiquiatria da infância e adolescência: cuidado multidisciplinar

45. Evans K, Tyrer P, Catalan J, Schmidt U, Davidson K, Dent J, et al. Manual-assisted cognitive-behaviour therapy (MACT): a randomized controlled trial of a brief intervention with bibliotherapy in the treatment of recurrent deliberate self-harm. Psychol Med. 1999;29(1):19-25.

46. Linehan M. Cognitive-behavioral treatment of borderline personality disorder. New York: Guilford; 1993. 558p.

47. Fleischhaker C, Böhme R, Sixt B, Brück C, Schneider C, Schulz E. Dialectical Behavioral Therapy for Adolescents (DBT-A): a clinical trial for patients with suicidal and self-injurious behavior and borderline symptoms with a one-year follow-up. Child Adolesc Psychiatry Ment Health. 2011;5:3.

48. Gratz KL. Targeting emotion dysregulation in the treatment of self-injury. J Clin Psychol. 2007;63(11):1091-103.

49. Levy KN, Yeomans FE, Diamond D. Psychodynamic treatments of self-injury. J Clin Psychol. 2007;63(11):1105-20.

50. Choi-Kain LW, Sharp C. Handbook of good psychiatric management for adolescents with borderline personality disorder. Washington, DC: American Psychiatric Association; 2021.

51. Croci MS, Brañas MJAA, Fleisher C, Carreño T, Andia MDJ, Martinho E, et al. General Psychiatric Management (GPM) for borderline personality disorder: a generalist model for Latin America. 2020;1(2):23-36.

52. Klonsky ED, Muehlenkamp JJ, Lewis SP, Walsh B. Nonsuicidal self-injury. Auflage: Hogrefe; 2012. 98p.

53. Nixon MK, McLagan L, Landell S, Carter A, Deshaw M. Developing and piloting community-based self-injury treatment groups for adolescents and their parents. Can Child Adolesc Psychiatry Rev. 2004;13(3):62-7.

54. Gratz KL, Conrad SD, Roemer L. Risk factors for deliberate self-harm among college students. Am J Orthopsychiatry. 2006;72(1):128-40.

55. Muehlenkamp JJ, Gutierrez PM. Risk for suicide attempts among adolescents who engage in non-suicidal self-injury. Arch Suicide Res. 2007;11(1):69-82.

56. Rubenstein JL, Halton A, Kasten L, Rubin C, Stechler G. Suicidal behavior in adolescents: stress and protection in different family contexts. Am J Orthopsychiatry. 1998;68(2):274-84.

24

Avaliação e intervenção multidisciplinar da medicina do sono em crianças e adolescentes com transtornos psiquiátricos

Maria-Cecilia Lopes
Leticia Azevedo Soster

▶ INTRODUÇÃO

O sono representa um terço do tempo de nossas vidas. À noite, quase todas as pessoas do planeta passam por uma metamorfose quando começam a adormecer. A existência de uma realidade onírica interagindo com os fatos cotidianos. Durante os sonhos à noite, observa-se a relação entre os acontecimentos do dia a dia com o subconsciente e o inconsciente. Durante o sono, o corpo quando está saudável sofre bloqueios dos movimentos corpóreos e, ao longo dos ciclos do sono, os olhos giram lentamente para os lados sob as pálpebras fechadas, o que se caracteriza, no início da noite, como sono NREM (*non rapid eye movement*). Mais tarde, começam os movimentos rápidos dos olhos definidos como sono REM (*rapid eye movement*). A partir desse momento a mente entra no mundo dos sonhos. Ao longo da noite, de acordo com o Prof. William Dement em *The promise of sleep*[1], ocorre o encontro entre dois reinos: vigília e sono, com e sem sonhos totalmente inconscientes do mundo exterior[1]. Se houver todo o cuidado com o sono, por meio de hábitos e comportamentos saudáveis, o despertador tocará ou simplesmente o despertar acontece espontaneamente de volta para a consciência na vigília.

Existe uma busca pelo sono mais eficiente e poderoso, em que a maioria de curtos dormidores (por vezes considerados privilegiados) considera o sono como a cessação de todas as atividades, quase como uma perda de tempo, ainda como se existisse um esquecimento no qual se cai, em que nada acontece e finalmente o grande mito: momento em que o cérebro se desliga. O que acontece é exatamente o oposto: com o relaxamento dos músculos, a mente se altera e o cérebro começa a se comportar de forma diferente. Em certos momentos do sono, o cérebro parece estar mais ativo que durante a vigília, consumindo grandes quantidades de glicose e oxigênio, enquanto os neurônios disparam rapidamente. Enquanto se dorme, a mente assume uma consciência diferente e vive em um mundo que é tão real quanto o mundo em que vivemos quando estamos acordados. O sono é fundamental para a memorização, a tomada de decisão e o desempenho acadêmico e atlético. A aprendizagem é uma atividade cognitiva decorrente da consolidação da memória, e o sono tem importância fundamental nesse processo de formatação das memórias. Desde um cardápio para escolhas do café da manhã, até tarefas de aprendizagem apresentadas antes de dormir, ou mesmo após a privação do sono, com diferenças individuais nesse processo de memorização, o sono reflexo de mecanismos adaptativos que parecem ser determinados por fenótipos circadianos, ou seja, cada indivíduo apresenta tendências naturais geneticamente estabelecidas para dormir melhor ou responder melhor à privação de sono.

Eventos cíclicos acontecem durante o sono, sendo observado o sono NREM e o sono REM, este último com atividade parecida com a vigília, porém com atonia muscular. Existe uma associação do sono REM com sonhos que influenciam os processos de memória e são reconhecidos processos no sono NREM associados à neuroplasticidade sináptica. A presença de ativação sináptica pode ser responsável por processos a serem registrados que tornam a consolidação das memórias durante o sono viável.

É reconhecida a ocorrência de uma saturação das sinapses durante a vigília por uso constante, e, durante o sono, as sinapses são restabelecidas de acordo com Cirelli et al., 2006[2]. Compreender o fenômeno do sono em seus diversos aspectos é um procedimento clínico e científico que envolve a busca por soluções para seus transtornos. Pode-se também buscar ativamente um empoderamento da função do ciclo sono e vigília, visando alcançar um rendimento satisfatório nas atividades diárias regulares. Na vida cotidiana, o sono interfere no humor, na memória, na atenção, nos registros sensoriais, no raciocínio, enfim, nos aspectos cognitivos que relacionam uma pessoa a seu ambiente. Alterações no sono determinam sua má qualidade, levando ao desempenho na vigília por vezes insatisfatório e à interferência na saúde de múltiplas formas, de leve até muito grave, causando acidentes de trânsito, até mesmo arritmias cardíacas e acidentes cerebrovasculares. Não há dúvida de que a biologia do sono e a medicina do sono relacionam a interferência do sono no aprendizado, desempenho acadêmico-profissional e na satisfação pessoal. Os hábitos de dormir inadequados, desde os períodos precoces na infância, podem aumentar sintomas de insônia na fase adulta. A privação de sono associada à rotina intensa dos pais, bem como as influências culturais podem determinar as expectativas de sono de

24 ■ Avaliação e intervenção multidisciplinar da medicina do sono 617

todos familiares em relação ao horário das atividades diárias[3]. É reconhecida há décadas a interação entre transtornos afetivos e sono, mas a fisiopatologia ainda não está totalmente esclarecida. De acordo com Reynolds e Kupfer, as alterações do sono podem ser traço e estado do processo afetivo, assim como pode persistir após a remissão do quadro ou não configurar mais sintomas de quadro depressivo, e, sim, de algum processo comórbido[4].

Inúmeros estudos comprovam o aumento do número de profissionais que lidam com problemas de saúde mental associados às queixas de sono, com diagnósticos diversos como depressão e ansiedade. Existem relatos de que 1 em cada 5 crianças apresenta sinais de problema de saúde mental. A Professora Carskadon definiu como "tempestade perfeita" o período da adolescência, em que, por fatores ambientais e biológicos, se tem alterações com o atraso do início da fase de sono, que resultam em horários mais avançados para dormir[4]. Frequentemente há alunos de graduação sobrecarregados e estressados que não foram ensinados durante a infância e a adolescência a protegerem seus sonos, o que tem levado a inúmeros problemas relacionados à saúde mental na faixa etária adulta jovem. Quando se estuda os hábitos de sono em estudantes do ensino médio, percebe-se que processos biológicos anteriores a essa faixa etária são determinantes para se definir um estudante com melhor aproveitamento acadêmico. Já adultos jovens sofrem pressão nas faculdades, estresses que têm de lidar no dia a dia, particularmente com dificuldade de manter hábitos saudáveis quanto ao sono[5]. Embora o impacto do comportamento na saúde do sono e, consequentemente, a saúde geral dos avaliados por Lopes et al. seja significativo, a intervenção, utilizando mídia social para abordagem da qualidade de sono dos estudantes de graduação, na sua maioria de Medicina, gerou melhora na qualidade de sono e redução de estresse[5].

Há relatos que transtornos precoces iniciados na infância e na adolescência possam aumentar morbidade e refratariedade e transformar o curso natural de patologias psiquiátricas. O sono pode fator protetor e/ou modulador dessa evolução. De acordo com Lopes, Eckeli e Hasan, em 2018, no livro *Sono e comportamento*[6], se o sono não for protegido e se seus transtornos não forem tratados, há aumento de sintomatologia psiquiátrica. A proteção do sono com higiene do sono e intervenção precoce por meio de avaliações especializadas no sono pode reduzir sintomas e melhorar qualidade do sono de pacientes, pais e cuidadores. Por exemplo, os transtornos respiratórios do sono quando estão associados aos transtornos psiquiátricos. A refratariedade no tratamento psiquiátrico pode estar associada à presença de transtorno do sono, como comorbidade, e não apenas sintomas associados ao transtorno afetivo ou ansioso. Uma vez diagnosticado o transtorno, haverá êxito na aderência ao tratamento com apoio multiprofissional. A importância da abordagem psicológica para ajudar no processo de aderência ao tratamento, como dispositivos de pressão contínua na via aérea, emagrecimentos nos casos de sobrepesos e avaliação da estrutura anatômica das vias áreas, denota a necessidade de abordagem transdisciplinar no tratamento dos transtornos de sono.

A transdisciplinaridade do estudo do sono promove a investigação ampla dos dados durante o sono e de fatores ambientais, cognitivos e comportamentais convergindo para a avaliação especializada de psiquiatras, psicólogos do sono e neuropsicólogos com aplicação de testes cognitivos e escalas para a avaliação do perfil cognitivo e de interação social dos pacientes com seus familiares. Avaliação psicopedagógica, pediátrica e neurológica, bem como otorrinolaringológica, por vezes pneumológica e endocrinológica, pode ser necessária. As queixas de sono podem ser analisadas por cardiologistas, assim como por nutrologistas. Há áreas, como a fonoaudiologia e a nutrição, que realizam tratamentos específicos para melhora do padrão do sono. O papel dos fisioterapeutas respiratórios e dos educadores físicos têm reflexos claros na aderência e na melhora da qualidade de sono e consequente qualidade de vida associada ao sono saudável.

▶ PRIVAÇÃO DE SONO E SUAS REPERCUSSÕES

Todos os interessados em segurança no trânsito e todos aqueles que querem ter uma vida longa devem prestar atenção na interação entre débito de sono e ingestão de álcool[1]. Quando um acidente de trânsito é atribuído ao álcool, existe geralmente a privação do sono. Existem estudos demonstrando a poderosa interação entre o sono e o álcool. Um estudo realizado no Henry Ford Hospital Sleep Disorders Center, fundado em 1978 em Detroit[7], descreveu um grupo de voluntários que dormiram 10 horas por noite por 1 semana, 8 horas por noite em outra semana e um terceiro grupo simulou um fim de semana com eventos sociais com 5 horas de sono por 2 noites. Na manhã seguinte, depois de completarem cada programação, todos os voluntários receberam uma dose pequena de álcool ou de placebo. Depois, o nível de piora no estado de alerta foi medido por meio de testes de múltiplas latências do sono e por meio de testes de desempenho cognitivo. Ao receberem uma pequena dose de álcool depois das 8 horas de sono, os sujeitos tornaram-se menos alertas em comparação com os que receberam o placebo. A programação com 2 noites de pouco sono e mesma dose de álcool levou a uma piora no estado de alerta ainda maior, com grande sonolência. Os indivíduos mal conseguiam ficar acordados. Entretanto, a mesma dose de álcool depois de uma semana de 10 horas de sono por dia não apresentou efeitos visíveis. Em outras palavras, o álcool pode não ser um sedativo potente por si só, mas se torna muito sedativo quando associado ao débito de sono. As implicações dessa intervenção são abrangentes. As pessoas

24 ■ Avaliação e intervenção multidisciplinar da medicina do sono **619**

podem estar conscientes dos perigos se beberem e dirigirem, mas não sabem que um grande débito de sono e mesmo uma pequena quantidade de álcool podem criar uma "fadiga fatal". As pessoas podem ficar bem se dirigirem depois de uma única dose de bebida alcoólica por dia (quando elas têm um pequeno débito de sono), mas se elas dirigirem após beber a mesma quantidade de álcool e tiverem um grande débito de sono, essa associação pode ser fatal para quem dirige e para outras pessoas também.

O psiquiatra Thomas Wehr descreve o sono como um evento fisiológico, homeostático, bifásico e fotossensível[8]. Wehr e seus colegas do National Institute of Health (NIH) em Bethesda, Maryland[9], demonstraram um tratamento eficaz do ritmo circadiano. Eles colocaram voluntários em um regime de 14 horas consecutivas na cama por dia por 6 semanas e monitoraram como humor e sentimentos dessas pessoas mudaram ao longo do tempo. Dois voluntários ficaram neste esquema por 14 semanas. Os voluntários primeiro passaram 8 horas na cama por noite por uma semana. Então começaram a passar 14 horas no escuro, na cama. Eles podiam ter um dia normal fora do instituto (sem cochilos!) e deveriam chegar ao NIH todos os dias às 4 horas da tarde. Então, eles recebiam um questionário curto sobre seu humor, e medidores de temperatura e de sono eram colocados neles. Às 5 horas, iam para quartos separados – câmaras sem janelas nem luzes. Eles não podiam ler, ouvir música ou fazer qualquer outra atividade que os mantivessem artificialmente acordados. Como os indivíduos no hospital naval, eles podiam apenas ficar deitados no escuro. Às 7 da manhã, 14 horas depois, eles acordavam e saíam dos quartos, retiravam-se os fios dos medidores e respondiam outro teste psicológico. Às 8 da manhã, eles saíam de volta para suas rotinas, mas apenas por 8 horas. Eles dormiram bastante no início, uma média de mais de 12 horas por dia. Mas, na quarta semana, o sono se estabilizou em uma média de 8 horas e 15 minutos de sono. A quantidade de sono média era um pouco maior para algumas pessoas, e para outras, um pouco menor. O indivíduo que dormia mais geralmente o fazia por 9 horas, e o que dormia menos, por 7,5 horas. Para explicar, provavelmente os sujeitos carregavam grande débito de sono no início do estudo, e eles podem ter acumulado um débito um pouco maior na semana inicial. Com as horas extras de escuridão e ausência de estímulo, os indivíduos normalmente anularam o débito. Eles não tinham nada a fazer além de saldar essa dívida. Depois, quando a dívida estava paga, eles passaram a dormir cada vez menos, embora tivessem a oportunidade de dormir mais horas. No final, os sujeitos de ambos os experimentos adotaram um padrão regular próximo a 8 horas de sono por dia, o que provavelmente representava sua necessidade real de sono. No experimento de Wehr, os voluntários que pareciam perfeitamente normais quando entraram no experimento saldaram um débito de cerca de 30 horas, um equivalente de 2 semanas. O humor e o nível de energia também melhoraram de maneira visível ao longo do estudo no NIH. A variável crucial para o humor não foi a quantidade de luz, mas o tamanho do débito de sono de cada pessoa.

Potencialmente, uma das consequências mais importantes do débito excessivo de sono está enfatizada na pesquisa feita por Tom Roth e seus colaboradores. No experimento descrito, Roth e sua equipe testaram o desempenho cognitivo de alguns dos indivíduos que apresentaram escore próximo de zero no teste de múltiplas latências de sono, em que se verificam a tendência de iniciar o sono e a intrusão de sono REM durante 5 cochilos diurnos. Depois, eles pediram aos sujeitos passarem 10 horas na cama por 7 noites consecutivas para saldarem seus débitos. Então, os sujeitos foram testados novamente e seu desempenho mental melhorou. Os resultados mostraram uma correlação direta entre a qualidade do desempenho mental e o nível de débito de sono. Isso significa que milhões de pessoas estão vivendo uma vida pior e com desempenho abaixo do ótimo, afetadas pela quantidade de sono insuficiente, sem ter consciência desse fato. As implicações para a produtividade e para o desempenho em todas as áreas da vida e todos os componentes da sociedade são imensas. A ecologia do sono deve ser explorada, assim como as interações do sono em família devem ser mais bem estudadas. O cientista comportamental Floor Kroese et al.[10] da Universidade de Utrecht descreveram a procrastinação na hora de dormir, observando também uma ligação entre a procrastinação na vida diária e a procrastinação no sono. O ato de dormir como uma oportunidade e a busca de melhor periodicidade e qualidade de sono individual, ou seja, fazer as pazes com o próprio sono, entender que o dormir é um ato cíclico e faz bem, aumentarão a capacidade cognitiva para desempenho acadêmico e nas tarefas de aprendizagens diárias.

▶ SONO E PSIQUIATRIA

De acordo com quadros psiquiátricos, teremos implicações na qualidade do sono. Existe uma relação entre as alterações de sono e a sintomatologia comportamental em todas as faixas etárias. Tal interação pode ser considerada bidirecional[11], e ambas são fatores desencadeantes de quadros patológicos entre si. Os transtornos de sono afetam todos os transtornos psiquiátricos e essa interação fica evidente, por exemplo, no transtorno bipolar, no qual a fragmentação do sono tem relação direta com a virada no episódio de mania. Hipócrates (460-377 a.C.), considerado o pai da medicina, estabeleceu que os quadros patológicos, em sua maioria, poderiam ser tratados com uma boa alimentação, atividade física regular e uma ótima noite de sono[12]. Esse tratamento pode ser também aplicado a outros transtornos psiquiátricos e para todas as idades. A psiquiatria infantil tem subdividido os transtornos psiquiátricos na infância e na adolescência como transtornos psiquiátricos característicos da infância e transtornos característicos da fase adulta, com possível início precoce na infância e na adolescência. Um estudo epidemiológico longitudinal demonstrou que pacientes com transtornos de sono apresentam mais risco para depressão maior unipolar, transtornos de ansiedade, abuso de drogas e dependência de nicotina, sendo maior a relação entre transtornos de sono e depressão maior[13]. Há a hipótese de que o reconhecimento e a intervenção precoce do transtorno de sono podem prevenir quadros depressivos recorrentes. Essa hipótese foi formulada em razão dos resultados obtidos em um estudo prospectivo epidemiológico que demonstrou que a população com sintomas de insônia com seguimento em um ano apresentou maior risco para o desenvolvimento de um quadro depressivo[13]. Além disso, episódios de depressão recorrente e risco para suicídio podem ser precedidos de queixas subjetivas de alterações do sono em crianças e adolescentes[14]. Essas observações favorecem a teoria de que o transtorno da fisiologia do sono pode preceder o desenvolvimento do transtorno afetivo. Paralelamente, há evidência da importância do sono dentro dos critérios diagnósticos para a depressão bipolar e torna-se imperativo o estudo da coexistência de transtorno afetivo e transtorno do sono. Estima-se o percentual de 90% dos pacientes adultos deprimidos com alterações neurofisiológicas no sono[15]. A depressão é uma condição patológica que se acredita estar presente em todas as faixas etárias com critérios diagnósticos específicos aplicados para crianças. A taxa de prevalência reportada nas pesquisas epidemiológicas aparece em proporções bastante variadas, de menos de 5% a mais de 60%[16]. Portanto, há indícios de que o transtorno bipolar pode estar sendo subdiagnosticado na infância e na adolescência. Existe a questão de que os critérios diagnósticos não são específicos para crianças e adolescentes e de que, portanto, os índices de prevalência são em geral diferentes dos encontrados em adultos. Mantém-se, assim, as especulações variadas a respeito dos impactos da idade e do grau de desenvolvimento sobre a fenomenologia dos transtornos do humor. Segundo o Manual Diagnóstico e Estatístico de Transtornos Mentais (DSM), a depressão maior na infância pode ter características como humor depressivo ou irritadiço, queixas somáticas sem causa detectável, agitação psicomotora, falhas em apresentar os ganhos de peso esperado para a idade, além de ser comum sintomas de ansiedade de separação e de evitamento, assim como fobias. Apesar das alterações neurofisiológicas do sono dos adultos deprimidos serem bastante frequentes, os estudos desenvolvidos na faixa etária da infância têm sido controversos. Alguns autores têm descrito poucas alterações neurofisiológicas do sono em crianças em relação ao grupo--controle[15]. Apesar desses resultados, há relatos de redução da latência do sono REM (*rapid eye movement*) em crianças deprimidas. Embora consistentes, as alterações neurofisiológicas do sono do adulto deprimido não são patognomônicas da depressão maior unipolar nessa fase. O transtorno bipolar na infância tende a ser uma entidade de difícil acesso por causa do polimorfismo clínico. A identificação precoce tende a mudar o curso natural da doença. Queixas relacionadas com o sono não fazem parte dos sintomas entre 1 e 6 anos[17]. Pode haver mudança das características dos sintomas por meio da maturação cerebral, e têm-se abordado também os subtipos de transtornos afetivos que podem ter características específicas quanto ao padrão de sono. A avaliação do sono pode ser imprescindível no diagnóstico diferencial entre transtorno bipolar e transtorno de déficit de atenção e hiperatividade (TDAH). Um dos diferenciais seria a ausência de queixa de diminuição do sono no TDAH[18]. Há, assim, a possibilidade de existir um marcador neurofisiológico para identificar o transtorno. Ainda não está claro para o transtorno bipolar que alterações de sono podem ser preditoras de recorrência de sintomas[19], ou para tentativa de suicídio[20], assim como questões hormonais têm sido também exploradas em adultos, como fatores de agudização de sintomas[21]. Por isso, há evidências de que alterações hormonais da puberdade possam também influenciar os sintomas de transtorno bipolar na adolescência. Há mudanças no padrão neurofisiológico durante o desenvolvimento[22], e esse achado pode estar correlacionado com mudanças na rede neuronal, reprogramação sináptica e alterações no metabolismo ao longo do desenvolvimento. Essas mudanças podem influenciar o padrão neurofisiológico do transtorno bipolar de acordo com idade, gênero e estágio puberal. Existem alterações do ritmo circadiano no transtorno bipolar. Sobretudo nas crianças e nos adolescentes, essa característica é exacerbada e semelhante aos adultos em comparação com outros transtornos psiquiátricos na infância. Esse dado pode sugerir que o transtorno de sono seria um possível marcador precoce de transtorno bipolar na infância. São necessários mais estudos na área de sono relacionado com a ocorrência no transtorno bipolar na infância para esclarecer os achados neurofisiológicos. As queixas subjetivas têm sido abordadas como possíveis marcadores de gravidade e podem influenciar a fisiopatologia dos transtornos psiquiátricos, sendo possível subdividir as queixas de sono, como insônia, despertares noturnos, despertar precoce e sonolência excessiva diurna.

▶ SONO E SUICÍDIO

Estudos demonstram que a atividade do córtex pré-frontal modula comportamentos e tomadas de decisão desde a infância e ao longo das décadas. O fato do sono e seus distúrbios alterarem a atividade eletroencefalográfica e de neuroimagem dessa região, de acordo com cada fenótipo circadiano, merece atenção e provável intervenção. Estudos sobre o *feedback* emocional por meio de rostos que mostram emoções indicam que as emoções podem influenciar a

24 ▪ Avaliação e intervenção multidisciplinar da medicina do sono **623**

tomada de decisão. Tomadas de decisão, processos emocionais e processamentos faciais são mediados pelos córtex pré-frontal e cingulado. Observa-se que essas atividades cognitivas estão prejudicadas em paciente com histórico de tentativas de suicídio[23]. Nessas situações de tentativa de suicídio, existe uma resposta exacerbada aos estressores psicossociais; mulheres eutímicas demonstraram alterações pré-frontais durante a tomada de decisão de aprendizagem de recompensa com *feedback* emocional. As tentativas de suicídio seriadas podem orientar decisões de pacientes para evitar *feedbacks* negativos sociais, porém se o transtorno do sono estiver presente, essa modulação pode ser ineficiente.

Estudos realizados para elucidar a neurobiologia do suicídio, por meio de ressonância magnética funcional (fMRI), observaram uma ativação pré-frontal em tentativas de suicídio que incluía *feedback* facial emocional. Foram distribuídas aleatoriamente 116 mulheres eutímicas n (n = 45 tentativas de suicídio, n = 41 controles afetivos com história de depressão sem tentativa de suicídio e n = 30 saudáveis controles) incluídos no estudo em três grupos *Iowa Gambling Task* (IGT) emocional: concordante (escolhas seguras e arriscadas seguidas de feliz e rostos irritados, respectivamente), discordante (escolhas seguras e arriscadas seguidas de rostos irritados e felizes, respectivamente) e condição neutra (escolhas seguras e arriscadas seguidas por rostos neutros). Considerando as duas fases IGT (ambígua e arriscado), foram definidas cinco regiões de interesse durante as escolhas arriscadas *versus* seguras: orbitofrontal (OFC), cingulado anterior (ACC), ventrolateral (VLPFC), do córtex medial (MPFC) e do córtex dorsal pré-frontal (DPFC). Foram encontrados os seguintes cenários:

- A decisão prejudicada aumenta a ativação das regiões DPFC e OFC em tentativas de suicídio *versus* controles na condição discordante durante a fase de risco.
- Redução da ativação da região VLPFC em tentativas de suicídio na condição de acordo durante a fase ambígua.
- Diminuiu da ativação das regiões OFC, ACC e DPFC em ambos os grupos de controle na condição de concordância durante a fase ambígua.

Esse estudo demonstrou que, durante uma tarefa de tomada de decisão com inclusão de *feedback* emocional, comportamental e de desempenho, os padrões de ativação cerebral são diferentes em eutímicas com tentativas de suicídio em comparação com controles (AC e HC). O estudo mostra que, em tentativas de suicídio, tanto a atividade cerebral pré-frontal como o comportamento são alterados durante a tomada de decisão na presença de gatilhos sociais. O *feedback* emocional não tem o mesmo efeito em pacientes com tentativas de suicídio comparados com aqueles com transtornos afetivos sem pensamentos suicidas e controles saudáveis. O sono pode ser um fator modulador com fácil acesso e intervenção eficaz.

Há evidências de déficit específico em atividade do córtex pré-frontal durante a tomada de decisão que pode fazer parte da diátese suicida em pacientes com vulnerabilidade suicida. A avaliação multidisciplinar e a determinação de um padrão disfuncional do contexto social são importantes marcadores de vulnerabilidade para o suicídio[24]. Os pacientes com tentativas de suicídio podem ser mais vulneráveis ao estresse social, aumentando o risco de decisões mais deletérias. As queixas de sono em pacientes jovens gravemente deprimidos foram associadas com maior risco para comportamentos suicidas, particularmente ideação suicida em adolescentes[14]. Pacientes com comportamentos suicidas podem se beneficiar de terapias que focam na visualização e na interpretação da emoção para melhor adaptar-se aos desafios da vida cotidiana. A intervenção pela medicina do sono pode ter uma abordagem mais ampla do paciente, observando seu ciclo comportamental diurno e noturno, modificando estratégias viciosas e utilizando técnicas de psicoeducação por meio de higiene do sono, técnicas comportamentais com restrição de tempo na cama e controle de estímulos antes de dormir, para melhor consolidação do sono e um sono mais reparador.

▶ SONO E ENURESE

Considerada historicamente apenas como uma condição psiquiátrica, a enurese noturna (EN) é definida como perda involuntária de urina durante o sono, por uma criança normal, sem alterações do trato geniturinário (TGU), em idade que deveria ter atingido controle esfincteriano, ou seja, ocorre em indivíduos com 5 anos de idade ou mais. Pode ter sintomas diurnos associados (enurese não monossintomática – ENNM) ou exclusivamente noturnos (enurese monossintomática – ENM). Outra forma de classificá-la é pelo controle prévio ou não por seis meses:

- EN primária, quando este controle não ocorreu.
- EN secundária, quando houve prévio controle e perda posterior.

A ENM tem características peculiares com fisiopatologia e comorbidades singulares. É um problema comum na infância, com predominância do sexo masculino, e afeta aproximadamente 5 a 10% das crianças de 7 anos de idade, e 1 a 2% dos adolescentes. Frequentemente afeta vários membros de uma família. Sugere-se que a EN se constitua em entidade geneticamente heterogênea com influências de fatores ambientais, somáticos e psicossociais.

Os fatores de risco para EN também incluem a associação com estresse psicológico, como baixo nível socioeconômico, desemprego, famílias numerosas, separação dos pais, troca de escola e nascimento de irmãos. Esses fatores são particularmente implicados em casos de ENM primária.

O conjunto de eventos promotores do episódio da enurese pode ter associação com baixa capacidade funcional vesical e/ou instabilidade da musculatura detrusora da bexiga durante o sono.

A dificuldade da criança enurética para acordar está relacionada à ocorrência dos episódios de perda urinária predominantemente durante o sono não REM. A influência fisiopatológica do distúrbio do despertar no fenômeno enurético tem sido motivo de muitos estudos, não se encontrando associação do episódio enurético com alteração dos exames de polissonografia comum. Os primeiros estudos com o sono desses pacientes demonstraram maior número de ciclos de sono e despertar, sono mais fragmentado e estado de privação de sono com aumento no limiar de despertar, justificando a dificuldade para acordar frente ao estímulo do enchimento vesical. Novos estudos analisando a microarquitetura do sono por meio da análise do padrão alternante cíclico (CAP) evidenciaram uma diferença nos subtipos de ativação cerebral, sendo os enuréticos com menor despertabilidade, representada por menor taxa do subtipo CAP A2 quando comparado a controles normais.

A falta de liberação de hormônio antidiurético durante o sono, a instabilidade e/ou a diminuição da capacidade da bexiga e a incapacidade de despertar do sono pela sensação da bexiga cheia integram a tríade patogênica da enurese. A essa tríade somam-se observações que demonstram que muitos pacientes não respondedores às terapias existentes apresentam sintomas de incoordenação motora com dificuldades nas atividades diárias e escolares que foram atribuídos à imaturidade dos núcleos do tronco cerebral, *locus coeruleus* e região lateral do centro pontino da micção. Os fatores mais associados a essa aquisição tardia do controle central sobre o funcionamento vesical são: baixo peso ao nascer, baixa estatura, atraso no desenvolvimento motor e de coordenação motora fina, atraso na fala e no desenvolvimento da linguagem e deficiência na percepção espacial e visomotora. Não se observou, no entanto, associação entre a maturação funcional desses centros e a cura da enurese independe da aquisição maturacional.

O déficit no desenvolvimento dessas áreas corticais pode interferir diretamente no controle postural, visto que o mesmo emerge da interação dinâmica entre os sistemas musculoesquelético, neural e sensorial e envolve controlar a posição do corpo no espaço para manter a estabilidade e a orientação. A enurese é, portanto, uma entidade multifatorial, cujo curso pode ser afetado por outros fatores, como a presença de hipercalciúria, irritabilidade e transtornos do déficit de atenção e hiperatividade (TDAH), apneia do sono, obesidade, constipação e incontinência fecal.

No aspecto do sono, há uma conhecida correlação entre EN e ronco. Dados obtidos em pesquisa no Brasil revelaram a presença de apneia obstrutiva do sono e ronco em 47% das crianças com ENM, mesmo tendo sido afastadas queixas respiratórias na história clínica. Eventos respiratórios obstrutivos se associam a oscilações de pressão intratorácica negativa e pressão abdominal positiva. Elevações da pressão abdominal afetam diretamente a função da bexiga por compressão abdominal, a negativação da pressão intratorácica promove distensão atrial com secreção aumentada de peptídeo natriurético atrial, aumentando a excreção urinária de sódio.

A inter-relação da EN com um distúrbio no mecanismo do despertar leva a sua inclusão no grupo das parassonias, com despertar confusional, terror noturno e sonambulismo.

Em geral, o prognóstico da ENM é bom, com taxa de cura espontânea de 10 a 15% ao ano.

A recomendação é que se inicie o tratamento da ENM, entre 6 e 8 anos de idade, quando o problema começa a interferir nas atividades sociais da criança e ela tem interesse em solucioná-lo. A análise individualizada de acordo com a avaliação de cada paciente facilita a escolha do tratamento mais eficiente, assim como depende da motivação da família e do paciente. A abordagem das comorbidades e do controle da postura previamente à terapia escolhida pode levar à cura da ENM, antes da instituição terapêutica específica.

As propostas terapêuticas existentes para a ENM englobam o uso da terapia comportamental, por meio da uroterapia e do alarme, e o tratamento medicamentoso com a desmopressina, como análogo do hormônio antidiurético (HAD).

Considerar a enurese um fenômeno do desenvolvimento da criança pode minimizar o problema e perder a oportunidade de tratamento precoce, o que diminuiria os danos emocionais à criança.

▶ PRIVAÇÃO DO SONO *VERSUS* SONOLÊNCIA

A condição de sono mais comum, sendo inclusive considerada pandêmica pela Organização Mundial da Saúde (OMS), é a privação de sono. Ela ocorre em cerca de 47% da população mundial e, de tão comum e arraigada em nossos hábitos – particularmente nas cidades grandes –, pode ser de difícil diagnóstico, necessitando detalhada investigação. Em grande monta, a privação de sono pode determinar sonolência excessiva.

A sonolência é uma tendência normal em adormecer e uma consequência fisiológica da privação de sono. Se a sonolência é excessiva, indesejável, inapro-

24 ▪ Avaliação e intervenção multidisciplinar da medicina do sono **627**

priada ou inexplicável, frequentemente indica um distúrbio clínico, e é denominada hipersonia. Em crianças, muitas vezes a privação de sono se manifesta paradoxalmente com hiperatividade, problemas atencionais e irritabilidade diurna.

Investigação

Diante de um quadro de sonolência excessiva, é fundamental um histórico de sono bem completo. Detalhar a rotina de sono e de atividades do paciente, durante a semana e aos finais de semana, bem como em período de férias, incluir a rotina de sono e de atividades dos pais, anotar a presença de cochilos diurnos, o grau de facilidade para adormecer durante a noite e em outros horários, nos dias letivos e não letivos, e observar sua relação com os horários escolares.

No Quadro 1 estão listadas sugestões de elementos a serem destacados na anamnese de uma criança ou de um adolescente com sonolência excessiva.

QUADRO 1 Elementos a serem destacados na anamnese de uma criança ou de um adolescente com sonolência excessiva

Questionar sobre os horários de preferência do paciente (quando se sente mais alerta para a realização das atividades, bem como quais seriam seus horários de preferência para dormir
Questionar sobre mudanças nos sintomas de sonolência diurna em diferentes situações, como período letivo e férias, e diferentes ambientes.
Investigar eventuais fatores desencadeantes, como problemas familiares, mudanças de rotina e uso de medicações ou drogas
Avaliar o uso de medicações que possam interferir no padrão de sono, assim como o consumo de estimulantes, por exemplo, cafeína
Avaliar sintomas associados, como parassonias, entre elas, a paralisia do sono, bem como presença de alucinações no início e no final do sono
Investigar a presença de distúrbio respiratório do sono, avaliando respiração oral, presença de ronco, sinais de obstrução da via aérea ou apneia presenciada
Investigar a presença de comorbidades orgânicas e psiquiátricas e avaliar as consequências da sonolência: dificuldade escolar, déficit de atenção, cefaleia, prejuízo na interação social e atividades ocupacionais

Métodos complementares como diário de sono, escala de sonolência de Epworth e questionário de cronotipos podem ser ferramentas úteis, desde que ajustadas para a faixa etária.

Exames como actimetria, polissonografia e teste de múltiplas latências de sono devem ser solicitados com cautela, conforme suspeita clínica, levando-se em consideração a idade e os hábitos de sonecas do paciente.

Diagnóstico diferencial na sonolência diurna excessiva

É possível citar as seguintes causas de sonolência diurna excessiva:

- Sonolência diurna excessiva relacionada à privação de sono (resumidas na Tabela 1).
- Sonolência diurna excessiva primária: narcolepsia e hipersonia idiopática.
- Sonolência diurna excessiva relacionada a transtornos do ritmo circadiano: síndrome da fase atrasada do sono, síndrome da fase avançada do sono, síndrome do ritmo sono/vigília não 24 horas, padrão de sono/vigília irregular.
- Sonolência diurna excessiva relacionada a transtornos psiquiátricos: como depressão e ansiedade.
- Sonolência diurna excessiva relacionada a transtornos neurológicos: tumores do tronco encefálico, epilepsia, lesões vasculares de tronco encefálico, encefalite, síndrome de Kleine-Levin.
- Outras causas de sonolência diurna excessiva incluem medicamentos e problemas familiares.

TABELA 1 Causas de sonolência diurna excessiva relacionadas à privação de sono

Relacionada ao ritmo circadiano	Relacionada a outros distúrbios do sono	Relacionada a transtornos orgânicos	Relacionada a fatores ambientais
Atraso de fase da adolescência Cronotipo vespertino	Distúrbio respiratório do sono Síndrome das pernas inquietas	Dor Doenças crônicas Doença respiratória Refluxo gastroesofágico	Ambiente de sono inapropriado Rotina de sono inadequada Privação relacionada a horários escolares e/ou de trabalho

▶ AVALIAÇÃO SUBJETIVA E OBJETIVA DO SONO

Avaliação subjetiva

Para a avaliação das alterações de sono na faixa etária pediátrica, pode-se utilizar um questionário baseado na tradução da *The Sleep Disturbance Scale for Children – SDSC*[25], Anexo 1. De acordo com a patologia, podem ser acrescentadas questões que ajudam na descrição da interação do quadro de sono com a

24 ▪ Avaliação e intervenção multidisciplinar da medicina do sono 629

patologia estudada. Por exemplo, com o objetivo de investigar a possível relação temporal entre o episódio de humor e as alterações do sono e possíveis efeitos das medicações utilizadas no padrão de sono, pode ser aplicado um questionário complementar, conforme sugestão no anexo 1.

Existem poucos estudos de concordância entre as medidas subjetivas de sono e medidas objetivas, principalmente na faixa etária pediátrica. Um interessante estudo abordou questões subjetivas e actigrafia entre adolescentes com objetivo de comparar o sono autodeclarado e a actigrafia, estudando as diferenças quanto ao sexo e, usando uma nova abordagem gráfica, o gráfico de concordância e sobrevivência. Trinta e sete indivíduos de 12 a 17 anos responderam às questões sobre a duração do sono noturno e usaram actigrafia por sete dias. Os dados demonstraram ausência de concordância entre os dois métodos[28].

A avaliação da qualidade do sono pode ser também verificada por meio de uma escala visual analógica de 0 a 10 e por meio de questionário como o Índice de Qualidade de Sono de Pittsburgh (IQSP). Desenvolvido por Buysse em 1989[29], e validado Bertolazi em 2008[30], que defendeu a dissertação de mestrado com a Validação da Escala de Sonolência de Epworth e o Índice de Qualidade de Sono de Pittsburgh para o português do Brasil[31], o IQSP consiste em questionário com perguntas relacionadas diretamente ao sono, fáceis de serem compreendidas. Essa ferramenta tem sete componentes, cada qual relacionado a um aspecto do sono, e avalia a qualidade do sono durante o último mês. Desde sua confecção, ela foi utilizada em diferentes populações de indivíduos[32]. Indivíduos que apresentem resultados maiores ou iguais a 6 no IQSP são considerados maus dormidores. O IQSP é uma ferramenta que conta com um estudo de validação para o português brasileiro (Anexo 2)[31].

O diário de sono também é amplamente utilizado, seu uso é encorajado na investigação dos transtornos do sono. A função de autorrelato, com efeito diagnóstico, ajuda o próprio paciente na autoavaliação do sono. Vários modelos podem ser utilizados, no Anexo 2 ao final do capítulo encontra-se um exemplo de diário para uso em rotina clínica.

Avaliação objetiva

O exame de polissonografia (PSG) consiste em um método diagnóstico para monitorização do sono. A PSG é indicada nos seguintes casos:

- Suspeita de apneia obstrutiva do sono (AOS).
- Titulação de equipamento de pressão positiva.
- Suspeita de insônia refratária ao tratamento, cuja etiologia permanece indeterminada.

- Relato de atuação ou movimentação excessiva durante o sono.
- Detecção de movimentos periódicos dos membros inferiores.

Os parâmetros habitualmente registrados são: eletrencefalograma; eletro-oculograma; eletromiograma submentoniano; eletrocardiograma; roncos; pressão nasal, por cânula; fluxo nasal e oral, por termistor; esforço torácico e abdominal; oximetria; capnografia; posição corporal; eletromiograma de tibiais anteriores e vídeo sincronizado (Figura 1). A critério clínico, parâmetros adicionais podem ser registrados, por exemplo, derivações adicionais de eletroencefalograma e eletromiograma de masseter.

Atualmente, além da polissonografia realizada em laboratório, existem métodos de avaliação domiciliar do sono, classificados em diferentes níveis, segundo a AAMS (Tabela 2). Esses métodos têm a vantagem de serem realizados no domicílio do paciente, evitando que o paciente durma em local diferente do habitual, além de permitirem avaliar o sono dos indivíduos que não podem ir ao laboratório e dos acamados. No entanto, tem como desvantagem a maior possibilidade de perda de dados coletados em razão da impossibilidade de corrigir eletrodos que venham a se desprender durante a noite, por isso é indicado para indivíduos com alta probabilidade pré-teste para AOS. Além disso, não

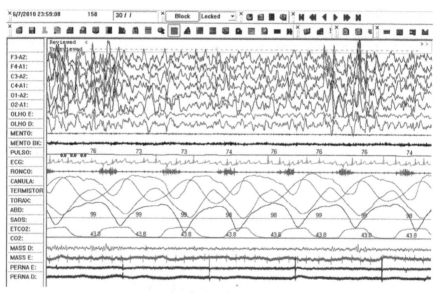

FIGURA 1 Exemplo de registro polissonográfico.
ABD: cinta de esforço abdominal; ECG: eletrocardiograma; ETCO$_2$: *end tidal* CO$_2$; MASS D: masseter direito; Mento Bk: eletromiograma de mento, backup; SAO$_2$: saturação periférica de O$_2$.

está indicada a utilização desses métodos diagnósticos domiciliares nos indivíduos com doença cardiorrespiratória significativa, fraqueza da musculatura respiratória por causa de doença neuromuscular, suspeita de hipoventilação, uso crônico de medicação opioide, história prévia de acidente vascular cerebral ou insônia grave, visto que os exames domiciliares não foram validados para utilização nessas condições.

A quantidade de parâmetros avaliados no diagnóstico domiciliar depende do tipo de estudo utilizado (Tabela 2). É possível a realização de polissonografia com os mesmos parâmetros avaliados no laboratório, porém sem a supervisão por técnico (tipo II). Existem estudos domiciliares, classificados como tipo III, que avaliam somente os parâmetros cardiorrespiratórios, como: fluxo respiratório, esforço respiratório torácico e abdominal, eletrocardiograma e oximetria. Na avaliação do tipo IV, são coletados somente dados de oximetria e/ou eletrocardiografia. Este último tipo de estudo tem acurácia bastante limitada para a detecção dos transtornos respiratórios do sono.

TABELA 2 Classificação dos diferentes tipos de estudos do sono

Nível	Tipo de monitorização
I	Polissonografia laboratorial supervisionada
II	Polissonografia domiciliar não supervisionada
III	Monitorização cardiorrespiratória domiciliar
IV	Monitorização de um ou dois canais

Existe ainda a possibilidade de realização de polissonografia com montagem estendida. Trata-se de método com os mesmos sensores relatados anteriormente, acrescido do sistema completo de todos os eletrodos de eletroencefalografia de acordo com o sistema internacional 10-20.

A eletroencefalografia é uma técnica que mede a diferença de potencial entre dois eletrodos e sua variação ao longo do tempo. Essa medida é representada por meio de um gráfico de ondas com frequência e amplitude variável, em que cada linha representa uma derivação, com a amplificação da diferença de potencial entre os eletrodos envolvidos (Figura 2). A duração do exame de eletroencefalograma é variável, com exames de rotina durando em torno de 30 minutos até exames com duração prolongada de vários dias. Para documentação e avaliação de eventos durante o sono o exame deve ter idealmente duração mais prolongada. O exame de eletroencefalograma tem por objetivo avaliar atividade eletroencelográfica de base, atividade epileptiforme interictal, padrões eletroencefalográficos específicos de síndromes epilépticas e detecção de eventos ictais.

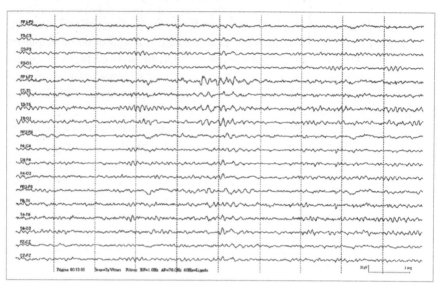

FIGURA 2 Exemplo de eletroencefalograma normal.

O exame de polissonografia convencional apresenta habitualmente um número canais relacionados ao eletroencefalograma (EEG) entre 6 e 8. Essa quantidade de eletrodos permite, como já descrito anteriormente, diferenciar os diferentes estágios de sono e identificar os microdespertares, porém não possibilita a avaliação com fidedignidade de comportamentos anormais durante o sono. Esses comportamentos devem ser avaliados por monitorização eletroencefalográfica que inclua todos os eletrodos de EEG, de acordo com o sistema internacional 10-20, com vistas a avaliar possíveis crises epilépticas (Figura 3). Além disso, o exame deve ter sistema de áudio e vídeo sincronizado, permitindo a caracterização e a avaliação eletroencefalográfica simultânea dos eventos ictais. Pode-se ainda utilizar maior número de canais de eletromiograma, em membros superiores, por exemplo, com intuito de verificar perda de atonia durante o sono REM, achado característico do transtorno comportamental do sono REM.

Esse tipo de exame descrito tem denominação videopolissonografia com montagem estendida e é indicado na avaliação de comportamentos e/ou vocalizações anormais durante o sono, permitindo o diagnóstico diferencial entre parassonias e crises epilépticas.

A actigrafia é baseada na premissa de que durante o sono ocorre pouco movimento ou atividade, ao passo que, na vigília, ocorre maior quantidade de movimentos. Para esse registro, o indivíduo permanece com o actígrafo no punho, habitualmente no lado não dominante, podendo também ser utilizado na perna, por um período aproximado de 1 ou 2 semanas e preenchendo, de

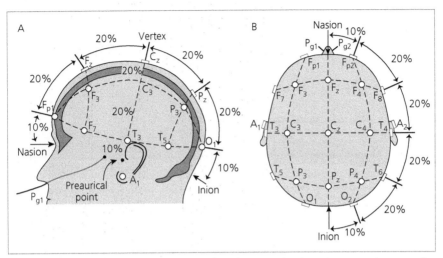

FIGURA 3 Sistema Internacional 10-20 de colocação de eletrodos para eletroencefalograma.

modo concomitante, um diário de sono (Figura 4). Os actígrafos atuais possuem memória capaz de armazenar grandes intervalos de tempo, além de serem portáteis e trazerem pouco incômodo ao paciente[38]. Após determinado período, é gerado um actigrama que consiste em representação gráfica dos movimentos em vigília e sono (Figura 5). Esse método pode ser utilizado para realizar diagnóstico dos transtornos do ritmo circadiano, como os transtornos de avanço ou o adiantamento de fase do sono[39].

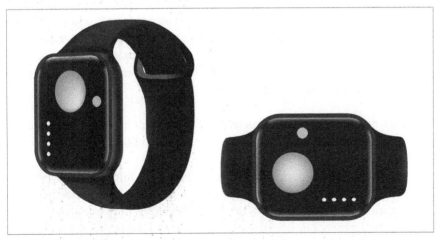

FIGURA 4 Actígrafo.

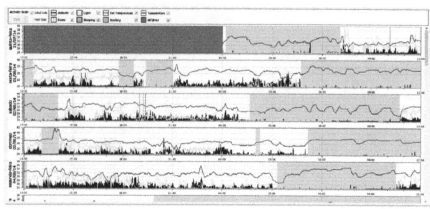

FIGURA 5   Exemplo de actigrama.

▶ TÉCNICAS PARA AVALIAÇÃO DA INSÔNIA E DOS TRANSTORNOS DO RITMO DE SONO

Para a avaliação da queixa de insônia e dos distúrbios do ritmo circadiano, é necessária a realização de uma anamnese cuidadosa e demorada com o paciente e o acompanhante, quando não é possível uma abordagem adequada somente com o paciente.

Inicialmente pode-se caracterizar a insônia quanto ao horário de maior comprometimento do sono, como:

- Insônia inicial: quando a latência para início do sono é superior a 30 minutos.
- Insônia de manutenção: quando o tempo acordado após o início do sono é superior a 30 minutos, por exemplo: o paciente apresentou 4 despertares de 10 minutos ou 3 despertares de 15 minutos.
- Insônia terminal: quando o paciente acorda ao menos 1 hora antes do horário desejado.

Para o manejo adequado dos pacientes com insônia, é necessário um conjunto de outras informações que, direta ou indiretamente, influenciam o sono, como:

- Rotina do sono: horário de deitar, latência para início do sono, número de despertares, motivos dos despertares, tempo para retorno para o sono após o despertar, horário do último despertar, hora que se levanta da cama, presença de cochilos e seu horário e sua duração.

24 ▪ Avaliação e intervenção multidisciplinar da medicina do sono   635

- Rotina geral: horário das refeições, das medicações e das atividades complementares de saúde (fisioterapia, terapia ocupacional e fonoaudiologia).
- Medicações: medicações com atividade no sistema nervoso central podem modular de maneira importante o ciclo sono e vigília. Deve-se atentar aos princípios ativos, às doses e aos horários de administração. Há medicações que causam fragmentação do sono, como os betabloqueadores e os inibidores seletivos de recaptação de serotonina. Outras medicações podem causar sonolência e, quando utilizadas durante o dia, podem fazer o paciente adormecer nesse período, comprometendo o sono noturno, como os benzodiazepínicos e neurolépticos.
- Condições clínicas: variadas doenças podem promover repercussões no sono/vigília. São doenças associadas à fragmentação do sono, como doença do refluxo gastresofagiano, angina e asma. São exemplos de doenças associadas ao aumento da sonolência: hipotireoidismo, DPOC e epilepsia.
- Condições psiquiátricas: transtornos do humor e de ansiedade e presença de alucinações e de sintomas psicóticos são relevantes e apresentam interface com o sono.
- Doenças do sono: essas podem promover a redução da qualidade do sono. Nessa faixa etária, deve-se dar especial atenção aos distúrbios respiratórios obstrutivos, às parassonias do despertar e aos transtornos do ritmo circadiano.
- Ambiente de dormir: o quarto deve ser agradável, com condições adequadas de temperatura, luminosidade e som.
- Hábitos e condições de vida: o consumo de cafeína e o uso de álcool e nicotina devem ser anotados e apresentam repercussões deletérias ao sono. A atividade física e a exposição à luz também devem ser observadas. Na criança pequena, a inserção de um ritual de dormir será necessária em 90% dos casos para adequação do hábito de dormir.

As informações obtidas podem ser organizadas de acordo com o modelo conceitual de insônia de Spielmann. Nessa abordagem, deve-se identificar os fatores predisponentes, precipitantes e perpetuadores ("3 Ps")[40]. Os fatores predisponentes são aqueles que aumentam a suscetibilidade do indivíduo desenvolver a doença, sendo já existentes antes do surgimento dos sintomas, como sexo feminino, idade, história prévia ou familiar de insônia ou presença de transtorno de humor e ansiedade[41]. Os fatores precipitantes, por sua vez, são os responsáveis por desencadear os sintomas de insônia. Eles podem ser de natureza física, psíquica ou social, como morte, doenças, hospitalizações,

636 Psiquiatria da infância e adolescência: cuidado multidisciplinar

violência, separação e problemas familiares. Já os fatores perpetuadores são as atitudes e os comportamentos inadequados em relação ao sono que o indivíduo adota com o intuito de compensar ou reduzir as repercussões da insônia. São exemplos de fatores perpetuadores: permanecer na cama sem sono, fazer cochilos diurnos, consumir bebidas alcoólicas ou à base de cafeína ou medicações de modo inapropriado.

Feita a avaliação clínica, é importante a realização do diário do sono. Esse instrumento é uma importante ferramenta de avaliação clínica que deve fazer parte de nosso arsenal. Nesse formulário específico, o paciente irá anotar a rotina relacionada ao sono do paciente, bem como as medicações utilizadas, a realização de atividade física e o uso de bebidas que contenham cafeína e álcool. Com isso, pode-se ter uma ideia do sono do paciente ao longo de alguns dias e verificar se existe padrão sugestivo de transtorno do ritmo circadiano, por exemplo, no atraso de fase de sono, em que os indivíduos deitam e acordam mais tarde do que gostariam. Além disso, também é verificada a correlação da queixa de sono com algum fato rotineiro, por exemplo, o uso de café em horários inapropriados.

▶ CONSIDERAÇÕES FINAIS

O uso de psicofármacos no tratamento dos transtornos mentais, a partir dos anos 50, mudou radicalmente a falta de perspectivas notada nos quadros psiquiátricos graves e refratários no campo da psiquiatria e da saúde mental, provocando ampla reformulação das concepções e práticas vigentes, de tal forma que, na atualidade, conhecer os medicamentos existentes e as evidências que embasam seu uso são essenciais para um trabalho efetivo nessas áreas, mesmo para aqueles profissionais que se dedicam preferentemente à prática psicoterápica. A decisão de utilizar ou não um psicofármaco depende antes de tudo do diagnóstico que o paciente apresenta, incluindo eventuais comorbidades. Para muitos transtornos, os medicamentos são o tratamento preferencial, como na esquizofrenia, no transtorno bipolar, em depressões graves ou no controle de ataques de pânico. Em outros, como nas fobias específicas, nos transtornos de personalidade, nos problemas situacionais às psicoterapias, podem ser a primeira opção. Em muitas situações, o ideal talvez seja a combinação de ambos os métodos. Sem dúvidas, a medicina do sono e sua transdisciplinaridade podem ajudar os pacientes.

O sono é uma jornada maravilhosa, o que a torna mais extraordinária é um fato simples: não ter consciência de estar dormindo nem quando se está dormindo. É impossível ter conhecimento consciente e experimental da fase de sono sem sonhos. Além disso, há grande dificuldade de monitorar o exato momento em que a ação de dormir acontece sem ajuda de procedimento neurofisiológicos.

A lembrança de estar deitado antes de dormir e, a seguir, nenhuma lembrança, a não ser a vigília que interrompe o sono ou, caso haja habilidade, lembrar dos sonhos. Ao acordar, há apenas um resíduo da sonolência, uma sensação vaga de dormir bem ou mal e fragmentos vagos de sonhos. O dia recomeça para, de noite, o universo interior retornar. Esse universo deve ser protegido para que o aprendizado seja estimulado, e os objetivos de vida sejam alcançados de forma plena e saudável. Bom sono e bons sonhos.

▶ ANEXO 1: ESCALA DE TRANSTORNOS DO SONO PARA CRIANÇAS E ADOLESCENTES

Esse questionário permitirá que seu médico tenha melhor compreensão do ritmo sono/vigília de seu(sua) filho(a) e de qualquer problema de comportamento de seu(sua) filho(a) durante o sono. Tente responder todas as questões: ao responder, considere cada questão referente aos últimos 6 meses da vida de seu(sua) filho(a).

Nome: _____

Idade: _____ Peso: _____ Altura: _____ Data de nascimento: ____/____/____

Data: ____/____/____ Telefone: _____

Hora habitual de dormir: _____ Hora habitual de acordar: _____

Nos últimos 6 meses:

1. Quantas horas de sono seu(sua) filho(a) dorme na maioria das noites?
   ( ) 9-11 horas
   ( ) 8-9 horas
   ( ) 7-8 horas
   ( ) 5-7 horas
   ( ) Menos de 5 horas

2. Depois de ir para a cama, quanto tempo seu(sua) filho(a) leva para dormir?
   ( ) Menos de 15 minutos
   ( ) 15-30 minutos
   ( ) 30-45 minutos
   ( ) 45-60 minutos
   ( ) Mais de 60 minutos

3. Seu(sua) filho(a) evita ao máximo ou luta na hora de ir para a cama?
   ( ) Nunca
   ( ) Ocasionalmente (1-2 vezes/mês)
   ( ) Algumas vezes (1-2 vezes/semana)
   ( ) Frequentemente (3-5 vezes/semana)
   ( ) Sempre (diariamente)

4. Seu(sua) filho(a) tem dificuldade para dormir?
( ) Nunca
( ) Ocasionalmente (1-2 vezes/mês)
( ) Algumas vezes (1-2 vezes/semana)
( ) Frequentemente (3-5 vezes/semana)
( ) Sempre (diariamente)

5. Seu(sua) filho(a) se sente ansioso(a) ou com medo enquanto está tentando dormir?
( ) Nunca
( ) Ocasionalmente (1-2 vezes/mês)
( ) Algumas vezes (1-2 vezes/semana)
( ) Frequentemente (3-5 vezes/semana)
( ) Sempre (diariamente)

6. Seu(sua) filho(a) faz movimentos bruscos ou movimenta parte do corpo quando está iniciando o sono?
( ) Nunca
( ) Ocasionalmente (1-2 vezes/mês)
( ) Algumas vezes (1-2 vezes/semana)
( ) Frequentemente (3-5 vezes/semana)
( ) Sempre (diariamente)

7. Seu(sua) filho(a) faz movimentos repetitivos como balançar ou bater a cabeça quando está iniciando o sono?
( ) Nunca
( ) Ocasionalmente (1-2 vezes/mês)
( ) Algumas vezes (1-2 vezes/semana)
( ) Frequentemente (3-5 vezes/semana)
( ) Sempre (diariamente)

8. Seu(sua) filho(a) tem a impressão de sonhar quando está iniciando o sono?
( ) Nunca
( ) Ocasionalmente (1-2 vezes/mês)
( ) Algumas vezes (1-2 vezes/semana)
( ) Frequentemente (3-5 vezes/semana)
( ) Sempre (diariamente)

9. O(A) seu(sua) filho(a) transpira muito quando está iniciando o sono?
( ) Nunca
( ) Ocasionalmente (1-2 vezes/mês)
( ) Algumas vezes (1-2 vezes/semana)
( ) Frequentemente (3-5 vezes/semana)
( ) Sempre (diariamente)

10. Seu(sua) filho(a) acorda mais do que duas vezes por noite?
( ) Nunca
( ) Ocasionalmente (1-2 vezes/mês)

( ) Algumas vezes (1-2 vezes/semana)
( ) Frequentemente (3-5 vezes/semana)
( ) Sempre (diariamente)

11. Depois de acordar no meio da noite, seu(sua) filho(a) tem dificuldade para dormir novamente?
( ) Nunca
( ) Ocasionalmente (1-2 vezes/mês)
( ) Algumas vezes (1-2 vezes/semana)
( ) Frequentemente (3-5 vezes/semana)
( ) Sempre (diariamente)

12. Seu(sua) filho(a) tem tremores ou movimento bruscos das pernas quando está dormindo, ou muda de posição durante a noite, ou retira as cobertas da cama?
( ) Nunca
( ) Ocasionalmente (1-2 vezes/mês)
( ) Algumas vezes (1-2 vezes/semana)
( ) Frequentemente (3-5 vezes/semana)
( ) Sempre (diariamente)

13. Seu(sua) filho(a) tem dificuldade para respirar durante a noite?
( ) Nunca
( ) Ocasionalmente (1-2 vezes/mês)
( ) Algumas vezes (1-2 vezes/semana)
( ) Frequentemente (3-5 vezes/semana)
( ) Sempre (diariamente)

14. Seu(sua) filho(a) tem sufocamento ou é incapaz de respirar durante o sono?
( ) Nunca
( ) Ocasionalmente (1-2 vezes/mês)
( ) Algumas vezes (1-2 vezes/semana)
( ) Frequentemente (3-5 vezes/semana)
( ) Sempre (diariamente)

15. Seu(sua) filho(a) ronca?
( ) Nunca
( ) Ocasionalmente (1-2 vezes/mês)
( ) Algumas vezes (1-2 vezes/semana)
( ) Frequentemente (3-5 vezes/semana)
( ) Sempre (diariamente)

16. Seu(sua) filho(a) transpira muito durante a noite?
( ) Nunca
( ) Ocasionalmente (1-2 vezes/mês)
( ) Algumas vezes (1-2 vezes/semana)
( ) Frequentemente (3-5 vezes/semana)
( ) Sempre (diariamente)

17. Seu(sua) filho(a) anda enquanto dorme?
( ) Nunca
( ) Ocasionalmente (1-2 vezes/mês)
( ) Algumas vezes (1-2 vezes/semana)
( ) Frequentemente (3-5 vezes/semana)
( ) Sempre (diariamente)

18. Seu(sua) filho(a) fala enquanto dorme?
( ) Nunca
( ) Ocasionalmente (1-2 vezes/mês)
( ) Algumas vezes (1-2 vezes/semana)
( ) Frequentemente (3-5 vezes/semana)
( ) Sempre (diariamente)

19. Seu(sua) filho(a) range os dentes enquanto dorme?
( ) Nunca
( ) Ocasionalmente (1-2 vezes/mês)
( ) Algumas vezes (1-2 vezes/semana)
( ) Frequentemente (3-5 vezes/semana)
( ) Sempre (diariamente)

20. Seu(sua) filho(a) acorda no meio da noite gritando ou confuso, e não se lembra do que aconteceu na manhã seguinte?
( ) Nunca
( ) Ocasionalmente (1-2 vezes/mês)
( ) Algumas vezes (1-2 vezes/semana)
( ) Frequentemente (3-5 vezes/semana)
( ) Sempre (diariamente)

21. Seu(sua) filho(a) tem pesadelos que não se lembra no dia seguinte?
( ) Nunca
( ) Ocasionalmente (1-2 vezes/mês)
( ) Algumas vezes (1-2 vezes/semana)
( ) Frequentemente (3-5 vezes/semana)
( ) Sempre (diariamente)

22. Seu(sua) filho(a) tem dificuldade de acordar de manhã?
( ) Nunca
( ) Ocasionalmente (1-2 vezes/mês)
( ) Algumas vezes (1-2 vezes/semana)
( ) Frequentemente (3-5 vezes/semana)
( ) Sempre (diariamente)

23. Seu(sua) filho(a) se sente cansado(a) quando acorda de manhã?
( ) Nunca
( ) Ocasionalmente (1-2 vezes/mês)
( ) Algumas vezes (1-2 vezes/semana)
( ) Frequentemente (3-5 vezes/semana)
( ) Sempre (diariamente)

24 ▪ Avaliação e intervenção multidisciplinar da medicina do sono 641

24. Seu(sua) filho(a) se sente incapaz de se mover quando acorda pela manhã?
( ) Nunca
( ) Ocasionalmente (1-2 vezes/mês)
( ) Algumas vezes (1-2 vezes/semana)
( ) Frequentemente (3-5 vezes/semana)
( ) Sempre (diariamente)

25. Seu(sua) filho(a) tem sono durante o dia?
( ) Nunca
( ) Ocasionalmente (1-2 vezes/mês)
( ) Algumas vezes (1-2 vezes/semana)
( ) Frequentemente (3-5 vezes/semana)
( ) Sempre (diariamente)

26. Seu(sua) filho(a) dorme de repente em situações não apropriadas?
( ) Nunca
( ) Ocasionalmente (1-2 vezes/mês)
( ) Algumas vezes (1-2 vezes/semana)
( ) Frequentemente (3-5 vezes/semana)
( ) Sempre (diariamente)

OUTRAS INFORMAÇÕES

Seu(sua) filho(a) tem algum problema de saúde médico? Qual?
_____
Por favor, liste três problemas de saúde médicos mais significantes nos últimos anos.
_____
_____

Por favor, liste todas as medicações que seu(sua) filho(a) toma frequentemente.
Medicamento: _____ Quantidade (mg): _____ Quando toma: _____
Efeito: _____
Medicamento: _____ Quantidade (mg): _____ Quando toma: _____
Efeito: _____
Medicamento: _____ Quantidade (mg): _____ Quando toma: _____
Efeito: _____

Doenças na família
Grau de parentesco: _____ Condições: _____
Grau de parentesco: _____ Condições: _____
Grau de parentesco: _____ Condições: _____

Comentários adicionais [utilize este espaço para escrever comentários sobre seu(sua) filho(a) que você sinta que sejam importantes].
_____
_____
_____

Adaptação do questionário de Bruni[28] e publicado na tese de doutorado de Lopes[38]. Este questionário foi validado para o português por Ferreira et al.[39].

642 Psiquiatria da infância e adolescência: cuidado multidisciplinar

▶ ANEXO 2: ÍNDICE DE QUALIDADE DE SONO DE PITTSBURGH (IQSP) – PITTSHURGH SLEEP QUALITY INDEX (PSQI)

Nome: _____ Idade: _____

Entrevistador: _____ Data: ___/___/___

Instruções: as questões a seguir se relacionam a seus hábitos usuais de sono durante o mês passado somente. Suas respostas devem ser feitas da forma mais precisa possível, indicando a maioria dos dias e das noites do mês passado. Por favor, responda a todas as perguntas.

1. Durante o mês passado, quando você geralmente foi se deitar?

   Hora de dormir usual _____

2. Durante o mês passado, quanto tempo (em minutos) geralmente você levou para pegar no sono em cada noite?

   Número de minutos _____

3. Durante o mês passado, quando você geralmente se levantou de manhã?

   Hora de levantar usual _____

4. Durante o mês passado, quantas horas de sono você teve à noite? (Este número pode ser diferente do número de horas que você passa na cama.)

   Horas de sono por noite _____

Para cada uma das questões restantes, marque a melhor resposta. Por favor, responda a todas as perguntas.

5. Durante o mês passado, quantas vezes você teve problemas para dormir por causa de...

   a) Não conseguir pegar no sono nos primeiros trinta minutos?
      1) Nenhuma durante o mês passado
      2) Menos de 1 vez por semana
      3) 1 ou 2 vezes por semana
      4) 3 ou mais vezes por semana

   b) Acordar no meio da noite, de madrugada ou muito cedo pela manhã?
      1) Nenhuma durante o mês passado
      2) Menos de 1 vez por semana
      3) 1 ou 2 vezes por semana
      4) 3 ou mais vezes por semana

   c) Precisar ir ao banheiro no meio da noite?
      1) Nenhuma durante o mês passado
      2) Menos de 1 vez por semana
      3) 1 ou 2 vezes por semana
      4) 3 ou mais vezes por semana

   d) Não conseguir respirar confortavelmente?
      1) Nenhuma durante o mês passado
      2) Menos de 1 vez por semana
      3) 1 ou 2 vezes por semana
      4) 3 ou mais vezes por semana

24 ■ Avaliação e intervenção multidisciplinar da medicina do sono **643**

e) Tossir ou roncar alto?
  1) Nenhuma durante o mês passado
  2) Menos de uma vez por semana
  3) 1 ou 2 vezes por semana
  4) 3 ou mais vezes por semana
f) Sentir muito frio?
  1) Nenhuma durante o mês passado
  2) Menos de 1 vez por semana
  3) 1 ou 2 vezes por semana
  4) 3 ou mais vezes por semana
g) Sentir muito calor?
  1) Nenhuma durante o mês passado
  2) Menos que 1 vez por semana
  3) 1 ou 2 vezes por semana
  4) 3 ou mais vezes por semana
h) Ter sonhos ruins ou pesadelos?
  1) Nenhuma durante o mês passado
  2) Menos de 1 vez por semana
  3) 1 ou 1 vezes por semana
  4) e ou mais vezes por semana
i) Sentir dores?
  1) Nenhuma durante o mês passado
  2) Menos que 1 vez por semana
  3) 1 ou 2 vezes por semana
  4) 3 ou mais vezes por semana
j) Outra(s) razão(ões); por favor, descreva:

  _____

  _____

  Quantas vezes, durante o mês passado, você teve problemas para dormir por causa da(s) razão(ões) anteriores?
  1) Nenhuma durante o mês passado
  2) Menos que 1 vez por semana
  3) 1 ou 2 vezes por semana
  4) 3 ou mais vezes por semana
6. Durante o mês passado, como você classificaria a sua qualidade de sono de maneira geral?
  1) Muito boa
  2) Boa
  3) Ruim
  4) Muito ruim
7. Durante o mês passado, quantas vezes você precisou tomar remédios (prescritos ou não pelo médico) para ajudá-lo a dormir'?
  1) Nenhuma durante o mês passado
  2) Menos de 1 vez por semana
  3) 1 ou 2 vezes por semana
  4) 3 ou mais vezes por semana

8. Durante o mês passado, quantas vezes você teve problema para ficar acordado enquanto dirigia, alimentava-se ou estava em alguma atividade social?
1) Nenhuma durante o mês passado
2) 1 Menos de 1 vez por semana
3) 2 1 ou 2 vezes por semana
4) 3 ou mais vezes por semana

9. Durante o mês passado, que grau de dificuldade você teve para se manter animado e realizar suas tarefas?
1) Nenhuma dificuldade
2) Pouca dificuldade
3) Dificuldade moderada
4) Muita dificuldade

10. Você tem um(a) companheiro(a) ou mora com alguém? Acho que para crianças e adolescentes seria interessante mudar a forma de perguntar. Por exemplo: você mora com a família? Divide o quarto com alguém?
1) Sem companheiro(a) / Mora sozinho(a)
2) Companheiro(a) ou convivente dorme em outro quarto
3) Companheiro(a) ou convivente dorme no mesmo quarto, mas não na mesma cama
4) Companheiro(a) dorme na mesma cama

Se você tem um(a) companheiro(a) ou mora com alguém. Pergunte a ele(a) quantas vezes, durante o mês passado, você teve:

a) Ronco alto
1) Nenhuma durante o mês passado
2) Menos de 1 vez por semana
3) 1 ou 2 vezes por semana
4) 3 ou mais vezes por semana

b) Longas pausas entre uma respiração e outra enquanto estava dormindo?
1) Nenhuma durante o mês passado
2) Menos de 1 vez por semana
3) 1 ou 2 vezes por semana
4) 3 ou mais vezes por semana

c) Movimentos bruscos com as pernas enquanto dormia?
1) Nenhuma durante o mês passado
2) Menos que 1 vez por semana
3) 1 ou 2 vezes por semana
4) 3 ou mais vezes por semana

d) Episódios de desorientação ou confusão durante o sono?
1) Nenhuma durante o mês passado
2) Menos de 1 vez por semana
3) 1 ou 2 vezes por semana
4) 3 ou mais vezes por semana

e) Outros transtornos enquanto você dorme; por favor, descreva:
1) Nenhuma durante o mês passado
2) Menos que 1 vez por semana
3) 1 ou 2 vezes por semana
4) 3 ou mais vezes por semana

Instruções para a Escala de Pontuação do Índice de Qualidade de Sono Pittsburgh (IQSP)

O Índice de Qualidade de Sono Pittsburgh (IQSP) contém 19 questões autoavaliativas e 5 questões avaliadas pelo companheiro(a) ou "convivente" (se um destes for disponível). Apenas as questões autoavaliativas são incluídas na pontuação. Os 19 itens autoavaliativos são combinados para formar 7 componentes de pontuação, cada um tendo de 0 a 3 escores. Em todos os casos, um escore "0", indica nenhuma dificuldade, enquanto um escore "3" indica dificuldade severa. Os sete componentes de pontuação são posteriormente adicionados para formar um escore "global", tendo de 0 a 21 pontos, "0" indicando nenhuma dificuldade e "21" indicando dificuldades severas em todas as áreas.

A pontuação procede da seguinte forma:

Componente 1: Qualidade de sono subjetiva

Equivale ao escore obtido na questão n. 6 (0-3)
Escore do componente 1: _____

Componente 2: Latência do sono

Escore da questão n. 2	
Resposta	Escore
≤ 15 minutos	0
16-30 minutos	1
31-60 minutos	2
> 60 minutos	3

Some os escores das questões n. 2 e n. 5a: _____

Soma de n. 2 e n. 5a	
0	0
1-2	1
3-4	2
5-6	3

Escore do Componente 2: _____

Componente 3: Duração do sono

Equivale ao escore da questão n. 4

Resposta	Escore
> 7 horas	0
6-7 horas	1
5-6 horas	2
< 5 horas	3

Escore do Componente 3: _____

Componente 4: Eficiência do sono habitual

Divida o total de horas de sono (questão n. 4) pelo total de horas na cama (diferença entre questão n. 3 e n. 4) e multiplique por 100.

(_____ / _____) × 100 = _____%

Escore do componente 4	
Eficiência do sono	Escore do componente 4
> 85%	0
75-84%	1
65-74%	2
< 65%	3

Escore do componente 4: _____

Componente 5: Distúrbios do sono

Some os escores das questões n. 5b-5j: _____

Escore do componente 5	
Soma de n. 5b-5j	Escore do componente 5
0	0
1-9	1
10-18	2
19-27	3

Escore do componente 5: _____

Componente 6: Uso de medicação para dormir

Equivale ao escore obtido na questão n. 7 (0-3)
Escore do componente 6: _____

Componente 7: Disfunções no período do dia

Some os escores das questões n. 8 e n. 9: _____

Escore do componente 7	
Soma de n. 8 e n. 9	Escore do componente 7
0	0
1-2	1
3-4	2
5-6	3

Escore do componente 7: _____

Escore Global do IQSP

Some os escores dos 7 componentes:
Escore Global do IQSP: _____
Adaptado de Buysse et al., 1989[29].

▶ REFERÊNCIAS BIBLIOGRÁFICAS

1. Dement WC, Vaughan C. The promise of sleep. New York: Delacorte; 1999.
2. Cirelli C, Faraguna U, Tononi G. Changes in brain gene expression after long-term sleep deprivation. J Neurochem. 2006;98:1632-45.
3. Kohyama J. The possible long-term effects of early-life circadian rhythm disturbance on social behavior. Exp Rev Neurotherapeutics. 2014;14:745-55.
4. Carskadon MA. Sleep in adolescents: the perfect storm. Pediatr Clin North Am. 2011;58(3):637-47.
5. Lopes MC, Gutierres GP, Pavoni MB, Mendes A, Campos MB, Bastos IB, et al. Social media for students' sleep health promotion a health intervention report during COVID-19. Sleep Epidemiol. 2021;1:100018.
6. Lopes MC, Eckeli AL, Hasan R. Sono e comportamento. Rio de Janeiro: Atheneu; 2018. p. 77.
7. Soose RJ, Araujo M, Faber K, Roy A, Lee K, Ni Q, et al. Cluster analysis of upper airway stimulation adherence patterns and implications on clinical care. Sleep. 2022;zsac049.
8. Wehr TA. In short photoperiods, human sleep is biphasic. J Sleep Res. 1992;1:103-7.
9. Kamgar-Parsi B, Wehr TA, Gillin JC. Successful treatment of human non-24-hour sleep-wake syndrome. Sleep. 1983;6(3):257-64.
10. Kroese FM, Evers C, Adriaanse MA, de Ridder DTD. Bedtime procrastination: a self-regulation perspective on sleep insufficiency in the general population. J Health Psycho. 2016;21:853-62.

648 Psiquiatria da infância e adolescência: cuidado multidisciplinar

11. Thorpy MJ. International Classification of Sleep Disorders: diagnostic and coding manual. Diagnostic Classification Steering Committee. Rochester, Minnesota: American Sleep Disorders Association; 2005.
12. Hipócrates. Conhecer, cuidar e amar: o juramento e outros textos. Jean Salem. São Paulo: Landy; 2002.
13. Kryger MH, Roth T, Dement WC (eds.). Principles and practice of sleep medicine. 4.ed. Philadelphia: WB Saunders; 2005. p.1297-311.
14. Lopes MC, Boronat AC, Wang YP, Fu-I L. Sleep complaints as risk factor for suicidal behavior in severely depressed children and adolescents. CNS Neurosci Ther. 2016;22(11):915-20.
15. Dahl RE, Ryan ND, Birmaher B, al-Shabbout M, Williamson DE, Neidig M, et al. Electroencephalographic sleep measures in prepubertal depression. Psychiatry Res. 1991;38:201-14.
16. Brumback RA, Jackoway MK, Weinberg WA. Relation of intelligence to childhood depression in children referred to an educational diagnostic center. Percept Mot Skills. 1980;50:11-7.
17. Fergus EL, Miller RB, Luckenbaugh DA, Leverich GS, Findling RL, Speer AM, et al. Is there progression from irritability/dyscontrol to major depressive and manic symptoms? A retrospective community survey of parents of bipolar children. J Affect Disord. 2003;77:71-8.
18. Geller B, Zimerman B, Williams M, Delbello MP, Frazier J, Beringer L. Phenomenology of prepubertal and early adolescent bipolar disorder: examples of elated mood, grandiose behaviors, decreased need for sleep, racing thoughts and hypersexuality. J Child Adolesc Psychopharmacol. 2002;12:3-9.
19. Birmaher B, Axelson D. Course and outcome of bipolar spectrum disorder in children and adolescents: a review of the existing literature. Dev Psychopathol. 2006;18:1023-35.
20. Goldstein TR, Birmaher B, Axelson D, Ryan ND, Strober MA, Gill MK, et al. History of suicide attempts in pediatric bipolar disorder: factors associated with increased risk. Bipolar Disord. 2005;7:525-35.
21. Rasgon NL, Reynolds MF, Elman S, Saad M, Frye MA, Bauer M, et al. Longitudinal evaluation of reproductive function in women treated for bipolar disorder. J Affect Disord. 2005;89:217-25.
22. Feinberg I, Thode HCJr, Chugani HT, March JD. Gamma distribution model describes maturational curves for curve for delta wave amplitude, cortical, metabolic rate, and synaptic density. J Theory Biol. 1990;142:149-61.
23. Alacreu-Crespo A, Olié E, Le Bars E, Cyprien F, Jérémy Deverdun J, Courtet P. Prefrontal activation in suicide attempters during decision making with emotional feedback. Translational Psychiatry. 2020;10(1):313.
24. Olié E, Jollant F, Deverdun J, et al. The experience of social exclusion in women with a history of suicidal acts: a neuroimaging study. Sci Rep. 2017;7(1):89.
25. Bruni O, Ottaviano S, Guidetti V, Romoli M, Innocenzi M, Cortesi F, Giannotti F. The Sleep Disturbance Scale for Children (SDSC). Construction and validation of an instrument to evaluate sleep disturbances in childhood and adolescence. J Sleep Res. 1996;5:251-61.
26. Lopes da Conceição MC. Padrão alternante cíclico em crianças e adolescentes: saudáveis, com artrite idiopática juvenil, e com transtornos respiratórios do sono de grau leve. São Paulo; s.n.; 2005. 156p.
27. Ferreira VR, Carvalho LB, Ruotolo F, de Morais JF, Prado LB, Prado GF. Sleep disturbance scale for children: translation, cultural adaptation, and validation. Sleep Med. 2009;10:457-63.
28. Guedes LG, Abreu Gde A, Rodrigues DF, Teixeira LR, Luiz RR, Bloch KV. Comparison between self-reported sleep duration and actigraphy among adolescents: gender differences. Rev Bras Epidemiol. 2016;19:339-47.
29. Buysse DJ, et al. The Pittsburgh Sleep Quality Index: a new instrument for psychiatric practice and research. Psychiatry Res. 1989;28:193-213.
30. Bertolazi AN. Validation of the Pittsburgh Sleep Quality Index in the Brazilian Portuguese Language. Sleep. 2008;31:A347.
31. Bertolazi AN, Fagondes SC, Hoff LS, Dartora EG, Miozzo IC, de Barba ME, et al. Validation of the Brazilian Portuguese version of the Pittsburgh Sleep Quality Index. Sleep Med. 2011;12:70-5.
32. Högl B, Arnulf I, Comella C, Ferreira J, Iranzo A, Tilley B, et al. Scales to assess sleep impairment in Parkinson's disease: critique and recommendations. Mov Disord. 2010;25:2704-16.
33. Minhoto G, et al. Insônia: do diagnóstico ao tratamento. III Consenso Brasileiro de Insônia. Bacelar A, Pinto Jr LR (eds.). São Paulo: Omnifarma; 2013. p.35-40.
34. AASM (ed.). The AASM Manual for the Scoring of Sleep and Associated Events. 2007.

35. Arand D, Bonnet M, Hurwitz T, Mitler M, Rosa R, Sangal RB. The clinical use of the MSLT and MWT. Sleep. 2005;28:123-44.
36. International Classification of Sleep Disorders. 3.ed. Westchester, Illinois: American Academy of Sleep Medicine; 2013.
37. Littner MR, Kushida C, Wise M, Davila DG, Morgenthaler T, Lee-Chiong T, et al. Practice parameters for clinical use of the multiple sleep latency test and the maintenance of wakefulness test. Sleep. 2005;28:113-21.
38. Sadeh A. The role and validity of actigraphy in sleep medicine: an update. Sleep Med Rev. 2011;15:259-67.
39. Morgenthaler T, Alessi C, Friedman L, Owens J, Kapur V, Boehlecke B, et al. Practice parameters for the use of actigraphy in the assessment of sleep and sleep disorders: an update for 2007. Sleep. 2007;30:519-29.
40. Rodriguez JC, Dzierzewski JM, Alessi CA. Sleep problems in the elderly. Med Clin North Am. 2015;99:431-9.
41. Pinto Jr LR, Alves RC, Caixeta E, Fontenelle JA, Bacellar A, Poyares D, et al. New guidelines for diagnosis and treatment of insomnia. Arq Neuropsiquiatr. 2010;68:666-75.
42. Michel V, Mazzola L, Lemesle M, Varcueil L. Long-term EEG in adults: sleep-deprived EEG (SDE), ambulatory EEG (Amb-EEG) and long-term video-EEG recording (LTVER). Neurophysiol Clin. 2015;45:47-64.
43. Pereira RPR, Fagundes SN, Lebl AS, Soster LA, Machado MG, Koch VH, et al. Children with nocturnal enuresis have posture and balance disorders. J Pediatr Urol. 2016;12(4):216.e1-6.
44. Fagundes SN, Lebl AS, Soster LA, Sousa e Silva GJ, Silvares EFDM, Koch VH. Monosymptomatic nocturnal enuresis in pediatric patients: multidisciplinary assessment and effects of therapeutic intervention. Pediatric Nephrology. 2017;32(5):843-51.
45. Fagundes SN, Soster LA, Lebl AS, Pereira RPR, Tanaka C, Pereira RF, et al. Impact of a multidisciplinary evaluation in pediatric patients with nocturnal monosymptomatic enuresis. Pediatr Nephrol. 2016;31(8):1295-303.
46. Cohen-Zrubavel V, Kushnir B, Kushnir J, Sadeh A. Sleep and sleepiness in children with nocturnal enuresis. Sleep. 2011;34(2):191-4.
47. Neveus T, Eggert P, Evans J, Macedo A, Rittig S, Tekgül S, et al. Evaluation of and treatment for monosymptomatic enuresis: a standardization document from the International Children's Continence Society. J Urology. 2010;183(2):441-7.
48. Neveus T. Enuretic sleep: deep, disturbed or just wet? Pediatric Nephrology. 2008;23(8):1201-2.
49. Soster LA, Alves RC, Fagundes SN, Lebl A, Garzon E, Koch VH, et al. Non-REM sleep instability in children with primary monosymptomatic sleep enuresis. J Clin Sleep Med. 2017;13(10):1163-70.

25

Avaliação e intervenção multidisciplinar em crianças e adolescentes com doenças crônicas

Allyson de Castro Eccard
Silvia Poliana Guedes Alcoforado Costa
Laura Trevizan Aires Ramos
Maria Teresa Ferreira Cortes

▶ INTRODUÇÃO

A Organização Mundial da Saúde (OMS) define doenças crônicas as doenças que tendem a ser de longa duração e originada por uma combinação de fatores genéticos, fisiológicos, ambientais e comportamentais. Entre as principais estão as doenças cardiovasculares, os cânceres e as doenças respiratórias crônicas, como a asma[1]. Segundo Leblanc[2], o termo "doença crônica" refere-se a doenças que requerem pelo menos 6 meses de cuidados médicos contínuos, que causam mudanças permanentes no estilo de vida em função de seu curso variável e imprevisível, e adaptações comportamentais e funcionais ao longo da vida.

Com relação às condições médicas crônicas pediátricas, apesar de melhorias dramáticas em seu manejo e tratamento nos últimos anos, diminuição do impacto geral e aumento nas taxas de sobrevida, essa faixa etária apresenta maior vulnerabilidade em função do estágio neurodesenvolvimental e maior risco para desenvolver uma ou mais reações comportamentais desadaptativas relacionadas à doença[3,4].

Estudos sugerem que em crianças e adolescentes acometidos por doenças clínicas, especialmente as de caráter crônico, como asma, diabetes, epilepsia e doenças inflamatórias intestinais, há maior risco de desenvolvimento de transtornos mentais, sendo o transtorno de ajustamento mais comumente diagnosticado[2,5]. Dados epidemiológicos mostram que crianças hospitalizadas em enfermaria de pediatria têm maior prevalência de transtornos mentais em comparação com crianças da população geral, e em crianças em condições de

25 ▪ Avaliação e interv. mult. em crianças e adolescentes com doenças crônicas   651

saúde crônicas, esses números chegam a ser quatro vezes maiores. Além disso, essas comorbidades estão relacionadas a maior impacto na qualidade de vida e, em muitos casos, à menor adesão ao tratamento da condição de base[5,6].

Estima-se que entre 8 e 20% das crianças podem sofrer de uma condição crônica de saúde que afete seu funcionamento diário. O risco aumenta em deficiências físicas de longo prazo, acometimento do sistema nervoso central, quando a criança vive em países subdesenvolvidos e se condições sociodemográficas insatisfatórias estão presentes[3,7]. Outros fatores de risco documentados para adaptação a doenças crônicas incluem incapacidade física, disfunção cerebral, frequência de dor, idade mais jovem, pobreza, família monoparental e aumento dos sintomas psicológicos nos pais[7]. Adicionalmente, a ocorrência de situações ameaçadoras à vida e estressantes durante o tratamento estão relacionadas a sentimento de medo e desesperança, bem como com a ocorrência, em pacientes e seus familiares, de pensamentos intrusivos, hiperativação e evitação, o que, além de gerar sofrimento, pode comprometer o engajamento em tratamentos futuros[8,9].

Uma metanálise de 2011 analisou 569 estudos e mostrou que crianças e adolescentes com uma condição crônica de saúde têm maior chance de apresentar problemas comportamentais internalizantes e externalizantes em comparação com seus pares saudáveis. Cada tipo de comportamento estava mais associado a doenças específicas, por exemplo, houve maior prevalência de comportamentos internalizantes em crianças que apresentavam fadiga crônica, enxaqueca, epilepsia, asma, doença renal e hepática crônicas[10].

A despeito de apresentar um quadro de saúde crônico, essas crianças não devem ser definidas por suas doenças da mesma forma que não existe uma personalidade que coincida com determinada condição. Essas crianças têm a mesma gama de personalidades e estilos de enfrentamento observados em crianças saudáveis e estão engajadas em dominar marcos e desafios de desenvolvimento que compartilham com seus pares[7,8].

No entanto, estar cronicamente doente é fator estressor importante que impacta diversas esferas da vida do paciente e de sua família. Além da convivência com os sintomas da própria doença, a realização de exames diversos frequentes, procedimentos cirúrgicos e suas consequências (dores, cicatrizes), múltiplas internações e restrições relativas ao tratamento (dietéticas, físicas) interferem na socialização, no lazer e nas relações familiares[11]. Desafios acadêmicos com altas taxas de absenteísmo são frequentes, e a integração em grupo de pares pode estar prejudicada uma vez que colegas podem não acomodar as mudanças de estilo de vida exigidas pela doença[2].

Com relação à família e aos cuidadores primários, esses com frequência também são afetados pela condição médica da criança. Os desafios são enormes

652 Psiquiatria da infância e adolescência: cuidado multidisciplinar

e, em alguns casos, estão relacionados a doenças específicas, entretanto, na maior parte dos casos, os estressores identificados independem da doença. Os principais estressores são mudanças significativas na rotina da família, aumento dos gastos financeiros, perda de emprego, isolamento social e tensão conjugal. Pais de crianças com doenças crônicas relataram menor qualidade de vida e alguns chegam a desenvolver sintomas psiquiátricos formais[7,8,12,13].

Alguns pressupostos gerais devem ser observados para a abordagem desses casos. Em primeiro lugar, é importante entender a compreensão da criança sobre sua doença de base, as maiores limitações e dificuldades impostas durante a internação e no cotidiano. Em segundo lugar, deve-se compreender quais os objetivos do paciente em relação a seu tratamento e buscar conciliá-los com os da equipe. É importante compreender como a criança se vê e como acredita ser vista, além de entender se o paciente conhece outras pessoas com condição semelhante à sua. Por fim, é fundamental compreender quais os principais medos e pior desfecho possível na visão do paciente. Com base nessas informações, será possível um acolhimento emocional mais qualificado, a realização de medidas psicoeducativas que façam sentido ao paciente e a elaboração de metas conjuntas entre paciente, família e equipe de saúde[5,8].

À medida que as sequelas psicológicas e neurobiológicas da doença física crônica são cada vez mais reconhecidas, a contribuição dos profissionais de saúde mental para os pacientes pediátricos clinicamente doentes está sendo cada vez mais reconhecida e formalizada[14]. Segundo Stein[15], as intervenções devem focar não somente no paciente, mas também na família. Os principais objetivos no manejo de doenças crônicas devem ser o controle dos sintomas e minimizar consequências em longo prazo, promover o máximo potencial de crescimento e desenvolvimento da criança e auxiliar familiares e cuidadores principais a lidar com os desafios impostos pela condição[7,15]. Quando apenas cerca de um quarto das crianças com condições médicas crônicas e necessidades de saúde mental recebe tratamento, o papel do médico é fundamental na identificação precoce das necessidades dessas crianças e de seus familiares, bem como no encaminhamento aos serviços adequados[2].

Embora este capítulo não tenha a pretensão de abordar detalhadamente cada uma das doenças crônicas mais relacionadas a transtornos mentais, serão comentados em sequência aspectos mais importantes em algumas condições específicas.

▶ ASMA

A asma é a doença crônica mais comum da infância, com prevalência da população pediátrica de 5 a 10%[7] e pode se associar com problemas de saúde mental em crianças e adolescentes. Há evidências que crianças e adolescentes com asma e alergias têm riscos maiores de problemas de neurodesenvolvimento, problemas comportamentais e emocionais, além de dificuldades de aprendizagem, em comparação com seus pares saudáveis[16]. Estudos com crianças em idade pré-escolar demonstraram associações entre asma e sintomas depressivos, funcionamento social prejudicado, rejeição de pares, exposição a *bullying*, ansiedade, problemas e risco elevado de transtorno de déficit de atenção e hiperatividade (TDAH)[17,18].

Estudos recentes têm procurado entender fatores que afetam a adesão ao tratamento e delinear estressores psicossociais comuns que poderiam funcionar como gatilhos para as exarcebações agudas de asma, no intuito de elaborar programas psicoeducativos, estratégias combinadas de tratamento médico e psicológico e ensinar habilidades de gerenciamento de estresse para melhorar a adesão e diminuir a morbidade[7].

▶ CÂNCER

O câncer infantil impacta a vida da criança como um todo, desde suas famílias, incluindo equipes de saúde, escolas, bairros e comunidades. Crianças em idade escolar diagnosticadas com câncer vivenciam uma realidade de pessoas e situações desconhecidas e ameaçadoras[19].

Há certa previsibilidade nos pontos estressores no curso da doença, os quais coincidem, muitas das vezes, com hospitalização, processo de diagnóstico, início do tratamento e sua conclusão e, para muitos, o tempo até uma recorrência, novos tratamentos e cuidados de fim de vida. O apoio psicológico para a criança e os pais é particularmente benéfico nesses pontos críticos. Os irmãos também se beneficiam de apoio nas várias transições durante a doença[7].

Os desafios para a adaptação psicológica vão desde dores persistentes até efeitos colaterais debilitantes persistentes do tratamento, passando por alterações na imagem corporal, interrupções escolares, relacionamentos comprometidos com os pares, preocupações com o futuro, interferência na capacidade de se envolver em atividades favoritas ou conflitos familiares[7].

Essas crianças e adolescentes encontram-se em risco aumentado para transtornos psiquiátricos. Um estudo de coorte em países nórdicos (Dinamarca, Finlândia e Suécia), que comparou 27.308 sobreviventes de câncer infantil, 24.775 irmãos desses sobreviventes e indivíduos selecionados aleatoriamente na população geral, constatou que sobreviventes de câncer infantil estão em maior risco em longo prazo de transtornos psiquiátricos que seus irmãos e indivíduos correspondentes da população em geral, com o risco persistindo pelo menos até os 50 anos de idade[20].

654 Psiquiatria da infância e adolescência: cuidado multidisciplinar

Algumas crianças e pais podem responder ao diagnóstico e aos aspectos do tratamento, exibindo sintomas observados na síndrome do estresse pós-traumático[7]. Os pais podem experimentar perda de controle e restrição de sua autonomia durante todo o processo de diagnóstico e tratamento de seus filhos, desafiando a definição central de parentalidade, que é proteger seus filhos[19].

Em algumas situações, durante o tratamento do câncer, muitas crianças desenvolvem vínculos fortes com os membros da equipe médica, experimentam uma proximidade especial com os pais e figuras de apoio. Muitas crianças relatam sentir um senso especial de propósito para viver em função do diagnóstico. Resiliência e mudança positiva de vida também fazem parte da experiência do câncer[7].

▶ DOENÇAS DERMATOLÓGICAS

Por causa de sua apresentação altamente visível e envolvimento de áreas funcionalmente cruciais como a face e as palmas das mãos, a psoríase está associada a prejuízo de vida e psicossocial. Ocorre também estigmatização social decorrente das falsas suposições de contágio[21].

Um em cada três casos de psoríase começa na primeira infância, com prevalência de aproximadamente 2% na população pediátrica em todo o mundo. Um estudo evidenciou que pacientes com psoríase tiveram 1,34 vez mais chances de desenvolverem transtorno de ansiedade em comparação com pacientes pediátricos sem psoríase. É difícil determinar uma relação causal, no entanto, as evidências mostram que a psoríase e as doenças psiquiátricas exacerbam umas às outras[21].

Dermatite atópica (DA) é uma doença inflamatória crônica que pode estar associada a várias comorbidades, incluindo distúrbios psiquiátricos. A doença causa um impacto negativo importante na vida dos pacientes portadores. Há maior prevalência de depressão, ansiedade, distúrbios do sono e ideação suicida entre indivíduos com DA[22].

▶ DOENÇA RENAL CRÔNICA

As crianças com doença renal crônica (DRC) geralmente enfrentam dificuldades para se adaptar à vida escolar regular por causa da diálise prolongada que leva a faltas frequentes e problemas de desempenho acadêmico na escola. Além disso, influencia o desenvolvimento psicossocial de crianças com DRC, pois elas têm dificuldade em se envolver em atividades extracurriculares e ter um relacionamento normal com seus colegas de classe. Uma pesquisa realizada nos Estados Unidos evidenciou que na população com doença renal terminal, o diagnóstico de depressão maior foi cerca de quatro vezes maior em comparação com a população sem condições médicas[23].

Pacientes pediátricos com DRC também são diagnosticados com outros transtornos psiquiátricos além da depressão em comparação com indivíduos controlados de mesma idade e sexo. Um estudo evidenciou que cerca de 40,9% dos pacientes pediátricos com DRC foram diagnosticados com um transtorno psiquiátrico, enquanto apenas cerca de 16,2% de um grupo controlado saudável pareado por idade e sexo foram diagnosticados com um distúrbio psiquiátrico[23].

▶ TRANSTORNOS ALIMENTARES

Os transtornos alimentares são as condições crônicas mais prevalentes em adolescentes. Os sintomas clínicos podem mimetizar os de outras doenças crônicas, incluindo distúrbios gastrointestinais e endócrinos. No entanto, um transtorno alimentar pode coexistir com outra doença crônica, tornando o diagnóstico e o manejo de ambas as condições desafiadores[24].

Adolescentes com suspeita de transtorno alimentar devem ser rastreados para doença celíaca, doença inflamatória intestinal, diabetes e doença da tireoide, especialmente quando os sintomas não são típicos do transtorno alimentar. Da mesma forma, adolescentes com doenças gastrointestinais e endócrinas crônicas devem ser rastreados quanto a métodos não saudáveis de controle de peso[24].

Quando um transtorno alimentar coexiste com uma doença crônica, recomenda-se a comunicação frequente entre a equipe multiprofissional. A descoberta contínua de possíveis fatores genéticos, imunes e ambientais compartilhados por transtornos alimentares e doenças médicas crônicas aumentará nossa compreensão dos mecanismos subjacentes à patogênese compartilhada dessas condições[24].

▶ ANSIEDADE EM DOENÇAS CRÔNICAS

Uma revisão sistemática incluindo 53 estudos sobre ansiedade em crianças e adolescentes com sete doenças crônicas (asma, diabetes mellitus tipo 1, epilepsia, cardiopatia congênita, artrite reumatoide ou juvenil, inflamação intestinal e anemia falciforme) evidenciou que os transtornos de ansiedade são mais prevalentes nessa população que na população geral da mesma faixa etária[25].

▶ TRANSTORNO DE HUMOR E DOENÇAS CRÔNICAS

Crianças e adolescentes com doenças crônicas são particularmente vulneráveis a transtornos de humor, pois sua doença somática pode interferir nas tarefas usuais de desenvolvimento. Embora haja grande variabilidade de sintomas depressivos entre crianças com diferentes doenças crônicas, uma metanálise evidenciou que certos distúrbios (por exemplo, asma) apresentam maior risco de depressão comórbida que outros (por exemplo, câncer). Assim, a gravidade da doença parece ser inconsistentemente relacionada aos sintomas depressivos; da mesma forma, idade, sexo e tempo desde o diagnóstico não estão relacionados[26].

Geralmente, uma inter-relação complexa entre doença crônica e depressão é proposta: por um lado, os transtornos depressivos podem precipitar doenças crônicas e, por outro, doenças crônicas podem exacerbar sintomas depressivos[26].

Os transtornos depressivos comórbidos podem ter impacto adverso no curso de uma condição médica crônica. Assim, as intervenções para crianças e adolescentes com doenças crônicas devem ser oportunas, iniciando-se antes mesmo dos sintomas iniciais, e devem visar especificamente os fatores de risco de sintomas depressivos[26].

▶ HIV E SINTOMAS PSIQUIÁTRICOS

Para crianças e adolescentes que vivem com o vírus do HIV, muitos fatores associados ao adoecimento ameaçam seu bem-estar emocional: lidar com a dor de sua doença física, preocupações com o prognóstico, interrupções frequentes de atividades sociais e acadêmicas por causa de hospitalizações e consultas médicas, estigma social e isolamento, medos relacionados à revelação, perdas e preocupações sobre sua imagem corporal, como perda de peso, lipodistrofia ou condições dermatológicas associadas à sua doença. Para as crianças mais novas, é comum o sentimento de culpa por ter feito algo errado para merecer o HIV[27].

Dada a gama de estressores psicossociais encontrados por crianças e adolescentes infectados pelo HIV, serviços médicos e de saúde mental bem estruturados e abrangentes é parte fundamental para o manejo da doença e dos sintomas psiquiátricos associados. Ampliar o acesso aos cuidados às crianças, aos adolescentes e às famílias que tradicionalmente existem à margem do sistema de prestação de cuidados de saúde e pautar os cuidados em modelos de prevenção e tratamento baseados em evidências para as condições mais prevalentes entre crianças infectadas (depressão, estresse pós-traumático e comportamentos externalizantes) devem fazer parte da abordagem[28].

25 ■ Avaliação e interv. mult. em crianças e adolescentes com doenças crônicas 657

▶ FATORES ASSOCIADOS À HOSPITALIZAÇÃO RECORRENTE EM CRIANÇAS E ADOLESCENTES COM DOENÇAS CRÔNICAS

A natureza crônica e complexa da doença, o ajustamento a ela, o trauma do diagnóstico, o manejo da doença, os problemas sociais, o ambiente médico e os fatores pré-mórbidos provavelmente terão impacto no ajustamento do indivíduo e da família à doença crônica[29].

Uma revisão mais ampla dos fatores associados à hospitalização recorrente e ao manejo de crianças com doenças crônicas foi realizada durante um período de 12 meses, em que foram acompanhados pacientes com quatro ou mais internações na enfermaria infantil do Hospital Geelong, localizado na Austrália[29].

Vinte e sete crianças tiveram quatro ou mais internações ao longo dos 12 meses; elas representam 0,05% da população infantil da região, bem como 8,7% das internações hospitalares e 16% dos dias de internação. Os fatores psicossociais mais associados à hospitalização foram os seguintes[29]:

- Problemas médicos complexos, crônicos e incuráveis (48%).
- Dependência da figura médica (inclui somatização ou dificuldade do paciente e familiar) (33%).
- Problemas psicológicos ou médicos que afetam outros membros da família (26%).

Essas famílias precisam de cuidados e ao mesmo tempo facilitação de sua independência e autonomia. A gestão desse processo parece influenciar fortemente o bem-estar da criança, mesmo quando, paradoxalmente, ainda se encontra fisicamente doente. Ser sensível a essas questões e manter a perspectiva clínica continuam sendo o desafio para os médicos coordenadores do cuidado da criança com doença crônica[29].

▶ CONCLUSÃO

Trabalhar na interface entre pediatria e problemas de saúde mental infantil é um papel com o qual os psiquiatras de crianças e adolescentes devem se sentir cada vez mais confortáveis. É essencial que os psiquiatras da infância e da adolescência tenham uma compreensão básica das doenças pediátricas comuns, entendam os desafios de saúde de dos próprios pacientes no consultório e tenham uma linguagem comum com os clínicos de cuidados primários[30].

658 Psiquiatria da infância e adolescência: cuidado multidisciplinar

▶ REFERÊNCIAS BIBLIOGRÁFICAS

1. OMS, 2023. https://www.who.int/news-room/fact-sheets/detail/noncommunicable-diseases. Acesso em: 10 mar. 2023.
2. LeBlanc LA, Goldsmith T, Patel DR. Behavioral aspects of chronic illness in children and adolescents. Pediatr Clin North Am. 2003;50(4):859-78.
3. Perrin JM, Anderson E, Van Cleave J. The rise in chronic conditions among infants, children and youth can be met with continued health system innovations. Health Affairs. 2014;33(12):2099-105.
4. Rohan JM, Verma T. Psychological considerations in pediatric chronic illness: case examples int. J Environ Res Public Health. 2020;17:1644.
5. Jacintho ACDA, Celeri EHRV. Interconsulta de crianças. In: Botega NJ (org.). Prática psiquiátrica no hospital geral: interconsulta e emergência. 4.ed. Porto Alegre: Artmed; 2017.
6. DeMaso DR, Martini DR, Cahen LA, Bukstein O, Walter HJ, Benson S, et al. Practice parameter for the psychiatric assessment and management of physically ill children and adolescents. J Am Acad Child Adolesc Psychiatry. 2009;48(2):213-33.
7. Pinsky E, Rouch PK, Abrams AN. Pediatric consultation and psychiatric aspects of somatic disease. In: Thapar A, et al. (ed.). Rutter's child and adolescent psychiatry. 6.ed. Sussex: JohnWiley & Sons; 2015.
8. Lin KA, Hazen EP, Abrams AN. Pediatric consultation. In: Stern TA et al. (org.). Massachusetts General Hospital Handbook of General Hospital Psychiatry. 7.ed. New York: Elsevier; 2018.
9. Marciano ARF, Takakura TY, Medeiros Filho MVD. Interconsulta em crianças e adolescentes. In: Miguel EC et al. (org.). Clínica psiquiátrica: as grandes síndromes psiquiátricas. 2.ed. Santana de Parnaíba: Manole; 2021.
10. Pinquart M, Shen Y. Behavior problems in children and adolescents with chronic physical illness: a meta-analysis. J Pediatr Psychol. 2011;36(9):1003-16.
11. Souza CMC, Kuczynski E. A doença crônica e suas repercussões sobre o psiquismo infantil. In: Tratado de psiquiatria da infância e da adolescência. 3.ed. Assumpção Jr F, Kuczynski E (ed.) Rio de Janeiro: Atheneu; 2018.
12. Kish AM, Newcombe PA, Haslam DM. Working and caring for a child with chronic illness: a review of current literature. Child Care Health Dev. 2018;44:343-54.
13. Cardona L. Pediatric consultation liaison. In: Martin A, Volkmar FR, Bloch M (ed.). Lewi's child and adolescent psychiatry: a comprehensive textbook. 5.ed. Philadelphia: Wolters Kluwer; 2018.
14. Becker JE, Smith JR, Hazen EP. Pediatric consultation-liaison psychiatry: an update and review. Psychosomatics. 2020;61(5):467-80.
15. Stein REK. Chronic physical disorders. Ped Rev. 1992;13(6):224-9.
16. Butler A, Van Lieshout RJ, Lipman EL, et al. Mental disorder in children with physical conditions: a pilot study. BMJ Open. 2018;8(1):e019011.
17. Chang HY, Seo J-H, Kim HY, Kwon JW, Kim BJ, Kim HB, et al. Allergic diseases in preschoolers are associated with psychological and behavioural problems. Allerg Asthma Immunol Res. 2013;5(5):315-21.
18. Edvinsson SS, Fabian H, Sarkadi A, Slara R, Fält E, Dahlberg A, et al. Asthma and allergies correlate with mental health problems in preschool children. Acta Paediatr. 2021;110(5):1601-9.
19. Walsh C, Zebrack BJ. Cancer. In: Martin M, Volkmar FR, Bloch M (ed.). Lewi's child and adolescent psychiatry: a comprehensive textbook. 5.ed. Philadelphia: Wolters Kluwer; 2018.
20. Frederiksen LE, Erdmann F, Mader L, Mogensen H, Pedersen C, Kenborg L, et al. Psychiatric disorders in childhood cancer survivors in Denmark, Finland, and Sweden: a register-based cohort study from the SALiCCS research programme. Lancet Psychiatry. 2022;9(1):35-45.
21. Strouphauer E, Stolar A, Tollefson M. Manifestation of anxiety and depression among pediatric patients with psoriasis: a review. Pediatr Dermatol. 2023;40(1):11-8.
22. Kage P, Simon JC, Treudler R. Atopic dermatitis and psychosocial comorbidities. J Dtsch Dermatol Ges. 2020;18(2):93-102.

23. Sankar Raj VM, Patel P. The role of a clinical psychologist in pediatric nephrology. Pediatr Clin North Am. 2022;69(5):941-9.
24. Avila JT, Park KT, Golden NH. Eating disorders in adolescents with chronic gastrointestinal and endocrine diseases. Lancet Child Adolesc Health. 2019;3(3):181-9.
25. Cobham VE, Hickling A, Kimball H, Thomas HJ, Scott JG, Middeldorp CM. Systematic review: anxiety in children and adolescents with chronic medical conditions. J Am Acad Child Adolesc Psychiatry. 2020;59(5):595-618.
26. Felnhofer A, Kothgassner OD, Klier C. How to prevent depression? Current directions and future challenges in children with chronic medical conditions. Psychiatr Danub. 2016;28(4):441-51.
27. Benton TD. Psychiatric considerations in children and adolescents with HIV/AIDS. Child Adolesc Psychiatr Clin N Am. 2010;19(2):387-400.
28. Murphy RA, O'Donnell KE, Gossart-Walker S. Psychosocial aspects of HIV/AIDS, In: Martin A, Volkmar FR, Bloch M (ed.). Lewi's child and adolescent 21. Psychiatry: a comprehensive textbook. 5.ed. Philadelphia: Wolters Kluwer; 2018.
29. Kelly AF, Hewson PH. Factors associated with recurrent hospitalization in chronically ill children and adolescents. J Paediatr Child Health. 2000;36(1):13-8.
30. Fritsch SL. Preface: Interface between pediatrics and children's mental health. Child Adolesc Psychiatr Clin N Am. 2010;19.

26

Reabilitação neuropsicológica para crianças e adolescentes com transtornos mentais

Cristiana Castanho de Almeida Rocca
Lívia de Castro Rocha
Telma Pantano

▶ TRANSTORNOS MENTAIS E COGNIÇÃO

Os transtornos mentais são condições clínicas caracterizadas por problemas significativos na regulação do comportamento, o que inclui o funcionamento cognitivo e a expressão de aspectos afetivos/emocionais, geralmente associados a sofrimento ou prejuízo em áreas importantes da vida social, ocupacional e familiar. Por cognição, entende-se as capacidades mentais ou habilidades de pensamento que possibilitam que uma informação possa ser percebida, registrada, compreendida e utilizada de forma prática, assim refere a funções de percepção, atenção, memória, linguagem, raciocínio, praxia, entre outras, denotando alto nível de processamento de informações específicas. Disfunções cognitivas estão presentes em vários diagnósticos psiquiátricos e podem ser persistentes mesmo após a estabilização da sintomatologia clínica característica de cada quadro. Todavia, considerando que cognição, emoção e funcionamento psicossocial são aspectos interligados, a presença de déficits cognitivos afeta o desempenho funcional mesmo quando o paciente refere se sentir melhor clinicamente[1].

A reabilitação neuropsicológica é uma proposta de intervenção para trabalhar aspectos cognitivos e emocionais com foco na adaptação psicossocial e na autorregulação do comportamento. Trata-se de uma intervenção que objetiva a melhora dos déficits cognitivos, emocionais, psicossociais e comportamentais em decorrência de algum dano ao cérebro ou de um transtorno mental, uma vez que há um amplo reconhecimento de que cognição, a emoção e o comportamento são aspectos que interagem.

Essa relação entre tais aspectos delineia a base da abordagem holística e considera que um paciente que é encaminhado para um programa de reabilitação

26 ▪ Reabilitação neuropsicológica para crianças e adolescentes com transtornos mentais **661**

pode apresentar, além de vários problemas cognitivos, como comprometimentos de atenção, memória e funcionamento executivo, também problemas relacionados com a baixa expressividade das habilidades sociais e emocionais, que, por vezes, acabam por configurar um quadro psiquiátrico. Sintomas como falta de autocontrole, explosões de raiva, tentativas de suicídio, dificuldades motoras que levam à redução da resistência e marcha instável impactam a família[2].

As dificuldades cognitivas em crianças afetam o desempenho escolar e podem, inclusive, restringir a capacidade de participação em atividades sociais e esportivas apropriadas à idade por causa de problemas comportamentais ligados a fracassos, frustrações e conflitos. Nesse sentido, não há como pensar em intervenções com a criança que não abranja a participação da família, a parceria com a escola e o contato com outros profissionais que estão implicados no tratamento.

Quando essas crianças passam por período de internação ou de internação parcial em hospital-dia, as abordagens que incorporam cuidados médicos e terapêuticos com apoio acadêmico se mostram necessárias para ajudar as crianças a desenvolverem estratégias relacionadas à vida escolar, ambiente no qual as dificuldades ou déficits cognitivos aparecem de forma expressiva.

Os atendimentos em grupo possibilitam que crianças e adolescentes possam dar e receber *feedback* sobre o que percebem em seu comportamento, o que estimula os processos de metacognição tão necessários na vida prática. Também é importante e fundamental considerar o trabalho com os pais, que são agentes generalizadores de novos comportamentos. Pais e cuidadores precisam compreender a interação entre cognição e emoção no perfil comportamental do quadro psicopatológico de seu filho, para assim aceitarem a aprender e desenvolver formas de manejo mais adaptativas[3].

Na literatura científica, é possível encontrar outras nomenclaturas que também se referem a intervenções cognitivas, mas que são traçadas com abrangência menor do que se considera no trabalho de reabilitação, quais sejam: reabilitação cognitiva ou remediação cognitiva e treino cognitivo, que são programas estruturados com base em pressupostos teóricos e abordagens metodológicas das neurociências, visando à melhoria da qualidade de vida e o manejo do paciente frente às demandas do ambiente, seja este familiar ou escolar.

▸ ETAPAS PARA ESTRUTURAÇÃO DE UM PROGRAMA DE REABILITAÇÃO NEUROPSICOLÓGICA

Entrevista com responsáveis e avaliação do paciente

A primeira etapa para o estabelecimento de um programa de reabilitação é a avaliação cognitiva, emocional e funcional do paciente, a qual consta de entrevistas, aplicação de testes e escalas de comportamento que possibilitem traçar um perfil cuidadoso sobre o funcionamento global.

Nesta etapa de avaliação, é importante traçar as funções que estão deficitárias, mas também descrever muito bem aquelas que se mostram preservadas, uma vez que essas "forças cognitivas" serão a base de apoio para as sessões de reabilitação, a fim de estimular aquelas que se mostraram comprometidas[3,4].

Ao final das sessões de aplicação dos instrumentos e registros qualitativos sobre as atitudes do paciente diante de diferentes demandas, é preciso estruturar a entrevista de devolutiva, etapa necessária não apenas para fechar o processo avaliativo, mas também para esclarecer aos envolvidos (cuidadores e equipe multiprofissional) as relações entre sintomatologia, cognição/cognição social e ocorrência de problemas acadêmicos e relacionais.

Estabelecimento de metas

Para intervir com foco no comportamento, é necessário que se delineie de forma muito específica os objetivos a serem atingidos, determinando como será possível viabilizá-los. Assim, a parceria entre paciente, familiares e equipe de profissionais que estejam trabalhando no mesmo caso é fundamental[2].

Para que seja possível aumentar a chance da implementação de determinado objetivo, todas as metas negociadas devem seguir o acrônimo SMART(ER), ou seja, precisam ser específicas ("S" de *specific*), mensuráveis ("M" de *measurable*), alcançáveis ("A" de *achievable*), realistas/relevantes ("R" de *realist/relevant*) e terem um tempo ou período definido ("T" de *timely*), além de serem avaliáveis ("E" de *evaluation*) e revisáveis ("R" de *review*)[5].

No trabalho clínico individual, as metas específicas são aplicadas à necessidade do indivíduo, enquanto no atendimento em grupo, a meta se refere a um objetivo que se quer atingir com o grupo. Em situação de atendimento hospitalar e, mais especificamente, na condição de internação parcial, é comum que se tenham metas individuais e grupais.

Psicoeducação

A psicoeducação é uma intervenção terapêutica estruturada e específica que se destina a oferecer ao paciente informações sobre seu diagnóstico clínico, os sintomas que o acompanham e o método de tratamento utilizado, incluindo a instrumentalização sobre a importância da manutenção do regime medicamentoso, quando o medicamento é fundamental para manter a estabilização do comportamento. No caso específico de crianças, os pais podem aprender como seu estilo parental pode impactar negativamente no comportamento da criança, possibilitando assim o desenvolvimento de habilidades mais apropriadas e eficazes. Dessa forma, na psicoeducação, pacientes e seus familiares, ou mesmo professores e cuidadores, não apenas recebem informações, mas também são estimulados a desenvolver habilidades para gerenciamento do diagnóstico recebido pela pessoa com quem convivem. O objetivo da psicoeducação é ajudar os envolvidos a entenderem e lidarem com seus diagnósticos, bem como melhorar a adesão ao tratamento, já que compreender os motivos do tratamento é um aspecto que melhora a adesão no processo[6-8].

Nas intervenções em neuropsicologia, é importante que o paciente e seus familiares/cuidadores/professores possam receber, além das informações específicas sobre o diagnóstico, aquelas relacionadas ao funcionamento cognitivo e suas correlações com o comportamento. É necessário também conhecer os fatores moduladores da cognição (motivação, ansiedade, humor e sentimentos, como insegurança e medo) e entender como esses fatores interferem na funcionalidade, bem como quais são as possibilidades de autorregulá-los.

▶ EXPERIÊNCIA EM REABILITAÇÃO NEUROPSICOLÓGICA REALIZADA EM HOSPITAL DIA INFANTIL (HDI) (IPQ-HCFMUSP)

O Serviço de Psiquiatria da Infância e Adolescência (SEPIA) do Instituto de Psiquiatria (IPq) do Hospital das Clínicas da Faculdade de Medicina da Universidade de São Paulo (HCFMUSP) possui um serviço de hospital-dia voltado para o atendimento de crianças e adolescentes, em regime de semi-internação e que sejam portadoras dos mais diferentes transtornos mentais, em fase de descompensação clínica ou que necessitem de revisão diagnóstica e/ou terapêutica por refratariedade a abordagens ambulatoriais. O período para essa semi-internação é de três meses, e os pacientes têm entre 6 e 17 anos e 9 meses.

A experiência clínica e organizacional do HDI prevê uma abordagem intensiva, focal e objetiva de intervenção multiprofissional para períodos de crise, visando reorganizar e oferecer suporte terapêutico a essa população. Inicialmente, os pacientes passam por avaliação psiquiátrica, neuropsicológica, psicopedagógica, psicomotora, ocupacional, fonoaudiológica e social. Entre as abordagens realizadas no HDI, estão os atendimentos clínicos, psicoterápicos (individual e grupal), de terapia ocupacional, reabilitação neurocognitiva, psicomotricidade, psicopedagogia, classe hospitalar, treino de habilidades parentais e terapia familiar.

As avaliações neuropsicológicas, psicopedagógicas e fonoaudiológicas ocorrem durante o período de internação, como parte do protocolo de atendimento. São protocolos bastante abrangentes e específicos, que oferecem dados para a equipe multiprofissional sobre o funcionamento de cada paciente.

Os programas de reabilitação neurocognitiva foram estruturados com base em pressupostos teóricos e abordagens metodológicas das neurociências, sendo apresentados por meio de psicoeducação sobre a função ou habilidade em questão, treinos cognitivos e estabelecimento de estratégias compensatórias para melhorar, compensar ou impedir a evolução de algum déficit cognitivo, bem como lidar com ela, visando à melhoria da qualidade de vida e ao manejo do paciente frente às demandas do ambiente, seja este familiar ou escolar. Pela própria característica da população que se insere nesses programas (pacientes com diagnósticos neurológicos ou psiquiátricos), o trabalho requer a colaboração de uma equipe multiprofissional da área de saúde e da educação; além da participação do familiar, que pode contribuir muito como agente generalizador dos novos comportamentos aprendidos em sessão. O trabalho em parceria se mostra fundamental[3,4].

As sessões de cada treino têm a duração de uma hora, com frequência semanal, é necessário que as propostas sejam de rápida duração e que não requeiram o investimento de muitos recursos financeiros. Os grupos de estimulação ocorrem em 12 sessões, e na maioria desses, tanto o paciente como seu acompanhante participam. Essa decisão foi tomada com base no referencial de que o adulto cuidador é o agente generalizador de manejos que são implementados.

Em todos os grupos, é utilizada uma ficha de identificação do paciente, na qual constam as seguintes informações: nome, idade, diagnóstico, medicação utilizada, data da entrada e da saída da internação.

As sessões dos grupos de reabilitação são estruturadas em programa de *power point*, cujos *slides* contêm definições teóricas, com vocabulário adaptado, sobre a função cognitiva trabalhada, sua correlação com o comportamento na vida prática e em atividades a serem realizadas durante a sessão. A importância de se promover a psicoeducação sobre as funções cognitivas a serem trabalhadas é favorecer a capacidade de auto-observação e de observação e monitoramento do filho em relação ao comportamento que ele emite, o qual pode estar sob a interferência da dificuldade naquela função.

As atividades selecionadas sempre atendem a todas as idades, pois essa é outra característica dos participantes, e o importante é a mediação do terapeuta em como realizá-las, portanto, pacientes ou pais e cuidadores que tenham mais dificuldade recebem mais atenção em termos de mediação. A mediação é uma prática na qual o terapeuta vai "guiando" o participante, por questionamentos e dicas, na realização da atividade, promovendo a capacidade de resolução de problemas. São apresentadas atividades em *power point*, que são realizadas oralmente e, em folhas, individualmente ou em duplas; criança – pais/cuidador.

Todo o início de sessão, os pacientes relembram pontos principais abordados na sessão anterior e, frequentemente, há tarefas para realizarem em casa, que são

26 ■ Reabilitação neuropsicológica para crianças e adolescentes com transtornos mentais 665

recolhidas ou conversadas no início da sessão posterior. Os grupos são abertos, porque essa é uma necessidade institucional do funcionamento em HDI, ou seja, os participantes podem iniciar sua participação em qualquer sessão em curso, assim que são aceitos após a triagem. Dessa forma, as sessões, embora retomadas sequencialmente, não são necessariamente ligadas umas às outras, há um início e fim para cada uma, mas ao final do programa, os participantes terão passado por todas as definições e atividades que o compõem.

Os ganhos quantitativos não são mapeados com avaliações extensas, apenas com escalas de comportamento. A avaliação final segue um enfoque mais qualitativo, de autopercepção sobre aquisições obtidas seja por esclarecimento teórico seja por conseguir fazer uso das estratégias e das orientações aprendidas.

Serão descritos a seguir alguns dos programas com foco na estimulação de várias habilidades cognitivas e comportamentais realizados nesse ambiente, todos considerando o que a literatura científica descreve como sendo funções cognitivas e habilidades comprometidas em diagnósticos psiquiátricos de início na infância. Sabe-se que o tempo de trabalho com cada paciente é curto a se considerar a gravidade de cada caso, mas o acesso diário ao paciente é um fator que pode e deve ser aproveitado para que se possa instrumentalizá-lo o quanto for possível.

▶ INTERVENÇÕES COGNITIVAS

Estimulação dos processos atencionais

As funções atencionais caracterizam os processos primários da cognição, determinando como o indivíduo lida com o estímulo recebido e como processa esse estímulo. Toda a atividade mental mais complexa depende de algum ou alguns processos atencionais e quando há um prejuízo na atenção também há comprometimento na realização de outras tarefas. Os processos atencionais compreendem a capacidade de selecionar estímulos importantes e desprezar os irrelevantes em uma tarefa[9,10], sendo que muitos desses estímulos se encontram alterados em alguma instância na maioria dos quadros psiquiátricos. Importante considerar que alterações atencionais tendem a interferir na memória à medida que possibilita que o paciente registre apenas poucas informações, embora possa recordá-las após intervalo controlado de tempo.

O manual *Estimulação da atenção de crianças e adolescentes* trabalha com quatro funções atencionais:

- Seletiva: habilidade de selecionar parte dos estímulos em um ambiente, enfatizando os mais significativos.

666 Psiquiatria da infância e adolescência: cuidado multidisciplinar

- Sustentada: capacidade de persistir em um foco por um tempo prolongado, sem que decaia o rendimento em determinada tarefa.
- Dividida: habilidade de permanecer focado em dois ou mais estímulos ao mesmo tempo.
- Alternada: condição de alternância entre dois ou mais estímulos ordenadamente[11].

As intervenções desse treino contemplam a psicoeducação, os exercícios de treino cognitivo da atenção apresentadas ao paciente em um nível de complexidade crescente, além de orientações e ensino de estratégias, em alguns momentos muito específicas para cada caso[11].

A Tabela 1 apresenta os processos atencionais relacionados às habilidades subjacentes e ao tipo de tarefa utilizado.

TABELA 1 Processos atencionais relacionados às habilidades subjacentes e ao tipo de tarefa utilizado

Habilidade principal	Habilidade subjacente	Objetivos/tarefas
Atenção seletiva	Flexibilidade cognitiva, atenção sustentada, rastreamento visual, discriminação de detalhes, compreensão de instruções, planejamento, memória operacional, visuoconstrução espacial, coordenação motora	Encontrar uma imagem alvo em meio a estímulos visuais Prestar atenção em determinado estímulo e solicitar a observação de estímulos não solicitados Achar palavras em meio a diversas letras
Atenção alternada	Flexibilidade cognitiva; rastreamento visual, coordenação motora, memória operacional	Ligar pontos com alternância de estímulos Circular e contar símbolos em meio a outros
Atenção dividida	Flexibilidade cognitiva, seguir regras, controle inibitório, discriminação auditiva, planejamento, memória operacional, compreensão, produção verbal	Discriminar regras em jogos Criar histórias com sons Nomear seguindo a regra apresentada e ignorando o estímulo visual
Atenção sustentada	Rastreamento visual, planejamento e discriminação dos detalhes	Identificar e contar imagens Comparar imagens e apontar erros Encontrar sombras como no modelo apresentado

Os instrumentos utilizados para as avaliações pré e pós-intervenção são preenchidos pelo paciente e pelo responsável, como a escala SNAP-IV (validada

26 ■ Reabilitação neuropsicológica para crianças e adolescentes com transtornos mentais 667

por Mattos et al., 2006[12]) e um questionário de avaliação criado especificamente para uso em HDI.

Estimulação dos processos de memória

Define-se memória como a habilidade em adquirir, armazenar e evocar informações[5,13]. Essas etapas são fundamentais para o sistema de memória funcionar. Obter a informação faz parte da codificação da memória e, nessa etapa, a atenção tem papel primordial. Reter a informação associa-se ao armazenamento. A armazenagem envolve o fortalecimento das representações enquanto estão sendo registradas, sua reconstrução conforme a utilização e a entrada de novas informações.

O acesso posterior a informação se refere à evocação. A recuperação da informação se relaciona a dois mecanismos importantes: o resgate – busca ativa das informações armazenadas; e o reconhecimento – envolvido na comparação de estímulos anteriormente registrados com novos estímulos para se evitar falsas lembranças. O processo de memorização pode ocorrer em curto prazo e em longo prazo[14].

O treino de memória abrange a estimulação da memória de curto prazo, memória de longo prazo, memória operacional, memória verbal e memória visual, divididos em quatro partes, conforme apresentado na Tabela 2[14].

TABELA 2 Treino da memória

Parte I	Parte II	Parte III	Parte IV	Parte V
Reduzir distrações e interrupções Motivar para o treino Orientar claramente sobre como o treino acontece	Trabalhar a memória de curto prazo por meio de dica de memorização Memória de longo prazo, por meio de estratégias de recordação e de evocação da memória (sessões 2-11) Atenção e percepção	Estimular a atenção Orientação visuoespacial Memória semântica Memória operacional Orientação temporal e espacial Memória visual Categorização Perspectiva da figura fundo Evocação, recordação Memória de curto e longo prazo Distrator	Ativar a memória verbal Categorização Memória visual Distrator Reconhecimento tardio Memória de longo prazo Controle inibitório Flexibilidade mental	Exercitar a memória de longo prazo Evocação e recordação Usar sugestão de atividade para casa

Intervenção para os processos de aprendizagem com foco nas funções executivas

A aprendizagem escolar tornou-se um grande desafio nos dias de hoje, pelas exigências abarcadas e pelo fato de a criança ter uma gama de atividades que demandam organização e manejo do tempo. Dessa forma, necessitam de recursos neurocognitivos, emocionais e comportamentais, suficientes para que possam administrar e ampliar seu desempenho acadêmico, facilitando assim a aprendizagem.

Atualmente, verifica-se certa dificuldade por parte das crianças de se organizar com suas tarefas escolares e estudo, principalmente por falta de suporte necessário. Sendo assim, é essencial um esquema estratégico de estudos, o que envolve a organização do ambiente, uma rotina e a utilização de calendários mensais e diários, além de recursos para manejo do tempo, a fim de facilitar o processo de aquisição do conhecimento e possibilitar à criança uma organização cognitiva que permita abarcar um maior número de informações suficientes para sua aprendizagem. Com essas aquisições, amplia-se a possibilidade de a criança tornar-se mais autônoma, com esquemas práticos de organização e estudo, que facilitem seu dia a dia.

Após aprenderem a organização básica de materiais e da rotina diária que envolve automonitoramento e planejamento, são desenvolvidos também outros domínios das funções executivas, que incluem a memória operacional, a capacidade de abstração, o controle inibitório, a flexibilidade cognitiva, a categorização, o sequenciamento, a atenção e a autorregulação.

As tarefas desse treino são distribuídas em dinâmicas variadas, nas quais de início há foco na organização do material escolar e da rotina diária, para que depois sejam desenvolvidas as atividades propostas.

❱ INTERVENÇÕES COM FOCO NA COGNIÇÃO SOCIAL

Habilidades socioemocionais

As habilidades socioemocionais se caracterizam pela combinação de qualidades cognitivas e não cognitivas[15]. A estruturação das dimensões dessas habilidades acontece ao longo do desenvolvimento infantil e juvenil e se relaciona à teoria da personalidade do *Big Five* com bases extraídas desse modelo, considerando a habilidade de autogerenciamento (determinação, organização, foco, persistência e responsabilidade), de engajamento interpessoal (iniciativa social, assertividade e entusiasmo), de afiliação (compaixão e respeito), de regulação de emoções

26 ▪ Reabilitação neuropsicológica para crianças e adolescentes com transtornos mentais   669

negativas (modulação do estresse e autoconfiança) e de abertura (curiosidade, criatividade e imaginação)[15,16].

Para estimulação das habilidades socioemocionais, são usados livros infantis que possibilitem discussões extraídas de metáforas. O caráter central das temáticas abrange o gerenciamento das emoções básicas e trabalha, de modo geral, empatia, resolução de problemas internos e interpessoais. Outras temáticas presentes nas histórias estão relacionadas ao apego, à amizade, à autodisciplina, à responsabilidade, à cooperação, aos limites, à aceitação da imagem corporal, ao controle de impulso, à consciência social e ao respeito ao próximo[17].

Para a condução das sessões, o mediador deve estar apto a: compreender e interpretar a história; transpor experiências vividas pelos personagens; aplicar metáfora aos conteúdos compartilhados pelo grupo; partilhar experiências individuais; validar emoções expressas no grupo; e aumentar o repertório para resolução de problemas.

A Tabela 3 a seguir apresenta um exemplo de estrutura das sessões de estimulação das habilidades socioemocionais[17].

TABELA 3   Estrutura das sessões de estimulação das habilidades socioemocionais

Descrição e análise do livro	Perguntas e metáforas	Atividades vivenciais
Identifica os objetivos a serem trabalhados	Possibilita que os participantes compartilhem experiências voltadas para a identificação com a história	Atividades com recursos lúdicos que possibilitem a materialização do que foi discutido
Livro *Pai cabide* Afetividade, limites, confiança na relação entre pais e filhos Objetivos: Reconhecer as próprias emoções e as do outro; propiciar o gerenciamento de emoções e sentimentos relacionados ao apego; desenvolver autodisciplina e responsabilidade; desenvolver estratégias de resolução de problemas, incluindo a modulação do estresse	▪ Qual o significado do Pai cabide? ▪ Quais as emoções expressas pelo pai na história? ▪ Como você se sentiria sendo um "cabide"? ▪ Como se dá a relação entre a filha e o pai? Exemplos de relatos: "O pai deixou a filha fazer tudo e não disse: Filha, agora não posso." (ideia da inserção de limites).	Recortes de revistas podem ser utilizados, sugerindo que as crianças selecionem imagens que possam ser úteis para promover ações de ajuda aos pais e o cumprimento das próprias responsabilidades (faixa etária 3 a 5 anos) Dramatização da cena da história, sugerindo a inversão de papéis "a criança fará o papel de cabide e o pai o papel da criança (faixa etária 6 a 16 anos)

Treino cognitivo para reconhecimento de emoções

"Emoções são os fios que interligam a vida mental. Definem quem somos nós, para nós mesmos e para as outras pessoas." (p. 8)[18]

O treino em reconhecimento de emoções trabalha as habilidades socioemocionais por meio das expressões faciais, corporais, vocais e suas situações desencadeadoras e mantenedoras. Permite a estimulação do reconhecimento, a nomeação e a regulação das emoções, possibilitando maior adaptação ao meio[19]. Pesquisas apontam as dificuldades no reconhecimento de emoções faciais encontradas em pacientes com transtornos psiquiátricos, também constatadas em nossas coletas de dados.

Previamente ao início do treino, cada participante é avaliado individualmente com o teste de reconhecimento de faces de Ekman[20], *Eyes Test (Adult)* – versão brasileira e o *Eyes Test (Child)* – versão portuguesa adaptada. Os pacientes são reavaliados posteriormente ao treino.

A psicoeducação direciona-se a estimular a compreensão das situações que podem desencadear as emoções; difzerenciar emoções e sentimentos em suas respectivas caracterizações; e reconhecer suas expressões faciais, vocais, gestuais e fisiológicas. As emoções básicas trabalhadas nesse treino são alegria, tristeza, medo, raiva, nojo, desprezo, surpresa e amor (Figura 1). As atividades propiciam a verbalização das próprias emoções e a nomeação da emoção do

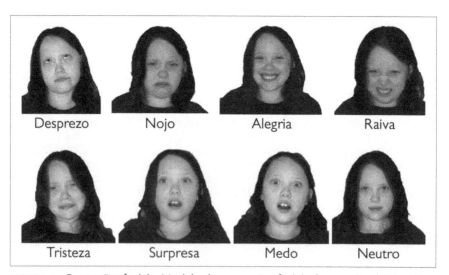

FIGURA 1 Expressões faciais. Modelo de expressões faciais de emoções básicas ilustradas no treino[19].

outro, identificação dos pensamentos e das interpretações; a compreensão da importância da comunicação não verbal, incluindo o reconhecimento de expressões faciais de baixa a alta intensidade e as respostas gestuais (Figura 2); a expressão das emoções na linguagem vocal (Figura 3); as reações fisiológicas envolvendo o sistema nervoso autônomo, respostas comportamentais e ainda estratégias comportamentais com função autorregulatórias[19].

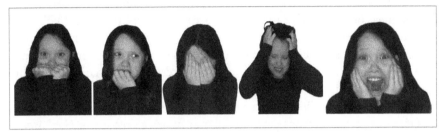

FIGURA 2 Gestos. Ilustração gestual de sentimentos relacionados à emoção básica do medo. Da esquerda para a direita: ansiedade, nervosismo, temor ou vergonha, desespero e horror[19].

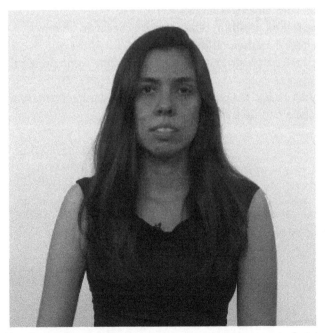

FIGURA 3 Voz. Ilustração de vídeo para treino das expressões vocais, faciais e gestuais. Fonte: extraído do recurso digital, sessão 6[19].

Tomada de decisão com pais e cuidadores

A tomada de decisão é uma função executiva essencial para a convivência em sociedade, definindo-se pela ação de escolher uma resposta em detrimento de uma variedade de outras. Os processos mentais envolvidos nesse campo estão relacionados à categoria das funções executivas, cuja área corresponde aos sentimentos. Para que se concretize, é necessário o conhecimento da situação, o reconhecimento das opções de ação e a previsão mínima das consequências instantâneas ou futuras de cada uma das ações como opção de escolha[21].

Pais e cuidadores de crianças e adolescentes com transtornos psiquiátricos, tendem a enfrentar dificuldades no manejo de situações das mais variadas formas, seja para solucionar um problema seja para intervir em um comportamento desadaptado. No início do programa, os pais respondem a uma escala Likert para identificação de dificuldades nessa área. Para as sessões, adaptou-se uma das técnicas mais utilizadas para reabilitar as funções executivas: *Goal Management Training* (GMT), que tem como objetivo gerenciar as tarefas com base em cinco passos:

- Parar e pensar em um objetivo.
- Definir um objetivo (tarefa).
- Enumerar os passos necessários para chegar ao objetivo.
- Aprender e memorizar os passos.
- Checar se está realizando tudo corretamente como pretendido.

Nas Figuras 4 e 5, estão representadas algumas das intervenções apresentadas durante a sessão nº 1 do treino de psicoeducação.

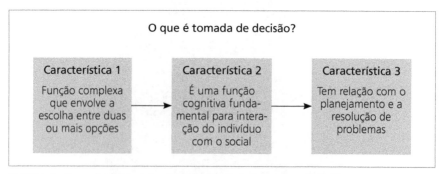

FIGURA 4 Tomada de decisão. Fonte: *slide* 1.6 do recurso digital[21].

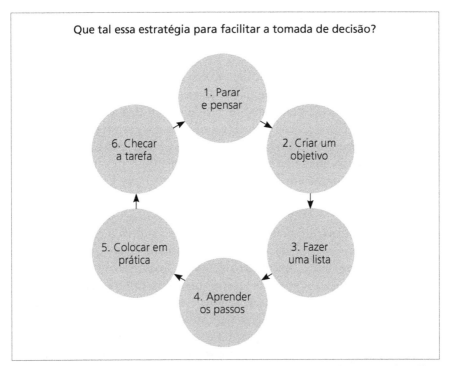

FIGURA 5 Estratégia para tomada de decisão. Fonte: *slide* 1.11 do recurso digital[21].

Estimulação das habilidades pragmáticas

A linguagem pragmática está associada ao uso social da linguagem que atribui funcionalidade ao contexto comunicativo. A estimulação das habilidades pragmáticas trabalha a linguagem em sua extensão, contemplando a forma da comunicação (verbal, gestual, facial e escrita) e o conteúdo e o uso que envolve o contexto comunicativo[22].

A estimulação das habilidades pragmáticas está voltada para as crianças e os adolescentes que apresentam dificuldades na linguagem nos domínios do planejamento, da leitura ambiental e da organização. O treino objetiva a ampliação de repertórios de comportamentos comunicativos nas diversas situações de vida prática, objetivando trabalhar a comunicação de maneira eficaz e adequada em diferentes contextos, assim como a organização de etapas para um discurso comunicativo e o desenvolvimento de expressões verbais, vocais e gestuais[22].

Incentivando um projeto de vida: para além da condição de semi-internação

Segundo Martinez et al.[23], ter um projeto de vida é imprescindível para o sentimento de pertencimento a uma sociedade, além de estar associado a esperanças e expectativas voltadas para um futuro, sendo assim, a compreensão de um projeto de vida é essencial para ser estimulada nos pacientes em internação parcial, com perspectivas de um plano para curto e longo prazos. Ter um projeto de vida favorece a autonomia e o desenvolvimento, além de ser uma base protetiva para comportamento de risco, influenciando as capacidades de tomada de decisão do adolescente.

Ferreira et al.[24] ressaltam que a estimulação da cognição voltada para o empreendedorismo requer um planejamento educativo intencional para o desenvolvimento das habilidades pessoais que apontem para o processamento dessa aprendizagem. A educação para o empreendedorismo promove o desenvolvimento social e econômico de diversas maneiras, como aumento da renda, criação de empregos, redução de desemprego e inovação da sociedade[25].

No grupo destinado a trabalhar aspectos de um projeto de vida, são trabalhados temas relacionados a autoconhecimento, autocuidado (por meio de conceitos ecológicos e filosóficos), responsabilidade, cooperação (por meio do desenvolvimento de habilidades por tentativa e erro) e construção do pensamento de que a aquisição de maestria nas habilidades requer a repetição das tentativas e da persistência. Trabalham-se também empatia, paciência, senso de coletividade, criatividade, capacidade de definir metas e possibilidade de construí-las, bem como a flexibilidade necessária para resolução de problemas e tomada de decisão. São ainda fornecidas orientações sobre mercado de trabalho, elaboração de currículo e primeira entrevista de emprego.

▶ CONSIDERAÇÕES FINAIS

O comportamento humano é modulado pelas experiências com modelos de cuidado, pelo aparato cognitivo, pelas características de temperamento e de humor, bem como pela forma como se lida com emoções e sentimentos. Os transtornos mentais são caracterizados por alterações comportamentais, as quais acompanham dificuldades cognitivas e emocionais, sendo necessário intervir nesses aspectos a fim de garantir melhor funcionalidade e qualidade de vida.

Programas individuais e grupais estruturados pelo referencial teórico das práticas de reabilitação neuropsicológica são ferramentas úteis para esse tipo de intervenção por trabalharem com metas bem delimitadas, psicoeducação específica quanto à relação entre os aspectos cognitivos e emocionais, treinos cognitivos e estabelecimento de estratégias compensatórias para melhorar, compensar ou impedir a evolução de algum déficit cognitivo; além de oferecer novas formas de manejo frente às demandas do ambiente, pela modificação de atitudes disruptivas por outras mais adaptativas.

Quando se trata de intervenções para crianças e adolescentes, o trabalho conjunto com os pais é parte essencial do programa, assim como é preciso considerar as atualizações a respeito do andamento da reabilitação para a equipe multiprofissional. Os pais, se forem bem instrumentalizados, tornam-se agentes de generalização e de transferência das habilidades trabalhadas e desenvolvidas durante a intervenção para o ambiente real.

Neste capítulo, foi apresentado como estruturar um programa de reabilitação em um hospital-dia infantojuvenil, o qual se caracteriza pela condição de internação parcial de crianças e adolescentes que precisam estar acompanhados por um de seus genitores ou por um cuidador. Nesse contexto, as intervenções em grupo visam a atender uma quantidade maior de participantes, bem como atuar frente a diferentes demandas cognitivas e comportamentais. Seguindo a visão holística, a qual leva em consideração o ser humano inserido em seu ambiente, procurou-se por meio dos diferentes treinos, trazer um novo olhar sobre a possibilidade das famílias assistidas nessa condição de HDI lidarem com dificuldades e limitações impostas pelos diagnósticos psiquiátricos que se iniciam na infância e que, pela gravidade do quadro, acompanham comportamentos disruptivos.

▶ REFERÊNCIAS BIBLIOGRÁFICAS

1. Mental Health Coordinating Council (MHCC). Cognitive functioning: supporting people with mental health conditions. Henderson C (ed.). Clements SC, Humin YS, Karmas R; 2015.
2. Wilson B. Neuropsychological rehabilitation. Ann Rev Clin Psychol. 2008;4(1):141-62.
3. Abrisqueta-Gomes J. Reabilitação neuropsicológica: abordagem interdisciplinar e modelos conceituais na prática clínica. Porto Alegre: Artmed; 2012.
4. Sohlberg MM, Mateer CA. Reabilitação cognitiva: uma abordagem neuropsicológica integrada. São Paulo: Santos; 2011.
5. Wilson B. Reabilitação da memória: integrando teoria e prática. Porto Alegre: Artmed; 2011. p.304.
6. Bai GN, Wang YF, Yang L, Niu WY. Effectiveness of a focused, brief psychoeducation program for parents of ADHD children: improvement of medication adherence and symptoms. Neuropsychiatr Dis Treat. 2015;11:2721-35.
7. Ekhtiari H, Rezapour T, Aupperle RL, Paulus MP. Neuroscience-informed psychoeducation for addiction medicine: a neurocognitive perspective. Prog Brain Res. 2017;235:239-64.
8. Ferrin M, Perez-Ayala V, El-Abd S, Lax-Pericall T, Jacobs B, Bilbow A, et al. A randomized controlled trial evaluating the efficacy of a psychoeducation program for families of children and adolescents with ADHD in the United Kingdom: Results after a 6-month follow-up. J Atten Disord. 2016;24(5):768-79.
9. Lezak MD. Neuropsychological assessment. New York: Oxford University; 2004.
10. Lance ACN, Esteves C, Arsuff ES, Lima FF, Reis JS. Atenção on-line: AOL. São Paulo: Vetor; 2018.
11. Sertori PLCF, Serafim AP, Rocca CCA. Estimulação da atenção de crianças e adolescentes. Barueri: Manole, 2020.

12. Mattos P, Serra-Pinheiro MA, Rohde LA, Pinto D. Apresentação de uma versão em português para uso no Brasil do instrumento MTA-SNAP-IV de avaliação de sintomas de transtorno do déficit de atenção/hiperatividade e sintomas de transtorno desafiador e de oposição. Rev Psiquiatr Rio Gd Sul. 2006;28(3):290-7.
13. Izquierdo I. Memória, 2.ed. Porto Alegre: Artmed; 2011.
14. Assed MM, Carvalho MKHV. Estimulação da memória. Barueri: Manole; 2020.
15. Abrahams L, Pancorbo G, Primi R, Santos D, Kyllonen P, John OP, De Fruyt F. Social-emotional skill assessment in children and adolescents: advances and challenges in personality, clinical, and educational contexts. Psychol Assess. 2019;31(4):460-73.
16. OECD survey on social and emotional skills: technical report, 2021. Disponível em: https://www.oecd.org/education/ceri/social-emotional-skills-study/sses-technical-report.pdf. Acesso em: 23 out. 2022.
17. Orsi G, Rocha LC, Amaral AVM, Smith RLA. Habilidades socioemocionais a partir de histórias infantis. São Paulo: Moderna; 2020.
18. LeDoux J. O cérebro emocional. Rio de Janeiro: Objetiva; 2011. p.8.
19. Rocha LC, Cardoso JRLB, Campos MCS, Campelo LLCR, Pantano T, Rocca CCA. Treino em reconhecimento de emoções. Santana de Parnaíba: Manole; 2021.
20. Ekman P. A linguagem das emoções. Trad. Szlak C. São Paulo: Lua de Papel; 2011.
21. Spada TH, Sertori PLCF, Rocca CCA, Pantano T, Serafim AP. Estimulação da capacidade de tomada de decisões. Barueri: Manole; 2021.
22. Otsubo MTN, Rocca CCA, Pantano T. Estimulação das habilidades pragmáticas. Barueri: Manole; 2020.
23. Martinez RCB, Arand JMR, González BCS, Torres RAB, Champion JD, Guajardo JG. Life project for adolescents: a concept analysis. Int J Social Sci Studies. 2016;4(5).
24. Ferreira JJ, Fernandes CI, Ratten V. The influence of entrepreneurship education on entrepreneurial intention, in entrepreneurial universities. Cham: Springer; 2017. p.19-34.
25. Lv Y, Chen Y, Sha Y, Wang J, An L, Chen T, Huang X, et al. How entrepreneurship education at universities influences entrepreneurial intention: mediating effect based on entrepreneurial competence. Front Psychol. 2021;12:655868.
26. Bolsoni-Silva A, Perallis C, Nunes P. Problemas de comportamento, competência social e desempenho acadêmico: um estudo comparativo de crianças no ambiente escolar e familiar. Temas Psicol. 2018;26(3):1189-204.
27. Lima-Silva TB, Yassuda MS. Treino cognitivo e intervenção psicoeducativa para indivíduos hipertensos: efeitos na cognição. Psicol Reflex Crit. 2012;25(1):30-40.

27

Abordagens familiares: terapia familiar e terapia vincular

Claudia Paula Leicand
Daniela Rothschild
Maria Odila Buti de Lima

▶ INTRODUÇÃO

A história da terapia de família, com sua necessidade e eficácia, tem sido abordada e comprovada ao longo de décadas. Praticamente todos os corpos teóricos das diversas psicoterapias têm se debruçado sobre o tema: psicanálise, psicodrama, psicologia analítica, teoria sistêmica e terapias comportamentais.

Seus conceitos teóricos podem ser consultados nos inúmeros tratados sobre o tema e são de tal vastidão e complexidade impossíveis de serem contempladas por um só autor com profundidade. De igual maneira, a família, célula-mãe da sociedade, não poderia deixar de demandar estudos e questionamentos em todas as áreas do conhecimento.

Este capítulo descreve a abordagem familiar realizada no Instituto de Psiquiatria do Hospital das Clínicas da Faculdade de Medicina da Universidade de São Paulo (IPq-HCFMUSP), em três contextos distintos: ambulatório, hospital-dia (semi-internação) e enfermaria infantil (internação integral).

O objetivo é transmitir os formatos dessas abordagens, sua inserção no tratamento global da criança e do adolescente, além de sua relevância na evolução dos casos, dentro do conceito de trabalho integrado e multidisciplinar. As abordagens familiares nessas áreas do IPq-HCFMUSP abarcam assistência e ensino.

A psiquiatria infantil é também a psiquiatria da família. Quando se está diante de uma criança demandando cuidados psíquicos e psiquiátricos, é impossível não entrar em contato com sua família e/ou com seus cuidadores. Em qualquer época da vida, as pessoas podem se sentir abandonadas e dependentes,

678 Psiquiatria da infância e adolescência: cuidado multidisciplinar

mas na situação concreta só podem abandonar/ser abandonadas quando são crianças ou idosas com limitações e existe legislação para que o direito ao cuidado seja respeitado.

Nas abordagens familiares, ressalta-se a importância da palavra, da escuta e do acolhimento. É fundamental que cada membro da família possa falar de seus afetos, contar sua história emocional e sua história vivida. Nesse sentido, considera-se que a escuta atenta e cuidadosa é terapêutica.

▶ ATENDIMENTO FAMILIAR NO CONTEXTO AMBULATORIAL E DE HOSPITAL-DIA

Inicialmente, é importante abordar alguns conceitos teóricos a respeito de família, que norteiam a abordagem desenvolvida nesses dois ambientes terapêuticos (ambulatório e hospital-dia). O embasamento teórico utilizado é o psicanalítico.

Freud, com base no estudo da relação mãe-filho, referia-se à família como um referencial fundamental para entender o desenvolvimento emocional da criança. Para ele, a família é um lugar social, no qual se dá a origem do psiquismo individual, além de fornecer as bases para que a pessoa caminhe socialmente. A família é o lugar em que se confronta com as normas, as leis e as interdições. Ela é vista como mediadora entre indivíduo e sociedade, na medida em que possibilita compreender e perceber o mundo e situar-se nele.

Para Minuchin, autor muito representativo na terapia familiar sistêmica[1] da escola estrutural, a família é considerada a matriz do desenvolvimento psicossocial de seus membros. Ela é o primeiro grupo de pertinência permanente do indivíduo. É o primeiro grupo social do qual se faz parte.

O que caracteriza a família é sobretudo a natureza das relações entre seus componentes, ou seja, a forma como eles interagem e como estão vinculados nos diferentes papéis e subsistemas. Uma pessoa não pode mudar sem mobilizar mudanças nas outras pessoas que a constitui. Ela é um sistema em constante evolução.

A família atual vem apresentando novas configurações; hoje, existem várias modalidades de família, não havendo a existência de um modelo único, verdadeiro, linear e hegemônico. Há a ideia do multiverso, da pluralidade, da complexidade, da flexibilidade e da heterogeneidade.

A abordagem adotada tanto no ambulatório como no hospital-dia infantil (HDI) é a do construcionismo social e a da teoria das narrativas no que se refere ao manejo clínico e ao entendimento da família como grupo social. Quanto ao entendimento dos aspectos subjetivos e intrapsíquicos de cada membro da família, é a psicanálise que fornece as ferramentas.

O enfoque da terapia familiar sistêmica começou a se desenvolver na década de 1950, com base nos estudos de G. Bateson; da Cibernética[2]; da teoria dos sistemas[3] e da teoria da comunicação. Existem diversas escolas de terapia familiar sistêmica, mas as principais são: estratégica, estrutural, de Milão, construtivista, do construcionismo social e das narrativas.

No construcionismo social, um dos principais conceitos é o de que "a construção do mundo não se situa no interior da mente daquele que observa, mas sim no interior das diversas formas de relação"[4].

Fazendo uma analogia com a interação dos leitores de certos textos, cada nova leitura de um texto é uma nova interpretação deste e, portanto, uma nova forma de escrevê-lo. O mesmo ocorre nas relações interpessoais.

Sempre que uma pessoa descreve outra, ela faz parte de um sistema observante. Em outras palavras, aquilo que pode ser descrito e aquilo que está disponível para ser observado e descrito é determinado, a cada momento, pelo sistema observante. O observador ou a pessoa que está sendo descrita limita suas falas e atos de acordo com sua compreensão da relação com o descritor. No entanto, aquilo que se torna disponível é tão rico em detalhes que uma só pessoa não poderá dar atenção a tudo. Terá que selecionar e, consequentemente, alguma coisa será focalizada e outra abandonada. Nos termos de Bateson e Maturana, esse enfoque da atenção é chamado "fazer uma distinção"[5].

A narrativa não abarca toda a riqueza da experiência vivida. As estruturas narrativas organizam a experiência e lhe dão sentido, mas sempre há sentimentos e experiências vividas que o relato dominante não pode abarcar.

Trabalha-se buscando as histórias e os sentidos que os pacientes dão a elas, pois são os sentidos os quais eles atribuem às suas experiências que moldam suas vidas, colocando os membros da família em um contexto tal que possam desenvolver a própria capacidade de atribuir sentido às experiências.

A vida tem várias histórias; quando a família vem para a consulta, muitas vezes acaba trazendo uma única história, na qual está aprisionada. Os terapeutas precisam buscar um ponto de entrada para explorar os territórios de vida e identidades que estão nas histórias subordinadas. Para que novas narrativas sejam construídas, os terapeutas devem desenvolver curiosidade sobre as experiências que foram negligenciadas no relato.

O terapeuta concentra toda a atenção e esforço no sentido de desenvolver um espaço conversacional livre, entre ele e a família, pois acredita que com base no diálogo possam nascer novas ideias e significados. Nessa visão, terapeuta e família conjuntamente se somam na construção de uma realidade compartilhada, na tentativa de se criar uma narrativa. A terapia familiar propõe uma nova forma de diálogo.

Consideramos as conversas como fonte importante para a troca de descrições e explicações adequadamente diferentes, de definições e de significados. Essas trocas podem dar um novo tom às antigas descrições e explicações e até fazer surgir outras novas. Proporcionam, assim, uma base o mais ampla possível de escolha para que a pessoa possa tratar, de uma forma diferente, situações paralisadas, ou reagir a novos fatos, sejam eles previstos ou não[5].

O conceito da terapia das narrativas envolve a criação mútua entre terapeuta e família de novas histórias significativas.

Sintomas e distúrbios de comportamento, uma problemática psíquica, devem ser entendidos como expressão individual, porta-sintoma de um grupo familiar em sofrimento[6].

Doença não é simplesmente uma experiência pessoal. É transacional, comunicativa e profundamente social. O estudo do significado da doença não é somente o exame da experiência de determinado sujeito. É muito mais o estudo das redes sociais de comunicação, situações sociais e ainda de diferentes formas de realidade social de cada um[7].

A família é um sistema em constante evolução. Uma disfunção relacional que se traduz por sintomas atribuídos a uma ou mais pessoas, é o sinal de crise.

Tanto no ambulatório como no HDI, os atendimentos das famílias estão vinculados ao curso de Introdução à Terapia Familiar, ministrado aos residentes de psiquiatria infantil da mesma instituição. Os residentes participam das sessões como observadores durante 1 ano e, em um esquema de rodízio, por 6 meses observam as sessões de terapia familiar no HDI e por 6 meses no ambulatório em grupos de três residentes. O curso busca sensibilizar os residentes sobre a importância de se considerar a dinâmica familiar um aspecto relevante no aparecimento e na manutenção de alguns sintomas ligados ao diagnóstico psiquiátrico da criança ou do adolescente. Busca habilitá-lo a desenvolver um raciocínio clínico e psicodinâmico, que correlacione sintomas, diagnóstico e dinâmica familiar. É possível observar, nesses anos de trabalho, que participar das sessões de terapia favorece ao médico residente a percepção da dinâmica que se estabelece sessão a sessão, possibilitando a compreensão dos "sintomas familiares", e no final do curso estão mais aptos a formular hipóteses sobre a dinâmica familiar e a correlação com o diagnóstico.

No contexto ambulatorial, os atendimentos são realizados sempre em dupla (um terapeuta e um coterapeuta). A frequência dos atendimentos no ambula-

27 ■ Abordagens familiares: terapia familiar e terapia vincular **681**

tório é quinzenal, tendo a duração média de 12 sessões, podendo se estender, dependendo da gravidade e da complexidade do caso. São encaminhadas para terapia familiar as famílias em que existe acomodação familiar de tal ordem que dificulta a melhora dos sintomas. Muitas crianças e/ou adolescentes atendidos ambulatorialmente possuem outros atendimentos além da terapia familiar, como terapia individual psicodinâmica, terapia cognitivo-comportamental (TCC) e grupos terapêuticos.

Em muitas famílias, além da criança e/ou do adolescente com o diagnóstico de algum transtorno, encontram-se também irmãos, pai e/ou mãe, avós, com o mesmo diagnóstico ou outro transtorno psiquiátrico. Portanto, nas sessões, sempre são pesquisadas as histórias transgeracionais. A constituição daquela família, as inter-relações dos componentes da família, as alianças, os afastamentos.

Dimensão histórico-evolutiva da família

Todos nós somos portadores de uma herança genealógica que constitui o fundamento de nossa vida psíquica e que se processa no inconsciente. Em todas as etapas da vida se impõe, ao sujeito, a questão da herança genealógica e sua pertinência a uma filiação. O espaço por excelência desse processo é o grupo familiar, onde se articulam diversos mecanismos de identificação, lugar de circulação da transmissão psíquica[8].

Já no contexto de HDI, são atendidas as famílias dos pacientes durante o período de semi-internação, com sessões semanais, a partir da segunda ou terceira semana, ou seja, quando o paciente e a família já estão ambientados à rotina de semi-internação, e os processos diagnósticos e terapêuticos já estão em andamento. Trata-se, portanto, de um processo de terapia breve. Os atendimentos também são realizados com dois terapeutas e a família. Os familiares que vivem na casa e/ou que convivem intensamente com o paciente, mesmo que não estando presentes no dia a dia da semi-internação da criança, são convidados a participar do processo da terapia familiar (outra figura parental, irmãos, tios ou avós).

Os casos são discutidos semanalmente nas reuniões de equipe multidisciplinar, de tal forma que as diferentes experiências e visões a respeito do paciente e da família se complementam e se articulam constantemente durante o processo.

Em todas as culturas, a família dá a seus membros o cunho da individualidade. A experiência humana de identidade tem dois elementos: um sen-

682 Psiquiatria da infância e adolescência: cuidado multidisciplinar

tido de pertencimento e um sentido de ser separado. O laboratório em que esses ingredientes são misturados e administrados é a família, a matriz da identidade[1].

Caso clínico 1 – atendimento em terapia de família no ambulatório

Lúcia (nome fictício) começou a terapia familiar aos 12 anos de idade. Mora com a mãe, uma vez que seus pais estão separados há 2 anos. Lúcia tem o diagnóstico de episódio depressivo. Faz terapia individual no ambulatório, mas, em razão do relacionamento familiar conturbado, foi encaminhada para terapia de família.

Na primeira entrevista, vieram todos os integrantes da família: Lúcia, sua mãe e seu pai. Foi uma sessão muito tensa, pois os conflitos entre os pais de Lúcia estavam presentes durante toda a sessão e ficou visível o profundo desconforto da menina. A partir dessa sessão, os encontros ocorreram separadamente: em uma sessão, Lúcia vinha com a mãe e, na outra, com o pai.

Antes da separação, Lúcia e os pais e os pais entre si tinham uma relação "grudada" [sic]: estavam sempre todos juntos, não tinham amigos e faziam tudo juntos.

Lúcia é a única filha desse casal. O pai tem outros dois filhos, de relacionamentos anteriores.

Aos 11 anos, Lúcia descobriu que o pai mantinha outro relacionamento amoroso. Ao confrontá-lo, o pai confirmou a descoberta e pediu que Lúcia "guardasse segredo" [sic] até que ele contasse para sua mãe que queria se separar. Assim, Lúcia, além de ter uma relação grudada com o pai, acabou por se tornar depositária de seus segredos.

Após a separação, a violência latente na relação se torna manifesta. A família, que antes era "grudada", tornou-se muito desestruturada e repleta de hostilidades extremas. Lúcia e a mãe passaram a "ser uma só pessoa". Não se sabia mais quem chorava por quem nem por quê.

A mãe de Lúcia, chamada aqui de Rosana, passou a viver única e exclusivamente a vida e as dores da filha, invadindo, por um lado, seu espaço mental e suas atividades cotidianas. Lúcia, por outro lado, passou a cuidar da mãe, misturando-se aos sentimentos dela, também como forma de suportar o sofrimento em função da culpa que sentia por ter sido depositária do segredo do pai. Durante as sessões, ficava claro que as duas sofriam. No entanto, Lúcia não sofria somente a dor de ver agora os pais separados, sofria por muito mais. Durante esse período, em todas as sessões, Lúcia juntava todas as cadeiras da sala de terapia e se deitava, mal falava.

A mãe continuava cada vez mais desesperada, sem dinheiro e sem amigos. Rosana é uma pessoa bastante agressiva, impulsiva e "dramática". Possui formação no ensino superior, mas tem sérias dificuldades para trabalhar e garantir seu sustento, dependendo exclusivamente do ex-marido, sendo esse mais um motivo para brigas intensas e grandes "cenas".

O pai, Carlos, é uma pessoa de poucas palavras e esquivo; suas falas não são claras, passando sempre duplas-mensagens, o que acaba por confundir e angustiar Rosana e Lúcia. Um exemplo de seu comportamento ambíguo é quando Carlos afirma que a filha poderia morar com ele, mas nunca se propõe, de fato, a colocar em prática sua intenção.

Nas primeiras sessões, eram poucos os momentos em que era possível conversar sem que aparecesse o conflito entre Carlos e Rosana. Mesmo um não estando presente fisicamente, estava simbolicamente ali representado. Nessa época, a ideação suicida de Lúcia, que já existia anteriormente, tornou-se mais presente e mais intensa, por isso decidiu-se pela semi-internação no HDI. Durante a internação, que durou 3 meses, o processo de terapia familiar continuou e foram acrescentadas outras terapias. Rosana passou a fazer psicoterapia individual. Após a saída da internação, a relação familiar continuava conflituosa e agitada. Ficava claro que a demanda da mãe extrapolava qualquer acolhimento que pudesse ser oferecido pelos diversos profissionais que atendiam a família. Por sua vez, Lúcia estava se tornando adolescente e suas demandas começavam a mudar, ao contrário dos conflitos da relação Carlos-Rosana, que continuavam os mesmos, mas cada vez mais intensos.

Como qualquer adolescente, aos poucos, Lúcia começou a refazer seu vínculo com os amigos da escola e passou a ter "voz própria", querendo (e tentando) se diferenciar de Rosana. Nesse momento, a terapia individual da mãe foi importante para que ela pudesse suportar a diferenciação dos espaços mentais e o afastamento da vida cotidiana de Lúcia.

Diante da impossibilidade de continuação da simbiose com a filha, Rosana precisou encontrar uma maneira de entrar em contato com as próprias questões, deixando, agora, de se vitimizar e de se sentir impotente por sua realidade e passando a agir com Carlos de forma mais direta, embora ainda impulsiva e ineficaz.

No meio desse processo, o pai morre subitamente. A partir de então, acaba a situação de dupla-mensagem orquestrada por ele. Como era de se esperar, Lúcia fica triste com a situação, mas continua com seu movimento de adolescente, não permitindo que a mãe invada mais seu espaço. Rosana, por sua vez, passa a ter de cuidar de sua vida de maneira mais concreta e efetiva.

As sessões continuam a acontecer de maneira quinzenal. Agora, o foco era a relação mãe-filha, as crises da adolescência, o processo de luto e os planos para

684 Psiquiatria da infância e adolescência: cuidado multidisciplinar

o futuro. Passados alguns meses, encerra-se o trabalho de terapia familiar. Lúcia e Rosana continuam os tratamentos médicos e psicoterápicos individualmente.

Caso clínico 2 – atendimento em terapia de família no HDI

A seguir, descreve-se uma vinheta clínica, para dar um exemplo de como o trabalho se processa.

Paciente em semi-internação, Guto (nome fictício), mãe Maria, pai José, irmão João. Guto, um menino de 10 anos de idade, estava no processo de semi-internação no hospital-dia para esclarecimento e tratamento de seu quadro clínico. Já havia passado por diversos psiquiatras e psicoterapeutas, desde os 6 anos de idade. Havia hipóteses diagnósticas de TDAH, transtorno afetivo bipolar, e se suspeitava de que ele tivesse alguma perda cognitiva. Chegou-se a suspeitar também de um quadro dentro do espectro autista. Guto se mostrava arisco aos contatos, com comportamento isolado e com movimentos estereotipados, e frequentes crises de irritação e agressividade, especialmente com o irmão menor e com a mãe. Estava há alguns meses fora da escola, na qual sofreu *bullying* e ficava muito angustiado.

Ao entrar no hospital-dia, foram realizadas todas as pesquisas diagnósticas, exames neuropsicológicos, neurológicos, clínicos etc. Também foram iniciados os tratamentos, clínico, terapia ocupacional, classe hospitalar, psicoterapia individual, terapia individual da mãe, treino parental, grupos, terapia orientada com cães, terapia familiar.

No processo de terapia familiar, foram realizadas sete sessões. Na primeira, participaram Guto e Maria; na segunda, veio também o irmão menor, João, e a partir da terceira vieram os quatro integrantes da família.

No início, Guto ficava tenso e retraído, usando de movimentação aparentemente desconexa para se expressar. Aos poucos, procurou-se entender o que ele expressava com os gestos e, gradativamente, à medida que foi também ouvindo e compreendendo os conflitos dos pais e do irmão, ele passou a se colocar de forma mais clara, mais verbal e mais afetiva.

Um pouco da história familiar

Maria (mãe) é a segunda filha do primeiro casamento do pai e tem uma meia-irmã que vive no exterior. Tem crises de pânico e iniciou tratamento psiquiátrico durante o período de semi-internação de Guto no HDI. Sua história de vida é pautada por vivências de abandono na infância e de desvalorização social de sua mãe, que abandonou a família quando os filhos eram pequenos. Seu pai se casou depois por duas vezes, e Maria ficou com a marca de ter sido rejeitada pelas mulheres de seu pai. Busca com afinco construir uma família estável, sente que foi criada de maneira "solta", e a possibilidade de abandono é um grande fantasma. Fica extremamente angustiada quando o marido se zanga, não vê saída para os problemas do filho e pensa em "desistir" [*sic*].

José (pai) é filho único de um casal idoso. Foi criado de forma isolada, seu pai sempre desqualificou ele e a esposa, sempre "amaldiçoou" o peso de ter família. Sua mãe se submeteu ao estilo de vida do marido e, segundo José, apagou-se como pessoa [*sic*]. José, desde a infância e adolescência, desenvolveu o lado mais intelectual, com leituras e estudos. Teve poucos amigos e é muito reservado. Sente-se extremamente angustiado, do ponto de vista profissional, familiar e pessoal. Sempre considera que está "devendo" algo ao trabalho, aos estudos, à família, a seus sonhos juvenis. Vive tão tenso e desesperado que as demandas de afeto e atenção dos filhos e da esposa o exasperam – a ponto de explodir, dizendo que não vai aguentar as pressões e o "barulho" dos filhos, que sempre querem mais dele. José está desesperançoso, vê-se sem saída e considera o filho, Guto, um problema sem solução, após tantos tratamentos frustrados.

Na sala de terapia familiar, existem à disposição materiais gráficos, jogos e brinquedos. Quando Guto e João jogavam, durante as primeiras sessões, percebia-se que Guto sentia muita necessidade de cuidar e organizar o espaço, e João necessitava se assegurar do afeto, buscando contato e aprovação da mãe, do pai, do irmão; quando isso não ocorria, ele se irritava, xingava e queria sair da sala.

Na quarta sessão, a família está mais relaxada; quando os terapeutas chegaram estavam todos brincando juntos, jogo de mímica. Haviam passado uma semana mais tranquila, João mais calmo, o pai mais participativo do cotidiano da família no fim de semana. José, então, relata a história do pai, lembra de momentos duros e importantes da relação com o próprio pai. Emociona-se e chora, e os filhos estão bem próximos, acolhem-no.

Guto sentia-se aprisionado nas angústias de necessidade de competência inalcançável do pai, sentindo-se incapaz de ser alguém com qualidades e com condições de ser alguém com um lugar de valor. Sentia-se também ameaçado de ser rechaçado, com a mãe, caso não correspondesse às expectativas de desempenho de seu pai. Sentiu-se muito aliviado ao compreender que essas angústias se referiam especialmente a seu pai diante do próprio pai. E que este não só deveria ser brilhante, como também ter uma família "impecável", na fantasia de homem-menino.

A partir daí, Guto passa a se expressar mais livremente nas sessões, com muita clareza, trazendo questões da família que o incomodam. Quando se queixa de algo da mãe ou do pai, seu irmão vai "proteger" os pais, aproximando-se fisicamente, abraçando, amparando-os. É interessante como, nesse con-

686 Psiquiatria da infância e adolescência: cuidado multidisciplinar

texto, João, o caçula da família, incumbiu-se do lugar de acolhimento afetivo dos pais e do irmão. Maria (mãe) também conta fragmentos de sua história, pautada por intrigas, segredos, preconceitos e ambiguidades.

Na última sessão, Guto declara que gosta muito de sua família e que, embora tenham brigas, é ela quem mais o acolhe, e ele pensa que brigas fazem parte da vida em família e que espera que nunca se separem. Todos trazem, então, problemas da família em relação com o mundo externo e suas ameaças.

Este é um caso que teve grande ganho com os processos terapêuticos oferecidos pelo HDI, no qual as terapias, os grupos e as atividades foram se somando, resultando em um processo de elaboração. A família foi orientada a continuar os trabalhos e terapias na rede de saúde mental, dado que mudanças necessitam de tempo e trabalho para se instaurar e consolidar.

Do ponto de vista psicanalítico, considera-se que, segundo os processos de identificação, "aquilo que ficou no passado, sem ser pensado nem elaborado por aqueles que o viveram, aparecerá, necessariamente, como sintoma nas futuras gerações"[9].

❱ ATENDIMENTO FAMILIAR NO CONTEXTO DE ENFERMARIA INFANTIL – AS TERAPIAS VINCULARES

A terapia vincular baseia-se na identificação e na compreensão das dinâmicas envolvidas na constituição dos vínculos e dos grupos, principalmente o grupo familiar. Com a abordagem psicodramática, junguiana e sistêmica, procura-se definir estratégias para a condução e o manejo dos casos atendidos.

Aborda-se aqui o trabalho que tem sido realizado com as famílias das crianças internadas na Enfermaria Infantil do IPq-HCFMUSP na abordagem terapia vincular.

A abordagem vincular baseia-se na identificação e na compreensão das dinâmicas envolvidas na constituição dos vínculos e dos grupos, principalmente do grupo familiar. As principais indicações são:

- Problemática de casais na conjugalidade e parentalidade.
- Dificuldades e conflitos entre membros da mesma família: pai-filho(a), mãe-filho(a), entre irmãos.
- Famílias reconstituídas e definição de papéis.
- Dificuldade relativas ao manejo e ao entendimento de um familiar com transtorno psiquiátrico.
- Situações consideradas crises dentro de uma família, como perdas, lutos, dificuldades financeiras e mudança de padrão estabelecido.

A história da loucura é muito antiga, e os dramas dos relacionamentos já estão escritos e descritos em todos os relatos míticos. A psiquiatria como ciência teve o primeiro medicamento usado em meados do século XX, ou seja, é uma ciência muito recente.

Observa-se avanço considerável nos tratamentos biológicos. Atualmente, já se pode descrever a emoção na célula, mas o fator humano desafia as evidências e em muitos casos se transforma naquele que impede o bom andamento de um caso.

E aí encontram-se grandes desafios. É preciso comunicar-se com os familiares/cuidadores. Como conversar com eles? Como identificar funcionamentos entre os vínculos familiares que podem facilitar ou dificultar a adesão ao tratamento?

É possível fazer intervenções breves e efetivas com os familiares, sabendo que nem sempre podem ser indicadas terapias de curso prolongado para as famílias?

De que maneira pode-se tratar/atender uma família sem que todos os elementos do grupo estejam presentes?

Como traçar estratégias para a orientação dos casos sem utilizar posicionamentos baseados apenas na visão pessoal do caso?

Moreno, fundador do psicodrama e um dos precursores da psicoterapia de grupo, fala do homem como um ser em relação e conceitua a teoria dos papéis. Moreno[10] diz que "cada papel é a fusão de elementos coletivos e individuais, seus denominadores coletivos e seus diferenciais individuais. A parte tangível do que é conhecido como Eu são os papéis com os quais opera".

Buber[11] propõe a teoria do encontro: "realizo-me ao contato com o Tu, tornando-me Eu dizendo Tu. Toda vida verdadeira é Encontro".

Bustos[12] trata dos vínculos como unidades de interação, sendo os papéis os polos individuais das interações.

Uma família estrutura-se nos vínculos entre os envolvidos e entre os papéis correspondentes. Os papéis sociais, porém, são indicadores, mas não necessariamente definidores de uma realidade familiar. Uma mãe ou um pai biológicos pode muitas vezes agir como se fossem filhos ou irmãos mais velhos um do outro ou em relação a seus filhos, entre outras possibilidades.

Para Jung, o fundador da psicologia analítica, os arquétipos, formas *a priori* da psique, estruturam o ego e a consciência. "Os arquétipos são os leitos nos quais o rio dos fenômenos psíquicos corre desde sempre."[13]

Pai/mãe são arquetípicos e, *a priori*, são componentes do inconsciente coletivo. Independentemente de gênero, à exceção de algumas patologias, todos têm a imagem matriarcal e patriarcal. O símbolo, formado de partes conscientes e inconscientes, é a melhor representação possível de algo que jamais poderá ser conhecido totalmente. Tem um sentido múltiplo com possibilidades infinitas. E, assim, tem-se a configuração simbólica da mãe e do pai, que no desenvolvimento das pessoas vai estruturar os papéis de pai/mãe/filho no vínculo triangular.

No mundo dos arquétipos, do *self,* muitos outros arquétipos coexistem e determinam dinamismos da consciência ao longo dos ciclos da vida. Em um processo contínuo o ego confronta o *self* por meio de imagens, sensações, pensamentos e muitas vezes ações. É a relação da consciência com fatores objetivos e subjetivos tanto conscientes como inconscientes, formando um complexo egoico. Na teoria junguiana, o ego é o centro ordenador da psique consciente, ao passo que o *self* é o centro ordenador da personalidade ou psique total.

Quando se observa uma família, duas instâncias podem ser observadas: a conjugalidade existente entre os pares e a parentalidade, ou seja, como é o casal enquanto marido e mulher e como pai e mãe dos filhos. Os papéis a serem estruturados nesse contexto vão envolver o desenvolvimento da relação eu-outro no intra e extrapsíquico com diferentes ações na dependência de serem essas relações simétricas ou assimétricas.

Bustos[14] conceitua os vínculos simétricos como aqueles em que as mesmas possibilidades são dispostas ao eu e ao outro. Cônjuges, irmãos e amigos têm responsabilidades, direitos e deveres equivalentes mesmo que não necessariamente iguais. Os vínculos assimétricos já se configuram em uma díade, não são iguais e envolvem papéis complementares: pai/filho(a) e mãe/filho(a).

Os arquétipos envolvem uma posição ativa e sua contraparte passiva. Assim, no papel de mãe, haverá a contraparte filho(a) e no mundo intrapsíquico esse papel de cuidador/cuidadora será estruturado na inter-relação com os cuidados que foram recebidos durante o desenvolvimento no papel de filho. Segundo Galiás, dependendo de como foi estruturado o papel de filho, ele se torna pai e mãe[15]. Dessa maneira, no âmbito biológico, todos são filhos de um pai e de uma mãe, mas, no âmbito da formação da personalidade, todos são filhos de quatro instâncias: o lado pai e mãe do pai e o lado pai e mãe da mãe. Essa distinção tem sido de grande valia na prática clínica quando um casal e uma família são avaliados.

Quando um casal escolhe ter filhos, está construindo um vínculo triangular composto de uma relação simétrica entre marido e mulher e assimétrica na parentalidade. Galiás descreve, em *Reflexões sobre o triângulo edípico,* como a síndrome de retificação do triângulo edípico pode levar a disfunções no sistema familiar. Um(a) filho(a) nessa retificação pode estar colocado(a) mais ao lado da mãe, do pai ou no meio dos dois. Em quaisquer dessas posições em que a configuração original foi alterada, a relação eu-outro pode ficar comprometida.

Expostas aqui de forma simplificada, essas elaborações apontam a base do trabalho desenvolvido em supervisão para os médicos residentes que estagiam na

Enfermaria Infantil do IPq-HCFMUSP no tocante à abordagem das famílias das crianças internadas. Os cuidadores, profissionais de ajuda, não podem prescindir da família da criança. É preciso traçar hipóteses de funcionamento da dinâmica familiar. Uma criança com transtorno psiquiátrico dentro de uma família altera seu funcionamento, e muitos casais com vínculos fortes questionam seus afetos e possibilidades na vigência de um problema com algum ou alguns de seus filhos. Estruturas rígidas não significam necessariamente estruturas sólidas, assim como estruturas permissivas não são sinônimas de amor. Não se pode evitar que problemas aconteçam e uma família que vive bem não necessariamente é aquela que não passa por adversidades. As dificuldades aumentam quando se identifica o efeito transgeracional: pessoas com muitas questões de ordem emocional e patologias psiquiátricas se transformam em pais e mães com problemáticas diversas no exercício da conjugalidade e da parentalidade e assim o foram seus pais e seus avós. Ressalta-se aqui a importância de se trabalhar os genomas familiares no sentido de buscar as figuras de ajuda e identificar fatores de adesão ou refratariedade às propostas terapêuticas.

Caso clínico 3 – atendimento em terapia vincular na enfermaria infantil

Sílvia (nome fictício), sexo feminino, atualmente com 18 anos, filha de Maria, 46 anos, dona de casa, e de Marcos, 47 anos, engenheiro que trabalha em uma empresa de aviação. É a primeira filha de uma prole de dois, sendo Carlos o irmão de 12 anos. Mora com os pais e o irmão. Em 2012, foi avaliada no ambulatório do Serviço de Psiquiatria da Infância e Adolescência (SEPIA) do IPq-HCFMUSP, apresentando sintomas de autorreferência e alterações do comportamento alimentar. Não estava frequentando a escola, havia deixado de realizar atividades de lazer e apresentava isolamento social significativo. Foram aventadas as hipóteses diagnósticas de esquizofrenia paranoide, transtorno obsessivo-compulsivo e transtorno alimentar.

No acompanhamento ambulatorial, a equipe teve dificuldades para realizar o processo de investigação diagnóstica e intervenções terapêuticas. Os pais não conseguiam realizar as orientações, ministrar os medicamentos, realizar exames e trazer a paciente ao hospital. Diante da gravidade do caso, o Conselho Tutelar foi acionado e foi indicada a primeira internação da paciente, em que ficaram evidentes a dificuldade da paciente de estabelecer vínculos de confiança e de falar de si e de seus sintomas. Em relação à dinâmica familiar, ficaram evidentes a relação simbiótica com a mãe e o afastamento da figura paterna, configurando o que foi mencionado anteriormente como uma retificação do triângulo

690 Psiquiatria da infância e adolescência: cuidado multidisciplinar

familiar. Sílvia era muito agressiva com o pai, que alternava entre as atitudes passiva de aceitação e a distanciada ("sou um helicóptero nesta família").

Na enfermaria, foi possível observar grande interferência da mãe no quadro clínico da paciente. As atitudes de Maria intermediavam muitas vezes a relação da paciente com a equipe e reforçavam comportamentos inadequados, sendo necessário solicitar o afastamento da mãe da enfermaria durante parte da internação. Identificou-se que a mãe teria como hipótese diagnóstica um transtorno obsessivo-compulsivo. Foi encaminhada ao serviço especializado para avaliação e tratamento, mas não houve adesão e continuidade por parte dela.

Houve melhora do quadro clínico da Sílvia, que recebeu alta para dar continuidade ao tratamento em acompanhamento ambulatorial. Apesar das orientações feitas, mantiveram-se problemas significativos em relação à adesão ao tratamento associados à piora do quadro clínico com risco e tentativas de suicídio por parte de Sílvia. Foi indicada nova internação para elucidação diagnóstica e manejo do caso. Nessa segunda internação, na abordagem familiar, identificou-se a importância de trazer a figura paterna como parte mais ativa no tratamento. A simbologia "o helicóptero tem de aterrissar" foi levantada e trabalhou-se no sentido da restauração de uma configuração familiar de conjugalidade e parentalidade.

Os vínculos de conjugalidade podem se transformar em "ex". Podem existir ex-marido e ex-mulher, mas ex-pai e ex-mãe não são vínculos possíveis. Não basta apenas que o pai seja pai e que a mãe seja mãe. Um casal com um filho com uma patologia grave tem de aprender a identificar e na medida do possível superar as dificuldades pessoais e relacionais. Atendimentos vinculares foram realizados durante a internação, principalmente entre Maria e Marcos, os pais de Sílvia, que se recusavam a participar das intervenções. Nesse trabalho, um dos focos é a interdisciplinaridade, que difere da multidisciplinariedade no sentido de criar intersecções entre os envolvidos no tratamento e na proposta terapêutica. Simultaneamente ao atendimento clínico e a outras atividades na enfermaria, Sílvia fazia acompanhamento psicológico individual com supervisão em conjunto na tentativa de uma orquestração afinada e sintonizada das intervenções.

O quadro clínico estava definido, a medicação foi ajustada, e a preocupação dizia respeito à continuidade de adesão ao tratamento e a evitar internações futuras.

Sílvia recebeu alta com a família configurada de outra maneira: pôde se aproximar do pai, fazer passeios externos com ele e aceitar sua ajuda. No âmbito social, conseguiu estabelecer outros vínculos, com a médica psiquiatra, a psicóloga e a terapeuta ocupacional, e aceitar que pudesse existir uma relação entre elas, sobre as quais não tinha controle, mudando o padrão simbiótico de vinculação que houvera estabelecido com a mãe e desta com ela.

Sabe-se que a comunicação acontece dentro de parâmetros verbais e não verbais. O relato de um caso exemplifica, mas fica distante de demonstrar a riqueza e as dificuldades envolvidas no acompanhamento desses casos, em que o fator humano citado no início tem papel fundamental, estando esse fator humano presente também na equipe que acompanha o paciente e seus familiares.

Confrontadas com o sentimento de impotência quase que todo o tempo, as pessoas não podem se entregar ao desânimo. Enquanto houver possibilidades, elas têm de ser tentadas. Resultados podem ser alcançados, mesmo que estejam longe daqueles que se deseja obter.

A resposta a um conflito é um novo conflito. Propor intervenções embasadas em linhas teóricas definidas e estudadas traz novos desafios. A abordagem familiar, uma das práticas difíceis na psiquiatria e na psicologia, é parte da psiquiatria infantil e pode ser decisiva na evolução de um quadro clínico.

▶ CONCLUSÃO

As abordagens familiares, seja a terapia vincular na enfermaria, seja a terapia familiar no ambulatório e no hospital-dia, têm também grande contribuição nesse processo, uma vez que, no trabalho de elaboração dos conflitos familiares, da história transgeracional e intergeracional da família, cada membro e a família toda começam a se dar conta de seu "lugar", seu sentido, inseridos em uma história e uma linhagem familiar.

O momento da sessão de terapia familiar é capaz de integrar os trabalhos terapêuticos desenvolvidos no serviço com os membros da família, atribuindo sentido às diversas experiências psíquicas atuais e pregressas, dentro de um contexto da história e da construção dos vínculos dessa família. Nesse percurso, os terapeutas familiares devem ajudar as famílias a desenvolver uma visão compartilhada dos caminhos para as mudanças[16]. No processo de terapia familiar é muito importante, também, ajudar a família a desenvolver um entendimento sistêmico de problemas, sintomas e conflitos, desfocando a problematização apenas no paciente. Segundo Nichols e Tafuri, essa é uma das principais premissas da terapia de família: "focar exclusivamente no indivíduo obscurece tanto a influência que as relações familiares têm sobre a perpetuação de problemas como seu potencial na resolução dos mesmos"[17].

692 Psiquiatria da infância e adolescência: cuidado multidisciplinar

▶ REFERÊNCIAS BIBLIOGRÁFICAS

1. Minuchin S. Fishman técnicas de terapia familiar. Porto Alegre: Artes Médicas; 1990.
2. Wiener N. Cybernetics, or control and communication in the animal and the machine. New York: Wiley; 1948.
3. Von Bertalanffy L. General systems theory. New York: Brazilier; 1968.
4. Gergen KJ. Realities and relationships. Cambridge: Harvard University Press; 1997.
5. Andersen T. Processos reflexivos. 2.ed. Rio de Janeiro: Instituto Noos; 1991.
6. Benghozi P. Malhagem, filiação e afiliação. São Paulo: Vetor; 2010.
7. Kleinman BL. The challenge of providing occupational therapy in mental health. Am J Oc-cup Ther. 1992;46(6):555-7.
8. Correa O. Os avatares da transmissão psíquica geracional. São Paulo: Escuta; 2001.
9. Puget J. In: Transgeracionalidade – de escravo a herdeiro: um destino entre gerações. 2.ed. Porto Alegre: Sulina; 2013.
10. Moreno JL. Psicodrama. Buenos Aires: Hormé; 1961.
11. Buber M. Yo y tu. Buenos Aires: Nueva Vision; 1974.
12. Bustos D. Perigo, amor à vista. São Paulo: Aleph; 1990.
13. Jung CG. Símbolos da transformação. v. V. In: Análise dos prelúdios de uma esquizofrenia. Petrópolis: Vozes; 1986.
14. Bustos D. Novos rumos em psicodrama. São Paulo: Ática; 1992.
15. Galiás I. Psicopatologia das relações assimétricas. Junguiana. 2000;18:113-32.
16. Minuchin S, Nichols P. A cura da família. Porto Alegre: Artes Médicas; 1995.
17. Nichols M, Tafuri S. Techniques of structural family assessment: a qualitative analysis of how experts promote a systemic perspective in family process. 2013;52(2).
18. Winnicott DW. A família e o desenvolvimento individual. São Paulo: Martins Fontes; 1997.

28

Abordagem parental: psicoterapia e orientação aos pais

Alaíde Aparecida de Oliveira Ramalho
Ana Camila Ramalho
Andrea Callonere
Maria Martha Costa Hübner

▶ INTRODUÇÃO

Neste capítulo, será apresentado o trabalho da psicoterapia parental, que atende o responsável ou a figura de referência de crianças e adolescentes em sofrimento mental. É um trabalho diferenciado e mais profundo, voltado às necessidades dessas pessoas enquanto indivíduos e cuidadores, diferente do treino parental ou da psicoeducação, que são destinados à instrução e à instrumentalização.

Serão expostos alguns dados atuais sobre assistência em saúde mental e demostrada, com relatos de experiências clínicas, a importância da psicoterapia parental.

A orientação dos atendimentos aos quais se referem este capítulo é a Psicoterapia Breve em duas abordagens distintas: psicoterapia psicodinâmica e Gestalt-terapia.

Foram selecionados casos clínicos, sendo o primeiro realizado na psicoterapia psicodinâmica, o segundo em Gestalt-terapia, ambos realizados no Hospital Dia Infantil do Instituto de Psiquiatria do HCFMUSP.

Também é proposta deste capítulo apresentar a análise do comportamento no contexto multidisciplinar dos serviços públicos de Psiquiatria e Psicologia. Pretende-se abordar conceitualmente os princípios do Behaviorismo Radical de Skinner[1,2], no qual se embasa a análise do comportamento, e finalmente apresenta-se um breve resumo de um modelo de orientação de pais.

694 Psiquiatria da infância e adolescência: cuidado multidisciplinar

▶ ALGUNS DADOS SOBRE ASSISTÊNCIA EM SAÚDE MENTAL

Segundo a Organização Pan-Americana de Saúde, sobre a saúde mental dos adolescentes:

- Uma em cada seis pessoas tem entre 10 e 19 anos.
- As condições de saúde mental são responsáveis por 16% da carga global de doenças e lesões em pessoas com idade entre 10 e 19 anos.
- Metade de todas as condições de saúde mental começam aos 14 anos de idade, mas a maioria dos casos não é detectada, nem tratada.
- Em todo o mundo, a depressão é uma das principais causas de doenças e incapacidade entre adolescentes.
- O suicídio é a terceira principal causa de morte entre adolescentes de 15 a 19 anos.
- As consequências de não abordar as condições de saúde mental dos adolescentes se estendem à idade adulta, prejudicando a saúde física e mental e limitando futuras oportunidades.
- A promoção da saúde mental e a prevenção de transtornos são fundamentais para ajudar adolescentes a prosperar. Soma-se a isso o impacto na saúde mental e física que crianças e adolescentes sofreram em todos os âmbitos com a pandemia da Covid-19, como:
  - Afastamento da escola, isolamento, comprometendo desenvolvimento cognitivos e emocionais.
  - Perda de pessoas significativas em suas vidas (luto).
  - Maior tempo em telas – vício em tecnologias, gerando quadros de ansiedade e depressão.

Apesar desses dados preocupantes, "os orçamentos designados à saúde mental representam, na maioria dos países, menos de 1% dos seus gastos totais com a saúde, e ainda 90% dos países não têm política de saúde mental voltada para crianças e adolescentes"[3].

Guerra[4] destaca, ainda, como um dos desafios na assistência em saúde mental infantojuvenil, traçar o diálogo entre diferentes saberes que perpassam as crianças e os jovens, uma vez que estão diluídos por diferentes áreas, como pedagogia, psicologia e medicina, priorizando a construção e a reconstrução de projetos de vida.

As iniciativas na assistência a crianças e adolescentes que sofrem com transtorno mental grave são poucas e localizadas. Romper com a desinformação técnico-política, promover a intersetoriedade e particularizar o atendimento ao público infantojuvenil, antes pautado na assistência aos adultos ou deficientes, representa o desafio que se coloca ante a novas formas de lidar com a assistência em saúde mental, principalmente quando se fala em práticas profissionais[3]. Refletindo sobre esses estudos e pesquisa, percebem-se as inúmeras dificuldades que os pais enfrentam para chegar a um serviço de saúde mental para os seus filhos. Ignorância, falta de informação e serviços especializados para essa faixa etária são os fatores que retardam o início do tratamento.

❯ OS PAIS E SEUS FILHOS COM NECESSIDADES EM SAÚDE MENTAL

A prática clínica diária nos mostra que as dificuldades não residem apenas na insuficiente oferta de serviços em saúde mental. Antes de chegar aos serviços, muitas vezes é difícil para os pais reconhecerem que seus filhos estão em sofrimento mental, geralmente são rotulados como folgados, mal-educados, maus alunos[5]. A princípio, tendem a reagir negando e normalizando sintomas, até o momento em que as pressões ambientais os obrigam a buscar tratamento. Enfrentam o medo de serem julgados em sua capacidade como pais, o preconceito em relação ao uso de medicamentos e o estigma da doença mental. Frequentemente estão apartados do convívio social pelo comportamento do filho, sem rede de apoio, impotentes e exauridos.

"Há evidências cientificas que apontam que pais e filhos portadores de transtornos mentais enfrentam situações de risco. A partir dessa compreensão devem ser realizadas intervenções para ajudar os pais a cumprir o seu papel como cuidadores."[6]

Isso nos leva a concluir que não são somente necessários a existência e o funcionamento adequado de serviços de saúde, mas também imprescindível o acolhimento aos familiares do jovem durante o tratamento deste, envolvendo a orientação, a psicoeducação e a atenção às necessidades individuais e subjetivas, pois os pais são parte importante no tratamento do filho.

Além disso, ao atender a parentalidade, percebe-se a escassez bibliográfica sobre esse assunto, contrapondo-se a uma bibliografia extensa relativa a questões do desenvolvimento infantil, em sua relação com as figuras parentais, na área da educação parental ou mesmo na psicopatologia[5].

ATENDIMENTO AOS PAIS NO HOSPITAL DIA INFANTIL: A PSICOTERAPIA PARENTAL

O Hospital Dia Infantil do Instituto de Psqiuiatria do Hospital das Clínicas da Faculdade de Medicina da Universidade de São Paulo (IPq-HCFMUSP) atende crianças e adolescentes com até 17 anos e 11 meses, em processo de semi-internação. Funciona de segundas às sextas-feiras das 8h às 16h, são acompanhados por pais, avós, entre outros.

No decorrer dos tratamentos feitos pelo HDI, observou-se a necessidade de um atendimento individual com o cuidador. Apesar de participarem de várias atividades em grupo ou com seus filhos, observou-se a necessidade de abrir um espaço mais individualizado, em que eles pudessem falar de si e de seus sentimentos e tivessem escuta e acolhimento. Também a pedido dos pais, iniciou-se em 2013 o trabalho de psicoterapia parental, como espaço de apoio e pertencimento que os ajuda a se fortalecerem para lidar melhor com as demandas emocionais que a semi-internação dos filhos promove. O trabalho se dá por meio da psicoterapia breve, muito utilizada no âmbito hospitalar, como será aqui demonstrado. Os resultados têm demonstrado a importância do trabalho com os cuidadores na evolução do tratamento de crianças e adolescentes.

De acordo com Bowlby[7]:

> "A criança pequena não é um ser capaz de vida independente e, por isso, necessita de uma instituição especial que a ajude durante o período de imaturidade. Esta instituição social deve auxiliá-la de duas maneiras: primeiramente, ajudando-a a satisfazer suas necessidades animais imediatas, tais como alimentação, calor, abrigo e proteção; em segundo lugar, proporcionando-lhe um ambiente no qual possa desenvolver ao máximo suas capacidades físicas, sociais e mentais, para poder lidar eficazmente, quando adulto, com seu meio físico e social." (p.79)

A família – em especial a mãe e os cuidados maternos – pode ser considerada a primeira instituição que proverá esses cuidados à criança e satisfará suas necessidades. Representa um papel não só importante, mas fundamental durante todo o período de desenvolvimento.

Assim sendo, é de extrema importância incluir a mãe (ou o cuidador) no processo de psicoterapia durante a internação ou a semi-internação da criança ou do adolescente. Uma mãe integrada com a própria história, com sua espontaneidade e pessoalidade, é capaz de identificar e atender às necessidades de seu filho, além de sua capacidade de acreditar que esse filho é um processo de amadurecimento em curso, viabilizando um processo que já pertence a ele[8].

A decisão sobre o atendimento é sempre realizada em reunião com a equipe multidisciplinar, em que é determinado o profissional responsável pelo atendimento. A partir desse momento, o profissional se apresenta ao cuidador, explicando os objetivos do atendimento e iniciando o processo.

A seguir, discorreremos sobre a psicoterapia breve em duas frentes teóricas.

▶ PSICOTERAPIA PSICODINÂMICA BREVE

A psicoterapia psicodinâmica é uma abordagem da psicologia que está diretamente ligada à teoria psicanalítica e sua técnica, compreendendo o psiquismo em seus processos dinâmicos. Essa teoria entende que o desenvolvimento emocional do indivíduo inicia-se logo em seu nascimento. D.W. Winniccott, psicanalista estudioso do desenvolvimento infantil, considera que processo de desenvolvimento psíquico inicia-se na vida intrauterina, pois "a única data segura é a da concepção." (p. 47)[9]

Esse processo segue pela infância, na qual o indivíduo tem como como referência de vida as pessoas adultas com quem convive. A maneira como esses adultos vivem e interpretam suas vidas é a maneira que a criança aprende a viver. Ao longo de seu desenvolvimento e à medida que o indivíduo amplia seu círculo social e soma novas relações, depara-se com novos estilos de viver e de relacionar-se, criando a própria história.

Essa técnica permite a revisitação e a releitura da história pessoal do sujeito em terapia, maior compreensão de seu funcionamento, de seus conflitos e traumas, visando a possibilidade de protagonismo e apropriação dessa história, bem como enriquecer seu repertório afetivo.

Quando surge a necessidade de hospitalização, aplica-se os processos breves. É uma técnica que se ajusta muito bem ao período de semi-internação ou internação, por se assemelhar no tempo em que o paciente passa pelo tratamento. Embora breve em sua duração, não significa que não possa ser profunda, trabalhando os conflitos inconscientes que se manifestam no desenvolvimento pessoal, de comportamentos e de relações. Pela brevidade do tempo determinado pela hospitalização, o foco do trabalho é a relação do indivíduo com o filho ou a criança que está sob seus cuidados.

Tal como nos atendimentos ambulatoriais, as sessões acontecem com a frequência semanal. Observa-se na prática clínica, a tendência da mãe (aqui, leia-se sempre mãe ou cuidador envolvido no acompanhamento) em trazer para as sessões falas relacionadas ao filho em tratamento, ainda mais especificamente sobre os acontecimentos da semana, dificuldades enfrentadas no período, relato de piora ou surgimento de sintomas. Encontram-se exauridas pelas inúmeras tentativas de tratamentos anteriores, cheias de desesperança por causa dos insucessos deles, vivenciam dificuldade ou impossibilidade de exercer suas atividades pessoais e laborais dada a necessidade atual do filho. Relatam sentimentos de muita tristeza, solidão, incapacidade, insuficiência, frustração e culpa.

Também recorrente, estão irritadas! Queixam-se do comportamento terrível e agressivo do filho que não adere às propostas de tratamento, que foge, xinga, que não se responsabiliza pelo próprio cuidado básico. Frustradas com os médicos e outros profissionais pelos quais já passou e que, em sua percepção, não foram capazes de diagnosticar e tratar adequadamente. Esse sentimento se repete na relação com a escola de seu filho que, em sua percepção, não se importam com a doença da criança e não se esforçam para compreender e incluir. E, finalmente, se houver um cônjuge, também costumam ocorrer críticas e acusações a ele. Desacreditam da possibilidade de tratamento, do envolvimento dos familiares, desconfiam do engajamento e da capacidade da equipe multiprofissional e da melhora do filho. Estão prontas para desistir. Não raro, independentemente de como a mãe se apresenta, é necessário orientá-la e encaminhá-la para avaliação e acompanhamento psiquiátrico, pois há presença de processos psicopatológicos. São frequentes quadros de depressão, comportamentos adictos, transtornos de ansiedade e outros que exigem cuidado além do possível no âmbito da semi-internação.

Nas primeiras sessões, é necessária uma escuta paciente e validadora para acolher, pois todo esse repertório é carregado de extremo sofrimento e são comuns os sentimentos de raiva e tristeza. Observa-se que, de tão misturadas e fundidas com a história do filho, quase não aparecem no próprio discurso. Nessa técnica, o terapeuta não deixa de ser um objeto transferencial, mas funciona como interlocutor, auxiliando o paciente na percepção e na diferenciação das realidades interna e externa.

Ao longo das sessões, ocorre a gradual revisão dessas realidades. Inicialmente pode, por exemplo, identificar na grade de atividades multiprofissional, quais atividades são mais válidas para ela, ou percebe com quais profissionais tem mais afinidade. Passa a conviver e se relacionar com os demais pacientes e percebe semelhanças em suas vidas. Observa-se a reorganização dos afetos, dando lugar ao cenário inicial de desesperança e tristeza. Nesse momento, o terapeuta valida essas vivências, atua na identificação e na nomeação dessas novas sensações e visa a integrá-las ao repertório anterior. Reforça a possibilidade de ressignificação de experiências de maneira gradual e em pequenas doses[10].

Em sua maioria, essas mães concluem que necessitavam de cuidado. Passam a falar com menos culpa sobre seus sentimentos de tristeza, impotência e frustração, identificando o quanto também sofrem pela doença da criança. Antes, era como se estivessem à margem, sem lugar para falar, sentir e ser.

Ao ver seu filho recebendo o tratamento adequado, passam então a perceber outras nuances que não os sintomas ou a doença propriamente dita: ele interage, gosta de alguma atividade em especial ou responde com comportamentos diferentes dos habituais aos profissionais, percebe a melhora dos sintomas. Ocorre, então, a dissolução da experiência anterior de que sua criança tem uma doença intratável ou de que nunca receberá um diagnóstico. O terapeuta segue validando e auxiliando na ressignificação de tudo o que está vivendo, mantendo o foco do trabalho terapêutico na relação mãe e filho.

Em inúmeros casos, a mãe se vê na história do filho, seja por ele ser uma reprodução quase exata sua, com os mesmos conflitos familiares ou diagnóstico, seja por ele repetir comportamentos de seus pais, mesmo sem perceber. De forma que resta ao filho quase que apenas o mesmo destino. Mas, terminado o tratamento, a mãe aprende, por meio da experiência, que pode ser agente de mudança e encoraja-se a experimentar o diferente. O efeito terapêutico é uma valiosa novidade: a pacificação da relação. Não há mais sentido em discutir ou encontrar culpados, e genuinamente o FAZ porque ESTÁ diferente e pode contemplar o novo surgir no comportamento do filho. Esse filho, que tem a capacidade inata de "edificar algo a partir de tudo" (p. 83)[10], reorganiza-se e segue seu processo de amadurecimento com mais saúde.

A mãe, agora menos culpada, mais integrada consigo mesma, com a rotina diária mais organizada e viável, identifica suas possibilidades de se desenvolver, de aprender, de experimentar um novo modo de falar ou estar com seu filho, pois reconhece que este, assim como ela, pode descobrir novos lugares de potência e tem a capacidade de se adaptar e buscar o melhor a cada relação.

▶ PSICOTERAPIA BREVE EM GESTALT-TERAPIA

A Gestalt-terapia é uma teoria de corrente humanista, que compreende o homem como um ser em relação, que influencia e é influenciado ao mesmo tempo, reconhece-o enquanto totalidade e integração ou seja, corpo-mente. Sua base é fenomenológica-existencial.

Um dos objetivos dessa abordagem é por meio do contato "ampliar a consciência (*awareness*) do cliente sobre sua forma de se relacionar consigo mesmo, com os outros e com o mundo à sua volta, promovendo um caminho de maior autonomia e independência, baseando-se no autossuporte, contando com seus próprios recursos internos"[11].

Dentro dessa abordagem, quando se atende os cuidadores, eles são recebidos por inteiro, sem julgamentos, sem preconceitos ou com respostas prontas. Nesse momento, o foco é o seu sentir, o perceber-se. Busca-se compreender e não interpretar. Utiliza-se o "como" e o "para quê" no lugar de "o que" ou o "por quê".

700 Psiquiatria da infância e adolescência: cuidado multidisciplinar

Os cuidadores chegam exaustos, impotentes e inseguros. Perceber-se em uma semi-internação com seu filho gera diversos questionamentos. Necessitam ser acolhidos e assegurados de que a terapia é o seu espaço de pertencimento. A dor é imensa, mas na medida que começam a relatar sua história, ouvem-se e entram em contato com suas *Gestalten* cristalizadas e inacabadas.

O objetivo é tornar os clientes conscientes (*aware*) do que estão fazendo e como estão fazendo, como podem transformar-se e, ao mesmo tempo, aprender a aceitar-se e valorizar-se[12].

Esse acompanhamento pode ocorrer com raiva, resistência, negação, por vezes sensação de julgamento e culpa em seus espaços de convivência, mas por meio da escuta e da presença ativa do terapeuta, o vínculo aos poucos é construído. O cliente, por meio de seus relatos, amplia suas percepções e entende como se constituiu. Faz contato com experiências traumáticas que estavam negligenciadas, muitas vezes suas relações como filhas estão sendo reproduzidas no presente. Ampliam a *awareness* ao se dar conta que as dificuldades muitas vezes de aceitar e maternar seu filho, mesmo com toda a gravidade do caso, têm raízes profundas em suas primeiras relações. Os sentimentos de culpa e impotência emergem e são trabalhados. A Gestalt-terapia, mesmo sendo uma abordagem com foco no aqui-agora, recebe todos os conteúdos que se apresentam na terapia como presentes e trabalhados no AQUI-AGORA.

É na relação terapêutica que se trata do cuidador, "assumindo uma postura receptiva e facilitadora da expressão dos modos de existir da pessoa, encorajando a perceber a diversidade do seu agir, do seu pensar e do seu sentir e a refletir sobre as novas perspectivas que se abrem, são criadas condições necessárias para o crescimento pessoal"[13].

É comum os cuidadores se queixarem da própria sorte, relatando suas frustrações e seu sofrimento, mas no decorrer do trabalho, confirmado em sua totalidade, começam a perceber suas potencialidades e podem desenvolver seu autossuporte. A aliança terapêutica vai se constituindo, e mais fortalecidos conseguem trazer novos conteúdos para a terapia, como a ressignificação de seu sofrimento, novos objetivos, cuidado e melhora da qualidade de comunicação com seus filhos.

"Cuidar envolve o reconhecimento do outro na sua singularidade. Implica o despojamento de si e o disponibilizar-se para o outro, numa postura de atenção e reconhecimento e de confirmação da pessoa de quem cuida"[13].

Cuidados em sua totalidade, caso necessário e acordados com eles, fazemos encaminhamento para alguma avaliação médica que se fizer necessária, para se somar aos resultados da terapia.

Ao contrário do que se pensa, não é porque o trabalho é breve que não pode ser profundo, o mais importante é o contato na relação entre clientes e terapeu-

28 ▪ Abordagem parental: psicoterapia e orientação aos pais **701**

ta e não o tempo em si. No IPq-HCFMUSP, essa psicoterapia oferecida aos pais traz resultados importantes na relação com seus filhos e, no final do programa, eles são encaminhados para dar continuidade ao processo terapêutico em outras unidades de saúde mental.

Caso clínico 1

Diego (nome fictício), 17 anos, encaminhado ao HDI por seu psiquiatra. Diagnosticado episódio depressivo desde os 14, passou por recente internação psiquiátrica durante 4 meses após tentativa de suicídio. Com alta da clínica, ressurgem sintomas e ocorre nova tentativa. Já concluiu o ensino médio, passa o tempo isolado jogando no computador, recusa-se a tomar banho e outros itens de autocuidado, consome músicas e vídeos de conteúdo agressivo, troca o dia pela noite, apresenta alterações de humor, insônia, perda de peso, comportamento autolesivo e faz uso de álcool. Relata escutar vozes, mas não identifica o que dizem, bem como relata não conseguir identificar seus sentimentos e organizar pensamentos. Está afastado de seus amigos da escola e do condomínio onde mora. Atualmente comunica-se apenas por redes sociais com outros adolescentes que conheceu na internação, e a interação com seus familiares é mínima, restrita a momentos de necessidade. Nasceu quando sua mãe era bastante jovem, e seus pais nunca moraram juntos.

Sempre morou com Helena (nome fictício), sua mãe, na casa de seus avós maternos, até ela casar-se há 3 anos. Atualmente reside com a mãe e o padrasto, ela o acompanha todos os dias ao HDI. É determinado pela equipe que Helena passará pelo processo de psicoterapia parental.

Logo na primeira sessão Helena estabelece um bom vínculo com a terapeuta. Conta a história da doença do filho, ressaltando episódios de automutilação, tentativas de suicídio e todos os tratamentos realizados até então. Fala também sobre seu desgaste, suas tristezas e aflições, e agradece o momento da psicoterapia para cuidar de si, o que reconhece não ter sido possível até então. Não tem conseguido cumprir sua agenda de trabalho, deixa a desejar no cuidado da casa e na relação conjugal. Não deixa Diego sozinho, sua vida social é nula. A terapeuta elucida a função da psicoterapia parental e encoraja a paciente a usar esses momentos para rever e repensar sua história.

Nas sessões seguintes, conta sobre sua gestação. Era bastante jovem, estava no primeiro ano da faculdade. Inicialmente, somente ela e o namorado sabiam da gravidez e não haviam decidido se a levariam adiante, até que seu namorado, muito angustiado, resolve contar a seus pais sem comunicar Helena. "Assunto resolvido então", concluiu. Restava então comunicar aos pais de Helena. Relata que sua mãe mostrou muita decepção. Chorou muito, "roubou a cena, dizendo

702 Psiquiatria da infância e adolescência: cuidado multidisciplinar

que preferia que eu estivesse morta!". Percebe que seu pai fica sério, e logo anuncia: Helena deveria continuar morando com eles para que pudesse frequentar a faculdade, e não cogita a presença do namorado na casa da família tampouco o casamento.

Apoiada pelos pais, ela segue seus estudos e tem a possibilidade de sair, viajar, "como qualquer outra jovem sem filho". Resgata memórias de situações em que sua mãe cuidava de Diego e de suas necessidades diárias e percebe que não se sentia envolvida e diretamente responsável, apesar de estar bastante presente, passear, brincar e viajar. Reconhece que essa dinâmica deu à sua mãe um lugar e um poder que hoje reivindica para si. Percebe que passa a sentir-se mais responsável pelo filho ao casar-se e sair da casa de seus pais. Sente-se muito culpada pela ideia de que terceirizou o cuidado do filho até então, sentindo sua relação afetiva mais fraternal do que materna.

O tema central das sessões foi desejo expresso por Helena de encontrar equilíbrio entre cuidado e autonomia na relação com o filho. Percebe-se excessivamente controladora e muito desgastada em consequência, principalmente, de autolesões e tentativa de suicídio do filho. Não encontra outra possibilidade de cuidado a não ser trancar gavetas que tenham facas, vasculhar o quarto do filho à procura de lâminas e bebida alcoólica, acompanhar suas postagens em redes sociais e outras formas de checagem que não respeitam sua privacidade. O diálogo é restrito, por meio de muitas orientações ou tentativas de "combinados". Não encontra possibilidades para se comunicar, pois o filho é muito fechado e não dialoga espontaneamente, e quando perguntado sobre seus sentimentos, responde: "sei porque me corto e é assunto meu".

O afeto não é percebido, sua expressão é praticamente nula ou condicionada a algum sucesso de Diego no cumprimento de regras.

Pôde-se então estabelecer comparações entre o cuidado anterior e pós-doença do filho, e fez associações muito pertinentes. Helena conta que sua mãe sempre evitou conversas difíceis e "tem a crença de que o amor tem o poder de resolver quaisquer problemas". Recorda que, quando jovem, tinha acesso a muitos bens materiais, não havia conversas mais sérias ou duras sobre limites. Quando decepcionada ou contrariada, sua mãe chorava, "fazia muito drama, se levantava e não continuava a conversa, entrava em depressão". Compreende que isso faz com que ela se sinta responsável por não frustrar sua mãe, fica insegura e vulnerável, e não comunica seus sentimentos. Identifica na família a existência de uma crença de que as fragilidades devem ser protegidas pelo silêncio, pois falar a respeito dos conflitos ou dos problemas gera crises. "Minha mãe costuma dizer que tem uma 'caixinha do esquecimento' para onde vão as situações tristes e difíceis".

Atualmente vê a mãe fazendo o mesmo com Diego, dando a ele dinheiro e coisas que ele pede, não determina responsabilidades e não apoia Helena em suas regras. Ao contrário, crítica-a. A percepção desse vínculo danoso, mas benéfico para ambos, é reforçada quando Diego faz contato com a avó para se queixar de Helena, ou quando ele não aceitava receber sua visita na internação, somente da avó. Conta que foram momentos difíceis, nos quais achava "que nunca seria mãe", e havia perdido o filho para a avó. Conclui que encontrou no controle excessivo o contraponto necessário ao "excesso de amor que tudo cura".

Ocorre então um *insight*: Helena sempre foi o "bibelô" de sua mãe. Nascida após alguns abortos espontâneos, estava sempre bem-vestida, "arrumada e bonitinha, como um objeto na cristaleira". Conversavam e contava muito sobre sua vida, mesmo assim sentia-se sempre influenciada e muito insegura. Leva tempo para se estabelecer profissionalmente. Conclui a faculdade, começa a trabalhar, mas não tem a responsabilidade financeira com o filho. Seus pais não a orientam nem exigem tal comprometimento, então se acomoda nessa dinâmica. Segue gratificando o narcisismo de sua mãe. Desiste temporariamente da profissão de formação e passa a trabalhar com seu pai.

Já namorando seu atual marido, há alguns anos, "perde o lugar na cristaleira" após seu casamento. Retoma a profissão, torna-se responsável por sua casa e suas finanças em parceria com o esposo, mas surge o quadro depressivo do filho, há piora na relação com ele e com sua mãe. Agora "Diego é o único na cristaleira e eu sou criticada o tempo todo por ter saído de lá".

Sobre sua relação com o pai de Diego, Helena conta que nunca foi estável. Namorados desde seus 14 anos, suas famílias eram amigas e apoiavam o casal. Rompiam com frequência, mas retomavam encorajados pelas famílias. Com o nascimento do filho, os desentendimentos tornaram-se mais frequentes e não encontravam solução para essa situação, inclusive para questões de ordem financeira e jurídica. Mal se comunicam. O pai desacredita da doença do filho e não apoia o tratamento, não comparece quando convocado pela equipe. Reconhece o prejuízo dessa relação para o desenvolvimento de Diego. Pensa que não teve "força e maturidade" para fazer diferente, deixando espaço livre para a entrada de sua mãe.

Com o filho engajado no tratamento, devidamente avaliado e acompanhado por equipe multiprofissional e melhora de alguns sintomas, como remissão de ideação suicida e comportamento autolesivo, sente-se mais confiante e esperançosa. A relação com Diego torna-se mais pacífica, consegue ter novos discursos e comportamentos espontaneamente, empenha-se nas atividades psicoeducativas, aplica manejos conforme orientado pela equipe. Seu cuidado controlador cede espaço a outros assuntos e programas em família, pois se disssolve a ideia de que o cuidar é necessariamente controlar, percebe-se menos imediatista e ansiosa. Ressurge o afeto e sua expressão genuína, sente estar encontrando uma via para comunicação com o filho. Identifica quais comportamentos de sua mãe que não deseja repetir, apropria-se de seus valores e suas crenças, sente-se mais consistente e coerente em sua maternagem. Helena sabe que ainda existem temas a serem tratados individualmente por cada membro da família.

Diego encerra o período de semi-internação com remissão dos sintomas depressivos, interessado em voltar a ter contato com os amigos e ter mais momentos em família, matriculado em curso pré-vestibular e praticando aulas de guitarra. As hipóteses diagnósticas na alta hospitalar foram episódio depressivo grave sem sintomas psicóticos (CID10-F32.2) e personalidade esquizoide (CID10-F60.1) Segue em acompanhamento médico e psicoterapia. Helena encerra sentindo-se respeitada como mãe e mais próxima do filho. Percebe estar mais assertiva na comunicação com sua mãe, sente-se menos vulnerável. Sai de um estado "sufocante" e caminha para maior busca de si mesma. Tem mais disposição para seu trabalho e na relação conjugal. Segue participando de grupos de apoio parental e psicoterapia individual.

Caso clínico 2

O objetivo da apresentação desse caso é demonstrar o trabalho desenvolvido com os pais dentro do programa do Hospital Dia Infantil (HDI) do IPq-HCFMUSP, que atende crianças e adolescentes com transtornos psiquiátricos.

Ana (nome fictício), 37 anos, casada, evangélica, natural de São Paulo, empresária, reside com seu filho Felipe (nome fictício), 11 anos, natural do Canadá, estudante, e seu marido Marcos, 39 anos, representante comercial, com quem não teve filhos.

Quando Ana tinha aproximadamente 23 anos, decidiu ir para o Canadá trabalhar. Seu filho nasceu de um relacionamento com um brasileiro que residia nesse país, porém se separaram logo após o nascimento e, desde então, o pai de Felipe nunca foi presente. Segundo Ana, Felipe desde bebê chorava muito e era bastante demandante. O sono era muito agitado e apresentava terror noturno. Aos 10 meses, com a entrada nas creches, tornaram-se recorrentes as reclamações sobre o comportamento do filho. Com 1 ano e 6 meses, por causa do mau comportamento, como mordidas e agressões físicas, Ana decidiu marcar uma consulta com a pediatra, que levantou a hipótese de Felipe desenvolver autismo no futuro. Essa informação deixou Ana muito insegura, e resolveu então retornar ao Brasil para buscar uma rede de apoio.

Ana procurou o HDI após várias tentativas de tratamento para Felipe, porém sem sucesso. Chegou bastante aflita e ansiosa para iniciar o tratamento com o filho, referindo que seu quadro só se agravava. Ao ingressar na escola, os comportamentos agressivos e invasivos do filho com seus pares foram se intensificando, chegou a ferir um professor e destruir espaços de convivência. Isso se estendeu aos familiares, incluindo os avós. As reclamações das escolas eram frequentes, o que ocasionou expulsão por três vezes.

Quando Felipe chegou ao HDI estava sem uso de medicações por, pelo menos, 4 meses prévios à sua entrada.

É importante ressaltar que uma das exigências desse Serviço, é que um responsável acompanhe a criança ou o adolescente, durante o período de semi-internação. O programa tem duração de 3 meses aproximadamente e os pais ao acompanharem seus filhos, participam de várias atividades, incluindo a psicoterapia parental. Essa atividade é importante para que a qualidade da relação entre pais e filhos também possa ser transformada e, desse modo, o desenvolvimento da criança possa vir a ser sustentado pelos próprios pais, na medida em que o impasse que ela enfrenta é ultrapassado[14].

Ana sempre priorizou o trabalho, tentou não assumir sua função de responsável legal e de acompanhá-lo, sugerindo que a mãe (avó do menino) ou o companheiro o fizessem por ela, justificando não poder se ausentar de suas funções laborais, o que não foi aceito pela equipe, já que sua relação com o filho estava bastante desgastada e ela precisava estar presente para aprender os manejos para lidar com o filho.

Quando Ana iniciou a psicoterapia parental, queixava-se o tempo todo de ter de ficar no HDI e o quanto isso poderia prejudicá-la profissionalmente. Estava bastante incomodada. Reclamava do ambiente, das crianças e dos outros pais. Encontrava-se exausta pela dinâmica que vivia com o filho. Confessou que anteriormente só vencia as disputas com castigos e surras, que segundo ela, eram comuns. Notava-se que o manejo que utilizava, frente aos comportamentos disruptivos do filho, era no sentido de demonstrar sua autoridade, o que por vezes ocasionava um escalonamento da irritabilidade e agressividade do filho. Notava-se que isso não adiantava, porque o mau comportamento era recorrente e ela não sabia mais o que fazer.

Durante as primeiras sessões, observava-se que mensagens profissionais chegavam no celular de Ana e chamava bastante a atenção dela e a fazia ignorar o processo de psicoterapia que estava acontecendo naquele momento. Somente após alguns instantes ela voltava a atenção para o processo. Nesse momento, era possível notar o quanto Ana tinha uma postura deflexiva, de pouco contato consigo e com as coisas do filho. Para a Gestalt-terapia, esse é um ajustamento defensivo de evitação, que no caso de Ana, demonstrava sua dificuldade de entrar em contato com as demandas do filho.

Ao retomar a atenção para o processo, foi perguntado como ela se sentia e ela relatava a "luta interna de ter de parar". Referia sobre a angústia e dificuldade, alegando que desde muito jovem sempre trabalhou e isso a manteve. Se por um lado tinha pressa, por outro sentia-se desesperançada por não identificar melhoras no filho. Sentia-se impotente, se questionando como isso estava acontecendo. Porque com ela, que sempre teve soluções para tudo, não sabia o que fazer. Chorava muito nas sessões, demonstrando o quanto aquela força aparente, disfarçava uma fragilidade da qual ela tentava fugir. Ana por meio da rigidez se mantinha na polaridade da força, sem contato com seu lado mais frágil, mas através do trabalho terapêutico reconheceu seus medos e limitações, integrando suas polaridades.

Quando indagada como era ser mãe, Ana respondeu que ficou feliz, mesmo com todas as dificuldades iniciais, mas muitas vezes "queria sumir". Nesse momento a psicoterapeuta acolheu a sua humanidade e as dificuldades vividas, sem julgamentos, e assegurou a psicoterapia como um local de pertencimento. Ana demonstrava agitação, mas aos poucos foi vinculando. A abordagem dialógica facilita o contato e favorece a criação do vínculo, ambos imprescindíveis para o engajamento da cliente no trabalho terapêutico[15].

Paralelamente no HDI, Felipe demonstrava sua oposição por meio das crises de agressividade, nas quais não tolerava frustrações. O exame neuropsicológico demonstrou um bom potencial cognitivo, mas que contrastava com um emocional bastante imaturo, o que era discrepante e comprometia suas relações. Notava-se o quanto Felipe não desenvolveu um autossuporte, ou seja, a capacidade dele de lidar com os próprios recursos internos e sustentar as frustrações do dia a dia, porém, também não possuía um heterossuporte, no caso, a mãe, que auxiliasse com o enfrentamento das situações. Felipe então passou a fazer ajustamentos criativos bastantes disfuncionais para atender suas necessidades de ser acolhido e cuidado e de enfrentar as dificuldades. Felipe não sabia dialogar, refletir, questionar, porém, demonstrava raiva e agressão, que são fontes de energias capazes de mobilização para a ação.

Por outro lado, com a mãe, agarrava, abraçava a força e beijava, segundo ela era um carinho "bruto e exagerado". Ela se incomodava e defletia, o que piorava, deixando-o com mais raiva. Felipe demonstrava seu afeto de maneira excessiva e descontrolada, era uma energia maior do que o necessário. Como já dito anteriormente, o ajustamento criativo possível para Felipe, de ter energia suficiente para enfrentar, caso contrário ele seria absorvido pelas próprias sensações e pelo meio que vivia.

Durante as sessões, Ana referiu que desejou ser mãe, porém achava que seria mais simples, mas não foi bem assim. Ana afirmou que seu filho exigiu desde o início atenção intensiva, e quando isso não acontecia, muitas vezes pelo cansaço que sentia, ele gritava, chorava e batia até que fosse atendido. Ana relatou também de forma recorrente às desregulações de humor do filho, que batia nos avós e atirava objetos. Quando solicitada para citar as potencialidades dele, demorava para responder: "Ele é inteligente", mas logo voltava a se queixar. Ana se mostrava polarizada: queixas *vs.* potencialidades. Na psicoterapia foi proposto entrar em contato com cada polaridade para compreendê-las e integrá-las, por meio da conciliação das diferenças.

Ana começou a trabalhar aos 10 anos fazendo artesanato e mais tarde vendendo comida. O pai, alcoólatra, ficava com todo o dinheiro, e a mãe com características depressivas "nunca a olhava nos olhos" e pedia para que ela trabalhasse e não dependesse de homem.

Ana tinha três metas na vida: morar no exterior, comprar uma casa e ter um filho. Atingiu todas, mas seu filho idealizado apresentou sintomas importantes que levou a família ao hospital psiquiátrico.

Estava muito difícil para ela, mas aos poucos foi se envolvendo na psicoterapia. Já aguardava a terapeuta na porta do consultório.

Com o tempo, o espaço de acolhimento, o heterossuporte oferecido em sessões, deu espaço para Ana se ouvir e perceber como eram as atitudes dela em relação ao filho, incluindo as necessidades dela e as dele. Isso permitiu maior consciência e ampliação, para então se reposicionar diante do filho. Quando Felipe começava a se agitar e ficava agressivo, em vez de bater, Ana o abraçava e era possível notar ele se acalmando. Isso a deixou mais confiante, começou a se aproximar mais, percebê-lo, libertando o afeto que foi reprimido.

Durante o processo Ana refletiu sobre suas escolhas e como se constituiu na vida. Ampliou a *awareness* se conscientizando do quanto tentou suprir as expectativas da mãe, fazendo escolhas diferentes das dela, para sentir-se aceita e admirada. Pode notar o quanto exercia uma figura masculina, trabalhando demais, já que a referência feminina (mãe) era falha e frágil. E que só buscava relacionar-se com homens sensíveis e femininos, em relações que ela podia dominar. A mesma ação que tinha com o filho, de dominação e ordem, e não de diálogo e troca.

Ana nunca permitiu olhar para si. Seguia como uma máquina de trabalho e não conseguia se ver em outro espaço. Mesmo dentro do hospital, comandava uma equipe de vendas, incluindo seu companheiro, sendo esta, até então, sua maior preocupação. Observava-se uma rigidez na fronteira de contato de Ana, uma forma de proteção que criou. Foi essa sua forma de ajustar-se criativamente, para suprir as suas necessidades, o que acarretou relações disfuncionais, impossibilitando o desenvolvimento de seu autossuporte e, consequentemente, não promovendo o heterossuporte de seu filho. É na fronteira de contato que podem ocorrer mudanças e transformações do indivíduo. É também na fronteira que se dão as obstruções, os impedimentos e as confusões do eu-outro, que dificultam o processo de crescimento da pessoa e que, portanto, são trabalhados em um processo psicoterapêutico que visa, por intermédio do desenvolvimento do autossuporte do cliente, restabelecer o fluxo de crescimento[16]. Durante o processo, Ana pode falar e se ouvir, ocasionando uma maior percepção da sua forma de agir, suas atitudes, medos, inseguranças, o que foi facilitador para a sua aproximação genuína do filho. Isso demandou um esforço de sua parte, pelo fato de como filha, só ter se sentido cobrada e não ter recebido esse olhar de amoroso.

A princípio, Ana queria ser dispensada do HDI, durante o processo sentiu o quanto esse período foi transformador. Na relação terapêutica ao se possibilitar ser acolhida e cuidada, integrou o feminino e isso a libertou para que a aproximação com o filho fosse benéfica para ambos. Percebeu-se mais tranquila em muitos aspectos. Referiu sobre suas mudanças de postura, passou a dividir com o parceiro o trabalho e em alguns dias a presença no HDI, além de disciplinar o uso do celular.

Aprendeu a lidar com o filho, nas crises utilizava de manejos adequados, conseguindo expor de forma mais efetiva seu afeto, evitando o confronto direto nas interações com ele e dando o suporte de que necessitava nos momentos de desregulação emocional. Dessa forma, os episódios de irritabilidade do filho tornaram-se mais circunscritos e de menor duração.

Notava-se diariamente a interação com mais qualidade entre a mãe e filho, quando necessário ela estabelecia os limites e ele acatava. A fronteira de contato também proporciona um contorno ao organismo, delimita-o e o protege, possivelmente, para que as experiências das pessoas que fazem parte do meio não invadam o organismo de maneira indiscriminada[14]. Ela se adaptou ao HDI e passou a se relacionar muito bem com a equipe e com as outras famílias também.

No HDI, os pacientes participam de várias atividades, algumas em conjunto com seus pais. Em uma que o objetivo era o desenvolvimento das habilidades sociais, foi contada uma história do "Menino que chovia" e que falava que quando ele ficava bravo, chovia muito e soltava raios, a solução seria arrumar uma boia para salvá-lo. E a pergunta era quem seria sua boia? Ana então olhou para o filho, colocou a mão na barriga e disse: "Olha aqui eu sou sua boia", pedindo para que ele se deitasse em seu colo. Ele se aconchegou e ficaram bem e calmos. A partir daí puderam reescrever uma nova história; esse encontro entre mãe e filho ressignificou a dor e o sofrimento de ambos a partir do momento que a mãe entrou em contato com a forma rígida e defensiva que a constituiu, pode se flexibilizar e permitiu ser cuidada.

A mãe foi atendida para que ela recebesse os cuidados que sustentaram o processo de constituição de seu autossuporte e, aos poucos, pudesse exercer a função de heterossuporte para as necessidades do filho[14].

Felipe teve alta e voltou à escola. Durante as avaliações, a equipe percebeu que ele demonstrava intensa necessidade de atenção e elevada autocobrança para fazer tudo perfeito e, assim, receber aprovação e quem sabe, ser notado. Foi indicada uma escola que não focasse em avaliações estruturadas, mas sim feita de forma contínua no dia a dia e com menor número de alunos por sala. Ele se adaptou muito bem.

A mãe decidiu aceitar se casar com o padrasto do Felipe, o que antes não cogitava.

Felipe seguiu seu tratamento medicamentoso e foi solicitada a continuidade do tratamento psicoterápico para mãe e filho.

Segue a relação de hipóteses diagnósticas na alta de Felipe: transtorno de déficit de atenção (TDAH); transtorno opositor desafiador (TOD); terror noturno e apneia obstrutiva do sono (AOS) moderada para a idade.

Em suma, a apresentação desse caso demanda a importância e a relevância de se ter um trabalho com os genitores, que afetará diretamente no cuidado com os filhos. Ou seja, o trabalho não permanece mais na díade terapeuta-paciente, mas amplia aos familiares, pois o espaço terapêutico possibilita um terreno fértil para reproduções e repetições e fornece, ainda, condições para mudanças e ressignificações.

Pensando ainda na Gestalt-terapia, como uma abordagem do contato, torna-se eficaz e potente para esse tipo de trabalho, pois tem como premissa o diálogo e a relação, ou seja, como esses cuidadores se colocam diante dos filhos, quais são os próprios bloqueios e interrupções, que estão diretamente ligados na forma de cuidarem e exercerem seu papel responsável.

▶ ORIENTAÇÃO PARENTAL SOB ENFOQUE DA TEORIA COMPORTAMENTAL

A análise do comportamento foi construída em um modelo de ciência, validado empiricamente, com a tarefa de compreender o comportamento humano e seus determinantes, observando-o e mensurando-o. De acordo com Skinner[17], a relação entre organismo e ambiente ocorre a partir da origem da reprodução da vida na terra, que foi a primeira consequência causal no processo de evolução natural dos organismos. Assim, para explicar os processos comportamentais, utiliza o paradigma evolucionista, segundo os estudos de Darwin sobre o processo de variação e seleção natural das espécies[18].

Define o comportamento humano como a confluência de três níveis de seleção (filogenético, ontogenético e cultural) e variação. A filogenia, ou seleção natural, orienta a compreensão da origem e da peculiaridade de diferentes espécies. A ontogenia, ou condicionamento operante, por meio da história individual, orienta a compreensão dos comportamentos e dos aspectos psicológicos dos indivíduos. Já a seleção cultural, no ambiente social, complementa e amplia o alcance de compreensão das diferenças comportamentais individuais.

Os três níveis de seleção passam por constantes mudanças ao interagirem entre si, conforme as contingências que se estabelecem na relação entre o organismo e o ambiente[19].

O comportamento surgiu e precisou evoluir para manter-se funcional diante de novas imposições do ambiente ao organismo, sob condições cada vez mais amplas e diversas daquelas iniciais, por meio de dois processos. O primeiro, o condicionamento respondente pavloviano, quando respostas selecionadas pela seleção natural ficavam sob o controle de novos estímulos. O segundo, o condicionamento operante, quando novas respostas eram seguidas por eventos que as fortaleciam ou reforçavam. Skinner considerou e deu ênfase ao segundo tipo de processo[17].

O condicionamento operante, caracterizado pelas consequências que selecionam o comportamento (os reforçadores), vai além do caráter adaptativo ao permitir que o organismo apresente variabilidade comportamental, quando diante de condições diversas na seleção do comportamento. Mas, se as consequências selecionadoras do comportamento são mantidas inalteradas, as respostas do organismo seguem um repertório inato, fruto da seleção natural, respostas eliciadas)[17].

A respeito do caráter social da espécie humana, Skinner[17] refere-se primeiramente ao processo de seleção natural nos repertórios sociais inatos, partindo dos estudos dos etólogos sobre acasalamento, agressão, defesa do território, cuidado de filhotes, entre outros comportamentos definidos como sociais. Porém o comportamento de imitar vai além dos repertórios sociais inatos, quando o imitador passa a ter um repertório adquirido e não mais inato, ao ficar sob controle das mesmas contingências de reforçamento que levaram o imitado a se comportar.

A evolução da cultura se estabelece pela prática dos conteúdos transmitidos, no grupo social, e pelas consequências desta prática na população do grupo, a partir do controle do ambiente sobre a musculatura vocal (agora sob controle operante), o que tornou a espécie humana mais social. O comportamento verbal, cujas consequências são mediadas por outras pessoas, caracteriza a melhor forma de transmitir conteúdos previamente aprendidos. Assim, a evolução da cultura não se estabelece simplesmente pelas consequências reforçadoras individuais dos membros do grupo, mas pelas consequências que tais práticas oferecem como soluções de problemas para o grupo, e desse modo podem surgir variações na prática cultural que culminam com a evolução da cultura, e práticas humanas passam a ter um efeito sobre um grupo mais amplo na solução de seus problemas[17].

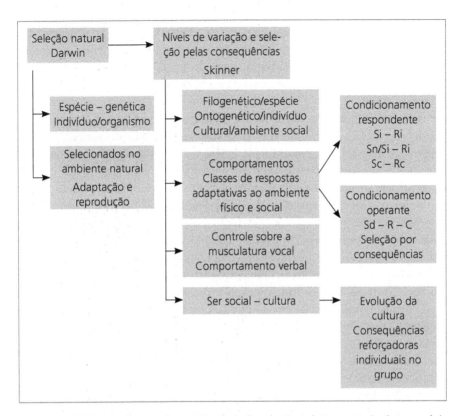

FIGURA 1 Diagrama ilustrando os três níveis de seleção pelas consequências e os dois processos básicos de aprendizagem: condicionamento respondente (Si: estímulo incondicionado; Ri: resposta incondicionada; Sn: estímulo neutro; Sc: estímulo condicionado; Rc: resposta condicionada) e condicionamento operante (Sd: estímulo discriminativo; R: resposta; C: consequência).

A família como um grupo social mais restrito tem a função social de promover a inserção de seus membros em outras agências de controle, na comunidade social, por meio do estabelecimento de regras e limites[20]. Assim, no grupo familiar, as contingências de reforço social são mantidas pelo grupo e garantem a manutenção dos padrões de interação nas relações futuras ampliadas em novos arranjos familiares.

Nas interações sociais, a pessoa se depara com estímulos discriminativos de como se comportar, por meio de modelos, reforçados ou punidos. Desse modo a família exerce sua função como uma agência controladora educacional ao ensinar a criança a andar, comer, falar, brincar, vestir-se e demais comportamentos, cada vez mais complexos[1].

A família educa seus membros a partir de reforçadores primários necessários para a manutenção da vida, como alimentos, temperatura, higiene e segurança e a partir de reforçadores secundários, como dedicação, afeto, aprovação e outros incentivos sociais, que ensinam a criança a andar, falar, comer e comportar-se de modo geral[17].

As relações familiares são as primeiras relações interpessoais em que se estabelecem padrões comportamentais que construirão a base das futuras relações entre seus membros e a comunidade externa. Um grupo familiar, ao cumprir suas funções, pode ser considerado um agente socializador inicial, que orienta e qualifica as respostas de seus membros diante das contingências ambientais.

No grupo familiar surgem relações aprendidas, como comportamentos operantes de alta complexidade e variação. Estes operantes são modelados em cada contexto familiar a partir das histórias individuais dos membros do grupo. Trata-se do processo de aprendizagem cumulativa que tem início no repertório adaptativo de cada membro ao ambiente, para as relações entre estímulos, respostas e consequências de todo o grupo[21,22].

O grupo familiar passa por mudanças (aprendizagens) e se depara com exigências mais complexas do ambiente social, na educação informal e sistematizada. As topografias de respostas nas interações sociais da família vão se diferenciando à medida que as respostas socialmente exigidas se tornam mais variadas e específicas, para os pais e para os filhos, o que pode trazer dificuldades adaptativas intra e extragrupo aos seus membros[1]. Por exemplo, podemos comparar as demandas escolares nos primeiros anos, na infância, com as respectivas demandas escolares dos filhos no ensino médio, ou ainda, podemos comparar o tipo de monitoria que os pais exercem diante das primeiras amizades entre crianças e o tipo de monitoria que esses mesmos pais exercem frente a novas amizades dos filhos adolescentes.

Ainda neste contexto, o insucesso dos filhos na vida social ou escolar, como consequência de punição natural para eles, pode também ser uma punição para os pais, socialmente considerados pouco eficientes na educação dos filhos. Observa-se também, por meio da análise de relatos verbais de pais[23] que muitos procuram por psicólogos na tentativa de melhorar o desempenho social e escolar de seus filhos, como forma de legitimar o seu sucesso como pais, garantindo assim que todos sejam integrados socialmente conforme as crenças e regras que definem os comportamentos considerados adequados e valorizados na comunidade a que pertencem. Predominam, nesse modelo, as regras e instruções em detrimento às contingências[24-26].

As regras estabelecidas pelo grupo social mais amplo, no contexto histórico e temporal, delimitam a função do grupo familiar na sociedade (agências controladoras, como governo, escola, religião). Assim, as características individuais de cada membro da família, na complexa interação no grupo familiar, são selecionadas pelas práticas culturais do ambiente social no qual o grupo familiar está inserido[20,27,28].

Por exemplo, quando uma família valoriza a prática de esportes, seus membros ficam sob controle de contingências reforçadoras a esta prática, e membros do grupo servem de estímulo discriminativo para os outros apresentarem um comportamento esportivo. O ambiente propício à prática de esportes é estabelecido por instrução verbal, modelagem, reforços sociais (elogios, torcida em competições esportivas) e os familiares são reforçados pelas consequências valorizadas pelo grupo familiar. Vale ressaltar que o comportamento do grupo também foi selecionado pelo ambiente, no contexto cultural (incentivos a competições, ações públicas de criação de ginásios, instruções sobre saúde associada a práticas esportivas, entre outras ações).

Por meio do relacionamento familiar, os comportamentos de seus membros vão se modificando, por exposição direta às contingências, ou de forma indireta por observação (modelagem e modelação) ou por instrução verbal. Skinner[26] aponta que as instruções são estímulos discriminativos estabelecidos por meio de descrições verbais de contingências e pode ser definido também como comportamento governado por regras. Regras são estímulos discriminativos que envolvem o comportamento verbal das pessoas e, desse modo, são produto do ambiente social em que o ouvinte e o falante estão inseridos[29].

Aprender por meio de instrução é uma forma rápida de modificar comportamentos sem entrar em contato com as contingências, nem sempre favoráveis, disponíveis ou fortes o bastante. Um exemplo simples seria pensar que um pedestre não precisa ser atropelado para seguir a regra de parar, olhar para o semáforo e somente atravessar a rua diante da luz vermelha para os carros. Mas o comportamento governado por regras tem a desvantagem de perder sua função diante de novas contingências situacionais que sinalizam a vantagem funcional de mudança e a pessoa que segue a regra perde os reforçadores que estas novas contingências possibilitam.

Neste sentido, Matos[29] afirma que definir regras é um comportamento funcional para manutenção da sociedade, e as regras ou instruções por sua eficácia a curto prazo selecionam e mantêm comportamentos por muito tempo. Porém, diante de contingências precisas e fortes, o comportamento dirigido por regras pode ser eliminado quando carece de monitoramento por acompanhantes, treino e adequação a novas contingências. Como exemplo, podemos citar as regras contra o uso de drogas ilícitas, que podem controlar o comportamento com eficácia, mas perdem a função quando a pessoa se depara com contingências sociais e naturais mais fortes, como amigos usuários de drogas em grupos de adolescentes, ou ainda, a informação sobre os danos a longo prazo *versus* a satisfação fisiológica imediata.

A modelagem, segundo os princípios do behaviorismo radical e comportamento operante[30,31] ocorre quando comportamentos novos são aprendidos a partir do repertório comportamental que a pessoa possui (filogenético e ontogenético) em contato com contingências de reforço diferencial (a partir do modelo), quando algumas respostas são reforçadas e outras não, e por meio de aproximações sucessivas. A topografia das respostas vai se modificando até ser modelada como o comportamento a ser aprendido[30]. Por exemplo, a aprendizagem da fala por bebês, reforçada desde os primeiros balbucios até as pronúncias aproximadas das palavras modeladas. Assim, a modelação e a modelagem, bem como o controle de estímulos[32] são conceitos fundamentais para a aprendizagem e o desenvolvimento adaptativo do ser humano.

Neste sentido, vale também destacar a contribuição de Bandura[33] com sua teoria de aprendizagem social, ainda que existam controvérsias entre a abordagem deste autor e a teoria behaviorista, foge ao escopo deste breve texto a análise das polêmicas entre a teoria behaviorista e a teoria da aprendizagem social cognitiva. Este autor referiu-se aos conceitos de modelação e modelagem, em um processo que definiu como "modelação social", uma referência para que as pessoas aprendam e mudem, abstraindo informações de modelos sociais originais, conforme as circunstâncias, quando então novas versões de comportamentos surgem, indo além de simples cópias[33].

De acordo com a análise do comportamento, as aprendizagens (mudanças) podem ser consequências de reforçamento positivo, uma forma de controlar o comportamento, pela adição de um estímulo ao ambiente, quando a contingência de reforço (relação entre o organismo e o ambiente) se estabelece de modo a aumentar a probabilidade do comportamento que a produziu. O reforço é estabelecido no contexto de determinada contingência, de acordo com a ontogenia e o ambiente social dos organismos envolvidos. Assim, o que é reforçador para uma pessoa não o é, necessariamente, para outras pessoas e nem mesmo para a mesma pessoa diante de contingências diferentes[26,30].

Aprendizagens também acontecem quando o comportamento é controlado por consequências que podem aumentar ou diminuir a probabilidade de que ele ocorra novamente pela subtração de um estímulo do ambiente (aversivo). Nesse caso temos o reforço negativo e a punição positiva e negativa. No caso do reforço negativo, há o aumento da probabilidade de o comportamento voltar a ocorrer no futuro pela retirada do aversivo. No caso da punição, seja positiva ou negativa, pode ocorrer a diminuição da probabilidade do comportamento ocorrer, pela adição de um estímulo aversivo ou pela subtração de um estímulo reforçador[26,30,34].

O controle do comportamento exercido pelo reforçamento positivo tem um efeito significativo em termos educativos, ao aumentar a frequência de determinados comportamentos adequados (o que se quer reforçar) em detrimento de outros comportamentos considerados inadequados pelo grupo familiar ou pelo grupo social mais amplo. Por outro lado, o controle aversivo, no reforçamento negativo, tem como consequências os comportamentos de fuga e esquiva[26,30,34].

A punição é praticada pela imediaticidade de seus efeitos sobre a supressão de comportamentos inadequados em comparação com o tempo necessário para se estabelecer comportamentos adequados pelo reforçamento positivo. Porém, os subprodutos do controle aversivo como instrumento de coerção vão além dos comportamentos de fuga e esquiva. Diante das punições, pode ocorrer na pessoa punida a eliciação (condicionamento respondente) de respostas emocionais desconfortáveis, como taquicardia, ansiedade, tremor, palidez ou choro, entre outras que, ao serem emitidas, podem também se tornar aversivas para a pessoa que pune[22].

Outro efeito colateral da punição é a supressão de outros comportamentos, adequados, além dos inadequados que se pretendia punir[1,34]. Por exemplo, se uma criança ao brincar com os primos na casa dos avós, sem querer enquanto brinca machuca a prima e apanha por isso na frente de todos, ela pode parar de brincar, o que não era o comportamento foco da punição.

De acordo com Skinner[1], quando a punição é gerada de modo intermitente, o punido sofre um conflito de não saber quando será ou não punido, e vemos um efeito contrário à aprendizagem de comportamentos adequados. A punição também pode gerar no punido raiva, medo ou frustração quando surgem respostas incompatíveis, nas classes de respostas que levam à punição e a resposta que a evita. "O comportamento de repressão gerado, muitas vezes tem pouca vantagem sobre o comportamento que reprime." (p. 208)

A coerção punitiva tem no contra controle um comportamento disfuncional, quando a pessoa punida passa a apresentar um comportamento que a afasta das contingências de punição, sem suprimir a resposta que o agente punidor queria eliminar[1], um exemplo clássico do contracontrole no comportamento social é a mentira.

Trabalhos com famílias e filhos abarcam desafios relacionados a aspectos ontogenéticos e culturais e requer ainda a contextualização da família no grupo social. Pais, educadores e terapeutas possuem o controle de reforçar e punir comportamentos e infelizmente as soluções de coerção costumam ser bem-sucedidas em seu aspecto imediato, em detrimento de soluções alternativas, benéficas a longo prazo[34].

716 Psiquiatria da infância e adolescência: cuidado multidisciplinar

A aceitação da necessidade de modificação das contingências familiares é um passo fundamental no relacionamento e constitui-se em uma base para a busca de caminhos para uma interação familiar com mais qualidade para todos. Deve ser estabelecido um modelo de parceria entre os pais e o profissional, com o objetivo de atender as necessidades dos pais e filhos, e a família sob este enfoque deixa a posição de "subserviência a profissionais, para um papel decisivo na tomada de decisões, passando a assumir maior participação no planejamento do atendimento oferecido a seus filhos." (p. 21)[35].

Os pais precisam se sentir competentes na educação de seus filhos, nesse sentido, destacam a importância do fortalecimento do relacionamento entre pais e filhos, como forma de tornar as famílias mais competentes e independentes na solução de problemas diários que surgem durante o desenvolvimento de seus filhos. Mas existem desafios a serem superados pelo terapeuta para a otimização do trabalho, como por exemplo analisar situações em que os pais têm dificuldades de generalizar os conteúdos trabalhados no grupo para o contexto da prática parental cotidiana e ainda as dificuldades de manutenção dos comportamentos adquiridos com o passar do tempo, entre outros[35,36].

Analisar a família pressupõe compreendê-la como produto de muitas aprendizagens, que ocorrem por meio da ontogenia, dos comportamentos de seus membros, das funções de seus comportamentos e das práticas culturais em um sistema complexo de contingências entrelaçadas e metacontingências. Assim, as aprendizagens na família ocorrem por meio das interações no ambiente físico e social do grupo familiar, sem o qual as ações individuais teriam consequências diferentes[20,22,37-40].

Assim, a indicação de terapias comportamentais para pais, diante das queixas relacionadas aos filhos, está em consonância com os princípios da análise do comportamento, ao atentar para os aspectos contextuais, determinantes e mantenedores dos comportamentos de pais e filhos, como alvos de intervenção[36].

A orientação parental pode ajudar as famílias a lidar com problemas comportamentais dos filhos, de forma preventiva, e mais do que preventivo, promove e ensina novas habilidades[41], não apenas remediativa, promovendo o autoconhecimento dos pais sobre as contingências que controlam seus próprios comportamentos. Ao conseguir analisar as variáveis das quais seus próprios comportamentos são função, os pais ficam aptos a modificar padrões de comportamento e surge a possibilidade de uma nova configuração como modelo familiar positivo para as próximas gerações[42,43].

Na Figura 2 podemos observar os níveis de abrangência da análise do comportamento aplicada a pais.

A orientação de pais pode ensinar estratégias de prevenção que funcionam melhor quanto mais cedo se aplicarem a famílias com filhos crianças. Mas o

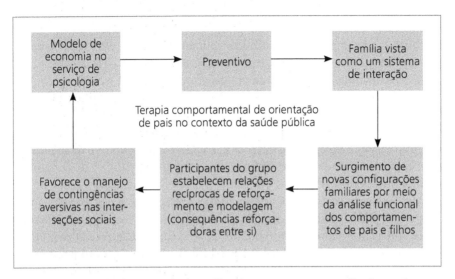

FIGURA 2   Níveis de abrangência da análise do comportamento aplicada a pais.

comportamento de investimento parental, que pressupõe pais presentes, para terem sucesso na educação de filhos com autonomia e confiança, pode ser aprendido e praticado em diferentes momentos da vida familiar, com as devidas consequências contextuais[35,44,45].

O comportamento grupal, como expressão das individualidades em um contexto de comportamento social, modelado por contingências reforçadoras é de difícil controle, por estar sujeito às contingências individuais de cada membro do grupo. Caracteriza-se pela imprevisibilidade natural das interações interpessoais e torna-se um importante instrumento no treino de habilidades sociais[46].

Os recursos técnicos e pessoais do terapeuta de grupos não diferem do aparato que qualquer terapeuta deve possuir como conhecimento técnico e teórico, boa cultura geral, ser informado, fazer ou ter feito terapia pessoal, ter boa habilidade social, experiência entre outras características. O ambiente onde os encontros do grupo acontecem deve ser calmo, silencioso, limpo, confortável, com boa circulação de ar e com dimensões proporcionais ao número de participantes[46].

Os grupos são formados conforme os objetivos de trabalho do terapeuta e podem ser educativos e terapêuticos ou ter as duas funções ao mesmo tempo, de acordo com a proposta definida. Algumas formas de trabalho com grupos, dentre várias possibilidades de aplicação da proposta, podem ser de um grupo didático e com programação fechada ou predefinida, ou um grupo didático e terapêutico, multidisciplinar e com programação específica definida pelo profissional. Por exemplo, grupos multidisciplinares, ou ainda um grupo terapêutico não dirigido, ou ainda um grupo terapêutico e didático (psicoeducativo), dirigido e definido de acordo com um programa específico e com espaço para discussões conforme temas que os clientes escolham abordar como no caso do presente estudo[46-48].

O atendimento terapêutico em grupo baseia-se na premissa de que a troca de informações e experiências entre os participantes do grupo e o terapeuta (ou os coterapeutas) pode ter um efeito facilitador para a mudança de comportamentos que levam às situações-problema. O ambiente social que o grupo impõe favorece a repetição das práticas nas relações extragrupo, e a aprendizagem no grupo, por modelagem e modelação, comportamentos desejáveis e habilidades sociais adequadas ocorrem e são reforçados e consequenciados na prática grupal[49].

De acordo com Kerbauy[50], relatos apontam que a abordagem comportamental planejada, na qual o terapeuta reforça a emissão de comportamentos adequados, a expressão de sentimentos e solidariedade entre os membros de grupo, promove a melhora nos sintomas. Um importante fator a ser considerado, neste sentido, é reprodução de desempenhos praticados no convívio social, no grupo terapêutico, em uma situação que embora monitorada e planejada assemelha-se ao ambiente natural, no tocante à repetição de padrões de comportamentos emitidos no relacionamento interpessoal e facilita a generalização do que é aprendido, por meio de observação e de participação direta, com troca de informações e exposição de opiniões[46,50].

Os participantes de um grupo podem estabelecer relações recíprocas de reforçamento e por meio de processos de modelagem podem produzir e receber consequências reforçadoras entre si, e pode-se falar em contingências entrelaçadas[40] ao considerar-se que o comportamento de um membro do grupo pode ser antecedente para o comportamento das outras pessoas envolvidas no grupo.

A terapia em grupo pode fazer parte de uma proposta terapêutica mais ampla, de acordo com as necessidades dos clientes e pode ser indicada como uma etapa posterior aos atendimentos individuais ou mesmo ser concomitante a estes. Por exemplo, no caso de clientes ansiosos, que apresentam fobia social, ou outros quadros diagnósticos em que se observam comportamentos de esquiva de intimidade[51] e convívio social pode ser difícil inicialmente e, consequentemente, difícil aceitarem a proposta de terapia em grupo. Mas mesmo diante desses casos, a proposta de intervenção em grupo pode ser mais efetiva, como facilitadora no enfrentamento, manejo ou na alteração de contingências aversivas nas interações pessoais.

De acordo com Brandão[52], o terapeuta tem no trabalho de grupo um instrumento favorável às modificações de padrões comportamentais inadequados do cliente e, por meio das interações verbais, pode rever regras e passar a responder mais adequadamente às contingências da interação interpessoal no grupo.

Assim como na terapia individual, na terapia de grupo é possível estabelecer um paralelo entre as mudanças do cliente em sessão, com as mudanças que ocorrem em decorrência da interação social mais ampla, fora da terapia. Nesse sentido, ensina-se o cliente a fazer uma análise funcional, identificar as condições antecedentes, comportamento identificado e as condições consequentes[17,53] que capacita o cliente a exercer um controle adequado de situações que lhes apresentaram como problemas, identificando as relações funcionais os seus comportamentos e os efeitos que provocam em sua vida[53].

Além dos benefícios que o grupo fornece ao cliente pela exposição dos participantes a um ambiente relacional rico em informações e modelos, há que se considerar sua utilidade nos serviços públicos de saúde, como um recurso de economia. Um instrumento de trabalho que permite maior eficácia frente à demanda do psicólogo e de outros profissionais da saúde, que podem desenvolver programas de grupos terapêuticos, educativos e de orientação multidisciplinar.

Gomide[54] refere-se ao conceito de monitoria positiva dos pais, como uma ferramenta de ensino que estabelece ambiente para os filhos se tornarem seguros em um ambiente de relações afetivas positivas e harmônicas. Ao atentar para aspectos positivos do comportamento dos filhos, os pais enfraquecem comportamentos negativos. Os filhos se sentem mais seguros e capazes, o que afasta sentimentos de incapacidade e desesperança, "associados ao surgimento da depressão infantil" (p. 52).

Muitas vezes os pais não dispõem de um repertório favorável para o desempenho de monitoria positiva e a participação em programas de treinamento em grupos é uma forma de desenvolver habilidades sociais e aprender novas respostas. Gomide[54,55] aponta que a monitoria positiva requer que os pais demonstrem interesse pelas atividades dos filhos, elogiem, evitem broncas em locais públicos, promovam entendimento, reflexão e autocrítica diante de comportamentos considerados inadequados, falem e saibam ouvir[54].

▶ CONSIDERAÇÕES FINAIS

Evidenciou-se a importância do suporte psicoterápico da figura de referência da criança. A psicoterapia parental colabora para um prognóstico mais favorável, independentemente da base teórica na qual se alicerça. Quando cuidados, com suporte adequado para lidar e elaborar sentimentos que surgem de situações do convívio com a doença, descortinam-se questões individuais que

720 Psiquiatria da infância e adolescência: cuidado multidisciplinar

sustentam sintomas e podem ser mantenedoras dos comportamentos disfuncionais do paciente identificado.

Promove ainda maior aderência ao tratamento e favorece a continuidade pós-alta da semi-internação. Não se pode deixar de mencionar a importância do atendimento parental somada às demais possibilidades de intervenção multidisciplinar indicadas para cada caso, bem como a necessidade de uma maior oferta de serviços em saúde mental, acessíveis e de conhecimento da população em geral, promovendo mudanças e ações preventivas, e não somente atuações emergenciais.

▶ REFERÊNCIAS BIBLIOGRÁFICAS

1. Skinner BF. Ciência e comportamento humano. 11.ed. São Paulo: Martins Fontes; 2003.
2. Skinner BF. Sobre o behaviorismo. 10. ed. São Paulo: Cultrix; 2006.
3. Ronchi PR, Avellar LZ. Saúde mental da criança e do adolescente: a experiência do Capsi da cidade de Vitória – ES. Psicol Teor Prat. 2010;12(1).
4. Guerra A, Máris C. A psicanálise no campo da saúde mental infantojuvenil. Psychê. 2005;9(5).
5. Boarati MA, Pantano T, Scivoletto S. Psiquiatria da infância e adolescência: cuidado multidisciplinar. Barueri: Manole; 2016.
6. Reinaldo AMS, Pereira MO, Tavares MLO, Henriques BD. Pais e seus filhos em sofrimento mental, enfrentamento, compreensão e medo do futuro. Ciênc Saude Colet. 2018;23(7).
7. Bowlby J. Cuidados maternos e saúde metal. São Paulo: Martins Fontes; 1995.
8. Dias OD. A teoria do amadurecimento de D.W Winnicott. Rio de Janeiro: Imago;S 2003.
9. Winnicott DW. Human Nature. London: Winnicott Trust; 1988. Tradução brasileira: Natureza humana. Rio de Janeiro: Imago; 1990.
10. Winnicott DW. A criança e o seu mundo. Rio de Janeiro: Zahar; 1979.
11. Freitas JRCB. A relação terapeuta-cliente na abordagem gestáltica. Rio de Janeiro: Maternar Psi – Núcleo de Atendimento a Mães, Pais, Casais e Famílias; 2016.
12. Yontef GM. Processo, diálogo, awareness. São Paulo; Summus; 1998.
13. Frazão LM, Fukumitsu KO. Gestalt-terapia – fundamentos epistemológicos e influências filosóficas. In: Cardoso CL. A face existencial da Gestalt-terapia. São Paulo: Summus; 2013.v. I.
14. Poppa CC. O suporte para o contato. São Paulo: Summus; 2018.
15. Antony S. A clínica gestáltica com crianças: caminhos de crescimento. São Paulo: Summus; 2010.
16. Cardella BTP. A construção do psicoterapeuta – uma abordagem gestáltica. São Paulo: Summus; 2017.
17. Skinner BF. Seleção por consequências. Rev Bras Ter Comport Cogn. 2007;9(1):129-37.
18. Darwin C. On the origin of species. Londres: John Murray; 1859.
19. Moreira MB, Hanna ES. Bases filosóficas e noções de ciência em análise do comportamento. In: Hübner MM, Moreira MB (orgs.). Temas clássicos da psicologia sob a ótica da análise do comportamento. Rio de Janeiro: Guanabara Koogan; 2013. p.1-19.
20. Naves ARCX, Vasconcelos LA. O estudo da família: contingências metacontingências. Rev Bras Análise Comport. 2008;4(1):13-25.
21. Skinner BF. Tecnologia do ensino. São Paulo: Edusp; 1972.
22. Skinner BF. The evolution of behavior. J Experimental Analysis Behavior. 1984;41:217-20.
23. Callonere A. Relações familiares e escolares de alunos com necessidades educacionais especiais na escola comum. [Dissertação de Mestrado]. Departamento de Psicologia Mackenzie, São Paulo; 2002.
24. Mantoan MTE. A integração de pessoas com deficiência. Rio de Janeiro: Memnon; 1997.
25. Szymanski H. Encontros e desencontros na relação família-escola. Desafios e perspectivas. Brasília: Plano; 2003.
26. Skinner BF. Contingências de reforço. Uma análise teórica. São Paulo: Abril Cultural; 1984.

28 ■ Abordagem parental: psicoterapia e orientação aos pais 721

27. Skinner BF. Verbal behavior. Nova York: Appleton-Century-Crofts; 1957/1978.
28. Bijou SW. Behavior analysis of child development. Reno: Context Press; 1995.
29. Matos MA. Comportamento governado por regras. Rev Bras Ter Comport Cogn. 2001;3(2):51-66.
30. Catania C. Aprendizagem: comportamento, linguagem e cognição. 4.ed. Porto Alegre: Artmed; 1999.
31. Skinner BF. The initiating self. In: Skinner BF. Recent issues in the analysis of behavior. Columbus, Ohio: Merril; 1989. p.27-33.
32. Catania AC. Freedom and knowledge: an experimental analysis of preference in pigeons. J Exper An Behav. 1975;24:89-106.
33. Bandura A, Azzi G, Polydoro S. Teoria social cognitiva: conceitos básicos. Porto Alegre: ArtMed/ Vital Book; 2011.
34. Sidman M. Coerção e suas implicações. São Paulo: Livro Pleno; 2011.
35. Willians LCA, Aiello AR. O inventário Portage operacionalizado: intervenção com famílias. São Paulo: Memnon; 2001.
36. Marinho ML. Intervenção clínica comportamental com famílias. In: Silvares EFM (org.). Estudos de caso de psicologia clínica comportamental infantil. 7.ed. São Paulo: Papirus; 2013. p.139-74. v.1.
37. Todorov JC. Metacontingências e a análise comportamental de práticas culturais. Clin Cultura. 2012;1(1):37-45.
38. Vichi C, Andery MAPA, Glenn SS. A metacontingency experiment: The effects of contingent consequences on patterns of interlocking contingencies of reinforcement. Behav Social Issues. 2009;18:41-57.
39. Glenn SS. Contingencies and metacontingencies. Relations among behavioral, cultural and biological evolution. In: Lamal PA (org.). Behavioral analysis of societies and cultural practices Washington, DC: Hemisphere; 1991. p.39-73.
40. Glenn SS. Contingencies and metacontingencies. Toward a synthesis of behavior analysis and cultural materialism. Behavior Analyst. 1988;11:165-78.
41. Botomé SP, Rosenberg CP. Participação de psicólogos em administração de recursos de saúde pública: análise de uma experiência. Psicologia. 1981;7:1-24.
42. Weber LND, Salvador AP, Brandenburg O. Programa de qualidade na interação familiar. Manual para aplicadores. 2.ed. Curitiba: Juruá; 2011.
43. Silvares EFM (org.). Estudo de caso de psicologia clínica comportamental infantil. 7.ed. São Paulo: Papirus; 2013. v.1.
44. Callonere A. Aplicação de um programa comportamental de orientação de pais em hospital universitário. [Tese de Doutorado.] Departamento de Psicologia, IPUSP-HU USP São Paulo; 2016.
45. Weber LND. Eduque com carinho. Equilíbrio entre amor e limites. 2.ed. Curitiba: Juruá; 2006.
46. Delitti M. Terapia analítico comportamental em grupo. In: Delitti M, Derdyk P (orgs.). Terapia analítico comportamental em grupo. São Paulo: ESEtec; 2008. p.31-58.
47. Pichon-Rivière E. O processo grupal. São Paulo: Cortez; 1986.
48. Derdyk P, Sztamfater S. Tornando-se um terapeuta de grupos. In: Delitti M, Derdyk P (orgs.). Terapia analítico comportamental em grupo. São Paulo: Esetec; 2008. p.249-61. v.1.
49. Del Prette A, Del Prette ZAP. Psicologia das relações interpessoais. Vivências para o trabalho em grupo. Petrópolis: Vozes; 2001.
50. Kerbauy RR. Terapia comportamental de grupo. In: Delitti M, Derdyk P (orgs.). Terapia analítico comportamental em grupo. São Paulo: Esetec; 2008. p.17-29.
51. Kohlenberg RJ, Tsai M. Psicoterapia analítico funcional. Criando relações terapêuticas intensas e curativas. Santo André: ESETec; 2006.
52. Brandão MZS. Abordagem contextual na clínica psicológica. Revisão da ACT e proposta de atendimento. In: Kerbauy R, Wielenska R (orgs.). Da reflexão teórica à diversidade de aplicação. São Paulo: ESETec; 1999. v.4. p.149-56. Coleção sobre comportamento e cognição.
53. Matos MA. Análise funcional do comportamento. The functional analysis of behavior. Rev Estudos de Psicologia. 1999;16(3):8-18.
54. Gomide PIC. Pais presentes pais ausentes regras e limites. 9.ed. Rio de Janeiro: Vozes; 2009.
55. Gomide PIC. Comportamento moral. Uma proposta para o desenvolvimento das virtudes. Curitiba: Juruá; 2010.

722 Psiquiatria da infância e adolescência: cuidado multidisciplinar

56. Andery MA, Micheletto N, Sério TM. A análise de fenômenos sociais: Esboçando uma proposta para identificação de contingências entrelaçadas e metacontingências. Rev Bras Análise Comp. 2005;1:149-165.

57. Borloti E, Balbi QRR, Baptista JL, Maciel GM. Cuidando de quem cuida: a experiência com um grupo de servidoras em um hospital geral. In: Hübner MMC (org). Avanços recentes das aplicações comportamentais e cognitivas. São Paulo: ESEtec; 2010. p.13-25. v.26, Coleção sobre comportamento e cognição.

58. Freitas MA. Psicologia Jurídica e Psicologia Forense: Aproximações e distinções. Rev Psicoanál Estud Cult. 2009;(10),1-1.

59. Gomide PIC. Inventário de estilos parentais, IEP. Modelo teórico, manual de aplicação, apuração e interpretação. Petrópolis: Vozes; 2006.

60. Goulart PRK, Delage PEGA, Rico VV, Brino ALF. Pensamento e criatividade. In: Hübner MM. Moreira MB (orgs.). Temas clássicos da psicologia sob a ótica da análise do comportamento. Rio de janeiro: Guanabara Koogan; 2012. p.117-28.

61. Kerbauy RR. Contribuição da psicologia comportamental para a psicoterapia. In: Delitti M (org.). Sobre comportamento e cognição: a prática da análise do comportamento e da terapia cognitivo--comportamental. Santo André⊠: ESETec; 2001. v.2.

62. Lehmann ELE, D'abrera HJM. Nonparametrics statistical methods based on ranks. Nova Iorque: Springer; 2006. p.463.

63. Micheletto N. Variação e seleção: as novas possibilidades de compreensão do comportamento humano. In: Banaco RA (org.). Definições e evoluções de conceitos. São Paulo: ESEtec; 2001. p.115-27. v.1. Coleção sobre comportamento e cognição.

64. Miyazaki MCOS, Silvares EFM. Psicologia da saúde em hospitais escola. Extensão de serviços à comunidade acadêmica. In: Marinho MC, Caballo VE (orgs.). Psicologia clínica e da saúde. Londrina: UEL; 2001. p.335-53.

65. Naves ARCX. Contingências e metacontingências familiares. Um estudo exploratório. [Dissertação de Mestrado]. Departamento de Ciência do Comportamento, Universidade de Brasília, Distrito Federal, 2008.

66. Pereira MEM, Marinotti M, Luna SV. O compromisso do professor com a aprendizagem do aluno. Contribuições da análise do comportamento. In: Hübner MM, Marinotti M (orgs.). Análise do comportamento para a educação. contribuições recentes. São Paulo: ESEtec; 2004. p.19-21.

67. Pinto EB. Psicoterapia de curta duração na abordagem gestáltica – elementos para a prática clínica. São Paulo: Summus; 2009.

68. Sampaio A, Azevedo FHB, Cardoso RD, Lima C, Pereira MBR, Andery MAPA. Uma introdução aos delineamentos experimentais de sujeito único. Interação em psicologia. 2008;12(1):151-64.

69. Weber LND, Dessen MA (orgs). Pesquisando a família. Instrumentos para coleta e análise de dados. 2.ed. Curitiba: Juruá; 2011.

70. Williams LCA. Perdão e reparação de danos. In: Gomide PIC (org.). Comportamento moral. Uma proposta para o desenvolvimento das virtudes. Curitiba: Juruá; 2010. p.191-213.

29

Atuação do serviço social na equipe multidisciplinar

Ana Claudia Bartolomeu Braz
Antônia Elisandra de Aquino Silva

▶ INTRODUÇÃO

A inserção do serviço social em equipes multidisciplinares na saúde mental brasileira é, de certa forma recente, assim como ocorre com as demais disciplinas não médicas. Em relação ao assistente social, o trabalho realizado era, inicialmente, subordinado ao saber médico e marcado por uma atuação com características bastante assistencialistas. Nessa perspectiva, o profissional já era convocado a atender aos interesses institucionais.

Nos anos 1970, o assistente social era chamado para fazer parte de equipes multiprofissionais sem uma definição clara do perfil de atuação, trabalhando mais como auxiliar do psiquiatra nos problemas sociais do que especificamente como assistente social[1].

Nas últimas décadas, no Brasil, aconteceram diversos movimentos com o intuito de questionar e repensar a prática profissional do assistente social em diferentes campos de atuação, porém, no contexto da saúde mental, não houve contribuição teórico-metodológica*. Dessa forma, pode-se dizer que a práxis vem sendo construída com base em experiências profissionais vividas cotidianamente.

A partir da promulgação da Lei n. 10.216, de 6 de abril de 2001[2], novos rumos para a assistência psiquiátrica no Brasil ainda estão surgindo. A referida lei

---

* No serviço social, existem documentos norteadores do conselho federal sobre a atuação do profissional na política de saúde, porém eles não se aprofundam no tema da saúde mental, não oferecendo subsídios suficientes para a atuação na área.

trata da proteção e dos direitos das pessoas com transtornos mentais e ainda estabelece novo direcionamento para o modelo de atenção à saúde mental. A ênfase dada à desinstitucionalização do paciente e à (re)integração à sociedade representou um marco e um avanço importantes nessa área, exigindo dos profissionais, dos serviços públicos e privados, da sociedade e do Estado uma adequação à nova demanda.

O serviço social em saúde mental no Brasil, até os dias atuais, é permeado por incertezas sobre o papel do profissional e ainda existem dúvidas sobre os limites da atuação sem adentrar em um contexto mais terapêutico. O exercício da profissão nesse campo implica uma relação um tanto próxima com profissionais da psicologia e da psiquiatria, que direcionam o olhar e a experiência para as questões internas do sujeito. Ao assistente social não cabe ignorar esse campo, mas é de grande valia pensar em como trabalhar com as questões objetivas e sua relação com o subjetivo, uma vez que um tem influência direta sobre o outro. Certas problemáticas internas têm origem na sociedade: a maneira como as pessoas se veem e se posicionam no mundo está relacionada à família na qual estão inseridas, à cultura a que elas pertencem, ao território no qual residem, ao trabalho que desempenham ou a uma situação de desemprego que podem enfrentar, por exemplo.

Há escassez de aporte teórico nesse campo, e a própria categoria profissional se divide no que tange às chamadas "práticas terapêuticas".

Ainda que não realize atendimentos clínicos terapêuticos, em seu sentido concreto, na prática profissional, o assistente social pode desempenhar ações que tenham uma função indiscutivelmente terapêutica para o paciente e a família, o que não descaracteriza sua identidade profissional.

Há muitas maneiras de atuação do serviço social em saúde mental, mas em instituições que atendem casos de alta complexidade, pode-se afirmar que, se não houver integração à equipe, a partir da busca de complementação dos saberes, o manejo dos casos torna-se muito mais difícil e fragmentado.

▶ O SERVIÇO SOCIAL E A REFORMA PSIQUIÁTRICA

A partir da reforma psiquiátrica, os profissionais envolvidos nos serviços de saúde mental tiveram de assumir uma postura de trabalho mais voltada para o conceito de território, trabalhos em grupo e em equipes multidisciplinares, a fim de olhar para o paciente de forma mais abrangente, conforme variadas dimensões. É consenso hoje que o antigo modelo de atendimento, em que cada profissional realizava seu trabalho de forma individualizada, não atende de forma resolutiva os casos graves nessa área. Isso dá lugar à atuação multidisciplinar, em que a soma dos saberes atende melhor às demandas apresentadas. O trabalho em equipe responde à fragmentação do saber e possibilita diferentes formas de analisar e intervir no processo saúde-doença, por meio da reciprocidade e da integração dos conhecimentos. Na prática clínica, contribui para a construção de amplo diagnóstico, que contemple múltiplas percepções em diferentes espaços e propostas.

O serviço social aparece nesse contexto quando se entende que a realidade social e a maneira como a pessoa se relaciona com ela têm forte influência na saúde mental do indivíduo.

O movimento de reforma psiquiátrica deu ênfase ao trabalho do assistente social, ao dar importância ao caráter político do atendimento ao paciente e a seus familiares, que passam a ser considerados sujeitos de direitos, o que traz nova dimensão à prática como um todo.

Além disso, o trabalho do assistente social permite pensar o paciente não apenas em suas necessidades individuais, mas também coletivas, considerando setores como família, educação, cultura, segurança, habitação, ou seja, em sua totalidade. Esse profissional tem um olhar que alcança a realidade social, de forma a dialogar com as redes sociais[†] de apoio com maior integralidade. Pensar o trabalho do serviço social, no campo da saúde mental ou em qualquer outro, é pensar na busca por autonomia, na consolidação da cidadania e na defesa dos direitos dos usuários e de suas famílias.

O assistente social em sua prática nos serviços de saúde é convocado, frequentemente, a responder aos "problemas" do cotidiano: é visto como aquele a quem cabe efetuar encaminhamentos, verificar questões de direitos sociais e benefícios e diversas outras situações de natureza prática. É necessário salientar que, ainda que um nicho de atuação esteja direcionado a esse sentido, as questões práticas e objetivas passam necessariamente pelas questões da dinâmica, das relações, da maneira como o sujeito se organiza e se vê nos espaços em que circula. Seguramente, até os dias atuais, não é raro encontrar profissionais e instituições de saúde que consideram esse profissional aquele que irá resolver conflitos. Finalmente, pode-se dizer que não cabe ao assistente social "resolver problemas", mas buscar entendimentos e fazer análises com um olhar crítico acerca da realidade, com o objetivo de garantir à população atendida, o acesso aos direitos fundamentais.

O trabalho social se depara constantemente com a ausência/a omissão do Estado, ou seja, com os limites das políticas públicas, em que pesa a escassez de investimento em recursos materiais e humanos em todos os campos. É primor-

---

[†] Entende-se por rede social uma estrutura social composta de agentes (pessoas e/ou organizações) conectados por interesses e características comuns. Nesse caso, trata-se da rede social no território em que o paciente vive: família, escola, serviços de saúde, assistência.

726 Psiquiatria da infância e adolescência: cuidado multidisciplinar

dial lançar mão de criatividade e flexibilidade para tentar superar essas barreiras. Dialogar e negociar são, talvez, os mecanismos mais eficazes nesse sentido. Mesmo que existam recursos adequados, ainda se atua de maneira muito isolada, sendo um grande desafio a prática mais integrada intra e extrainstitucionalmente. Em consonância com o Código de Ética que rege a profissão, o assistente social deve atuar para além dos limites e interesses institucionais, buscando estratégias de superação e de garantia de direitos.

▶ O SERVIÇO SOCIAL NA SAÚDE MENTAL DA INFÂNCIA E DA ADOLESCÊNCIA

Ao se realizar uma busca de referencial teórico a respeito do tema, fica evidente que há uma insuficiência de produção bibliográfica sobre esse assunto, como colocado anteriormente. Em razão disso, a prática vai sendo construída com base na própria realidade, no referencial de cada profissional, nos princípios fundamentais contidos no Código de Ética do assistente social, na lei que regulamenta a profissão (Lei n. 8.662/93) e nas demais legislações voltadas à proteção e garantia dos direitos das crianças e dos adolescentes.

De maneira geral, a literatura científica destaca a importância que os fatores de risco exercem sobre a saúde mental dos indivíduos e, nos primeiros anos de vida, isso tem impacto ainda mais significativo.

Nesse sentido, é possível afirmar que os fatores sociais de risco associados a problemas de saúde mental são extremamente relevantes; entre eles, pode-se dar destaque às problemáticas relacionadas a trabalho, moradia, emprego e desemprego, situação socioeconômica, organização e composição familiar, entre outros[3]. Crianças e adolescentes, por estarem ainda em uma fase em que dependem de terceiros (responsáveis) para a resolução de questões tanto subjetivas como objetivas, ficam de certa forma mais vulneráveis e mais suscetíveis a riscos de diversas naturezas. A maneira como os adultos à sua volta se organizam e se relacionam interfere diretamente na saúde mental dessa população.

> Para se promover um desenvolvimento saudável para os cidadãos nesse período especial de suas vidas e alcançar o pleno desenvolvimento de suas potencialidades, a sociedade, por meio do Estado, precisa assegurar mecanismos de educação, proteção social, inclusão, promoção e garantia de direitos da criança, do adolescente e da família[4].

Toda a família é afetada quando um de seus membros adoece, e os problemas emocionais podem atingir todo o grupo familiar, já que ninguém está preparado para ter uma pessoa com transtorno mental na família[5]. A família, que é muitas vezes considerada um agente perpetuante de problemas de saúde mental de seus membros, também deve ser vista como possível colaboradora no processo de tratamento, sendo necessário grande investimento nesse sentido. É nesse espaço vivo, mutável e não estagnado que o indivíduo tem os primeiros contatos com as principais experiências importantes que terá na vida: socialização, vinculação, desafios e enfrentamentos de crises. E, ao menos na maioria dos casos, esse é um espaço que lhe garante a condição de pertencimento.

Por esse motivo, especificamente no trabalho com saúde mental da infância e da adolescência, os pacientes e suas famílias devem ser parte ativa do tratamento e do processo de melhora que se busca. Essa é uma construção que ocorre de maneira coletiva entre saúde, educação e os demais setores da rede socioassistencial em uma atuação integrada. A rede socioassistencial é, sem dúvida, um mecanismo imprescindível para a garantia de direitos, por isso é considerada um fator-chave no processo de saúde-doença.

A prática do assistente social nessa área implica conhecer e considerar as peculiaridades de cada paciente e de sua família. É comum deparar-se com famílias desgastadas, cansadas e em situação de desproteção social. Cada família está inserida em um conjunto próprio de valores, crenças e costumes e se organiza de maneira muito particular. Considerar as condições de vida de cada núcleo familiar de maneira singular é fundamental, mas não se pode perder de vista que as famílias também estão inseridas em uma sociedade apoiada em desigualdades sociais geradas e mantidas pelo sistema capitalista.

É bastante corriqueiro observar-se atuações com o objetivo de moldar/ ajustar o sujeito e sua família, de impor o que se acredita do ponto de vista técnico e pessoal, como mais adequado em determinados casos, sem considerar a organização, a dinâmica, os referenciais e a cultura em que cada família está inserida. Ações com caráter policialesco, comuns no cotidiano da profissão, devem ser combatidas. Antes de qualquer coisa, é fundamental se aproximar da história de vida do paciente, buscar o entendimento sobre o contexto em que ele vive e a maneira como se relaciona com o meio, para então pensar a prática, a fim de evitar a uniformização de sua atuação.

▶ A INTERVENÇÃO DO SERVIÇO SOCIAL EM SERVIÇOS ESPECIALIZADOS

Serviços públicos de saúde mental que contam com equipes multidisciplinares, apesar das limitações que lhes são características, podem ser considerados locais privilegiados para trocas e interações entre saberes.

É importante destacar que no Sistema Único de Saúde (SUS), a Rede de Atendimento Psicossocial (RAPS), instituída pela Portaria MS/GM n. 3.088, de

23/12/2011, conta com diversos serviços que atendem casos em diferentes graus de complexidade, incluindo estratégias de desinstitucionalização e de reabilitação psicossocial.

Nos equipamentos destinados a atendimentos de alta complexidade, tanto de forma ambulatorial como em hospital-dia e internações psiquiátricas, em geral, as principais demandas recebidas pelo serviço social são relacionadas a questões de:

- Atendimento familiar: os membros da família passam a se organizar em torno das necessidades do paciente e as relações conjugais e parentais são frequentemente fragilizadas. Algumas das estratégias utilizadas nos trabalhos com famílias são os atendimentos nucleares e a realização de grupos. É nos grupos que as famílias encontram espaços de cuidado compartilhado, acolhimento, identificação e possíveis trocas. Os grupos representam espaços que possibilitam reflexões acerca da realidade social, potencializando possíveis mudanças intrafamiliares e nas relações com a rede social. Nos primeiros encontros, é possível haver certo desconforto inicial, porém, a experiência tem mostrado como é possível encontrar singularidades nas diferenças.

- Demandas escolares: em geral, referem-se a dificuldades apresentadas pelo sistema de ensino para lidar com questões oriundas da condição do paciente, tanto do ponto de vista do ensino, como dos comportamentos apresentados pela criança/pelo adolescente. Há casos em que é necessária a inserção do aluno no sistema de inclusão escolar[‡], ou ainda, em escola especial[6§]. Formar parcerias com as escolas, com base em discussões de casos e no apoio mútuo, traz resultados muito positivos tanto para o tratamento como para o processo de aprendizado e socialização do paciente.

- Demandas sociojurídicas: casos que envolvam suspeita e/ou confirmação de violência, negligência ou abuso contra crianças e adolescentes demandam atuação dos órgãos protetivos, como Vara da Infância e da Juventude e Conselho Tutelar. Apesar de haver comumente o entendimento de que as notificações/comunicações desse tipo de situação são atribuições

---

‡ Inclusão escolar é entendida como a inserção de alunos com déficits e necessidades variadas na rede regular de ensino. Além de adaptação dos espaços físicos (quando há necessidade), é fundamental que a escola tenha um projeto pedagógico voltado para a inclusão e que esteja aberta à participação da família e da comunidade em suas ações.

§ Os alunos considerados público-alvo da educação especial, de acordo com a Política Nacional de Educação Especial, são aqueles com deficiência, transtornos globais do desenvolvimento e com altas habilidades/superdotação.

29 ■ Atuação do serviço social na equipe multidisciplinar   729

do assistente social, tal competência não é exclusividade desse profissional. De acordo com o Estatuto da Criança e do Adolescente (ECA)[5], trata-se de um dever de qualquer profissional que atue na área da infância e da juventude.

■ Necessidade de articulação entre as redes de saúde e socioassistencial: dependendo da complexidade do caso, há necessidade de articulação com outros agentes que possam intervir nas mais variadas demandas, por exemplo, o Centro de Referência da Assistência Social (CRAS), o Centro de Referência Especializado de Assistência Social (CREAS), a Unidade Básica de Saúde (UBS) e o Centro de Atenção Psicossocial (CAPS).

Algumas atribuições e instrumentais utilizados pelo serviço social incluem avaliação social; participação em reuniões clínicas; discussões de casos com os demais profissionais; grupos com pacientes e com familiares; visitas domiciliares; visitas institucionais a outros serviços da rede; elaboração de relatórios sociais; notificações de casos ao sistema de garantia de direitos e mapeamento da rede socioassistencial, visando ao trabalho efetivo de articulação com essa rede. É importante destacar que cada caso apresenta demandas próprias, não havendo uniformização ou modelo que se aplique a todos.

▶ RELATO DE CASO

A seguir, apresenta-se o relato de caso de uma paciente que ficou internada na enfermaria do Serviço de Psiquiatria da Infância e Adolescência (SEPIA) do IPq-HCFMUSP, que ilustra a atuação do serviço social em um serviço de saúde mental de alta complexidade.

Trata-se de caso grave, com demandas variadas, que envolveu o trabalho de profissionais de diferentes áreas de atuação e serviços.

Daniela é uma adolescente de 15 anos. Foi internada na enfermaria do SEPIA-IPq-HCFMUSP após episódio de agitação psicomotora, risco de auto e heteroagressividade, delírios persecutórios e alucinações auditivas. Daniela estava em acompanhamento ambulatorial na mesma instituição havia aproximadamente um mês, em razão de hipótese diagnóstica de transtorno afetivo bipolar e história de abuso sexual.

---

[5] Art. 70-B, parágrafo único: "São igualmente responsáveis pela comunicação de que trata este artigo, as pessoas encarregadas, por razão de cargo, função, ofício, ministério, profissão ou ocupação, do cuidado, assistência ou guarda de crianças e adolescentes, punível, na forma deste Estatuto, o injustificado retardamento ou omissão, culposos ou dolosos".

730 Psiquiatria da infância e adolescência: cuidado multidisciplinar

Já no início da internação, as demandas para o serviço social eram evidentes: tratava-se de uma adolescente institucionalizada desde os 3 anos de idade e estava, no momento da internação, sem local de permanência definido. A adolescente apresentava alterações de comportamento significativas, que dificultaram a permanência nos Serviços de Acolhimento Institucional para Crianças e Adolescentes (SAICA[8**]) em que esteve. Com o funcionamento psíquico bastante comprometido, Daniela ficou, inclusive, impossibilitada de frequentar a escola. Até o momento da internação, residia com consentimento da Vara da Infância e da Juventude, com um grupo de freiras do último SAICA em que esteve acolhida. Contudo, os últimos episódios de agitação (quebrou um espelho da igreja e ameaçou a professora e uma colega da escola com uma tesoura) resultaram na indefinição de seu local de moradia.

Inicialmente, foi realizada uma reunião com a assistente social do SAICA em que Daniela permaneceu por mais tempo (10 anos), com o objetivo de coletar mais informações sobre sua história de vida e de pensar em estratégias para intervir no caso. Daniela e os irmãos mais novos foram acolhidos após constatação da ausência de cuidados básicos por parte dos pais, que teriam envolvimento com tráfico de drogas. A equipe técnica do SAICA iniciou acompanhamento do caso e trabalhou para possibilitar a reintegração familiar das crianças, porém esse objetivo não foi alcançado e, após a destituição do poder familiar[9††], as crianças foram incluídas no Sistema Nacional de Adoção. Os irmãos de Daniela foram adotados por uma família italiana e mudaram-se para a Itália. Outra família italiana fez uma tentativa de adotar Daniela, mas, durante o estágio de convivência, ela teria tido uma "crise" e, por esse motivo, foi encerrado o estágio de convivência e a adoção não se concretizou. Esse episódio fez mais uma marca importante na vida dela, que passou a conviver com o imaginário de que essa adoção poderia ser concretizada em outro momento, já que o ex-guardião não rompeu totalmente o vínculo com ela, mantendo contato telefônico e ajuda financeira.

** Os SAICA integram os Serviços de Alta Complexidade do Sistema Único de Assistência Social (SUAS), devem pautar-se nos referenciais do Estatuto da Criança e do Adolescente e do Plano Nacional de Promoção, Defesa e Garantia dos Direitos das Crianças e Adolescentes à convivência familiar e comunitária, da Política Nacional de Assistência Social, da Convenção Internacional dos Direitos da Criança – ONU e da Política de Saúde Mental para a Infância e Adolescência e nas Orientações Técnicas para os Serviços de Acolhimento para Crianças e Adolescentes do Conselho Nacional de Assistência Social (CNAS) e do Conselho Nacional dos Direitos da Criança e do Adolescente (CONANDA).

†† "A suspensão e a destituição do poder familiar constituem sanções aplicadas aos genitores por infração aos deveres que lhes são inerentes, ainda que não sirvam como pena ao pai faltoso. O intuito não é punitivo. Visa muito mais preservar o interesse dos filhos, afastando-os de influências nocivas. Em face das sequelas que a perda do poder familiar gera, deve somente ser decretada quando sua mantença coloca em perigo a segurança ou a dignidade do filho."

A Vara da Infância e da Juventude passou a dirigir a atuação no sentido de encontrar um novo local de acolhimento, que oferecesse moradia e segurança para Daniela e que, com base na construção do seu Plano Individual de Atendimento (PIA)[‡‡], fosse possível pensar também nas demandas específicas de saúde mental da adolescente. Em razão da gravidade do caso, foi pensada a possibilidade de o SAICA que a acolhesse contratar um educador extra, além da entrada de um acompanhante terapêutico (AT)[§§] no caso. Na busca por uma vaga, pensou-se que uma instituição na região do hospital em que ela estava internada poderia facilitar o processo de transição de Daniela.

Uma vez encontrada a vaga, foram feitas reuniões com os envolvidos no caso, visando a articulação de estratégias e a discussão dos detalhes dessa transição, que se iniciaria com a programação de alta hospitalar de Daniela. Foi organizada, com a equipe de enfermagem, uma visita para conhecer o SAICA e iniciar uma aproximação de Daniela com o local e com as pessoas com quem ela passaria a conviver. Paralelamente, profissionais do SAICA fizeram uma visita à enfermaria para conhecer a paciente e iniciar um processo de vinculação com ela. A chegada de um educador extra não ocorreu com a agilidade esperada, contudo, uma AT iniciou o acompanhamento do caso: passou a fazer visitas diárias à paciente na enfermaria e, com isso, potencializou todo o projeto terapêutico da adolescente. Em função da complexidade, esse projeto foi sendo construído e delineado dia após dia, com todo o cuidado que a situação exigia.

Daniela começou a visitar o SAICA com maior frequência, até ser programada sua primeira licença terapêutica[¶¶] para pernoitar na instituição, o que demorou aproximadamente seis meses para acontecer. Os episódios de agitação continuavam frequentes, tanto na enfermaria como no SAICA. Muitas vezes, aconteciam por conta da intolerância que ela apresentava diante das críticas e das frustrações. Nesses momentos, ela ficava desorganizada psiquicamente, agressiva e se machucava com objetos. Nos momentos em que apresentava alguma estabilidade, Daniela mostrava-se afetiva, tinha sonhos, falava do interesse em trabalhar como massagista e dos planos que tinha para o futuro.

Apesar da ponderação e da dedicação das equipes, a transição da enfermaria para o SAICA e os ajustes necessários para a continuidade do tratamento foram permeados por dificuldades e intercorrências, fazendo com que o processo demorasse mais que o esperado por todos.

---

‡‡ Conforme Lei do SINASE, n. 12.594, de 18 de janeiro de 2012.

§§ O acompanhante terapêutico (AT) é um profissional que não compõe a equipe técnica dos SAICA.

¶¶ As licenças terapêuticas ocorrem como forma de preparo para a alta hospitalar e são comuns nas internações psiquiátricas.

Nas reuniões entre as equipes da enfermaria, do SAICA, da Secretaria Municipal de Assistência e Desenvolvimento Social (SMADS), do CRAS*** e da Vara da Infância e da Juventude, discutiram-se a dificuldade de adaptação de Daniela, os manejos nos momentos de "crise", o despreparo e a insegurança dos profissionais do SAICA no que diz respeito a essas situações específicas de saúde mental e as intervenções possíveis para a superação dos entraves.

Foram definidas as estratégias para os atendimentos que o caso já demandava e outras para antecipar possíveis intercorrências, e as principais estão descritas na Tabela 1.

TABELA 1 Principais estratégias para o atendimento

Programa Equilíbrio[a]	Atendimento multidisciplinar, acompanhamento *in loco* e capacitação profissional para a equipe do SAICA
SEPIA IPq	Referência para eventual necessidade de internação
CRAS	Supervisões ou orientações técnicas à equipe do SAICA, auxílio na articulação com os demais serviços da rede
Vara da Infância e da Juventude	Garantia de efetivação dos contratos efetuados com a rede
Pronto-Socorro da região	Atendimentos de urgência
SAICA	Acolhimento e proteção integral da adolescente

[a] Programa desenvolvido pelo Serviço de Psiquiatria da Infância e Adolescência do Departamento e Instituto de Psiquiatria da Faculdade de Medicina da Universidade de São Paulo, em parceria com a Prefeitura de São Paulo, que tinha por objetivo atender crianças e adolescentes em situação de risco e vulnerabilidade social, oferecendo atendimento multidisciplinar de acordo com a necessidade de cada caso. O Programa também previa o acompanhamento às famílias e/ou SAICA (Serviço de Acolhimento Institucional para Crianças e Adolescentes) responsáveis pelas crianças e pelos adolescentes. CRAS: Centro de Referência da Assistência Social.

O planejamento das intervenções, a continuidade do tratamento e a parceria com os serviços da rede foram sendo definidos e discutidos durante todo o período de atendimento do caso. Para a alta hospitalar de Daniela, os últimos ajustes e acordos foram formalizados em audiência concentrada realizada na Vara da Infância e da Juventude, com a participação dos responsáveis pelas equipes envolvidas. A paciente foi acolhida no SAICA, que participou de todo o processo, e permaneceu acompanhada pelos serviços descritos.

*** Na época, não havia CREAS na região e, por esse motivo, o serviço de Assistência Social que fez o acompanhamento do caso foi o CRAS.

Discussão

Lamentavelmente, a história de vida de Daniela é semelhante à de muitas crianças e adolescentes do Brasil, contudo, o relato é importante para colocar em discussão as possibilidades de intervenções e manejos nos casos complexos na interface entre a saúde mental e a desproteção social na infância e na adolescência.

Para que Daniela se arriscasse na construção de uma história diferente nos ambientes em que passaria a circular, foi fundamental a elaboração de um plano de intervenções cuidadoso e articulado. A internação durou aproximadamente um ano. No entanto, esse período não foi tão longo apenas pelas necessidades da paciente, mas, também, pelas dificuldades de construir uma rede de fato sólida, até que fosse possível delinear a atuação entre todos os agentes envolvidos. A articulação entre saúde e assistência social foi especialmente trabalhosa, necessitando de grande empenho e comprometimento de todos. Entre essas áreas, é frequente o questionamento sobre "de quem é" determinada função e/ou responsabilidade, tendendo à divisão das funções apenas e não à articulação efetiva das ações. No caso de Daniela, foi necessária a troca frequente e intensa entre as equipes envolvidas com seu cuidado e, para isso, as discussões entre SAICA e enfermaria eram quase diárias.

Os SAICA, de modo geral, têm pouco preparo para a abordagem de crianças e adolescentes com transtornos mentais graves e consequentemente apresentam grande dificuldade no manejo desses casos, necessitando de intensa parceria com a área da saúde. Seus profissionais não são especializados em saúde mental, nem se espera que sejam, contudo, faz-se necessária maior capacitação para atuar com essa demanda, já que o público-alvo dos serviços de acolhimento são crianças e adolescentes que apresentam diversos fatores de risco, associados a problemas de saúde mental e, portanto, necessitam de intervenções precoces, realizadas por profissionais qualificados. Entende-se que, dessa maneira, a articulação entre as áreas da saúde e assistência social poderia ser desenvolvida de modo mais eficiente e produtivo.

A complexidade do caso também remete à relevância do enfoque multidisciplinar às intervenções. Para dar conta das necessidades apresentadas, o trabalho pautado no saber de várias áreas foi indispensável, tanto para as tomadas de decisões, como para o apoio diante dos obstáculos. Ainda que muitas dificuldades tenham surgido nesse percurso, o resultado alcançado foi satisfatório.

A condução do caso foi ao encontro do que recomenda a Lei n. 8.069/90[13], que trata do ECA, trazendo diretrizes sobre a proteção integral à criança e ao adolescente. De acordo com o art. 4º:

734 Psiquiatria da infância e adolescência: cuidado multidisciplinar

> É dever da família, da comunidade, da sociedade em geral e do poder público assegurar, com absoluta prioridade, a efetivação dos direitos referentes à vida, à saúde, à alimentação, à educação, ao esporte, ao lazer, à profissionalização, à cultura, à dignidade, ao respeito, à liberdade e à convivência familiar e comunitária[7].

É oportuno destacar que as necessidades específicas de cada criança/adolescente devem ser analisadas e, de acordo com suas particularidades, planejar intervenções e manejos.

Nessa perspectiva, o assistente social que atua na saúde mental da infância e da adolescência deve estar atento à sua prática, fundamentando-se e respaldando suas intervenções no ECA, assim como nas publicações sobre legislações vigentes, orientações e diretrizes das políticas públicas e dos Conselhos de Classe, em busca do alcance dos direitos das crianças e dos adolescentes e de suas famílias. Para lidar com o enredamento que sua atuação demanda, o profissional deve refletir e olhar de modo crítico para sua prática e buscar sempre aprimoramento intelectual, como sugere o Código de Ética do assistente social.

Outro ponto de reflexão é a importância dos registros, sejam eles em prontuários ou relatórios. As análises e, consequentemente, os registros podem contribuir para garantir ou violar direitos de crianças e adolescentes e de seus familiares.

▶ CONSIDERAÇÕES FINAIS

A atuação na área da saúde mental da infância e da adolescência exige conhecimento que é oferecido de maneira insuficiente na graduação e que se aprimora no trabalho em equipe, na prática cotidiana, além da busca incessante por conhecimentos.

Apesar das diretrizes da política de saúde mental para a área da infância e da adolescência serem ainda recentes, sabe-se que as intervenções precoces em situações de riscos e de desproteção social representam uma forma de prevenção de diversos problemas de saúde mental.

Um dos principais diferenciais do assistente social nas equipes multiprofissionais de saúde mental é o fato de que a utilização de alguns instrumentais técnico operativos do serviço social facilita a aproximação do profissional à realidade do paciente e de sua família, para além do que se apresenta institucionalmente. Isso porque o assistente social tem como prática o desenvolvimento de seu trabalho também em espaços em que o paciente/usuário circula, como escola, residência, serviços da comunidade, entre outros.

Nesse sentido, o trabalho do assistente social em saúde mental implica a noção de território como o lugar psicossocial do sujeito. É fundamental considerar os princípios de intersetorialidade e de corresponsabilidade da ação no cuidado, além da construção permanente da rede de apoio do paciente e de sua família de maneira articulada.

Entende-se que se trata de uma demanda que requer dos profissionais envolvidos flexibilidade e comprometimento, considerando que o paciente e sua família são sujeitos de direitos, portanto, agentes ativos no processo de tratamento. Não se deve colocá-los em um lugar de passividade ou de meros seguidores de orientações, mas de protagonistas do processo de emancipação.

Ainda, há que se considerar que existem demandas do indivíduo que são uma reprodução de questões de natureza estrutural da sociedade, em seus aspectos históricos e políticos, ou seja, existem dimensões mais amplas que interferem diretamente na vida social do sujeito. Nos limites dessa discussão, o que se identifica de imediato são os "problemas" apresentados pelo usuário, por exemplo, agressividade ou dificuldades de relacionamento, quando esses eventos são oriundos de uma esfera maior, que envolve todo o funcionamento da sociedade e, por isso, implica a implementação de políticas públicas que respondam a essas necessidades.

Em tempos de intensificação do conservadorismo no cenário nacional, culminando em retrocessos e perdas de direitos há tempos conquistados, torna-se ainda mais necessário que o assistente social tenha clareza da importância de seu papel ao desenvolver seu trabalho.

Partindo desse ponto, talvez o maior desafio que se coloca para o assistente social nesse campo seja evitar a burocratização de suas ações, sob a forma de roteiros, esquemas e padrões rígidos para procedimentos, buscando constantemente uma atuação mais autônoma, que favoreça reflexões e análises críticas.

▶ REFERÊNCIAS BIBLIOGRÁFICAS

1. Bisneto JA. Serviço social e saúde mental: uma análise institucional da prática. 2.ed. São Paulo: Cortez; 2009. p.53.
2. Brasil. Lei n. 10.216, de 6 de abril de 2001. Dispõe sobre a proteção e os direitos das pessoas portadoras de transtornos mentais e redireciona o modelo assistencial em saúde mental. Disponível em: http://www.planalto.gov.br/ccivil_03/leis/LEIS_2001/L10216.htm.
3. Mello MF, Mello AAF, Kohn R (orgs.). Epidemiologia da saúde mental no Brasil. Porto Alegre: Artmed; 2007.
4. Brasil. Caminhos para uma política de saúde mental infantojuvenil. Brasília: Ministério da Saúde; 2005. p.10.
5. Melman J. Família e doença mental: repensando a relação entre profissionais de saúde e familiares. São Paulo: Escrituras; 2002.
6. Brasil. Ministério da Educação. Política Nacional de Educação Especial na Perspectiva da Educação Inclusiva. Brasília; 2008.

736 Psiquiatria da infância e adolescência: cuidado multidisciplinar

7. Brasil. Lei n. 8.069, de 13 de julho de 1990. Dispõe sobre o Estatuto da Criança e do Adolescente e dá outras providências. Disponível em: http://www.planalto.gov.br/ccivil_03/LEIS/L8069.htm.

8. Conselho Municipal dos Direitos da Criança e do Adolescente do município de São Paulo – CMDCA/SP e Conselho Municipal de Assistência Social de São Paulo. Resolução conjunta n. 1. São Paulo; 2010.

9. Dias MB. Manual de direitos de família. 10.ed. São Paulo. Revista dos Tribunais; 2015. p.470.

10. Rosa LCS. Transtorno mental e o cuidado na família. 3.ed. São Paulo: Cortez; 2011.

11. Vasconcelos EM. Saúde mental e serviço social: o desafio da subjetividade e da interdisciplinaridade. 2.ed. São Paulo: Cortez; 2002.

12. Sluzki CE. A rede social na prática sistêmica: alternativas terapêuticas. [Tradução de Claudia Berliner.] São Paulo: Casa do Psicólogo; 1997.

13. Leite DPA, Almeida HN. Serviço social, família e doença mental infantojuvenil em Portugal. Serv Soc Saúde 2012;11(2):287-306.

14. Brasil. Lei n. 8.662, de 7 de junho de 1993. Dispõe sobre a profissão de Assistente Social e dá outras providências. Disponível em: http://www.cfess.org.br/arquivos/CEP_CFESS-SITE.pdf.

15. Fávero ET (org.). Famílias na cena contemporânea: (des)proteção social, desigualdades e judicialização. Uberlândia: Navegando Publicações; 2020.

16. Koga D. Diagnósticos socioterritoriais: conhecimento de dinâmicas e sentidos dos lugares de intervenção. In: Fávero ET, Gois DA. (orgs.). Serviço social e temas sociojurídicos: debates e experiências. Coletânea Nova de Serviço Social. Rio de Janeiro: Lúmen Juris; 2014.

17. Brasil. Ministério da Saúde. Portaria n. 3.088, de 23 de dezembro de 2011. Instituiu a Rede de Atenção Psicossocial para pessoas com sofrimento ou transtorno mental, incluindo aquelas com necessidades decorrentes do uso de crack, álcool e outras drogas, no âmbito do Sistema Único de Saúde (SUS). Brasília; 2011. Disponível em: http://bvsms.saude.gov.br/bvs/saudelegis/gm/2011/prt3088_23_12_2011_rep.html.

18. Fonseca C. (Re)descobrindo a adoção no Brasil trinta anos depois do Estatuto da Criança e do Adolescente. Runa. 2019;40(2). Instituto de Ciências Antropológicas, Facultad de Filosofía y Letras, Universidad de Buenos Aires.

19. Berberian TP. Serviço social e avaliações de negligência: debates no campo da ética profissional. In: Revista Serviço Social e Sociedade, n. 121. São Paulo: Cortez; 2015.

20. Loyola GF. Produção sociojurídica de família "incapazes": do discurso da "não aderência" do direito à proteção social. Curitiba: CRV; 2020.

21. Loyola GF. Criança não é brinquedo! A devolução de crianças e adolescentes em processos adotivos. [SYN]THESIS. Cadernos do Centro de Ciências Sociais da Universidade do Estado do Rio de Janeiro. 2014;7(1):85-93.

Seção IV

ASPECTOS JURÍDICOS
NO ATENDIMENTO
DE CRIANÇAS E ADOLESCENTES

30
Especificidades éticas e jurídicas no atendimento de crianças e adolescentes

Rafael Natel Freire
Gustavo Bonini Castellana
Daniel Martins de Barros

❱ INTRODUÇÃO

Os termos moral e ética, de acordo com La Taille, são habitualmente considerados sinônimos, pois trata-se de duas palavras que nomeavam, nas culturas grega e romana respectivamente, o campo de reflexão sobre os costumes dos homens, sua validade, legitimidade, desejabilidade e exigibilidade. Embora essa sinonímia não esteja errada, o autor propõe que os códigos de conduta das profissões – como no caso do Código de Ética Médica – diferenciam o conceito de ética como aquele que rege o espaço público, além de constituir uma reflexão sobre a moral[1].

No exercício da psiquiatria com crianças e adolescentes, estar em conformidade com os padrões éticos (e morais) exige coerência, experiência, bom senso e capacidade de reflexão, pois são rotineiras as situações nas quais o médico enfrenta dilemas éticos e jurídicos. Os pilares da bioética – beneficência, não maleficência, respeito à autonomia e justiça – não raramente estarão em conflito, demandando a necessidade do psiquiatra de se posicionar da melhor forma possível para seu paciente em cada ocasião[2].

Conforme comentado anteriormente, a interface entre a psiquiatria e o direito é complexa, sobretudo porque a linguagem médica descreve o estado do paciente de forma dimensional – de saudável a muito doente – enquanto a linguagem jurídica é categorial: o sujeito mentalmente doente é capaz ou não, necessita ser internado ou pode ir para casa, oferece ou não perigo[3].

Com o objetivo de amparar os psiquiatras que atendem esse público particular, a seguir são propostos alguns conceitos fundamentais para lidar com o tema. Em seguida, as principais situações de atendimento nas quais conflitos

30 ■ Especificidades éticas e jurídicas no atendimento de crianças e adolescentes **739**

éticos podem emergir. Por último, serão apresentadas algumas considerações jurídicas presentes na clínica psiquiátrica da infância.

Particularidades da criança e do adolescente

Houve um tempo em que o atendimento da criança diferenciava-se daquele prestado ao adulto apenas por uma questão de proporção/tamanho, tanto nos aspectos diagnósticos quanto terapêuticos, mas a metodologia de abordagem era a mesma[4,5]. No entanto, "o olhar sobre a criança, seu lugar na cultura e na sociedade está em constante mutação"[5].

O conceito de infância começou a ser construído na Revolução Industrial, que marcou o início da Idade Moderna, e com o surgimento da burguesia, a partir da Revolução Francesa. Subsequentemente, a valorização da família colaborou para que se criasse o entendimento de que a criança necessita de proteção e tutela, exigindo-se que as decisões a seu respeito sejam tomadas por um adulto responsável[5].

Atualmente, percebe-se grande evolução dessa abordagem, com a ideia de que essa fase da vida é marcada por transformações profundas que ocorrem gradualmente e permitem considerar que crianças e adolescentes possuem características próprias[4]. A maior vulnerabilidade desse grupo aos agravos é determinada pelo processo de crescimento e desenvolvimento e os expõe às mais diferentes situações de risco, como gravidez precoce (muitas vezes indesejada), doenças sexualmente transmissíveis, acidentes, diversos tipos de violência, maus-tratos, uso de substâncias psicoativas, evasão escolar etc.[6]

Porém, tal visão ainda permanece bastante dependente de fatores sociais e econômicos, variando mesmo dentro de determinada sociedade, e discursos contraditórios podem coexistir em um mesmo contexto histórico[5]. Deve-se, então, respeitar a individualidade do paciente e sempre tomar como referências seu desenvolvimento, sua capacidade cognitiva, seu grau de autonomia, os valores de sua família, a avaliação que o profissional faz de sua capacidade e competência, as normas legais vigentes, a escola, o lugar que o adolescente ocupa no grupo social etc.[5].

Por isso, o papel do psiquiatra é assumir o desafio de manter o equilíbrio entre os pressupostos básicos da profissão, acompanhando a evolução de alguns conceitos e mantendo-se aberto a eles.

Prioridade

O Estatuto da Criança e do Adolescente (ECA) assegura a prioridade de atendimento em saúde, incluindo o tratamento em saúde mental[7,8]:

Art. 3º A criança e o adolescente gozam de todos os direitos fundamentais inerentes à pessoa humana, sem prejuízo da proteção integral de que trata esta lei, assegurando-se-lhes, por lei ou por outros meios, todas as oportunidades e facilidades, a fim de lhes facultar o desenvolvimento físico, mental, moral, espiritual e social, em condições de liberdade e de dignidade.

Art. 4º É dever da família, da comunidade, da sociedade em geral e do poder público assegurar, com absoluta prioridade, a efetivação dos direitos referentes à vida [grifo nosso], à saúde, à alimentação, à educação, ao esporte, ao lazer, à profissionalização, à cultura, à dignidade, ao respeito, à liberdade e à convivência familiar e comunitária.

Parágrafo único. A garantia de prioridade compreende:

a) primazia de receber proteção e socorro em quaisquer circunstâncias;

b) precedência de atendimento nos serviços públicos ou de relevância pública;

c) preferência na formulação e na execução das políticas sociais públicas;

d) destinação privilegiada de recursos públicos nas áreas relacionadas com a proteção à infância e à juventude.

A legislação visa ainda dar suporte para o atendimento prioritário da criança e do adolescente em face da vulnerabilidade do indivíduo nessa condição[7,8]:

Art. 98. As medidas de proteção à criança e ao adolescente são aplicáveis sempre que os direitos reconhecidos nesta Lei forem ameaçados ou violados:

I – por Ação ou omissão da sociedade ou do Estado;

II – por falta, omissão ou abuso dos pais ou responsável;

III – em razão de sua conduta.

Essa proteção é garantida pela atuação dos integrantes do Sistema de Garantias e Direitos, que é formado por Conselhos Tutelares, Varas da Infância e da Juventude, Defensoria Pública e Ministério Público.

São medidas protetoras de caráter específico (art. 101 do ECA):

- A inclusão em programa oficial ou comunitário de auxílio.
- Orientação sobre a dependência de álcool e outras substâncias psicoativas e tratamento dessas condições.
- A requisição de tratamento médico, psicológico ou psiquiátrico, em regime hospitalar ou ambulatorial.

Tais intervenções têm se tornado cada vez mais frequentes na rotina de atendimento a essa parcela da população, na maioria das vezes em consequência à falta de estrutura dos instrumentos públicos para acolher e tratar adequadamente esses casos, que, por si só, já revelam componentes socioeconômicos muito relevantes em sua etiologia.

Os principais estabelecimentos disponíveis atualmente e previstos para esse atendimento são os centros de atenção psicossocial (CAPS) I e AD, além de hospitais (preferencialmente gerais), com leitos específicos para psiquiatria[8].

Autonomia

A autonomia das crianças e dos adolescentes é relativa, e isso já se evidencia fora do consultório, no agendamento da consulta, pois eles raramente procuram um psiquiatra: em geral, são levados pelos pais ou responsáveis. Tal contexto confere ao atendimento complexidade extra, uma vez que surge um terceiro elemento – externo à relação médico-paciente – que é o responsável pelo início e pela manutenção do atendimento (seja por motivos econômicos, seja em termos de acesso ou informação etc.)[5]. Em razão da condição de vulnerabilidade, nenhuma criança ou adolescente deve ser examinado ou tratado por médico, psicólogo, enfermeiro ou dentista sem o prévio consentimento do tutor ou guardião, salvo em situações de excepcional risco[4]. Pelos mesmos motivos, também não pode ser responsabilizada(o) pelo cuidado com as medicações, frequência aos atendimentos e definição/escolha das modalidades terapêuticas[4].

A responsabilidade e a obrigação sobre os cuidados de saúde do menor de idade estão previstas no ECA, conforme descreve o art. 129[7]:

> São medidas aplicáveis aos pais ou responsável:
> [...] III – encaminhamento a tratamento psicológico ou psiquiátrico;
> [...] VI – obrigação de encaminhar a criança ou adolescente a tratamento especializado;

Sendo assim, em casos específicos com riscos à saúde do menor de idade pela recusa ao tratamento proposto ou por negligência, impõe-se a obrigação do profissional de saúde em comunicar o fato à Vara da Infância e da Juventude.

Por outro lado, além de se tratar de um direito da criança e do adolescente, evidências crescentes mostram que o envolvimento dos pacientes nas decisões sobre seu tratamento é um instrumento terapêutico na promoção da saúde. Crianças, mesmo muito pequenas, são capazes de dar opiniões sobre seu tratamento, têm interesse e querem participar dessas decisões. Apesar disso, sua participação é quase sempre negligenciada[4]. Com base nessa constatação, conclui-se que haverá necessidade de mediação dessa relação triangular, abrigando

742 Psiquiatria da infância e adolescência: cuidado multidisciplinar

expectativas muitas vezes divergentes, numa postura ética que, nem sempre, agrada a todos os envolvidos[5].

Do ponto de vista jurídico, de acordo com o Código Civil de 2002, os menores de 16 anos são "absolutamente incapazes de exercer pessoalmente os atos da vida civil". Entre 16 e 18 anos de idade, o indivíduo é considerado "relativamente incapaz" para certos atos (mas pode exercer o direito ao voto, por exemplo). E, somente aos 18 anos, é considerado "plenamente capaz".[9] Tais definições estão intimamente relacionadas ao processo de desenvolvimento e maturação. O sistema nervoso da criança, em especial do adolescente, apresenta modificações em áreas responsáveis pela construção de julgamento crítico, controle inibitório e modulação afetiva[4].

Ainda no que diz respeito à capacidade jurídica em razão da idade, a Convenção sobre os Direitos da Criança, em seu art. 12, determina que[10]:

> 1. Os Estados-partes assegurarão à criança que estiver capacitada a formular seus próprios juízos o direito de expressar suas opiniões livremente sobre todos os assuntos relacionados com a criança, levando-se devidamente em consideração essas opiniões, em função da idade e da maturidade da criança.
>
> 2. Com tal propósito, se proporcionará à criança, em particular, a oportunidade de ser ouvida em todo processo judicial ou administrativo que afete a mesma, quer diretamente quer por intermédio de um representante ou órgão apropriado, em conformidade com as regras processuais da legislação nacional.

Tais garantias também são asseguradas pelo art. 72, inciso I, do Código de Processo Civil de 2015, e pelo art. 142, parágrafo único do ECA[7]:

> Art. 142. Os menores de dezesseis anos serão representados e os maiores de dezesseis e menores de vinte e um anos assistidos por seus pais, tutores ou curadores, na forma da legislação civil ou processual.
>
> Parágrafo único. A autoridade judiciária dará curador especial à criança ou adolescente, sempre que os interesses destes colidirem com os de seus pais ou responsável, ou quando carecer de representação ou assistência legal, ainda que eventual.

Tais limites, no entanto, não devem ser estabelecidos na prática clínica com o mesmo rigor de um tribunal. Se o médico entender que um adolescente de 15 anos, por exemplo, tem condições de opinar sobre seu tratamento com autonomia diante da opinião dos pais, o psiquiatra deverá respeitar sua decisão. Trata-se do caso, por exemplo, do pai que obriga o filho adolescente a fazer tratamento pelo uso de maconha, mas o paciente se recusa a fazê-lo. Mesmo que o psiquiatra entenda que o uso de maconha pode ser prejudicial para seu desenvolvimento psicológico, deverá respeitar a posição do adolescente, orientá-lo e colocar-se à disposição. Tal posicionamento está em consonância com a teoria jurídica do menor maduro. O mesmo posicionamento não se sustentará se esse adolescente apresentar sinais de dependência com alterações graves de comportamento que coloquem sua vida em risco.

Nesse cenário, é natural que o ponto de vista e as decisões dos pacientes sejam mais levadas em conta e cresçam em relevância à medida que sua autonomia também aumente, paralelamente, em alcance e amplitude. Isso pode e deve ser avaliado por meio da compreensão de sua condição, da decisão e suas consequências, demonstrando boa capacidade de discernimento[5]. Dessa forma, conforme se tornam mais velhos, os pacientes passam a adquirir progressiva liberdade para consentir exames e procedimentos, mesmo à revelia de seus pais, cabendo ao profissional de saúde decidir sobre o limite dessa relativa liberdade[4]. No entanto, sempre que possível, devem ser estimulados a incluir os pais ou tutores no tratamento, pois eles precisam de seu suporte emocional, tanto quanto financeiro[4,5].

Portanto, de acordo com a demanda e a possibilidade de entendimento, o paciente tem direito ao conhecimento do diagnóstico e demais informações a respeito, às propostas terapêuticas e ao prognóstico[5].

Confidencialidade

O sigilo é um dos pilares da profissão médica e, na psiquiatria, ele tem uma representação ainda maior, uma vez que os sintomas do paciente invariavelmente envolvem sua relação com as pessoas e o ambiente em que vive. Tratando-se do atendimento de crianças e adolescentes, no qual há outros personagens envolvidos, essa prática enfrenta alguns entraves cujo manejo requer habilidade especial.

A confidencialidade é implícita em qualquer relação médico-paciente, de modo que não há obrigatoriedade de acordo prévio para que seja legitimada, conforme prevê o Capítulo I do Código de Ética Médica, em seus princípios fundamentais[11]: "XI – O médico guardará sigilo a respeito das informações de que detenha conhecimento no desempenho de suas funções, com exceção dos casos previstos em lei".

Vê-se, portanto, que o sigilo é a regra, não a exceção. Porém, assim como a autonomia é relativizada para esses pacientes, o mesmo deve valer em relação à confidencialidade. Para minimizar as chances de desentendimentos relacionados a essa questão, é muito importante que ela seja discutida de forma clara e nego-

744 Psiquiatria da infância e adolescência: cuidado multidisciplinar

ciada entre todos os envolvidos já no primeiro atendimento, fazendo parte do contrato terapêutico, conforme será visto adiante neste capítulo[4,5]. Dessa feita, em todas as situações em que se caracterizar a necessidade da quebra do sigilo médico, o adolescente deve ser informado, justificando-se os motivos para essa atitude[6].

O desafio, então, é mediar o conflito entre o direito do paciente à privacidade e o direito dos responsáveis às informações, estabelecendo ambiente de confiança mútua[5]. Em algumas situações, pode até ser que o paciente queira que seus pais tenham conhecimento de suas questões, mas não se sinta à vontade para contar pessoalmente, em decorrência de timidez ou vergonha. Cabe ao profissional tentar facilitar esse diálogo, utilizando uma linguagem direta e simples, mas sempre respeitando a individualidade do jovem e valorizando o desenvolvimento de sua identidade. Em última análise, os valores maiores em questão são a proteção à vida do paciente ou de terceiros e o risco de interrupção da relação de confiança e, muitas vezes, do próprio tratamento[5].

Isso posto, o conceito moderno de "menor maduro" deve ser reconhecido, compreendido e respeitado, evitando registrar em prontuário institucional informações que o paciente não aceite compartilhar com outros profissionais de saúde e em qualquer prontuário informações que ele não queira dividir com os pais, visto que por lei eles têm direito a sua cópia[5].

Em outras situações que envolvam o perigo à criança/ao adolescente ou a outros, eles podem não concordar em compartilhar informação com os pais ou responsáveis. Entre adolescentes, esses segredos que, às vezes, são compartilhados com o psiquiatra podem envolver o uso de álcool ou outras substâncias psicoativas, práticas de sexo inseguro ou atos que busquem emoção que o colocam em perigo. Nessas situações, quando o vínculo tiver sido bem construído e as condições esclarecidas no contrato inicial, fica mais fácil de convencer o paciente que determinada informação deve ser compartilhada[12]. O Código de Ética Médica não deixa dúvidas sobre isso e veda ao médico[11]:

> Art. 74. Revelar sigilo profissional relacionado a paciente menor de idade, inclusive a seus pais ou representantes legais, desde que o menor tenha capacidade de discernimento, salvo quando a não revelação possa acarretar dano ao paciente.

O respeito ao sigilo precisa ser mantido também em congressos e encontros científicos em geral, nos quais o médico deve ter a consciência de que isso não se restringe a ocultar ou trocar o nome do paciente, uma vez que outras informações do caso podem ameaçar sua privacidade.

Outra questão atual diz respeito às informações exigidas por empresas de seguro e convênio médico em geral para reembolso de serviços[12]. Deve-se sempre estar atento para não quebrar o sigilo por pressão e receio em prejudicar o paciente, uma vez que ele é previsto por lei e está acima de eventuais questões contratuais ou alegações das empresas.

▶ QUESTÕES ÉTICAS ENVOLVIDAS NO ATENDIMENTO

Contrato terapêutico

Para que seja estabelecida qualquer relação terapêutica, o primeiro contato é fundamental. Além das questões comuns a uma consulta médica regular, quais sejam anamnese detalhada, exame físico e/ou psíquico, formulação de hipóteses diagnósticas e propostas terapêuticas, é nesse momento que se tem a oportunidade de identificar as expectativas do paciente e dos pais ou responsáveis. Com base nelas, e em confronto com os dados obtidos na avaliação inicial, deve ser proposto um acordo com o intuito de esclarecer dúvidas acerca da dinâmica dos atendimentos, da autonomia do paciente, da responsabilidade dos pais ou do(s) tutor(es), da confidencialidade e de outros aspectos que eventualmente surjam e tenham relevância para a continuidade do processo. Por meio dessa atitude, é possível criar um vínculo terapêutico baseado na confiança, indispensável para o sucesso do tratamento.

A construção desse contrato deve conter estratégias que procurem envolver toda a família, com definição clara do papel e da responsabilidade de cada um dos participantes. A informação sobre as reais possibilidades do acompanhamento, as limitações, seus benefícios e possíveis riscos é uma boa maneira de incluir pacientes e familiares e criar um referencial que possa ser retomado sempre que surgir uma variável ou fato novo[5].

Um modelo de atendimento que busca contemplar os interesses e os anseios de todos é ouvir as queixas dos pais num primeiro momento, em seguida atender ao paciente sozinho e, num terceiro momento, reunir todos para as informações acerca das impressões diagnósticas e proposição da conduta. Entretanto, no atendimento de adolescentes, pode ser que seja mais adequado inverter essa ordem, ouvindo-os antes dos pais/responsáveis, porque, muitas vezes, a demanda pelo atendimento origina-se do próprio paciente. Tal medida facilitará o estabelecimento do vínculo e da confiança, tão importante nesse contexto.

Nos casos em que for apresentada uma proposta terapêutica de difícil decisão, devem-se garantir tempo e condições adequadas para que o paciente, em conjunto com seus pais ou responsáveis, chegue a uma decisão, sob o risco de invalidar o consentimento. Por outro lado, o prazo para decisão deve ser estipulado com base no potencial prejuízo ao paciente por eventual atraso diagnóstico e/ou do tratamento[4].

Quando os pais são separados, mesmo que a guarda/tutela caiba a apenas um deles, é sempre conveniente envolver ambos no contrato de tratamento e no acompanhamento, na medida do possível. Independentemente disso, é primordial ter como referência alguém em quem o paciente confie[4,5].

Diagnóstico

O grande desafio do psiquiatra que trabalha com infância e adolescência é o diagnóstico psicopatológico. As queixas que motivam a procura dos pais por um profissional dessa área, na maior parte das vezes, estão imbricadas com o contexto sociocultural do paciente, e as preocupações dos pais misturam-se com as dos filhos. Esse cenário exige do psiquiatra competência e parcimônia ao apontar um diagnóstico em saúde mental, sob pena de estigmatizar o jovem com um rótulo que dificilmente será retirado na vida adulta.

Para tanto, o psiquiatra deverá munir-se de informações da família, da escola, de acompanhamentos prévios ou paralelos (p. ex., psicoterapia ou psicopedagogia), frequentemente já instituídos quando a família procura ajuda médica. O exame psíquico da criança ou do adolescente, em muitos casos, dependerá de mais de uma entrevista, pois certa variabilidade dos estados mentais é comum nessa fase da vida.

Outro grande diferencial, que garantirá maior precisão, é saber quais dessas fontes devem ser mais valorizadas em detrimento de outras, dependendo de fatores como idade, estágio de desenvolvimento, escolaridade dos pais, contexto sociocultural, potenciais conflitos de interesse e ganhos secundários, vínculo da criança/do adolescente com a pessoa que fornece a informação e tipo de fenômeno investigado[4]. A experiência profissional e o trabalho em equipe são fundamentais para aumentar a acurácia, para evitar que situações de risco passem despercebidas e que diagnósticos exagerados sejam formulados.

Terapia medicamentosa

As medicações utilizadas no tratamento de transtornos psiquiátricos na infância e na adolescência, frequentemente, causam efeitos colaterais que incomodam as crianças, por isso devem ser utilizadas após um diagnóstico psicopatológico bem estabelecido. Além disso, o uso das medicações em crianças requer cuidado especial em virtude de suas diferenças estruturais, de metabolismo e da dinâmica psíquica singular, em constante modificação[5].

30 ■ Especificidades éticas e jurídicas no atendimento de crianças e adolescentes 747

Entre os adolescentes, deve ser levado em consideração o risco de efeitos paradoxais da medicação nos primeiros dias de uso; portanto, o psiquiatra deve se mostrar à disposição da família para esclarecer qualquer resposta inesperada ao medicamento.

A criança precisa ser ouvida, mas a decisão sobre o uso da medicação cabe aos pais. A opinião do adolescente também deverá ser considerada na decisão, evidentemente com mais peso que a da criança. Nas situações em que há risco de suicídio (p. ex., em quadros depressivos ou uso abusivo de drogas) e sintomas psicóticos, no entanto, o psiquiatra deverá insistir no uso, mesmo que o paciente não concorde. Pode ser necessário convencer os pais – que, comumente, respeitam os "direitos" do adolescente de forma negligente – e insistir no tratamento. Em casos extremos, o psiquiatra deverá denunciar à Justiça a negligência dos pais com o tratamento. Felizmente, trata-se de casos raros no Brasil, pois os pais costumam aceitar as orientações.

Internação

Assim como os adultos, crianças e adolescentes podem apresentar transtornos mentais, com condições psiquiátricas de prejuízo tal que, em determinados momentos, requeiram tratamento em ambiente protegido e especializado. Entretanto, em virtude das características peculiares desses pacientes, algumas normas precisam ser observadas e cumpridas.

A primeira diz respeito à indicação. De acordo com a Lei n. 10.216/2001, em seus arts. 3º e 4º, a internação para tratamento mental, em qualquer de suas modalidades, só será indicada quando os recursos extra-hospitalares se mostrarem insuficientes; terá como objetivo a reinserção do paciente em seu meio social; e exigirá estrutura capaz de oferecer-lhe assistência integral, como serviços médicos, de assistência social, psicológicos, ocupacionais e de lazer. Ainda, somente será realizada mediante laudo médico circunstanciado que caracterize os seus motivos, conforme exigência contida no art. 6º da Lei n. 10.216/2001.

A segunda se refere à proibição da permanência de crianças e adolescentes em leitos hospitalares psiquiátricos situados na mesma área de abrigamento (quarto, enfermaria ou ala) de adultos e mesmo à convivência em atividades recreativas ou terapêuticas em ambientes comuns[10].

Quanto às modalidades de internação, é importante saber que a Lei n. 10.216/2001 não faz nenhuma referência à idade das pessoas, não distinguindo, portanto, crianças, adolescentes ou adultos. Isso faz sentido, porque ela se propõe a estabelecer um tratamento humanitário, digno e consoante às leis já vigentes no país e, à sua luz, deve ser interpretada, não necessitando particularizar o caso dos menores. As modalidades de internação previstas na lei são:

internação voluntária (quando a pessoa consente por escrito com ela), involuntária (quando a pessoa se recusa ou por qualquer outra razão não dá seu consentimento) e a compulsória (que é determinada por juiz).

Quando se trata de internação de menores, portanto, depara-se com o problema do valor de seu consentimento. No caso dos menores de 16 anos, absolutamente incapazes, a internação seria sempre involuntária, já que eles não podem consentir legalmente. Mas, do ponto de vista legal, sua vontade só é legítima se representada por seus pais ou responsáveis. Assim, se eles concordam com a internação e dão seu consentimento por escrito, não há como considerá-la involuntária (já que a vontade legal daquele sujeito, na voz de seu responsável, consentiu com tal medida).

Com relação aos relativamente capazes, entre 16 e 18 anos, a situação é ainda mais nebulosa, pois os limites dessa relatividade não são claros e variam com o tempo e com os sujeitos. Nessa faixa etária, o sujeito pode ser capaz de compreender a necessidade da internação tão bem como alguém de 18 anos e com ela concordar ou não, mas pode ainda não ter tal capacidade. Assim, de forma geral, os relativamente capazes devem ser ouvidos e ter sua vontade validada pelos pais. Podem, portanto, ser submetidos a internações voluntárias ou involuntárias (na medida em que consentirem ou não com os responsáveis). Mas pode haver discordância entre o menor e seus responsáveis. Nesses casos, quando a internação é medida necessária dado o risco iminente ao paciente (sob risco de ser considerado negligência não a proceder), deve-se raciocinar caso a caso. Se há o consentimento dos pais e recusa do menor, e tal recusa se dá por incapacidade de compreensão, seja por doença mental ou imaturidade, pode-se considerar a vontade dos pais e estabelecer a internação voluntária, como no caso dos menores de 16 anos (já que a vontade capaz no momento consentiu). Se há consentimento do menor e recusa do responsável (considerado aqui mentalmente capaz), trata-se a rigor de uma internação involuntária (já que a vontade do menor está sempre *sub judice* – sobretudo um menor necessitando de internação psiquiátrica – sem o consentimento do responsável). O ideal é que haja uma determinação judicial – tornando tal internação compulsória e legitimando a atuação em prol da saúde do menor. Em casos de risco iminente, mesmo antes da autorização legal, pode-se decidir pela internação e comunicar as autoridades. O mesmo raciocínio se aplica se ambos não consentem e a internação é inevitável[10].

Portanto, fica claro que o mais importante em situações que envolvam a internação de crianças e adolescentes é adotar uma conduta bem embasada do ponto de vista clínico, minimizando os riscos para o menor e sua família, e do ponto de vista ético-jurídico, protegendo o médico e a instituição de futuros questionamentos sobre a conduta adotada.

Já o término da internação involuntária dar-se-á por solicitação escrita do familiar, ou responsável legal, ou quando estabelecido pelo especialista responsável pelo tratamento.

O médico, entretanto, decide nos casos em que não há família no momento ou se o risco da não internação é extremo. Neste último caso, a alta pode ser recusada, conforme o Código de Ética Médica, em seu art. 22[11]. É vedado ao médico: "Art. 22. Deixar de obter consentimento do paciente ou de seu representante legal após esclarecê-lo sobre o procedimento a ser realizado, salvo em caso de risco iminente de morte".

O ECA prevê também o direito de acompanhamento durante o tratamento[7]: "Art. 12. Os estabelecimentos de atendimento à saúde deverão proporcionar condições para a permanência em tempo integral de um dos pais ou responsável, nos casos de internação de criança ou adolescente".

A razão para a permanência do acompanhante com a criança ou o adolescente internado para tratamento de saúde é o auxílio na recuperação da saúde do paciente, além de fiscalizar o tratamento propriamente dito. Entretanto, é possível que existam casos em que, por questões estritamente terapêuticas e devidamente justificadas em laudo médico circunstanciado, a presença de acompanhante seja prejudicial ao tratamento. Sendo esta uma exceção, deverá ser solicitada a autorização judicial para que tal direito venha a ser suspenso, pelo prazo indicado no parecer médico[10].

Pesquisa

Os estudos que envolvem menores de idade devem seguir os mesmos princípios básicos da bioética, quais sejam: autonomia, beneficência, não maleficência e justiça[13].

Para a concordância em participar de pesquisas, exigem-se praticamente os mesmos critérios utilizados para avaliar a autonomia e, por consequência, aptidão para tomar decisões, que são a capacidade de discernimento e de autodeterminação, tanto por parâmetros éticos como legais[13].

Os princípios da beneficência e não maleficência implicam a obrigação de maximizar os possíveis benefícios, protegendo os participantes de potenciais/previsíveis danos e assegurando seu bem-estar. Apenas razões estritamente relacionadas aos objetivos da pesquisa devem definir o critério de seleção dos participantes, não a sua disponibilidade ou outras características (p. ex., minorias étnicas, gênero e menor favorecimento socioeconômico). O princípio da justiça está diretamente ligado à validade do estudo e à possibilidade de extrapolar os resultados da pesquisa da amostra para a toda a população-alvo[13].

750 Psiquiatria da infância e adolescência: cuidado multidisciplinar

Mesmo se expondo, proporcionalmente, aos mesmos agentes nocivos que os adultos, as crianças são mais sensíveis às toxicidades químicas. Em geral, as crianças sofrem mais que os adultos, por isso as pesquisas com crianças merecem cuidado redobrado, com maior rigor para aceitação[13].

O desejo de uma criança participar de um estudo não é suficiente, pois, em virtude de sua incapacidade legal, ela necessita da aprovação dos pais ou dos responsáveis. Por outro lado, em qualquer caso, sua recusa deve sempre ser respeitada e levada em conta. Não se pode deixar de considerar também que, em estudos de longo prazo, a anuência do menor deve ser revista repetidamente ao longo do tempo, pois, à medida que amadurece, está mais susceptível a mudar de ideia, de acordo com suas concepções religiosas, filosóficas e morais[13].

Por fim, uma decisão de livre e por espontânea vontade é dependente da sua capacidade de entendimento/comunicação. Dessa feita, o cuidado com a linguagem utilizada para explicar todos os detalhes do estudo e da participação do indivíduo (tanto escrita como falada) é primordial. É necessário sempre traduzir a nomenclatura e os jargões técnicos para termos coloquiais, garantindo por meio de perguntas de checagem se houve entendimento completo[13].

Valendo-se dessas informações, há de se diferenciar, então, os conceitos de consentimento e assentimento, para que se possa conferir ao menor a garantia de que seus direitos estão sendo preservados com a máxima segurança possível:

O termo de consentimento livre e esclarecido é o documento essencial que, com linguagem livre e acessível, permite ao participante da pesquisa ou seu representante legal o acesso ao conhecimento sobre a pesquisa à qual o sujeito será submetido. Já o termo de assentimento é dirigido exclusivamente ao menor ou ao legalmente incapaz, para que tenha condições de compreender do que se trata a pesquisa conforme sua capacidade cognitiva permitir e assim poder explicitar sua anuência em participar, sem prejuízo do consentimento dos seus responsáveis legais – protegendo sua vulnerabilidade gerada de acordo com as limitações de sua capacidade de autodeterminação[4].

A seguir, um resumo dos principais pontos a serem observados[13]:

- Crianças sempre devem ser respeitadas como pessoas de direitos.
- O assentimento/consentimento da criança e a permissão do responsável (em conjunto) devem ser sempre tentados, sempre que possível, utilizando instrumentos apropriados.
- A descrição abreviada da pesquisa para permissão/assentimento/consentimento precisa ser escrita em linguagem compreensível de acordo com a idade do grupo-alvo.
- Deve ser dado tempo suficiente para a criança e seus pais discutirem sobre a pesquisa e considerarem a participação em um ambiente amigável.

30 ▪ Especificidades éticas e jurídicas no atendimento de crianças e adolescentes 751

- A recusa de uma criança a participar deve ser sempre respeitada.
- A presença dos pais deve ser garantida nas intervenções se for possível, pelo conforto da criança e pela garantia de que seus direitos estão sendo respeitados.
- Especial atenção precisa ser dada às crianças mais vulneráveis (institucionalizadas, desabrigadas, pobres e doentes).
- Crianças de países diferentes pertencentes a diferentes grupos étnicos, sociais ou religiosos devem ser tratadas com o mesmo respeito.
- Instrumentos de acompanhamento precisam ser considerados pelos pesquisadores para a monitorização de efeitos em longo prazo, considerando achados incidentais.
- Para a avaliação de estudos que incluam crianças, é necessário que haja, sempre, um pediatra na Comissão de Ética em Pesquisa.

Direitos sexuais e reprodutivos

A Organização Mundial da Saúde (OMS) define saúde sexual e reprodutiva como estado de completo bem-estar físico, mental e social em todos os aspectos relacionados ao sistema reprodutivo, não a simples ausência de doença ou enfermidade. É marcada pela capacidade de mulheres e homens em desfrutar e expressar sua sexualidade sem risco de doenças sexualmente transmissíveis, gestações não desejadas, coerção, violência e discriminação[14]. A sexualidade é vista como um dos pilares para qualidade de vida juntamente com trabalho, família e lazer. Assim, faz parte da identidade e da vivência humana, de modo que precisa ser assegurada a todos os indivíduos[15].

Ao analisar legislação própria da criança e do adolescente, o ECA, de 1990, logo no seu primeiro artigo, assegura a proteção integral e as oportunidades de desenvolvimento do sujeito referentes à vida, à saúde, à alimentação, à educação, à cultura e ao lazer. Não há referência específica acerca da sexualidade ou direitos sexuais e reprodutivos. Assim, com base nas legislações nacionais do Ministério da Educação e do Ministério da Saúde (MS), associações de classe (Conselho Federal de Medicina – CFM – e Conselho Federal de Enfermagem – COFEN) e Nota Técnica do Programa Nacional de DST/AIDS do MS, estão descritas, a seguir, as principais abordagens relativas aos direitos reprodutivos e sexuais do adolescente[5].

Ao tratar do direito à vida, o ECA garante prioridade no atendimento da gestante adolescente; assegura, por meio do Sistema Único de Saúde (SUS), o pré e perinatal e as demais condições básicas de saúde para a mãe e para a criança. Pela Lei federal n. 6.202/75, a gestante estudante tem direito a manter

752 Psiquiatria da infância e adolescência: cuidado multidisciplinar

seus estudos em regime domiciliar após o oitavo mês de gestação e durante a licença-maternidade.

Marcos importantes na discussão, respectivamente, da saúde e da sexualidade da criança e do adolescente foram a Convenção Internacional de Direitos da Criança realizada pela ONU, em 1989, pois reconheceu direitos e responsabilidades nessa população, e a Conferência Internacional sobre População e Desenvolvimento do Cairo, em 1994, que abordou a igualdade dos sexos e inaugurou um capítulo sobre direitos sexuais e reprodutivos, com orientação voltada para adolescentes, especialmente do sexo feminino. Introduziu temas como a maternidade precoce, responsabilidade de ambos os sexos sobre a sexualidade e a reprodução, além dos riscos de esterilização precoce[14,15].

O Código de Ética Médica e o Código de Ética da Enfermagem garantem o atendimento individual do adolescente (excetuando-se em caso de deficiência intelectual e/ou transtorno psiquiátrico) com sigilo profissional desde que o adolescente não coloque em risco sua vida ou a de terceiros e que não seja capaz de se gerir; nessa situação, deve ser informado sobre a necessidade da quebra de sigilo e o envolvimento do adulto responsável. Essa medida não visa excluir os pais ou responsáveis do cuidado ao adolescente e sim garantir que ele tenha acesso facilitado à informação que procura e privacidade no atendimento[15].

A Lei Federal n. 9.263/96, que regula o planejamento familiar como direito de todo cidadão, não faz especificação por faixa etária, por isso diz respeito também ao adolescente. Compreende a assistência à concepção (o atendimento ao pré-natal e a assistência ao parto, ao puerpério e ao neonato), o controle de doenças sexualmente transmissíveis e o controle e a prevenção do câncer cervicouterino, de mama e de pênis.

A Resolução do CFM n. 1.811/2006, relativa à anticoncepção de emergência, afirma que esta pode ser utilizada em qualquer etapa da vida reprodutiva como forma de prevenção de gravidez e de planejamento familiar, inclusive por adolescentes.

A Nota Técnica n. 13/2009 do Programa Nacional – DST/aids recomenda que o acesso aos preservativos masculinos seja facilitado e irrestrito sem ser necessária a identificação. Dessa maneira, facilita a prevenção na população adolescente. A Portaria Interministerial n. 796, de 1992, dos Ministérios da Educação e da Saúde recomenda que as escolas possuam projetos educativos de prevenção do HIV e restringe situações discriminatórias, proibindo testes sorológicos para admissão de alunos, garantindo sigilo na comunidade escolar e proibindo distinção de classes por critério sorológico.

O período da adolescência é marcado por impulsos e descobertas que tornam essa população mais vulnerável. Assim, no âmbito da sexualidade, estão expostos a riscos, como o de adquirir DST e/ou o de ter uma gravidez indesejada, o

30 ■ Especificidades éticas e jurídicas no atendimento de crianças e adolescentes 753

que torna fundamental a possibilidade de buscar informações com profissionais da saúde e da educação, bem como promover ações educativas.

Tratamento de menores infratores

Fatores psicossociais e individuais contribuem para a ocorrência de comportamentos de risco que favorecem o envolvimento de crianças e adolescentes com práticas delitivas. Entre eles, a ausência de modelos parentais adequados e de regras e limites bem instituídos, pobreza e falta de perspectivas de futuro, baixa escolaridade, deficiência intelectual e proximidade com o crime[4].

Pesquisas recentes revelaram altos níveis de ideação suicida, com tentativas recentes mais comuns em moças, jovens com diagnóstico de depressão maior ou transtornos relacionados ao uso e abuso de substâncias psicoativas. Adolescentes sob custódia do Estado não apenas apresentam maiores taxas de transtornos psiquiátricos, mas também têm maior probabilidade de serem vítimas de abuso físico e sexual, prejuízos educacionais e conflitos familiares. Entre as mortes nessa população, a principal causa foi suicídio, indicando a necessidade significativa de maior atenção à saúde mental[12].

O ECA define a criminalidade na infância e na juventude como "atos infracionais"[4,7]:

> Art. 103. Considera-se ato infracional a conduta descrita como crime ou contravenção penal.
> Art. 104. São penalmente inimputáveis os menores de dezoito anos, sujeitos às medidas previstas nesta Lei.
> Parágrafo único. Para os efeitos desta Lei, deve ser considerada a idade do adolescente à data do fato.

No Capítulo IV do ECA, a partir do art. 112, são descritas as "medidas socioeducativas" a que são submetidos os infratores, de forma que sua aplicação leva em conta a gravidade do ato infracional cometido, não sendo permitidos abusos, por exemplo, a prestação de trabalhos forçados[4].

A avaliação de jovens infratores pelo psiquiatra poderá ter a finalidade de tratamento ou de prestar esclarecimentos à autoridade judicial requerente. A primeira situação é respaldada pela medida de proteção prevista no art. 98 e especificada no art. 101 do ECA[7]:

> Art. 101. Verificada qualquer das hipóteses previstas no art. 98, a autoridade competente poderá determinar, dentre outras, as seguintes medidas:

[...] V – requisição de tratamento médico, psicológico ou psiquiátrico, em regime hospitalar ou ambulatorial;

Quando determinado o cumprimento de medida socioeducativa, os adolescentes portadores de doença e deficiência mental deverão receber tratamento individual e especializado em local adequado às suas condições, para que se crie um ambiente favorável. A internação em estabelecimento educacional costuma ser um fator estressor para o adolescente, que, por sua vez, pode reagir de forma hostil, com grande resistência a qualquer intervenção. Frequentemente, existe o receio de que o tratamento postergue a sua progressão na medida socioeducativa. Eles podem ficar desconfiados do papel do psiquiatra na situação de atendimento e não permitir que se desenvolva o vínculo de confiança necessário. Nesse caso, faz muita diferença efetuar um trabalho de psicoeducação, esclarecendo o papel do profissional de saúde mental, informando sobre sua função, com ênfase em diferenciá-la da função pericial, sem qualquer compromisso de resultado com a Justiça, preparando, assim, uma aproximação que permita e facilite o início do tratamento.

Sempre que possível, o adolescente deverá ser avaliado sem qualquer restrição física e sem a presença de outras pessoas na sala, excetuando-se os casos em que paciente e profissional tiverem o sexo oposto. Por outro lado, é recomendável que ele esteja sempre em uma condição na qual se sinta seguro em caso de ameaça de agressão, evitando, por exemplo, a presença na sala de materiais pontiagudos ou quaisquer outros que possam ser utilizados como arma.

É muito importante que se adote uma postura isenta de valores morais, evitando transparecer desconfiança ou desaprovação. As informações trazidas pela equipe técnica, inclusive no que diz respeito às relações familiares, aos antecedentes e às condições sociais, são muito úteis, pois ajudam muito a orientar o diagnóstico e a conduta terapêutica.

Quando o jovem está deprimido, ansioso ou apresentando qualquer outra alteração comportamental, é comum haver recusa em participar das atividades, pior rendimento escolar, envolvimento em situações conflituosas com outros adolescentes e com funcionários e não aceitação do atendimento técnico. Isso pode ser considerado pelo juiz uma recusa no processo de mudança, o que prolonga o tempo de internação[4].

Em casos de ideação suicida, o psiquiatra deve avaliar, com a coordenação do núcleo de saúde, se as condições oferecidas pela instituição garantem a segurança do adolescente e pode optar pelo encaminhamento para internação em enfermaria psiquiátrica. A dificuldade dessa decisão residirá em afastar o diagnóstico de simulação por parte do adolescente, que poderá fazer uso de atos dessa natureza como forma de pleitear a transferência de unidade.

30 ■ Especificidades éticas e jurídicas no atendimento de crianças e adolescentes **755**

O psiquiatra poderá se reportar ao juiz com o intuito de indicar a necessidade de continuidade do tratamento, mesmo após o cumprimento da medida socioeducativa, para garantir rápido acesso ao serviço de saúde. Esse contato com a autoridade judicial deve ser efetuado com muita cautela, pois não é indicado que o médico assistente revele fatos que possam prejudicar o paciente. Nesse tipo de situação, pode se valer do sigilo médico para que não precise responder certas questões[4].

Por fim, o profissional precisa restringir seu trabalho à investigação diagnóstica e a condutas exclusivamente pautadas no ponto de vista médico-psiquiátrico, escapando da tentação de opinar sobre a medida socioeducativa ou mesmo de determinar o risco de reincidência criminal – excetuando-se os casos em que houver estreita relação de causalidade entre a infração e o transtorno psiquiátrico diagnosticado. Aceitar tal incumbência é contribuir para uma interpretação leviana dos aspectos psiquiátricos envolvidos, banalizando também a relevância dos fatores sociais na determinação da inserção do adolescente na prática infracional. Vale sempre lembrar que a delinquência juvenil é um conceito sociojurídico e não uma entidade clínica[16].

▶ CONCLUSÃO

Conforme amplamente discutido neste capítulo, o atendimento psiquiátrico de crianças e adolescentes é um grande desafio, abrigando dilemas éticos que expõem conflitos de conceitos como autonomia e vulnerabilidade, parâmetros legais e subjetivos, sigilo e proteção. Essa dualidade é inerente à especialidade, que possui uma vertente científica e outra humana, e aí provavelmente reside o seu grande fascínio.

Para conseguir lidar com essa sensação de insegurança, são necessários o conhecimento clínico e técnico, a experiência e a vivência profissionais, o exercício meticuloso da anamnese e do exame psíquico, a oportunidade de troca de experiências com colegas e a existência de espaços que permitam as discussões éticas que possam servir de apoio em casos tão complexos.

Nessa especialidade, são mais evidentes os determinantes que levam em conta valores, padrões de conduta, juízos, costumes e cultura, ou seja, o que configura as expectativas de famílias, dos profissionais e da sociedade em geral quanto ao que deva ser uma criança e um adolescente normal. Atitude aberta para a reflexão e discussão permanentes é essencial para a construção dos parâmetros éticos desejáveis, que certamente acompanharão as transformações que a sociedade sofrerá.

756 Psiquiatria da infância e adolescência: cuidado multidisciplinar

▶ REFERÊNCIAS BIBLIOGRÁFICAS

1. Yves LT. Moral e ética: dimensões intelectuais e afetivas. Porto Alegre: Artmed; 2006.
2. Beauchamp TL, Childress JF. Principles of biomedical ethics. 4.ed. New York: Oxford University; 1994.
3. Barros DM, Serafim AP. Parâmetros legais para a internação involuntária no Brasil. Rev Psiq Clin. 2009;36(4):175-7.
4. Barros DM, Castellana GB (eds.). Psiquiatria forense: interfaces jurídicas e éticas. Rio de Janeiro: Elsevier; 2015.
5. Gutierrez PL. Ética e psiquiatria infantil. In: Polanczyc GV, Lamberte MTMR. Psiquiatria da infância e adolescência. Barueri: Manole; 2012. p.385-93.
6. Oselka G, Troster EJ. Aspectos éticos no atendimento médico do adolescente. Rev Assoc Med Bras. 2000;46(4):306-7.
7. Brasil. Lei n. 8.069/90. Estatuto da Criança e do Adolescente. Disponível em: www.planalto.gov.br/ccivil/LEIS/L8069.
8. Resende CCF. Aspectos legais da internação psiquiátrica de crianças e adolescentes portadores de transtornos mentais. Revista Igualdade – Ministério Público do Estado do Paraná, Centro de Apoio Operacional das Promotorias da Criança e do Adolescente. Curitiba; 2008. p.41.
9. Brasil. Código Civil. Lei n. 10.406, de 10 de janeiro de 2002. Disponível em: http://www.planalto.gov.br/ccivil_03/leis/2002/l10406.htm.
10. Scivoletto S, Lima MGA. Parecer n. 6.769/2010. Conselho Regional de Medicina do Estado de São Paulo. 2011. Disponível em: https://www.cremesp.org.br/library/modulos/legislacao/pareceres/versao_impressao.php?id=10208.
11. Código de Ética Médica. Código de Processo Ético Profissional, Conselhos de Medicina, Direitos dos Pacientes. São Paulo: Conselho Regional de Medicina do Estado de São Paulo; 2009.
12. Sadock BJ, Sadock VA. Forensic issues. In: Sadock BJ, Sadock VA. Kaplan & Sadock's concise textbook of child and adolescent psychiatry, Philadelphia: Lippincott Williams & Wilkins; 2009. p.210-4.
13. Merlo DF, Knudsen LE, Matusiewicz K, Niebrój L, Vähäkangas KH. Ethics in studies on children and environmental health. J Med Ethics. 2007;33:408-13.
14. Taquette SR. Direitos sexuais e reprodutivos na adolescência. Adolesc Saude. 2013;10(Supl. 1):72-7.
15. Moraes SP, Vitalle MSS. Direitos sexuais e reprodutivos na adolescência. Rev Assoc Med Bras. 2012;58(1):48-52.
16. Hakeem M. A critique of the psychiatric approach. In: Roucek JS (ed.). Juvenile delinquency. New York: Philosophical Library; 1958. p.79-112.

31

Aspectos jurídico-legais do atendimento de crianças e adolescentes vítimas de maus-tratos e em conflito familiar

Fabiana Lambert Zayat
Sandra Scivoletto (*in memoriam*)

▶ INTRODUÇÃO

Os maus-tratos na infância são definidos pela Organização Mundial da Saúde (OMS) como todas as formas de tratamento cruel físico e/ou emocional, abuso sexual, negligência ou tratamento negligente. Também se incluem na categoria de maus-tratos a exploração comercial e qualquer outra forma de exploração que ocorre em uma relação de responsabilidade, confiança e poder e que resulte em danos verdadeiros ou potenciais para a saúde da criança, sua sobrevivência, desenvolvimento ou dignidade[1]. Apesar de o sofrimento por maus-tratos infantis não ser um diagnóstico psiquiátrico, é um importante fator de risco para o desenvolvimento físico e psicológico[2]. Trata-se de um problema de saúde pública mundial, sendo difícil precisar sua prevalência, uma vez que a maioria dos casos não é relatada. Segundo a Unicef, estima-se que cerca de 250 milhões de crianças são vítimas de maus-tratos no mundo[3].

Vários fatores colocam uma criança em risco de sofrer maus-tratos. Didaticamente, esses fatores podem ser divididos em três aspectos principais: 1) a criança, 2) a família e 3) a comunidade[4].* A interação entre os três aspectos é

---

* Durante a pandemia de Covid-19, a instabilidade experenciada pela sociedade agravou os casos de violência, colocando a situação sanitaria associada a um risco crescente de violência doméstica, incluindo violência contra crianças e adolescentes, devido a uma associação de fatores que aumen--taram a vulnerabilidade das familias , como o distanciamento social, ansiedade, estresse, preocuo--ações economicas, aumento do uso de substâncias químicas, favorecendo conflitos familiares e simultaneamente reduzindo o acesso das familias a serviços de saude, e das crianças à comunidades protetivas como amigos, educação etc. Esse panorama retrata bem como os diferentes aspectos: individuais, familiares, da sociedade, se entrelaçam desenhando as situaçoes de violência, e por isso a necessidade de intervenções em diferentes níveis.

complexa: uma criança agitada, inquieta, pode desgastar seus cuidadores a tal ponto que achem necessário empregar medidas mais drásticas de repreensão, incluindo agressão e castigos físicos, por compreenderem que "ela precisa de limites, precisa aprender". Por sua vez, uma comunidade instável e adversa pode aumentar a exposição à violência, tanto da família como da criança. Uma criança que cresce em um ambiente violento, no qual as pessoas costumam resolver conflitos com discussões e comportamentos agressivos, tenderá a copiar esses modelos quando estiverem diante de dificuldades, perpetuando o ciclo e se submetendo ao risco de sofrerem mais violência. Entretanto, da mesma forma, é possível atuar nesses três sistemas para promover maior proteção à criança e prevenir a ocorrência de maus-tratos.

Uma situação que vem se tornando mais frequente é da disputa pela guarda dos filhos em separação litigiosa dos pais. Não é incomum um dos pais acusar o outro de cuidados inadequados para com a criança. Nesses casos, é preciso avaliar qual o melhor ambiente de desenvolvimento para a criança e quem pode ser o responsável pelas decisões relativas à ela (p. ex., escola, cuidadores).

Este capítulo trata das questões jurídico-legais de crianças e adolescentes que estão em situação de vulnerabilidade social (abusos físico, psicológicos e sexual, violência doméstica e abandono), iniciando pelos aspectos históricos até a situação de direitos atual. Posteriormente, serão abordados os aspectos práticos dos trâmites burocráticos e jurídicos a serem adotados nessas situações, para garantir a segurança e o bem-estar do paciente e ensinar como realizar a abordagem para estabilização do quadro.

▶ ASPECTOS HISTÓRICOS DOS DIREITOS DAS CRIANÇAS E DOS ADOLESCENTES

São muitos os avanços no campo legislativo dos direitos das crianças e dos adolescentes que determinaram a criação de políticas públicas para sua efetividade. Tais legislações acarretaram produções de diretrizes e equipamentos para seu cumprimento, estipulando estratégias para os dispositivos públicos nos diferentes setores, e influenciam diretamente a estruturação e a prática da clínica da infância e da adolescência. Portanto, é fundamental que aqueles que atuam na área conheçam também os aspectos legislativos que envolvem a prática clínica.

Crianças e adolescentes são concebidos de acordo com produções históricas e culturais. No decorrer da história, a população infantil foi objeto das mais diversas formas de violência por parte da sociedade e do Estado, sendo tratada como submissa, sem voz e vontade própria. Os adolescentes eram envoltos por noções de impertinência e rebeldia. Nesse cenário, o Estado atuava por meio de políticas de isolamento e institucionalização em direção a proteção social. Em

1989, a Convenção Internacional dos Direitos da Criança e do Adolescente atribuiu a essa população direitos universais, de modo que passaram a ser considerados sujeitos de direito. No Brasil, os direitos foram assegurados com proteção integral das crianças e dos adolescentes conforme estabelecido no Estatuto da Criança e do Adolescente (ECA)[5], que se dirige a todos os sujeitos de 0 a 18 anos incompletos, de acordo com seu art. 3º:

A criança e o adolescente gozam de todos os direitos fundamentais inerentes à pessoa humana, sem prejuízo de proteção integral de que trata esta Lei, assegurando-se-lhes, por lei ou por outros meios, todas as oportunidades e facilidades, a fim de lhes facultar o desenvolvimento físico, mental, moral, espiritual e social, em condições de liberdade e de dignidade[5].

Por sujeito entende-se:

crianças e adolescentes como indivíduos autônomos e íntegros, dotados de personalidade e vontade próprias, que, na sua relação com o adulto, não podem ser tratados como seres passivos, subalternos ou meros objetos, devendo participar das decisões que lhes digam respeito, sendo ouvidos e considerados em conformidade com suas capacidades e grau de desenvolvimento[6].

Diante do novo paradigma colocado pelo ECA, que dispõe sobre a proteção integral e considera crianças e adolescentes sujeitos de direito e pessoas em condição peculiar de desenvolvimento, foi necessário desenvolver novas formas de lidar com a infância e com a complexidade do atendimento prestado a esse público. Segunda a Política Nacional de Saúde Mental Infantojuvenil[7], a noção de criança e adolescente como sujeitos de direito acarreta a responsabilização dos sujeitos sobre seu sofrimento e seu sintoma, mas também o direito a acesso aos cuidados e ao respeito a sua singularidade, implicando garantias a escuta e a palavra a eles.

No caso de violação dos direitos, medidas protetivas podem ser assumidas se a família de origem for considerada prejudicial ao seu desenvolvimento e à sua proteção; os direitos da criança e do adolescente podem ser ameaçados: "I – por ação ou omissão da sociedade ou do Estado; II – por falta, omissão ou abuso dos pais ou responsável; III – em razão de sua conduta" (ECA, art. 98[4]). Crianças e adolescentes nessas situações devem ser encaminhados, em caráter de excepcionalidade, para instituição de acolhimento, que se configura, de acordo com a Política Nacional de Assistência Social (2004), como serviço de proteção especial de alta complexidade, em razão da ineficiência de políticas anteriores.

760 Psiquiatria da infância e adolescência: cuidado multidisciplinar

As políticas anteriores ao acolhimento são todas as políticas públicas e sistemas responsáveis por assegurar os direitos estabelecidos e acionar a devida rede de proteção. A saúde é um desses direitos fundamentais e deve ser assegurada pelo Sistema Único de Saúde (SUS); saúde não existe sem considerar a saúde mental. Logo, é preciso levar em conta que, ao desempenhar cuidados em saúde, devem ser consideradas as dimensões biológicas, psíquicas e sociais dos indivíduos.

Em relação às implicações da saúde diante de maus-tratos, o Ministério da Saúde incorporou as recomendações da OMS propostas na Organização das Nações Unidas (ONU) em 1996. Dessa forma, o Brasil declarou a violência como importante problema para a saúde pública, criando instrumento de notificação em caso de confirmação ou suspeita de maus-tratos e políticas nacionais que visem à redução da mortalidade infantil por acidente ou violência e de atenção a urgências. Em 2006, incluiu a promoção de saúde e atenção integral às pessoas em situação de violência em todas as esferas do SUS, nos mais diferentes níveis de atenção e complexidade.

Em 2010, foi publicado pelo Ministério da Saúde o documento intitulado "Linha de cuidado para atenção integral à saúde de crianças e adolescentes e suas famílias em situação de violência"[8], com o objetivo de sensibilizar e orientar gestores e profissionais de saúde para ação contínua e permanente de atenção integral à saúde de crianças e adolescentes. Dessa forma, criou-se um espaço privilegiado para a saúde ao se prestar atendimento diferenciado a crianças e adolescentes em diversos níveis de atenção e complexidade, no que se refere à identificação, ao acolhimento, ao atendimento, à notificação, ao cuidado e à proteção de crianças e adolescentes em situação de violência.

A complexidade dos maus-tratos contra crianças e adolescentes, em razão das múltiplas facetas da questão, requer um trabalho interdisciplinar. Os profissionais, tanto no campo legal como no campo da saúde, devem estar atentos a isso. A intervenção das questões legais deve reconhecer os aspectos psicológicos da violência e a necessidade de intervenções terapêuticas para a criança e para a família, a fim de impedir mais danos psicológicos e recomendar os devidos tratamentos a famílias disfuncionais. Por sua vez, os profissionais de saúde precisam contemplar as questões terapêuticas sem negligenciar medidas de proteção e prevenção, com o objetivo de impedir o aumento de danos e a repetição da situação[9].

❱ O RELATO DAS SITUAÇÕES DE ABUSO

A ocorrência de maus-tratos, na maioria dos casos, gera reações intensas nos profissionais que acompanham a criança, o que, muitas vezes, dificulta o relato por parte da criança e impede a avaliação objetiva da situação. O profissional deve valorizar o relato espontâneo da criança, com atenção às suas colocações, assim como precisa ouvir a família e o agressor, sem juízo de valores, para evitar prejudicar os relatos e fazer com que a família silencie possíveis maus-tratos, o que poderia impedir ações protetivas e preventivas.

Não é incomum que, mesmo diante de vários sinais de ocorrência de maus-tratos, quando indagada, a criança negue a ocorrência. Geralmente, isso ocorre porque a criança tem receio de prejudicar os pais ou mesmo tem medo de ser castigada ou que a família seja desfeita. Além disso, existe o sentimento de culpa que muitas crianças expressam em situações de violência – a criança está sendo punida e, portanto, acredita que fez algo errado, sendo esse também um fator a ser levado em conta na omissão da ocorrência. Consequentemente, uma das primeiras ações que os profissionais devem estar aptos a fazer é desconstruir a sensação de culpa que a criança pode trazer.

Por se tratar de situação delicada, que gera desconforto por parte de quem relata (crianças ou familiares), assim como pela equipe, é muito importante que os profissionais estejam preparados para abordar o tema da forma mais confortável possível. Sempre que houver oportunidade, a criança deve ser ouvida sozinha, com o objetivo de desenvolver espaço para que ela possa se manifestar, já que, muitas vezes, ela tem receio de fazer seus relatos na frente da família (ou mesmo o autor do abuso pode ser um familiar). No contato com a criança, é preciso que os profissionais incluam em suas conversas perguntas sobre o tema, de forma cuidadosa. Por exemplo, "quando você faz alguma coisa errada, você fica de castigo?", "como é punido?"; "como costumam se referir a você em casa, na escola? Tem algum apelido?"; "alguém já te machucou?"; "alguém já tocou você de forma que te deixou desconfortável?"; "alguém já tocou em você nos órgãos genitais?". Especialmente com crianças menores, é útil dispor de uma boneca ou boneco e pedir que a criança mostre com a boneca como a situação aconteceu; também é útil aumentar o repertório da criança por meio da leitura de histórias infantis que abordem temas como culpa, medo e vergonha, na tentativa de desconstruir possíveis bloqueios para o relato. Quanto mais os profissionais colocarem essas abordagens em prática no contexto adequado, nas suas interações diárias com as crianças, eles ficarão menos desconfortáveis diante do tema, o que facilitará a obtenção do relato da criança.

A veracidade do relato

Um aspecto muito comum no atendimento a crianças vítimas de abusos é o questionamento da veracidade do relato por parte dos profissionais ou mesmo dos familiares. Constantemente, questiona-se se a criança não estaria fantasiando. Na maioria dos casos, crianças e adolescentes relatam situações reais de abuso, embora nem sempre existam marcas físicas que as comprovem. Quando são invalidados em seu relato, a política do silêncio se restabelece juntamente com o sentimento de desamparo. Em casos de relatos falsos de abuso por parte das crianças, acusando pais ou mesmo professores, a acusação geralmente é motivada por raiva, vingança ou por estarem em uma situação desconfortável com os envolvidos. Independentemente da veracidade das informações, todo relato de abuso ou suspeita de abuso precisa ser reportado aos órgãos de proteção – Conselho Tutelar (CT) e, nos casos mais graves, à Vara da Infância e da Juventude também (VIJ) – por meio de relatório para notificação, que é um instrumento de prevenção a maus-tratos e promoção de saúde. É importante salientar que a Portaria n. 104/2011 do Ministério da Saúde incluiu "violência doméstica, sexual e outras violências" entre os agravos a serem notificados obrigatoriamente pelos profissionais da saúde[10]. Não cabe aos profissionais que fazem o acompanhamento da criança investigar a veracidade do relato ou mesmo investigar as circunstâncias – seu papel é proporcionar suporte e acompanhamento da criança. Nessas situações, os profissionais de saúde devem levar em consideração o sentimento da criança e os aspectos subjetivos que a fazem se sentir violada, para desenvolver intervenções que atendam a demanda de sofrimento a qual está sendo exposta.

Caberá às equipes dos órgãos de proteção (CT e VIJ) procederem as avaliações e as investigações necessárias para esclarecer a situação. Nesse processo de investigação, os profissionais responsáveis pelo acompanhamento da criança podem ser chamados para depoimentos ou mesmo apresentar relatórios sobre o atendimento realizado. As perguntas a serem respondidas devem estar claras, e o profissional que contribuirá com o relatório precisa respeitar o acordo de sigilo a seu paciente e, portanto, deve obter autorização prévia de seu conteúdo. Quando o paciente for criança ou adolescente, precisa agir sempre em prol do bem-estar da criança.

▶ AVALIAÇÃO DE CUSTÓDIA DA CRIANÇA

Na maioria dos processos de separação e divórcio, apesar de eventuais conflitos entre as partes, quando ambos os pais têm como prioridade o bem-estar dos filhos, eles acabam fazendo um arranjo quanto a guarda e visitação dos filhos. Em alguns casos, ocorrem conflitos mais sérios. As disputas podem estar relacionadas a questões financeiras (p. ex., divisão de bens, pensões alimentícias) e custódia dos filhos. Não é infrequente que os filhos sejam tratados nesses processos como "objetos a serem disputados", especialmente quando há pensões alimentícias envolvidas ou outros interesses em jogo, pois se tornam "itens a serem negociados". Em boa parte dos casos, o acordo ocorre durante as audiências, nas quais ambas as partes estão representadas por seus advogados e há a presença do promotor da infância, que tem como função zelar pelo melhor interesse das crianças envolvidas, sem ligação com algum dos progenitores.

Em uma minoria dos casos, não há consenso entre as partes. As divergências entre o casal podem ser tão intensas que se refletem também na forma de educar os filhos. Por exemplo, uma das partes pode ser permissiva demais, para tentar compensar o sofrimento dos filhos causado pelo processo de separação dos pais, enquanto a outra parte pode adotar postura extremamente rígida. Acusações recíprocas de formas de criação inadequadas são frequentes, algumas vezes chegando a acusações de negligência nos cuidados dos filhos ou até mesmo ocorrência de abusos. Como o processo de litígio é, por si só, estressante, é comum ocorrer intenso desgaste emocional nos envolvidos. Os pais podem apresentar um transtorno de ajustamento, com sintomas de ansiedade, depressão, irritabilidade e dificuldade para lidar com as demandas do cuidado com os filhos. Geralmente, nessas situações, uma das partes ingressa com o pedido de custódia, alegando incapacidade da outra parte de assumir os cuidados dos filhos. Em casos como esses, não é incomum que as crianças sejam pressionadas a "escolher um lado" (da mãe ou do pai que estão em separação), como se precisassem também se separar de um deles. É necessário que o juiz determine a custódia e a visitação, baseado num longo processo de avaliação.

Para determinar a custódia de uma criança, o juiz se baseia nos relatórios elaborados pela equipe técnica dos profissionais da vara de família. O processo de avaliação técnica inclui a avaliação social (condições de vida) de ambos os progenitores, assim como das crianças. As avaliações psicológicas ou até psiquiátrica (quando necessária) dos pais e das crianças podem ser solicitadas. Via de regra, os profissionais que realizam essas avaliações não possuem vínculo terapêutico com os envolvidos, uma vez que implicaria o sigilo profissional e comprometeria a avaliação. Todo o processo de avaliação deve ter como premissa a máxima preservação da criança, inclusive para evitar submetê-la a uma situação de avaliação formal no fórum ou mesmo à obrigação de se posicionar na disputa. Assim, o juiz pode requisitar que outros profissionais que tenham contato com a criança sejam ouvidos ou elaborem relatórios sobre as condições atuais de desenvolvimento da criança e o impacto do conflito dos pais em seu desenvolvimento. O juiz pode, inclusive, solicitar que o profissional expresse sua opinião profissional acerca do melhor regime de custódia e visitação para a criança. Como já citado anteriormente, quando o profissional é responsável pelo acompanhamento terapêutico da criança, deve preservar o sigilo de seu paciente e discutir o teor do relatório com ele e responsáveis antes de sua formulação. É preciso considerar os aspectos que envolvem essa solicitação (Quadro 1) e os

764 Psiquiatria da infância e adolescência: cuidado multidisciplinar

QUADRO 1   Aspectos a serem considerados antes da elaboração de manifestação técnica ou relatório de acompanhamento de paciente para os serviços da rede de proteção à criança vítima de maus-tratos

Quem	Quem está solicitando o relatório (conselho tutelar, vara da infância e da juventude ou escola)? É fundamental saber, *a priori*, para quem será encaminhado o relatório, para o emprego de linguagem adequada e, principalmente, para cuidado com relação à questão de sigilo – o paciente e seus responsáveis devem ser informados sobre a solicitação, quais informações serão fornecidas e as recomendações feitas
O quê	O que se pretende conhecer? Quais informações estão sendo solicitadas? Para tanto, é preciso entender as preocupações de quem solicitou e deve-se tentar se ater a elas
Onde	Definir o local em que será realizada a avaliação, quando necessário (p. ex., no serviço de saúde e no domicílio)
Quando	É importante atentar-se para as datas das solicitações e das ocorrências a serem reportadas ou avaliadas. Devem-se também respeitar os prazos
Por quê	Por que o relatório está sendo solicitado? É muito importante conhecer o uso que será feito com as informações fornecidas, ou seja, qual é o objetivo da solicitação. Em algumas situações, podem existir questões "encobertas", como conflito entre pessoas ou utilização em processos litigiosos de custódia da criança
Como	Como será elaborado o relatório? Ponderando sobre os itens anteriores, estabelece-se como serão colhidas as informações solicitadas, quais os instrumentos diagnósticos ou de avaliação serão empregados quando couber e como as informações serão relatadas

itens que devem constar no relatório (ver item "formulação de relatório"). As questões a serem consideradas, geralmente, incluem as seguintes dúvidas: com quem a criança deve morar; qual dos genitores deve ter a autoridade para decidir sobre educação, saúde, entre outros aspectos das necessidades básicas; como os pais devem se organizar para proporcionar as oportunidades mais adequadas para o convívio e o relacionamento saudável da criança com ambos os genitores.

É importante salientar que o profissional deve sempre considerar o que é melhor para a criança, mesmo que possa ser conflitante com o responsável que a leve para o tratamento. Por exemplo, a criança é trazida para acompanhamento psicológico pela mãe; nos atendimentos, ela expressa a falta de convívio mais intenso com o pai e se queixa de conflitos com seu padrasto. O pai inicia um processo de requisição de guarda, e a criança manifesta desejo de ficar com ele, ao menos temporariamente. Mesmo que contrário aos interesses de quem detém a guarda no momento, o profissional deve sempre se posicionar em prol das melhores condições de desenvolvimento para a criança. De qualquer forma, a opinião do profissional é analisada em conjunto com o posicionamento de outros profissionais e da equipe técnica da vara de família. Portanto, a decisão final cabe ao juiz, e o profissional que assiste a criança e a família deverá auxiliar a criança a enfrentar a situação e as eventuais mudanças futuras.

Como outros interesses podem estar envolvidos num processo de requisição de guarda, a avaliação geralmente é longa para que todos os eventuais conflitos de interesse sejam identificados adequadamente. Esse período longo de avaliações pode causar intenso sofrimento aos filhos, por isso o suporte psicológico pode ser bastante útil nesse processo de reconfiguração familiar – o juiz pode inclusive solicitar que um profissional designado por ele inicie o acompanhamento da família, fazendo alguns atendimentos para avaliar os vínculos existentes entre pais e filhos, assim como identificar as dificuldades e as potencialidades dos pais. Essa avaliação também é útil para que orientações futuras aos pais possam ser feitas para melhor atender as necessidades das crianças envolvidas. Entretanto, é muito importante que as funções dos profissionais envolvidos no caso (perícia ou tratamento) estejam claras para todos, o que deve ser retomado periodicamente nos processos mais longos.

❯ AVALIAÇÃO DIAGNÓSTICA DA SITUAÇÃO DE MAUS-TRATOS E ELABORAÇÃO DE RELATÓRIO

O foco da avaliação e das intervenções é garantir o melhor contexto possível de desenvolvimento da criança e evitar abusos futuros. Para tanto, é fundamental o trabalho conjunto entre os profissionais que fazem o acompanhamento da criança, da família e as equipes dos órgãos de proteção.

Quando a criança está insegura e mostra-se ambivalente em relação ao relato da ocorrência, é fundamental, primeiramente, fortalecer seu vínculo com o profissional, esclarecer a necessidade de enfrentamento dessa situação para que ela possa ter melhores condições de crescimento. Deve-se salientar que a criança não estará sozinha e que todos os esforços serão feitos para preservar os vínculos afetivos existentes – entre familiares e a criança, assim como entre a equipe que os assiste.

A atuação dos profissionais de saúde nessa área é necessária, na maioria das vezes, para suprir informações e auxiliar na tomada de decisões relativas aos cuidados da criança e ao contexto de seu desenvolvimento. Nesse sentido, geralmente, envolve a avaliação diagnóstica – da criança, da família e do contexto em que se desenvolve – e orientações sobre o tratamento. Para que a avaliação possa abranger todos os aspectos do desenvolvimento infantil (saúde física, emocional, psíquica; aspectos acadêmicos, familiares; interação social e na comunidade), é fundamental o trabalho multidisciplinar de avaliação. Deve-se solicitar o relato da escola, de outros médicos que assistem a criança, de babás, de professores de atividades extracurriculares e até mesmo dos irmãos e, eventualmente, de outros familiares que auxiliam nos cuidados da criança.

Para o diagnóstico, a avaliação psicossocial da família é essencial. Não é incomum que a história de violência familiar se perpetue por muitas gerações. Pais ou responsáveis agressivos e abusivos, muitas vezes, também foram expostos a tais situações. Assim, quando se presta assistência à criança ou ao adolescente em situação de maus-tratos, são imprescindíveis o trabalho com a família a fim de auxiliá-los a romper o ciclo da violência e a avaliação de outros membros que, possivelmente, também estejam em risco – quando uma criança relata maus-tratos intrafamiliar, é comum que irmãos ou outras pessoas também estejam expostas à situação abusiva. Dessa forma, a avaliação psicossocial com a família é crucial para a identificação de fatores de risco (p. ex., situação socioeconômica vulnerável, uso de álcool e/ou outras drogas, histórico de violência na família, história de transtornos mentais na família) e de proteção (vínculos afetivos sólidos, rede de laços sociais com a comunidade, espaços de circulação social, como escola e clube, e outras atividades). O diagnóstico é fundamental tanto na identificação de riscos, como também para mapear os recursos e o suporte disponíveis para a criança e para a família.

Um aspecto primordial deve ser esclarecido logo no primeiro contato com a criança/adolescente e seus cuidadores: a diferença entre avaliação diagnóstica para fins jurídicos (perícia) e avaliação que visa ao acompanhamento terapêutico. Tanto na avaliação para perícia como na terapêutica, é importante obter informações de diferentes fontes, para que entendimento mais completo possível do contexto de desenvolvimento da criança e dos fatores que podem interferir em sua vida, assim como identificar as potencialidades que podem contribuir para a realização das mudanças necessárias a fim de garantir o melhor ambiente de desenvolvimento infantil. Geralmente, existem uma ou algumas perguntas que devem ser respondidas, que é o que demandou a avaliação, porém nem sempre elas são formuladas de forma clara e adequada; outras questões devem ser respondidas antes, para se atender a demanda inicial.

É importante lembrar que os relatórios e os laudos são elaborados para leitura de outros profissionais. Dessa forma, a questão do sigilo nem sempre pode ser preservada, e isso deve ser informado logo no primeiro contato com a criança e seus cuidadores/familiares. Esclarecer o papel de cada profissional no processo de avaliação para perícia é fundamental para garantir a confiabilidade das informações obtidas. Quando houver dúvidas a esse respeito, é preciso que sejam esclarecidas no processo de conclusão do relatório, pois todos os dados influenciarão as decisões a serem tomadas posteriormente – muitas das quais serão baseadas nos relatórios fornecidos pelos profissionais de saúde.

31 ▪ Aspectos jurídico-legais do atendimento de crianças e adolescentes vítimas 767

Todas as intervenções precisam ser registradas no prontuário do paciente de forma descritiva. O prontuário é um documento que tem por objetivo proteger a criança e deve conter todas as informações necessárias sobre os serviços prestados, assegurando seus direitos e seu acesso à assistência. O prontuário também é fundamental para proteger os profissionais, na medida em que traz o registro das intervenções desenvolvidas para a proteção da criança, que é uma das responsabilidades dos profissionais de saúde, sem omissão de informações.

▶ NOTIFICAÇÃO E FORMULAÇÃO DE RELATÓRIO

Segundo o ECA e conforme portaria do Ministério da Saúde[9], é dever de todo cidadão relatar aos órgãos de proteção da criança e do adolescente a suspeita da ocorrência de situações de maus-tratos. O dever é ainda maior quando se trata de profissionais que atuam em prol da saúde e do bem-estar da criança, especialmente os envolvidos nas áreas da saúde e educação. No Brasil, os órgãos de proteção são os CT e as VIJ.

Formulação do relatório

Quando é solicitado um relatório sobre o acompanhamento de uma criança/adolescente e sua família, deve-se considerar que se trata de um pedido de informações sobre a criança, para auxiliar as decisões que precisam ser tomadas pelos órgãos de proteção. Se o pedido for para se realizar perícia, os profissionais que acompanham a criança e a família estão impossibilitados de fazê-lo, por razões éticas, e devem justificar a recusa do relatório dessa forma.

Quando a equipe suspeita ou constata a ocorrência de maus-tratos, é necessário acionar a rede de proteção (CT ou VIJ) pelo envio de uma manifestação técnica, na qual é importante esclarecer logo no primeiro parágrafo qual é o objetivo (p. ex., informar suspeita de maus-tratos, solicitar suspensão de guarda ou solicitar o acionamento de outros serviços). É importante empregar linguagem simples e objetiva para facilitar ao máximo a compreensão das informações e agilizar os desdobramentos necessários.

A manifestação técnica para informar a suspeita ou a ocorrência de maus-tratos, assim como o relatório de acompanhamento multiprofissional de uma criança/adolescente vítima de maus-tratos, devem conter: 1) os dados da criança e de seus responsáveis; 2) a demanda para o atendimento no serviço de saúde; 3) as hipóteses diagnósticas; 4) as avaliações e as intervenções da equipe multiprofissional, incluindo dados coletados de outros serviços; 5) as recomendações da equipe. Neste último item, em casos de violação dos direitos das

768 Psiquiatria da infância e adolescência: cuidado multidisciplinar

crianças, é preciso informar também os serviços acionados para a proteção da criança, configurando a rede de proteção, que será mais bem descrita a seguir. Os relatórios devem ser descritivos, sem inferências ou juízo de valor.

Quando o relatório for feito em resposta a uma solicitação, é fundamental ponderar os seis aspectos básicos relacionados a seguir antes de iniciar a elaboração do relatório: "quem", "o que", "onde", "quando", "por quê" e "como" (Quadro 1).

▶ REDE DE PROTEÇÃO

Diante de uma suspeita ou confirmação da ocorrência de maus-tratos, além da notificação, um fator determinante na prevenção da continuidade da violência é traçar a rede de proteção para a criança e o adolescente. No caso de violência intrafamiliar, a rede de proteção é ainda mais necessária, para dar suporte à família e fazer as devidas orientações e acompanhamento, na perspectiva de impedir a perpetuação da violência e de tentar garantir o desenvolvimento da criança em ambiente familiar, sem o prejuízo da perda do convívio com a família.

A Rede de Proteção é formada pela articulação dos diferentes serviços e setores do território onde a criança é referenciada, por meio da intersetorialidade. Todas as políticas públicas que devem garantir os direitos e impedir a violação da criança estão envolvidas. Na rede de saúde, os diversos segmentos devem ser acionados: atenção básica, equipes de saúde da família e serviços especializados e de maior complexidade, como hospitais. Os setores de educação e da assistência social e os órgãos de defesa (Defensoria Pública e Ministério Público) também fazem parte da rede de proteção, representada na Figura 1.

O profissional de saúde não deve medir esforços para traçar a rede de proteção específica para o caso, atuando em todas as direções possíveis na tentativa de garantir o espaço para seu paciente e/ou família e responsáveis dentro de seu território, em que serviços e profissionais passam a ser referência no cuidado. A rede de proteção é fundamental também no estabelecimento de vínculos afetivos estáveis e consistentes, que se constituem importantes fatores de proteção de novas ocorrências. Dessa maneira, cabe aos profissionais que atuam no atendimento dessas crianças e famílias identificar os vínculos frágeis e trabalhar para fortalecer os laços fragilizados ou que não foram construídos. Por exemplo: uma família em situação de vulnerabilidade social e com dinâmica conflituosa pode ter excelente vínculo com o CT, vínculo pouco estabelecido com a unidade básica de saúde e vínculo estremecido, em decorrência de algum conflito com o CAPS infantil, indicando, assim, a necessidade de fortalecer o sistema de apoio.

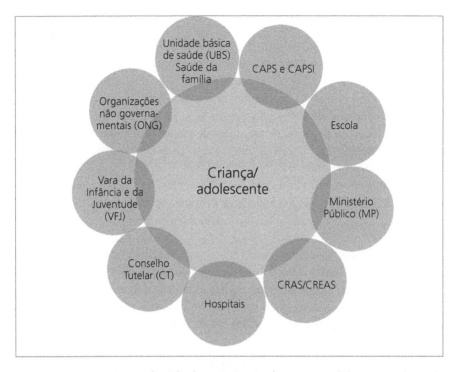

FIGURA 1 Componentes da rede de proteção à criança e ao adolescente vítimas de maus-tratos. CRAS: Centro de Referência de Assistência Social; CREAS: Centro de Referência Especializado de Assistência Social.

Como acionar a rede de proteção?

Sabe-se que a rede de cuidado e proteção da criança e do adolescente é um fator protetivo e imprescindível. Entretanto, muitas vezes, os profissionais se preocupam mais com a notificação para os órgãos de proteção e não constroem a rede de cuidado. Isso pode ocorrer, em parte, porque a comunicação entre os serviços é escassa e de difícil acesso ou mesmo pela inexistência de fluxos preestabelecidos que indiquem como fazê-lo. A seguir, serão apontados alguns passos para colocar em prática a construção da rede de proteção:

- Relatório – elaborar relatório para os serviços de diferentes setores que compõem a rede de proteção. O relatório deve conter a necessidade de suporte e orientação para a criança e seus responsáveis.

770 Psiquiatria da infância e adolescência: cuidado multidisciplinar

- Contato com os serviços da rede – contatar os serviços por meio de telefone ou *e-mail*, para iniciar a atuação conjunta com outros serviços. Isso não acarreta não enviar o relatório para os serviços mapeados que compõem a rede de proteção; deve-se ter o relatório pronto para ser entregue no momento do contato, reforçando as solicitações que constam no documento. Assim como é importante não medir esforços para traçar a devida rede de proteção, tais ações devem ser registradas em prontuário e em relatórios.

- Reuniões – realizar reuniões com diferentes serviços para conhecer mais a fundo os detalhes do caso, discutir demandas identificadas, as intervenções desenvolvidas e planejar propostas para acompanhamento do caso e, especialmente, alternativas para prevenção.

A criança e seus responsáveis devem ter o conhecimento de todas as ações, não apenas pelo direito de acesso às informações que dizem respeito a suas vidas, mas também em virtude das implicações terapêuticas do relato – o acionamento e o possível encaminhamento para outros serviços, explicitando a busca por suporte e promovendo a dimensão de proteção e auxílio para a criança e seus responsáveis.

Tais aspectos relatados constituem uma das diretrizes do SUS, o encaminhamento implicado. Neste encaminhamento, os profissionais devem encaminhar os pacientes para outros serviços e acompanhar o processo, para garantir o acesso ao atendimento. O desligamento do serviço anterior só pode ocorrer após a inserção e o início de acompanhamento em outro serviço. A responsabilidade de um serviço pelos cuidados do paciente somente se encerra quando outra equipe de saúde assumir o acompanhamento do caso.

▶ FLUXO DE ATENDIMENTO A CRIANÇAS VÍTIMAS DE MAUS-TRATOS

O atendimento em serviços de saúde a crianças e adolescentes vítimas de maus-tratos pode ocorrer em diferentes contextos: 1) A criança que esteja em acompanhamento no serviço de saúde e relata a ocorrência de maus-tratos; 2) a criança é encaminhada ao serviço de saúde em razão da constatação, pelos órgãos de proteção, da ocorrência de maus-tratos e necessita de atendimento, por isso é encaminhada pelo setor de proteção; 3) a criança é encaminhada à equipe para avaliação diagnóstica, em busca de averiguação da ocorrência ou não de maus-tratos. Nestas três situações, os procedimentos a serem adotados pela equipe de saúde são diferentes e serão descritos brevemente a seguir.

A criança já está em acompanhamento no serviço de saúde e relata a ocorrência de maus-tratos

Como pontuado anteriormente, o profissional de saúde deve sempre estar atento para a possível ocorrência de situações abusivas e suas possíveis manifestações. Assim, deve buscar estabelecer ambiente seguro para as crianças e os adolescentes, garantindo espaço de proteção, por meio de vínculo seguro e transparente, com a participação da criança em seu tratamento. É importante ressaltar, aqui, o princípio do acolhimento: quanto mais o profissional se manter acolhedor, positivo, oferecendo referência de suporte e afeto para a criança, mais estará caminhando na direção de um ambiente protegido, em que a criança pode se manifestar e relatar situações em que foi exposta a maus-tratos, pois se sente segura para isso. Nessa situação, como já existe o vínculo entre equipe e paciente, o relato da criança ocorre no seu tempo, de acordo com sua sensação de segurança. Por exemplo: a criança relata para um dos profissionais do serviço a ocorrência de situação de maus-tratos. Cabe a esse profissional acolher a criança, permitindo que fale livremente sobre a situação. O profissional pode fazer perguntas, pedindo que a criança demonstre o que aconteceu com brinquedos, bonecas, mas tendo em mente que não deve bloquear o relato da criança e revitimizá-la. O profissional deve tomar as medidas necessárias, de maneira que a criança seja submetida às avaliações necessárias (física, em caso de violações físicas, e psicológica, caso a criança não esteja em acompanhamento com o profissional). É possível nessa situação que os profissionais envolvidos já tenham dados sobre o funcionamento geral da criança, portanto podem estabelecer intervenções mais rapidamente de acordo com as informações – se souber a quais intervenções a criança responde melhor e mais gosta de fazer para trabalhar sua resiliência, que é a capacidade de superar desafios e situações estressoras. O profissional precisa levar a informação para a reunião de equipe multiprofissional, para que outros membros envolvidos no caso, como os profissionais que estejam atendendo a família ou cuidadores, possam auxiliar na coleta de informações a respeito da ocorrência e auxiliar no processo diagnóstico. Após a coleta de dados, a equipe multiprofissional deverá rediscutir o projeto terapêutico, adequar a atuação de cada profissional à nova situação e estabelecer as medidas a serem tomadas. A primeira delas deve ser a notificação da violação dos direitos da criança/do adolescente aos órgãos responsáveis pela garantia da proteção das crianças. Para tanto, deve-se elaborar a manifestação técnica para eles e iniciar o processo de construção da rede de proteção, caso ainda não esteja definida. Se a rede de proteção já tiver sido acionada, cabe a equipe informar os dados da nova configuração a outros serviços de outros setores, para que todos possam rever suas estratégias de atuação.

772 Psiquiatria da infância e adolescência: cuidado multidisciplinar

A criança é encaminhada pelos órgãos de proteção ao serviço de saúde em razão da constatação da ocorrência de maus-tratos

Nesse caso, o serviço de saúde é acionado como um dos componentes da rede de proteção da criança e sua família. A criança é encaminhada com uma notificação ou um relatório a respeito da situação ocorrida. Ainda assim, a avaliação diagnóstica a ser feita deverá ser abrangente, para identificar os possíveis danos do estresse emocional vivido, eventuais dificuldades prévias, para, então, desenvolver projeto terapêutico para promover resiliência, proteger a criança e prevenir futuras ocorrências. A avaliação deve ser ampla e, obrigatoriamente, incluir a análise da família. Quando a família chega para os atendimentos, um fator primordial a ser investigado é o quanto sabem a respeito da situação. Muitas vezes, as famílias chegam para o atendimento sem a real dimensão do encaminhamento, pois as informações se perdem em meio a trâmites burocráticos, cabendo ao serviço de saúde esclarecer o encaminhamento e contextualizar o atendimento. Outras vezes, a criança e seus cuidadores chegam angustiados e ansiosos pela situação que estão enfrentando, por exemplo, podem estar envolvidos em processos criminais contra o agressor ou sob ameaça de perda da guarda da criança por parte da família ou cuidadores. Em situações como essas, a postura do profissional deve ser de acolher as angústias, escutar e proporcionar ambiente seguro para que possam se manifestar. Após o acolhimento inicial, a criança e a família passam pelas avaliações da equipe multidisciplinar. Outros membros da família também precisam ser avaliados, pois podem ter sido acometidos por situações abusivas até então despercebidas. Posteriormente, a equipe se reúne para estabelecer os focos de intervenção; um relatório é elaborado para os órgãos de proteção que solicitaram o atendimento informando sobre as avaliações realizadas e seus resultados, o início dos atendimentos e as intervenções propostas, solicitando, quando necessário, o acionamento de outros serviços. Relatórios periódicos devem ser enviados para manter o acompanhamento da criança e da família pelos órgãos de proteção, prevenir futuras ocorrências e garantir a segurança de todos envolvidos.

A criança é encaminhada à equipe para avaliação diagnóstica, em busca de averiguação da ocorrência ou não de maus-tratos

Nesta situação, os órgãos de proteção buscam mais informações sobre a criança, dinâmicas familiares ou institucionais nas quais as crianças estão inseridas, com o objetivo de garantir a proteção integral da criança diante da suspeita da violação e de possíveis danos ao seu desenvolvimento e à saúde integral.

31 ■ Aspectos jurídico-legais do atendimento de crianças e adolescentes vítimas **773**

O foco é a proteção da criança e seu bem-estar. A avaliação da situação deve ter como objetivo o diagnóstico abrangente e as medidas necessárias recomendadas pelo serviço de saúde conforme a situação. Nesse caso, os órgãos protetores podem solicitar o auxílio do serviço de saúde em caráter terapêutico e de esclarecimento ou em caráter de perícia. Se a equipe iniciar atendimento em caráter terapêutico, não poderá depois assumir posição de perícia, como explicado anteriormente.

É importante salientar que todo o trabalho com crianças e famílias que vivenciam maus-tratos, desde a avaliação até o atendimento, deve ser realizado por equipe multiprofissional. Tais situações se constroem com uma perspectiva multifatorial e de forma extremamente complexa, por isso deve-se sempre acionar outros profissionais que auxiliem na coleta de informações e nas intervenções propostas, também dividindo a responsabilidade pelo atendimento da criança e sua família, com elaboração do plano terapêutico e condução do caso.

Independentemente da situação, a rede de proteção deve estar envolvida em todos os casos de maus-tratos a crianças e adolescentes, com algumas variações de acordo com as situações descritas anteriormente. O fluxo do atendimento é uma estratégia de atenção integral, que visa firmar protocolos para o atendimento desde a atenção primária até o mais complexo nível de atenção: acolhimento, exames médicos e avaliações multidisciplinares, discussão dos dados coletados nas avaliações pela equipe multidisciplinar em reunião de equipe, notificação aos órgãos responsáveis pela proteção no caso de suspeita ou confirmação dos maus-tratos e acompanhamento na rede de cuidado e proteção social[7].

A Figura 2 ilustra o fluxo de atendimento a crianças e adolescentes em situação de maus-tratos.

▶ ESTABILIZAÇÃO DO QUADRO

Ainda que a vivência de maus-tratos não configure um diagnóstico psiquiátrico, a estabilização de suas consequências é um desafio em termos de intervenções terapêuticas. As variáveis a serem consideradas são muitas e divergem em cada caso: tempo em que a criança ficou exposta a maus-tratos; quem é o agressor (se tem vínculo afetivo ou é responsável pelos cuidados da criança); se ocorreu no seio familiar; se a criança, enquanto estava sendo exposta ao estresse, recebeu algum suporte ou vivenciou total desamparo. De qualquer forma, os objetivos das intervenções são garantir a proteção da criança e promover a resiliência.

Os fatores que contribuem para a promoção de resiliência podem ser divididos em três grupos: 1) fatores individuais: autoestima, autocontrole, autono-

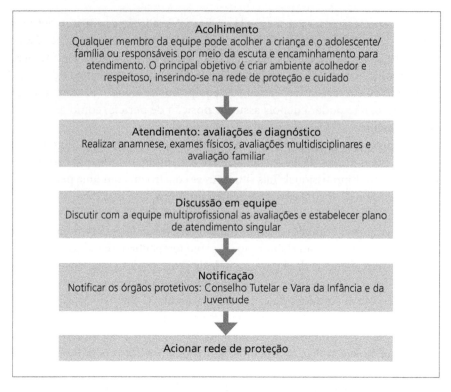

FIGURA 2 Fluxo de atendimento a criança e adolescente vítima de maus-tratos.

mia, capacidades cognitivas (avaliação da realidade, flexibilidade mental, capacidade de adaptação) e afetividade, 2) fatores familiares: estabilidade familiar, afeto, vínculos de suporte e apoio em situações desafiadoras; 3) fatores sociais ou da comunidade: rede de apoio estruturada; vínculos afetivos com rede social e institucional, como amigos, professores e pessoas de referência; sistema de apoio que ajude a criança a superar desafios; possibilidade de perspectivas futuras. Todos esses fatores causam impacto na durabilidade e na intensidade dos sintomas, nos comportamentos desenvolvidos pela criança como defesa, e na capacidade de superação.

Diante da variabilidade dos fatores envolvidos, algumas intervenções podem ser necessárias em longo prazo. Contudo, alguns aspectos devem ser desenvolvidos para proporcionar melhores condições para a estabilização da criança em curto prazo. Como descrito anteriormente, deve-se atuar em três aspectos (a criança, a família, a comunidade) para promover a resiliência, que é um dos principais fatores a serem desenvolvidos nessa população.

A criança

O processo de estabilização e promoção de resiliência se inicia logo no primeiro atendimento da criança, quando ela e sua família relatam o ocorrido. O relato carrega força terapêutica, pois a criança compartilha suas lembranças, os sentimentos derivados das memórias podem ser trabalhados, os segredos começam a ser revelados e, geralmente, surge uma sensação de alívio.

As intervenções diretas com crianças vítimas de maus-tratos devem envolver, necessariamente, o atendimento médico e psicológico. Os profissionais precisam desenvolver abordagens para dar novos significados às vivências. Na promoção da resiliência, um dos principais aspectos é justamente a capacidade de encontrar significados positivos e de aprendizagem diante de situações adversas. Para tanto, é preciso, inicialmente, acolher e escutar os pacientes; ouvir outras pessoas que vivenciaram situações parecidas também traz benefícios e auxilia no processo de superação[11]. É fundamental desenvolver intervenções para fortalecer a criança e ajudá-la no enfrentamento de possíveis novas situações adversas. Assim, intervenções voltadas para o fortalecimento de autoestima e a ampliação de repertório cognitivo e de comunicação, além do trabalho de valorização das emoções, são fundamentais no processo de estabilização e recuperação.

A família

Um aspecto indispensável é o desenvolvimento de intervenções no ambiente no qual a criança vive para garantir a interrupção da situação de maus-tratos e promover um ambiente mais adequado para o desenvolvimento infantil. Para tanto, os estressores devem ser retirados do ambiente ou minimizados ao máximo possível. Caso a criança ainda tenha contato com o agressor/abusador, é fundamental que ele seja afastado dela e que medidas de proteção sejam estabelecidas (p. ex., acesso fácil a pessoas que possam proteger a criança quando ela se sentir insegura ou ameaçada). Quando não for possível eliminar os estressores, é preciso minimizá-los por meio da orientação psicoeducacional para pais e cuidadores. Deve-se esclarecer sobre o impacto da violência no desenvolvimento infantil e as medidas que os cuidadores podem adotar para minimizar as consequências dos abusos já ocorridos. Explicações sobre os aspectos legais dos direitos da criança e do adolescente e sobre a violação desses direitos nessas situações são importantes para ensinar aos cuidadores que a proteção da criança é função não somente da família, mas também da sociedade e do Estado. Tais ações são breves e podem ser feitas rapidamente. Medidas como essas auxiliam muito na redução da insegurança e da ansiedade dos responsáveis pelas crian-

776 Psiquiatria da infância e adolescência: cuidado multidisciplinar

ças, proporcionando maior estabilidade a todos – o que constitui importante fator na promoção de resiliência para todos os envolvidos.

A comunidade

Como apontado anteriormente, a existência de um sistema de apoio sólido, consistente e bem conhecido por todos os envolvidos na situação abusiva é fundamental para a promoção de resiliência. Assim, o acionamento dos órgãos responsáveis pela proteção da criança e da família e o desenvolvimento de intervenções para estruturar a rede de proteção são passos indispensáveis também para a recuperação da criança. Após o relato da criança acerca das situações de maus-tratos, é necessário interromper o sentimento de desamparo dela e de sua família. Dessa forma, a postura dos profissionais como figuras de apoio e acompanhamento da situação, assim como a presença de outras referências e vínculos afetivos, auxiliam na redução do sentimento de insegurança da criança. Uma estratégia que profissionais de saúde podem desenvolver para potencializar as intervenções na comunidade é o trabalho conjunto e frequente com os serviços da rede de proteção. Podem ser realizadas reuniões com o CT e a VIJ e visitas a outros serviços de proteção para discutir o caso e as condutas, além de ser válido solicitar orientação a conselheiros e técnicos, para proporcionar maior agilidade e eficiência na condução dos casos. O deslocamento dos profissionais da equipe até o território da criança, caso o serviço não seja da rede de referência (p. ex., os hospitais), promovendo discussão do caso e visitas domiciliares, é extremamente útil para se conhecer melhor o ambiente de desenvolvimento da criança e a estrutura ao redor da família (diagnóstico social). Recebendo o apoio da equipe multiprofissional e, aos poucos, conscientizando-se da estrutura da rede de proteção, tanto a criança como a família se sentem amparadas, o que tem extrema importância para o início do processo de recuperação. A intenção é que deixem os agravos sofridos no passado e consigam retomar o planejamento futuro de suas vidas, seguindo adiante fortalecidos. Isso é resiliência.

▶ CONSIDERAÇÕES FINAIS

A situação de crianças e adolescentes em vivência de maus-tratos aponta quadros extremamente complexos e multifatoriais. A atuação do profissional de saúde com essa população deve ocorrer na mesma perspectiva. O profissional de saúde deve buscar ajuda e suporte para lidar com as situações, da mesma maneira que promove isso a seus pacientes e suas famílias. O trabalho multidisciplinar e interdisciplinar é indispensável para tal, assim como o reconhecimento das questões jurídicas que perpassam os atendimentos e as vidas dos pacientes.

As questões jurídicas direcionam o atendimento pela maneira como a criança se insere dentro do campo legislativo – na peculiaridade do paradigma de sujeito de direitos e em desenvolvimento, sendo dever de todos a proteção com a mais alta prioridade de todos os setores sociais. Todos esses aspectos devem ser contemplados nos projetos terapêuticos da criança. Ou seja, o profissional de saúde tem responsabilidade, como parte da sociedade, na proteção da criança, mas principalmente dentro de sua ética profissional no asseguramento dos direitos e na construção de projetos que visem o desenvolvimento da criança em sua integralidade, sendo o bem-estar (físico e emocional) a principal meta dos profissionais, levando em conta todos seus vínculos afetivos e todos os aspectos de sua identidade.

Portanto, o atendimento a crianças e adolescentes em situação de maus-tratos se configura por meio da escuta e da empatia com suas vivências, da notificação a instâncias de proteção e da construção de projetos terapêuticos que visam à recuperação e à prevenção de futuras ocorrências. A prioridade deve ser garantir a segurança da criança e a prevenção da ocorrência de novos abusos, por isso é necessário identificar os fatores de risco e de proteção. A meta final deve ser a promoção de resiliência e, para tanto, uma rede de apoio consistente, com a participação de diferentes setores da sociedade, é fundamental. Os aspectos jurídicos, sociais e emocionais devem estar articulados, alcançando a dimensão cultural do combate à violência e a perspectiva da violência como problema de saúde pública, exigindo a atenção constante do profissional para suas mais diversas manifestações.

▶ REFERÊNCIAS BIBLIOGRÁFICAS

1. Krug EG, Dahlberg LL, Mercy JA, Zwi AB, Lozano R. World report on violence and health. Geneva: World Health Organization; 2002.
2. Rutter SM, Bishop D, Pine D, Scott S, Stevenson JS, Taylor EA, et al. Rutter's child and adolescent psychiatry. 5.ed. Wiley-Blackwell; 2008.
3. United Nation Children's Fund (Unicef). Progress for children. A report card on child protection. 2009;8. Disponível em: http://www.unicef.org/publications/files/Progress_for_Children-No.8_EN_081309.pdf.
4. Pan American Health Organization. Preventing and Responding to Violence against Chil-dren in the Americas. Regional Status Report , 2020.
5. Brasil. Estatuto da Criança e do Adolescente. Lei Federal n. 8.069, de 13 de julho de 1990.
6. Brasil. Presidência da República. Secretaria Especial dos Direitos Humanos do Ministério do Desenvolvimento Social e Combate à Fome. Plano Nacional de Promoção, Proteção e Defesa do Direito de Crianças e Adolescentes à Convivência Familiar e Comunitária. Brasília: Ministério da Saúde; 2006.
7. Brasil. Ministério da Saúde. Secretaria de Atenção à Saúde. Departamento de Ações Programáticas Estratégicas. Caminhos para uma política de saúde mental infantojuvenil. Brasília: Ministério da

Saúde; 2005. p.76. Série B. Textos básicos.

8. Brasil. Ministério da Saúde. Secretaria de Atenção à Saúde. Departamento de Ações Programáticas e Estratégicas. Linha de cuidado para atenção integral a saúde de crianças, adolescentes e suas famílias em situação de violências – orientação para gestores e profissionais de saúde. Brasília: 2010. Série F: Comunicação e educação em saúde.

9. Amazarray MR, Koller SH. Alguns aspectos observados no desenvolvimento de crianças vítimas de abuso sexual. Psicologia Reflexão e Crítica. 1998;11(3):546-55.

10. Brasil. Ministério da Saúde. Ficha de notificação/investigação individual. Brasília: Ministério da Saúde; 2011. Disponível em: http://bvsms.saude.gov.br/bvs/folder/ficha_notificacao_violencia.pdf.

11. Assis SG, Avanci JQ, Pesce RP, Deslandes SF. Superando dificuldades na infância e adolescência: conversando com profissionais de saúde sobre resiliência e promoção de saúde. Rio de Janeiro: Fiocruz/ENSP/CLAVES/CNPq; 2006. p.68.

32
Violência e fragilidades nas relações familiares: aspectos jurídico-legais

Antonio de Pádua Serafim
Fabiana Saffi

A temática violência, dada a natureza multifatorial, por si só reverbera uma questão de interseção entre saúde física e mental, contexto social e implicações jurídicas. Por sua vez, atinge camadas mais vulneráveis da sociedade, como crianças, adolescentes, mulheres, idosos, deficientes e portadores de transtornos mentais, sendo uma das causas mais comuns de lesão grave, além de danos à estrutura biopsicossocial[1], como ilustrado na Figura 1.

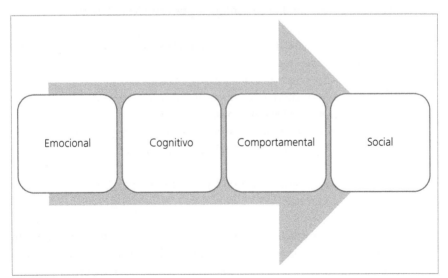

FIGURA 1 Múltiplos impactos da violência.

Nesse cenário, pode derivar a violência doméstica ou intrafamiliar, que é um fenômeno complexo e multideterminado em que podem interagir e potencializar-se mutuamente características pessoais do agressor, conflitos relacionais e, por vezes, transgeracionais, fatores relacionados ao contexto socioeconômicos da família e elementos da cultura. De maneira geral, as principais vítimas dos agressores domésticos, além dos cônjuges, são filhos(as) e enteados(as).

Segundo o serviço de orientação para enfrentamento da violência intrafamiliar da Secretaria de Políticas de Saúde do Ministério da Saúde, essa modalidade de violência ocorre no plano interpessoal, podendo ser modulado por agressão física, abuso sexual, abuso psicológico, negligência, abandono e maus-tratos. De acordo com Machado et al.[2], sua ocorrência se dá geralmente por uma pessoa que mantém laços familiares, conjugais ou de parentesco ou com vínculo afetivo em condições de relação de poder, seja real seja de ameaça. A Tabela 1 conceitua os tipos de violência no âmbito doméstico.

A Constituição Federal estabelece que a família é a base da sociedade (art. 226) e que, portanto, compete a ela, com o Estado, a sociedade em geral e as comunidades, assegurar à criança e ao adolescente o exercício de seus direitos fundamentais (art. 227). Neste último artigo, também especifica os direitos fundamentais especiais da criança e do adolescente, ampliando e aprofundando aqueles reconhecidos e garantidos para os cidadãos adultos em seu art. 5º. Entre esses direitos fundamentais da cidadania está a garantia à convivência familiar e comunitária.

Se a família for pensada como um constructo social, jurídico e psicológico, o enquadre do sistema familiar se configura por complexos fatores:

- Como unidade doméstica, pautada em processos para assegurar condições materiais necessárias à sobrevivência.
- Como instituição, referência e local de segurança.
- Como formador, divulgador e contestador de um vasto conjunto de valores, imagens e representações.
- Como um conjunto de laços de parentesco ou um grupo de afinidade, com variados graus de convivência e proximidade[5].

De acordo com a Lei federal n. 8.069, de 13 de julho de 1990 – Estatuto da Criança e do Adolescente (ECA)[6]:

Art. 4º É dever da família, da comunidade, da sociedade em geral e do poder público assegurar, com absoluta prioridade, a efetivação dos direitos referentes à vida, à saúde, à alimentação, à educação, ao esporte, ao lazer, à

32 ▪ Violência e fragilidades nas relações familiares: aspectos jurídico-legais 781

TABELA 1 Caracterização da violência doméstica segundo o tipo de violência, a característica da vítima e a forma de ocorrência

Tipo de violência	Característica da vítima e forma de ocorrência
Física	Geralmente é a de maior ocorrência, sendo as crianças as principais vítimas dada a condição de indefesa de acordo com a fase do desenvolvimento
	Por vezes se reveste do objetivo disciplinador da conduta exercida pelo progenitor ou por quem o substitua é um aspecto bastante relevante, variando de uma "palmada" a espancamentos e homicídios
	No caso de parceiros íntimos, a mulher é a vítima mais frequente
Psicológica	É expressa por um caráter de desrespeito, verbalização inadequada, humilhação, ofensas, intimidações, traição, ameaças de morte e de abandono emocional e material, resultando em sofrimento mental, humilhação, desrespeito e punições exageradas
	É a forma mais subjetiva, embora seja muito frequente a associação com agressões corporais
	Deixa profundas marcas no desenvolvimento, podendo comprometer toda a vida mental
	Ocorre tanto contra crianças e adolescentes como contra mulheres e idosos
Sexual	Diz respeito a qualquer conduta sexual perpetrada sem consentimento. Pode cursar com violência física, psicológica ou sedução
	Nas formas mais graves ocorrem penetração vaginal e/ou anal, tocar genitais ou seios, fazer com que a vítima toque o agressor ou contato oral-genital
	O abuso sexual inclui desde carícias e olhares perturbadores, até delitos de extrema violência e morte
Negligência	Configura-se no contexto das violências como omissão/negligência no que tange a privação da criança em termos de cuidados primários, como alimentação, vestimentas, vigilância e proteção, cuidados médicos, educação, afeto e atenção

Fonte: adaptada de Day et al.[3] e Mata et al.[4]

profissionalização, à cultura, à dignidade, ao respeito, à liberdade e à convivência familiar e comunitária.

Parágrafo único. A garantia de prioridade compreende:

a) primazia de receber proteção e socorro em quaisquer circunstâncias;

b) precedência de atendimento nos serviços públicos ou de relevância pública;

c) preferência na formulação e na execução das políticas sociais públicas;

d) destinação privilegiada de recursos públicos nas áreas relacionadas com a proteção à infância e à juventude.

Art. 5º Nenhuma criança ou adolescente será objeto de qualquer forma de negligência, discriminação, exploração, violência, crueldade e opressão, punido na forma da lei qualquer atentado, por ação ou omissão, aos seus direitos fundamentais.

Nesse contexto, a família deve exercer papel na vida da criança e do adolescente como elemento imprescindível no escopo do processo de proteção integral e como um dos objetivos maiores do sistema de promoção e defesa dos direitos da criança e do adolescente, fazendo valer o pressuposto legal como descrito no art. 18-A do ECA.

Art. 18-A. A criança e o adolescente têm o direito de ser educados e cuidados sem o uso de castigo físico ou de tratamento cruel ou degradante, como formas de correção, disciplina, educação ou qualquer outro pretexto, pelos pais, pelos integrantes da família ampliada, pelos responsáveis, pelos agentes públicos executores de medidas socioeducativas ou por qualquer pessoa encarregada de cuidar deles, tratá-los, educá-los ou protegê-los.

Parágrafo único. Para os fins desta Lei, considera-se:

I – castigo físico: ação de natureza disciplinar ou punitiva aplicada com o uso da força física sobre a criança ou o adolescente que resulte em:

a) sofrimento físico; ou

b) lesão;

II – tratamento cruel ou degradante: conduta ou forma cruel de tratamento em relação à criança ou ao adolescente que:

a) humilhe; ou

b) ameace gravemente; ou

c) ridicularize.

A Organização Mundial da Saúde (OMS) tem exaustivamente relatado a ocorrência de violência contra criança e adolescentes de diferentes formas: maus-tratos (incluindo punição violenta) envolvem violência física, sexual e psicológica/emocional; e negligência de bebês, crianças e adolescentes por pais, cuidadores e outras figuras de autoridade, mais frequentemente em casa, mas também em ambientes como escolas e orfanatos. Nesse cenário, a OMS aponta os principais fatores de riscos (Tabela 2).

Para melhor entendimento e consequente enfrentamento das questões relativas à violência de maneira geral e, nesse caso, no espaço intrafamiliar, salienta-se a relevância da capacitação e da qualificação profissional para realização

32 ■ Violência e fragilidades nas relações familiares: aspectos jurídico-legais 783

TABELA 2   Fatores de risco para violência contra crianças e adolescentes

Níveis	Fatores de riscos
Individual	Aspectos biológicos e pessoais, como sexo e idade
	Baixa escolaridade
	Baixa renda
	Portador de deficiência ou problemas de saúde mental
	Identificar-se ou ser identificado como lésbica, *gay*, bissexual ou transgênero
	Uso nocivo de álcool e drogas
	História de exposição à violência
Relacionamentos próximos	Pouco vínculo emocional entre crianças e pais ou cuidadores
	Práticas parentais falhas
	Disfunção familiar e separação
	Presenciar violência entre pais ou cuidadores
Comunidade	Pobreza
	Elevada densidade populacional
	Baixa coesão social e populações transitórias
	Fácil acesso a álcool e armas de fogo
	Alta concentração de crimes como tráfico de drogas ilícitas
Sociedade	Normas sociais e de gênero que criam um clima em que a violência é normalizada
	Políticas de saúde, econômicas, educacionais e sociais que mantenham as desigualdades econômicas, de gênero e sociais
	Rede de proteção social ausente ou inadequada
	Situações de pós-conflito ou desastre natural
	Ambientes com fraca governança e falha na aplicação da lei

Fonte: adaptada de: www.who.int/news-room/fact-sheets/detail/violence-against-children

de criteriosa avaliação a qual deve contemplar: índice de riscos que estão submetidos crianças e ou adolescente; condições e recursos da família para enfrentamento e superação das violações e o provimento de proteção e cuidados, bem como o papel da rede social de apoio.

É fato notório a prevalência de uma variedade de "violências" contra crianças e adolescentes, como abusos físico, sexual, psicológico e a exploração sexual, além da negligência, entre outras, que resultam em profundos traumas, o que de fato torna imprescindível o processo de avaliação.

Por exemplo, vítimas de abuso sexual infantil tendem a adquirir uma representação anormal da sexualidade. Além do medo, demonstram queda no interesse pelos estudos e pelas interações sociais e brincadeiras, dificuldades de se ajustar, isolamento social, déficit de linguagem e aprendizagem. Podem cursar ainda com frequentes fugas de casa, uso de álcool e drogas, ideias e tentativas de suicídio e automutilação, além de agressividade, estresse pós-traumático e prejuízos cognitivos[7-9].

Outro ponto de grande repercussão e que necessita de monitoramento constante no escopo da violência sexual contra crianças está associado ao denominado circuito de abuso/vitimização. Ainda que não seja comprovadamente uma relação de nexo epidemiológico (ou seja, uma regra), observam-se riscos de vítimas de abuso sexual apresentarem probabilidades de se tornarem abusadores sexuais tanto na própria infância, como na adolescência e/ou vida adulta. Estudo anterior, Glasser et al.[10] revisaram vários estudos avaliando a taxa de abuso sexual infantil relatado por 1.717 homens perpetradores de agressão sexual que admitiram seus crimes. Apesar do alto grau de variabilidade entre as amostras, de 0 a 75% dos agressores relataram ter sido sexualmente vitimizados. Ainda assim, esses autores conseguiram determinar que, no geral, 23% dos agressores sofreram abuso sexual com contato físico na infância.

Dados de um estudo realizado pelo Fundo das Nações Unidas para a Infância[11] em 190 países evidenciaram que cerca de 120 milhões de meninas e mulheres jovens na faixa etária até 20 anos (aproximadamente 1 em cada 10) foram forçadas a atividades sexuais de várias naturezas. Já no escopo da violência física, verificou-se que cerca de 17% dos jovens em 58 países foram alvos de práticas severas de punição corporal utilizadas como forma disciplinar.

Por sua vez, o levantamento de violência contra crianças e adolescentes na América Latina[12] revelou que cerca de 13% dos meninos e das meninas são abusados sexualmente.

No Brasil, dados Silva et al.[13] analisaram 800 prontuários de vítimas de violência intrafamiliar, entre 0 e 18 anos de um Centro de Referência Especializado de Assistência Social (CREAS). Os resultados corroboram a literatura no que tange as meninas como vítimas mais frequentes (64,7%), além da faixa etária de maior incidência entre 7 e 12 anos (71,9%). Quanto ao tipo de violência, prevaleceu a sexual, seguida da física. Já em relação aos agressores, 64% eram do sexo masculino com idades entre 20 e 40 anos (36,2%), já a relação entre vítima e agressor, em 30,3% dos relatos a mãe foi a principal agressora, seguida do pai com 27,1% e do padrasto/da madrasta com 17,3%.

Outros dados da realidade brasileira sobre análises de registros de estupro e estupro de vulnerável no país (menores de 14 anos de acordo com o art. 217-A do Código Penal), a partir de 2018, mais de 50% das vítimas eram menores de 13 anos, chegando a 77% em 2020. De acordo com Bueno e Lima[14], os resultados sugerem que, quanto mais nova a criança, maiores as chances de o estupro acontecer dentro das próprias residências.

Já de acordo com o relatório Panorama da Violência Letal e Sexual contra Crianças e Adolescentes no Brasil[15], publicado pela Unicef Brasil e pelo Fórum Brasileiro de Segurança Pública, entre 2016 e 2020, 35 mil crianças e adolescentes de 0 a 19 anos foram mortos de forma violenta no Brasil, o que correspondeu a uma média de 7 mil por ano, enquanto no mesmo período, 180 mil sofreram violência sexual, com média de 45 mil por ano. A maioria das vítimas de mortes violentas é adolescente.

O ponto crucial desse relatório é o fato de que a violência de maneira geral contra a criança acontece, em sua maioria, no ambiente familiar. No ambiente intrafamiliar entre 2016 e 2020, foram identificadas pelo menos 1.070 mortes violentas de crianças de até 9 anos de idade. Já no primeiro ano da pandemia da covid-19 (2020), foram 213 crianças dessa faixa etária mortas de forma violenta, adicionando a esse número o crescimento de mortes na faixa etária de até 4 anos, o que preocupa por serem mortes violentas na primeira infância. De acordo com o relatório da Unicef Brasil e do Fórum Brasileiro de Segurança Pública[14], considerando todos os casos de morte violenta de crianças de até 9 anos, 40% morreram dentro de casa.

Estudo realizado por Marques et al.[7] buscou identificar fatores de riscos em crianças e adolescentes vítimas de violência sexual. Os resultados evidenciaram casais em conflito (80%), pais separados (68%) e abuso de álcool/drogas dos pais (76%) se apresentaram como os principais fatores de risco. Os pais representaram o principal perpetrador (24%). A principal queixa cognitiva foi a dificuldade de concentração. Na verificação de repercussões clínicas e cognitivas, observou-se crianças ansiosas ou que referiram ter medo, dificuldades de memória operacional e de dormir, revelando ainda dificuldade em realizar tarefas que exigiam atenção e memória.

Na mesma linha de avaliação de violência no ambiente familiar contra crianças, Abeche et al.[16] analisaram a relação entre estilos parentais, características de personalidade e violência sexual contra meninos. Os resultados demonstraram que no grupo de meninos vítimas de abuso sexual, 85% dos pais eram divorciados, os homens foram os maiores agressores (97%) e o pai era o maior agressor (44%). As vítimas apresentaram maior traço de neuroticismo, que é a tendência a experimentar com mais intensidade emoções negativas diante de eventos comuns da vida, como depressão, ansiedade e sentimento de culpa. Além de identificar práticas parentais mais arriscadas. Os resultados da análise mostraram que maiores escores negativos de estilo parental paterno aumentam a chance de pertencer ao grupo de vítimas-grupo, sendo assim as vítimas de abuso sexual expressaram maior risco de neuroticismo e percepção de dinâmica familiar disfuncional, com papéis sociais invertidos.

Já em um estudo indireto no contexto da violência sexual contra crianças e adolescentes, Silva[17], em tese de doutorado, estudou o perfil psicológico e comportamental de homens condenados por violência sexual contra crianças e adolescentes. Foram avaliados quanto aos aspectos cognitivos, de personalidade e história de violência, 217 internos no sistema prisional com idade média de 49,8 anos. Os resultados revelaram que 93% das vítimas eram meninas, a maioria da violência ocorreu no ambiente familiar, sendo enteada(o) 27% e filha(o) 16%. Quanto ao tipo de violência, o abuso sexual (considerado apenas os casos sem penetração) foi de 47%, enquanto o estupro consumado foi de 49,8%. A faixa etária de maior risco foi de 7 a 13 anos com 81% dos casos. Além disso, 47% dos avaliados revelaram ter sofrido violência sexual na infância e 75% violência física.

Nesse contexto, o panorama até então apresentado revela que o ambiente familiar, o qual deveria se configurar como um espaço protetivo, revela-se frágil e facilitador da ocorrência de múltiplas violências. Visto isso, indubitavelmente situações de violência cursam com questões judiciais como representado na Figura 2.

De acordo com a Figura 2, o contexto da violência independe da situação da vítima, e neste capítulo, no âmbito familiar, cursa com implicações jurídicas, majoritariamente da área penal considerando duas perspectivas: a do perpetra-

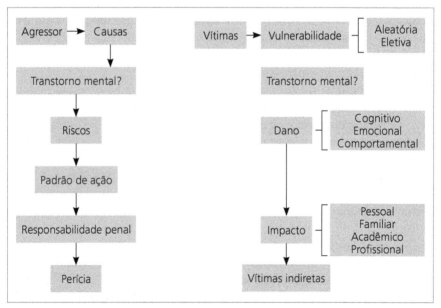

FIGURA 2 Violência e justiça no contexto da infância e da adolescência.

dor da violência e da vítima direta e indireta. No caso do perpetrador, a demanda jurídica se reveste da necessidade da aplicação da responsabilidade penal, isto é, aplicar a sanção penal pela autoria da violência prevista como crime. Entretanto, em determinadas situações, podem surgir ou ser alegadas dúvidas quanto à sanidade mental do agente autor da violência, nesses casos o juiz determinará a perícia tanto psiquiátrica como psicológica.

Ainda de acordo com a Figura 2, considerando a perspectiva da vítima, ela pode ser direta, aquela que sofre a violência de fato, ou indireta, que fica exposta como expectadora da violência. Além dos cuidados médicos e psicológicos que esses casos demandam, por vezes também se aplica a necessidade da realização perícias psicológicas nas vítimas para subsidiar o juiz no entendimento dos agravos psicológicos decorrentes da exposição direta ou indireta da violência. Os resultados dos aspectos psicológicos (cognitivos, emocionais) e comportamentais associados a situação de violência se configuram no direito penal como "agravantes", que na prática jurídica se traduz em fatos que aumentam o tempo de condenação. Além das questões psicológicas e comportamentais, quanto menor a faixa etária ou presença de transtorno e/ou deficiência intelectual da vítima, fatores que elevam a incapacidade de defesa, maiores são os agravantes.

Como dito anteriormente, a perícia psicológica pode ser feita tanto na possível vítima como no suposto agressor. Primeiramente, deve-se esclarecer a razão para usar os termos "possível", "suposto" "provável". Normalmente a perícia criminal em casos de violência é realizada em dois momentos – durante inquérito policial (fase de investigação) e durante o andamento do processo (fase processual). Nessas duas fases, está-se averiguando, investigando, entendendo a dinâmica dos acontecimentos, portanto, ainda não existe certeza de crime. Por essa razão, a referência é sempre a uma possível situação de violência ou uma provável agressão etc.

Uma característica importante de quem realiza tal trabalho é manter a neutralidade, atender tanto o provável agressor como a suposta vítima de modo educado, cortês, respeitoso, sem pré-julgamentos. Tanto um como outro comparece para a avaliação com muito receio do que será feito, daquilo que será abordado, de como será tratado.

Existe no imaginário social que o psicólogo "lê mentes", "descobre tudo" sobre o interlocutor. Assim, quando, por exemplo, o suposto agressor apresenta-se para a perícia, ele vem muito defendido, achando que o psicólogo descobrirá aspectos de sua vida que ele mesmo desconhece. Nessa situação, tende a omitir informações, não ser muito colaborativo, ainda mais quando questões familiares estão envolvidas. A vítima, ao chegar para perícia, também vem defendida, mas por uma outra razão. Ela acredita que um direito seu foi quebrado, que foi agredida e procurou a esfera jurídica para resolver seu problema. Quando a encaminham para a perícia, o foco deixa de ser o suposto agressor e passa a ser ela. A vítima sente-se responsabilizada/punida por ter feito a denúncia[1]. De forma mais pragmática e conceitual, a perícia psicológica[1]:

- Compreende um conjunto de procedimentos especializados que pressupõe um conhecimento técnico-científico específico a contribuir no sentido de esclarecer algum ponto considerado imprescindível para o andamento de um processo judicial.
- É a aplicação dos métodos e técnicas da investigação psicológica e neuropsicológica com a finalidade de subsidiar a ação judicial, seja esta de que natureza for (área do Direito), toda vez que dúvidas relativas à "saúde" psicológica do periciando se instalarem.
- É a realização de análise qualitativa e quantitativa dos aspectos psicológicos e comportamentais, correlacionando-os com as queixas e/ou as dúvidas jurídicas investigando-se:
  — As funções cognitivas.
  — A regulação emocional.
  — As características da personalidade.
  — Os excessos comportamentais.
  — As circunstâncias do ato.
  — A frequência do comportamento.
  — A intensidade do comportamento.

A perícia psicológica em casos de violência tem o intuito de descrever o modo de funcionamento daquela pessoa que está sendo avaliada. No caso das supostas vítimas, visa-se detectar se elas possuem ou não características psicológicas de terem passado por uma vivência de violência ou uma exposição inadequada ao tema. Não tem como objetivo apontar a autoria do fato, mesmo porque o objeto da perícia psicológica é um indivíduo e não um fato. Nos casos de possíveis agressores, o objetivo é descrever características de personalidade, modo como reage a situações estressantes e como controla os impulsos e, não, dizer se ele cometeu um crime. A determinação da autoria do fato é papel da Justiça e, não, da psicologia. A Figura 3 ilustra a estrutura da perícia psicológica.

Dessa forma, como resolução da perícia no âmbito criminal, há três tipos de acusado:

- Imputável: pode ser responsabilizado criminalmente por seus atos, pois tem capacidade de discernimento (entendimento) e autodeterminação (autonomia) preservadas.

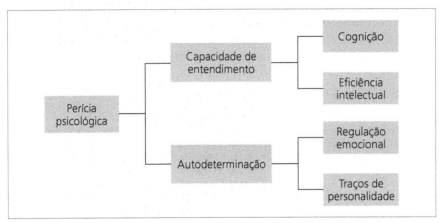

FIGURA 3   Estrutura da perícia psicológica.

- Inimputável: não pode ser responsabilizado criminalmente pelos seus atos, pois tanto o entendimento como a autonomia estão prejudicados.
- Semi-imputável: quando o entendimento OU a autonomia estão prejudicados, ou seja, o sujeito avaliado entende que não deveria ter feito o que fez, mas não consegue controlar seu comportamento OU quando consegue controlar o comportamento, mas não tem o discernimento preservado.

Nesses casos, com base na perícia realizada, o Judiciário pode fundamentar a decisão, caso considere o acusado culpado, por uma pena maior (se tiver agravantes) ou mais branda (se houver atenuantes), caso ele seja imputável. Sendo o acusado inimputável e culpado pelo fato investigado, em vez de uma pena estabelece-se uma medida de segurança, sendo encaminhado para tratamento da patologia em regime de internação em um Hospital de Custódia e Tratamento Psiquiátrico ou em regime ambulatorial.

Nos casos que relações familiares estão envolvidas, ocorrem processos não apenas na Vara Criminal, mas também na Vara de Família. Nessas situações, as consequências podem ser desde restrição do contato – com visitas assistidas por alguém de confiança até a perda do poder familiar.

▶ CONSIDERAÇÕES

O cenário baseado em evidências da violência intrafamiliar se traduz em uma realidade com repercussões que cursam com interface jurídica, social e de saúde. Tal constatação demanda a necessidade urgente de intervenções realizadas por profissionais mais afeitos ao entendimento da natureza multifatorial da violência, considerando os princípios éticos e humanitários na prática pericial de perpetradores, quanto na atenção e nos cuidados com as vítimas.

▶ REFERÊNCIAS BIBLIOGRÁFICAS

1. Serafim AP, Saffi F. Psicologia e práticas forenses. Barueri: Manole; 2019.
2. Machado JC, Rodrigues VP, Vilela ABA, Simões AV, Morais RLGL, Rocha EM. Violência intrafamiliar e as estratégias de atuação da equipe de Saúde da Família. Saúde Soc. 2014;23(3):828-40.
3. Day VP, Telles LEB, Zoratto PH, Azambuja MRF, Machado DA, Silveira MB, et al. Violência doméstica e suas diferentes manifestações. Rev Psiquiatr Rio Gd Sul. 2003;25(supl 1):9-21.
4. Mata NT, Silveira LMB, Deslandes SF. Família e negligência: uma análise do conceito de negligência na infância. Cienc Saúde Colet. 2017;22(9), 2881-8.
5. Scalquette ACS. Família e Sucessões. São Paulo: Almedina; 2020.
6. Brasil. Lei Federal n. 8.069, de 13 de julho de 1990. Estatuto da Criança e do Adolescente – ECA. Disponível em: https://www2.camara.leg.br/legin/fed/lei/1990/lei-8069-13-julho-1990-372211-publicacaooriginal-1-pl.html.
7. Marques NM, Belizario GO, Rocca C, Saffi F, Barros DM, Serafim AP. Psychological evaluation of children victims of sexual abuse: development of a protocol. Heliyon. 2020;6(3):e03552.
8. Hailes HP, Yu R, Danese A, Fazel S. Long-term outcomes of childhood sexual abuse: an umbrella review. Lancet Psychiatry. 2019;6(10):830-9.
9. Geoffroy M-C, Pereira SP, Li L, Power C. Child neglect and maltreatment and childhood-to-adulthood cognition and mental health in a prospective birth cohort. J Am Acad Child Adolesc Psychiatry. 2016;55(1):33-40.
10. Glasser M, Kolvin I, Campbell D, Glasser A, Leitch I, Farrelly, S. Cycle of child sexual abuse: Links between being a victim and becoming a perpetrator. Br J Psychiatry. 2001;179:482-94.
11. United Nations Children's Fund (UNICEF). Hidden in Plain sight: a statistical analysis of violence against children. 2014. Disponível em: http://files.unicef.org/publications/files/Hidden_in_plain_sight_statistical_analysis_EN_3_Sept_2014.pdf.
12. Guedes A, Bott S, Garcia-Moreno C, Colombini M. Bridging the gaps: a global review of intersections of violence against women and violence against children. Glob Health Action. 2016;20;9:31516.
13. Silva PA, Lunardi VL, Lunardi GL, Arejano CB, Ximenes AS, Ribeiro JP. Violencia contra niños y adolescentes: características de los casos reportados en un Centro de Referencia del Sur de Brasil. Enfermería Global. 2017;16(2):406-44.
14. Bueno S, Lima RS. Anuário Brasileiro de Segurança Pública – Fórum Brasileiro de Segurança Pública. 2021.
15. Unicef Brasil. Panorama da Violência Letal e Sexual contra Crianças e Adolescentes no Brasil. 2021. Disponível em: https://www.unicef.org/brazil/relatorios/panorama-da-violencia-letal-e-sexual-contra-criancas-e-adolescentes-no-brasil.
16. Abeche CV, Khafif TC, Belizario GO, Silva TF, Harkali G, Gomide PIC, et al. Personality traits and parenting styles in boys victims of sexual abuse: a pilot study. Arch Clin Psychiatry. 2021;48(2):105-10.
17. Silva APJ. Características neuropsicológicas de agressores de crianças e mulheres. [Tese de Doutorado.] Universidade Metodista de São Paulo (UMESP), São Bernardo do Campo, 2022.

Índice remissivo

A

Aberrant Behavior Checklist 290
Abordagem
  de sistema 158
  psicomotora 299
Abstração
  categorização 162
  seletiva 359
Abuso 760
  sexual 425
Ação, como a criança brinca? 187
Acidente vascular cerebral 576
Ácidos graxos poli-insaturados ômega 3 e 6 501
Acolhimento 474
Actigrafia 632
Acumulação 516
Adaptações e ajustes para a aprendizagem 277
Adaptações pedagógicas 272
Afeto 152
Agravos perinatais 576
Agressividade 88, 93
Álcool 97, 618
Alterações
  na linguagem 213
  psicomotoras em quadros psicopatológicos 244
Alucinações 109
Ameaça constante de abandono 420
Análise do comportamento 292, 709
Angioma 576
Anorexia nervosa 120, 535, 544
Ansiedade 37
  em doenças crônicas 655
  matemática 412
Ansiolíticos 537
Anticoncepcionais 581
Antidepressivos 537
  tricíclicos 397

Antipsicóticos 485
  atípicos 536
  de segunda geração 540
Aprendizagem 3, 278, 301, 711
  da observação 180
  de signos 215
  escolar 668
Aquisição dos sons e das palavras 221
Aripiprazol 319, 341, 342
Asma 652
Associação 224
Atamoxetina 319, 442
Atenção 149, 666
Atendimento
  aos pais no hospital-dia infantil 696
  em classe hospitalar 271
  em grupos 272
  em terapia de família no hospital-dia infantil 684
  em terapia vincular 689
  enfermaria 686
  familiar 728
  hospital-dia 678
Atividades
  básicas de vida diária 250, 296, 387
  de vida diária 3, 250, 387
  instrumentais de vida diária 250, 296, 387
  lúdicas 181
Atraso
  dos marcos do desenvolvimento motor 28
  global do desenvolvimento 8
Audição 220
Aumento do apetite 47
Autism Diagnostic Interview-Revised 285
Autism Diagnostic Observation Schedule 285
Autoaceitação 201

Autolesão não suicida 595, 597
  fatores de risco 601
  intervenção familiar 608
Autonomia 3
  de crianças e adolescentes 741
Avaliação
  baseada no desempenho de crianças 257
  ciclo-sono-vigília 382
  cognitiva dinâmica de terapia ocupacional para crianças 257
  da capacidade expressiva 150
  da capacidade receptiva 151
  da coordenação e destreza motora 257
  da dinâmica emocional 169
  da dominância lateral e orientação direita-esquerda 243
  da história familiar 144
  da imagem corporal 243
  da leitura e da escrita 228
  da pragmática 226
  das habilidades de coordenação motora 242
  das habilidades semânticas 224
  das praxias construtivas e habilidades visomotoras 242
  de terapia ocupacional em transtornos psicóticos 494
  do brincar de faz de conta 257
  do comportamento lúdico 259
  do desenvolvimento 142, 286
  do nível de desenvolvimento de habilidades intelectuais 291
  dos antecedentes pessoais 143
  do sistema fonológico 223
  em terapia ocupacional 251

792 Psiquiatria da infância e adolescência: cuidado multidisciplinar

fonoaudiológica , 217, 218
neuropsicológica 158, 162
objetivos 167
pediátrica de incapacidade 258
psicomotora 239, 246
psiquiátrica 139

B

Baclofeno 342
Balbucio 215
Bateria
de Avaliação de Movimento
para Crianças 241, 242
Piaget-Head de orientação
direita e esquerda 243
psicológica para avaliação da
atenção 174
Bayley III 258
Bebidas alcoólicas associadas a
cocaína 99
Benzodiazepínicos 398
Big Five 668
Bloqueio puberal 568
Bom manejo clínico para o TPB
em adolescentes 607
Brincadeira da criança 145
Brincar solitário 183
Brinquedos e brincadeiras 191
Bulimia nervosa 122, 538, 545
Bullying 46
Bupropiona 319, 605
Buspirona 398

C

Cães de assistência 210
Canabidiol 290
Câncer 653
Caracterização do prejuízo 239
Caseína, lactose e glúten 505
Catastrofização 358
Checklist 226
de Comportamentos da Crian-
ça 154
*Child/Adolescent Anxiety
Multimodal Extended
Long-term Study* 395
*Child/Adolescent Anxiety Multi-
modal Study* 394
Childhood Autism Rating Scale
285
Children Global Assessment Scale
448
*Children's Communication
Checklist-2* 226
Children's Hand-Use Experience

Questionnaire 259
Ciclo de dependência 98
Cisgênero 129
Classe hospitalar 270, 273
em semi-internação 271
Classificação
Internacional de Funcionalida-
de 253, 388
Clomipramina 397, 522
Clonidina 319, 342
Clozapina 486
Cognição 151, 160, 514
*Cognitive-Behavioral Therapy for
Avoidant/Restrictive
Food Intake Disorder*
543
Colecionismo 516
Comportamento 3
motor 235
Compreensão 10
de sentenças 225
dos dados neuropsicológicos
169
escrita 228
Compulsão 116
alimentar 123
Comunicação 8, 219
não verbal 17
social 282
Condicionamento
operante 710
respondente 711
Conexões Familiares 609
Confidencialidade 743
Consciência 149
fonológica 223
Conselho Tutelar 446
Construção de símbolos e
signos 8
Contato visual 282
Contrato terapêutico 745
Controle
de estímulos 519
do peso 122
inibitório 162
parental excessivo 525
Coordenação motora 237
Coprolalia (falar palavrões) 30
Copropraxia (gestos obscenos)
30
Core-set da CIF 259
Crack 99
Crenças 360
Crises
febris 576

não epilépticas 585
neonatais benignas 576
Crítica 153
Custódia da criança 762

D

Débito de sono e ingestão de
álcool 618
Deficiência intelectual 5, 93, 279,
281, 286
Déficits
no funcionamento adaptativo 6
psicomotores 245
Delírio 109
Delirium 119
Demandas escolares 728
Depressão 45
fatores de risco 47
Descontinuação de antipsicóti-
co 488
Desempenho ocupacional 252
Desenho
da casa, árvore e pessoa 175
da figura humana 243
Desenvolvimento
da linguagem 214
de habilidades essenciais 3
do brincar 180, 186
emocional 525
puberal normal 565
Deslocamento atencional 412
Desmopressina 441
Desqualificar ou desconsiderar o
positivo 358
*Developmental Coordination
Disorder Questionnai-
re* 241
Devolutiva 165
Diabetes mellitus 581
*Diagnostic Interview Schedule for
Children* 153
Dialectical behavior therapy 541
Diário de sono 629
Dificuldades de aprendizagem
527
Dinâmica familiar 144
Direitos
das crianças e dos adolescen-
tes 758
sexuais e reprodutivos 751
Discalculia 278
Discriminação fonológica 223
Discurso 150
Disforia de gênero 126, 551, 556

Índice remissivo **793**

acompanhamento familiar 561
acompanhamento psicoterápi-
co 559
assistência endocrinológica
565
assistência psicológica 558
assistência sociofamiliar 562
na adolescência 132
na infância 132
Disgrafia 278
Dislexia 278
Distorção de imagem corporal
121
Distúrbios do ritmo circadiano
634
Ditado 229
Ditado de palavras 228
Diuréticos 122
Doença crônica 650
Doença renal crônica 654
Doenças dermatológicas 654
Domínios de funcionamento
global 7
Drag king 129
Drag queen 129
Drogas anticolinérgicas 441
Duloxetina 393

E

Early intensive behavioral inter-
vention 293
Early Start Denver Model 293
Economia de fichas 519
Eletroconvulsoterapia 488
Eletroencefalografia 631
Eletroencefalograma 283, 632
Emoção 169
Encaminhamento 139
Encefalite 7
Encefalopatia
epiléptica com espícula-onda
contínua durante o
sono 575
mioclônica em distúrbios não
progressivos 575
mioclônica precoce 575
Encoprese 79, 438, 440, 442
sem constipação e incontinência por transbordamen-
to 76
Entonação e melodia da fala 215
Entrevista
com crianças e adolescentes
145
com os pais e avaliação da

família 141, 259
de devolutiva 165
diagnóstica 153
psiquiátrica 139
Enurese 76, 438, 441, 624
Envolvimento da família 512
Epilepsia 7, 573
na adolescência 583
na infância 582
problemas de aprendizagem
588
Episódio de mania e hipomania 53
"Erros de pensamento" 358
Escala
Baptista de depressão infantojuvenil 176
Bayley-III 241
de autoavaliação do TDAH
175
de avaliação de comportamentos infantojuvenis no
TDAH em ambiente
familiar versão para
pais 175
de avaliação clínica 284
de comportamento adaptativo
de Vineland 174, 286
de Impressão Clínica Global
394
de preocupações parentais 204
Denver II 241
lúdica pré-escolar de Knox 259
Wechsler de inteligência 171,
172
Esquizofrenia 111, 279, 482, 484
terapia cognitivo-comportamental 490
terapia ocupacional 493
transtornos psicóticos 107
tratamento nutricional 498
na infância 108
Estabilizadores de humor 537
Estados de humor disfóricos,
anedônicos 69
Estágios de Tanner 566
Estatuto da Criança e do Adolescente 739, 759
Estimulação das habilidades
socioemocionais 669
Estimulação
dos processos atencionais 665
dos processos de memória 667
Estímulo condicionado 711
Estímulos linguísticos 229

Estratégias motivacionais 611
Estresse 31
emocional 356
pós-traumático 435
Eventos paroxísticos de origem
não epiléptica 585
Evidências de eficácia 519
Evolução da cultura 710
Exame do estado mental 147
Exames solicitados na investiga-
ção de causas da psicose
483
Exaustão 31
Excitação 31
e comportamento reativo ou
externalizante 70
Explosão de nomes 216
Exposição 513
e prevenção de resposta 513
Expressão escrita 24
Externalização 512

F

Fala 214
Família 681
Family Based Therapy 538
Family-Based Therapy adapted for
ARFID 542
Fase linguística 216
Faz de conta 181
Figura complexa de Rey 173
Filtro mental 359
Flexibilidade mental 162
Fluência verbal 224
Flufenazina 342
Fluoxetina 393, 397
Fluvoxamina 393, 394
Fluxo de atendimento a crianças
vítimas de maus-tratos
770
Fobias específicas 40, 399
Fobia social 392
Fome 46
Fonemas 9
Fonologia 222
Formulação diagnóstica 154
Funcionalidade e incapacidade
254
Funções cognitivas 159
Funções executivas 161, 162, 668

G

Ganho de peso 47
Gaps pedagógicos 275
Genderqueer 129

794 Psiquiatria da infância e adolescência: cuidado multidisciplinar

Gênero 126
Gestalt-terapia 709
Gestos 282
Goal Management Training 672
Guanfacina 319, 342
Guerras 46

H
Habilidades
matemáticas 412
motoras 246
socioemocionais 668
Habituação 513
Haloperidol 341
Hipersonia 47
Hipomania 44
Hipotireoidismo 7
HIV e sintomas psiquiátricos 656
Hormônio antidiurético 625, 626
Hospital Dia Infantil 270
Hospitalização recorrente em crianças e adolescentes com doenças crônicas 657
Humor 152

I
Imipramina 319, 442
Impacto
na aprendizagem 386
sobre a fertilidade 569
Incongruência de gênero 553
Índice
de qualidade de sono de Pittsburgh 642
de Qualidade de Sono de Pittsburgh 629, 645
Infecção 576
Inibidores seletivos de recaptação de serotonina 539
Insegurança 420
Inserção escolar 271
Insônia 634
Institucionalização 46
Instrumentos
complementares de avaliação 153
de avaliação cognitiva 171
de avaliação de sintomas 285
de avaliação dos aspectos afetivos e emocionais 175
de medida das habilidades psicomotoras 240
de rastreamento 284

de terapia ocupacional 256
Integração sensorial 297
Inteligência 171
Interação social 113
Interface clínica-forense 476
Internação 747
Interrupção do crescimento ponderoestatural 121
Intersexo 129
Intervenção
ambiental 412
cognitiva 665
com foco na cognição social 668
escolar 526
para estabelecimento de rotina diária 382
psicomotora 365
psicopedagógica 275
Intoxicação 99
Inventário
de habilidades sociais para adolescentes de 12 a 17 anos 176
fatorial de personalidade II 175
Inversão de papéis 431
Iowa Gambling Task 623

J
Jogo de regras 180
Jogo simbólico 182, 185

K
Kiddie Schedule for Affective Disorders and Schizophrenia for School-Age Children 153

L
Laxantes 122
Leitura 227
de palavras 228
mental 359
Lentidão psicomotora 243
Lentificação dos processos cognitivos 412
Léxico mental 9
Limitações linguísticas de vocabulário 11
Limite com a normalidade 60
Linguagem 10, 150, 215, 21, 301
não verbal 282
oral 9
Lisdexanfetamina 316, 317

Ludoterapia
não diretiva 196
não diretiva assistida por cães 208
não diretiva de grupo 199
Lúpus eritematoso sistêmico 113
Lurasidona 485

M
Magnificação 359
Mania 44
juvenil 56
Manual-Assisted Cognitive-Behavioral Therapy 606
Mapa da memória traumática 428
Materiais: com que a criança brinca? 186
Maus-tratos na infância 757
elaboração de relatório 765
Medicamentos
de ação central 441
para emagrecer 122
Medo 37
Memória 149
e aprendizagem 172
fonológica 223
operacional 221, 412
operacional 162
velocidade de processamento 412
Meningite 7
Metáforas 226
Metilfenidato 317, 442
Minerais na esquizofrenia e recomendações diárias 504
Minimização 359
Modelação 514
Modelo
de dupla-rota 227
desenvolvimentista como intervenção para crianças com TEA 297
de organização cognitiva 160
Modified Checklist for Autism in Toddlers 284
Motivação 169
Motivação de domínio 188
Motricidade 150, 194
Mullen Scales of Early Learning 286
Mutismo seletivo 42, 394, 398

N
Não binários 129

Índice remissivo **795**

Narrativas 225
NEPSY II 172
Neuropsicologia 158
Notificação e formulação de
  relatório 767

O

Observação lúdica 179
Obsessões 114, 116
Olanzapina 342
Organização da rotina escolar,
  277
Orientação 149
  para o tratamento 168
  parental sob enfoque
    da teoria comportamen-
    tal 709
Output fonológico 229
Oxcarbazepina 605
Oxibutinina 441

P

Pais e seus filhos com necessida-
  des em saúde mental
  695
Paliperidona 485
Parent-Child Interaction Therapy
  470
Parent Management Training 470
Paroxetina 393
Participação social 183
Patch de nicotina 342
Pediatric Activity Card Sort for
  Children 260
Pensamento 151
  mórbido e suicida 50
Perceived Efficacy and Goal
  Setting System 261
Perfeccionismo 526
Perfil
  ocupacional 252
  sensorial II 260
Perícia 169
  psicológica 789
Personalização 359
Pesquisa
  ética 749
Pica 125
Picture Exchange Communication
  System 294
Pimozida 341
Pirâmides coloridas de Pfister
  175
Planejamento
  da reabilitação 168

de atividades de lazer 519
  terapêutico 154
Play Observation Scheme 183
Pobreza 46
Polissonografia 629
População LGBTQIA+ 600
Pragmática 224
Prejuízo na matemática 24
Preocupações parentais 203
Prevenção de resposta 513
Privação de sono 616
  repercussões 618
  versus sonolência 626
Probióticos 503
Problemas
  de comportamento 446, 450,
    454
Processamento 161
  fonológico 222
Processos atencionais 173, 666
Processos fonológicos 223
Produção
  escrita 228
  espontânea 225
  narrativa 227
Programa
  de treinamento parental de
    Barkley 331
  Educacional Individualizado
    276
Projeto terapêutico singular 471,
  472
Prosódia emocional 226
Prosódia linguística 226
Pseudopalavras 228
Psicodrama 431
Psicoeducação 156, 662
Psicomotricidade 150
Psicose infantil 108
Psicoterapia
  breve em Gestalt-terapia 699
  parental 693, 719
  psicodinâmica breve 697
Puberdade e transexualidade 568

Q

Qualidade do gesto grafomotor
  243
Quebra de regra 88
Questionamento Socrático 358
Questionários 153
  de personalidade para crianças
    e adolescentes 175
Questões éticas envolvidas no
  atendimento 745

Quetiapina 485

R

Raciocínio emocional 358
Reabilitação
  cognitiva funcional 387
  neurocognitiva 664
  neuropsicológica 660
  realizada em hospital-dia
    infantil 663
Reações ao estresse grave 60
Rebaixamento cognitivo 69
Reconhecimento de microexpres-
  sões faciais 282
Reconto oral 227
Recreação 188
Rede de proteção 768
  à criança e ao adolescente
    vítimas de maus-tratos
    769
Reestruturação cognitiva 519
Reexperimentação do evento
  traumático 69
Registro polissonográfico 630
Relações familiares 712
Relaxamento 518
  progressivo 330
Rendimento escolar 50
Repertório lexical 215
Repetição de sentenças 225
Repetitive Behavior Scale-Revi-
  sed 285
Resposta
  incondicionada 711
  questões abertas 227
  questões de múltipla escolha
    227
Ressonância magnética funcional
  623
Restrição alimentar 121
Retroalimentação 161
Reversão de hábito 518
Risperidona 289, 318, 341
Rotina 668
Rotina do sono 634
Rotulação 359

S

Seleção
  de pacientes para técnicas
    especiais 168
  pelas consequências 711
Semântica 222
Sensibilização corporal 430
Sequência desenvolvimental do

796 Psiquiatria da infância e adolescência: cuidado multidisciplinar

brincar 182
Sertralina 393
Serviços
de acolhimento 448
social em equipes multidisciplinares 723
social e a reforma psiquiátrica 724
social em saúde mental 724
social em serviços especializados 727
Sexualidade 126
Síndrome
de Down 7
de Dravet 575
de Kleine-Levin 628
de Landau-Kleffner 575
de Lennox-Gastaut 575
de Lesch-Nyhan 7
de Ohtahara 575
de Panayiotopoulos 575
de Rasmussen 576
de Rett 7, 14, 29
de West 574
do atraso da fase do sono 383
eletroclínica e outras epilepsias
575
epiléptica 574
genética 7
neurocutânea 576
Sintaxe 224
Sintomas disruptivos 87, 89
Sistema multimídia de habilidades sociais de crianças
de 7 a 12 anos 176
Situação informal 226
Skin-picking 114, 118
SMART(ER) 662
Sociabilidade 148
Sociabilização 3
Social Effectiveness Therapy for
Children 394
Social Responsiveness Scale-2 285
Sono 615
e enurese 624
e psiquiatria 620
e suicídio 622
Sonolência diurna excessiva 628
Status epilepticus 579
Substâncias mais usadas por
adolescentes e dos
respectivos quadros de
intoxicação 100
Sulpirida 342
Supergeneralização 359

Superposição dos sintomas 245
Suporte social nos momentos
críticos 519
Supportive Parenting for Anxious
Childhood Emotions
adapted for avoidant/
restrictive food intake
disorder 542

T

Técnicas
de reversão de hábito 345
cognitivas 515
comportamentais de exposição
e prevenção de resposta
513
Teoria
cognitiva sobre a origem das
obsessões 514
da experiência de aprendizagem 161
do apego 191, 192
Terapia
assistida por cães 206
cognitivo-comportamental
294, 606
comportamental dialética 606
das narrativas 680
de base psicodramática 428
de família 677
de grupo 608, 718
estratégias para reduzir o
contágio 609
estratégica breve 470
ética 746
familiar 524
filial 200
lúdica 178
medicamentosa
no ambulatório 682
nutricional 544
ocupacional 250, 296
psicodramática 430
transtorno de humor 387
vincular 686
Teste
das figuras complexas de Rey
242
de apercepção temática para
crianças 175
de aprendizagem auditivo-verbal de Rey 172
de atenção visual 173
dos cinco dígitos 173
gestáltico visomotor de Bender

242
Wisconsin de classificação de
cartas 174
Tetrabenzine 342
The Preference for Activities of
Children 261
The Roll Activities of Life 261
The Sleep Disturbance Scale for
Children 628
Tiaprida 342
Tiques 346
tratamento farmacológico 342
Tiques 30
Tolerância à frustração 195
Tomada de decisão 162
com pais e cuidadores 672
Topiramato 540, 604
Toxina botulínica 342
Trabalho de grupo 718
Transexualidade 126
Transgênero 128
Transição de gênero 568
Transtorno(s)
alimentares 119, 533, 655
critérios de internação 534
equipe de enfermagem 546
intervenção nutricional
546
restritivo/evitativo 124, 542
bipolar 51, 55, 94, 372, 622
da comunicação 3, 4, 8, 314,
347
social (pragmática) 13, 352
da eliminação 75, 435
da escoriação 114
da fala 11, 351
da fluência com início na
infância 12, 351
da interação social desinibida
416
da linguagem 11
de acumulação 114, 117, 516
de adaptação 60, 94, 416
de ansiedade 37, 391
abordagem psicoterápica
404
aprendizagem 412
de separação 39
linguagem 412
social 40
terapia ocupacional 408
tratamento psicopedagógi-
co 411
de apego reativo 60, 419
de arrancar o cabelo 114, 118

Índice remissivo 797

de comportamento 456
de comunicação 10
de compulsão alimentar 124, 541
de conduta 86, 93, 451
decorrentes do uso de substâncias psicoativas 95
de deficiência intelectual 281, 282
de déficit de atenção e hiperatividade 94, 217, 279, 539, 622
de eliminação 76
de engajamento social desinibido 60
de escoriação 118, 521
de espectro autista 279
de estresse agudo 65
de estresse pós-traumático 65, 71
  complexo 60
de humor 378
  abordagem familiar 381
  bipolar 377
  doenças crônicas 656
  terapia cognitiva comportamental 380
de interação social desinibida 420
de linguagem 8, 348
delirante 112
de neurodesenvolvimento 217
de oposição desafiante 86
de pânico 41, 398
de personalidade *borderline* 596, 603
depressivo 47, 372, 376
  maior 94
de ruminação 125
de Tourette 31
de tique 30
dismórfico corporal 114, 117, 520
disruptivo 85
da desregulação do humor 55, 59, 372, 378
do apego 420
  reativo 416, 418
do déficit de atenção e hiperatividade 3, 4, 18, 20, 244, 314
  abordagem cognitivo-comportamental 321
  antidepressivos 319
  antipsicóticos de segunda

geração 319
autoinstrução 323
automonitoramento e autoavaliação 324
custo de resposta 326
estratégias para estimulação da atenção 328
exercícios de casa 326
intervenções familiares (treinamento parental) 320
manejo do professor 336
medicações 319
modelação e dramatizações 325
planejamento e cronogramas 325
práticas pedagógicas 337
psicoeducação 323
psicoterapia 320
punições 326
reestruturação cognitiva 327
registro de pensamentos disfuncionais 324
resolução de problemas 324
sistema de fichas 325
terapia cognitivo-comportamental em grupo 328
terapia fonoaudiológica 333
terapia psicopedagógica 335
tratamento psiquiátrico 316
treinamento em relaxamento 329
treinamento em solução de problemas 329
treinamento parental 330
treino em habilidades sociais 327
do desenvolvimento da coordenação 233, 237
do desenvolvimento da coordenação 27
do desenvolvimento intelectual 6
do desenvolvimento intelectual 3, 4
do engajamento social 64
do engajamento social desinibido 63, 418

do espectro autista 3, 14, 93, 113, 185, 207, 217, 281
  avaliação da terapia ocupacional 298
  enfermagem 304
  medicamentos 306
  terapia fonoaudiológica 300
  terapia psicomotora 299
  terapia psicopedagógica 300
  tratamento nutricional 305
do espectro obsessivo-compulsivo 114
do estresse agudo 416
do estresse pós-traumático 416, 425
do humor 44, 217, 372
do luto prolongado 60
do movimento estereotipado 28
do neurodesenvolvimento 2, 281
do pensamento 106
do ritmo de sono 634
do sono 637
emocionais 35
especificamente associados ao estresse 60
específico de leitura 25
esquizoafetivo 113
esquizofreniforme 113
explosivo intermitente 86, 91
mentais e cognição 660
motores 3, 26
  do desenvolvimento 4, 314, 340
  terapia de reversão de hábito 344
  terapia psicológica 342
  tratamento psiquiátrico 340
obsessivo-compulsivo 115, 119, 510
  psicoeducação 512
  psicofarmacologia 521
  terapia cognitivo-comportamental 511
  tratamento medicamentoso 522
opositivo-desafiador 451
por uso de substâncias 95, 119, 539
psicomotor 234, 238, 243
psicóticos 112, 482

798 Psiquiatria da infância e adolescência: cuidado multidisciplinar

Tratamento
  baseado na mentalização 606
  de menores infratores 753
Trauma 432, 576
Travesti 129
*Treatment and Education of
    Autistic and Related
    Communication Handi-
    capped Children* 293
Treinamento dos pais 292
Treino
  cognitivo para reconhecimento
    de emoções 670
  de controle do estresse infantil
    356
  de exposição e prevenção do
    impulso 518
  de habilidades sociais 295
  de memória 667
  em motivação 519

parental 298
Tricotilomania 114, 118, 518
Troca social recíproca 282
Tumor 576

U

Unidades funcionais cerebrais
    159
Uso indiscriminado de hormô-
    nios 556

V

Velocidade de leitura 228
Venlafaxina 393, 394
Veracidade do relato 761
Vigília 615
Vinculação 447
Violência 779
  doméstica 781
Visão em túnel 359
Vitamina D 503

Vítimas
  de abuso sexual 427
  de violência física e sexual 429
Vivências traumáticas 435
Vocabulário
  expressivo 224
  receptivo 224

W

Working memory 162

Y

*Yale-Brown Obsessive-Compulsive
    Scale* 513